Seelenkenner Psychoschurken

Martin Poltrum
Bernd Rieken (Hrsg.)

Seelenkenner Psychoschurken

Psychotherapeuten und Psychiater in Film und Serie

Mit 91 farbigen Abbildungen

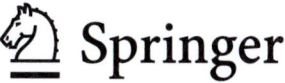

Herausgeber
Univ.-Doz. Dr. Martin Poltrum
Sigmund-Freud-Privatuniversität
Wien, Austria

Univ.-Prof. DDr. Bernd Rieken
Sigmund-Freud-Privatuniversität
Wien, Austria

ISBN 978-3-662-50485-7   978-3-662-50486-4 (eBook)
DOI 10.1007/978-3-662-50486-4

Die Deutsche Nationalbibliothek verzeichnet diese Publikation in der Deutschen Nationalbibliografie; detaillierte bibliografische Daten sind im Internet über http://dnb.d-nb.de abrufbar.

Springer
© Springer-Verlag Berlin Heidelberg 2017
Das Werk einschließlich aller seiner Teile ist urheberrechtlich geschützt. Jede Verwertung, die nicht ausdrücklich vom Urheberrechtsgesetz zugelassen ist, bedarf der vorherigen Zustimmung des Verlags. Das gilt insbesondere für Vervielfältigungen, Bearbeitungen, Übersetzungen, Mikroverfilmungen und die Einspeicherung und Verarbeitung in elektronischen Systemen.
Die Wiedergabe von Gebrauchsnamen, Handelsnamen, Warenbezeichnungen usw. in diesem Werk berechtigt auch ohne besondere Kennzeichnung nicht zu der Annahme, dass solche Namen im Sinne der Warenzeichen- und Markenschutz-Gesetzgebung als frei zu betrachten wären und daher von jedermann benutzt werden dürften.
Der Verlag, die Autoren und die Herausgeber gehen davon aus, dass die Angaben und Informationen in diesem Werk zum Zeitpunkt der Veröffentlichung vollständig und korrekt sind. Weder der Verlag, noch die Autoren oder die Herausgeber übernehmen, ausdrücklich oder implizit, Gewähr für den Inhalt des Werkes, etwaige Fehler oder Äußerungen.

Umschlaggestaltung: deblik Berlin

Gedruckt auf säurefreiem und chlorfrei gebleichtem Papier

Springer ist Teil von Springer Nature
Die eingetragene Gesellschaft ist Springer-Verlag GmbH Germany
Die Anschrift der Gesellschaft ist: Heidelberger Platz 3, 14197 Berlin, Germany

Vorwort

Die Geschichte der modernen Psychotherapie und die Anfänge des Kinos datieren in das Jahr 1895 – in Wien publizierten Breuer und Freud ihre Studien zur Hysterie, und die Brüder Lumière veranstalteten in Paris erste öffentliche Filmvorführungen. Bereits um 1900 tauchen die ersten Psychotherapeuten im Film auf. In den Stummfilmen *Das Cabinet des Dr. Caligari* (1920), der als erster expressionistischer Film gilt, oder in Fritz Langs *Dr. Mabuse, der Spieler* (1922) werden die Themen Psychiatrie, Macht, Wahnsinn und Vernunft schon sehr früh in kritischer Manier verhandelt. Beide Filme stehen emblematisch für das Kino der Weimarer Republik, in der eine große Schaulust und gleichzeitig Angst vor mit hypnotisch-dämonischer Macht ausgestatteten Führerfiguren existiert. Sigfried Kracauer spricht in seinem berühmten Buch *From Caligari to Hitler. A Psychological History of the German Film* (1947) vom Aufmarsch der Tyrannen im Film der Weimarer Zeit. Caligari und Mabuse sind solche Tyrannen. In *Geheimnisse einer Seele* (1926), einem abendfüllenden Stummfilm über die psychoanalytische Redekur, fungierten Karl Abraham und Hans Sachs, beide enge Mitstreiter Freuds, als psychologische Berater. Zur Verbreitung und massenmedialen Rezeption des Psychotherapeuten hat Alfred Hitchcock durch eine Reihe von Filmen beigetragen. *Spellbound* (1945), sein wichtigster psychoanalytischer Film – mit Ingrid Bergman und Gregory Peck in den Hauptrollen –, handelt von einer psychoanalytischen Spezialklinik, in der ausführlich über Behandlungstechnik und psychische Störungen diskutiert wird.

Das Bild des Psychologen und viele Schlüsselbegriffe der Psychoanalyse wurden früh durch das Hollywoodkino populär gemacht – wohl auch aus dem Grund, dass viele Filmproduzenten selbst in Behandlung waren und auf eigene Erfahrungen zurückgreifen konnten. Nach einem kurzen Höhepunkt, dem goldenen Zeitalter der Psychotherapiedarstellung Ende der 1950er- und Anfang der 1960er-Jahre, in der Leinwand-Therapeuten vorwiegend als Seelenkenner, gute Heiler und wahre Humanisten gezeigt wurden, kommt es in den 1970er-Jahren zur Kritik an der Psychiatrie und der Psychotherapie im Film: Psychiater werden jetzt als böse Wissenschaftler dargestellt, die Patienten unterdrücken, intrusive Behandlungsmethoden verwenden und Vollstrecker einer repressiven Gesellschaftsordnung sind. Es ist die Zeit der 68er-Bewegung mit ihrem Generalverdacht gegenüber Autoritäten und die Zeit der Antipsychiatriebewegung. Der französische Philosoph Michel Foucault und der englische Psychiater Roland D. Laing erkannten psychische Störungen als Produkt gesellschaftlicher und familiärer Machtverhältnisse. Der amerikanische Psychiater Thomas Szasz charakterisierte psychische Erkrankungen gänzlich als Mythos, dessen Hauptzweck darin bestehe, in der Abgrenzung von Normalität und Verrücktsein gesellschaftliche Konformität zu erzwingen. Der amerikanische Soziologe Erving Goffman, beschreibt die institutionellen Mechanismen als »totale Institution«, zu der zweifelsfrei auch psychiatrische Anstalten gehörten. Damit waren in den 1970er-Jahren Überlegungen an der Tagesordnung, die nicht nur Eingang in den Film, sondern ihre praktisch-institutionelle Entsprechung in die durch Franco Basaglia initiierte Italienische Psychiatriereform gefunden haben. Der Film *Kopfstand* (1981), Österreichs historisch leicht verspäteter Beitrag zum Antipsychiatriefilm, ist Basaglia gewidmet, liebäugelt mit dessen Idee der Therapeutischen Gemeinschaft und verweist auf eine nichtautoritäre Konzeption der Psychiatrie. Spätestens mit *Einer flog über das Kuckucksnest* (1975), der fünf Oskars gewann und der größte finanzielle Erfolg war, den United Artists bis dahin hatte, ist die antipsychiatrische Kritik zu einem cineastischen Darstellungstopos geworden, der für das negative Image der Psychiatrie bzw. Psychotherapie mitverantwortlich zeichnet.

Ab den 1980er-Jahren werden Therapeuten im Film wieder positiver dargestellt: Neben dem guten Heiler (Dr. Wonderful), dem bösen Psychiater (Dr. Evil), dem schrulligen und komischen Schrink (Dr. Dippy) oder dem lüsternen Therapeutensubjekt, das seine Patienten in amouröse Affären verstrickt (Dr. Horny), finden sich sehr viele weitere Typen und unzählige Patienten mit Störungen aller Art. Neuere Filme wie etwa *Eine dunkle Begierde* (2011) oder *Side Effects – Tödliche Nebenwirkungen* (2013) behandeln Themen aus der Frühgeschichte der Psychoanalyse und hüllen antipsychiatrische Themen in zeitgenössische Kleider. Ergänzend zum Kinofilm gibt es mittlerweile sehr viele Serien, in denen Psychotherapeuten in verschiedenen Rollen dargestellt werden und damit das Bild des Seelenklempners ins Wohnzimmer liefern – *The Simpsons* (seit 1989), *The Sopranos* (1999–2007), *Monk* (2000–2009), *In Treatment* (2007–2010), *Private Practice* (2007–2013), *Mad Men* (2007–2015), um nur einige zu nennen.

Experten gehen davon aus, dass es mittlerweile weit über 1000 Spielfilme gibt, in denen Psychotherapeuten im Film die Handlung dominieren, und dass es unerlässlich ist, sich mit der Rolle des Therapeuten im Film auseinanderzusetzen, wenn man das wandelbare Image der Psychiatrie und Psychotherapie und die gesellschaftliche Wahrnehmung psychisch Kranker im 20. und 21. Jahrhundert verstehen möchte. Salopp könnte man sagen, dass Europa die moderne Psychotherapie erfunden und Amerika bzw. Hollywood durch seine Filmhegemonie zum weltweiten Siegeszug der Psychodisziplinen beigetragen hat. Ohne die massenmediale Verbreitung und damit massenmediale Wirklichkeitskonstruktion des Bildes des Psychologen durch den Film hätte die Psychologie nie ihre nahezu uneingeschränkte Geltung und, fast muss man sagen, religionsersatzhafte Interpretationsmacht errungen, die sie zweifelsohne in der Gegenwart innehat.

Wenn im vorliegenden Buch abwechselnd von Psychotherapeuten, Psychiatern und Psychologen die Rede ist, hat das damit zu tun, dass der Film diese Professionen nicht sauber unterscheidet und wir immer alle drei Berufsgruppen meinen. Mit der vorliegenden Publikation möchten wir zur wissenschaftlichen Rezeption dieser Professionen im Spielfilm und in den TV-Serien beitragen und wünschen viel Freude bei der Lektüre.

Martin Poltrum und Bernd Rieken
Wien im Juni 2016

Inhaltsverzeichnis

Seelenkenner, Humanisten und gute Heiler

Monster sind auch nur Menschen 1
Equus – Blinde Pferde 2
Dirk Arenz

Bitte verzeih und zeige mir Deine Liebe! 17
Eine ganz normale Familie 18
Jutta Fiegl

Erotische Infektionen – Ansteckende Romantizismen 31
Don Juan DeMarco 32
Martin Poltrum

»Alles wirkliche Leben ist Begegnung« 47
Good Will Hunting 48
Otmar Wiesmeyr

Schrullige Shrinks und komische Therapeuten

Koks für Freud und Holmes 61
The Seven-Per-Cent Solution 62
Thomas Ballhausen

Ein Triumph der ärztlichen Instinkte 75
Zelig 76
Tobias Eichinger

Austherapiert? 95
Was ist mit Bob? 96
Karl Golling

Der Psychotherapeut als Stadtneurotiker und Held 105
Reine Nervensache 106
Heinz Laubreuter, Lisa Michaela Schwarzl

Am Ende des Textes ist das Glück 115
Shrink 116
Lisa Winter

Wahnsinnige, bösartige und hinterhältige Psychiater

Was ist Wahn – und Was ist Wirklichkeit? 129
Das Cabinet des Dr. Caligari 130
Kathleen Haack, Ekkehardt Kumbier, Axel Karenberg

Karriere einer Filmrolle: vom rebellischen Helden der 1970er zur dissozialen Persönlichkeitsstörung 2016 143
Einer flog über das Kuckucksnest 144
Wulf Rössler

(Auf)lösung der Geschlechtlichkeit 157
Dressed to Kill 158
Nina Arbesser-Rastburg

Seelenermittlungen von Kannibalen, Psychiatern und Serienkillern 175
Das Schweigen der Lämmer 176
Tobias Eichinger

Sex, Lügen und Psychopharmaka 195
Side Effects – Tödliche Nebenwirkungen 196
Irene Schmutterer, Marianne Schöber

Affären zwischen Patienten und Therapeuten

»Verliebte Ärztin spielt Traumdetektiv …« 205
Spellbound (USA 1945) 206
Rainer Gross

Auf der Suche nach der Liebe – Oder das Erkennen des Urschönen 227
Herr der Gezeiten 228
Anna Jank

F*ck the therapist! 243
Basic Instinct und Basic Instinct 2 244
Stefan Hampl

Eine (höchst) gefährliche Methode – oder eine »dunkle Begierde«? David Cronenbergs Film über die Frühzeit der Psychoanalyse 259
Eine dunkle Begierde 260
Alfred Springer

Behandlung im Film

Eine Freud-Erregung 283
Geheimnisse einer Seele 284
Thomas Stompe

Der perfekte Therapeut ... 293
The Snake Pit ... 294
Kathleen Haack, Ekkehardt Kumbier

Die Entdeckung des Unbewussten durch Sigmund Freud ... 307
Freud ... 308
Uwe Gonther

Der rettende Ehemann ... 319
Marnie ... 320
Brigitte Sindelar

Konfrontation mit dem Übernatürlichen

»Es ist da, es ist in den Bäumen!« – Dekonstruktion der Psychologie und Aufklärung ... 333
Der Fluch des Dämonen ... 334
Bernd Rieken

Ein Zeitgeist wird besichtigt ... 353
Dark Shadows ... 354
Ingrid Tomkowiak

Der Psychotherapeut in Fernsehserien

Dr. Marvin Monroe und Dr. Zweig: die Psychotherapeuten der Simpsons ... 369
Die Simpsons ... 370
Dirk Schwerthöffer, Martin Scherr

The Beast in Me: Dr. Melfi und das Unbehagen in der Kultur ... 377
The Sopranos ... 378
Christine Lötscher

Der traurige Psychotherapeut. Zur Figur des Dr. Charles Kroger in der Fernsehserie Monk ... 393
Monk ... 394
Ulf Heuner

Der Therapeut als Patient ... 407
In Treatment ... 408
Brigitte Frizzoni

Was Frauen wollen ... 421
Mad Men ... 422
Birgit Wenty

Über die Autoren

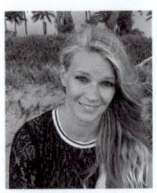

Mag. pth. Nina Arbesser-Rastburg
geb. 1989, lebt in Wien. Sie ist Doktorandin der Psychotherapiewissenschaft in der Katastrophenforschung mit dem Wahlpflichtfach Individualpsychologie. Seit 2010 ist sie Mitarbeiterin in der Psychotherapeutischen Ambulanz der Sigmund-Freud-Privatuniversität Wien.

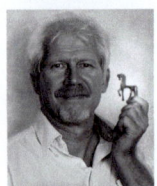

Dr. med. Dirk Arenz
Studium der Medizin in Bonn. Facharzt für Psychiatrie und Psychotherapie 1998. Arbeitstätigkeiten in den Universitätskliniken Bonn, Halle an der Saale und Köln. Darüber hinaus ärztlich tätig in Versorgungskliniken der LVR-Kliniken Bonn, Klinikum Leverkusen und der Rhein-Mosel-Fachklinik Andernach. Seit 2003 Chefarzt der Abteilung für Psychiatrie und Psychotherapie des Marien-Hospitals Euskirchen. Buch- und andere Fachpublikationen in verschiedenen Organen zur klinischen Psychopathologie, seltenen Syndromen in der Psychiatrie, psychiatrischen Aspekten im Film und zur Psychiatriegeschichte. Auf dem Foto zusammen mit Equus.

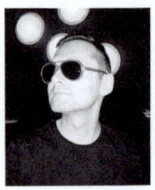

Mag. Dr. Thomas Ballhausen
Studium der Vergleichenden Literaturwissenschaft, der Philosophie und der Sprachkunst in Wien. Er lehrt u.a. an der Universität Wien und der Universität Mozarteum Salzburg. Internationale Tätigkeiten als Herausgeber, Kurator und Vortragender. Wissenschaftliche und literarische Veröffentlichungen, u.a. »In dunklen Gegenden« (Wien, 2014), »Signaturen der Erinnerung« (Wien, 2015) und »Gespenstersprache. Notizen zur Geschichtsphilosophie« (Wien, 2016).

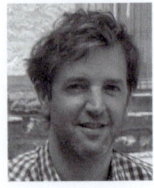

Dr. phil. Tobias Eichinger
Studium der Philosophie, Theater- und Filmwissenschaft sowie Neueren Deutschen Literatur in Erlangen und Berlin (FU). Von 2006 bis 2015 wissenschaftlicher Mitarbeiter am Institut für Ethik und Geschichte der Medizin der Universität Freiburg (D). 2013 Promotion zu philosophisch-ethischen Fragen wunscherfüllender Medizin. Seit 2014 Oberassistent am Institut für Biomedizinische Ethik und Medizingeschichte der Universität Zürich. Lehraufträge u.a. an der Alpen-Adria-Universität Klagenfurt (A). Mitglied in der Deutschen Gesellschaft für Philosophie (DGPhil) und der Akademie für Ethik in der Medizin (AEM), dort auch in der Arbeitsgruppe »Medizinethik im Film«.

Über die Autoren

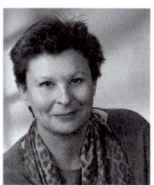

Univ.-Doz. Dr. Jutta Fiegl
Mitbegründerin und Vizerektorin der Sigmund-Freud-Privatuniversität in Wien, Dekanin der Fakultät Psychotherapiewissenschaft, Psychotherapeutin (Systemische Familientherapie), Lehrtherapeutin, Klinische Psychologin, Gesundheitspsychologin; Präsidentin der Vereinigung Österreichischer Psychotherapeutinnen und Psychotherapeuten; Mitglied von interdisziplinären Arbeitsgruppen und ExpertInnenkommissionen des Gesundheitsministeriums und der Stadt Wien. Lehrtätigkeit seit 1988. Zahlreiche Veröffentlichungen zu den Themen Psychosomatik, Psychoonkologie, Sterilität, Systemische Familientherapie und Ausbildungsforschung.

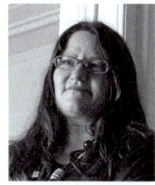

Dr. Brigitte Frizzoni
ist Geschäftsführerin und Dozentin am Institut für Sozialanthropologie und Empirische Kulturwissenschaft der Universität Zürich. Studium der Germanistik, Europäischen Volksliteratur und Filmwissenschaft. Publikationen: Erschaffen, Erleben, Erinnern. Beiträge der Europäischen Ethnologie zur Fankulturforschung. Würzburg 2016 (hg. mit M. Trummer); Macher – Medien – Publika. Beiträge der Europäischen Ethnologie zu Geschmack und Vergnügen. Würzburg 2014 (hg. mit K. Maase / C. Bareither / M. Nast); Verhandlungen mit Mordsfrauen: Geschlechterpositionierungen im ‚Frauenkrimi'. Zürich 2009; Unterhaltung: Konzepte – Formen – Wirkungen. Zürich 2006 (hg. mit I. Tomkowiak).

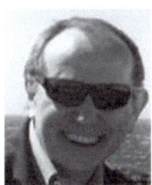

DDr. Karl Golling
Studium der Psychologie und Pädagogik an der Universität Innsbruck. Promotion 1976. Auswanderung in die USA 1977. In New York Psychoanalytische Ausbildung am NPAP, NY. Rückkehr nach Österreich 1992. Am Tavistock Institut Ausbildung Analytische und Systemische Organisationsentwicklung (1996–1999). 2009–2013 Leitung der Ausbildung für Gruppenanalytiker in Sofia, Bulgarien, in Kooperation mit der Sigmund-Freud-Universität Wien. Vorstandsmitglied des Advanced Organisational Consultation Society (Tavistock Institut) London 2004–2007. 2014 Promotion Dr. Psychotherapiewissenschaft (Film und Psychoanalyse). Seit 2015 Leiter der Abteilung Psychoanalyse an der SFU, Wien.

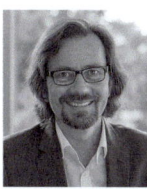

Prof. Dr. med. Uwe Gonther
Jahrgang 1965, Ärztlicher Direktor am Ameos-Klinikum Dr. Heines Bremen, unterrichtet Psychiatrie an der Hochschule für Künste im Sozialen Ottersberg; Veröffentlichungen u.a. zu Fragen der Psycho-Biographie bei Hölderlin und Kleist. Aktuelle Publikation: Schizophrenie Kapitel in der Neuausgabe von »Irren ist menschlich« (2016).

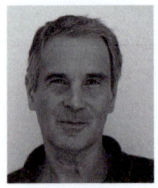

Dr. med. Rainer Gross

Medizinstudium in Wien, Doktor med., Facharzt für Psychiatrie und psychotherapeutische Medizin, Psychoanalytiker (WPV/IPA), 35 Jahre Tätigkeit in der Versorgungspsychiatrie (bis Ende 2015 Primarius/Chefarzt an der Sozialpsychiatrischen Abteilung in Hollabrunn). Aktuell tätig in freier Praxis in Wien (Psychotherapie/Psychoanalyse/Supervision). Publikationen: Der Psychotherapeut im Film (Kohlhammer); Angst vor der Arbeit – Angst um die Arbeit (H. Huber) sowie zahlreiche Buch-Beiträge.

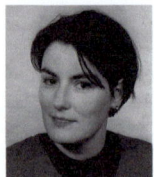

Dr. rer. hum. Kathleen Haack

Studium der Geschichte, Germanistik und Soziologie an der Universität Leipzig und der Martin-Luther-Universität Halle-Wittenberg, Promotion (2010), Mitarbeiterin in der AG Philosophie und Geschichte der Psychiatrie, Klinik für Psychiatrie und Psychotherapie der Universitätsmedizin Rostock. Mitglied im wissenschaftlichen Beirat der Deutschen Gesellschaft für Geschichte der Nervenheilkunde, Forschungsschwerpunkte: Geschichte der Forensischen Psychiatrie, Kinderpsychiatrie, Psychiatrie im 20. Jahrhundert.

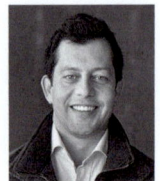

Univ.-Ass. Dr. Stefan Hampl

Studien der Handelswissenschaft (WU Wien) und der Psychologie (Universität Wien). Promotion in Psychologie (mit Auszeichnung) zur Methodologie der Bild- und Videointerpretation. Seit 2009 Stv. Leiter der Fakultät für Psychologie der Sigmund-Freud-Privatuniversität Wien (SFU), seit 2011 Vizerektor für Lehre an der SFU, seit 2015 stv. Vorsitzender der Österreichischen Privatuniversitätenkonferenz (ÖPUK) sowie stv. Mitglied der Delegiertenversammlung des Forschungsfonds FWF. 2014-2015 Lehrbeauftragter für Medienpsychologie an der Ferdinand Porsche FernFH. Lehr- und Forschungsschwerpunkte: Bild- und Videointerpretation, Kultur- und Medienpsychologie, partizipative Jugendforschung.

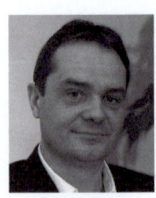

Dr. phil. Ulf Heuner

Arbeitet als Verleger und Lektor in Berlin. Studium der Philosophie und Theaterwissenschaft in Erlangen und Berlin. 1999 Promotion an der Universität Leipzig. Monographien u.a.: Tragisches Handeln in Raum und Zeit. Raum-zeitliche Tragik und Ästhetik in der sophokleischen Tragödie und im griechischen Theater. Metzler: Stuttgart 2001; Wer herrscht im Theater und Fernsehen? Parodos: Berlin. 2008.

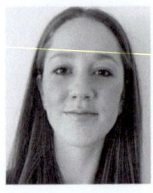

Mag. Anna Jank

Studium der Psychotherapiewissenschaft an der Sigmund-Freud-Privatuniversität Wien. Derzeit im Doktoratsstudium, Schwerpunkt Katastrophenforschung und Sturmfluten in Nordfriesland. Individualpsychologisch-analytische Ausbildung nach Alfred Adler, freiberufliche Psychotherapeutin (Individualpsychologie) und Lehrbeauftragte an der Sigmund-Freud-Privatuniversität Wien.

Über die Autoren

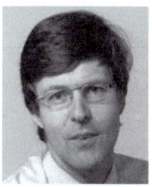

Prof. Dr. med. Axel Karenberg
Geb. in Frankfurt a. M.; Studium der Medizin und Psychologie in Köln und Montpellier (ärztliche Prüfung 1985, Promotion 1987). Facharzt für Neurologie und Psychiatrie, 1994 Habilitation in Geschichte der Medizin, Forschungsaufenthalte u. a. an der UCLA in Los Angeles, seit 2000 apl. Professor am Institut für Geschichte und Ethik der Medizin in Köln und Professeur titulaire an der Universite du Luxembourg. Forschungsschwerpunkte: Geschichte des Krankenhauses und der medizinischen Ausbildung, Entwicklung der Neurologie/Psychiatrie, Medizin und Film, Didaktik der medizinischen Terminologie.

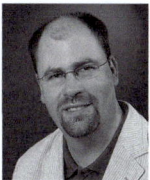

PD Dr. med. habil. Ekkehardt Kumbier
Studium der Humanmedizin an der Martin-Luther-Universität Halle-Wittenberg, Promotion (1999), Facharzt für Psychiatrie und Psychotherapie, Mitarbeiter der Klinik für Psychiatrie und Psychotherapie der Universitätsmedizin Rostock. Habilitation (2011) an der Medizinischen Fakultät der Universität Rostock im Bereich »Psychiatrie unter besonderer Berücksichtigung der Psychiatriegeschichte«. Leiter des Referats Geschichte der Psychiatrie der Deutschen Gesellschaft für Psychiatrie, Psychotherapie und Nervenheilkunde (DGPPN), Mitglied im Vorstand der Deutschen Gesellschaft für Geschichte der Nervenheilkunde (DGGN) und Mitherausgeber der Schriftenreihe der DGGN.

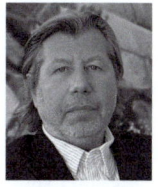

Heinz Laubreuter, B.A.
Psychotherapeut, Gründungsmitglied und Kanzler der Sigmund-Freud-Privatuniversität sowie Vorstand der Wiener Gesellschaft für Psychotherapeutische Versorgung.

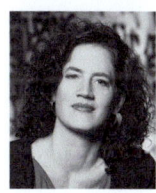

Dr. phil. Christine Lötscher
Studium der Germanistik und Geschichte in Zürich und München. Wissenschaftliche Mitarbeiterin am Institut für Sozialanthropologie und Empirische Kulturwissenschaft ISEK – Populäre Kulturen der Universität Zürich.

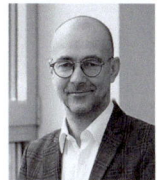

Univ.-Doz. Dr. Martin Poltrum
Philosoph, Psychotherapeut, Lehrtherapeut. 2003 Promotion. 2014 Habilitation. Universitätsdozent für Psychotherapiewissenschaft an der Sigmund-Freud-Privatuniversität Wien. Stv. Vorstand des Instituts für Sozialästhetik und psychische Gesundheit der Sigmund-Freud-Privatuniversität Wien. Lehrtherapeut für Existenzanalyse an der Donau-Universität Krems. Vizepräsident der European Society of Aesthetics and Medicine. Monographien: Philosophische Psychotherapie. Das Schöne als Therapeutikum, Berlin 2016; Musen und Sirenen. Ein Essay über das Leben als Spiel, Berlin 2013; Klinische Philosophie. Logos Ästhetikus und Philosophische Therapeutik, Berlin 2010; Schönheit und Sein bei Heidegger, Wien 2005. Wissenschaftlicher Herausgeber – u.a. von: Rausch. Wiener Zeitschrift für Suchttherapie.

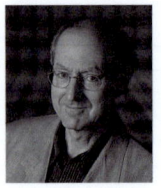
Univ.-Prof. DDr. Bernd Rieken
Studium: Deutsche Philologie, Geschichte, Politikwissenschaft, Philosophie, Lehramt PPP und Europäische Ethnologie an den Universitäten Mannheim und Wien. 1984–1998 AHS-Lehrer in Wien, seit 1996 Psychotherapeut, 2005 Habilitation für Europäische Ethnologie an der Universität Wien mit einer psychoanalytisch-ethnologischen Monografie zur Katastrophenforschung, seit 2006 Leiter des Fachspezifikums Individualpsychologie an der Sigmund-Freud-Privatuniversität Wien und seit 2007 Professor für Psychotherapiewissenschaft (PTW) und Leiter des Doktoratsstudiums ebendort, freiberuflicher Psychotherapeut und Lehranalytiker in Baden bei Wien. Forschungsschwerpunkte: Katastrophenforschung, Grundlagen der PTW, Erzählforschung.

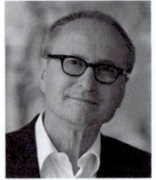
Prof. Dr. med. Dipl.-Psych. Wulf Rössler
Studium der Medizin 1968–75 und Studium der Psychologie 1976–81 an der Universität Heidelberg. 1981–1996 Assistenzarzt, Oberarzt und zuletzt kom. Ltd Oberarzt der Psychiatrischen Klinik am Zentralinstitut für Seelische Gesundheit Mannheim. 1996–2013 Ordinarius für Klinische Psychiatrie, speziell Sozialpsychiatrie an der Universität Zürich und Direktor der Klinik für Allgemeine und Soziale Psychiatrie der Psychiatrischen Universitätsklinik »Burghölzli« sowie Vorsteher des Medizinischen Direktoriums. 2013–16 Seniorprofessor an der Leuphana Universität Lüneburg und ebenfalls seit 2013 Professor für Post-Graduation an der Medizinischen Fakultät der Universität Sao Paulo.

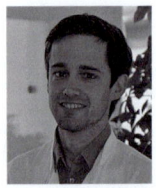
Dr. med. univ. Martin Scherr
geboren am 08.08.1981 in Wolfsberg/Österreich, Matura am Stiftsgymnasium St. Paul in Kärnten, Medizinstudium von 1999 bis 2008 an der Medizinischen Universität Graz, Promotion 2008, seit 2008 Facharztweiterbildung in Psychiatrie und Neurologie in Graz, München und Salzburg, derzeit Assistenzarzt für Neurologie an der Universitätsklinik für Neurologie in Salzburg.

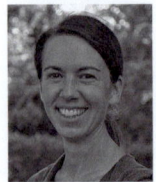
Mag. rer.soc.oec. Irene Schmutterer
Studium der Soziologie sowie von Teilbereichen der Pharmazie. Seit 2006 im Bereich Suchtforschung und -epidemiologie in Wien tätig: am Ludwig Boltzmann Institut für Suchtforschung (2006-2009), am Anton Proksch Institut (2010-2014) und am Kompetenzzentrum Sucht der Gesundheit Österreich GmbH (seit 2015). Sprecherin der Sektion Drogenforschung der Österreichischen Gesellschaft für Soziologie.

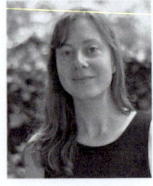
Mag. rer.nat. Marianne Schöber
Studium der Psychologie, Ausbildung zur Klinischen und Gesundheitspsychologin. Tätigkeiten in den Bereichen Frauengesundheit und Psychoonkologie, derzeit Arbeit mit Flüchtlingen und traumatisierten Menschen.

Über die Autoren

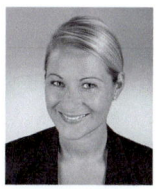

Mag.a Lisa Michaela Schwarzl
Publizistin und Kommunikationswissenschaftlerin. An der Sigmund-Freud-Privatuniversität Wien als wissenschaftliche Mitarbeiterin mitverantwortlich für die Herausgabe und Redaktion der Forschungszeitschriften sowie Koordination und Begleitung von Forschungsprojekten der Universität.

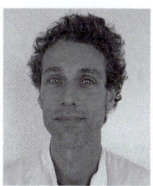

Dr. med. Dirk Schwerthöffer
Studium der Humanmedizin in Berlin und München. Promotion im Bereich Innere Medizin. Weiterbildung zum Facharzt für Psychiatrie und Psychotherapie. Erwerb der Zusatzbezeichnung Somnologe DGSM. Seit 2004 an der Klinik und Poliklinik für Psychiatrie und Psychotherapie der TU-München tätig. Hier oberärztliche Tätigkeit und Leitung des Schlafmedizinischen Zentrums.

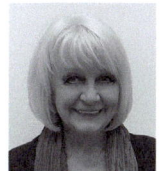

Univ.-Prof. Dr. phil. Brigitte Sindelar
Studium der Psychologie an der Universität Wien, Promotion 1976, Klinische Psychologin und Psychotherapeutin (Individualpsychologie). Habilitation für Psychotherapiewissenschaft an der Sigmund-Freud-Privatuniversität, dort tätig als Vizerektorin für Forschung, im akademischen Lehrbetrieb und als Lehrtherapeutin für Individualpsychologie. Leitung einer psychotherapeutischen und klinisch-psychologischen Lehrpraxis in Wien. Entwicklung der »Sindelar-Methode« zur Behandlung von Teilleistungsschwächen, Aufbau und Leitung der Behandlungszentren »Schmunzelclubs« für Kinder und Jugendliche in Österreich, Deutschland, Slowakei. Trägerin des Österreichischen Ehrenkreuzes für Wissenschaft und Kunst.

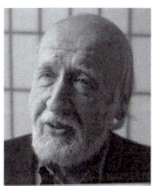

Univ.-Prof. Dr. med. Alfred Springer
Geb. 26.02.1941, Dr. med., Facharzt für Psychiatrie und Neurologie; Univ.-Prof., Habilitation in Psychiatrie und Psychotherapie zum Thema der geschlechtlichen Identität. Psychotherapeut; Psychoanalytiker in freier Praxis – Mitglied in der Wiener Psychoanalytischen Gesellschaft Funktionen: Mitglied des Lehrkörpers der Medizinischen Universität Wien; im Lehrkörper der Sigmund-Freud-Privatuniversität Wien vertreten. Leiter des Ludwig-Boltzmann-Instituts für Suchtforschung 1976–2009. Vorsitzender des Vereins Wiener Sozialprojekte bis Dez. 1011; Vorsitzender der Wiener Berufsbörse; Vorsitzender ÖGABS (Österreichische Gesellschaft für arzneimittelgestützte Behandlung Suchtkranker). Wissenschaftliche Arbeit und Publikationen: Publikationen aus den Bereichen Suchtforschung, Substitutionsbehandlung, Sexualwissenschaft, Psychoanalyse, Kultur-/Sozialgeschichte, Jugendkultur und Populärkultur, Präventionsforschung. Wissenschaftliche Expertisen zu heroingestützter Behandlung und zu Konsumräumen.

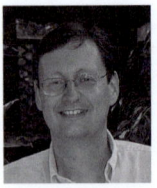

Univ.-Prof. Dr. Thomas Stompe
Facharzt für Psychiatrie und Neurologie, Oberarzt an der Universitätsklinik für Psychiatrie und Psychotherapie Wien und in der Justizanstalt Göllersdorf. Verhaltenstherapeut. Leiter der Ambulanz für Transkulturelle Psychiatrie im Allgemeinen Krankenhaus Wien. Leiter des Wiener Zirkels für Psychopathologie und des Psychiatrisch-psychoanalytischen Filmseminars. Mehrere Bücher und zahlreiche Publikationen in wissenschaftlichen Zeitungen auf den Gebieten der Psychopathologie, transkulturellen Psychiatrie und forensischen Psychiatrie.

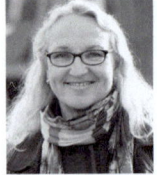

Univ.-Prof. Dr. phil. Ingrid Tomkowiak
Studium der Germanistik, Anglistik und Volkskunde in Freiburg i.Br., Stirling und Göttingen. Promotion 1987 in Hamburg. Seit 1983 wissenschaftliche Angestellte, seit 1997 am jetzigen Institut für Sozialanthropologie und Empirische Kulturwissenschaft der Universität Zürich. Dort 2001 Habilitation, 2007 Titularprofessorin, seit 2012 Professorin für Populäre Literaturen und Medien mit dem Schwerpunkt Kinder- und Jugendmedien. Vorstandsmitglied der Ges. f. Fantastikforschung (GFF) und der Ges. f. Kinder- und Jugendliteraturforschung (GKJF) sowie Sprecherin der Kommission »Kulturen populärer Unterhaltung und Vergnügung« in der Dt. Ges. f. Volkskunde (dgv).

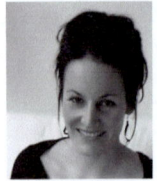

MMag. Birgit Wenty
Studium der Psychologie und Theater-, Film- und Medienwissenschaft an der Universität Wien. Mehrjährige Tätigkeit als Betreuerin von Menschen mit Autismus und in der Arbeit mit Jugendlichen. Seit 2012 Projektleitung in der Fachstelle für Suchtprävention NÖ mit Schwerpunkt in den Bereichen Neue Medien, Glücksspiel und interkulturelle Suchtvorbeugung. Seit 2015 Klinische- und Gesundheitspsychologin in freier Praxis in Baden bei Wien.

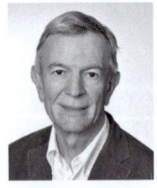

Prof. Dr. Otmar Wiesmeyr
Klinischer Psychologe und Gesundheitspsychologe, Psychotherapeut (Existenzanalyse und Logotherapie), Supervisor, Lehrtherapeut, Vorsitzender und Ausbildungsleiter des ABILE(Ausbildungsinstitut für Logotherapie und Existenzanalyse), Lehrbeauftragter an der Donau-Universität Krems. Lehrtherapeutische Tätigkeit an der Ausbildungspraxis des ABILE, Weiterentwicklung logotherapeutischer Techniken (Sinnbilder gestalten, Logodrama) und begleitende Psychotherapieprozessforschung in Kooperation mit der Universität Osnabrück.

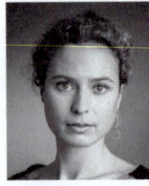

Mag. phil. Mag. pth. Lisa Winter, BA
Studium der Theater-, Film und Medienwissenschaft an der Universität Wien und Studium der Psychotherapiewissenschaft an der Sigmund-Freud-Privatuniversität Wien. Seit 2014 eingetragene Psychotherapeutin für Individualpsychologie, Tätigkeit in der eigenen Praxis und Teil des Lehrkörpers der Sigmund-Freud-Privatuniversität Wien.

Autorenverzeichnis

Mag. Nina Arbesser-Rastburg
Oberzellergasse 20/22
1030 Wien, Österreich
nina.arbesser@gmx.at

Dr. Dirk Arenz
Mersbachweg 9, 53881 Euskirchen
D.Arenz@t-online.de

Mag. Dr. Thomas Ballhausen
Eduard-Sueß-Gasse 16/16, 1150 Wien,
Österreich
t.ballhausen@gmail.com

Dr. phil. Tobias Eichinger
Institut für Biomedizinische Ethik
und Medizingeschichte, Universität Zürich
Winterthurerstrasse 30, 8006 Zuerich,
Schweiz
eichinger@ibme.uzh.ch

Univ.-Doz. Dr. Jutta Fiegl
Sigmund-Freud-Privatuniversität Wien
Campus Prater
Freudplatz 1, 1020 Wien, Österreich
jutta.fiegl@sfu.ac.at

Dr. Brigitte Frizzoni
Institut für Sozialanthropologie
und Empirische Kulturwissenschaft,
Universitat Zürich
Affolternstrasse 56, 8050 Zürich, Schweiz
Brigitte.frizzoni@uzh.ch

DDr. Karl Golling
Leonard Bernsteinstr. 4-6/7/27, 1220 Wien,
Österreich
karlgolling@gmail.com

Prof. Dr. Uwe Gonther
AMEOS Klinikum Dr. Heines Bremen
Rockwinkeler Landstraße 110, 28325 Bremen
info@bremen.ameos.de

Dr. Rainer Gross
Freundgasse 2, 1040 Wien, Österreich
gross.ordi@gmail.com

Dr. Kathleen Haack
Klinik und Poliklinik
für Psychiatrie und Psychotherapie,
Universitätsmedizin Rostock
Gehlsheimer Str. 20, 18147 Rostock
kathleen.haack@uni-rostock.de

Univ.-Ass. Dr. Stefan Hampl
Sigmund-Freud-Privatuniversität Wien
Campus Prater
Freudplatz 1, 1020 Wien, Österreich
stefan.hampl@sfu.ac.at

Dr. Ulf Heuner
Traunstein Str. 7, 10781 Berlin
info@parodos.de

Mag. Anna Jank
Zahnradbahnstraße 2/1/3, 1190 Wien,
Österreich
anna.jankpth@yahoo.de

Prof. Dr. med. Axel Karenberg
Institut für Geschichte und Ethik
der Medizin, Universität zu Köln
Joseph-Stelzmann-Str. 20, 50931 Köln
ajg02@uni-koeln.de

Prof. Dr. Ekkehardt Kumbier
Universitätsmedizin Rostock, Zentrum
für Nervenheilkunde, Klinik und Poliklinik
für Psychiatrie und Psychotherapie
Gehlsheimer Str. 20, 18147 Rostock
ekkehardt.kumbier@uni-rostock.de

Heinz Laubreuter, B.A.
Sigmund-Freud-Privatuniversität Wien
Campus Prater
Freudplatz 1, 1020 Wien, Österreich
heinz.laubreuter@sfu.ac.at

Dr. Christine Lötscher
Universität Zürich, Institut für Sozialanthropologie und Empirische Kulturwissenschaft (ISEK) – Populäre Kulturen
Affolternstrasse 56, 8050 Zürich, Schweiz
christine.loetscher@uzh.ch

Univ.-Doz. Dr. Martin Poltrum
Schopenhauerstraße 3/6,
1180 Wien, Österreich
m.poltrum@philosophiepraxis.com

Univ.-Prof. Dr. Dr. Bernd Rieken
Sigmund-Freud-Privatuniversität Wien,
Campus Prater
Freudplatz 1, 1020 Wien, Österreich
bernd.rieken@sfu.ac.at

Univ.-Prof. Dr. Wulf Rössler
Militärstrasse 8, 8021 Zürich, Schweiz
wulf.roessler@uzh.ch

Dr. Martin Scherr
Universitätsklinik für Neurologie
Ignaz Harrer Strasse 79
5020 Salzburg, Österreich
martin_scherr@hotmail.com

Irene Schmutterer
Kirchengasse 39/12, 1070 Wien, Österreich
irene.schmutterer@gmx.at

Mag.a rer.nat. Marianne Schöber
Bennogasse 30/11,
1080 Wien, Österreich
marianne_schoeber@hotmail.com

Mag. Lisa Schwarzl
Sigmund-Freud-Privatuniversität Wien
Freudplatz 1, 1020 Wien, Österreich
lisa.schwarzl@sfu.ac.at

Dr. med. Dirk Schwerthöffer
Klinik und Poliklinik für Psychiatrie
und Psychotherapie der TU-München
Ismaningerstrasse 22, 81675 München
Schwerthoeffer@mri.tum.de

Univ.-Prof. Dr. Brigitte Sindelar
Sigmund-Freud-Privatuniversität Wien
Campus Prater
Freudplatz 1, 1020 Wien, Österreich
brigitte.sindelar@sfu.ac.at

Prof. Dr. Alfred Springer
Salztorgasse 6/5/8, 1010 Wien, Österreich
alfred.springer@meduniwien.ac.at

Univ.-Prof. Dr. Thomas Stompe
Lainzer Straße 103, 1130 Wien, Österreich
thomas.stompe@meduniwien.ac.at

Prof. Dr. Ingrid Tomkowiak
Universität Zürich, Institut für Sozialanthropologie und Empirische Kulturwissenschaft (ISEK), Populäre Kulturen
Affolternstrasse 56, 8050 Zürich, Schweiz
ingrid.tomkowiak@uzh.ch

MMag. Birgit Wenty
Nordwestbahnstraße 27/4, 1020 Wien,
Österreich
birgit.wenty@gmx.at

Prof. Dr. Otmar Wiesmeyr
ABILE – Ausbildungsinstitut für Logotherapie und Existenzanalyse
Kaiser-Josef-Platz 52, 4600 Wels, Österreich
otmar.wiesmeyr@a1.net

MMag. Lisa Winter
Praxis Berggasse 1
Währinger Straße 18/3, 1090 Wien,
Österreich
lisa.winter@praxisberggasse.at

Dirk Arenz

Monster sind auch nur Menschen

Handlung 3
Romantische Perspektive 10
Antipsychiatrische Perspektive 12
Literatur 15

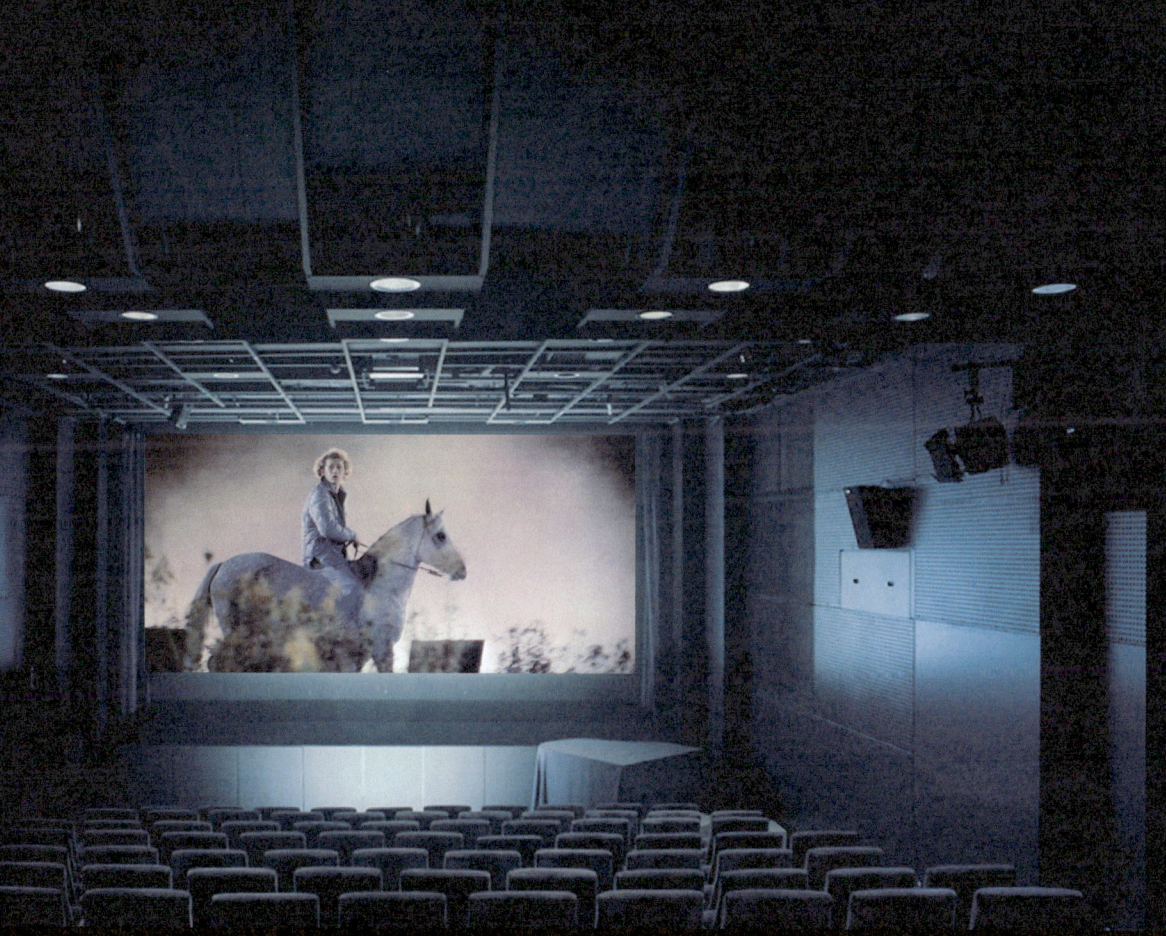

M. Poltrum, B. Rieken (Hrsg.), *Seelenkenner Psychoschurken*,
DOI 10.1007/978-3-662-50486-4_1, © Springer-Verlag Berlin Heidelberg 2017

Filmplakat *Equus – Blinde Pferde*.
Quelle: dpa Picture-Alliance GmbH. © Mary Evans Picture Library / picture-alliance.

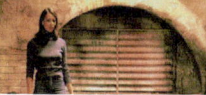

Equus – Blinde Pferde

Die öffentliche Perzeption sowohl individueller psychischer Störungen als auch der Psychiatrie als Institution wird wesentlich von den Medien bestimmt. In fast allen interessanten Spielfilmen oder Serien treten psychisch auf- oder anfällige Menschen auf. Deren Darstellung in Film und Printmedien tragen weit mehr zu den Vorstellungen in der Gesellschaft über die Institution der Psychiatrie bei, als was sich tatsächlich in psychiatrischen Abteilungen und Kliniken zuträgt. Die für Laien oft nur schwer verstehbare Diagnostik und Therapie psychiatrischer Krankheitsbilder – eine Psychose ist weniger konkret fassbar als ein radiologisch sichtbarer Knochenbruch – macht unser Fachgebiet zum idealen Projektionsfeld verschiedenster Vorstellungen und Emotionen, die im Medium Film ihre Niederschläge finden.

Eine besondere Projektion der Interaktion eines Psychiaters mit seinem Patienten wurde mit dem Film *Equus* realisiert (◘ Abb. 1.1). Um es gleich zu Beginn vorwegzunehmen: *Equus* ist ein großartiger und vielschichtiger Film, den jeder psychiatrisch Tätige gesehen haben muss.

Equus ist ein britischer Film aus dem Jahre 1977 des Regisseurs Sidney Lumet. Er basiert auf dem gleichnamigen Theaterstück von Peter Shaffer (1973). Der 17-jährige Alan Strang (Peter Firth) sticht – zunächst unerklärlich – brutal sechs Pferden mit einer Sichel die Augen aus. Die Öffentlichkeit ist begreiflicherweise empört und der Psychiater Martin Dysart (Richard Burton) versucht, da der Junge offensichtlich psychisch gestört ist, ihn und dessen Motive zu verstehen. Er entdeckt hinter der Obsession Alans für den »Pferdegott Equus« einen verletzlichen und leidenschaftlichen jungen Mann.

Aber es soll nicht vorgegriffen werden. Wenden wir uns zunächst der Handlung des Films etwas detaillierter zu:

Handlung

In der Eingangssequenz sehen wir in Großaufnahme ein Messer mit einem totenkopfartigen Griff, dann eisernes Zaumzeug, das wie Folterwerkzeug aussieht. Wir sehen in einer Art Vorblende den Psychiater Martin Dysart in Großaufnahme, der an seiner beruflichen Aufgabe zweifelt, Kinder und Jugendliche durch Therapien »gesund« zu machen. Dysart ist Psychiater in einer Kinder- und Jugendpsychiatrie. Er ist verheiratet, seine Ehe ist langweilig und freudlos. Seine Freundin und Vertraute ist die Richterin Hesther Saloman (Eileen Atkins). Der 17-jährige Alan wird von ihr zu Dysart zur psychiatrischen Begutachtung gebracht. Sechs Pferde hat er mit einer Sichel brutal geblendet, vor Gericht nichts ausgesagt. Der Psychiater stellt sich der Aufgabe der Begutachtung Alans zunächst eher widerwillig. Alan ist verhaltensauffällig und anfangs nur wenig kooperativ. Dysart ist Psychiater mit einem Faible für antike Kunst. Jedoch wird er von einem immer wiederkehrenden, seltsamen Traum geplagt: Er träumt, er zelebriere als antiker Priester ein Opferritual, indem er Kinder mit einem scharfen Messer aufschneidet und als Blutopfer den Göttern darreicht. Ein sich steigernder Ekel bemächtigt sich seiner, den er aber unterdrücken muss, damit die anderen im Traum anwesenden Hohepriester seine Zweifel an seinem Tun nicht bemerken, da sie ihn ansonsten unweigerlich selbst töten würden. Im Traum wird er jedoch schließlich von den anderen Priestern entlarvt, die ihm das Messer aus der Hand reißen.

Der Psychiater befragt Alans Eltern; zunächst die religiös verbrämte Mutter des Jungen: Alan sei immer ein liebes Kind gewesen, er liebe Tiere, besonders Pferde, er habe ein besonderes Bild von einem Pferd in seinem Zimmer. Pferde kämen ja bereits in der Bibel vor und das Wort »Equus« habe Alan fasziniert. Dysart kommt die Idee, dass in antiken Zeiten, Ross und Reiter gelegentlich als eine Person angesehen worden seien, wie sie in der Figur des Zentauren zur Darstellung kamen. In Alans Zimmer findet Dysart das Pferdebild. Die Mutter berichtete, dass dort zunächst ein Christusbild gehangen habe (der leidende Christus mit der Dornenkrone auf dem Weg nach Golgatha), das aber der religionskritische Vater in einem Wutanfall abgerissen habe. Alan habe sich danach erst wieder beruhigt, als er das Pferdebild habe aufhängen dürfen. So verschmelzen thematisch die geschundenen Kreaturen, Pferd und Christus. Alans Vater hat für die religiöse Vorliebe seiner Frau nichts übrig. Er macht ihr Vorwürfe: Die Religion sei das Problem in diesem Haus. Er versteigt sich sogar zu der These, Religion sei Pornografie. Zu diesem Zeitpunkt der Handlung aber wissen weder der Vater, noch der Psychiater, dass in Alans Phantasie seine Vereinigung mit dem Pferdegott Equus durchaus auch in sexueller und orgiastischer Hinsicht zu verstehen ist.

In den therapeutischen Sitzungen wird Alan langsam zunehmend kooperativer, auch wenn er starke Widerstände aufbaut, das Geschehen zu erinnern oder gar dem Psychiater mitzuteilen. Er berichtet schließlich, im Alter von sechs Jahren am Strand im Urlaub mit seinen Eltern das erste Mal ein Pferd von Nahem gesehen zu haben. Er wurde vom Reiter dabei zum Ausritt eingeladen und mitgenommen. Zunächst empfand er Angst vor dem großen Tier, dann im Galopp, durch Wasser, erlebte er Faszination, Freiheit und die Urkraft des Pferdes. Zurück bei den überbehütenden Eltern sind diese wütend und wollen, dass Alan sofort absteigt. Sie schimpfen derart auf den Reiter ein, dass das Pferd scheut und Alan in den Sand fällt. Alan ist wütend auf seine Eltern und fühlt sich gedemütigt. Er berichtet Dysart, dass er danach bis zum Antritt seiner Stelle im Pferdestall nie wieder geritten sei. Das Pferdeerlebnis seiner Kindheit hatte auch eine erotische Konnotation; er war überwältigt von der Kraft des Tieres, die der Reiter aber beherrschen konnte. So ist es die Kraft des Pferdes, die sich auf die eigene Kraft überträgt. Der Reiter ist in der Lage, die Urkräfte des Pferdes zu beherrschen. Aber die Beherrschung dieser Kraft ist nur durch den eigenen Willen des Pferdes zur Unterwerfung möglich. Alan sah die Kette im Maul des Pferdes:

> »Was Pferde alles mit sich machen lassen, sie könnten uns zertrampeln, sie geben uns alles, geben ihr Leben für uns und wir geben ihnen die Peitsche.«

Der von Dysart befragte Besitzer der verletzten Pferde hat kein Verständnis für das Interesse des Psychiaters an Alan, den er »den Irren« nennt, er hätte ihn besser gleich im Stall »abknallen« sollen. Der Stallbesitzer verkörpert das »gesunde Volksempfinden«, indem er die vermeintlich bevorzugte Behandlung eines »irren Verbrechers« in einer staatlich geförderten psychotherapeutischen Institution kritisiert.

Alans Vater berichtete dem Psychiater, dass er seinen Sohn dabei beobachtet habe, wie er aus der Bibel rezitierte und seltsame Zeugungsreime sprach:

> »Flankus zeugte Pankus … Nequs zeugte Flequs«, »seht ich gebe euch Equus, meinen eingeborenen Sohn«,

dann habe er einen Strick wie eine Trense in den Mund genommen, sich mit dem Kleiderbügel geschlagen und sich bis zur Besinnungslosigkeit kasteit. Er, der Vater habe nie mit dem Sohn über diesen skurrilen und – in seinen Augen – beschämenden Vorfall gesprochen. Sein Sohn sei an dem Abend der Blendung der Pferde mit einem Mädchen zusammen gewesen. Alan schließlich offenbart dem Psychiater, dass eine Bekannte (Jill) ihm den Job im Stall verschafft habe, da sie ihn des Öfteren dort gesehen habe (◘ Abb. 1.2). Er habe Respekt und Ehrfurcht vor den Pferden gehabt, sei gerne in den Stall gegangen, sehe die Umgebung mit den Augen der Pferde. Aus seinen Schilderungen ergeben sich symbiotische Verschmelzungserlebnisse mit den Pferden. Darüber hinaus verliebt er sich in seine Arbeitskollegin Jill, die Alan eindeutige sexuelle Angebote macht.

Dysart wendet schließlich das Mittel der Hypnose bei Alan an, um ihm die Preisgabe seiner schambesetzten Erinnerungen zu erleichtern. So offenbart er seine religiös-sexuellen Phantasien. Die Pferde

Equus – Blinde Pferde

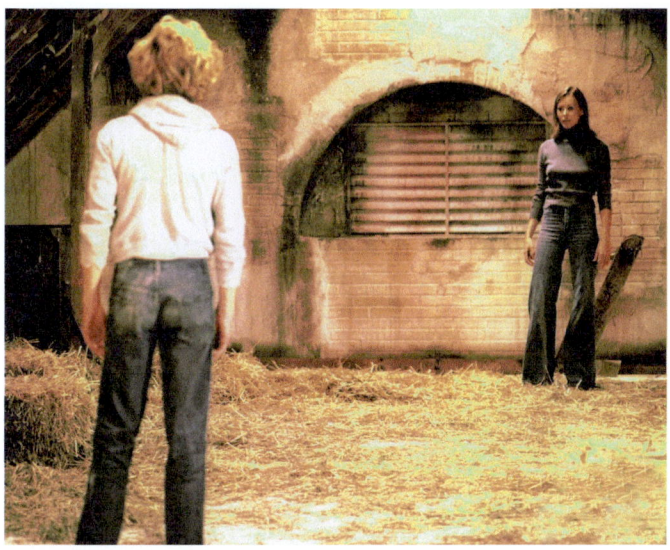

Abb. 1.2 Filmszene aus Equus – Blinde Pferde. Quelle: dpa Picture-Alliance GmbH.. © Mary Evans Picture Library/picture-alliance

klagen Alan in dessen Phantasie ihr Leid, wie sie geschunden werden. Der Pferdegott Equus lebt in allen Pferden. Equus liegt für die Sünder der Welt in Ketten. Alan will mit dem Pferd eins sein, nachts auf ihm durch die Natur galoppieren (Abb. 1.3). Der Stall ist der Tempel, wo Equus herrscht und er angebetet wird. »Reite oder falle« (herrsche oder unterwirf dich), das ist das strenge Gesetz des Pferdegottes. Nachts legt Alan dem Pferd die Trense an (»Klinkelklankel«), aber keinen Sattel. Auf einem Feld

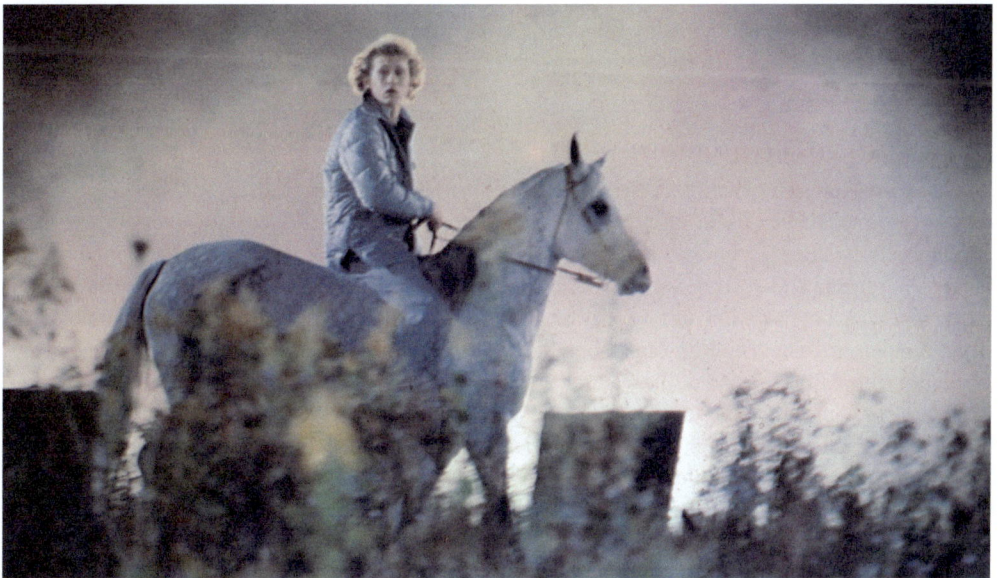

Abb. 1.3 Filmszene aus Equus – Blinde Pferde. Quelle: dpa Picture-Alliance GmbH. © Mary Evans Picture Library/picture-alliance

mit weggeworfenem »Zivilisationsschrott« zieht sich Alan aus, verbeugt sich vor dem Pferd, steckt sich selbst eine hölzerne Trense in den Mund, berührt das Pferd, streichelt es, gibt ihm Zucker (»das letzte Abendmahl, nimm meine Sünden«), steigt auf und reitet. Alan erlebt orgiastische Verschmelzungserlebnisse, ruft dem Pferd zu:

> »Equus, nimm mich!«

Er schwelgt aber nicht nur in masochistischen Unterwerfungsphantasien, denn es kommt auch zu narzisstischen Erhöhungs- und Omnipotenzphantasien:

> »Der König [Alan] reitet auf Equus, nur er kann ihn reiten, in die Schlacht, alle Menschen sollen ihn bewundern, die Feinde fallen, werden zerstampft, ich möchte in dir sein, geh mit mir durch, lass uns ein Wesen sein!«

»Hinterher«, so berichtet der Psychiater, »umarmen sie sich«. Die Pferde werden dabei von Dysart mit »Mädchen beim Ballett« verglichen.

Im Verlauf der kathartischen Therapie besucht die Mutter Alan, es kommt zum Eklat: Die Mutter schlägt ihn, er solle sie nicht »so« ansehen. Aus der Mutter bricht es heraus:

> »Wir sind nicht schuld, Alan ist so wie er ist, wir [Eltern] haben alles für ihn getan.«

Sie lehne ab, dass er sie ansehe, als trage sie Schuld an dem, was geschehen sei. Es sei der Teufel. Der Teufel existiere, der habe ihr Alan weggenommen. Die Mutter – überbehütend und gleichzeitig ablehnend – wirkt als filmisches Lehrbeispiel des schizophrenogenen Konzeptes der High-expressed-Emotions.

Dysart ist zunehmend fasziniert von Alan. Es sind dessen selbstgewählte Leiden als Passion und seine leidenschaftliche Ekstase, um die Dysart ihn beneidet. Es ist Alan, der durchs Leben galoppiert, nicht er, der Psychiater. Er selbst habe dagegen sein Leben verkümmern lassen, führe eine kalte Ehe, lese Bücher, habe keine Kinder, fahre mit dem Mietwagen in den Urlaub. Alan aber lebe die Hingabe an das »Primitive«, das er, der Psychiater lediglich aus den Büchern studiere. Er schaue sich Bilder von Zentauren in Büchern an, während Alan selbst zum Zentauren werde. Er habe nur Gipsfiguren von Pferden, Alan aber schmecke den Schweiß der Pferde. Es sei ein Trugschluss, Alan wegen »Geisteskrankheit« zu behandeln!

Dysart verliert schließlich seine therapeutische Abstinenz, indem er seinem Patienten Alan verrät, dass er gerne aus seinem Beruf aussteigen und an die Küste Griechenlands reisen wolle. Die berufliche »Seelenschnüffelei« mache ihm keine Freude mehr. Alan erzählt dem Psychiater schließlich nach langen Phasen der Widerstände von Jill und den folgenreichen Ereignissen im Pferdestall. Sie habe ihm gegenüber sexuelle Anspielungen gemacht. Sie wollte mit ihm ausgehen, bedrängte ihn und brachte ihn dazu, gemeinsam in der Stadt im Kino einen Pornofilm anzuschauen. Dies sei sein erster Besuch eines Pornofilms im Kino gewesen. »Alle Männer«, so Alan im Kino, »blickten nach oben, wie die frühen Christen«. Es kommt zu einer überraschenden Wendung, als plötzlich Alans Vater in das Kino kommt, wo er sich angeblich »aus geschäftlichen Gründen« aufhielt. Sein Vater macht ihm im Kino vor allen Zuschauern eine Szene und schleifte ihn im Beisein von Jill aus dem Kino. Die Szene offenbart einerseits die verlogene Doppelmoral des Vaters, der sich offensichtlich einen Pornofilm anschauen wollte, andererseits ein peinliches und demütigendes Erlebnis für Alan. Was kann peinlicher für einen jungen Mann sein, als von seinem Vater vor den Augen aller Zuschauer und im Beisein seiner Freundin aus einem Pornokino geschleift zu werden! Seine Ehre kann Alan zwar kurzfristig wiederherstellen, indem er sich der Aufforderung seines Vaters widersetzt, nach Hause zu kommen, und indem er Jill

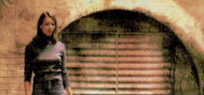

»gentleman like« weiter begleitet, doch in Folge kommt es nun zu den katastrophalen Ereignissen im Pferdestall:

Im Stall kommt es jetzt zum ersten Kuss mit Jill, die Alan schließlich verführt. Nackt und bereit zum Sexualakt stehen sich Jill und Alan gegenüber, als ihn seine religiös-überwertigen Gedanken wieder einholen. Der Stall wird wieder zum Tempel des Equus, er kann sich diesem Gefühl nicht erwehren. So kommen Jill und Alan sexuell nicht zueinander. Alan ist besessen von Equus, kann Jill nicht fühlen, nicht küssen. Er verstößt sie schließlich, sagt, sie solle verschwinden. Er fühlt sich gleichzeitig von Jill gedemütigt – und was viel schwerer wiegt – von Equus, dem Pferdegott. Er fühlt sich von Equus und dessen rigider Forderung nach unbedingter Loyalität hintergangen und verstoßen. Equus spricht zu Alan:

> »Ich sehe alles, du wirst immer versagen!«

Alan schreit ein »Nein«:

> »Du Gott, siehst nichts!!«

In verzweifelter Raserei blendet Alan dann die Pferde im Gewaltexzess. Filmisch fällt Alan in ein tiefes, schwarzes Nichts.

Dysart versucht, Alan nach der Preisgabe seiner Geheimnisse im Rahmen dieser kathartischen Therapiesequenz zu beruhigen. Er – so lügt er Alan vor – werde Equus nun nicht mehr fürchten müssen. Der werde gehen, er werde ihn in der weiteren Therapie vom Pferdegott befreien. Er gibt ihm intravenös ein Beruhigungsmittel. Dann, später monologisiert der Psychiater, dass Equus Alan wohl nicht so einfach verlassen werde. Wenn er ihm die Qualen nehmen könne, dann wahrscheinlich nur um den Preis, eine Art »Gespenst« aus ihm zu machen. Alan werde dann »normal«, aber »ohne Leidenschaft«. Dysart:

> »Leidenschaft kann von einem Arzt zerstört, nicht geschaffen werden.«

Alan werde normal werden, vielleicht Pferdewetten abschließen, immerhin schmerzfrei werden. Für ihn als Psychiater höre die Stimme von Equus aus der Höhle aber nie auf:

> »Warum ich?«

Dysart sieht sich im Dunkeln stehen, mit einem Dolch steche er auf Köpfe ein. Er sehe nichts in der Dunkelheit. Das könne nicht von Gott gewollt sein. Er erbiete ihm dennoch Ehre, er spüre die schneidende Kette in seinem Mund. Er werde sie nie wieder los.

Die Charaktere

Der Film hat zwei Hauptprotagonisten, erstens den Psychiater Martin Dysart, der durch Richard Burton (1925-1984) genial dargestellt wird, und zweitens den jugendlichen Delinquent Alan Strang, der von Peter Firth (geb. 1953) ebenfalls überzeugend gespielt wird. Beide Charaktere werden sehr komplex dargestellt. Darüber hinaus werden – neben weiteren Randfiguren – die Eltern von Alan und dessen Freundin Jill relativ eindimensional in die Handlung verwoben.

Der Psychiater Martin Dysart (Richard Burton)

Bereits zu Beginn des Films monologisiert Dysart in einer Vorblende seine Zweifel an der psychiatrischen Kunst. Er mache junge, leidenschaftliche Menschen mit Verhaltensauffälligkeiten »normal«;

dies sei seine Aufgabe. Aber was ist diese Normalität? Eine monotone Langeweile, bleierne Gewohnheit, Abstumpfung. Er diene als Psychiater dem »Gott Normal«, er sei sein Priester. Zur Illustration äußert Dysart seinen Traum, in dem er als antiker Hohepriester Kinder diesem »Gott Normal« opfert, indem er sie aufschneidet. »Das Normale ist der Gott der Gesundheit und ich bin ihr Priester«. Der Gott Normal duldet keine Individualität. Dass dem Psychiater diese Zweifel an seinem Tun überhaupt kommen, ist im Wesentlichen das Verdienst Alans. Erst in der unbändigen Leidenschaft des Jungen und der daraus folgenden Therapie erkennt er sein eigenes, langweiliges und erkaltetes (Liebes-)Leben und die Fragwürdigkeit einer Therapie, die den jugendlichen Patienten die Leidenschaften, wie ein religiöser Exorzismus, austreibt. Den Zuschauer könnte bereits der Name »Dysart« zur Nachdenklichkeit führen: »Dys« und »Art«, ein Synonym für misslungene Kunst, gar »Kunstfehler« in freier Übersetzung (»malpractise«)? Auch könnte der Name zu einer Assoziation mit »Dysarthria« führen; zwischen dem Psychiater und seinem Patienten besteht – zumindest zu Beginn der Therapie – eine schwere Störung der Kommunikation. Der ursprüngliche Name eines schottischen Ortes »Dysart« soll aus dem lateinischen »deserta« (Wüste, Ödnis) abgeleitet sein. Öde und leer sieht es auch im Seelenleben des Psychiaters in dessen Selbsterkenntnis aus, womit eine weitere Interpretationsmöglichkeit gegeben wäre. Auch eine diesbezügliche keltische Wortdeutung »dys-ard« lässt sich frei mit »Gottes Erhabenheit« übersetzen. Vielleicht eine Verballhornung der quasi »gottesgleichen« Stellung des allmächtigen Psychiaters? Die Person Martin Dysart wandelt sich jedenfalls im Verlauf der Therapie zu einem radikalen Psychiatriekritiker, der sein Tun und das seiner Profession infrage stellt. Dabei ist er kein Sozialromantiker, der psychische Störungen allein aus familiären oder gesellschaftlichen Missständen heraus erklären will. »Ich weiß es nicht«, spricht Dysart, als er die Ursache der Störung ergründen soll. Dieses letztliche Nichtwissen der Psychiatrie über die Genese der psychischen Störungen ist auch heute noch aktuell, auch wenn natürlich bedeutende Fortschritte in und nach der sog. »Dekade des Gehirns« (1990–2000) erzielt worden sind. Auch wenn sicherlich einige filmische Kritikpunkte aus heutiger Sicht überzogen wirken, lohnt es sich auch heute für psychiatrisch Tätige sehr, die geäußerte Kritik Dysarts an der Psychiatrie zuzulassen und ernst zu nehmen. Denn dem erfahrenen Kliniker von heute mögen bisweilen ähnliche Zweifel beschleichen wie seinem filmischen Pendant aus den 1970er-Jahren. Dysarts Zweifel sind zutiefst ethischer – und somit aktueller – Natur:

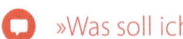 »Was soll ich tun?«

fragt er sich, stellvertretend für die ganze Psychiaterzunft. Dem Jungen nicht zu helfen, alles zu belassen, wie es ist, ist keine Lösung. Eine Änderung der Gesellschaft anzustreben, mag zwar ein utopisch hehres Ziel sein, führt aber konkret nicht zum Ziel. Eine filmische Kernbotschaft, die sich aus dem Charakter Dysarts ableiten lässt, deutet auf das Zulassen von »Leidenschaft« in der ansonsten von Erstarrung und Ödnis bedrohten Welt.

Der jugendliche Delinquent Alan Strang (Peter Firth)

Alan kommt nach seiner brutalen Attacke auf sechs Pferde zur psychiatrischen Diagnostik zu dem klinischen Psychiater Martin Dysart. Zunächst ist er unkooperativ, provoziert den Psychiater mit Gegenfragen oder singt einfach nur unsinnige Werbeslogans. Im weiteren Verlauf der Diagnostik aber offenbart sich Alan als sensibler junger Mann mit einer – nennen wir es – »neurotischen Fehlhaltung« und einer massiven narzisstischen Störung seiner Selbstwertregulation. Dessen gewaltsame Eruption ist als gestörte Impulskontrolle Folge eines sexuellen Versagens bei einer gestörten Sexualpräferenz. Sollten wir bei Alan eine operationalisierte Diagnose stellen, so kämen also kombinierte Persönlichkeitsakzentuierungen mit schizoiden, emotional-instabilen, ängstlich-vermeidenden und narzisstischen Zügen infrage. Die tranceartigen Besessenheitszustände durch den Pferdegott Equus müssten darüber hinaus mindestens als dissoziative Störung gewertet werden. Differenzialdiagnostisch würde allerdings auch eine Störung aus dem schizophrenen Formenkreis in Erwägung gezogen werden müssen, denn die Besessenheit von oder die Verschmelzung mit Equus geht so tief, dass man in der Tradition der Jaspers'- und Schneider'schen Psychopathologie von einer Grenze der Verstehbarkeit (Jaspers) sprechen und eine Meinhaftigkeits- bzw. Ich-Störung (Schneider) annehmen kann. Anklänge an einen »Automatismus mentalis« (Clérambault) finden sich. Alans Religiosität und seine Beschäftigung mit Pferden sind zumindest eine »überwertige Idee« (Wernicke). Aber bei allen Überlegungen zur klassischen Diagnostik wird schnell klar, dass man dabei der Person des Alan nicht gerecht wird, geht es in dem Film doch höchstens ganz zu Beginn um die Frage der Diagnostik. Anfangs ist Alan ein psychiatrischer Fall, dem sowohl der Zuschauer als auch der Psychiater Dysart distanziert gegenüberstehen. Nach und nach aber ändert sich diese distanzierte Perspektive zugunsten eines sehr persönlichen Zugangs, indem Alans Bezüge zur Welt individuell und intensiv durch den Psychiater erforscht und nachvollzogen werden. Es sind nun die Wechselbeziehungen zwischen Alan und Dysart unter dem Bezugspunkt der Leidenschaft, die in den Vordergrund des Films rücken. Alan wandelt sich vom distanziert wahrgenommenen psychiatrischen Fall zum zutiefst an seiner Existenz leidenden Menschen, den der Zuschauer nun im Verlauf der Handlung empathisch und mitleidend wahrnimmt – trotz seiner anfangs unverständlichen und brutalen Tat. Wie es zu Alans »Fehlentwicklung« kam, wird zwar anhand der rigiden und verklemmten Religiosität seiner Mutter und der verlogenen Moral seines Vaters als kausale Entstehungsmöglichkeit plausibel angeboten, erscheint aber als alleinige Ursache eher zu eindimensional und unbefriedigend. Dysart muss diesbzgl. sein Unwissen zugeben, weiß nicht, warum sich einige Kinder anders als andere entwickeln. Er kann nichts erklären, weder die Existenz des Pferdegottes Equus, noch sich selbst, noch die Störungen der Kinder; aber zu diesem Zeitpunkt der filmischen Handlung hat sich die Diagnostik bereits auf den Beziehungsaspekt beider Protagonisten zueinander verlagert. Alans Beziehung zum Pferdegott Equus beruht auf ehrfürchtiger Bewunderung und Faszination, aber auch auf begleitenden sadomasochistischen, erotischen Aspekten. Das Pferdethema ist bei Alan so dominant, dass auch eine Identifizierung mit dem Aggressor als psychoanalytische Interpretation möglich erscheint. Die Blendung der Pferde entspringt dabei offenbar der Reaktion Alans auf die emotionale Mischung aus Demütigung, Enttäuschung, Wut, Auflehnung und Emanzipationsbedürfnis. Dieser verzweifelte Akt der Emanzipation durch die Blendung der Pferde weicht jedoch schnell dem aufkommenden Schuldgefühl. Alan hat nicht nur den ihn kontrollierenden, mächtigen Equus geblendet, sondern auch seine über alles geliebten Pferde. Die Pferde übernehmen in Alans religiösem Weltbild die sühnende Funktion Christi: Die Pferde leiden unter den Menschen, die sie mit Trensen und anderen Folterwerkzeugen quälen. Sie unterwerfen sich den Menschen, obwohl sie genügend Urkraft zur Auflehnung besitzen. Das Leiden der sanftmütigen Pferde wird mit dem Leiden Christi verschmolzen. Aber der Pferdegott Equus ist nicht nur ein Gott des Leidens. Equus ist streng, er kontrolliert Alan, und dessen Sünden werden bestraft. Zu Hause kasteit sich Alan mit Trense und Stock, nimmt die Sünden auf sich, verschmilzt mit dem leidenden Jesus und dem Pferdegott. Alan erfährt die Macht des strafenden und demütigenden Equus bei seinem gescheiterten sexuellen Versuch mit seiner Freundin Jill. Er versagt, weil Equus keine Abweichung duldet und alles kontrolliert. Der Akt der Blendung ist das Ergebnis der Auflehnung Alans gegen den (Pferde-) Gott, der ihn verstieß und demütigte, indem er die Verbindung Alans zu Jill nicht zuließ.

Die Mutter (Joan Plowright), der Vater (Colin Blakely)

Die Eltern repräsentieren im Film eine Ehe, die für den Sohn Alan die Hölle sein muss: Die Mutter ist streng religiös und rigide. Sie schenkt dem Sohn ein Bild des blutüberströmten Christus, das Alan später durch ein Pferdebild ersetzt. Auch die Sexualität im Allgemeinen und deren »Vollzug« im Speziellen wird von der Mutter als eine religiöse (Pflicht-)Aufgabe angesehen, was sie Alan so traumatisierend mit auf den Lebensweg gibt. Sexualität muss in ihren Augen immer mit tiefster Demut, Hingabe und Unterwerfung verbunden sein. Diese sexuell-masochistische Überhöhung verwehrt Alan dann auch eine spielerische oder experimentelle sexuelle Erfahrung mit seiner Freundin Jill. Es ist der strenge Pferdegott Equus, der diese Beziehung nicht gestattet, Alan als Person ganz einnimmt und Unterwerfung einfordert. Verbindungen zwischen Alans sexuellem Scheitern mit Jill, der sich anschließenden Gewaltorgie des Blutrausches zu der rigiden Sexualmoral der Mutter können zwanglos gezogen werden. Die sthenisch-rigide Mutter wirkt bzgl. der fast ans wahnhaft grenzenden Sexualmoral bei Alan als Induzentin, Alan ist dabei der Induzierte. Dies ist der Wirkmechanismus einer Folie à deux. Es sind schließlich wohl uneingestandene Schuldgefühle der Mutter, die während der Therapie zum Eklat führen, als die Mutter Alan schlägt, da er sie »vorwurfsvoll« angeschaut habe. Sie trage keine Schuld, es sei der leibhaftige Teufel, der Besitz von Alan ergriffen habe. Die Kombination aus Überfürsorglichkeit und Zurückweisung durch enge Bezugspersonen findet sich in den Konzepten der »schizophrenogenen Mutter« (Fromm-Reichmann 1948) und High-expressed-Emotions (Brown 1972; Vaughn und Leff 1976). Der Vater hingegen ist von der Religiosität seiner Ehefrau angewidert. Die Religion sei »pornografisch«, so der Vater. Es wird im Film zwar nicht weiter erklärt, aber der vom Vater erwähnte pornografische Aspekt der Religion bezieht sich auf die lustvolle sexuell getönte masochistische Unterwerfungsfantasie seiner Frau und die sexuelle Erregung Alans beim Betrachten der Leidens- und Kreuzigungsszenen Christi. In der Konsequenz wird deutlich, dass der Vater den Opfertod Christi somit als lustvollen masochistischen Akt interpretiert. Es finden sich – durch die Mutter induziert – in der Religiosität seines Sohnes Alan starke sexuelle Aspekte sadomasochistischer Art, aber es ist ausgerechnet der Vater, der sich einen Pornofilm anschauen will, als es zufällig zur Begegnung mit seinem Sohn und dessen Freundin Jill im Kino kommt. So könnte uns der Vater in seiner religionskritischen Art zwar zunächst als Gegengewicht zu den archaischen und sadomasochistischen Religionskonzepten im Film erscheinen, wenn sich nicht seine Kritik als Doppelmoral entlarven würde. Ausgerechnet der Vater, der die Religion als »pornografisch« bezeichnet, will sich im Kino einen Pornofilm anschauen. Dass er darüber hinaus seinen Sohn für dessen gleiches Verhalten bestraft, macht den Vater völlig unglaubwürdig. So bestraft der Vater seinen Sohn Alan für dessen Filmbesuch und erfindet eine plumpe Lüge als Vorwand, selbst in das Kino geraten zu sein und dort seinen Sohn bei einer schlimmen moralischen Verfehlung erwischt zu haben. Beide Eltern sind Alan keine Stütze, sondern fügten ihm fortwährende Demütigungen zu.

Die Beziehung zwischen Psychiater und Patient

Klinisch in der Psychiatrie oder Psychotherapie Tätige werden die Situation kennen: Zunächst wird uns ein »Fall« präsentiert, mit schwieriger Psychopathologie oder problematischen sozialen Situationen, den wir vielleicht etwas widerwillig übernehmen. Später, im Verlauf der Behandlung, entwickeln wir Interesse, sind schließlich sogar gebannt oder fasziniert und der anfänglich distanziert wahrgenommene »Fall« mutiert durch die empathische Zuwendung zu einem facettenreichen »Menschen«. Derartige Konstellationen sind zwar nicht spezifisch für die therapeutische Beziehung, werden in dieser aber besonders deutlich. In dieser empathischen Wandlung liegt m. E. ein besonderer Wert des Films, indem er diese Entwicklung anthropologisch aufzeigt. Die Beziehung zwischen Dysart und Alan wandelt sich von beiderseitiger Distanz hin zur weitgehenden Preisgabe sehr persönlicher Erlebnisse. So ist es nicht nur Alan, der seine Erlebnisse dem Psychiater offenbart, sondern auch Dysart gibt seinem Patienten Einsichten z. B. seines Ehelebens. Wo Dysart stoppt, geht Alan weiter, indem er dem Psychiater korrekt und intuitiv seine langweilige Ehe provokant vorwirft.

Romantische Perspektive

Der Psychiater bewundert die Leidenschaftlichkeit, zu der sein jugendlicher Patient fähig ist. Allerdings war dessen »Pferde-Passion« auch eine Wurzel des Übels, die zu Raserei, Tierquälerei und Zwangsaufenthalt in der Psychiatrie führte. Der Film greift dabei die Idee der sog. romantischen Psychiatrie des frühen 19. Jhd. auf, wonach die »Leidenschaften« (besonders: Onanie) für die Entstehung psychischer Erkrankungen verantwortlich seien. Die Seele selbst konnte nach dieser Theorie schweren Schaden erleiden und musste auf den rechten Weg geführt werden. Neben der häufig propagierten Religionsausübung kamen dabei auch eine Vielzahl psychiatrischer »Therapien« zur Anwendung, die aus heutiger Sicht alles andere als »romantisch« waren, wie Zwangs- und Drehstühle, kalte Wassergüsse, Setzen von artifiziellen Entzündungen und vieles mehr. Psychiatriehistorisch wurzelt somit auch die antipsychiatrische Bewegung der 1960er-Jahre zumindest teilweise in der »Romantischen Psychiatrie« mit deren heute z. T. brutal anmutenden Therapiemethoden. Der erste Lehrstuhlinhaber in Deutschland (Leipzig, 1811) für »Psychische Medizin«, Johann Christian August Heinroth (1773–1848) war der Ansicht, dass Schuld und Sünde eine wesentliche Ursache von Erkrankungen der Seele waren. Diese These der Krankheitsentstehung würde im Film *Equus* wahrscheinlich von der Mutter Alans gestützt werden. Der sehr einflussreiche Schüler Philippe Pinels (1745–1826), der berühmten »Lichtgestalt« der französischen Psychiatrie, Jean Étienne Esquirol (1772–1840), promovierte bereits 1805 mit dem Dissertationsthema: »Die Leidenschaften als Ursache und Symptome der Geisteskrankheit, sowie als Mittel zu ihrer Beeinflussung«. Er hatte u. a. weitreichenden Einfluss auf die Ansichten deutscher Ärzte, z. B. den an der Berliner Charité wirkenden »Psychiker« Karl Wilhelm Ideler (1795–1860). Auch wenn dieser »romantischen Perspektive« in unseren Zeiten des dominierenden Neurozentrismus der universitären Psychiatrie keine Rolle mehr zukommt, spielt die Verursachung psychischer Störungen durch seelische Erschütterungen und »Leidenschaften« in vielen Spielfilmen eine bedeutende Rolle.

Religiöse Perspektive

Religiöse Aspekte spielen in *Equus* eine bedeutende Rolle. Deutliche Kritik erfährt dabei die etablierte Religion des Christentums in der Person der fundamentalistischen Mutter Alans. Sie induzierte den Sohn mit ihren religiösen Ideen und förderte einen Christuskult in Form von Schuld, Leiden, Qual und Martyrium. Erlösung ist in dieser fundamentalistischen Religiosität nur durch Leiden möglich. Das Bild des dornengekrönten und gemarterten Jesus dient Alan als eine Art Fetisch und Bildvorlage für seine Selbstbestrafungen. Das Christusbild wird später – nach der Zerstörung durch den Vater – durch das Bild des Pferdegottes Equus ersetzt. Der gemarterte Jesus wird in der Vorstellung Alans durch die gequälte Kreatur des Pferdes abgelöst. Der zuvor nur bildhaft wahrgenommene Jesus wird nun für Alan von den leibhaftig erfahrbaren und libidinös besetzten Pferden abgelöst. Der Pferdegott Equus wird bei Alan nicht nur zur überwertigen Idee, sondern darüber hinaus zum übermächtigen Identifikationsobjekt, wobei psychopathologisch die Ich-Grenzen Alans verschwimmen und es zu psychotischen Ich-Störungen und Störungen der »Meinhaftigkeit« kommt. Die religiöse Perspektive findet sich aber auch in der Person des Psychiaters und der Rolle der Psychiatrie insgesamt. Dysart empfindet sich als Hohepriester, der dem »Gott Normal« huldigt, indem er leidenschaftliche verhaltensauffällige Jugendliche durch psychiatrische Therapien in die als langweilig und grau beurteilte Normalität zwingt. Dysart stellt die psychiatrische Therapie zunehmend infrage, die die Vielfalt des menschlichen Seins auf dem Altar einer genormten und langweiligen »Normalität« opfert. Im Film bekommt die Normalität so eine religiöse Dimension als deren wichtigster Bezugspunkt der Gesellschaft. In unserer scheinbaren säkularen Welt wird die Normalität zum Götzen, zum Baal, zum umtanzten goldenen Kalb. Auch wenn die Vorstellung des Psychiaters als »Priester der Normalität« im Subjektiven der Filmfigur verbleibt, erlebt ihn der Zuschauer des Films zumindest als Handlanger des etablierten Gesellschaftssystems. Die filmische Kritik an der Religion wandelt sich zur säkularen Gesellschaftskritik und gleitet zwanglos in die »antipsychiatrische Perspektive« über. Religion wird im Film auf dreierlei Weise mit dem sadomasochistischen Modus von Macht und Unterwerfung in Verbindung gebracht: Die traditionelle Religion, repräsentiert durch Alans Mutter, der Pferdegott Equus und schließlich die Psychiatrie mit dem »Gott Normal«. Alle diese im Film präsenten »Religionen«

basieren auf dem Modus von Macht und Unterwerfung. Alle diese Religionen verlangen die bedingungslose Unterwerfung Alans. Die Schönheit der gequälten Kreatur hat im Film neben der religiösen zudem eine starke sexuelle Konnotation. Lediglich der Psychiater ist in der Lage, die repressive Struktur der religiösen Herrschaftssysteme zu erkennen, auch wenn er letztlich seine eigene Hilflosigkeit erkennt und an ihr verzweifelt.

Sexuelle Perspektive Es ist bereits in den vorigen Abschnitten über die Rolle der Sexualität im Film die Rede gewesen. Die sexuelle Perspektive ist eng mit der religiösen verbunden. »Religion ist Pornografie« – dieser Satz von Alans Vater trifft. Sexualität im Film basiert aus der Perspektive Alans auf lustvoller Qual und Unterwerfung (Dornenkrone, Peitsche, Trense) als Voraussetzung für orgiastische Verschmelzung (Jesus, Equus). Eine »normale«, gar spielerische oder »leichte« Sexualität ist unter diesen rigiden sadomasochistischen Bezugspunkten für Alan nicht möglich. Die Demütigung seines sexuellen Versagens und die Auflehnung gegen den sadistischen Pferdegott münden schließlich in dem kriminellen Akt der Blendung der Pferde. Die rigide und fundamentalreligiöse Sexualmoral erfährt anhand des Schicksals des Protagonisten eine deutliche filmische Kritik.

Antipsychiatrische Perspektive

Eine besondere Perspektive stellt »die Antipsychiatrie« im Film dar. Der Psychiater Dysart zweifelt im Film an seinem Tun, stellt den Sinn seiner Arbeit radikal infrage. Indem er die Verhaltensabweichung seines Patienten statt einer psychiatrischen »Krankheit« in den Vordergrund stellt, übernimmt er die antipsychiatrische Perspektive und deren Kritik, dass Verhaltensabweichungen gesellschaftlich unter Mithilfe der Psychiatrie »sanktioniert« würden. Der »antipsychiatrische Komplex« kann mit der Idee einer institutionellen psychiatrischen Machtausübung gegenüber von der Gesellschaftsnorm abweichenden Individuen filmisch besonders eindrücklich konstruiert werden. Diese Thematik findet sich in vielen Filmen: Einem sensiblen Individuum voller Leidenschaft mit abweichendem Verhalten steht eine kalte, institutionelle Psychiatrie sanktionierend gegenüber. Psychiatrische Pseudodiagnosen dienen dabei als Vorwand für disziplinarische medikamentöse Sedierung oder gar Elektroschocks. In dem berühmtesten und einflussreichsten antipsychiatrischen Film: »Einer flog über das Kuckucksnest« von Milos Foreman (1975) nach dem Roman von Ken Kesey (1962) wird sogar eine Leukotomie aus disziplinarischen Gründen durchgeführt.

Diese radikale und psychiatriehistorisch interessante Strömung der 1960er-Jahre stellte z. B. die These auf, dass es die Krankheit Schizophrenie gar nicht gebe, sondern das, was so genannt werde, in Wahrheit das Ergebnis einer repressiven Familien- und Gesellschaftsordnung sei, die das Individuum beherrschen wolle. Geisteskrankheit sei in Wahrheit nur abweichendes Verhalten, um in einer »verrückten« Welt zurechtzukommen. Die Gesellschaft definiere, was Geisteskrankheit sei, wobei es sich um Konstrukte und keinesfalls um etwas Naturgegebenes oder natürliche Krankheitseinheiten (etwa im Sinne Kahlbaums) handele. Eine Behandlung sei daher nicht nur nicht erforderlich, sondern medizinisch schädlich und moralisch verwerflich. Es müssten vielmehr Räume geschaffen werden, um die Symptome auszuleben. Eine Einrichtung, die diesen Ansprüchen gerecht werden sollte, war z. B. Kingsley Hall in England. Kingsley Hall war eine nach den Vorstellungen von R. D. Laing funktionierende antipsychiatrische Gemeinschaft (1965–1970) in einem Gebäude am East-End von London. Es war der Versuch, eine außerinstitutionelle Form der therapeutischen Gemeinschaft zu finden, in der die Reorganisation des Selbsts von Patienten und mit »psychiatrischer Etikettierung« bedrohter Personen möglich sein sollte. Anklänge an die Idee der Therapeutischen Gemeinschaft finden sich auch in einigen Szenen im Film *Equus*.

Von 1962 bis 1966 hatte bereits David Cooper eine therapeutische Gemeinschaft für psychisch erkrankte Jugendliche in einem Londoner psychiatrischen Krankenhaus geleitet, das unter der Be-

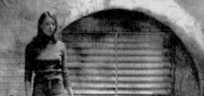

zeichnung »Villa 21« bekannt geworden ist. Dort sollte keine »Patientenrolle« eingenommen werden, um »stereotype Selbstdefinitionen« (als Schizophrene, Maniker usw.) zu verhindern.

Das soziale Klima der 1960er-Jahre war ohnehin bei der jungen, rebellischen und »fortschrittlichen« Gesellschaftsschicht von einem tiefen Misstrauen gegenüber jeglichen »Autoritäten« geprägt; hier bot sich natürlich besonders die Psychiatrie als ein ideales Projektionsfeld für die antiautoritäre Bewegung an, die neben ihren therapeutischen Aufgaben immer auch ein bestimmtes Maß an »sozialer Kontrolle« ausübt.

Vordenker und Repräsentanten dieser Bewegung waren Foucault, Cooper, Szasz, Goffman und besonders der von Sartres existenzialistischer Philosophie beeinflusste Roland D. Laing (1927–1989). Auch wirkten der Roman und besonders dessen Verfilmung »Einer flog über das Kuckucksnest« geradezu elektrisierend auf die sensibilisierte Öffentlichkeit.

1966 entwickelte Thomas Scheff – Soziologe in Kalifornien – die sog. Labeling-Theorie, die die »Geistesstörungen« im Wesentlichen auf ein rollenkonformes Verhalten derjenigen Menschen zurückführte, die von der Gesellschaft zuvor mit einer psychiatrischen Diagnose »etikettiert« wurden.

Die Theorien der Antipsychiatrie fielen besonders bei den Intellektuellen in den USA und Europa auf fruchtbaren Boden und wurden ungemein populär. Auch bei einigen psychischen Störungen anerkannt wirksame Behandlungsmethoden wie die Elektrokrampftherapie wurden bis in die 1980er-Jahre hinein in der Bundesrepublik Deutschland auch an Universitätskliniken kaum noch durchführbar, da man öffentliche Proteste fürchtete. In Heidelberg kam es z. B. zu Beginn der 1970er-Jahre zu spektakulären »Besetzungsaktionen« (»Aus der Krankheit eine Waffe machen«) des radikal politisierten »Sozialistischen Patientenkollektivs« (SPK). Heute versucht v. a. die »Scientology-Church« – den Ideen der Antipsychiatrie folgend – die Psychiatrie in aggressiven Pamphleten als das personifizierte Böse darzustellen.

Die Antipsychiatrie wird in psychiatrischen Lehrbüchern – sofern sie überhaupt erwähnt wird – gerne als eine kuriose Randbewegung und quasi als außerhalb der Psychiatriegeschichte stehend bezeichnet, aber es sollte dabei nicht vergessen werden, dass auch etablierten sozialpsychiatrischen Strömungen eine gehörige Prise »Antipsychiatrie« eigen ist, was sich in Kritik an der institutionalisierten universitären Psychiatrie und deren Überbetonung biologisch-organischer Krankheitsmodelle äußert. Auch steht die Psychiatrie oft zwischen ihrem ureigenen Auftrag, individuelles psychisches Leid zu lindern und dem gesellschaftlichen Auftrag nach sozialer Kontrolle, was sich besonders anhand des Dilemmas der forensischen Psychiatrie verdeutlichen lässt. So hat die in dem Buch »Bürger und Irre« geäußerte Bemerkung von Klaus Dörner ihre Berechtigung, wenn er die Frage stellt, ob die Psychiatrie mehr auf die »Befreiung der psychisch Leidenden oder auf die Disziplinierung der Gesellschaft« zielt. »Antipsychiatrische« Ideen aus den Erfahrungen der Villa 21 oder Kingsley Hall finden sich auch in Konzeptionen der sog. Weglaufhäuser wieder, die in einigen Städten Menschen mit psychischen Problemen oder Störungen Schutz bieten möchten, ohne die »Institution Psychiatrie« in Anspruch nehmen zu wollen.

»Antipsychiatrisch« aus einem anderen Blickwinkel heraus ist aber auch das Vermischen von psychopathologischen Symptomen mit Kriminalität in den Medien. Auch heute noch ist – ganz analog zu der öffentlichen Meinung zu Alan in *Equus*, repräsentiert von der Person des Stallbesitzers – immer wieder von »irren Pferdemördern« in der Tagespresse zu lesen. So schreibt z. B. Altmann in der *Bild* vom 6.6.2013: »**Der wahnsinnige Tierhasser vom Niederrhein hat wieder zugeschlagen: Nachdem er ein schwarzes Schaf köpfte und zwei Pferde schwer verletzte, hat er jetzt in Krefeld ein süßes Zwerg-Pony enthauptet!** WAS IST DAS FÜR EIN IRRER? Die ganze Wahrheit.«

Undifferenzierte antipsychiatrische Ressentiments werden durch eine z. T. extrem schlechte Medienrepräsentanz psychisch Kranker und der Institution Psychiatrie gefördert: Solange weit mehr von einzelnen »irren Pferdemördern« und anderen psychisch kranken Gewalttätern als von dem unsagbaren individuellen Leid der überwältigenden Mehrzahl der Betroffenen die Rede ist, darüber hinaus auch kaum ein Unterschied zwischen allgemeinpsychiatrischen Abteilungen und forensischen Kliniken in den medialen Darstellungen erkennbar ist, kann individuelles psychisches Leid und deren psychiatrische Behandlung nur schwer eine wirklichkeitsgetreue und adäquate Rezeption in der Bevölkerung erfahren.

Psychiatrische Perspektiven

Bleibt bei so viel Kritik an Gesellschaft, Religion und Psychiatrie überhaupt noch Raum für »psychiatrische Perspektiven« im Film? Tatsächlich ist noch Platz für Zwischentöne. Die von Dysart praktizierte Psychiatrie kommt im Film dabei erstaunlich gut weg. Der Psychiater lässt sich als Person und Mensch ganz auf seinen Patienten Alan ein. Beide scheinen voneinander zu profitieren. Alan bekommt die Chance auf ein »normales« Leben und Teilhabe an der Gesellschaft, auch wenn beides deutlicher Kritik unterzogen wird. Dysart ist lernfähig und stellt seine Profession auf den Prüfstand. Eine »gute Psychiatrie« im Film ist so – bei allen Kritikpunkten – möglich. Diese im Film wünschenswerte Psychiatrie offenbart sich im persönlichen intensiven Kontakt, dem unbedingten und kompromisslosen Einlassen auf die Person des Patienten bis zur Gefahr der Identitätsverschmelzung. Dies ist freilich nicht die Psychiatrie gestörter Neurotransmitter und auch nicht die Psychiatrie der operationalisierten Diagnostik. Auch ist es nicht die distanzierte und vielfach als »kalt« empfundene Psychopathologie Kurt Schneiders. Am ehesten entspricht die Psychiatrie der persönlichen Begegnung psychiatriehistorisch dem Konzept der »Daseinsanalyse« im Sinne Ludwig Binswangers (1891–1966), in dessen Therapieansatz sich Therapeut und Patient in einer möglichst wenig theoriegeleiteten »Daseinspartnerschaft« begegnen.

Fazit

Den repressiven konstruktivistischen Ansatz psychischer Störungen, auf den die »Antipsychiater« besonders hinweisen, hatte Peter Shaffer wohl im Auge, als er sich in Interviews zu seinem Theaterstück »Equus« extrem kritisch zur Psychiatrie äußerte. In diesen Interviews (Schaler 1976) vertritt Shaffer klar antipsychiatrische Positionen. Umso erstaunlicher – und erfreulicher – ist es, dass Sidney Lumet mit seiner Verfilmung des Theaterstückes von Shaffer auf billige Polemik gegen die Psychiatrie verzichtet. Der Psychiater im Film ist ein Suchender, kein verbohrter Repräsentant einer repressiven Gesellschaft. Er ist so, wie Psychiater sein sollten: Dysart ist in der Lage, die eigenen Positionen immer wieder infrage zu stellen. Er lernt von seinen Patienten, nimmt sie als Personen ernst und bleibt nicht in diagnostischen Fallstricken verhaftet. Er greift zwar einige antipsychiatrische Thesen auf, indem er sich als »Priester« des »Gottes Normal« begreift, er gleitet aber nicht in plumpe Gesellschaftskritik ab. Der Psychiater im Film zeigt auf, dass durchaus einige antipsychiatrische Thesen ihre Berechtigung haben: Selbstverständlich verhält sich ein Mensch »rollenkonform«, wenn ihm jahrelang eine Rolle zugeschrieben wurde. Ein chronisch beeinträchtigter Mensch wird seine Beeinträchtigung in seine Lebensplanung einbeziehen müssen. Warum z. B. entwickeln einige langjährige Epileptiker, wenn sie schließlich erfolgreich operiert wurden, »psychogene« Anfälle? Weil sie aus ihrer »Rolle« nicht heraus können. Auch viele chronisch schizophrene Menschen wären schlichtweg überfordert, würden sie plötzlich auf wundersame Weise »gesunden« und sich den Anforderungen einer komplexen Welt gegenüber stellen müssen.

Auch andere psychiatrische Fragen werden in *Equus* thematisiert. Psychiatrische Diagnosen sind zu einem nicht unerheblichen Teil tatsächlich Konstrukte. Es ist daher für jeden Psychiater ratsam, sich immer wieder die Frage zu stellen, inwieweit psychiatrische Diagnosen auch zur gesellschaftlichen Ausgrenzung der Patienten beitragen können.

Was die Pioniere der »Antipsychiatrie« betrifft, so sollten ihre Ideen auch heute wach rezipiert werden, ohne den Fehler zu begehen »psychisches Leid« zu romantisieren oder psychische Störungen als Opposition gegen das Establishment zu verkennen. Subjektives psychisches Leid ist meist eine sehr unromantische und das Individuum quälende Tatsache.

Den Psychiater Martin Dysart kann man sich somit zumindest teilweise zum Vorbild nehmen: Die Fähigkeit, sich aufgrund der eigenen therapeutischen Machtposition Klienten gegenüber selbst zu erkennen zu geben und seine Positionen immer wieder zu hinterfragen, gehört zu den unabdingbaren Fähigkeiten, die ein guter Arzt und Psychiater lernen muss. Ebenso steht es mit der kritischen Bereitschaft, aus Biografien der Patienten, ihren Lebenserfahrungen und Einstellungen lernen zu können. Auch stellt sich Dysart konsequent gegen das »gesunde Volksempfinden«, wie dies durch den Stallbesitzer und dessen Unverständnis Alans gegenüber verkörpert wird. Ein Aspekt des Films aber sollte nicht unkritisiert bleiben: Der Psychiater Dysart ist durch und durch desillusioniert und Pessimist. Er steckt in der Kritik an seinem Tun fest, findet keine Lösung. Er bemitleidet sich selbst und leidet unter einem »Burnout«, wie wir heute diagnostizieren würden. Dabei schafft er es aber meisterhaft, dem Filmzuschauer die Wandlung der Persönlichkeit Alans vom »irren Pferdemörder-Monster« hin zum sensiblen, von Selbstzweifeln zerrissenen und schutzlosen Menschen nahezubringen. Dies ist eine respektable Leistung des Films: Die Wandlung der inneren Einstellung des Zuschauers der Person Alans gegenüber. So sollte es sein – einer schlichten Schwarzweiß-Sichtweise auf die Welt, einer Spaltung in Gut und Böse wird eine differenzierte Wirklichkeit gegenübergestellt. Die »irren Pferdemörder« und anderen »Bestien«, die uns in den Schlagzeilen der Tagespresse nahezu täglich begegnen, sind Menschen. Auch Monster sind Menschen – dies ist eine großartig inszenierte Lehre des Films *Equus*.

Literatur

Altmann U (2013) Er nennt sich selbst »Euer Tierquäler« – Pony-Killer nahm »Simbads« Kopf mit! Bild Online, 06.06.2013. http://www.bild.de/regional/duesseldorf/tierquaelerei/pony-killer-nahm-simbads-kopf-mit-30732702.bild.html. Zugegriffen: 10. Mai 2016
Arenz D (2003) Dämonen Wahn Psychose. Exkursionen durch die Psychiatriegeschichte. Köln: Viavital
Brown G et al. (1972) Influence of family life on the course of schizophrenic disorders: a replication. Brit J Psychiatry 129:125–137
Caligaris Erben (1994) Der Katalog zum Thema »Psychiatrie im Film«. Bonn: Psychiatrie-Verlag,
Cooper D (1971) *Psychiatrie und Anti-Psychiatrie*. Frankfurt a.M.: Suhrkamp. (orig. *Psychiatry and Anti-Psychiatry*. Tavistock & Paladin: London 1967)
Dörner K (1975) Bürger und Irre. Zur Sozialgeschichte und Wissenschaftssoziologie der Psychiatrie. Frankfurt a.M.: Fischer
Fromm-Reichmann (1948) Notes on the development of treatment of schizophrenics by psychoanalytic psychotherapy. Psychiatry 11:263–273
Kesey K (1982) Einer flog über das Kuckucksnest. Reinbek: Rowohlt
Laing RD (1979) Das geteilte Selbst. Eine existentielle Studie über geistige Gesundheit und Wahnsinn. Reinbek: Rowohlt (orig. The Divided Self. An existential study on sanity and madness, 1960)
Schaler F (1976) Pferde und Psychiater. Ein Bordgespräch mit dem englischen Dramatiker Peter Shaffer. Zeit Online, 21.05.1976, http://www.zeit.de/1976/22/pferde-und-psychiater. Zugegriffen: 10. Mai 2016
Scheff T (1982) Das Etikett Geisteskrankheit. Soziale Interaktion und psychische Störung. Frankfurt a.M.: Fischer (orig. Being Mentally Ill: A Sociological Theory. Aldine Press. New Editions, 1966)
Vaughn C, Leff JP (1976) The measurement of expressed emotion in the families of psychiatric patients. Brit J Soc Clin Psychology 15:57–165
Wedding D, Boyd MA, Niemiec RM (2011) Psyche im Kino. Bern: Huber

Originaltitel	Equus
Erscheinungsjahr	1977
Land	UK
Drehbuch	Peter Shaffer
Regie	Sidney Lumet
Hauptdarsteller	Richard Burton, Peter Firth
Verfügbarkeit	Als DVD in deutscher Sprache erhältlich

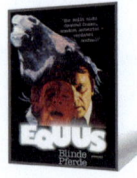

Jutta Fiegl

Bitte verzeih und zeige mir Deine Liebe!

Handlung	19
Das Trauma oder die erstarrte Familie	20
Die Rolle des Heilers	22
Aufbruch in eine neue Erkenntniswelt	26
Berger und Calvin	27
Beziehungen und die »Du-bist-mir-wichtig-Zauberformel«	27
Der Durchbruch – die Krise als Chance	28
Das Ende und der Anfang	28
Literatur	29

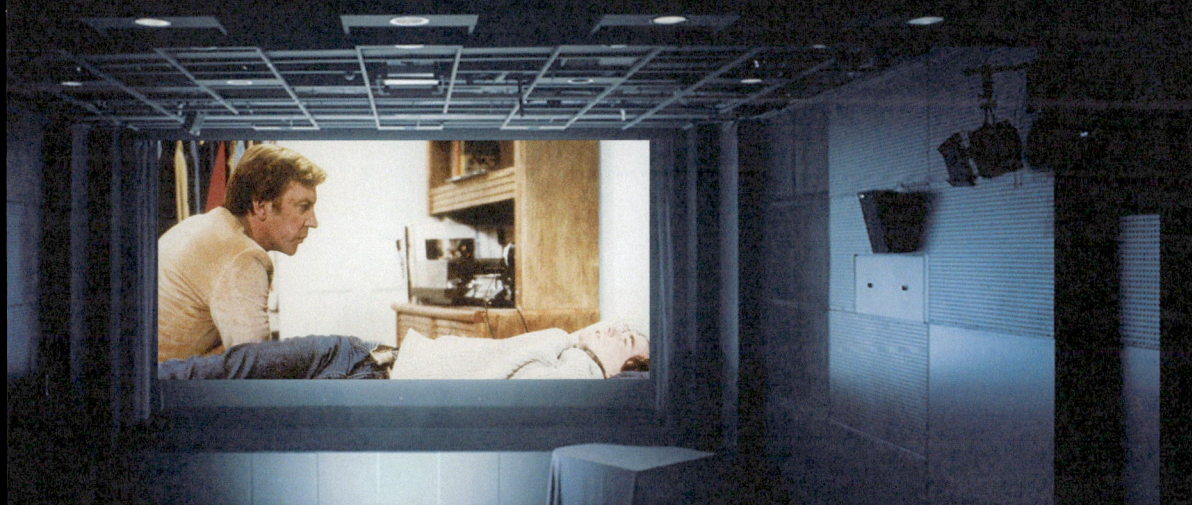

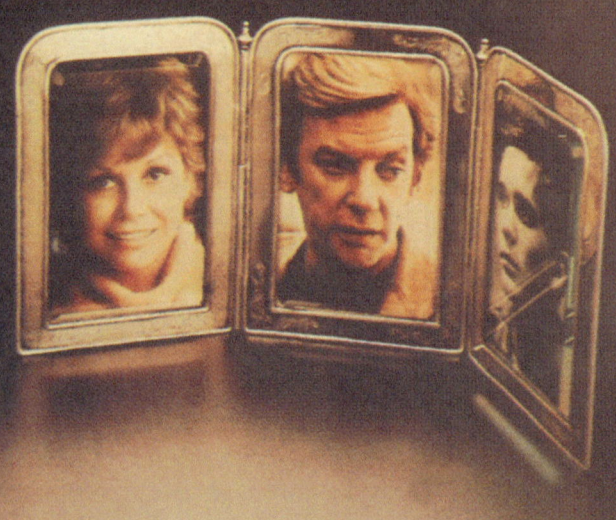

Filmplakat *Eine ganz normale Familie*.
Quelle: Filmbild Fundus Herbert Klemens. Mit freundlicher Genehmigung.

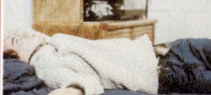

Eine ganz normale Familie

Eine ganz normale Familie ist ein 1980 mit vier Oscars ausgezeichneter Film (◘ Abb. 2.1), der in eindrücklicher Weise die Bedeutung von Beziehung, emotionaler Verlässlichkeit, unterdrückten Gefühlen, Schein, Scham und Schuld anhand einer Familie beschreibt, die ein schmerzhaftes Trauma erleben musste. Im Mittelpunkt steht Sohn Konrad, der als Mensch gewordener Hilfeschrei das Familiensystem entlarvt, die handelnden Personen aus ihrer Scheinwelt zwingt, sodass sich eine innere und äußere Neustrukturierung ergeben muss. Unterstützt wird Konrad von einem Psychiater, der oft unkonventionell, jedoch mit Treffsicherheit seinen Patienten auf dem Weg seiner persönlichen Entwicklung aus der Verzweiflung begleitet. Die psychotherapeutische Behandlung beinhaltet viele systemische, familientherapeutische Elemente, sparsame Interventionen, die dem Zuseher jedoch deutlich vor Augen führen, wo sich Probleme verbergen, welche Auswirkung sie haben und wie sich Verhaltensveränderungen einer Person auf das gesamte Familiensystem auswirken.

Handlung

Buck, einer von zwei Brüdern, kommt bei einem Segelunfall ums Leben. Konrad, der überlebende Bruder, verübt einen Suizidversuch und verbringt vier Monate in einer psychiatrischen Klinik. Eine Tragödie, die die Familie in eine verzweifelte Krise bringt und dazu beiträgt, dass bis dahin verschüttete unausgesprochene Konflikte aufbrechen und zur weiteren Belastung des Familiengefüges beitragen. Nach der Entlassung aus der Psychiatrie plagen Konrad weiterhin schwere Albträume und Schuldgefühle, über die er jedoch schweigt. Sein Vater ist besorgt, erkundigt sich immer wieder nach seinem Wohlbefinden, lässt sich aber immer wieder von Konrads Versicherungen beruhigen, es sei alles in Ordnung. Die Mutter tut so, als wäre nichts geschehen; ihr ist wichtig, dass sich die Familie nach außen intakt und sorglos präsentiert. Sie möchte keinerlei Probleme wahrhaben und schon gar nicht darüber reden. Mit jeder Faser ihres Seins signalisiert sie, dass dieser Schein zu wahren sei. Konrad wartet vergeblich auf ein Zeichen der Zuwendung von ihr, für sie scheint das Wichtigste jedoch ordentlich erbrachte Leistungen zu sein. Als Konrad die Mutter eines Tages im Zimmer des verstorbenen Bruders überrascht, beginnt der Zuseher zu ahnen, dass sich hinter der Fassade der Mutter erstarrte Trauer verbirgt, die in Konrad extreme Schuldgefühle erzeugen. Sein Bruder war für die Mutter der besonders geliebte Sohn gewesen, der ihr genommen wurde. Sie kann Konrad nicht (mehr?) liebevoll begegnen, sosehr dieser sich das ersehnt. In dieser Atmosphäre spürt der Zuseher förmlich, wie der Druck des Schweigens, des Verleugnens der Trauer und der Verzweiflung besonders für Konrad unerträglich wird. Er zieht sich immer mehr aus seinem Umfeld zurück, auch aus seinem Schwimmtraining, das er bis dahin mit viel Einsatz besucht hat. Weder seine Freunde noch sein Trainer bringen Verständnis für Konrad auf – im Gegenteil – er muss sich Provokationen und spöttische Hinweise auf seine Zeit in der Psychiatrie gefallen lassen. Konrad wird immer einsamer, seine Erinnerungen schweifen öfters in die Zeit seines Psychiatrieaufenthaltes zurück, denn dort hätte »niemand etwas verdeckt«. Zu Hause regiert einerseits die Belanglosigkeit, keiner hört dem anderen wirklich zu, andererseits die hilflos übertriebenen Annäherungsversuche des besorgten Vaters, der seine eigenen Ängste und Verzweiflungsgefühle ebenfalls verdrängt. Dieser ist allerdings der Einzige, der Konrad dazu ermuntert, einen Psychiater aufzusuchen.

Als Konrad während einer Zugfahrt von beängstigenden Suizidfantasien geplagt wird, kontaktiert er Dr. Berger, den Psychiater. Dieser präsentiert sich dem Zuseher zunächst unkonventionell, wirkt etwas chaotisch in einem unaufgeräumten Praxisraum, raucht und scheint sich zunächst gar nicht sehr auf Konrad zu konzentrieren. Doch schon in der ersten Stunde gelingt es ihm, etwas in Konrad anzurühren, das diesem möglich macht, wiederzukommen. Sparsame, aber einfühlsame, manchmal auch provokante Interventionen lassen in Konrad wieder Gefühle entstehen, seine Umwelt anders betrachten. Eine Kollegin aus dem Schulchor bewundert Konrad für seine Stimme und sucht Kontakt zu ihm. Durch diese positive Zuwendung und das ehrliche Interesse des Mädchens an seiner Person, lässt er diese vorsichtige Annäherung zu. Es ist das erste Mal nach seinem Psychiatrieaufenthalt, dass jemand auf ihn zugeht und ihm aufrichtig begegnet. Durch die Besuche beim Psychiater lernt Konrad besser auf sich zu hören, lässt Wutgefühle zu, äußert sie auch.

Die absolute Wende entsteht, als er sich mit einem Mädchen trifft, die zur gleichen Zeit wie er in der Klinik war. Beide versichern einander, dass sie sich völlig in Ordnung fühlen. Ein paar Tage später erfährt Konrad, dass sie sich umgebracht hat. In dieser Krise erweist sich Dr. Berger als verlässliche Bezugsperson, auf die Konrad zählen kann. Berger ist trotz des späten Abends zur Stelle. Endlich bricht es aus Konrad heraus, was er vergeblich zu verstecken suchte. Seine Schuldgefühle, seine Verzweiflung, dass er den Bruder nicht retten konnte, seine immer wieder scheiternden Versuche, die Zuneigung seiner Mutter zu bekommen. Das erste Mal erlebt er durch den Psychiater wirkliche spürbare Freundschaft und emotionale Nähe. Erschöpft, aber erleichtert, schaut er danach bei seiner Chorkollegin vorbei, kann mit ihr erstmals über seine Gefühle sprechen und der Zuseher erahnt, dass eine schöne Beziehung zwischen den beiden beginnt.

Auch Konrads Vater Calvin war bei Dr. Berger zu einem Gespräch, das ihm seine mühsam aufrecht erhaltene Scheinwelt offenbart. Der Film endet damit, dass Calvin seine Frau Beth mit dieser Lebenslüge konfrontiert und seine Traurigkeit über ihre Beziehung eingesteht. Beth lässt sich wie immer auf dieses Gespräch nicht ein, weicht aus und bleibt distanziert. Als ihr Mann seine Zweifel an der Liebe zu ihr äußert, verlässt Beth ohne ein Wort zu sagen, ohne Abschied von Konrad zu nehmen, das Haus. Zurück bleiben Konrad und sein Vater, die erstmals offen miteinander reden und einander der Liebe versichern. Die Chance für einen Neubeginn.

Das Trauma oder die erstarrte Familie

Konrad zeigt deutlich alle Symptome einer posttraumatischen Belastungsstörung (F43.1, ICD 10) (Dilling und Freyberger 1999):

> »Diese entsteht als eine verzögerte oder protrahierte Reaktion auf ein belastendes Ereignis oder eine Situation kürzerer oder längerer Dauer, mit außergewöhnlicher Bedrohung oder katastrophenartigem Ausmaß, die bei fast jedem eine tiefe Verzweiflung hervorrufen würde.« (ebd., S. 162).

Diese Situation war durch den Segelunfall und den Tod des Bruders gegeben. Konrad musste miterleben, dass der Bruder vor seinen Augen die Kraft verlor, sich am rettenden Bootswrack anzuklammern, und in den aufgewühlten Fluten des Meeres versank. Diese unerträgliche Hilflosigkeit, zusehen zu müssen, wie ein geliebter Mensch umkommt, ihm nicht zu Hilfe kommen zu können, scheinbar tatenlos dieser Situation ausgeliefert zu sein, beschreibt das »katastrophenartige Ausmaß« anschaulich. Im Film werden die Folgen dieser Verzweiflung sichtbar. Konrad erlebt Flashbacks (Paulitsch 2004, S. 154), also sich immer und immer wieder aufdrängende Erinnerungen an die Szene des Unfalls, die ihn nicht nur im Schlaf, sondern auch im Wachzustand einholen. Es entsteht für ihn eine schier unerträgliche Enge, es quälen ihn Schuldgefühle, die in der Literatur als »survivor guilt« beschrieben werden (Greenspan 1995, S. 151). Er zieht sich immer mehr aus seiner Peergroup zurück, lässt niemanden an sich heran, versucht, nach außen hin cool zu wirken, als sei alles völlig in Ordnung.

Der Zuseher erfährt, dass Konrad unter Einwirkung seines ersten Schocks einen Suizidversuch (Freyberger und Stieglitz 1996, S. 549) unternommen hat – er schnitt sich die Pulsadern auf – und

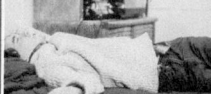

verdankte sein Leben nur dem Zufall, dass sein Vater ihn rechtzeitig fand. Ein Suizid wird oft als Möglichkeit gesehen, allen Folgen, die zum Verlust gehören, zu entfliehen und die dadurch aufkommenden Probleme zu lösen (Kast 1982, S. 15). Es folgte ein Aufenthalt in der Psychiatrie, der Konrad jedoch offensichtlich sein Trauma nicht umfassend verarbeiten ließ.

Die Familie, die ein emotionales Netz, ein Ort der Geborgenheit und des Trostes sein kann, ist es in diesem Film ganz und gar nicht. Sie ist förmlich erstarrt und wirkt wie ein Gefühlsvakuum, in dem jeder für sich zwar leidet, sich jedoch verschließt, sein Leid nicht nach außen Preis gibt und einen »schönen Schein« zu leben versucht. Versucht deshalb, weil dies nicht aufrecht zu erhalten ist. Der Vater, Calvin, der Konrad nach seinem Selbstmordversuch gefunden hatte, macht sich sichtlich Sorgen um seinen Sohn, nimmt immer wieder Anläufe, zu ihm durchzudringen. Wirklich wissen will er aber doch nicht, wie es Konrad tatsächlich geht – er spürt seine eigene Hilflosigkeit, nichts zur Besserung der Situation beitragen zu können und lässt sich gerne durch die Aussagen seines Sohnes beruhigen, es sei ja alles in Ordnung. Die Mutter, Beth, kühl, distanziert, ihren Schmerz weglächelnd, ist geradezu verzweifelt bemüht, sich nichts anmerken zu lassen, das Leben nach dem Motto »die Zeit heilt alle Wunden« nach außen und innen weiter zu leben. Ihre Wertvorstellungen einer Familie lassen es nicht zu, Schwächen zu zeigen oder Außenstehenden zu erlauben, zu ahnen, wie das innere Zustandsbild tatsächlich ist. Schwäche würde für sie bedeuten, dass das Umfeld um den Psychiatrieaufenthalt des Sohnes weiß, dass es ihm psychisch schlecht geht, dass sie um ihren sehr geliebten Sohn Buck trauert. Die Normalität muss um jeden Preis aufrechterhalten werden. Das Verhalten Beths deutet auf eine histrionische Persönlichkeit hin (F 60.4, ICD 10; Dilling und Freyberger 1999, S. 225), sie ist oberflächlich, labil, möchte im Mittelpunkt stehen, ist egozentrisch und leicht kränkbar. Ihr fehlt die Möglichkeit, sich in die Befindlichkeiten Anderer einzufühlen, es kommt ihr gar nicht in den Sinn, sich für die verzweifelte Lage von Konrad zu interessieren. Auf diese Weise entsteht eine Atmosphäre, die ein Miteinander-Reden unmöglich macht, was aber unabdingbare Voraussetzung für die Be- und Verarbeitung des Traumas und der Trauer wäre (Schlippe u. Schweitzer 1997). Alle Mitglieder der Familie sind im Grunde genommen einsam und isoliert. Es werden völlig unpersönliche und banale Tischgespräche geführt und ängstlich jede Gefühlsäußerung vermieden: wenn das Unfassbare nicht ausgesprochen wird, existiert es nicht.

Einfühlsam zeigt der Film auf, was Konrad, aber auch Vater und Mutter helfen würde, indem sich Szene an Szene reiht, in denen genau das Hilfreiche eben nicht passiert. Eindrücklich die Szene, in der Konrad die Mutter im Zimmer des verstorbenen Bruders überrascht. Erdrückend spürbar ist, was in jedem von den beiden vorgeht, jedoch in belanglosem Dialog zugedeckt wird. Die Mutter, die den verlorenen Sohn mehr geliebt hat als Konrad und in erstickter Trauer verharrt, Konrad, der das genau spürt, die Liebe und die Verzeihung der Mutter innerlich erfleht. Er erhält keinerlei positive Zuwendung der Mutter, nur künstlich anmutende Dialogbereitschaft. Als die Mutter sich ein einziges Mal von sich aus Konrad nähert und ein Gespräch anzubahnen versucht, endet es damit, dass beide gleichzeitig sprechen, ohne dem anderen zuzuhören.

Das Trauma hat Strukturen in der Familie deutlich werden lassen, die nicht geeignet sind, emotionale Wärme zu vermitteln, Schwierigkeiten gemeinsam zu meistern, einander Halt zu geben. Soziale Beziehungen und ein funktionierendes familiäres Netzwerk stellen jedoch einen sehr wichtigen protektiven Faktor gegen Depression dar (Reiter 1990, S. 134). Aus der Handlung des Films ist zu entnehmen, dass dieser Faktor immer schon gefehlt zu haben scheint und Konrad daher besonders vulnerabel wirkt.

Aus lösungsorientierter familientherapeutischer Sicht ist zu beobachten, dass die Veränderung eines Mitglieds des Familiengefüges Wirkung auf das Gesamtgefüge hat (Walter 1998, S. 89). In diesem Fall gerät es durch Konrad aus den Bahnen, der durch seinen Selbstmordversuch sozusagen den Indexpatienten darstellt, der die Kohäsionskräfte des familiären Ganzen auf die Probe stellt. Dadurch werden Muster, die bisher bedeutungslos schienen, in der neuen Situation unbrauchbar. Die positive Nutzung von Veränderung geht auf die »Brief Family Therapy« von Steve de Shazer und Insoo Kim Berg (Shazer

1988, 1990) zurück, die aufzeigen, dass die Therapie eines Familienmitglieds und dessen Veränderungen im gesamten System Wirkung erzielt.

Da es in diesem Filmgeschehen um den Umgang mit einer Belastungsstörung nach einem Trauma geht, ist die therapeutische Vorgangsweise keine speziell methodenspezifische, sondern lässt Elemente aus einigen Schulen erkennen.

Die Rolle des Heilers

Der Vater versucht Konrad immer wieder zu ermutigen, den Psychiater, Dr. Berger, den er von der Klinik zur Nachbetreuung genannt bekommen hatte, aufzusuchen. Calvin weiß um Konrads Zustand, erlebt auch immer wieder seinen unruhigen Schlaf und seine Albträume mit. Konrad winkt dagegen immer ab mit dem Hinweis, er habe keine Probleme.

Als er einmal mit seinen Freunden im Auto sitzt und ihn wieder einmal die Erinnerungen des Traumas einholen, begibt er sich zu Dr. Berger. Der Psychiater wirkt natürlich, zugewandt, interessiert, anders als Konrad seine unmittelbare Umgebung gewöhnt ist. Er irritiert Konrad durch seine direkte ehrliche Art, die seine vorgebrachten Floskeln sofort hinterfragt.

 »Keine Probleme? Warum sind Sie dann hier?«

Durch seine Art des Fragens und des Reagierens signalisiert der Psychiater, dass er ihn ernst nimmt, es seine erwachsene Entscheidung ist, eine Therapie zu beginnen, und dass er es ihm zutraut, diese Entscheidung zu fällen. Als Konrad ihm mitteilt, dass er gar nicht gerne hier sei, nickt Berger verständnisvoll, bleibt aufmerksam und wendet sich nicht von ihm ab. Er bleibt an ihm interessiert und freundlich, obwohl Konrad sich ihm gegenüber negativ äußert! Es ist eine neue Art der Begegnung, die Konrad nachdenklich macht. Er beschließt, zweimal die Woche zu kommen. Dies bedeutet jedoch, er muss sein Schwimmtraining kürzen. Zu Hause ist sein Vater sichtlich erfreut über diesen Schritt, seine Mutter gar nicht begeistert und wechselt schnell das Thema.

Durch Dr. Berger erlebt Konrad das, was Carl Rogers Wertschätzung durch bedingungsfreie Zuwendung, Echtheit (Kongruenz) und Empathie (Einfühlungsvermögen oder Hineinversetzen in andere) als Voraussetzung für ein positives Selbstkonzept nennt (Rogers 2009, S. 46; Rogers und Schmid 2004, S. 168–157).

Das Vorgehen von Dr. Berger ist angepasst an die durchlebte aber nicht verarbeitete Krise von Konrad. Er arbeitet im Hier und Jetzt, bleibt sehr konkret und hält die Balance zwischen Stützen und Fordern. Auch hier wird eine wichtige therapeutische Haltung sichtbar: Der Patient muss in seiner Autonomie gestärkt werden, keine Abhängigkeit vom Therapeuten entwickeln bzw. durch immer wiederkehrendes daran Erinnern, was er selbst spürt, denkt und will darauf gelenkt werden, selbstverantwortlich zu handeln (Rogers 2009, S. 46 ff.).

Konrad schwankt zwischen heftiger Abwehr:

 »50 Dollar die Stunde und Sie wissen nicht, ob ich eine Pille kriegen soll? Sie sind doch der Psychiater, Sie müssen doch wissen, was gut für mich ist.«

und vorsichtigem Zulassen von bisher unausgesprochenen Gedanken:

»Ich fühl mich so zerfahren.«

Bergers Taktik heißt dranbleiben an den Worten, die Konrad sagt, nachfragen und immer wieder ihn dazu bringen, dass er die Aufmerksamkeit auf sich selbst und seine inneren Vorgänge richtet. Konrad

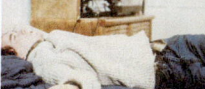

Eine ganz normale Familie

erlebt dadurch, dass jemand tatsächlich die Geduld und das Interesse an ihm und seinen Problemen aufbringt und es wichtig findet, sich damit zu beschäftigen. Ein Familientabu wird gebrochen, er darf über seine Schwächen, Ängste, Scham und Schuldgefühle sprechen, sein Gegenüber erwartete das und hält es aus. Konrad kennt diese Art von Beziehung nicht, versucht immer wieder, diese durch Provokation auf die Probe zu stellen. Seine Mutter hätte ihn längst durch Nichtbeachtung gestraft, sein Vater wäre mit einem hilflosen Lächeln der Situation ausgewichen. Berger bleibt.

Langsam entwickelt sich etwas, was man in der Fachsprache »Aufbau einer therapeutischen Beziehung« nennt.

In insgesamt sechs Therapiesitzungen zeigt der Film eindrücklich, was Reimer und Arentewicz (1993) als Kurzpsychotherapie nach Suizidversuch beschreiben. Die Entwicklung in der Therapie über das Zulassen von Trauer und Verzweiflung zum Protest und der Wut hin zur Distanzierung und dem Neubeginn.

Zunächst lotet Berger sehr vorsichtig aus, wie viel Konrad in Bezug auf das Erinnern an das Trauma zumutbar wäre:

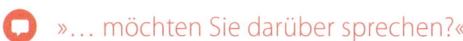 »… möchten Sie darüber sprechen?«

Er weiß, dies kann nur Konrad beschließen, ohne gedrängt zu werden, denn dies würde das Risiko einer Retraumatisierung bedeuten und Konrad schaden. Konrad antwortet nicht – das heißt, es wäre für ihn zu früh, sich der Wucht der damit verbundenen Gefühle auszusetzen.

Konrad gelingt es durch die gezielten Fragen des Psychiaters immer mehr, seinen Empfindungen auf die Spur zu kommen.

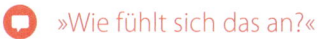 »Wie fühlt sich das an?«

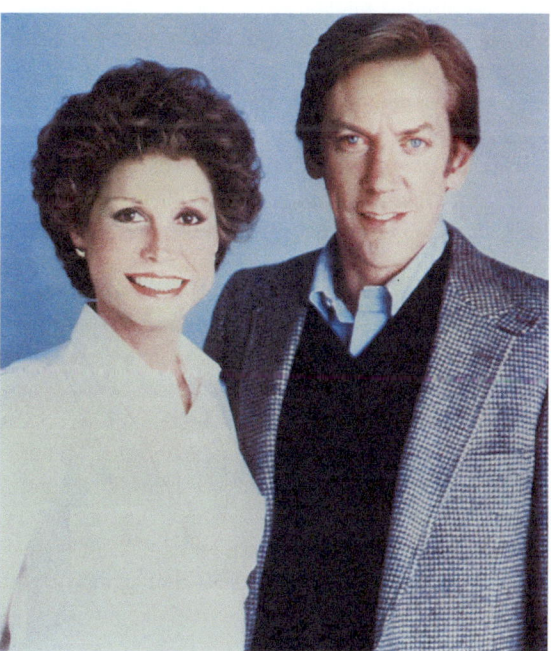

Abb. 2.2 Calvin und Beth Carrett. © Paramount Pictures (ORDINARY PEOPLE). Quelle: Filmbild Fundus Herbert Klemens. Mit freundlicher Genehmigung.

Berger zwingt ihn durch sein beharrliches Fragen, seine schützenden oberflächlichen Äußerungen zu verlassen und in sich hineinzuhören (Abb. 2.2). Die Verdrängung, ein Begriff aus der Psychoanalyse, die eine Abwehr unerwünschter Triebimpulse bezeichnet (Freud 1990, S. 29), die Konrad als Bewältigungsstrategie einsetzt, um einen inneren Konflikt zu vermeiden, beginnt zu bröckeln. Eine der vielen Schlüsselszenen ist die, in der Berger Konrad fragt, ob es einmal leichter für ihn gewesen sei. Konrad denkt nach und meint, dass es im psychiatrischen Krankenhaus leichter gewesen sei,

> »weil da niemand was verdeckt hat«.

Erstmals spielt er darauf an, dass sein Beziehungsumfeld und auch er selbst etwas vorspielt und ehrliche Gefühle verbergen.

Das scheint eine Veränderung in Konrad einzuleiten. In der Therapiestunde erinnert er sich an Karen, ein Mädchen, das er in der Psychiatrie kennen gelernt und sich gut mit ihr verstanden hatte. Als er sich mit ihr in einem Lokal trifft, sind seit dem Klinikaufenthalt etwa sechs Monate vergangen. Konrad versucht mit Karen dort anzuknüpfen, wo ihre Beziehung aufgehört hat und gesteht ihr, dass ihm die Atmosphäre der Klinik abgehe. Karen geht darauf nicht ein und das Gespräch erschöpft sich in beidseitiger Versicherung, dass es ihnen wieder sehr gut gehe. Konrad bleibt sehr nachdenklich zurück. Die Erkenntnis, dass das Offensein in der Klinik ein angenehmes, leichteres Gefühl verursacht hatte, lässt ihn vorsichtig versuchen, Gefühle an- bzw. auszusprechen. In seinem unmittelbaren Umfeld scheitert er, seine Mutter bleibt ihm gegenüber kühl und distanziert, Karen wirkt künstlich fröhlich.

Die Atmosphäre bei Dr. Berger hilft ihm, seine Gefühle nach und nach zuzulassen und Worte dafür zu finden. Es gibt dort keine spießigen Anstandsregeln, er darf frech sein, muss dafür jedoch einstecken, auch in seiner Frechheit ernstgenommen und hinterfragt zu werden. Die Botschaft Bergers ist: Sei wie Du bist, Du bist mir wichtig, ich habe Interesse an Deiner Befindlichkeit, aber steh zu Deinen Aussagen.

Berger lässt nicht locker, verhindert bildlich gesprochen ein Entwischen durch die obligate Vernebelungs-Hintertür, ein sich Verstecken hinter Allgemeinfloskeln, gleichzeitig spürt er genau, wann genug ist und ein Fragen ein kontraproduktives Bedrängen Konrads wäre.

An diesen Szenen zeigt der Film deutlich und macht spürbar, was der Wirkmechanismus »Beziehung« in der Psychotherapie bedeutet: Ich bin bereit, Konflikte mit Dir durchzufechten und trotzdem bleibst Du die von mir wertgeschätzte Person (Orlinsky und Howard 1986, S. 233–282). Danach sehnt sich Konrad, nach einer Person, die mit ihm gemeinsam aushält, was ihn quält, und nicht lächelnd besorgt flüchtet wie sein Vater, eine Person, die sich wirklich dafür interessiert, ihn nicht deswegen ablehnt wie seine Mutter es tut.

Eine Wende ergibt sich, als Konrad in die Therapiestunde kommt, nachdem er sein Schwimmtraining aufgegeben hat. Erstmals hat er eine unpopuläre Entscheidung für sich getroffen und sich dem Trainer widersetzt, der ihm Vorhaltungen macht, dass er undankbar sei und seine Möglichkeiten zerstöre. Es wirkt wie eine Befreiung, denn Konrad scheint durch das Wasser, das Schwimmen gegen die Zeit und die Schwimmkollegen, die auch seinen Bruder kannten, immer wieder an die Unglückssituation erinnert worden zu sein. Dabei weiß er, dass besonders für seine Mutter Leistung und sich Wettkämpfen zu stellen ein wichtiger Wert sind. In diesem Gefühlszwiespalt kommt er zu Dr. Berger in die Stunde. Der spürt, dass der Augenblick günstig scheint, Konrad aus der Reserve zu locken und in ihm heilende Wut zu schüren. Er provoziert ihn, jedoch nicht verächtlich und respektlos wie der Schwimmtrainer zuvor, sondern einerseits ermutigend andererseits ihm signalisierend, dass auch er, als sein Therapeut, von Konrad Echtheit erwartet – nur so sei Beziehung möglich.

 »Sag doch ›leck mich am Arsch‹! Ich weiß, dass Du nicht gerne bedrängt wirst! Wehr Dich doch endlich!«

Dies eröffnet Konrad die Möglichkeit, seine Wut erstmals auszudrücken, er beschimpft Berger, der dem standhält, zufrieden scheint und sich – wieder eine neue Erfahrung für Konrad – nicht von ihm abwendet – im Gegenteil, sich sehr für seinen Gefühlsausbruch interessiert.

Zwischen den Therapiestunden zeichnet sich die langsame Veränderung von Konrad ab, indem er sich in verschiedenen Situationen anders verhält und Neues ausprobiert, Emotionen zulässt.

Die Großeltern, die Eltern seiner Mutter, kommen zu Besuch. Es wird fotografiert und es herrscht allgemeiner »Lächelbefehl«. Als Calvin ein Foto von Konrad mit Beth machen will, erstirbt das Lächeln für einen Augenblick auf dem Gesicht Beths um einem gekünstelten zu weichen; Konrad verschränkt die Arme vor der Brust, und zwischen beiden bleibt ein Abstand. Die Szene eskaliert, als Beth ihrem Mann immer wieder sagt, er solle ihr doch den Fotoapparat geben, sie wolle ein anderes Foto machen und Konrad wütend herausplatzt:

> »Gib ihr doch den blöden Apparat!!«

Alle erstarren, denn plötzlich war die Scheinfröhlichkeit erloschen. Hier wird sichtbar, dass auch die Eltern von Beth in einer ähnlichen Scheinwelt leben, die ängstlich vermeidet, dass ehrliche Gefühle aufkommen. Den Ausbruch von Konrad erklären sie mit

> »einem schwierigen Alter«,

Beth sollte strenger mit ihm sein und es wäre besser, wenn er woanders in die Schule ginge. Niemand fragt direkt nach, jeder mutmaßt nur, was in Konrad vorgehen könnte.

Als Konrads Chorkollegin Janine nach einer Chorprobe sich ihm nähert, lobt sie bewundernd seine Stimme und beginnt mit ihm zu plaudern. Sie weckt erstmals wieder lebendige Freude in ihm, indem sie ihm mit erfrischender Ehrlichkeit begegnet und ihre eigene Unsicherheit zugibt, anspricht und über sie erzählt – also Vertrauen zu ihm zeigt. Er kostet dieses Gefühl der Freude aus, indem er laut singend nach Hause geht. Zu Hause nimmt er sich ein Herz, ruft sie an und verabredet sich mit ihr. Dies ist das erste Mal, dass Konrad wirklich in lebenszugewandter Stimmung ist.

Eine Szene, in der er seiner verzweifelten Enttäuschung Luft macht, ist beim Aufstellen des Weihnachtsbaumes. Beth empört sich darüber, dass sie von Freunden erfahren musste, dass Konrad aus dem Schwimmteam ausgestiegen sei. Sie bezichtigt ihn der Lüge und schleudert ihm theatralisch entgegen, dass sie so etwas nicht aushielte. Da bricht es aus Konrad heraus, die Wut darüber, dass sie immer nur an sich selbst denke, den Schein nach außen wahren möchte, ihr nur wichtig sei, was die Leute über sie denken und seine große Kränkung darüber, dass sie ihn deshalb auch nie in den Monaten des Psychiatrieaufenthaltes besucht habe, weil sie angeblich die Grippe hatte.

Erstmals flüchtet Calvin nicht aus der bedrohlichen Situation, sondern sucht das Gespräch mit Konrad und Erklärungen für den Gefühlsausbruch. Er zeigt sein Interesse, die wahren Hintergründe zu erfahren. Konrad kann nun verzweifelt aussprechen, was der Vater und er schon lange fühlen (◘ Abb. 2.3):

> »Mutter hasst mich!«

Diese drei Szenen veranschaulichen, wie sehr die Therapieinterventionen Bergers zwischen den Sitzungen Wirkung zeigen, Änderungen in Gang setzen, um wieder Stoff für die nächsten Stunden zu liefern. Eine Entwicklung wird Schritt für Schritt sichtbar.

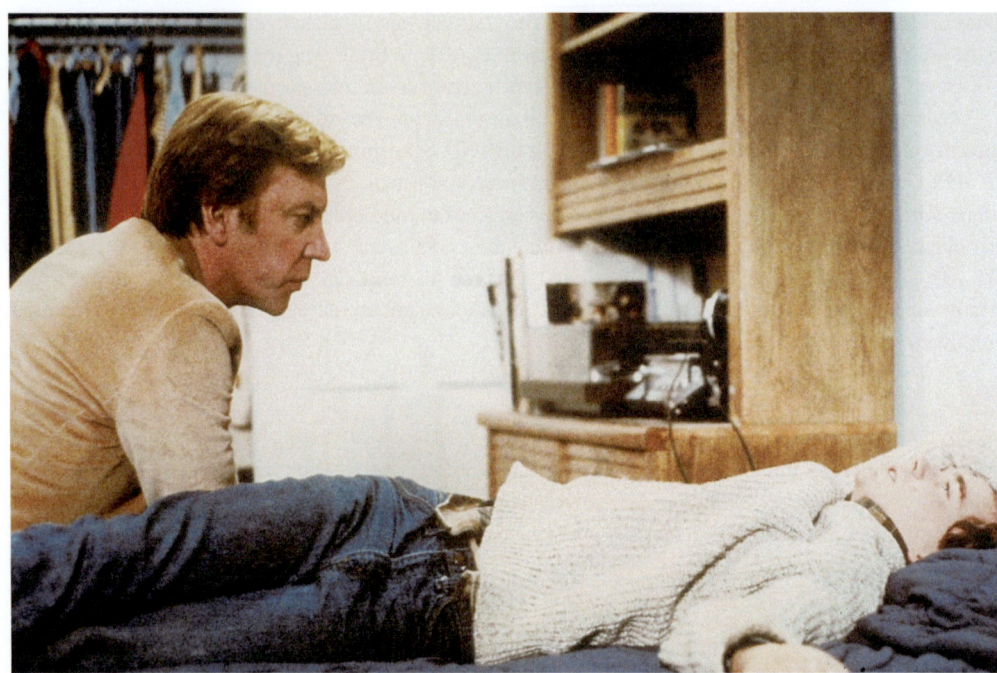

■ **Abb. 2.3** Vater Calvin mit Konrad nach dessen heftigem Gefühlsausbruch. Quelle: dpa Picture-Alliance GmbH.
© Mary Evans Picture Library/picture-alliance

Aufbruch in eine neue Erkenntniswelt

Diese eskalierte Familienszene und das dadurch entstandene Gefühlschaos bringt Konrad in die Therapie mit. Im Erzählen erkennt Konrad plötzlich, dass es um das Thema Verzeihen geht und es ihm wie Schuppen von den Augen fällt, dass es die Mutter ist, die ihm den Selbstmordversuch nie verzeihen wird können, weil er damit ihre Ordnung und ihre Vorstellungen über ein gelungenes Familienleben zerstört hat.

Dieses Thema ist ein zentrales der Therapie, es geht um Lieben und geliebt werden, es zeigen können, es geht um Schuld und Vergebung. Berger ergreift die Chance, Konrad einerseits die persönlichen Grenzen der Mutter aufzuzeigen:

> »… vielleicht kann sie Dich nur nicht genug lieben«

und andererseits ihn auf die Liebe seines Vaters hinzuweisen. Es ist wichtig zu erkennen, was sind eigene Erwartungen in Bezugspersonen, was sind sie fähig zu geben, welche meiner Wünsche sind aus deren eingeschränkten persönlichen Möglichkeiten nicht erfüllbar. Als Konrad wieder auf sein Schuldgefühl zu sprechen kommt, zeigt Berger ihm die andere Seite dieses Gefühls auf, nämlich als Ausdruck seines geringen Selbstwertes und seines Unvermögens, sich selbst zu verzeihen:

> Berger: »Es gibt noch jemandem, dem Du verzeihen musst«
> Konrad: »Sie meinen, mir?«

Der Moment dieser Erkenntnis, dass ein Schuldgefühl ein Sich-selbst-infrage-Stellen ist, ein Sich-selbst-keine-Chance-Geben sich zu verstehen, sondern sich in der Schuldgefühlspirale gefangen halten.

Konrad ist wütend, denn er wird durch diese Intervention unsanft aus seiner Opferrolle geworfen, plötzlich ist er gefordert, zu handeln und nicht passiv zu leiden. Hier ist der Punkt, wo Dr. Berger Konrad ganz auf sich selbst zurückwirft, indem er die Stunde beendet.

Berger und Calvin

Calvin bricht im wahrsten Sinn des Wortes zusammen, die Konfliktszenen holen ihn beim Joggen ein, er stürzt. Die gespannte Familiensituation, die innere Not, die daraus entsteht und seine Hilflosigkeit, damit umzugehen, bringt Calvin dazu, Dr. Berger aufzusuchen. Auch er findet erst langsam aus der Rolle des unverbindlichen Gesprächs zu den Worten, die das wiedergeben, was in ihm vorgeht. Es fällt ihm sichtlich schwer. Zunächst dreht sich das Gespräch um Konrad und seine Mutter. Aus Calvins Mund erfährt man die Theorie der Familie, nämlich, dass man mit genügend Intelligenz sich aus allen schwierigen Lagen alleine heraushelfen könne. Auch er meint, dass Beth Konrad nicht verzeihen könne, ihm nicht viel Zuneigung entgegenbringen könne und zu Buck eine ganz besonders innige Beziehung gehabt hätte.

Berger nützt das Thema »Liebe und Zuneigung zeigen können«, um Calvin nach seinen eigenen Erfahrungen mit seiner Frau zu fragen. Durch die zielgerichteten Fragen von Berger beginnt Calvin zu begreifen, dass es auch um sein persönliches Befinden und seine Probleme geht. Aus den folgenden Szenen lässt sich schließen, was das Thema der Stunde war. Es beschäftigen Calvin die Prioritäten, die seine Frau setzt, die Art, wie sie Konflikten und Problemen aus dem Weg geht, sie Gespräche darüber mehr oder weniger aggressiv abwehrt. Aus der Erinnerung an Bucks Begräbnis, die Calvin nach dem Besuch bei Dr. Berger endlich mit Beth besprechen will, entspinnt sich ein Streit, denn Beth will davon nichts hören. Auch Calvins Vorschlag, alle gemeinsam zu Berger zu gehen, weil Vieles einfacher zu besprechen wäre, entlockt Beth empörte Abwehr, es sei doch alles sehr schön so wie es ist.

 »Ich bin ich und das ist meine Familie«.

Beziehungen und die »Du-bist-mir-wichtig-Zauberformel«

Konrads Freund aus dem Schwimmkurs lässt sich eines Tages nicht mehr abschütteln und zeigt Konrad, dass er seine Trauer um den Bruder nicht alleine durchstehen müsse. Endlich kann Konrad erklären, warum er mit allem gebrochen hat – mit den Freunden, mit dem Schwimmtraining – und aussprechen, dass ihn diese Situationen im Schwimmtraining schmerzhaft an seinen Bruder erinnern. Nach und nach, Stück für Stück kommen die Trauer und die Gefühle, die damit verbunden sind, herauf, werden bewusst und auch ausgesprochen. Schritt für Schritt geht Konrad den Weg der Heilung, bleibt oft stehen, weil das Gelände unwegsam und holprig ist.

Durch Konrads Erfahrung aus der therapeutischen Beziehung mit Dr. Berger findet er nach und nach Mut, sich auch wieder auf Beziehungen einzulassen und neue zu knüpfen. Bisher haben sich Schuldgefühle, Verhaltensregeln und die sozialen Konventionen seiner Familie als Schranken ausgewirkt, seine Bindungssehnsüchte zu stillen, als ihn auch gehindert, sich auf neue Bindungsangebote einzulassen (Mehta und Rückert 2002, S. 11).

Da ist auch Janine, die Chorkollegin, die er zum Bowling einlädt, die ihn durch ihre Ehrlichkeit und ihren Mut beeindruckt, Fehler zuzugeben. Sie vermittelt ihm das Gefühl, ihr wichtig zu sein und seine Gegenwart zu genießen. Sie gesteht ihm ein, dass sie, wenn sie verlegen ist, unpassend lachen muss, um diese Peinlichkeit zu überspielen. Konrad erlebt, dass er bei diesem Geständnis sich ihr näher fühlt und diese Ehrlichkeit die sich anbahnende Beziehung lebendiger macht.

Der Durchbruch – die Krise als Chance

Als Konrad spät abends seine Freundin Karen aus der Psychiatrie anruft und erfahren muss, dass sie Selbstmord begangen hat, stürzt er in tiefe Verzweiflung. Die Erinnerungen an seinen Suizidversuch werden wach und die Szenen des Segelunfalls suchen ihn heim. Er ruft nachts Dr. Berger an, der sofort einwilligt, ihn trotz später Stunde in seiner Praxis zu sehen. Konrad empfindet tiefe Schuld am Tod seines Bruders. Es ist eine recht typische Szene, denn viele Überlebende eines Unglücks, die dem Sterben anderer zusehen mussten, richten die Schuld auf sich, um der gesamten Situation Sinn zu geben, um einen Kausalzusammenhang herzustellen und das Unerklärbare erklärbar zu machen (McIver, Turner 1995, S. 708). Konrad ist zudem mit diesem Bewusstsein aufgewachsen, mit einer Mutter, die aufgrund ihrer eigenen Erziehung Unglück mit Schuld in Zusammenhang bringt. Als Konrad und Buck mit dem Segelboot kenterten, versuchten sie sich am Bootswrack festzuhalten. Konrad hielt Bucks Hand, der ließ jedoch los und ging vor seinen Augen unter.

Eine weitere Schlüsselszene in der Therapie ist zu beobachten. Konrad spricht mit Berger als wäre dieser Buck. Er schreit all das heraus, was er Buck gerne gesagt hätte, seine Wut, seine Verzweiflung, seine Schuldgefühle, seine Angst. Berger nimmt die Rolle Bucks ein und antwortet. Dadurch lässt Berger ein Zwiegespräch entstehen, wie es z. B. im Psychodrama (Petzold 1985) als therapeutische Intervention genützt wird, um abwesenden und unerreichbaren Personen gegenüber Belastendes aussprechen zu können. Es hat für den Patienten erleichternde Wirkung und gibt dem Therapeuten die Gelegenheit, hilfreiche Interventionen zu setzen. Als Konrad also in einem Gemisch aus Vorwurf und Schuldgefühl den Bruder anschreit, warum er seine Hand losgelassen habe, konnte Dr. Berger in der Rolle Bucks antworten:

> »weil ich nicht mehr konnte.«

Diese Formulierung signalisiert: ICH konnte nicht mehr und nicht DU hast mich nicht gehalten. Eindrucksvoll wird in dieser Szene zum Ausdruck gebracht, wie in der Trauer auch eine ganze Menge Wut versteckt sein kann, nach dem Motto: warum hast Du mich alleine gelassen? Die Wut, alleine zurück bleiben zu müssen, die Folgen alleine tragen zu müssen (Kast 1982, S. 15).

Es ist Dr. Bergers Intervention, die auf die verzweifelte Frage Konrads, warum Buck losgelassen hat, ihn auf die Idee bringt, dass er mehr Kraft gehabt haben könnte als Buck und sich dafür nicht weiter bestrafen solle. Auf die Frage, was denn der Auslöser für die augenblickliche Krise gewesen sei, erzählt Konrad vom Freitod Karens. Schmerz und Angst sind Gefühle, die zum Leben gehören, das ist es, was Konrad in dieser Krisensitzung erfährt, er erlebt auch, dass sein Gegenüber diese Situation mit ihm teilt, ein Freund für ihn ist und ihn festhält.

Somit hat Dr. Berger die wichtigsten Schritte einer Therapie posttraumatischer Belastungsstörung (Freyberger und Stieglitz 1996, S. 550) hergestellt: zunächst eine tragfähige Beziehung herzustellen, den unterdrückten Gefühlen zum Ausdruck zu verhelfen und wenn sie – so wie bei Konrad – vehement durchbrechen, den Zustand teilen und Halt geben. Konrad konnte erleben, dass nicht nur er selbst den übermächtigen Gefühlen standhält, sondern auch Dr. Berger, also eine Bezugsperson, der er wichtig ist.

Das Ende und der Anfang

Als Konrad sich zusehends durch die Therapie verändert, beginnt, zu seinen Gefühlen zu stehen und dies auch in sein Alltagsleben integriert, wird die Leere der Beziehung zwischen Calvin und Beth deutlich spürbar. Konrad, der nicht mehr mithilft, die Belanglosigkeit und den Schein der Familie aufrecht zu erhalten. Calvin, der immer zwischen Beth und Konrad steht und seiner Frau Verständnis für den Sohn abringen will. Beth, die nur sich und ihre eigenen Bedürfnisse wahrnimmt, keine Liebe für

Konrad aufbringen kann und Calvin als schwachen Mann sieht, der dem Sohn keine Stirn bietet, der sich zu wenig um ihre Wünsche und zu viel um Konrad kümmert. Längst geht es nicht mehr nur um den Unfall und das Trauma. In vielen Sequenzen des Films wird deutlich, wie das Beziehungsgefüge einer Familie reagiert, wenn ein Mitglied das übliche Muster verlässt – eine Beobachtung, die auch Grundlage der systemischen Theorie ist (Stierlin 1988, S. 61). Durch das Gespräch mit Dr. Berger wird Calvin schmerzlich bewusst, dass nicht nur Konrad, sondern auch er keinen Kontakt zu seiner Frau hat. Er beginnt, seine Frau mit anderen Augen zu beobachten. In einem Streit mit Beth wird Calvin erstmals wütend, wirft seiner Frau Unehrlichkeit und die Gefühlskälte Konrad gegenüber vor und erstmals zeigt Beth Gefühl, indem sie weint und ihre Äußerungen lassen darauf schließen, dass sie zwar mit der Situation nicht zurechtkommt, sich aber nicht näher damit beschäftigen will. Beth überrascht ihren Mann als er eines Nachts weinend im Wohnzimmer sitzt. Auf seine Frage, ob sie ihn wirklich liebe, erhält er nur eine ausweichende Antwort. Er hat – offensichtlich im Gespräch mit Dr. Berger, das im Film nicht in voller Länge sichtbar war – Erkenntnisse über seine Frau und die Beziehung zu ihr gewonnen und reflektiert, die er ihr nun traurig mitteilt. Sie könne mit Schwierigkeiten nicht umgehen und wahrscheinlich niemanden lieben außer Buck, den sie begraben musste. Er habe traurig erkannt, dass er nicht wisse, ob er sie noch liebe. Nach diesem Geständnis, das Beth sich schweigend angehört hat, packt sie ihre Koffer und verlässt das Haus.

Sie beendet die Beziehung, die keinerlei emotionale Nähe mehr hatte, wieder durch Flucht, ohne zu versuchen, etwas zu verändern.

Konrad, der die Abreise der Mutter beobachtet hatte, will die Schuld dafür wieder auf sich nehmen. Erstmals wird sein Vater ihm gegenüber ungehalten:

> »Es ist niemand dran schuld! Solche Dinge passieren und man hat nicht immer eine Antwort parat!«

Als sein Vater sich bei ihm für den Wutausbruch entschuldigt, ermutigt Konrad ihn, viel öfter wütend zu ihm zu sein. Konrad verwendet dazu die gleichen Worte, wie Dr. Berger, als er ihm Mut machte, zu seinen Gefühlen zu stehen.

> »Sei hinter mir her!«

In dieser Situation ist es beiden möglich, auszusprechen, was immer spürbar war, Missverständnisse, die ungleiche Behandlung von Buck und Konrad, Selbstzweifel, gegenseitiges Überschätzen. Beide können einander ihre ehrlichen Gefühle und die Liebe zueinander mitteilen. Mit einer innigen Umarmung zwischen Vater und Sohn endet der Film und lässt einen Beginn einer neu gestalteten Beziehung erahnen.

Literatur

Dilling H, Freyberger HJ (1999) WHO Taschenführer zur Klassifikation psychischer Störungen. ICD-10. Huber, Bern:
Freud S (1990, ¹1915) Die Verdrängung. In: Simon D (Hrsg), Sigmund Freud Essays II. Auswahl 1915–1919. 3. Aufl, Volk & Welt, Berlin, S 29–42
Freybereger HJ, Stieglitz R-D (Hrsg) (1996) Kompendium der Psychiatrie und Psychotherapie. 10. Aufl, Karger, Basel
Greenspan PS (1995) Practical Guilt. Moral Dilemmas, Emotions and Social Norms. Oxford University Press, New York
Kast V (1982) Trauern. Phasen und Chancen des psychischen Prozesses. Kreuz, Stuttgart
McIvor R J, Turner, S. W (1995). Assessment and treatment approaches for survivors of torture. Brit J Psychiatry 166:705-711
Mehta G, Rückert K (Hrsg) (2002) Bindungen Brüche Übergänge. Beziehungen und ihre Veränderungen in unterschiedlichen Lebensphasen. Falter, Wien
Orlinsky DE, Howard KI (1986) Process and outcome in psychotherapy In: Garfield SL, Bergin AE (eds) Handbook of psychotherapy and behaviour change, 3rd edn. Wiley, New York

Paulitsch K (2004) Praxis der ICD-10-Diagnostik. Ein Leitfaden für PsychotherapeutInnen und PsychologInnen. Facultas, Wien
Petzold H (1985) Psychodrama-Therapie. Unfermann, Paderborn
Reimer Ch, Arentewicz G (1993) Kurzpsychotherapie nach Suizidversuch: ein Leitfaden für die Praxis. Springer, Berlin
Reiter L (1990) Die depressive Konstellation. Eine integrative therapeutische Metapher. System Familie 3:130–147.
Rogers CR (2009) Eine Theorie der Psychotherapie. Personzentrierte Beratung & Theapie; Bd 8. Reinhardt, München
Rogers CR , Schmid PF (2004) Person-zentriert. Grundlagen von Theorie und Praxis. Grünewald, Mainz
Schlippe A von, Schweitzer J (2003) Lehrbuch der systemischen Therapie und Beratung. 9. Aufl, Vandenhoeck & Ruprecht, Göttingen
Shazer, S. de (1988) Wege der erfolgreichen Kurztherapie. Klett-Cotta, Stuttgart
Shazer, S. de (1990) Kreatives Mißverstehen. Systeme 4 (2):136–148
Stierlin H (1988) Prinzipien der systemischen Therapie. In: Simon FB (Hrsg) Lebende Systeme (S 54–63. Springe, Berlin Heidelberg New York Tokyo
Walter G (1998) Lösungsorientierte und narrative Ansätze in der systemischen Therapie. In: Brandl-Nebehay A et al. (Hrsg) Systemische Familientherapie. Grundlagen, Methoden und aktuelle Trends. Facultas Universitätsverlag, Wien

Originaltitel	Ordinary People; deutscher Titel: Eine ganz normale Familie
Erscheinungsjahr	1980
Land	USA
Drehbuch	Alvin Sargent Basierend auf einem Roman von Judith Guest
Regie	Robert Redford
Hauptdarsteller	Donald Sutherland, Mary Tyler Moore, Judd Hirsch, Timothy Hutton
Verfügbarkeit	Als DVD in Englisch, Deutsch, Französisch, Italienisch, Spanisch erhältlich

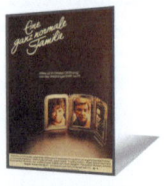

Martin Poltrum

Erotische Infektionen – Ansteckende Romantizismen

Handlung	33
Zum historischen Don Juan – Verführter und Verführer	36
Der Patient John Arnold DeMarco	39
Dr. Jack Mickler und das Team des Woodhaven State Hospitals	39
Selbstmedikation Liebeswahn – Beheimatung in der Liebe	43
Literatur	45

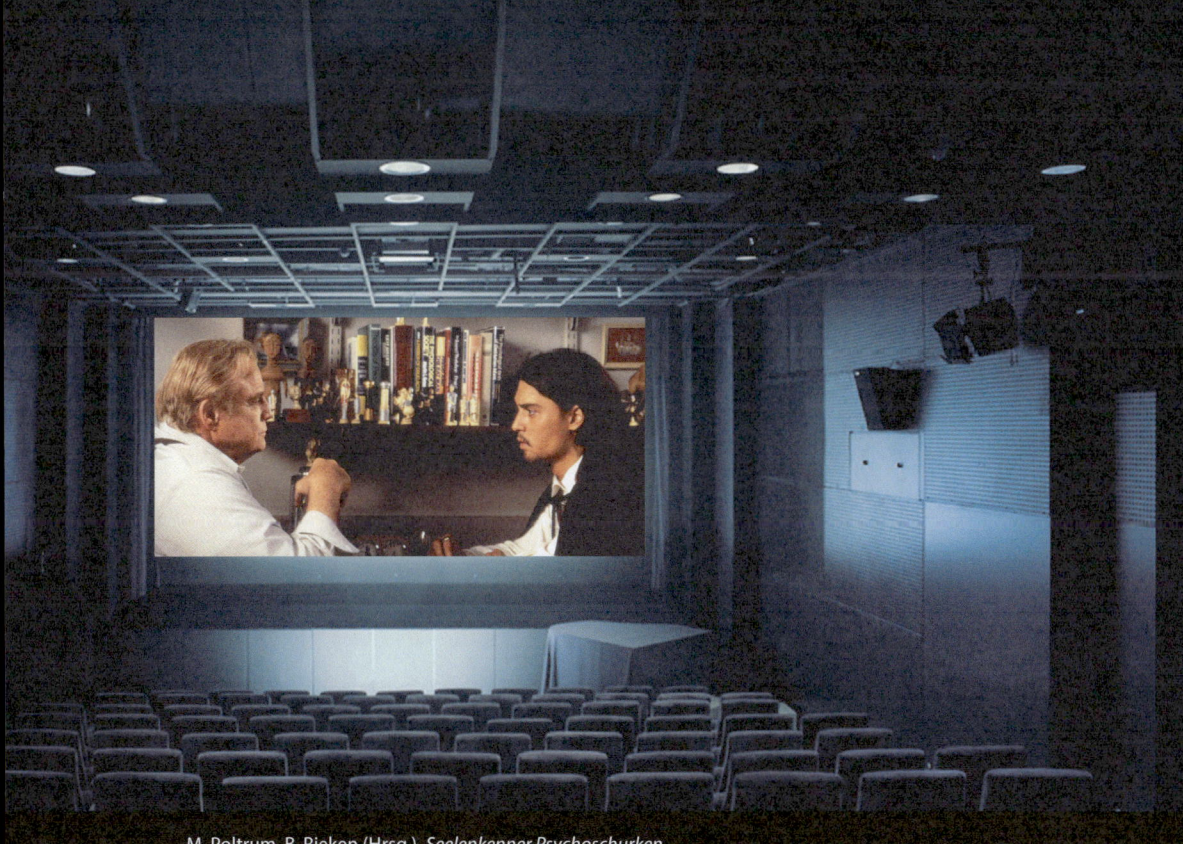

Filmplakat *Don Juan DeMarco*.
Quelle: Filmbild Fundus Herbert Klemens. Mit freundlicher Genehmigung.

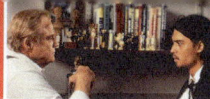

Don Juan DeMarco

»Wer nichts weiß, liebt nichts.
Wer nichts tun kann, versteht nichts.
Wer nichts versteht, ist nichts wert.
Aber wer versteht, der liebt,
bemerkt und sieht auch …
Je mehr Erkenntnis einem Ding innewohnt,
desto größer ist die Liebe …
Wer meint, alle Früchte würden gleichzeitig mit den Erdbeeren reif,
versteht nichts von den Trauben.«
(Paracelsus 1493–1541)

1995 kam der Film *Don Juan DeMarco* in die Kinos (Abb. 3.1). Es war der dritte Film des US-amerikanischen Drehbuchautors, Regisseurs und Psychologen Jeremy Leven. Für das von ihm verfasste Drehbuch bot man ihm zwei Millionen US-Dollar, die er aber ablehnte, da er den Film selbst produzieren wollte und auch die Regie übernahm. Es gelang Leven, Top-Schauspieler zu engagieren. Marlon Brando (1924–2004), einer der ganz großen Charakterdarsteller des vergangenen Jahrhunderts, der durch Filme wie »Endstation Sehnsucht« (1951), »The Wild One« (1953) und »Der letzte Tango in Paris« (1972) Weltruhm erlangte, spielt darin den Psychiater Dr. Jack Mickler, der in den letzten Tagen vor seinem Ruhestand, gleichsam zum krönenden Abschluss seiner Karriere, noch einen ganz besonderen Patienten behandeln darf. Die zweite Hauptrolle, die des Wahnkranken John Arnold DeMarco, übernahm der damals 32-jährige Johnny Depp. Faye Dunaway, die 1977 für ihre Rolle in *Network* (1976) den Oscar für die beste Hauptrolle erhielt, spielte die Frau von Jack Mickler.

Der Film stellt eine Reihe philosophischer und therapeutischer Fragen: Was ist Wahrheit? Was ist Liebe? Was ist Sehnsucht? Was ist Wahn? Wie viele Seelen stecken in einer Brust? Ist die Einbildungskraft mehr wert als die Wahrheit? Sind psychische Störungen gesunde Reaktionen auf eine gestörte Wirklichkeit? Sind medizinische Zugänge zu den Verirrungen des Seelenlebens neben ihrer Nützlichkeit und Wichtigkeit nicht *auch* irgendwie eindimensional und kleinkariert? Und schließlich zeigt der Film neben vielen anderen Dingen, dass eine wirkliche therapeutische Begegnung heilsam ist – für den Patienten *und* den Therapeuten.

Handlung

Der Film beginnt mit den Worten:

> »Ich bin Don Juan DeMarco, der Sohn des großen Fechters Antonio Garibaldi DeMarco, der auf tragische Weise ums Leben kam, als er die Ehre meiner Mutter verteidigte, der schönen Doña Inez Santiago y San Martine. Ich bin der größte Liebhaber der Welt. Ich habe mehr als 1.000 Frauen geliebt. Letzten Dienstag wurde ich einundzwanzig. Keine Frau verließ unbefriedigt meine Arme. Nur eine hat mich je abgewiesen. Und wie das Schicksal so spielt, ist sie die Einzige, die mir etwas bedeutet. Aus diesem Grund habe ich nun mit einundzwanzig beschlossen, meinem Leben ein Ende zu setzen. Doch zuerst noch eine letzte Eroberung.«

Nach der letzten Verführung macht sich Don Juan ans Sterben. Der Psychiater Dr. Mickler wird gerufen: Er soll den eigenartig verkleideten Selbstmörder beruhigen und unversehrt vom Dach des Hochhauses holen. Der Polizist, der den Psychiater rufen hat lassen, informiert den Kliniker, dass der komische Kauz mit Kostüm und Maske am Dach gemeint habe, nur durch die Hand des berühmten Fechters Don Francisco da Silva ruhmreich sterben zu können und man diesen schicken solle. Der erfahrene Therapeut steigt im Gespräch sofort in den Wahn des Patienten ein und gibt Don Juan zu verstehen, er sei Don Octavio del Flores, der Onkel des Fechters, der verhindert sei, gerade auf Mallorca weile und nun von ihm vertreten werde. Durch eine kluge und der Logik des Liebens folgende Intervention schafft er es, Don Juan, der um die verlorene Liebe Doña Annas trauert, vom Dach zu holen. Dr. Mickler (Don Octavio del Flores) sagt:

> »Ich zweifle nicht daran, dass der Verlust einer Liebe wie dieser einem sehr großen Schmerz bereitet, aber warum zugleich die Hoffnung und das Leben verlieren, warum alles auf einmal? Sie dürfen nicht vergessen, mein Freund, dass das Vermögen und die Kraft Ihrer Liebe, dass die Macht der Liebe von Don Juan unauslöschlich ist und sich niemals verleugnen lässt.«

Das überzeugt den gekränkten Eroberer. Er steigt vom Dach und wird in das Woodhaven State Hospital in Queens eingewiesen. Am nächsten Tag kämpft Dr. Mickler in der Dienstbesprechung dafür, dass er zu Don Juans fallführendem Bezugstherapeuten wird – was ihm zunächst nicht gelingt. Don Juan wird wegen seiner Suizidtendenzen aufgrund einer 10-Tage-Verfügung angehalten. Da der Fall wahrscheinlich eine langwierige Behandlung erfordert, Dr. Mickler ausgebrannt ist und in zehn Tagen in den vorzeitigen Ruhestand geht, wird der Patient von Paul, dem Chef der Abteilung, an den Kollegen Bill übergeben. Bereits in der ersten Sitzung wird klar, dass der anankastische und affektkontrollierte Psychotherapeut Bill mit dem histrionischen Gehabe und den Liebeshymnen von Don Juan völlig überfordert ist. Auf die Frage, ob er darüber reden will, warum er sich umbringen wollte, gibt der Patient abfällig und entwertend zur Antwort:

> »Sie wollen, dass Don Juan DeMarco, der größte Liebhaber der Welt, mit Ihnen redet? Was wissen Sie von großer Liebe? Haben Sie je eine Frau so geliebt, dass die Milch aus ihren Brüsten floss, als hätte sie gerade die Liebe selbst zur Welt gebracht und müsse sie nähren oder zerbersten? Haben Sie jemals eine Frau geschmeckt, sodass sie glaubte, Sie können nur Befriedigung finden, indem sie die Zunge verzehrt, die sie gerade verschlungen hat? Haben Sie jemals eine Frau so vollkommen lieben können, dass Ihre Stimme in den Ohren der Geliebten ihren ganzen Körper erschauern und ein solch wildes Feuer der Lust entfachen ließ, dass sie nur noch im Weinen die wahre Erlösung fand?«

Das ist dem verklemmten Bill zu viel. Don Juan wird an Dr. Mickler übergeben, der ihm Pillen geben möchte, was dem Patienten gar nicht gefällt, meint er doch: »Ich habe keine Wahnvorstellungen, ich *bin* Don Juan. Und wenn Sie mir diese zehn Tage lang keine Tabletten geben, beweise ich es Ihnen.« Damit beginnt der Handel. Don Juan darf dem Therapeuten zehn Tage lang seine Geschichte erzählen: Wenn er ihn überzeugt, muss er keine Tabletten nehmen, wenn nicht, dann erfolgt die Medikation und man darf ihn so lange in der Klinik behalten, wie Dr. Mickler das wünscht (◘ Abb. 3.2).

In der Folge erzählt Don Juan seine Lebensgeschichte: Er wurde in Mexiko geboren und ist dort aufgewachsen. Sein Vater, Toni DeMarco, stammte aus Queens, war beruflich im Auftrag einer Arznei-

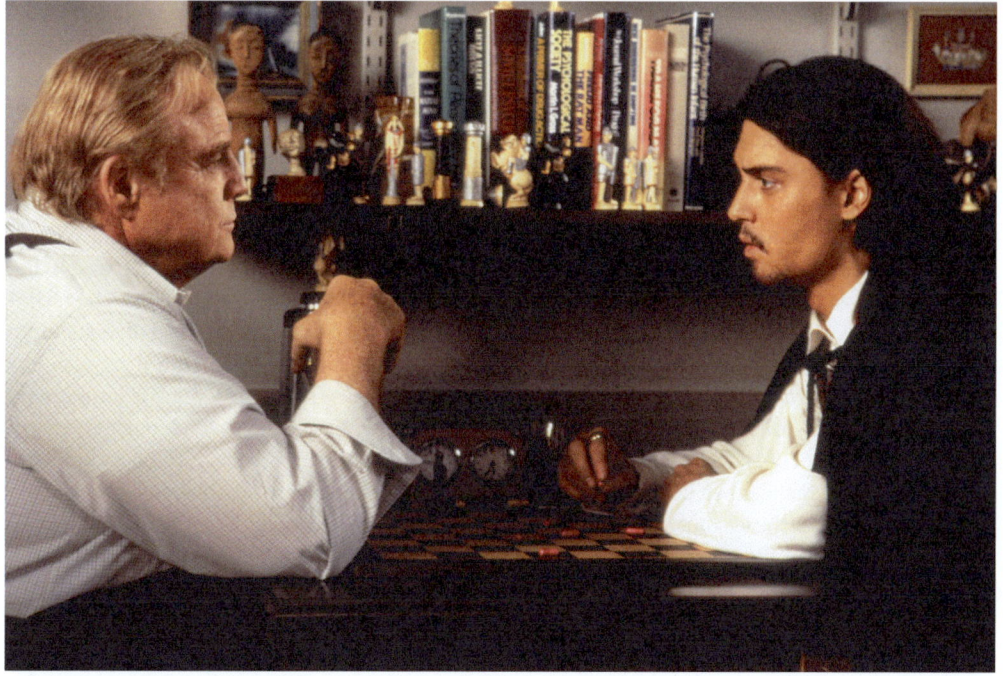

Abb. 3.2 Dr. Mickler und Don Juan – eine therapeutische Beziehung auf Augenhöhe! Quelle: Filmbild Fundus Herbert Klemens. Mit freundlicher Genehmigung.

mittelfirma einmal in Mexiko und lernte dort seine Mutter, Doña Inez, kennen. Es war Liebe auf den ersten Blick und neun Monate später kam Don Juan zur Welt. Schon sehr früh wurde offensichtlich, dass er auf Frauen eine magische Anziehungskraft hatte und anders als seine Altersgenossen war. Als er zehn Jahre alt war, bereitete seine Wirkung auf Frauen seiner Mutter solche Sorgen, dass sie ihn Gott anvertraute und den Herrn bat, ihn zu retten, bevor es zu spät war. Da es offenkundig schon zu spät war – was im Film durch humoristisch-erotisch-poetische Bilder dargestellt wird –, unternahm seine Mutter mit 16 Jahren einen letzten Versuch, ihm christliche Werte zu vermitteln, und engagierte die Hauslehrerin Doña Julia, die 23 Jahre alt, wunderschön und mit dem 50-jährigen Don Alfonso verheiratet war. Offensichtlich ließ die Urteilskraft seiner Mutter zu wünschen übrig, wie er meinte. Er konnte fortan nur noch an Doña Julia denken und auch seine Hauslehrerin focht einen inneren Kampf aus, da sie von ihrem Zögling sichtlich erotisiert wurde. Um nicht vollkommen verrückt und vom Liebesverlangen verzehrt zu werden, stürzte sich Don Juan in die Philosophie und erwog die Bedeutung von Wahrheit, von Sein und von Gott, wie er sagte. Es gebe nur wenige Dinge, so die flammenden Worte des metaphysischen Liebespoeten zu Dr. Mickler (Don Octavio), der von der Innenwelt seines Patienten mehr und mehr ergriffen wird, die wirklich von Bedeutung seien:

> »Es gibt im Leben nur vier Fragen von Bedeutung, Don Octavio. Was ist heilig, woraus besteht der Geist, wofür lohnt es sich zu leben und wofür lohnt es sich zu sterben? Die Antwort ist stets die Gleiche: nur die Liebe. Doña Julia war meine erste Liebe.«

Es kam, was nicht anders kommen konnte: Doña Julia und Don Juan wurden Liebende. Irgendwann vom Ehemann in flagranti erwischt, endete ihre Liebe dramatisch und das gesamte weitere Leben Don

Juans bekam dadurch eine tragische Wendung. Der gedemütigte Don Alfonso verbreitete aus Rache das Gerücht, dass er mit der Mutter Don Juans, mit Doña Inez ein Verhältnis hätte. Nun war die Ehre von zwei Männern gekränkt, es kam zum Gefechtsduell zwischen Don Alfonso und Don Juans Vater, der in einem kurzen Moment der Unachtsamkeit tödlich getroffen wurde. Don Juan ergriff den Degen des Vaters, rächte sich und tötete Don Alfonso. Don Juan: »Mein Vater verließ mich zu früh, Don Octavio.« Um seine Schande auf ewig zu verbergen, setzte sich Don Juan von diesem Tag an eine Maske auf. Doña Julia, die erste große Liebe Don Juans, verließ aus Reue das Dorf – sie sahen sich nie wieder. Don Juans Mutter ging ins Kloster Santa Maria, legte dort ihr Gelübde ab und wurde Nonne. Ihren Sohn schickte sie nach Cádiz. Da das Schiff auf dem Weg nach Spanien in ein dubioses arabisches Reich entführt wurde, landete er schließlich als Sklave bei einem Sultan. Durch einen glücklichen Umstand entdeckte ihn die Frau des Herrschers als Lustknaben und versteckte ihn, in Frauenkleidern getarnt, im Palastbereich des Harems bei den 1.500 Gespielinnen ihres Mannes. Don Juan: »Ich war bereit, mein Leben zu opfern, eher, als meine Liebe zu entweihen. Wie könnte ich ihr je untreu sein, meiner teuren Doña Julia … Wie könnte ich mit einer anderen Frau schlafen, nachdem ich mich mit Körper und Seele der lieblichen Doña Julia hingegeben hatte. … Ehrlich gesagt war ich überrascht, wie schnell man die Vergangenheit überwinden kann.« Nach zwei Jahren bei den 1.500 Frauen verlor Don Juan seinen Liebesenthusiasmus, und als der Sultan zufällig auf ihn aufmerksam wurde, musste er ohnehin fliehen. Don Juan: »Ich hatte auf Tausende Arten lieben gelernt, jede einzelne eine Lektion über die Seele der Frau.«

Erneut auf der Flucht vor den Ereignissen seines Lebens, erneut auf einem Schiff landend, das diesmal in einen Sturm gelangte, fand er sich und man ihn gestrandet auf der Insel Eros wieder. Und wer ihn fand, war niemand anderes als Doña Anna. Sie war siebzehn, rein, und »ihre Schönheit strahlte von innen wie ein Stern«. Sie schworen sich ewige Liebe. Als sie, die vor ihrer Begegnung mit Don Juan mit »den Wundern der körperlichen Liebe« noch unvertraut war, wissen wollte, wie viele er vor ihr hatte, und er zugeben musste, dass es mit ihr 1.502 waren, verließ sie ihn und setzte sich, um ihre Schande zu verbergen, seine Maske auf. Von Doña Anna verschmäht, wollte er nun nicht mehr länger weiterleben.

Zum historischen Don Juan – Verführter und Verführer

Um zu verstehen, wer Don Juan DeMarco ist, zunächst ein paar Gedanken zum historischen Don Juan, auf den er anspielt und von dem er sich, was die Quantität seiner Liebe anbelangt, doch erheblich unterscheidet. In Mozarts *Don Giovanni* lesen wir: »Junge Frau, es ist das Verzeichnis der Schönen, die mein Herr geliebt hat; das Verzeichnis ist von mir gemacht, betrachtet es, lest es mit mir. In Italien sechshundertvierzig, in Deutschland zweihunderteinunddreißig, hundert in Frankreich, in der Türkei einundneunzig, jedoch in Spanien sind es schon tausenddrei.« (Da Ponte 1986, [1]1787, S. 15 f.).

Zu Beginn des Filmes ist ein altes Buch mit dem Titel *El burlador de Sevilla. The original tale of Don Juan* in Großaufnahme zu sehen und in einer späteren Einstellung, als Dr. Mickler die Großmutter des Patienten aufsucht, findet er im Zimmer Don Juan DeMarcos neben dem *burlador de Sevilla* auch ein Exemplar von Lord Byrons *Don Juan*.

Der Don-Juan-Stoff, der im Laufe seiner Tradierung viele Gestaltungen und Ausdeutungen erfuhr, von dem ein älterer Katalog bereits über 450 Titel zählt, in denen der legendäre Verführer porträtiert wurde (Weinstein 1959), hat im Laufe seiner Geschichte die Einbildungskraft vieler Dichter und Denker beflügelt. Die älteste bekannte Fassung der Don-Juan-Sage, *Don Juan. Der Verführer von Sevilla und der steinerne Gast* (1613 verfasst, 1624 in Madrid uraufgeführt, 1630 anonym gedruckt), wurde und wird dem Geistlichen und Bühnendichter Fray Gabriele Téllez zugeschrieben, der unter seinem Pseudonym Tirso de Molina in die Literaturgeschichte eingegangen ist (Eitel 1976). Möglicherweise ist jedoch auch der Theaterdichter Andrés de Claramonte (um 1580 bis 1626) Urheber des Stückes. (Piegler 2008,

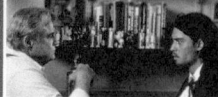

S. 137 f.)¹. Die Don-Juan-Sage, das südeuropäische Gegenstück zur nordeuropäischen Faust-Sage, das Molière, Da Ponte, E.T.A. Hoffmann, Lord Byron, Christian Dietrich Grabbe, Nikolaus Lenau, Charles Baudelaire, Max Frisch, Peter Handke und viele andere aufgriffen und variierten, die Existenzdenker Søren Kierkegaard und Albert Camus philosophisch interpretierten und die Psychoanalytiker Otto Rank, Wilhelm Stekel und Sándor Ferenczi tiefenpsychologisch ausleuchteten (Rank 1922; Piegler 2008, S. 139 f.), ist dem zeitlosen Archetyp des Frauenhelden und genialen Verführers geschuldet.

Doch wer ist dieser Verführer? Warum lieben ihn die Frauen? Was ist der Grund für seine magische Anziehungskraft? Natürlich liegt es nahe, in Don Juan einen Narzissten, einen amourös-narzisstisch strukturierten Menschen zu sehen (Rieder 2015), oder wie es Max Frisch ausdrückte:

> »Don Juan ist ein Narziß, kein Zweifel; im Grunde liebt er nur sich selbst. ... Don Juan bleibt ohne Du.« (Frisch 1963, S 94).

Aber trifft das die ganze Wahrheit des Don Juan? Warum fallen die Frauen scharenweise auf diesen genialen Verführer herein? Peter Handke gibt eine spannende Teilantwort: »Don Juans Macht kam von seinen Augen. Er brauchte nicht zu erwähnen, daß dabei nicht die Rede sein konnte von irgendwelchen eingeübten Blicken. Nie wollte oder gar plante er derartiges. Und trotzdem war er sich im Voraus der Macht oder der Bedeutung, die proklamiert würde im selben Moment, da er die Augen, nein, das Auge auf die Frau richtete, statt etwa herrscherlich eher beinahe ängstlich bewußt. Die Art und Weise, wie er den vollen Blick auf die Frau so lange wie möglich mied, konnte mit Schüchternheit und Feigheit verwechselt werden, und es war, erzählt er mir, ja in der Tat so etwas wie Schüchternheit, nur ganz und gar keine Feigheit! Sein Auge auf ihr, das hieß: Es gab nun endgültig kein Zurück mehr, für sie beide nicht, und es ging um mehr als bloß den Augenblick, oder eine Nacht.« (Handke 2006, S. 74 f.). Hier klingt die Überlegung an, dass nicht nur die Frauen von Don Juan verführt werden, sondern Don Juan selbst im Grunde ein Verführter ist, ein Verführter des erotischen Augenblicks. Eine Reflexionsfigur, die der dänische Existenzdialektiker Søren Kierkegaard bereits auf die Spitze getrieben hat. In *Entweder – Oder*, 1843 unter dem Pseudonym Victor Eremita veröffentlicht, stellt der Existenzphilosoph Mozarts Don Giovanni, der explizit *kein* Verführer ist, den Verfasser eines geheimnisvollen Tagebuchs gegenüber, das aus der Feder eines gewissen Johannes stammt. Während *Johannes der Verführer* ein berechnender Genussmensch ist und hinterhältigste Pläne schmiedet, um ein junges Mädchen, Cordelia, zu erobern (Liessmann 1999, S. 58 f.), ist Don Juan weder Verführer noch klassischer Betrüger. Don Juan verkörpert das Wesensprinzip der sinnlich-erotischen Genialität (Kierkegaard 2005, S. 78). »*Don Juan* ist nun, wenn ich so sagen darf, die Inkarnation des Fleisches oder die Begeisterung des Fleisches aus des Fleisches eigenem Geist.« (ebd. S. 107). In Bezug auf Don Juan muss man »den Ausdruck Verführer mit großer Vorsicht gebrauchen« (ebd. S. 119), und auch der unreflektierte Gebrauch des Begriffs des »Betrügers« trifft nicht wirklich auf den erotischen Virtuosen zu.

> »Um Verführer zu sein, bedarf es stets einer gewissen Reflexion und Bewußtheit ... An dieser Bewußtheit fehlt es *Don Juan*. Er verführt daher nicht. Er begehrt, und diese Begierde wirkt verführend; insofern verführt er. Er genießt die Befriedigung der Begierde; sobald er sie genossen hat, sucht er einen neuen Gegenstand, und so fort ins Unendliche. Daher betrügt er zwar, aber doch nicht so, daß er seinen Betrug im Voraus plante; es ist vielmehr die eigene Macht der Sinnlichkeit, welche die Verführten betrügt ... Zum Verführer fehlt ihm die Zeit davor, in der er seinen Plan faßt, und die Zeit danach, in der er sich seiner Handlung bewußt wird. Ein Verführer muß daher im Besitz einer Macht sein, die Don Juan nicht hat ...« (ebd. S. 119 f.).

---

1 Vgl. dazu auch: https://de.wikipedia.org/wiki/Don_Juan. Zugegriffen: 1. April 2016.

Vielmehr ist es so, dass die Macht des erotischen Augenblicks von Don Juan und der jeweiligen Frau Besitz ergreift und beide verführt. Don Juan ist primär Verführter und erst sekundär Verführer. Don Juan ist selbst der Verführte. Im erotischen Augenblick steht das Rad der Zeit still und das Verweilen beim »Fleisch und des Fleisches eigenem Geist« – das Sein inmitten der sinnlichen Fülle – bringt die große Erfüllung und das Glück des Augenblicks. Erlösung durch Sinnlichkeit. Der Verpflichtungs- und Aufgabencharakter des Lebens erfährt eine temporale Suspension. Ein Glück, das Don Juan und seinen Frauen in gleichem Maße zuteilwird, das darf nicht vergessen werden! »Nun macht *Don Juan* nicht nur sein Glück bei den Mädchen, sondern er macht die Mädchen glücklich und – unglücklich, aber seltsam, gerade so wollen sie es haben, und es wäre ein schlechtes Mädchen, das nicht unglücklich werden möchte, um einmal mit Don Juan glücklich gewesen zu sein.« (ebd. S. 122). In ein ähnliches Horn stößt Albert Camus, für den fraglich bleibt, ob man Don Juan einen Egoisten nennen kann. In seinem philosophischen Essay *Der Mythos von Sisyphos. Ein Versuch über das Absurde* (1942) verteidigt Camus Don Juans Vielweiberei und entkräftet den möglichen Vorwurf, dass viele zu lieben mit Oberflächlichkeit korreliere.

»Warum sollte man selten lieben, um stark zu lieben?« (Camus 1942, S. 61).

Der Donjuanismus, die Wiederholung in der Liebe, ist letztlich die Antwort und der Versuch des absurden Menschen, mit dem Schweigen der Transzendenz und dem Verlust der metaphysischen Sinnorientierung klarzukommen. Der legitime Versuch, wenn es schon keinen erkennbaren Sinn gibt, in der Sinnlichkeit heimisch zu werden. »An den tiefen Sinn der Dinge nicht glauben – das ist die Eigentümlichkeit des absurden Menschen.« (ebd. S. 63). »Nicht aus Mangel an Liebe geht *Don Juan* von Frau zu Frau. Es ist lächerlich, ihn als einen Trunkenen auf der Suche nach der allumfassenden Liebe darzustellen. Aber weil er gleich stürmisch und jedes mal mit dem Einsatz seiner ganzen Person liebt, muß er diese Gabe und diese Vertiefung wiederholen.« (ebd. S. 61). Don Juan hört auch nicht auf zu lieben, nur weil er seine jeweilige Eroberung verlässt und sich ein neues Abenteuer sucht. »Wenn er eine Frau verläßt, so tut er das absolut nicht, weil er sie nicht mehr begehrt. Eine schöne Frau ist immer begehrenswert. Aber er begehrt eine andere, und das ist – wahrlich! – nicht dasselbe. Dieses Leben füllt ihn ganz aus, und das Schlimmste wäre, es zu verlieren. Dieser Narr ist ein großer Weiser.« (ebd. S. 62). Hier kann also keine Rede von Hypersexualität, Sexsucht, Romanzensucht (Schaef 2011), Verführungssucht und amourösem Narzissmus (Rieder 2015) sein, und klinische Begriffe reichen zu wenig tief, um den erotisch-sinnlichen Lebensentwurf des spanischen Verführers zu verstehen. Im Spanischen gibt es zwei Wörter für das Verb »lieben«: das verklärte »amar« und das begehrende »querer«, das »lieben« und »wollen« heißt. Don Juan sagt, *ich liebe Dich* und gleichzeitig *ich will Dich*. Don Juan will nicht die Ewigkeit. Don Juan sagt, *ich will Dich jetzt und jetzt und jetzt* – so lange, bis er eben nicht mehr will. Er liebt eben die Sinnlichkeit und will das, was er liebt, wiederholen.

»Die einen sind für das Leben geschaffen, die anderen fürs Lieben.« (ebd. S. 64)

Im Fall von Jeremy Levens Don Juan, im Fall von Don Juan DeMarco ist die Angelegenheit, wie wir noch sehen werden, um einiges komplexer und vielschichtiger. Don Juan DeMarco ist zwar, wie er sagt, »der größte Liebhaber der Welt«, allerdings auf einer anderen Ebene als der historische Don Juan. Beide sind Figuren aus dem Reich des Imaginären (einmal eine literarische und einmal eine filmische Figur). Der eine ist der historische Don Juan und der andere ein vermeintlicher Frauenheld, der auf den historischen Don Juan Bezug nimmt und lediglich fantasiert und imaginiert, ein Eroberer zu sein. Warum sich John Arnold DeMarco in die Welt des Sinnlichen und Erotischen einbettet und sich in der Liebe beheimatet, wird verständlich, wenn wir uns seine Biografie näher ansehen.

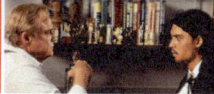

Der Patient John Arnold DeMarco

Dr. Mickler, der von seinem Chef informiert wird, er habe einen behördlichen Anruf bekommen, dass Don Juan DeMarco – John Arnold DeMarco – bei seiner Großmutter im Stadtteil Queens wohne, besucht diese zwecks Außenanamnese. Im Zimmer »Johnnys« stehend (so nennt sie ihren Enkel), findet Dr. Mickler an den Wänden unzählige Pin-ups des Models Chelsea Stoker und am Tisch des Patienten zwei Bücher über Don Juan. Die Frau an den Wänden sei seine Doña Anna, er würde von nichts anderem mehr reden und täglich auf den Postboten und einen Brief von ihr warten. Von der Großmutter erfährt der Psychiater auch, dass Johnnys Vater bei einer chemischen Reinigungsfirma arbeitete, der Tanzkönig vom Hotel Astoria war und dass er tot ist. Er hatte einen furchtbaren Autounfall in Phoenix, das sei nun fünf Jahre her und sie hätten nie in Mexiko gelebt. Die Großmutter habe ihren Enkel nur ein einziges Mal gesehen – als der Junge sechs Jahre alt war, bis er vor drei Monaten plötzlich vor ihrer Tür stand. Abwertend sagt sie über Johnny: »Kaum mach ich die Tür auf, und auf der Schwelle steht Zorro.« Als Dr. Mickler in der nächsten psychotherapeutischen Sitzung den Patienten mit den Aussagen der Großmutter konfrontiert, wehrt dieser ab und meint:

> »Also gut, Sie wollen von mir eine verrückte Geschichte wie die meiner Großmutter hören, damit Sie glauben können, dass ich gesund bin. Wenn ich nur auf diesem Weg aus diesem Laden hier freikommen kann, dann werde ich sie mit Vergnügen erzählen. Aber wie ich es so munkeln höre, hält man Sie für einen Psychiater. … Aber dann sollte Ihnen doch aufgefallen sein, dass diese Frau vollkommen irrsinnig ist.«
> Dr. Mickler: »Soll das etwa heißen, Ihre Großmutter habe das alles nur erfunden?«
> John Arnold DeMarco: »Wenn Sie das so formulieren wollen, dann ja. …«

Der Patient hält in einer weiteren Einstellung eines der Pin-up-Poster in den Händen, das sein Therapeut von der Außenanamnese mitgebracht hat, und sieht es an. Dr. Mickler, nach dem Poster greifend: »Ihr Name ist … (Don Juan zieht das Poster weg) … ich wollte Ihnen das nicht wegnehmen, ich weise nur darauf hin, dass ihr Name Chelsea Stoker ist, da steht es hinten.« John Arnold DeMarco: »Sie nennen niemals ihren richtigen Namen. Sie ist in Wirklichkeit meine Doña Anna. Sie versucht mich damit nur zu strafen.« Nun folgt eine weise und kluge therapeutische Intervention des Psychiaters Dr. Mickler: »Wissen Sie, ich hatte auch mal einen jungen Mann in Behandlung, etwa so alt wie Sie, und der hatte sich merkwürdigerweise in eine Frau auf einem Plakat verknallt, und er hatte gar keine Erfahrung mit Frauen, und er versuchte sie kennenzulernen. Er muss bei der Zeitung mindestens hundert Mal angerufen haben, und irgendwann hatte dann jemand bei der Zeitung wohl Mitleid mit ihm und gab ihm ihre Nummer, und er rief sie an. Sie unterhielten sich eine Minute lang und dann ließ sie ihn wissen, dass sie im Leben nie wieder mit ihm sprechen wollte.« John Arnold DeMarco: »Und was ist weiter passiert?« Dr. Mickler: »Was soll passiert sein, er hat versucht, sich umzubringen, was denn sonst.« John Arnold DeMarco: »Doña Anna ist wirklich, Don Octavio. Möchten Sie gerne etwas über sie hören?« Dr. Mickler seufzt: »Wenn es unvermeidlich ist.«

Dr. Jack Mickler und das Team des Woodhaven State Hospitals

Don Juan mit seiner »gespaltenen« Identität spaltet während seines Klinikaufenthaltes Teile seines therapeutischen Teams. Da gibt es einmal den gehemmten und affektkontrollierten Therapeuten Bill, der Angst vor der überbordenden Hyperemotionalität John Arnold DeMarcos hat. Weiterhin ist da der Chef der psychiatrischen Abteilung, Dr. Paul, der einfach möchte, dass der Klinikalltag nicht zu sehr

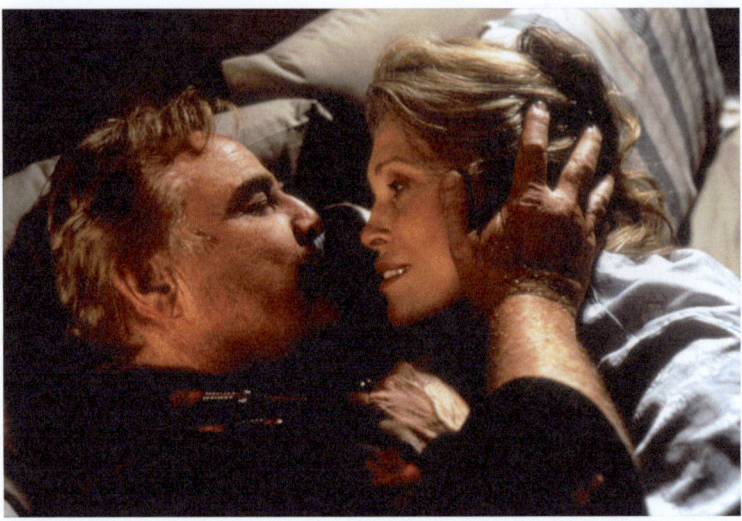

◘ Abb. 3.3 Jack Mickler mit seiner Frau Marylin – vom Eros beflügelt! Quelle: Filmbild Fundus Herbert Klemens. Mit freundlicher Genehmigung.

durch den eigenwilligen Patienten gestört wird, und Jack Mickler drängt, seinem Patienten doch endlich Medikamente zu geben, was dieser ablehnt, da es Don Juan nicht will und er sich obendrein nicht den Zugang zur fabelhaften Welt des eingebildeten Verführers versperren lassen möchte. Für Dr. Paul ist klar, dass John Arnold DeMarco schwer krank ist. Auch Dr. Mickler hat *anfänglich* einige Diagnosen parat, die er später relativiert und schließlich aufgibt. Gleichzeitig gibt es eine Reihe von Mitarbeitern, die von diesem Patienten fasziniert sind und vom Eros infiziert werden: Da ist einmal die Krankenschwester Gloria, die nicht von Don Juans Seite weichen will und sichtlich verliebt und beflügelt ist. Ähnlich geht es dem Pfleger Rocco, der zunächst distanziert und kühl ist, später dann mit dem Patienten sogar ein spontanes Tänzchen im Garten der Klinik unternimmt und schließlich – inspiriert durch den Frauenhelden – nach Madrid auswandert.

Die größte erotische Infektion und Verlebendigung erfährt jedoch sein fallführender Psychotherapeut Jack Mickler. Schon nach der ersten therapeutischen Sitzung sieht man deutlich, dass ihm der Patient auf sehr positive und angenehme Weise nahegeht. Jack bekommt wieder Augen für das Wesentliche und Unscheinbare. In der Klinik taucht er plötzlich mit Blumen auf und schenkt seinem Chef und einer Krankenschwester Tulpen. Im Auto, auf dem Weg ins Spital, trommelt er in sprühender Gestimmtheit zur Musik aus dem Radio auf das Lenkrad. Zuhause hört er *Don Giovanni*, macht seiner Frau Marylin Komplimente, kommt früher von der Arbeit heim, um Zeit mit ihr zu verbringen (◘ Abb. 3.3) und intim zu werden, lädt sie zum Essen ein, wo eine eigens dafür geordete Kapelle spielt, schenkt ihr einen Ring und bestellt sich ein Fitnessgerät für seinen aus dem Leim gegangenen Körper. Keine Rede mehr davon, dass er ausgebrannt ist. Paul wollte Jack anfänglich den Patienten nicht übergeben, weil Jack seit Monaten nur mehr auf Reserve gelaufen ist. All die Jahre hindurch sei er der beste klinische Psychiater gewesen, den sie hatten, und sein Ausgebranntsein sei der wahre Grund dafür, warum er in den vorzeitigen Ruhestand gehen wolle, und nicht, weil er mit Marilyn um die Welt reisen wolle, wie er sagte. Von all diesen Dingen ist nun nichts mehr zu spüren. Jack Mickler ist durch Don Juan – durch die Teilhabe an der romantischen und poetischen Welt seines Patienten – ein neuer, anderer geworden, verjüngt durch den Jungbrunnen der Liebe (Poltrum 2015a, S. 20 f.). Als John Arnold DeMarco irgendwann im Laufe der therapeutischen Gespräche – ermöglicht durch die therapeutische Begegnung mit Dr. Mickler – selbst an der Wahrheit seiner Don-Juan-Identität zweifelt

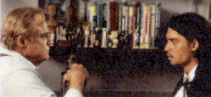

und fragt, wer er wirklich sei, und Dr. Mickler ihm anerkennend vermittelt, dass einer, der so von der Liebe rede wie er, wirklich Don Juan sei, und DeMarco dann von seinem Arzt wissen will: »und wer sind Sie?«, gibt Dr. Mickler nachdenklich und lächelnd zur Antwort:

> »Ich bin Don Octavio del Flores. Liebender Gatte der wundervollen Doña Lucita, Licht meines Lebens. Und Sie, mein Freund, haben es geschafft, alle meine Masken zu durchschauen.«

Dass Jack, Don Octavio, für die romantische Welt des Liebespoeten empfänglich ist, hat sich von Anfang an gezeigt. Als er Don Juan vom Dach holen musste, stellte er nicht nur sein therapeutisches Können in Bezug auf Wahnerkrankungen unter Beweis, indem er mit einem Bein in den Wahn des Patienten eingestiegen und in die Rolle des Don Octavio del Flores geschlüpft ist und mit dem anderen Bein fest auf dem Boden der therapeutischen Realität geblieben ist, in der es darum ging, den Patienten heil vom Dach zu holen, sondern er ließ auch durchblicken, dass er ein großer Kenner des Wesens des Eros ist. Mit einer Reflexionsfigur, die historisch gesehen auf Diotima, die weise Seherin aus Mantinea, zurückgeht (Platon 1998, S. 77), schafft er es, den Patienten zu überzeugen, dass die Macht der Liebe mehr wert ist als die Tatsache, vom geliebten Wesen zurückgeliebt zu werden. Egal ob Doña Anna ihn liebt – das wäre das Diotima-Argument –, wichtiger als geliebt zu werden, ist es, ein Liebender zu sein (Poltrum 2013, S. 35). Meinte doch Dr. Mickler: »Ich zweifle nicht daran, dass der Verlust einer Liebe wie dieser einem sehr großen Schmerz bereitet, aber warum zugleich die Hoffnung und das Leben verlieren, warum alles auf einmal? Sie dürfen nicht vergessen, mein Freund, dass das Vermögen und die Kraft Ihrer Liebe, dass die Macht der Liebe von Don Juan unauslöschlich ist und sich niemals verleugnen lässt.«. Wer so über die Liebe sprechen kann, und das in einer so heiklen therapeutischen Situation, in der es um Suizid oder Nicht-Suizid geht, der greift auf etwas zurück, das er tief verstanden hat. Wer aber solche Zusammenhänge versteht, der ist selbst ein Romantiker bzw. ein höherer Erotiker im Sinne Platons. Wenn Jack also im Laufe der Behandlung von Don Juan berührt wird und sich berühren lässt, dann bringt Don Juan nur das in seinem Therapeuten zum Klingen und Schwingen, was früher einmal in ihm war und im Laufe der Jahre verloren gegangen ist. Dessen ist sich der Patient im Übrigen auch bewusst, schleudert er seinem Psychiater beim Versuch, die wunderbare Welt des Patienten (Don Juan) zu dekonstruieren, doch folgende Worte entgegen:

> Don Juan: »Sie brauchen mich für eine Transfusion, weil Ihnen das Blut in den Adern vertrocknet und Ihnen das Herz versandet. Ihr Bedürfnis nach Wirklichkeit, nach einer Welt, in der die Liebe befleckt ist, das wird Ihnen die Adern verstopfen, bis alles Leben aus Ihnen weicht. Aber meine vollkommene Welt ist nicht weniger wirklich als Ihre, Don Octavio, und allein in meiner Welt können Sie Atem holen. So ist es doch. So ist es doch!«.
> Don Octavio: »Ja, Sie haben Recht!«

Mit vom Eros geöffneten Augen sieht Dr. Mickler seine Frau wieder neu und fragt sie – worauf sie lange gewartet hat –, welche Hoffnungen und Träume sie hatte, ehe sie ihnen unterwegs verloren gingen, weil er mit den Gedanken nur mehr bei sich selbst war. Diese Erinnerung an die Liebe, das Leben und den Eros verdankt der Arzt seinem Patienten. So, wie ein guter Psychotherapeut das im Patienten sieht, was der Patient selbst nicht mehr in der Lage ist zu sehen, und mithilft, das Leben des Patienten zu verlebendigen, so erinnert der »gute« Patient dadurch, dass er wieder Zugang zu seiner eigenen Lebendigkeit findet, den Therapeuten an das Wichtige und Eigentliche des Lebens. Das klingt nicht nur idealistisch, das ist idealistisch! Aber wird man nicht gerade aus diesen Beweggründen Psychotherapeut? Ist Behandlung und Heilung etwas anderes als eben diese Berührung – diese gegenseitige Berührung und Begegnung? Ist Beziehung, auch eine therapeutische Beziehung, etwas anderes als eine Begegnung, die unter dem Stern des Berührens, des gegenseitigen Sich-berühren-Lassens steht?

Dass sich Dr. Mickler von seinem Patienten berühren lässt und das an seine eigenen Lebensthemen rührt, wird im Film auch dadurch sichtbar, dass Jack an seinen eigenen Vater erinnert wird, als Don Juan erzählt, sein Vater sei zu früh gestorben. Am Abend, nachdem John Arnold DeMarco vom tragischen Tod seines Vaters erzählt hat, sitzt sein Arzt noch lange mit melancholischer Gestimmtheit in seinem Büro in der Klinik und sieht sich die Fotografie an, auf der er und sein Vater zu sehen sind. Die therapeutische Beziehung hat grundsätzlich etwas von einer Vater-Sohn-Beziehung, zumindest kann man die Fürsorge, die Dr. Mickler seinem Patienten entgegenbringt, väterlich nennen. Dass John Arnold DeMarco sich überhaupt traut, seine Don-Juan-Identität infrage zu stellen und sich schließlich auf die unterstützende Medikation einlässt, die ihm sein Arzt vorschlägt, hat mit Vertrauen in einen väterlich-therapeutischen Rat zu tun und mit einer positiv gefärbten Vaterübertragung, wenn man sich dieser Terminologie bedienen möchte. Dr. Mickler hat die Don-Juan-Identität seines Patienten akzeptiert und sagt, er glaube ihm, dass er wirklich Don Juan sei. Die meisten anderen in der Klinik glauben das allerdings nicht. Das Vertrauen des Therapeuten in den Patienten und sein »Glaube« an die »verschrobene« Wahrheit des Patienten reicht Don Juan, um seine Identität aufzugeben und die Medizin einzunehmen. Rechtzeitig bevor er dem Richter (Patientenanwalt) vorgeführt wird und entschieden werden soll, ob der Patient wegen psychotischer Störung und akuter Suizidalität weiter zwangsweise in der Klink behalten werden soll. Nachdem Don Juan die Medikamente eingenommen hat und offensichtlich eingeschlafen ist, sieht man Dr. Mickler noch am Bett des Patienten sitzen und verweilen.

Im Gespräch mit dem Richter – eine der letzten Sequenzen des Films, in denen der Patient von seinem Leben erzählt – wird deutlich, warum John Arnold DeMarco in die Don-Juan-Identität geschlüpft ist. Was hier verfilmt wird, ist eine Hommage an die frühe psychoanalytische Psychosentheorie (Küchenhoff 2012, S. 32–47) und eine Würdigung der originellen freudschen Wahntheorie im Lichte einer verstehenden Psychopathologie.

Auf die Bitte des Richters, der Patient solle doch einfach einmal ein bisschen von sich erzählen, wo er aufgewachsen sei, warum er sich umbringen wollte und wie es ihm jetzt so gehe, sagt John Arnold DeMarco:

 »Also geboren wurde ich in Queens. Ich und meine Eltern sind dann umgezogen nach Phoenix, da war ich noch sehr klein. War scheiße da! Als ich 16 war, hatte mein Vater einen tödlichen Autounfall – nur ein paar Straßen von uns zu Hause weg. Meine Mutter hatte auch mal mit anderen herumgemacht, und mein Vater wusste das. Auf jeden Fall fühlte sie sich so schuldig, dass sie meinte, sie müsste Nonne werden. Knapp drei Wochen, nachdem mein Vater tot war, war sie irgendwo in einem Orden oder so was, irgendwo in Mexiko. Und da saß ich plötzlich. Ich wusste nicht, wo ich hin sollte, ich wusste nicht, was ich tun sollte. Jedenfalls hab ich irgendwann so, … mir ein Magazin angesehen. Und in der Mitte hatten sie dieses Mädchen, und ich wusste, dass sie nicht auf mich abfährt, so wie ich war, wissen Sie, und darum (… Sprechpause und Zögern …), bevor das war, habe ich ein Buch gelesen. Dieses Buch … und ich entschied für mich, ich wollte Don Juan sein. Na gut, ich rief bei der Zeitung an. Die haben mir nicht geholfen, die haben auf stur gemacht und mir überhaupt nichts gesagt und so. Ich war schon so weit, alles hinzuschmeißen. Irgendwann hatte ich bei der Zeitung mal eine Frau dran, sie war sicher bloß als Aushilfe, denk ich mir, aber … auf jeden Fall hatte die Frau

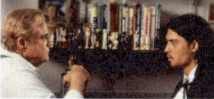

wohl Mitleid und gab mir die Nummer von dem Mädchen. Also rief ich an bei ihr, und ich sagte, dass wir füreinander bestimmt wären. Sie nannte mich einen dämlichen Wichser und legte auf. Ich hatte das Gefühl, dass mein Leben zu Ende war, also dachte ich, bring dich doch einfach um, oder es sollen zumindest eine Menge Menschen von mir glauben, dass ich mich umbringen würde, sodass endlich einer von mir Notiz nehmen würde. In Wirklichkeit hab ich nie die Absicht gehabt, mich umzubringen.«

Der Richter war von dieser Erzählung sehr berührt, bedankte sich beim Patienten und meinte, dass er ihm sehr weitergeholfen habe. Als der Patient dann auf sein Zimmer gebracht wird, meint der Richter zum anwesenden therapeutischen Team, dass der Patient wie ein völlig normaler Junge auf ihn wirke und ihm diese Art von Fantasien als Junge auch nicht fremd gewesen seien, und es komme natürlich nicht infrage, ihn wegen seiner Fantasien einzuweisen.

Selbstmedikation Liebeswahn – Beheimatung in der Liebe

Will man Krankheitskategorien, um die Störung Don Juans zu fassen, dann bieten sich zunächst die Diagnosen an, die im Film gestellt werden. Dr. Bill spricht von »Wahnvorstellungen«. Dr. Mickler lässt in den Patientenbesprechungen mit seinen Kollegen *anfänglich* ebenfalls einige psychiatrische Begriffe fallen und diktiert in sein Tonbandgerät: »Suizidtendenz, schwerste Wahnvorstellungen, obsessivzwanghafte Geistesstörung mit erotomanischen Zügen, schwere Depressionen mit obsessiven Zügen, möglicherweise eine hysterische Persönlichkeit, überwältigende Schuld- und Schamgefühle« – und *später*, in einem Gespräch mit seinem Chef, spricht er in Bezug auf Don Juan von einem »vollkommenen Mythos«, einem »unheilbar ansteckenden Romantizismus« und davon, dass der Suizidversuch nur ein »Hilferuf« gewesen sei. Der Richter, der nur mehr den »geheilten« Patienten sieht, meint, dass der Junge völlig normal wirke und es nicht infrage komme, ihn wegen seiner »Fantasien« einzusperren. Dr. Paul, der Chef der Abteilung, stellt die Diagnosen: »Schizophrenie«, »Suizidgefährdung« und »ödipale Verstrickung«.

Dass eine ödipale Komponente mit eine Rolle spielt, dafür gibt es im Film einige Anspielungen und interessante Anhaltspunkte – das sieht Paul richtig. Zu einem ähnlichen Schluss, mit Betonung einer narzisstischen Problematik des Patienten, kommt auch Theo Piegler in einer tiefsinnigen Interpretation des Films, die viele Aspekte zur Sprache bringt, die hier nicht wiedergegeben werden sollen, u. a. die Bedeutung der Masken im Film (Piegler 2008, S. 143 ff.). Piegler findet folgende Dynamik und Diagnose: »Zusammen mit seiner extremen Neigung zur Idealisierung – der Liebe ebenso wie aller Frauen – spricht dies genau wie seine beschriebene narzisstische Problematik für eine sehr frühe emotionale Mangelerfahrung. Auch Don Juans unsichere Identität weist darauf hin. … Auf diese beschriebene frühe Störung pfropft sich eine ungelöste ödipale Thematik auf, wobei das Tragen der Halbmaske darauf hinweist, dass Don Juan sich nicht in der Lage fühlt, seine infantile Position aufzugeben … Er verharrt vielmehr bis zuletzt in seiner Fantasiewelt, die ihn stabilisiert und ihn wie eine neu gewonnene Pseudoidentität vor der Konfrontation mit der eigenen tristen Vergangenheit verschont.« (Piegler 2008, S. 147 f.).

Eine Deutung, die einiges für sich hat und hier nicht weiter kommentiert werden soll. Vielleicht nur ein Aspekt daraus, und zwar jene von Piegler gemeinte und beschriebene »narzisstische Problematik«, würde ich anders gewichten und eher im Lichte von DeMarcos wahnhafter Störung deuten. Auch wenn unser Patient den Therapeuten Bill entwertet und Dr. Mickler in der ersten Szene zu verstehen gibt, dass ein Don Juan nur durch die Hand eines berühmten Fechters sterben könne und sein Ende ruhmreich sein müsse und er sich in dieser und vielen anderen Szenen selbst erhöht, was für eine »narzisstische Problematik« spricht, würde ich diesen Aspekt eher als logisches Moment seines Wahns bzw. des gewählten Wahnthemas sehen. Im Übrigen hat fast jeder Wahn diesen Aspekt der Selbsterhöhung durch den Wahn. Was in meiner abschließenden Interpretation noch beleuchtet werden soll, ist die besondere Wahl des Wahnthemas, in der die Liebe die Hauptrolle spielt. Da unser Patient weder Halluzinationen noch Denkstörungen und schon gar keine Affektverflachung aufweist, kann man die Diagnose Pauls, Don Juan hätte eine Schizophrenie, ausschließen (Paulitsch 2004, S. 256). Will man eine Diagnose und will man diese einer ICD-10-Kategorie zuordnen, dann wäre das am ehesten die Kategorie *F 22.0 anhaltende wahnhafte Störung* (Dilling et al. 2008, S. 123 f.; Küchenhoff 2012, S. 18).

Einen nicht zu unterschätzenden Einfluss auf die Ausgestaltung eines Wahns haben das Lebensalter, das Geschlecht und die Intelligenz (Scharfetter 2010, S. 229). John Arnold DeMarcos Wahn hat mit ca. 16 Jahren begonnen, als sein Vater starb, seine Mutter drei Wochen danach ins Kloster ging und er diese traumatische Situation alleine bewältigen bzw. abwehren musste. Mit 21 Jahren wurde er aufgrund seiner Suizidhandlung in die Psychiatrie eingewiesen, da war sein Wahn also schon seit fünf Jahren manifest. Bei einem jungen Mann mit offensichtlicher poetischer Intelligenz, der sich in einem Alter befindet, in dem erotisches Stürmen und Drängen zur Lebensphase gehört, und der möglicherweise unter erotischer Unerfülltheit leidet, ist es naheliegend, dass sich dieses Thema besonders eignet, um »verselbständigt« (Blankenburg 1965) im Wahn als Abwehr einer Broken-Home-Situation zu fungieren. Der Liebeswahn, der häufiger bei Frauen als bei Männern zu finden ist, dient Don Juan offensichtlich als »Ersatzwirklichkeit« für seine traurige Realität. »So kann erotische Unerfülltheit und Vereinsamung als Motivation eines Liebeswahns angesehen werden: der wahnhaften Überzeugung, geliebt zu werden, das Ziel erotischer Wünsche zu sein ...« (Scharfetter 2010, S. 236)

Was die frühe Psychose- bzw. Wahntheorie der Psychoanalyse anbelangt, war Freud bestrebt, vor allem zwei Gesichtspunkte zu vereinen. Erstens, dass die Paranoia eine »*Abwehr*neurose« sei, und zweitens, dass ihr hauptsächlicher Mechanismus die »Projektion« sei (Freud 1911, S. 135). Interessant ist auch, dass Freud alle bekannten Hauptformen der Paranoia aus der Liebe ableitet, und zwar der Abwehr eines unerlaubten homoerotischen Liebesimpulses. Ein Mann liebt z. B. einen Mann, darf das aber nicht zulassen, wehrt daher diesen Liebesimpuls ab und projiziert ihn in die Außenwelt. So entstehen der Verfolgungswahn (ich liebe ihn nicht, ich hasse ihn, er hasst mich und verfolgt mich), die Erotomanie (ich liebe nicht ihn, ich liebe sie), der Eifersuchtswahn (nicht ich liebe ihn, sie liebt ihn) und der Größenwahn (ich liebe überhaupt niemanden, nur mich) als Abwehr und Projektion innerer Wünsche in die Außenwelt (Freud 1911, S. 186 ff.). Auch wenn die eben erwähnte Dynamik, das Entstehen einiger Formen des Wahns aus der Abwehr homoerotischer Impulse, nur mehr historische Bedeutung hat und nur mehr für die Geschichte der Psychoanalyse interessant ist, gibt es einen bleibenden Aspekt in der frühen psychoanalytischen Wahntheorie, der nach wie vor Wahrheits- und Geltungsanspruch für die klinische Praxis haben kann.

> »Die Projektion innerer Erfahrungen oder Wünsche auf die Außenwelt ist und bleibt ein gültiger Ansatz, um die Wahnentwicklung zu verstehen. Es sind eher die paranoiden Entwicklungen als die schizophren-psychotischen Störungen, für die dieser Abwehrmechanismus eine Bedeutsamkeit zu haben scheint.« (Küchenhoff 2012, S. 35 f.).

Die Leistung Freuds besteht darin, im Kern psychopathologischer Phänomene ein tiefenhermeneutisch zu deutendes Geschehen zu sehen und nicht nur verrückte Gedanken, die keinen Sinn ergeben (Poltrum 2016, S. 43–47). Das gilt insbesondere auch für die Psychose. Die Paranoia ist sogar *noch mehr* als »nur« ein deutbares psychopathologisches Sinngeschehen. Der Wahn stellt in einem gewissen Sinn sogar einen Selbstheilungsversuch dar, eine Bemühung, die allerdings unvollständig bleibt und nicht ganz gelingt. Zunächst kommt es in der Paranoia zum Zusammenbruch des Weltverhältnisses, in dem einer lebt. Freud spricht vom »Weltuntergang« (Freud 1911, S. 192). Im Fall von Don

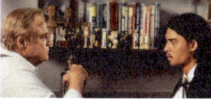

Juan war der Weltuntergang real: sein Vater starb, seine Mutter verschwand ins Kloster und er blieb allein zurück. Der Selbstheilungsversuch, der Selbstbeheimatungsversuch Don Juans, sah nun so aus, dass er sich in die Fantasiewelt der Liebe zurückzog. Heißt es doch bei Ludwig Binswanger, dass die Räumlichkeit der Liebe die Heimat ist und die Zeitlichkeit der Liebe die ewige Dauer (Binswanger 1962). Don Juan verliert seine Heimat und baut diese wieder auf, indem er sich in der Welt der Liebe beheimatet.

> »Und der Paranoiker baut sie wieder auf [seine untergegangene Welt], nicht prächtiger zwar, aber wenigstens so, daß er wieder in ihr leben kann. Er baut sie auf durch die Arbeit seines Wahnes. *Was wir für die Krankheitsproduktion halten, die Wahnbildung, ist in Wirklichkeit der Heilungsversuch, die Rekonstruktion.*« (Freud 1911, S. 193; Hervorhebung von Freud; Anmerkung des Autors)

Dass es gerade die Welt der Liebe und des Liebens ist, in die sich Don Juan flüchtet, erklärt sich nicht nur durch sein Alter, in dem Liebe ohnehin das Thema Nummer eins ist, sondern auch dadurch, dass die Liebe ein Medikament ist. Ein Medikament zur Ich-Stärkung und Steigerung des Selbstwertes, ein Jungbrunnen des Lebens und ein Phänomen, das den Liebenden von allen Unsicherheiten und Ängsten erlöst (Poltrum 2015a, 2015b). Heilung, das ist immer Heilung durch Liebe. Das sagt nicht nur ein romantischer Topos von der Liebe, das sagt auch die frühe Psychoanalyse, die an der Wirkungsgeschichte dieses Topos teilhat. Wenn Freud am 6.12.1906 an C.G. Jung über die Psychoanalyse schreibt: »Es ist eigentlich eine Heilung durch Liebe.« (Freud in: Krutzenbichler, Essers 2010, S. 37) und in seiner Arbeit über W. Jensens *Gradiva* meint, »Jede psychoanalytische Behandlung ist ein Versuch, verdrängte Liebe zu befreien« (Freud 1907, S. 80) – und das stimmt, dann ist die heilsamste aller Wahnbildungen, der heilsamste aller Selbstheilungsversuche durch den Wahn wohl der, sich einzubilden, ein Don Juan zu sein.

Es ist klar, dass die im Film *Don Juan DeMarco* erzählte Geschichte keine reale Geschichte ist. Allerdings heißt das nicht, dass darin keine Wahrheit liegt. Wer glaubt, Wahrheit gäbe es nur in der Realität, der irrt gewaltig und versteht nichts von der Wahrheit! Oft ist das, was in den Werken der Dichter zu finden und nur erfunden ist, wahrer als das in der Realität Vorgefundene. Ein solcher Wahrheitsmoment liegt darin, dass es vor allem die väterlich-liebende Zuwendung war, die es unserem Patienten ermöglichte, seinen Wahn aufzugeben und wieder in die Realität zurückzufinden, und es gleichzeitig die Liebesfantasie Don Juans war, die unserem ausgebrannten Therapeuten am Ende seiner Berufslaufbahn Lebensfeuer und einen neuen Blick auf die Dinge gab. Eine heilsame Behandlung – für Patient und Therapeut.

Literatur

Blankenburg (1965) Die Verselbständigung eines Themas zum Wahn. In: Wolfgang Blankenburg. Psychopathologie des Unscheinbaren. Ausgewählte Aufsätze. Heinze M (Hrsg), Parodos, Berlin, S 25–68
Binswanger L (1962) Grundformen und Erkenntnis menschlichen Daseins. Reinhardt, München, 3. Aufl.
Camus A (1991, [1]1942) Der Mythos von Sisyphos. Ein Versuch über das Absurde. Übersetzung:. HG Brenner u. W Rasch. Rowohlt, Hamburg
Da Ponte Lorenzo (1986, [1]1787) Libretto zu »Don Giovanni« von Wolfgang Amadeus Mozart. Übersetzung: T. Flasch. Reclam, Stuttgart
Dilling H, Mombour W., Schmidt MH (Hrsg) (2008) Internationale Klassifikation psychischer Störungen. ICD-10 Kapitel V (F). Klinisch-diagnostische Leitlinien, 6. vollständig überarbeitete Auflage. Huber, Bern,
Eitel W (1976) Nachwort. In: Tirso de Molina. Don Juan – Der Verführer von Sevilla und der steinerne Gast. Übersetzung: W Eitel. Reclam, Stuttgart, S 83–94
Freud S (1907) Der Wahn und die Träume in W. Jensens »Gradiva«. In: Freud S, Bildende Kunst und Literatur. Studienausgabe Bd. X. Mitscherlich A et al. (Hrsg). Fischer, Frankfurt am Main 1997, S 9–85

Freud S (1911) Psychoanalytische Bemerkungen über einen autobiographisch beschriebenen Fall von Paranoia. In: Freud S, Zwang, Paranoia und Perversion. Studienausgabe Bd. VII. Mitscherlich A et al. (Hrsg). Fischer, Frankfurt am Main 1994, S 133–203
Frisch M (1963) Don Juan oder Die Liebe zur Geometrie. Suhrkamp, Frankfurt am Main
Handke P (2006) Don Juan (erzählt von ihm selbst). Suhrkamp, Frankfurt am Main
Kierkegaard S (2005) Entweder – Oder. Teil I und II. Diem H, Rest W (Hrsg), Übersetzung: H Fauteck. Deutscher Taschenbuch Verlag, München
Küchenhoff (2012) Psychose. Psychosozial-Verlag, Gießen
Krutzenbichler HS, Essers H (2010) Übertragungsliebe. Psychoanalytische Erkundungen zu einem brisanten Phänomen. Psychosozial-Verlag, Gießen
Liessmann KP (1999) Sören Kierkegaards Experiment der ästhetischen Existenz. In: Liessmann KP, Philosophie der modernen Kunst. WUV, Wien, S 53–64
Paulitsch K (2004) Praxis der ICD-10-Diagnostik. Ein Leitfaden für PsychotherapeutInnen und PsychologInnen. Facultas Verlag, Wien
Piegler T (2008) Don Juan de Marco. In: Piegler T, Mit Freud im Kino. Psychoanalytische Filminterpretationen. Psychosozial-Verlag, Gießen, S 137–153
Platon (1998) Das Gastmahl oder Von der Liebe. Übersetzung: K Hildebrand, Reclam, Stuttgart
Poltrum M (2013) Musen und Sirenen. Ein Essay über das Leben als Spiel. Pabst, Lengerich
Poltrum M (2014) »Uns bleibt immer Paris« – Ewigkeit und Endlichkeit der Liebe in Casablanca. In: Doering S, Möller H (Hrsg) Mon Amour trifft Pretty Woman. Liebespaare im Film, Springer, Heidelberg, New York, S 185–200
Poltrum M (2015a) Eros, Liebe, Sexualität – erotische Ressourcen in der Cinematherapie. In: Michael M (Hrsg) Spectrum Psychiatrie. Heft 1. MedMedia, Wien, S 20–23
Poltrum M (2015b) Liebe im Therapeutenfilm. Liebesfilme in der Therapie. In: Poltrum M, Heuner U (Hrsg) Ästhetik als Therapie. Therapie als ästhetische Erfahrung. Parodos, Berlin, S 86–109
Poltrum M (2016) Philosophische Psychotherapie. Das Schöne als Therapeutikum, Parodos, Berlin
Rank O (1922) Die Don Juan-Gestalt. Imago 8: 142–196
Rieder S (2015) Don Juan auf dem Hot Seat. Überlegungen zur Psychotherapie mit amourös-narzisstisch strukturierten Menschen. Pabst, Lengerich
Schaef AW (2011) Die Flucht vor Nähe. Warum Liebe, die süchtig macht, keine Liebe ist. Übersetzung: B Jakobeit, DTV, München. (Original: 1989; Escape from intimacy. Harper & Row, San Francisco)
Scharfetter C (2010) Allgemeine Psychopathologie. Eine Einführung. 6. überarbeitete Auflage,Thieme, Stuttgart
Weinstein L (1959) The Metamorphoses of Don Juan. Stanford University Press, Stanford CA

Originaltitel	Don Juan DeMarco
Erscheinungsjahr	1995
Land	USA
Drehbuch	Jeremy Leven
Regie	Jeremy Leven
Hauptdarsteller	Marlon Brando, Johnny Depp, Faye Dunaway
Verfügbarkeit	Als DVD erhältlich

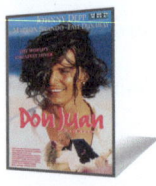

Otmar Wiesmeyr

»Alles wirkliche Leben ist Begegnung«

Handlung 49
Die Übernahme der Verantwortung für ein selbstgestaltetes
Leben nach einem schwierigen Therapiebeginn 54
Good Will Hunting – ein Beitrag zur Indentitätsentwicklung
angehender Psychotherapeuten/innen 56
Der Film als Metapher für das menschliche Leben 58
Literatur 58

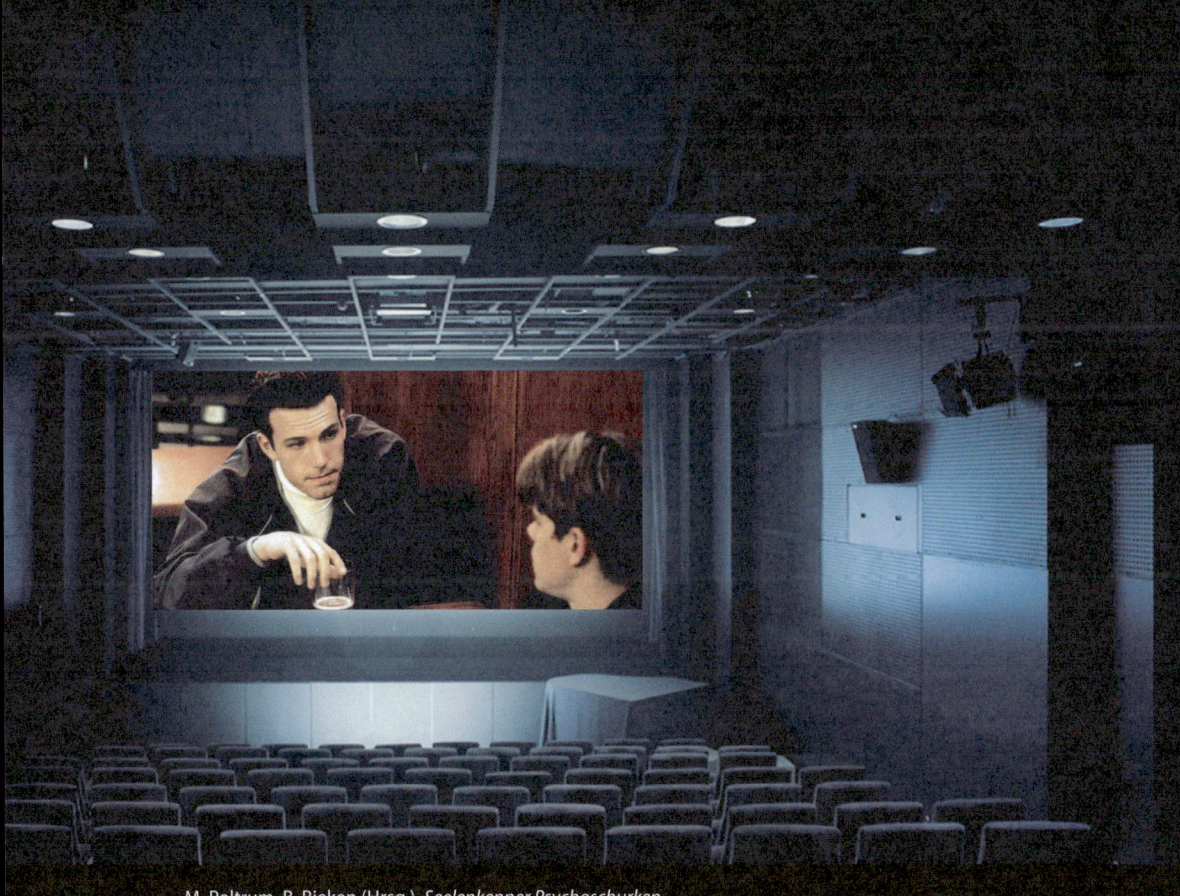

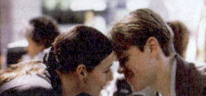

Good Will Hunting

Dieses spannende, berührende, mit existenziellen Lebensthemen und humorvollen Akzenten kunstvoll verwobene Entwicklungsdrama eines hochbegabten jungen Mannes, Will Hunting, kann in dem Epigraph

> »Alles wirkliche Leben ist Begegnung« (Buber 1973, S. 15)

zusammengefasst werden.

Die oftmals und konfrontativ gestellte Frage des empathischen Therapeuten an seinen Patienten Will

 »Was willst du wirklich?«

stellt die von Will erlebte Wirklichkeit wiederholt infrage, um so neue Zugänge zu seinen Beziehungen, persönlichen Ressourcen und seiner hohen mathematischen Begabung zu erschließen. Er befragt damit die von Will erlebte Wirklichkeit (Watzlawick 1976), um ihm deren Relativität und Subjektivität zu verdeutlichen und neue Interpretationsmöglichkeiten zu eröffnen. In diesem therapeutischen Kommunikationsprozess, der angesichts der traumatischen Kindheitserfahrungen Wills einer schwindelerregenden Achterbahnfahrt mit ständig wechselnden Gefühlen und herausfordernden Erfahrungen gleicht, fasst Will Vertrauen zu seinem Therapeuten als einem gegenwärtigen Du. Seine Grenzerfahrungen in einer Liebesbeziehung und die konstruktive Kritik seines Freundes als Aufforderung zur persönlichen Lebensgestaltung lassen ihn schließlich hoffnungsvoll erahnen, dass Liebe die Verantwortung eines Ichs für ein Du sein kann (Buber 1973).

Handlung

Der Film (◘ Abb. 4.1) spielt im Universitätsmilieu. Will Hunting, der Protagonist, wird von seinem anhänglichen Kumpel Chuckie abgeholt, während der bekannte, preisgekrönte Professor Lambeau eine äußerst schwierige Aufgabe auf die Tafel schreibt und für deren Lösung er einen bedeutenden Platz in einem wichtigen Journal verheißt. Will, der als Reinigungskraft seinen Dienst in der Universität versieht, entdeckt die gestellte Aufgabe. Er trifft sich mit seinem besten Freund Chuckie in einem Lokal, wobei er dem aggressiv-gefühlsarmen Dialog zwischen Chukie und einem Mädchen nur wenig Aufmerksamkeit schenkt und in Gedanken bereits an der Lösung der mathematischen Aufgabe arbeitet, die er schließlich zu Hause vollendet (◘ Abb. 4.2). Er schreibt sie schließlich während seiner Reinigungsarbeit auf einen Spiegel nahe einem Vorlesungssaal.

Die nächste Szene zeigt Will beim Kricketspiel mit seinem Freund, wobei sein impulsiv-aggressiver und körperbetonter Umgang auffällt. Zur selben Zeit findet der Mathematikprofessor die richtige Aufgabenlösung, die ihn in großes Staunen versetzt. In der nächsten Szene ärgert Will seinen Freund, der finanzielle Probleme hat. In der anschließenden Schlägerei, an der sich er und seine Freunde beteiligen, wird er von der Polizei festgenommen. Dabei zeichnet er sich durch Gefühllosigkeit und hohe Aggressivität aus. Währenddessen versucht Professor Lambeau vergeblich, den Urheber der richtigen Lösung zu finden. Will hingegen wird vom Amtsgericht mit einer Anklage konfrontiert. Als er während seiner weiteren Putztätigkeit vom Professor beim Aufschreiben von Formeln, die wiederum auf seine enormen mathematischen Fähigkeiten verweisen, ertappt wird, gelingt es ihm, diesen abzuschütteln.

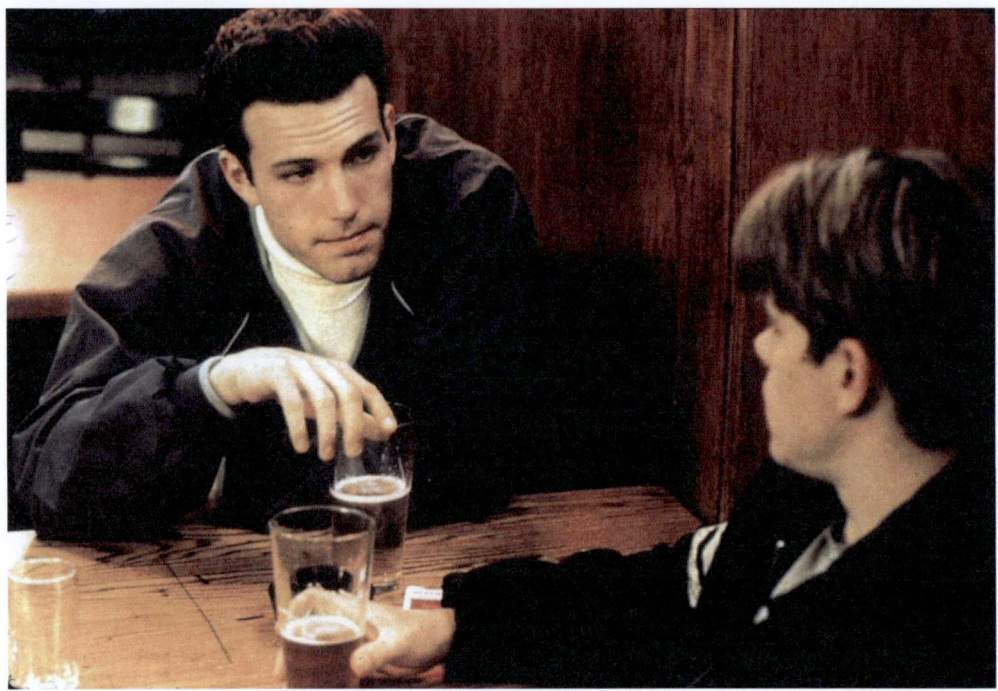

◘ **Abb. 4.2** Filmszene aus Good Will Hunting mit Chuckie und Will. Quelle: dpa Picture-Alliance GmbH. © IFTN/United Archives/picture alliance.

Er trifft sich anschließend mit seinen Freunden, wobei ein Freund davon berichtet, dass er soeben seine Arbeit verloren habe.

In einer Bar auf dem Universitätsgelände versucht sein bester Freund Chuckie Mädchen mit seinem Geschichtswissen zu beeindrucken. Ein Student tritt hinzu und macht ihn vor den Anwesenden lächerlich. Will geht dazwischen, brilliert mit seinem Wissen und demütigt seinerseits den Studenten. Die Mädchen sind von Will beeindruckt, insbesondere Skylar, die ihm ihre Telefonnummer gibt. Der Professor findet schließlich über einen Bewährungshelfer Will, der sich im Gericht selbst zu verteidigen versucht. Aufgrund seiner vielen Vorstrafen, seiner Brutalität und einem tätlichen Angriff gegenüber einem Polizisten muss er ins Gefängnis, von dem aus er das Mädchen Skylar anruft und sie um ein Treffen bittet. Professor Lambeau gelingt es, Will aus dem Gefängnis zu holen. Die Vereinbarung mit dem Richter beinhaltet Bewährungsauflagen in Form wöchentlicher Treffen mit dem Professor und die Bereitschaft zur Teilnahme an einer Psychotherapie. Beim ersten Zusammentreffen mit dem Professor zeigt sich die geniale mathematische Begabung Wills.

Die beiden ersten Therapeuten lehnen eine psychotherapeutische Behandlung ab, nachdem Will in den ersten Sitzungen wenig Compliance erkennen lässt. Der Professor erinnert sich an seinen Kollegen McGuire, den er für eine Behandlung Wills gewinnen will. Als er ihn anlässlich einer Vorlesung besucht, hebt sein ehemaliger Kollege seine großen mathematischen Fähigkeiten und Preisträgerschaft hervor. Das kurze Zusammentreffen der beiden ehemaligen Kollegen lässt deutliche Unterschiede in ihren Lebenseinstellungen erkennen. Während der Mathematikprofessor erfolgsorientiert zu sein scheint und den begabten Studenten für seine Zwecke zu nutzen versucht, wirkt Psychologieprofessor McGuire menschlich, humorvoll und bescheiden. Lambeau bittet seinen früheren Freund, Will trotz der misslungenen Psychotherapieversuche zu übernehmen, um einen Gefängnisaufenthalt Wills zu

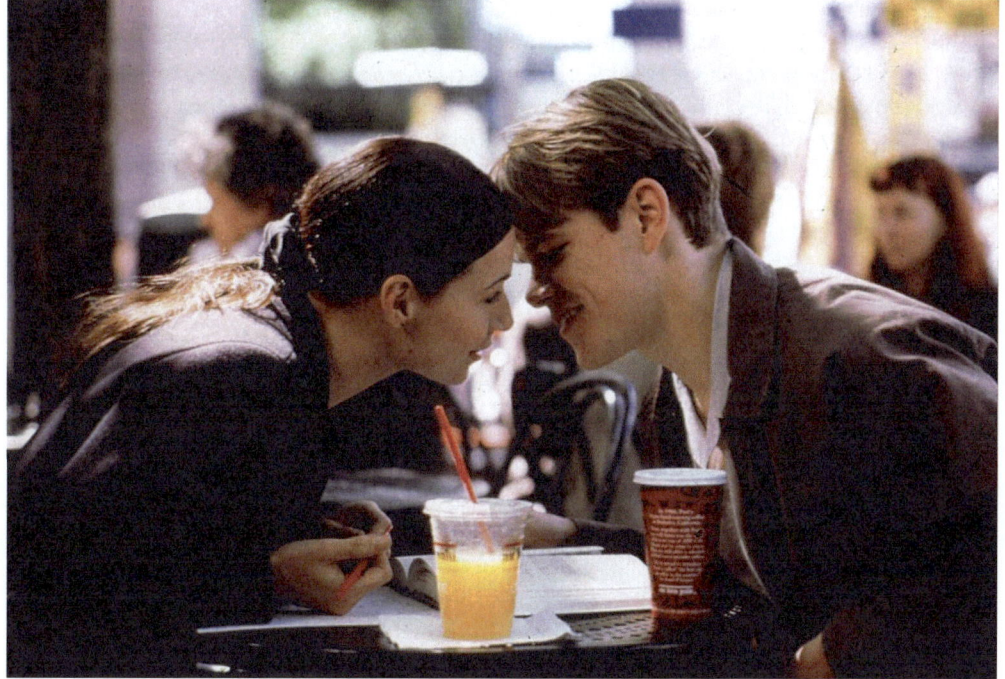

Abb. 4.3 Filmszene aus Good Will Hunting mit Skylar und Will. Quelle: dpa Picture-Alliance GmbH. © IFTN/United Archives/picture alliance.

vermeiden. Der Therapeut erklärt sich schließlich bereit: einmal pro Woche. Die erste Sitzung ist geprägt von aggressiven und beleidigenden Äußerungen Wills über die Bücher, das selbst gemalte Bild und die Frau des Therapeuten. Dieser bleibt vorerst noch gelassen. Die beleidigenden Äußerungen gegenüber seiner Frau lässt er nicht gelten und geht Will an die Gurgel. Er weist ihn darauf hin, ihn umzubringen, wenn er abfällig über seine Frau spreche. Auf die Nachfrage seines ehemaligen Kollegen gibt er sich gelassen und weist auf den pünktlichen Beginn der Stunde beim nächsten Mal hin. Die nächste Szene zeigt den Therapeuten in seiner häuslichen Umgebung, die einigermaßen verwahrlost wirkt. Beim Trinken eines Glases Wein hinterlässt er einen depressiven und nachdenklichen Eindruck.

Will trifft sich mit dem Mädchen Skylar in einem Geschäft mit Spaßartikeln. Dabei erzählt sie, dass sie Geld geerbt habe und nach Stanford gehen wolle. Sie essen in einer Bar und Will küsst sie (Abb. 4.3).

Beim zweiten Treffen mit dem Therapeuten sitzen beide auf einer Bank in einem Freizeitpark. Der Therapeut erklärt Will, dass ihm vieles klarer geworden sei.

> »Du bist nur ein Kind«,

meint er und verweist ihn auf das wirkliche Leben. Er habe keine Ahnung davon, wie es in der Sixtinischen Kapelle rieche, dass er keine Freunde habe, das Gefühl nicht kenne, sich wehrlos zu fühlen, wenn jemand sterbe. Er wisse nicht, was es bedeute, bei jemandem am Krankenbett zu sitzen, was ein Verlust sei, jemand mehr zu lieben als sich selbst. Seine Diagnose lautet:

> »Du bist ein überhebliches Kind, ein Genie, keiner kann dir nach. Wer bist du? Oliver Twist?«

Er habe kein Interesse an diesen Themen, meint McGuire, außer er erzähle ihm von sich selbst, wer er sei. Aber dazu habe er anscheinend keine Lust, da er Angst vor dem Ergebnis habe. Der Therapeut hinterlässt Will offensichtlich nachdenklich. Die nächste Szene zeigt Will mit seinen Freunden. Die Dialoge verdeutlichen ihre Hilflosigkeit und Aggressivität. Bei der nächsten therapeutischen Sitzung verbietet McGuire Will das Rauchen. Will und der Therapeut schweigen. Beim Treffen mit Professor Lambeau und einem Mitarbeiter löst Will eine Aufgabe, die Neid und Ärger angesichts der Genialität Wills hervorrufen. Die nächste Therapiesitzung beginnt wie die letzte vorerst schweigend. Plötzlich beginnt Will zu erzählen. Nun bringt sich auch der Therapeut ein und greift wieder das Thema des wirklichen Lebens auf, wobei er wieder Fragen stellt wie:

> »Bist du schon einmal mit einem Flugzeug geflogen? Hast du schon einmal mit einer Frau geschlafen?«

Will erzählt von seiner Freundin. Der Therapeut fährt beharrlich fort:

> »Wie ist es gelaufen? Bist du ein Anfänger? Dann ruf sie an!«

Er erzählt von seiner Frau und ihren Besonderheiten, humorvollen Ereignissen und davon, dass sie bereits vor zwei Jahren verstorben sei. Er betont, dass er die Kleinigkeiten, Unvollkommenheiten vermisse, die zu ihrer Persönlichkeit gehörten und wie wichtig es sei, das alles zu erleben. Will besucht seine Freundin, die musiziert. Er fragt sie, ob sie nochmals mit ihm ausgehen möchte. Sie versucht das Treffen zu verschieben und verweist auf ihre unerledigten Aufgaben. Er löst ihre Aufgaben und geht mit ihr zu einem Hunderennen. Sie ist von seinen Fähigkeiten beeindruckt. Auf ihre Frage nach seiner Kindheit lügt er sie an. In der nächsten Therapiesitzung erzählt Will seinem Therapeuten, dass er sein Buch über die Kriegsveteranen gelesen habe. Der Therapeut erzählt dagegen wieder von der liebevollen Beziehung zu seiner Frau, wobei er erwähnt, ihretwegen ein bedeutendes Event versäumt zu haben. Zu seinen Freunden habe er gesagt, dass er sich um sein Mädchen kümmern müsse.

Die nächste Szene zeigt eine Liebesszene mit Will und seiner Freundin Skylar, die ihm ihre große Zuneigung zeigt, ihn jedoch auch fragt, warum er seine Freunde und Brüder vor ihr verstecke. Will und seine Freundin treffen sich mit seinen Freunden, wobei sie einander banale Geschichten erzählen, denen sich auch Skylar anzupassen versucht. Sie überlassen schließlich Will und seiner Freundin das Auto. Lambeau und McGuire treffen einander. Der Mathematikprofessor berichtet von den vielen Stellenangeboten Wills. McGuire ist hingegen skeptisch und meint, dass er noch nicht so weit sei. Sein Kollege wiederum hebt das begnadete Genie Wills hervor. Die Widersprüche der beiden ehemaligen Kollegen werden wieder offenbar. Es kommt zur Auseinandersetzung, als ihn der erfolgreiche Professor mit seinen geringen Erfolgen konfrontiert, was McGuire mit aggressiven Äußerungen quittiert. Will bewirbt sich auf eine neue Stelle, schickt dazu aber seinen Freund und verärgert damit Professor Lambeau. Will trifft wieder seine Freundin, die ihn aufgrund seiner logischen Fähigkeiten bewundert und ihm ihre Liebe gesteht. Sie bittet ihn, mit ihr nach Kalifornien zu gehen. Will reagiert plötzlich aggressiv, fühlt sich von Skylar nicht verstanden und will keine Veränderungen auf sich nehmen. Sie wirft ihm vor, sie nicht zu lieben und in seiner winzigen Welt bleiben zu wollen. Will wird wütend und erzählt ihr von seiner schrecklichen Kindheit. Er beschimpft sie. Sie bittet ihn inständig aufzuhören und ihr zu sagen, dass er sie liebe. Er verneint dies und verlässt sie.

Professor Lambeau drückt Will seine Freude über die konstruktive Zusammenarbeit aus, wobei er sich für die von Will auf Papier skizzierte Ableitung einer bedeutenden Formel interessiert. Will befindet sich in einer schlechten Stimmung und reagiert zunehmend wütend, als Professor Lambeau sein Missfallen ausdrückt, dass er zum Vorstellungsgespräch bei einer Firma seinen Freund Chuckie geschickt habe. Die Situation eskaliert zunehmend und Will beginnt seine mathematische Ableitung

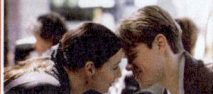

anzuzünden. Den verzweifelten Versuch Professor Lambeaus, das Schriftstück zu retten, belächelt Will und verlässt ihn. Professor Lambeau beklagt seine mathematische Unterlegenheit und das Aufeinandertreffen mit Will. Die Formel verbrennt.

Die nächste Szene zeigt ihn mit seinen Freunden, die mit vielen Problemen zu kämpfen haben. Ein Stellenangebot schlägt er aus, wobei er der Institution Missbrauch vorwirft und deren ethisch-moralische Vorgehensweise massiv kritisiert. In der Therapiestunde spricht der Therapeut Wills Einsamkeitsgefühle, seine Flucht vor Beziehungen und wenig adäquaten Arbeitsverhältnisse an. Will verteidigt seine derzeitige Arbeit am Bau als ehrenhaft. Der Therapeut fragt ihn, was er wolle, worauf Will den Beruf des Schäfers vorschlägt. Darauf beendet er die Therapiestunde, wobei er ihm vorwirft, dass er es nicht schaffe, eine klare Antwort zu geben und wiederholt die Frage, was er wirklich wolle. Will ruft seine Freundin an, die ihm nochmals ihre Liebe gesteht und sich weinend verabschiedet. Will sitzt nachdenklich und deprimiert auf einer Bank, während sie sich zum Abflug bereit macht. Als er seinen Freund Chukie trifft, fragt ihn dieser nach Skylar. Will klärt ihn auf, dass sie abgeflogen sei und nun in Kalifornien studiere. Sein Freund wirkt verärgert und macht ihm massive Vorwürfe, dass er nicht wegziehe.

> »Du bist mein bester Freund, aber wenn du noch in zwanzig Jahren hier bist, werde ich dir deine Fresse polieren! Du bist es mir schuldig! Du hast einen Lottogewinn mit deinen Fähigkeiten gemacht. Aber du verplemperst die Zeit. Ich freue mich auf die Zeit, wo deine Wohnung leer ist!«

Der Professor diskutiert mit seinem ehemaligen Kollegen, da er die Probleme Wills nicht verstehen kann. Er fragt:

> »Warum tut er das?«

McGuire versucht ihm zu erklären, dass Will die Menschen verletzt oder vor den Kopf stößt, ehe sie es tun. Er konfrontiert ihn mit seinem Unverständnis gegenüber Will. Lambeau wiederum stellt Zusammenhänge mit dessen eigener Erfolglosigkeit her. Daraufhin wirft ihm McGuire seine Arroganz und herablassende Art vor und betont, dass Will ein guter Junge sei und er ihn unter zu großen Druck setze. Die Uneinigkeit der beiden Kollegen über ihre unterschiedlichen Lebensauffassungen wird erneut deutlich. In der Therapiestunde beschäftigt sich McGuire mit Wills Akten. Will äußert seine Bedenken hinsichtlich negativer Folgen. Der Therapeut erwähnt Wills schwierige Kindheit, die erlittene Gewalt durch seinen Pflegevater. Er spricht Wills traumatische Erfahrungen an und stellt Parallelen zur eigenen Kindheit her. Will sieht einen Zusammenhang mit der Trennung von Skylar. Der Therapeut distanziert sich von den Berichten und Diagnosen (dieser ganze Dreck). Er geht auf Will zu und sagt:

> »Du kannst nichts dafür! Sieh mich an! Du kannst nichts dafür!«
> Will: »Ja, ich weiß!«

Der Therapeut wiederholt diese Sätze mehrmals. Will wirkt vorerst abwehrend, dann beginnt er intensiv zu schluchzen.

> McGuire: »Diese Schweine! Es ist okay.«

Will umarmt schluchzend den Therapeut. Die nächste Szene zeigt Will im Zug. Er bewirbt sich um eine Stelle. In der letzten Therapiestunde berichtet er seinem Therapeuten, dass er eine Stelle gefunden habe.

💬 »Ist es das, was du willst?«, fragt ihn sein Therapeut.
»Die Zeit ist um! Du bist frei!«

Will drückt seine Hoffnung auf ein Wiedersehen aus. Der Therapeut deutet an, dass er viel unterwegs sein werde.

💬 »Mache das, was dein Herz dir sagt, dann schaffst du es.«

Sie umarmen und verabschieden sich. Will trifft sich mit seinen Freunden, die ihm zum Geburtstag ein altes Auto schenken. Lambeau und McGuire treffen sich. Der Therapeut packt für eine Reise. Die Beziehung der beiden ist wieder entspannter, die Unterschiede bleiben. Will fährt mit seinem Auto zum Therapeuten und wirft einen Brief in seinen Postkasten. Die Freunde wollen Will abholen, doch sein Zimmer ist leer. In den offensichtlichen Verlustschmerz mischt sich Freude. Der Therapeut findet den Brief Wills in dem steht:

💬 »Ich muss mich um mein Mädchen kümmern!«

Lächelnd stellt er fest, dass er ihm diesen Satz gestohlen habe.

Die Übernahme der Verantwortung für ein selbstgestaltetes Leben nach einem schwierigen Therapiebeginn

Der Therapieprozess ist das dominante Narrativ und durchzieht den Film wie einen roten Faden. Obwohl die Einwilligung zur Absolvierung einer Psychotherapie die Voraussetzung bildet, um einer Haftstrafe im Gefängnis zu entgehen, zeigt Will wenig Therapiebereitschaft, was auch zu Folge hat, dass sich kein Therapeut zur Behandlung bereit erklärt. Erst auf das Drängen des Förderers Professor Lambeau, der dessen geniale mathematischen Fähigkeiten erkennt und diese auch für sich zu nutzen beabsichtigt, erklärt sich schließlich sein früherer Studienkollege McGuire zur Übernahme bereit. Im Erstgespräch zeigt sich Will wie bereits bei den vorhergehenden Therapeuten verletzend und aggressiv. Der Therapeut verhält sich vorerst abwartend und beginnt sich schließlich zu wehren, als Will sich über seine Frau abfällig äußert. Dies geht so weit, dass er seinen Patienten an der Gurgel packt und ihm unmissverständlich droht, ihn umzubringen, sollte er dies nochmals tun. Das konfrontative und aggressive Vorgehen des Therapeuten lässt auf die von Freud eindrucksvoll beschriebenen Phänomene der Übertragung und Gegenübertragung schließen. Supervision und Intervision sind derzeit gängige Vorgehensweisen, um das eigene Therapeutenverhalten zu reflektieren, um Fehler zu vermeiden (Leitner et al. 2014). Der Therapeut im Film ist vorwiegend auf sich selbst gestellt und muss sich zudem gegenüber seinem Kollegen abgrenzen, der die Psychotherapie zu instrumentalisieren versucht, um die mathematischen Fähigkeiten Wills für sich besser nutzen zu können.

Das Aufzeigen notwendiger Regeln und Grenzen bereits zu Beginn der Therapeut-Klient-Beziehung stellt eine wichtige Voraussetzung dar, um eine konstruktive Zusammenarbeit zu ermöglichen.

Die nächste Sitzung beinhaltet vorwiegend Psychoedukation verbunden mit geistig-existenziellen Fragestellungen, wobei sich der Therapeut auch mit den problembelasteten Bereichen der Persönlichkeit seines Patienten auseinandersetzt. Er konfrontiert ihn dabei mit seinem »existenziellen Vakuum« (Batthyany et al. 2008, S. 34), wobei er ihn auf seine Entwicklungsdefizite

💬 »Du bist nur ein Kind«,

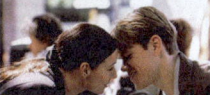

seinen Mangel an intuitiven Wahrnehmungen, erfüllenden Beziehungen und intentionalen Gefühlen (Frankl 2005) wie Liebe und Trauer sowie die fehlende Selbstreflexion

 »Wer bist du?«, »Du hast Angst vor dem Ergebnis.«

aufmerksam macht.

Die deskriptive Auseinandersetzung mit der Persönlichkeit Wills ist vergleichbar mit neueren Ansätzen in der psychotherapeutischen Diagnostik, die »die Symptomatik in Relation zur Persönlichkeit, die psychotherapeutische Beziehung und die Krisenhaftigkeit« (Bartuska et al. 2005, S. 18) in den Vordergrund stellen. Die Spezifizierung aus logotherapeutischer Sicht »als Einblick und Durchblick auf Freiheit und Verantwortlichkeit« (Wiesmeyr 2005, S. 98) sowie die gesunden Anteile der Persönlichkeit und ihre Ressourcen lassen durchaus Parallelen zur Vorgehensweise des Therapeuten im Film erkennen.

Will hört schweigend zu, was sowohl als Widerstand als auch als Nachsinnen interpretiert werden könnte. Allerdings dauert dieses Schweigen beinahe zwei Sitzungen lang, wobei auch der Therapeut dieses Schweigen nicht unterbricht. Dass Schweigen als Intervention dazu beitragen kann, Therapieprozessen eine neue Richtung zu geben, zeigt sich in der nächsten Szene. Will beginnt plötzlich und unerwartet von seiner Freundin zu erzählen. Der Therapeut wiederum nutzt die zunehmende Therapiebereitschaft Wills, um ihm von seiner liebevollen Beziehung zu seiner Frau zu erzählen, die vor einigen Jahren verstorben ist. Die humorvollen Äußerungen McGuires und das darauffolgende gemeinsame Lachen schaffen eine entspannte Atmosphäre und eine unübersehbare Zunahme an Vertrauen. Die therapeutischen Geschichten von Martin Buber, Nosrat Peseschkian, Paul Watzlawick und Viktor E. Frankl, um nur einige zu nennen, sind voll von solchen humorvollen und paradoxen Inhalten. Dem narrativen therapeutischen Zugang dürfte zur Entstehungszeit des Films eine hohe Wirksamkeit zugeschrieben worden sein. Aus Sicht der Psychotherapieforschung gibt es allerdings hinsichtlich der ausschließlichen Anwendung narrativer Ansätze auch Einwände, die darauf abzielen, zu wenig auf die Problembewältigung und Fragen des Patienten einzugehen. Interessant an der filmischen Darstellung der Rolle des Therapeuten ist auch das schwierige und widersprüchliche Verhältnis zu seinem früheren Kollegen. So unterscheiden sich deren Lebenskonzepte doch deutlich voneinander. Während der Therapeut der Gestaltung humaner Beziehungen hohen Wert beimisst, ist sein Kollege vorwiegend leistungsorientiert ausgerichtet. Der Therapeut grenzt sich auch in der Therapie von den Zielen seines Kollegen ab, wobei es dabei auch zu Auseinandersetzungen kommt. Die Aufnahme einer Liebesbeziehung Wills zu der Studentin Skylar fällt in die Phase einer vertrauensvolleren therapeutischen Beziehung und kann daher auch als persönlicher Fortschritt Wills interpretiert werden. Möglicherweise haben auch die Begegnung mit dem Therapeuten und die Schilderung der liebevollen Beziehung zu seiner Frau im Sinne eines Vorbildes dazu beigetragen. Diese ersten positiven Entwicklungen Wills werden zunehmend von Schwierigkeiten und Problemen überlagert, die nach und nach auch das Verhältnis zu Professor Lambeau trüben, wobei sich auch die Auseinandersetzungen zwischen den beiden Kollegen verschärfen. Mit

 »Er ist ein guter Junge!«

stellt sich der Therapeut vertrauensvoll hinter Will, während der Mathematikprofessor zunehmend Wut, Ärger und Neid angesichts seiner Schwierigkeiten mit Will entwickelt.

Seine Verletzlichkeit und seine Angst vor Nähe sowie die damit in Zusammenhang stehenden Aggressionen erschweren auch zunehmend seine Beziehung zu Skylar, die für eine Liebesbeziehung offen wäre. McGuire bleiben die krisenhaften Entwicklungen Wills nicht verborgen. Er konfrontiert ihn mit seinen Beziehungsschwierigkeiten, seinem destruktiven Umgang mit seinen Begabungen und wirft ihn schließlich aus der Stunde. Die Situation scheint zunehmend zu eskalieren. Die Freundin verlässt ihn, nachdem er ihre Liebe nicht erwidert, auch sein bester Freund kritisiert seine fehlende Lebensgestaltung.

In dieser kritischen Phase kommt er zum Therapeuten, der ohne auf die Beschreibungen und Diagnosen zu achten, ihn mit seinem Kindheitstraum konfrontiert. Er verweist dabei auf sein eigenes ähnliches Schicksal und bietet sich als Begleiter an. Der Schlüsselsatz des Therapeuten lautet mehrfach ausgesprochen

> »Du kannst nichts dafür!«

Er will ihn von seinen erlittenen Verletzungen und schuldhaften Verstrickungen befreien, was auch in der Umarmung und dem herzhaften Schluchzen Wills zum Ausdruck kommt. Die Intervention stellt in dem Film das therapeutische Schlüsselereignis dar. In der realen Therapie erweisen sich diese Schritte als durchaus langwieriger und komplexer. Der Film stammt aus einer Zeit, in der die Entdeckung und Bearbeitung von Traumata zunehmend an Bedeutung gewonnen hat.

Hinsichtlich des Ausgangs des Films bietet sich in diesem Sinne auch die Interpretation an, dass ein Anfang in Richtung konstruktiverer Lebens- und Beziehungsgestaltung gemacht wurde. Der Ausgang bleibt letztlich offen.

Dass auch der Therapeut zu einer Reise aufbricht und neue Herausforderungen sucht, kann insgesamt als Abschluss und Neuanfang gedeutet werden. Therapeut und Patient nutzen die wachstumsfördernde Dialektik einer wiedergewonnen Freiheit und herausfordernden Verantwortung in Hinblick auf die wertvolle, gemeinsame Erfahrung, dass alles wirkliche Leben Begegnung ist.

Good Will Hunting – ein Beitrag zur Indentitätsentwicklung angehender Psychotherapeuten/innen

Vermag der Film *Good Will Hunting* die Auseinandersetzung angehender Psychotherapeuten/innen mit ihrer Rolle als Therapeuten/innen im Rahmen ihrer Identitätsentwicklung zu unterstützen? Zu dieser Forschungsfrage versucht das Pilotprojekt »Filme in der Gruppenselbsterfahrung« Hypothesen zu generieren, ausgehend von den interessanten Ansätzen der Filmtherapie und der Cinematherapie im Anton-Proksch-Institut

> »über Filme, die in der Lage sind, euthyme Grundstimmungen zu erzeugen, auf die Zukunftserwartung der Patienten Einfluss zu nehmen und die Sinndimension menschlichen Lebens bewusst zu machen.« (Poltrum 2012, S. 135).

In den nachfolgenden Gruppengesprächen zum Film wurden mit Teilnehmern/innen des psychotherapeutischen Fachspezifikums »Existenzanalyse und Logotherapie« die Haltung und Persönlichkeit des Therapeuten, die Therapeut-Klient-Beziehung, das therapeutische Vorgehen und der Therapieprozess bearbeitet.

Die mittels Flipchart transkribierten 61 Aussagen der 25 Teilnehmer/innen im Rahmen des Dialogs über Eindrücke, Überschriften und Bilder zum Film wurden entsprechend der qualitativen Inhaltsanalyse (Mayring und Gläser-Zikuda 2008) einem Kategoriensystem zugeordnet. Da die Aussagen der Teilnehmer/innen bereits kurze metaphorische Inhalte aufwiesen, konnte auf eine Paraphrasierung weitgehend verzichtet werden.

Zudem füllten 13 Teilnehmern/innen einer Ausbildungsgruppe einen Fragebogen zum Therapieprozess aus, der auch in dem Forschungsprojekt »Evaluation der Existenzanalyse und Logotherapie« (Wiesmeyr 2014) Anwendung findet.

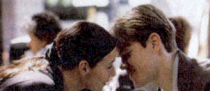

Um Wiederholungen zu vermeiden, werden nur jene Ergebnisse des Gruppenprozesses mit den Ausbildungskandidaten/innen dargestellt, die spannende und interessante Ergänzungen und Vertiefungen beinhalten:

- Dass beinahe zwei Drittel der Äußerungen der Teilnehmer/innen (62,2 %) mit der Persönlichkeit des Therapeuten, der Therapeut-Patient-Beziehung, der therapeutischen Behandlung (Kompetenz, Wirksamkeit, Interventionen, Fehler) und dem Therapieprozess in Zusammenhang stehen, kann mit ihrem Berufsziel Psychotherapeut/in in unmittelbaren Zusammenhang gebracht werden.
  - **Hinsichtlich der Therapeutenpersönlichkeit sollen folgende Äußerungen hervorgehoben werden:** Seine Fehlerhaftigkeit macht ihn menschlich. Der Therapeut vermittelt Halt und Sicherheit. Er entbindet den Patient von seiner Schuld und wirkt im Verlauf der Therapie lockerer und humorvoll. Er gibt etwas aus seinem Leben in die Therapie hinein.
  - **In Bezug zur Beziehung zum Patienten finden sich folgende Hinweise:** Aufgrund seiner eigenen traumatischen Kindheitserlebnisse ist er ein Leidensgenosse und kommt aus einem ähnlichen sozialen Milieu. Er baut eine tragfähige und vertrauensvolle Beziehung zum Patienten in Form der personalen Begegnung auf. Er steht die schwierige Krisensituation durch und hält zu seinem Patienten (Er ist ein guter Junge).
  - **Zur therapeutischen Behandlung:** Er verwendet ein provokatives und konfrontatives Vorgehen. Er macht dem Patienten Grenzen durch seine körperliche Aggression und das Einhalten der Zeit bewusst. Er verwendet einen Werteabgleich (Worum geht es?) und passt sich der Sprache des Patienten an. Seine guten Fragen (Was willst du?) und Metaphern (Höre auf dein Herz!) erweisen sich als wirksam. Er konfrontiert Will mit seinem Trauma (Trauma-Therapie: Du kannst nichts dafür!). Ruhe und Stille erweisen sich als adäquate Interventionen.
  - **Zum Therapieprozess:** Die Hypothesen des Therapeuten und seine Entwicklungsziele stimmen mit dem Therapieprozess überein. Der Streit über Therapieziele mit seinem Kollegen steht in Zusammenhang mit ihren unterschiedlichen Lebenskonzepten. Eine positive Entwicklung zeigt sich in Form einer Befreiung und eines Aufbruchs ins Leben. Die verschüttete Beziehungsfähigkeit wird aufgebrochen. Die Therapie findet auf Augenhöhe statt. Der Therapeut hat viel vom Patienten gelernt.
- 24,3 % der Angaben betreffen den Patienten, wobei die Teilnehmer/innen auf das verletzte Selbst, die großen Auswirkungen des Traumas, seine Selbstfindung und seinen Willensaufbruch, Sinnperspektiven, sein zunehmendes Verantwortungsbewusstsein (Bewerbungsgespräch) und das Vorbild des Therapeuten (Ich muss mich um mein Mädchen kümmern) erwähnen.
- In der kritischen Reflexion zum Film, die 13,5 % der Aussagen der Teilnehmer/innen repräsentieren, finden sich folgende Äußerungen: Die Diskrepanz von Wirklichkeit und Film ist deutlich erkennbar. Die verkürzte Darstellung kann für Betroffene gefährlich sein. Klischeedenken wie der gute Therapeut, der vertrauensvolle Klient, die liebevolle Freundin verhindern realistischere Zugänge. Die körperliche Aggression des Therapeuten ist abzulehnen. »Zaubersprüchen« wird eine zu hohe Wirksamkeit zugesprochen. Das Einbringen von »Lebenserfahrungen des Therapeuten« kann sich als problematisch erweisen. Die Verschwiegenheit des Therapeuten ist zu wenig klar erkennbar. Im Gegensatz zu den vorhergehenden Therapieabbrüchen wird die nachfolgende Therapie idealisiert. Die verordnete Therapie hat Auswirkungen auf den Therapieprozess. Der Therapeut lehnt Diagnosen ab, was die Gefahren einer Vereinfachung der Problematik erhöht.
- Der Fragebogen zum Therapieprozess ergab folgende hohe Zustimmungswerte (Mittelwert zwischen 3,5 und 3,9) auf einer fünfstufigen Skala (0–4): Der Umgang mit seinen traumatischen Erfahrungen und seiner damit in Zusammenhang stehenden Persönlichkeitsstörung hat sich verbessert. Der Therapieverlauf verlief insgesamt zufriedenstellend. Stärken und Fähigkeiten des Patienten waren während des Therapieverlaufs präsent. Für Humor und Lachen war während

der Therapie ausreichend Platz (3,85!). Schmerzliche und berührende Auseinandersetzungen trugen wesentlich zur Weiterentwicklung bei. Der Klient findet anscheinend wieder mehr Sinn im Leben. Die Interventionen wirkten sich insgesamt förderlich aus. Die Beziehungsfähigkeit des Klienten hat sich verbessert (3,9!). Das Ausschöpfen der eigenen Freiheit und die Übernahme der Eigenverantwortung nahmen während der Therapie zu.

- Deutlich geringere Zustimmungswerte ergaben sich für: In der Therapie wurden vom Patienten wesentliche Themen nicht angesprochen (1,3!). Um Unklarheiten zu klären, nahm der Therapeut während der Therapie Supervision oder Intervision in Anspruch (1,3!). Fragen und Probleme konnten ausreichend geklärt werden (2,4).

- **Zusammenfassung und Diskussion**

Die Ergebnisse dieser Pilotuntersuchung bestätigen die bereits in der Filmtherapie evaluierten Effekte hinsichtlich der Motivation, der Besonderheit dieses Mediums, der positiven Wirkungen auf die Affektregulation und die Gestaltung der therapeutischen Beziehung (Poltrum 2012).

Für angehende Psychotherapeuten/innen stehen zudem die Auseinandersetzung mit der Haltung und Persönlichkeit des Therapeuten, die spannenden Aspekte der Therapeut-Patient-Beziehung, der Therapieprozess mit seinen vielfältigen und komplexen Entwicklungsmöglichkeiten sowie die kritische Reflexion im Vordergrund. Der existenzanalytisch-logotherapeutische Zugang der Teilnehmer/innen an der Pilotstudie wird deutlich, wenn die humane Einstellung des Therapeuten, existenzielle Fragestellungen wie Freiheit und Verantwortung, provokative und humorvolle Interventionen, Ressourcenaktivierung sowie Sinn und Werte thematisiert werden.

Der Film als Metapher für das menschliche Leben

Bei Viktor E. Frankl findet sich die interessante Vorstellung vom Leben als Film (Frankl 2005). Das bereits vergangene, gelebte Leben wird als belichteter Teil betrachtet, während die unbelichtete Filmrolle die zukünftigen Gestaltungsmöglichkeiten umfasst. Beide Aspekte finden sich auch im rezensierten Film. Der Therapeut begleitet vertrauensvoll die Not wendende kathartische Verarbeitung des Kindheitstraumas und trägt so zur Erhellung der Existenz seines Patienten im Sinne Karl Jaspers bei, was auch in der Zunahme an Vertrauen und Hoffnung zum Ausdruck kommt. Der Protagonist stellt sich damit der beständigen Herausforderung, den Sprung ins wirkliche Leben zu wagen. Eine durchaus spannende Handlungsanleitung für alle!

Literatur

Bartuska H, Buchsbaumer M, Mehta G et al. (Hrsg) (2005) Psychotherapeutische Diagnostik. Leitlinien für den neuen Standard. Springer, Wien
Batthyany A, Biller K, Fizzotti E (Hrsg) (2008) Viktor E Frankl. Die Psychotherapie in der Praxis. Böhlau, Wien
Buber M (1973) Das dialogische Prinzip. Schneider, Heidelberg
Frankl, V E (2005) Der Wille zum Sinn. Huber, Bern
Leitner A, Schigl B, Märtens M (Hrsg) (2014) Wirkung, Risiken und Nebenwirkungen von Psychotherapie. facultas.wuv Universitätsverlag, Wien
Mayring P, Gläser-Zikuda M (Hrsg) (2008) Die Praxis der Qualitativen Inhaltsanalyse. Beltz, Weinheim
Poltrum M (2012) Reiz und Rührung. Cinematherapie in der stationären Suchtbehandlung. In: Rausch – Wiener Zeitschrift für Suchttherapie, 3: 128–147
Watzlawick, P (2015) Wie wirklich ist die Wirklichkeit. Piper, München
Wiesmeyr O (2005) Existenzanalyse und Logotherapie. In: Bartuska H et al. (Hrsg) Psychotherapeutische Diagnostik. Springer, Wien
Wiesmeyr O (2014) Forschungsprojekt Evaluation der Logotherapie und Existenzanalyse: Erste Ergebnisse. Gesundheit. Österreich (Hrsg) Tagungsband zur wissenschaftlichen Fachtagung 2014

Good Will Hunting

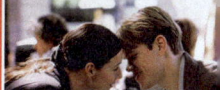

Originaltitel	Good Will Hunting
Erscheinungsjahr	1997
Land	USA
Drehbuch	Ben Affleck, Matt Damon
Regie	Gus Van Sant
Hauptdarsteller	Matt Damon, Robin Williams, Ben Affleck, Stellan Skarsgård, Minnie Driver
Verfügbarkeit	Als DVD in deutscher Sprache erhältlich

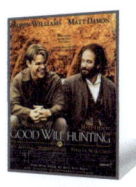

Thomas Ballhausen

Koks für Freud und Holmes

Handlung 63
Literarische Impulse, filmische Entwürfe 63
Die Erzählbarkeit von Geschichte 68
Zwei Methoden des Zeichenlesens 73
Literatur 73

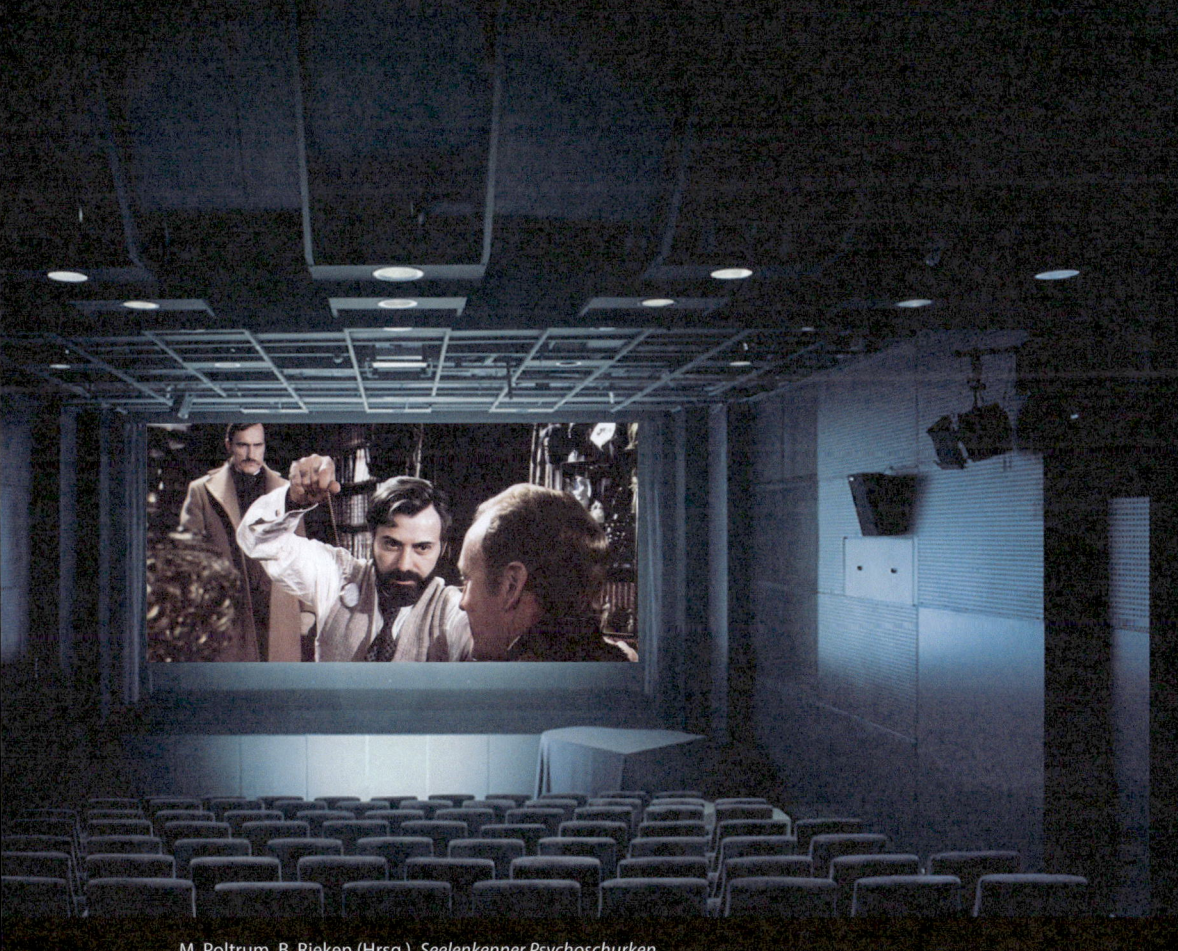

M. Poltrum, B. Rieken (Hrsg.), *Seelenkenner Psychoschurken*,
DOI 10.1007/978-3-662-50486-4_5, © Springer-Verlag Berlin Heidelberg 2017

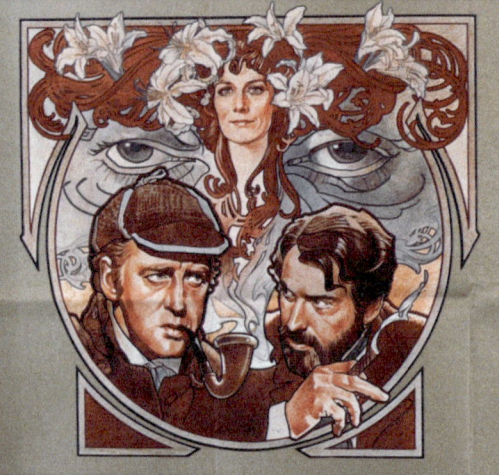

Filmplakat *The Seven-Per-Cent Solution*.
Quelle: dpa Picture-Alliance GmbH. © Mary Evans Picture Library / picture-alliance.

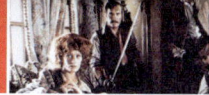

The Seven-Per-Cent Solution

Handlung

Sherlock Holmes meets Sigmund Freud: In der Literaturverfilmung *The Seven-Per-Cent Solution* (◘ Abb. 5.1) kommt es zu einem illustren, spannungsreichen und unterhaltsamen Treffen der beiden Eigenwilligen. Die Handlung setzt in London ein. Dr. Watson, der Freund des Detektivs Holmes, findet diesen zurückgezogen und drogenabhängig vor. Er scheint besessen von der Idee, dass der Hochschullehrer Moriarty eigentlich der Drahtzieher zahlreicher Verbrechen wäre. Watson geht der Sache nach, Moriarty, der sich wiederum von Holmes bedroht sieht, entpuppt sich dabei als der ehemalige Hauslehrer von Sherlock und Mycroft Holmes – wobei er aber durchaus ein Geheimnis in Bezug auf die Familien Holmes zu haben scheint. Watson entschließt sich zur Täuschung seines Freundes, um ihn nach Wien zu Sigmund Freud zu locken. Ein Artikel des Wiener Arztes in der Fachzeitschrift *The Lancet* hat ihn auf Freud und dessen Forschungen zum Kokain aufmerksam gemacht. Mithilfe von Mycroft gelingt das Manöver; Watson und Holmes verfolgen vermeintlich Moriarty, der, unter drohenden Bemerkungen von Mycroft, nach Wien vorgeschickt wurde. In der Berggasse trifft Holmes dann aber nicht auf seine Nemesis sondern auf Sigmund Freud, der sich Holmes' annimmt. Mittels Hypnose und Entzug wird er behandelt. Kaum genesen, wird das Trio Holmes-Watson-Freud in die Auflösung eines Falls verwickelt: Freud wird ins Krankenhaus zu einer ehemals Kokainsüchtigen, der Sängerin Lola Deveraux, gerufen. Ihr Rückfall, so stellt sich aber bald heraus, ist nicht selbstgewählt, vielmehr ist sie Opfer einer Intrige ihres schwerverschuldeten Liebhabers, des militaristischen Baron von Leinsdorf. Dieser ist mit einem Pascha aus dem Osmanischen Reich einen verbrecherischen Deal eingegangen: Er liefert Lola für den Harem des Paschas aus, dafür werden seine Spielschulden getilgt. Die Verfolgungsjagd vom Krankenhaus, quer durch das nächtliche Wien und ein Bordell führt schließlich zu einem Bahnhof. Der Zug des Paschas ist, mit der sedierten Lola an Bord, bereits auf dem Weg Richtung Osten. Holmes, Watson und Freud requirieren kurzerhand einen Zug und nehmen die Jagd auf – die am Morgen darauf kurz außerhalb der imperialen Grenzen endet. Der Zug des Paschas wird eingeholt und in voller Fahrt geentert, Baron Leinsdorf unterliegt Holmes im Säbelduell auf den schwankenden Waggons. Freud und Watson befreien Lola, der Plan des Paschas ist vereitelt. Zurück in Wien hypnotisiert Freud Holmes ein weiteres Mal, um zum ursprünglichen Trauma seiner Sucht vorzustoßen (◘ Abb. 5.2). Im Rahmen dieser Sitzung wird klar, dass Moriarty der heimliche Geliebte von Sherlocks Mutter war – ein Umstand, der sie das Leben kostete. Von ihrem Gatten ertappt, wird sie von ihm erschossen, all dies wiederum beobachtet vom jungen Sherlock. Freud und Watson, der der Sitzung beigewohnt hat, lassen diese Auflösung für Holmes aber unentdeckt. In Freundschaft trennen sich ihre Wege, Watson kehrt nach London zurück, Freud bleibt, unter Andeutung einer Reise nach London, in Wien und der geheilte Holmes tritt eine Fahrt ins Ungewisse und in die (vorläufige) Anonymität an. Auf dem Deck eines Donauschiffs trifft er zufällig Lola Devereux – ein Umstand der ein weiteres Happy End nach dem ersten nahelegt.

Literarische Impulse, filmische Entwürfe

Als *The Seven-Per-Cent Solution* in den internationalen Kinos anlief waren die Reaktionen gemischt. Die Kurzkritik der britische Zeitschrift *Sight and Sound* findet wenig schmeichelhafte Worte für diese anspruchsvolle (Tragi-)Komödie: »Sorrily botched all-star extravaganza based on the potentially engaging alliance of those two searchers after truth, Sherlock Holmes and Sigmund Freud; throws away its name cast« (o. A. 1977, S. 132). Im Filmbeobachter, der den Film unter dem deutschsprachigen,

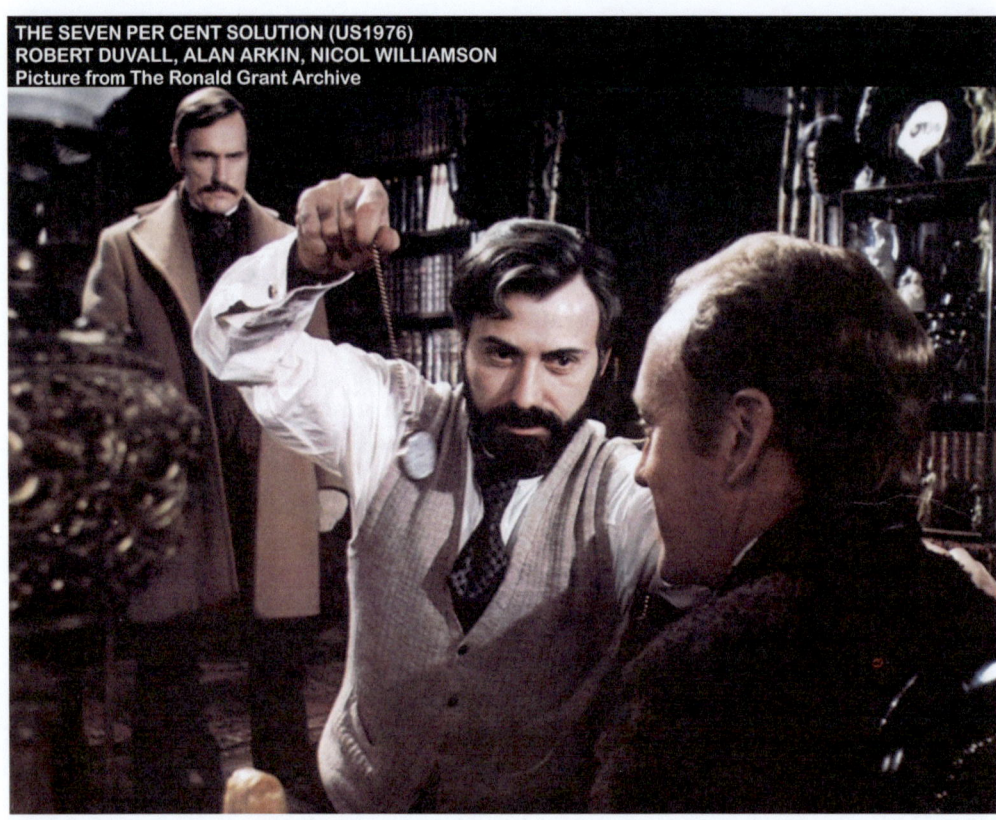

◘ **Abb. 5.2** Sigmund Freud (Alan Arkin) hypnotisiert Sherlock Holmes (Nicoll Williamson), im Hintergrund Dr. Watson (Robert Duvall). Quelle: dpa Picture-Alliance GmbH. © IFTN / United Archives / picture alliance.

vielsagenden Verleihtitel *Kein Koks für Sherlock Holmes* rezensiert, kommt man da schon zu einem ausgewogeneren Urteil: »Von der Annahme ausgehend, daß Sherlock Holmes gar nicht tot sei, führt der Film den berühmten Kombinierdetektiv und den ebenso berühmten Seelendoktor Sigmund Freud zu einer phantastisch-kuriosen Böse-Buben-Jagd im nostalgisch-schön fotografierten Wien zusammen. Hübsche Unterhaltung« (Winterstein 1977, S. 6). Und die Besprechung im oftmals sehr gestrengen *film-dienst* fällt gar noch positiver aus, die Literaturverfilmung wäre »trotz kleiner Schwächen, ein exzellenter Kinospaß« (rhh 1977, S. 15). Das Fazit am Ende der Rezension ist entsprechend lobend: »Der dem Rauschgift verfallene Meisterdetektiv Sherlock Holmes fährt mehr oder weniger gezwungen nach Wien zu Sigmund Freud und gerät hier in einen mysteriösen Kriminalfall. Stilvoll inszeniertes, ausgestattetes und fotografiertes Kriminal-Kammerspiel, das sich allmählich zu einem exzellenten Kino-Vergnügen mit brillanten schauspielerischen Leistungen steigert« (rhh 1977, S. 15). Herbert Ross' Film, basierend auf dem Roman Nicholas Meyers, der dann auch das Drehbuch verfasste, stellt wie wenig andere Holmes-Adaptionen die Person des eigenwilligen Detektivs und nicht zuletzt seine menschlichen Schwächen (Weinstein 2009, S. 227f.) in den Mittelpunkt. Nicht nur die Eröffnungscredits, die den Film an das Erzähluniversum des exzentrischen Ermittlers verbinden, auch der eigentliche Titel betont die Verankerung in den literarischen Vorlagen: Holmes wird als Suchtkranker fassbar, wie er in den Texten seines Schöpfers Arthur Conan Doyle schon angelegt ist. Für die filmischen Adaptionen ist dabei die Eröffnungspassage aus *The Sign of the Four* (1890) zentral – ein Kapitel, das bezeichnenderweise »The Science of Deduction« übertitelt ist:

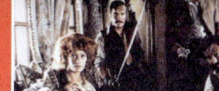

»Sherlock Holmes took his bottle from the corner of the mantel-piece and his hypodermic syringe from its neat morocco case. With his long, white, nervous fingers he adjusted the delicate needle, and rolled back his left shirt-cuff. For some little time his eyes rested thoughtfully upon the sinewy forearm and wrist all dotted and scarred with innumerable puncture-marks. Finally he thrust the sharp point home, pressed down the tiny piston, and sank back into the velvet-lined arm-chair with a long sigh of satisfaction. Three times a day for many months I had witnessed this performance, but custom had not reconciled my mind to it. On the contrary, from day to day I had become more irritable at the sight, and my conscience swelled nightly within me at the thought that I had lacked the courage to protest. Again and again I had registered a vow that I should deliver my soul upon the subject, but there was that in the cool, nonchalant air of my companion which made him the last man with whom one would care to take anything approaching to a liberty. His great powers, his masterly manner, and the experience which I had had of his many extraordinary qualities, all made me diffident and backward in crossing him. Yet upon that afternoon, whether it was the Beaune which I had taken with my lunch, or the additional exasperation produced by the extreme deliberation of his manner, I suddenly felt that I could hold out no longer. ›Which is it today?‹ I asked, – ›morphine or cocaine?‹ He raised his eyes languidly from the old black-letter volume which he had opened. ›It is cocaine,‹ he said, – ›a seven-per-cent solution. Would you care to try it?‹«

Auch in gegenwärtigen filmischen Darstellungen ist das Weiterwirken dieses Bildes von Holmes, das sich oft abgeschwächt oder verschleiert findet, deutlich präsent. Ein direkter Bezug zur Literaturvorlage als auch zu Ross' Film findet sich selbst in der populären BBC-Serie *Sherlock*. Im Weihnachtsspecial *Sherlock: The Abominable Bride* (UK 2016, Regie: Douglas Mackinnon) liest sich die mediale Umschrift der oben zitierten Szene folgendermaßen:

> Watson: »You haven't left these rooms, Holmes. You ... haven't ... moved. Now, tell me, morphine or cocaine?«
> Holmes (running his hand over his hair): »Cocaine.«
> (He drags himself onto his knees.)
> Holmes: »A seven percent solution.«
> (Picking up the syringe, he puts it into the case, then stands up and offers the case to Watson.)
> Holmes: »Would you care to try it?«

An einer späteren Stelle im Skript wird über die Erwähnung der Figur Irene Adler nicht nur die Verflechtung mit Doyles narrativem Inventar weitergetrieben; vielmehr wird auf diesem Wege auch ein direkter Bezug zu *The Seven-Per-Cent Solution* und zu Freud (bzw. zur filmischen Darstellung Freuds) hergestellt:

> Watson (pointing): »That watch that you're wearing: there's a photograph inside it. I glimpsed it once ...«
> (Cutaway shot of the photograph inside the lid of the pocket watch. We all recognise it.)
> Watson: »I believe it is of Irene Adler.«
> Holmes (a little angrily): »You didn't ›glimpse‹ it. You waited 'til I had fallen asleep and looked at it.«

> Watson: »Yes, I did.«
> Holmes: »You seriously thought I wouldn't notice?«
> Watson: »Irene Adler.«
> Holmes: »Formidable opponent; a remarkable adventure.«
> Watson: »A very nice photograph«
> Holmes: »Why are you talking like this?«
> Watson: »Why are you so determined to be alone?«
> Holmes: »Are you quite well, Watson?«
> Watson: »Is it such a curious question?«
> Holmes: »From a Viennese alienist, no; from a retired Army surgeon, most certainly.«

Freud, wenn gleich hier namentlich ungenannt, wird als »alienist«, als Psychiater oder – um eine weniger schmeichelhafte Übersetzung einzubringen – als Irrenarzt apostrophiert. Was in dieser jüngsten filmischen Bezugnahme nur angedeutet bleibt, findet sich in *The Seven-Per-Cent Solution* völlig ausgestaltet vor, lässt sich der Film doch auch als verwickelte, von Wendungen durchzogene Krankheits- bzw. Heilungsgeschichte lesen:

> »Watson findet Holmes völlig dem Rauschgift verfallen und von einem ›Napoleon des Verbrechens‹, der ihn verfolge, faselnd vor. Seine Nachforschungen ergeben, daß der mysteriöse ›Napoleon‹ Moriarty, ein ehemaliger Hauslehrer der Holmes-Brüder ist und daß dieser sich wiederum von Holmes verfolgt fühlt. Um Holmes von seiner Rauschgiftsucht zu befreien, benützen Watson und Holmes Bruder Mycroft seinen Verfolgungswahn, um ihn nach Wien zu Sigmund Freud zu locken. Dort, kaum auf dem Wege der Besserung, wird Holmes in einen mysteriösen Fall verwickelt, den er nun gemeinsam mit seinem neuen Freund Sigmund und dem getreuen Watson löst: Die schöne Halbwelt-Dame Lola wird von ihrem in Spielschulden geratenen Freund rauschgiftabhängig gemacht und soll zur Tilgung der Schuld an einen Pascha verhökert werden. Am Schluß befreit das Detektiv-Trio Lola aus den Händen der Entführer, Freud Holmes von seinem Moriarty-Wahn und Lola Holmes von seinem Frauenhaß« (rhh 1977, S. 15).

Freud wird in dem Film auf mehrfache Weise als intellektueller, aber auch klassisch tatkräftiger Held erfahrbar. Zwei Seiten der filmischen Darstellung kommen dabei zusammen: Einerseits therapiert er Holmes und deckt mittels Hypnose zuletzt auch das konstitutive Trauma hinter dessen Wunsch auf, Detektiv zu sein – es ist dies nichts weniger als der tragische Umstand, dass ausgerechnet Moriarty der Geliebte von Holmes Mutter war und diese, was der junge Sherlock beobachtet, dafür grausam von ihrem Gatten getötet wird. Andererseits erweist sich Freud geradezu als filmischer Actionheld, der z. B. den antisemitischen Baron von Leinsdorf – er ist zugleich auch der zwielichtige Geliebte von Lola Deveraux – im Rahmen eines als Tennisspiel abgewickelten Duells besiegt oder in der finalen Verfolgungsjagd mit der Muskete in der Hand eben die entführte Lola befreien hilft (◘ Abb. 5.3). Anders als in den einschlägigen Biopics bzw. lebensgeschichtlichen Darstellungen (Ballhausen et al. 2006) oder den filmischen Amateuraufnahmen, die die historische Person Freud ausschließlich als gealterten, manchmal sogar von Krankheit gezeichneten Mann zeigen (Mijolla 1999), erlauben die Konzession das Entfalten alternativer Zugriffe:

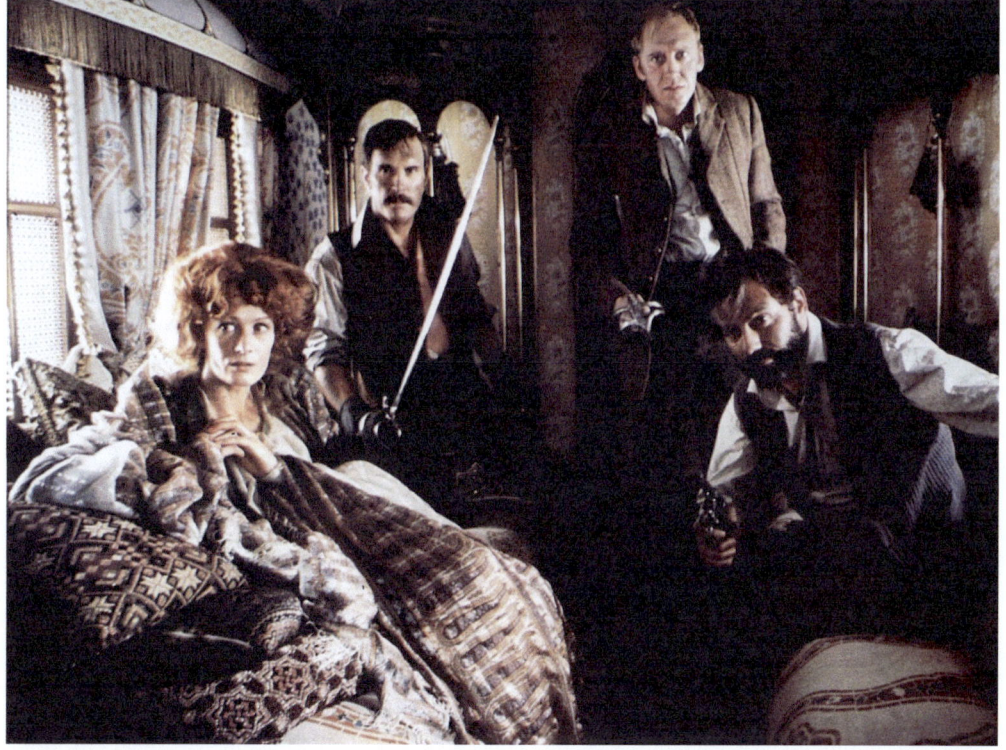

◘ **Abb. 5.3** Sigmund Freud als Actionheld – gemeinsam mit Sherlock Holmes und Dr. Watson befreit er Lola Deveraux (Vanessa Redgrave) aus den Fängen ihrer Feinde. Quelle: dpa Picture-Alliance GmbH. © IFTN / United Archives / picture alliance.

> »These cinematographic documents occupy a privileged place among the ways researchers can satisfy their biographical curiosity. Fiction filmes, on the other hand, can give us the momentary illusion of mastering a past that has escaped us forever by recreating it in a narrative framework« (Mijolla 1999, S. 192f.).

Im größeren Rahmen verweist die fiktionsgerichtete Darstellung auch auf eine historische Asymmetrie: Hatte schon der Stummfilm die Psychoanalyse und ihre Kontexte für sich als Sujet entdeckt, kam es erst im Lauf der 1970er-Jahre zu einer Integration der Psychoanalyse in die Filmtheorie. Die thematische Nähe von Film und Psychoanalyse, etwa hinsichtlich der Option von Sagbarkeit, Darstellbarkeit und Visualisierung (Lebeau 2001) kann – immer unter Einrechnung des Umstandes, dass hier mit einem Dachbegriff operiert wird, der die unterschiedlichsten Schulen und Ansätze in der medialen Übertragung bündelt, wenn nicht gar harmonisiert – mit einem Publikums-Wunsch nach Darstellbarkeit quergelesen werden. Die zeitliche Nähe der verzahnten Entwicklung von Kinematografie, Röntgenstrahlen und Psychoanalyse (Ballhausen 2015) darf dabei ebenfalls als nicht unwesentlich eingestuft werden. Es scheint, nicht zuletzt angesichts Freuds Skepsis gegenüber Film und Kino, die sich aus den historischen Kontexten als durchaus nachvollziehbar darstellt, nur passend, dass *The Seven-Per-Cent Solution* mit folgender Texttafel eröffnet, die sich als ein augenzwinkernder disclaimer zugunsten des Erzählens – und auch der Erzählbarkeit – verstehen lässt: »In 1891 Sherlock Holmes was missing and presumed dead for three years. This is the true story of his disappearance. Only the facts have been made up.«

Die Erzählbarkeit von Geschichte

Was aber sind nun die möglichen Fakten hinter den filmischen Erfindungen in Bezug auf Freud, die sich auf verschobene Weise auch in *The Seven-Per-Cent Solution* manifestieren? Zu Beginn des Filmes erwähnt Dr. Watson im Gespräch mit seiner Ehefrau einen Artikel in der medizinischen Fachzeitschrift *The Lancet*, verfasst von Freud, der ihn auf seinen eigenwilligen Plan zur Heilung seines Freundes verfallen ließ. Innerhalb der voranalytischen Schriften Freuds ist dieser Artikel tatsächlich nachweisbar und bildet – gemeinsam mit den umfassenderen Kontexten – den faktischen Hintergrund für die Zusammenführung von Holmes und Freud im Rahmen des hier verhandelten Spielfilmes. Sigmund Freuds Auseinandersetzung mit Kokain ist im Kontext der medizinischen, publizistischen und kulturellen Vorgeschichte der Rezeption dieser Droge in Europa zu sehen und zu verstehen. Die europäische Expansion seit der Frühen Neuzeit, die sich als zentrifugale Bewegung beschreiben und verstehen lässt, bringt in ihrer Parallelentwicklung auch eine Erweiterung der semantischen Felder mit sich. So wie sich die Welt geografisch bzw. kartografisch ausdehnte, wurden bereits vorhandene Begriffe überformt, ausgeweitet oder erfuhren in ihrer semantischen Qualität eine Verschiebung. Beispiele hierfür wären nicht zuletzt auch die Transformationen der Begriffe *Rausch* und *Droge* im 16. Jahrhundert: *Rausch* war nun auch die Umnebelung der Sinne, der Erregungszustand und Vergleichbares mehr; *Droge* hingegen wuchs sich zu einem ganzen Bedeutungsfeld aus, das durch die spätere Einbeziehung der von der Wissenschaft nachgewiesenen körpereigenen Substanzen noch eine zusätzliche Erweiterung erfahren sollte. Dies wird auch in den einschlägigen wissenschaftlichen Veröffentlichungen deutlich, die im 19. Jahrhundert (noch) eine unbestreitbare Vokabel- und Bedeutungsvielfalt aufweisen: So stehen in Ernst von Bibras *Die narkotischen Genussmittel und der Mensch* (1855) Kaffee und Tee neben Opium und Fliegenpilz. Erste Versuche der Abgrenzung zwischen Nahrungs- und Genussmittel unternimmt im gleichen Jahr der Schotte James F. Johnston mit seiner bedeutenden *Chemistry of Common Life*; Morcedai C. Cookes fünf Jahre später erscheinende Untersuchung *The Seven Sisters of Sleep* konzentriert sich dann schließlich auf den Bereich der Genuss- und Betäubungsmittel (Tauss 2005, S. 33, 38f., 44).

Ähnliche Ansätze finden sich im Bericht der Novara-Expedition, der 1862 in einer dreibändigen Leseausgabe veröffentlicht wurde. Hierin ist auch eine Stelle enthalten – Freud wird sich in seiner ersten Studie zum Kokain auf eben diese Ausgabe bzw. Stelle des Berichts beziehen – die die Verbindung zwischen der Expedition und dem neuerlichen Forschungsinteresse betont:

> »Von den verschiedenen peruanischen Nutzpflanzen, von welchen ich mir in Lima kleine Quantitäten zu späteren wissenschaftlichen Untersuchungen verschaffte, erlaube ich mir vor allem die Coca (Erythroxylon Coca) zu erwähnen, deren Blätter, mit Kalkpulver oder Pflanzenasche gemischt, ein so wichtiges Kau- und Existenzmittel der Indianerstämme Boliviens und Peru's bilden. Schon vor meiner Abreise von Europa hatte einer unserer berühmtesten deutschen Chemiker, Obermedicinalrath Wöhler in Göttingen, den Wunsch ausgesprochen, durch den Besitz einer größeren Quantität von Cocablättern in die Lage gesetzt zu werden, die chemischen Bestandtheile dieser höchst merkwürdigen Pflanze genauer, als dies bisher geschehen, untersuchen zu können, und ich erachtete es daher als eine besondere Pflicht, diesem Gegenstande meine besondere Beachtung zuzuwenden. Wenngleich die wunderbar stimulierenden Eigenschaften der Coca bereits seit mehr als einem halben Jahrhundert die Aufmerksamkeit europäischer Reisender auf sich gezogen haben, so sind doch die Blätter dieser Pflanze, welche besonders üppig an den östlichen Abhängen der peruanischen und bolivischen Anden ... gedeiht, bisher nur in sehr kleiner Menge nach Europa gebracht worden, um höchstens als Raritäten in Sammlungen aufbewahrt zu werden. Einem Mitgliede der Novara-Expedition blieb die Freude vorbehalten, die erste größere Quantität von ungefähr

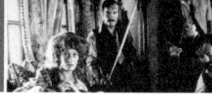

60 Pfund der deutschen Wissenschaft zur Verfügung stellen zu können« (Wüllerstorf-Urbair 1862, S. 348).

Besagte Passage bezieht sich, laut Inhaltsverzeichnis des Bandes, auf den Forschungszeitraum 16. Mai bis 1. August 1859 – das Jahr, in dem die erste umfassende Monographie zum Kokain erscheint. Der italienische Mediziner Paolo Mantegazza hatte gegen Mitte des 19. Jahrhunderts vier Jahre in Argentinien zugebracht. Seine Forschungsreisen im Land führten ihn auch in den Nordwesten, wo er mit indigenen Einheimischen und auch mit Coca-Blättern in Kontakt kam. Nach seiner Rückkehr nach Europa veröffentlichte er *Sulle virtù igieniche e medicanali della coca*, das trotz einiger Einschränkungen wohl immer noch als Pionierarbeit auf diesem Gebiet gelten darf:

> »It [=Mantegazzas Buch] combines objective clinical reporting with elegant descriptions of moods and mental states, including wild stream-of-consciousness hallucinations; it lays out an ambitious range of medical applications for the plant; and it represents a decisive beginning in the process of seperating the properties of the drug from its exotic ethnographic background and bringing it into the perview of modern science« (Jay 2005, S. 150; Anmerkung des Autors).

Durch den Import der Coca-Blätter über die Novara-Expedition war an eine weitere wissenschaftliche Auseinandersetzung zu denken. Wöhlers Assistent, Albert Niemann, isoliert in der Folge erstmals das Kokain aus den importierten Blättern, das trotz einiger Versuche und Fachpublikationen jedoch eher als medizinische Kuriosität gehandelt wird. Nicht zuletzt deshalb wird die Droge m. E. vorerst auch außerhalb des Rahmens wissenschaftlicher Forschung rezipiert; eine wahre Popularisierungswelle mit einer Vielzahl unterschiedlichster Produkte war die unmittelbare Folge (Andrews, Solomon 1975). Die Pflanze selbst war in Europa aber schon länger bekannt gewesen, erste Blätter waren bereits 1569, eine vollständige Pflanze 1749 importiert worden. Der Status als Kuriosum ändert sich durch die Gewinnung des kristallinen Kokains, das in vielgestaltiger Form – vom Tabak bis zum Wein – umfassend vermarktet wurde und sich größter Beliebtheit erfreute (Kupfer 2006, S. 225). Unter diesen Bedingungen der Forschung und des kulturellen Impacts des Kokains auf Europa beginnt Sigmund Freud 1884 seine Untersuchungen, die einen nicht zu unterschätzenden Teil seiner voranalytischen Schriften betreffen (Lohmann 2006).

Zum Zeitpunkt der Beschäftigung mit dem Tropenalkaloid war Freud Assistenzarzt am Wiener Allgemeinen Krankenhaus, seine bis dahin vorgelegten Publikationen umfassten, worauf auch in *The Seven-Per-Cent Solution* angespielt wird, ein breites Spektrum, das von der aktuellen Forschung unter dem Übertitel der voranalytischen Schriften zusammengefasst wird und alle Veröffentlichungen vor 1892 mit einschließt. Zu dieser Werksgruppe zählen neben zoologischen und neuroanatomischen Aufsätzen, Übersetzungen ausgewählter Arbeiten von John Stuart Mill für die von Theodor Gomperz geplante Werksausgabe sowie Texte in unterschiedlichem Umfang von Jean-Martin Charcot und Hippolyte Bernheim, auch die Monographie *Zur Auffassung der Aphasien* (1891) und die fünf Schriften zum Kokain (1884–1887), die für die vorliegenden Ausführungen von besonderem Interesse sind. Hinsichtlich der durchaus beachtenswerten Publikationsorte ist festzustellen,

> »daß der junge Student seine ersten zoologischen Arbeiten in den Sitzungsberichten der Wiener Akademie der Wissenschaften veröffentlichen konnte. Für seine späteren, thematisch weitgefächerten Studien ... wie für seine vielen Rezensionen benutzte er die üblichen Publikationsmedien, nämlich die einschlägigen Fachzeitschriften, darunter die *Wiener Medizinische Wochenschrift* und das *Neurologische Zentralblatt*« (Grubrich-Simitis 1993, S. 35).

Die sog. voranalytischen Schriften (Aichhorn 2006) erfuhren aus den oben bereits genannten Gründen in der Forschung vergleichsweise wenig Beachtung. Ein verstärktes Interesse an ihnen ist erst ab Mitte der 1990er-Jahre nachzuweisen; wegweisend dafür waren die Einzeleditionen bzw. Wiederveröffentlichungen ausgewählter Arbeiten und die grundlegenden Untersuchungen Siegfried Bernfelds und seiner Frau Suzanne Cassirer Bernfeld (Bernfeld und Cassirer Bernfeld 1981). Dem Forschungsstand nach handelt es sich dabei um immerhin 160 identifizierte Texte unterschiedlicher Länge (Meyer-Palmedo, Fichtner 1999). Insbesondere eine weitere Recherche- und Editionsarbeit in diesem Bereich würde aber die Möglichkeit eröffnen, Freuds frühe Arbeiten in Kontext zu seinen späteren Untersuchungen zu setzen. So war es aufgrund der bisher stattgefundenen Bemühungen möglich, vom Erklärungsmodell eines Feindschaftsverhältnisses zwischen akademischer Medizin und Freud abzugehen und seine voranalytischen Schriften – und das trifft insbesondere auch auf seine Aufsätze zum Kokain zu – in Beziehung zu den Veröffentlichungen nach 1892 und zur Theorie der Psychoanalyse zu setzen (May-Tolzmann 1996). Aufbauend auf diesen Vorüberlegungen macht folgende Stelle aus einem Brief Freuds an seine Verlobte besonderen Sinn: »Ach, jetzt kommt die Sorge, sich zu behaupten, Neues zu finden, was die Welt in Atem hält und was nicht nur die Anerkennung weniger, sondern auch den Zulauf der vielen, des geldzahlenden Publikums einträgt« (Freud 1980, S. 106). 1884 spürt Sigmund Freud also die Notwendigkeit, sich wissenschaftlich zu profilieren und damit auch finanziell abzusichern. Der nur zu verständliche Wunsch, etwas gänzlich Neues zu erforschen, führt ihn nach einer elektrophysiologischen Untersuchungsreihe schließlich zur Auseinandersetzung mit dem Tropenalkaloid Kokain. Freud folgte hier dem Hinweis, den er einem Artikel des deutschen Militärchirurgen Theodor Aschenbrandt verdankte (Schusdek 1965, S. 406). Aschenbrandt hatte Versuche mit bayrischen Rekruten durchgeführt und deren veränderte Belastbarkeit nach der Einnahme von Kokain untersucht. Botanisch und chemisch war die Droge bereits umfassend erforscht und dargestellt worden, für die möglichen Anwendungsbereiche fehlte es aber noch an entscheidenden Ergebnissen:

»Freud konnte aufgrund vorhergehender Forschungsarbeiten über Kokain davon ausgehen, daß die Substanz als Arzneimittel brauchbar und in kleinen Dosen ungiftig war. Was fehlte, waren Selbstversuche und klinische Erprobung des Pharmakons, die Freud unverzüglich in Angriff nahm« (Lohmann 2006, S. 79).

Für seine erste einschlägige Studie führt Freud Selbstversuche und klinische Tests an einem zufälligen Sample aus Personen seines beruflichen Umfeldes durch; ergänzende Informationen besorgt er sich durch eine umfassende, doch streckenweise recht quellenunkritische Literaturrecherche (Freud 2004, S. 15). Bereits am 18. Juni 1884 schließt er seine Untersuchungen ab, die in seiner umfangreichsten Schrift zu diesem Thema münden: *Über Coca* wird 1884 im *Zentralblatt für die gesamte Therapie* erstveröffentlicht. Freud beschreibt darin nicht nur seine Untersuchungen. Vielmehr verwendet er große Teile seiner Ausführungen auch auf die Herkunft, die Verwendung auf dem amerikanischen Kontinent, den Transfer nach Europa und schließlich auf die chemische Gewinnung des Kokains aus den Blättern. Darüber hinaus betont er aber auch den Wert des Kokains bei Entzugsbehandlung, insbesondere beim Morphiumentzug – ein Umstand, der sich retrospektiv als deutlicher Bezug zum Fall Fleischl verstehen lässt:

»Es handelt sich bei der Morphinentziehung durch Coca also nicht um einen Tausch, bei welchem aus dem Morphinisten ein Coquero wird, sondern nur um einen temporären Cocagebrauch. Ich [=Freud] glaube auch nicht, daß es die allgemein stählende Wirkung der Coca ist, welche den durch Morphin geschwächten Organismus in den Stand setzt, die Morphinentziehung unter geringfügigen Symptomen zu überstehen. Ich möchte eher annehmen, daß der Coca eine direkt antagonistische Wirkung gegen das Morphin zukommt ...« (Freud 2004, S. 79; Anmerkung des Autors).

»Ein neues Medicament«

Sein Beitrag ist eine, wie Peter Gay es sehr treffend formuliert, »faszinierende Mischung von wissenschaftlichem Bericht und eifriger Befürwortung« (Gay 2004, S. 55). Damit sind auch die unbestreitbaren literarischen Qualitäten der Arbeiten Freuds und seine auch schon in den frühen Arbeiten durchschimmernde, außergewöhnliche sprachliche Begabung mitgemeint (Mahony 1989). Freuds Aufsatz endet mit einer Passage zur lokalen Anwendung des Kokains und seiner möglichen lokalanästhetischen Wirkung – eine Entdeckung, die aber seinem Freund und Kollegen Carl Koller vorbehalten bleiben sollte (Koller 1884). Dieser Umstand findet nicht nur Eingang in spätere Arbeiten Freuds, sondern beschäftigt ihn auch noch über den Zeitraum von 1892 hinaus (Freud 2004, S. 16ff.). Freuds Aufsatz wurde sehr positiv aufgenommen, eine besonders wohlwollende Besprechung des Textes, der auch als Separatdruck erschien, findet sich in der Weihnachtsausgabe der Neuen Freien Presse. Unter dem verheißungsvollen Titel Ein neues Medicament heißt es in dem Artikel, in dem auch die Novara-Expedition Erwähnung findet, u. a.:

> »Es ist dies die erste Publication, auf Grund deren bei uns überhaupt die Versuche mit diesem Mittel wieder begonnen wurden, und in ihr haben wir also auch die Quelle der Erfolge zu suchen, welche jetzt mit Recht so viel von sich reden machen. So weit das Material reichte, hat Dr. Freud zunächst die Literatur über den Gegenstand zusammengestellt, und es ist nicht wenig interessant, zu erfahren, daß wir, wie so oft in anderen Fällen, auch da wieder die Schüler uncivilisirter Menschenstämme sind, welche der Instinct oder der Zufall vortheilhafte Anwendung von den natürlichen Gaben der Erde machen läßt. Die Berichte der Reisenden über die große Rolle, welche die südamerikanische Cocapflanze bei den Eingeborenen spielt, datiren bis zur Conquistadorenzeit zurück. Sie erzählen von Indianern, welche die Blätter dieser Pflanze kauen und mit Hilfe eines solchen Genußmittels im Stande sind, ihre körperliche Leistungsfähigkeit ungewöhnlich zu steigern. Sie sprechen von dem hohen Alter, das die Coca-Esser bei mäßigem Genusse erreichen, von deren Fähigkeit, ohne Beschwerden längere Nahrungsentziehung auszuhalten und dergleichen, wie es schien, mehr fabelhafte als glaubwürdige Erscheinungen. Aber im 18. Jahrhundert begannen sich europäische Naturforscher und Aerzte mit dem Gegenstande eingehender zu beschäftigen, und späterhin erschien bald da, bald dort ein begeisterter Lobredner der Coca, wie Mantegazza, der seine Erfahrungen im Lande der Pflanzen selbst sammelte und deren physiologische und therapeutische Wirkungen prüfte. 1859 endlich brachte Dr. Scherzer von der ›Novara‹-Expedition Cocablätter nach Wien. Wohler's Schüler Niemann stellte daraus das Alkaloid Cocain dar. Trotzdem sich nun hierauf bei uns und in anderen Staaten Viele fanden, die an Thieren und Menschen damit experimentirten, war man doch weit entfernt, diesen Versuchen, zumal einige davon ganz ergebnislos waren, größere Bedeutung beizumessen, und im Großen und Ganzen schien die Sache allmälig einzuschlafen. Es war daher ein außerordentlich glücklicher Gedanke, welcher Dr. Freud bewog, mit Coca neuerdings Untersuchungen anzustellen. ... Es ist zu hoffen, daß die Mittheilungen Dr. Freud's und die Anregungen, welche er durch seine ersten Versuche gegeben, nicht mehr Gefahr laufen, im Sande zu verrinnen, welches das Schicksal der Arbeiten war, die der seinigen über diesen Gegenstand vorausgegangen sind« (o. A. 1884, S. 4).

Davon wohl angespornt veröffentlicht Freud den Aufsatz in einer um vier Nachträge ergänzten Fassung erneut, Teile daraus werden auch übersetzt und in der renommierten Zeitschrift *The Lancet* publiziert (Jay 2005, S. 162). Im Folgeartikel *Beitrag zur Kenntnis der Cocawirkung*, der 1885 in der *Wiener Medizinischen Wochenschrift* erstveröffentlicht wird, geht Freud auch auf Kollers Ergebnisse ein, wobei der Fokus der Arbeit ursprünglich auf einer anderen Fragestellung liegen sollte: Im Auftrag der deutschen Herstellerfirma Merck soll Freud das Ecgonin, ein Nebenalkaloid des Kokains, untersuchen. Dabei stützt er sich vor allem auf dynamometrische Versuchsreihen und auf die Beobachtung in der Veränderung von Reaktionszeiten. Doch die Forschung gestaltet sich zäh, das Ecgonin bringt nicht die erwünschten Wirkungen. Freud gewichtet die Arbeit thematisch ein wenig anders und integriert erneut Experimente mit Kokain. Ein Resümee dieser ersten beiden Arbeiten ist die Grundlage für seinen Vortrag *Über die Allgemeinwirkung des Cocains*, den er am 5. März 1885 im Wiener Psychiatrischen Verein hält. Eine Schriftfassung des Vortrags wird in der Folge noch im gleichen Jahr zweimal veröffentlicht, zuerst in der *Zeitschrift für Therapie*, dann als Wiederabdruck im *Medicinisch-Chirurgischen Central-Blatt*. Neben den bereits erwähnten Aspekten betont er darin auch den Wert des Kokains für die Psychiatrie und die empfohlene Anwendung bei Morphiumabhängigkeit. Die durchgehend positive Einschätzung der fast schon zum Allheilmittel stilisierten (Wunder-)Droge hat auch private Gründe:

> »Freud selbst begann die Droge als Stimulans zu nehmen, um seine periodisch auftretenden depressiven Stimmungen zu kurieren, sein allgemeines Wohlbefinden zu verbessern, sich bei gesellschaftlichen Anlässen leichter zu entspannen und sich allgemein mehr wie ein Mann zu fühlen. Er empfahl Kokain unbekümmert und schickte sogar Martha Bernays [=Freuds Verlobte] kleine Mengen, wenn er es wegen ihrer Unpäßlichkeiten für nötig hielt. Im Juni 1885 – und das war nicht das einzige Mal – schickte er ein Fläschchen mit ungefähr einem halben Gramm nach Wandsbek und schlug vor, daraus acht kleine oder fünf große Dosen zu machen. Sie bestätigte prompt den Empfang, dankte ihm herzlich und sagte, daß sie, obwohl sie nichts brauche, die Sendung aufteilen und etwas von der Droge nehmen werde. Es gibt jedoch keinen Hinweis darauf, daß sie (oder ihr Verlobter) je süchtig wurde« (Gay 2004, S. 56f.; Anmerkung des Autors).

Auch das *Gutachten über das Parke Cocain* (1885) ist eine Auftragsarbeit, die Freud gegen Honorar übernimmt. Für Mercks Konkurrenten, die US-amerikanische Firma Parke, Davis & Co. soll er ein Vergleichsgutachten erstellen. Sein neutraler Text erscheint in der *Wiener Medizinischen Wochenschrift* und wird – eingebettet in einen Folgeartikel von Gutt, der darin sehr unverhohlen für den US-amerikanischen Auftraggeber wirbt – erneut publiziert (Gutt 1885). Die *Bemerkungen über Cocainsucht und Cocainfurcht* mit Beziehung auf einen Vortrag W.A. Hammonds (1887), erstveröffentlicht in der *Wiener Medizinischen Wochenschrift*, war die letzte umfassendere Arbeit Freuds zu diesem Themenfeld. Darin verteidigt er zwar seine früheren Positionen, eine Form von Abgleich mit den zwischenzeitlich erforschten Nebenwirkungen findet aber ebenso statt. So geht er in dem Aufsatz auch auf die öffentliche Diskussion zu dem Thema ein; die Schrift ist somit nicht zuletzt als Eingeständnis des Scheiterns zu lesen, da er erfolglos versucht hatte, seinen Freund und Kollegen Ernst Fleischl von Marxow, den er seit 1884 behandelt hatte, mittels Kokain von dessen Morphiumsucht zu heilen. Freud findet dafür sehr deutliche Worte, die auch in Dialogzeilen aus *The Seven-Per-Cent Solution* ein Echo haben:

> »Der Wert des Cocain für die Morphinisten ging aber auf andere Weise verloren. Die Kranken selbst begannen sich des Mittels zu bemächtigen und es demselben Mißbrauche zu unterwerfen, den sie mit Morphin zu treiben gewohnt waren; das Cocain sollte ihnen ein Ersatz für das Morphin werden … Es stellte sich nun heraus, daß das Cocain bei solcher Verwendung ein viel gefährlicherer Feind der Gesundheit ist als das Morphin. Anstatt eines langsamen Marasmus ein rapider physischer und moralischer Verfall, halluzinatorische Aufregungszustände wie beim Alkoholdelirium, ein chronischer Verfolgungswahn, der nach unserer Erfahrung durch die Halluzination von kleinen Tierchen in der Haut eine charakteristische Färbung erhält, und der Cocainhunger anstelle des Morphinhungers – dies waren die traurigen Ergebnisse des Versuches, den Teufel durch Beelzebub auszutreiben« (Freud 2004, S. 125).

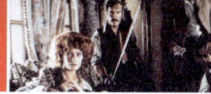

Zwei Methoden des Zeichenlesens

Im Fall von Sherlock Holmes und Lola Deveraux ist das Ergebnis für Freud freilich weit positiver ausgefallen. *The Seven-Per-Cent Solution* zeigt Ermittler unter sich und führt aber zwei analytische, verwandte Wege des Lesens und Interpretierens vor – nicht zuletzt in der Auseinandersetzung mit Drogenerfahrungen. Freuds Methode der detektivischen Lektüre ist für Herausforderungen wie Kunstwerke gleichermaßen gültig, die als zu entziffernde und eben auch entzifferbare Texte verstanden und angesetzt werden sollen. Es ist dies ein Verfahren, das selbst wiederum, wohl auch ganz im Sinne des Semiotikers Holmes, Kunstwerke (streckenweise: unausgesprochen) als fundamental apostrophiert. Das Aufdecken von Trauma bzw. Traum wird als Wendung angenommen, so wie im vorliegenden Text Film (wenngleich in einer poststrukturalistisch angelegten Weiterdrehung) gelesen wird:

> »In einem ersten Schritt hat das Freudsche Verfahren die Bestätigung der Traumanalyse mit Hilfe der Kunstwerke möglich gemacht; der Symbolismus der Träume fand sich gestützt durch den der Literatur. In einem zweiten Schritt macht es die Traumdeutung möglich, unter den Motiven der Kunst und jenseits der jahrhundertealten, verdrängungsbedingten Umformungen, ihre primitiven Fundamente wiederzufinden. Die Interpretationsmethode bei den Kunstwerken ist von der der Träume übernommen. Sie verfolgt dasselbe Ziel, nämlich das Archaische unter dem scheinbar Neuen zu entdecken. Auf diese Weise wird verständlich, wie das Thema eines Werks einem kollektiven oder individuellen Gedächtnis entnommen sein kann. Aber das Originale, das Primitive, ist immer auch das Originäre und das Wesentliche: der Rohstoff ist sexuell, er ist durch die ödipale Struktur konstituiert. Auch ist Freuds Methode stets genetisch und struktural zugleich: sie berücksichtigt die Wiederholung und die Differenz« (Kofman 1993, S. 79).

Als schließlich Freud Holmes' Trauma in einer letzten Hypnosesitzung freilegt – Moriarty als verbrecherischer Fremdgänger, die Mutter als Untreue als auch als das Opfer väterlicher, wortwörtlicher Mordsgewalt – rückt der Film einmal mehr die persönlichen Geschichten der beiden Hauptfiguren nach vorne. Holmes' *Science of Deduction* wird somit als Taktik der Selbsttäuschung – die sie eben auch, aber nicht ausschließlich ist – erkannt. Es ist nur konsequent, dass das konstitutive Trauma hinter der Motivation des unausgesetzten Beobachtens und Ermittelns für Holmes, wenngleich geheilt und beruhigt, weiterhin unentdeckt bleibt. Die mehrdeutige *solution* eröffnet neue Wege, die sie denkerisch selbst begründet:

> »Wie soll man sich das absolute Wissen von einem blinden Fleck (punctum caecum) zu eigen machen? Es genügt nicht, es zu sagen, dieses absolute Wissen. Aber es zu verkünden und seine Möglichkeit zu denken, das ist nicht nichts« (Derrida und Fathy 2016, S. 77).

Literatur

Aichhorn T (2006) Die sogenannten voranalytischen Schriften. In: Lohmann H-M, Pfeiffer J (Hrsg) Freud Handbuch. Leben – Werk – Wirkung. Metzler, Stuttgart, S 77–79
Andrews G, Solomon D (Hrsg) (1975) The Coca leaf and Cocaine papers. Harcourt, New York
Ballhausen T (2015) Signaturen der Erinnerung. Über die Arbeit am Archiv. Edition Atelier, Wien
Ballhausen T, Krenn G, Marinelli L (Hrsg) (2006) Psyche im Kino. Sigmund Freud und der Film. filmarchiv austria, Wien
Bernfeld S, Cassirer Bernfeld S (1981) Bausteine der Freud-Biographik. Suhrkamp, Frankfurt a.M.
Derrida J, Fathy S (2016) Worte Drehen. Am Rande eines Films. Brinkmann & Bose, Berlin
Freud, S (1980) Briefe 1873–1939. Fischer, Frankfurt a.M.
Freud S (2004) Schriften über Kokain. Herausgegeben und eingeleitet von A. Hirschmüller. Fischer, Frankfurt a.M.
Grubrich-Simitis I (1993) Zurück zu Freuds Texten. Stumme Dokumente sprechen machen. Fischer, Frankfurt a.M.

Gay P (2004) Freud. Eine Biographie für unsere Zeit. Fischer, Frankfurt a.M.
Gutt H (1885) Neue Arzneimittel und Heilmethoden. Über die verschiedenen Cocain-Präparate und deren Wirkung. In: Wiener Med Presse 26:1035–1038
Jay M (2005) Emperors of Dreams. Drugs in the Nineteenth Century. Cambs, Dedalus
Kofman, S (1993) Die Kindheit der Kunst. Eine Interpretation der Freudschen Ästhetik. Fink, München
Koller C (1884) Über die Verwendung des Cocain zur Anästhesirung am Auge. Wiener Med Wochenschr 34:1276–1278, 1309–1311
Kupfer A (2006) Die künstlichen Paradiese. Rausch und Realität seit der Romantik. Ein Handbuch. Metzler, Stuttgart
Lebeau V (2001) Psychoanalysis and cinema. The play of shadows. Wallflower, London
Lohmann H-M (2006) Die Kokain-Schriften. In: Lohmann H-M, Pfeiffer J (Hrsg) Freud Handbuch. Leben – Werk – Wirkung. Stuttgart, Metzler, S 79–81
Mahony P J (1989) Der Schriftsteller Sigmund Freud. Suhrkamp, Frankfurt a.M.
May-Tolzmann U (1996) Freuds frühe klinische Theorie. Diskord, Tübingen
Mijolla A de (1999) Freud and the psychoanalytic situation on the screen. In: Bergstrom J (Hrsg) Endless night. Cinema and psychoanalysis, parallel histories. University of California Press, Berkeley, S 187-199
Meyer-Palmedo I, Fichtner G (1999) Freud-Bibliographie mit Werkkonkordanz. Fischer, Frankfurt a.M.
o. A. (1884) Ein neues Medicament. In: Neue Freie Presse 7800, S 4
o. A. (1977) Seven-Per-Cent Solution, The. Sight Sound 2(46):132
rhh [nicht aufzulösen] (1977) Kein Koks für Sherlock Holmes. In: film-dienst 16, S 15
Schusdek A (1965) Freud on Cocaine. Psychoanal Quarterly 34:406–412
Tauss M (2005) Rausch Kultur Geschichte. Drogen in literarischen Texten nach 1945. Studien Verlag, Innsbruck
Weinstein Z (2009) (Hrsg) Sherlock Holmes Handbuch. Kein & Aber, Zürich
Winterstein A (1977) Kein Koks für Sherlock Holmes. Filmbeobachter 15:5–6
Wüllerstorf-Urbair B von (1862): Reise der oesterreichischen Fregatte Novara um die Erde, in den Jahren 1857, 1858, 1859, unter den Befehlen des Commodore B. von Wüllerstorf-Urbair. Beschreibender Theil. Bd 3. Wien, Gerold

Internetquellen

[Transkript von Sherlock: The Abonimable Bride, Part 2] http://arianedevere.livejournal.com/81409.html. Zugegriffen: 25. Mai 2015)
[Arthur Conan Doyle: The Sign of the Four] https://www.gutenberg.org/files/2097/2097-h/2097-h.htm. Zugegriffen: 24. Mai 2015)

Erscheinungsjahr	1976
Land	UK/USA
Buch	Nicholas Meyer, basierend auf seinem gleichnamigen Roman (erschienen 1974); Charaktere basierend auf den Werken von Sir Arthur Conan Doyle
Regie	Herbert Ross
Hauptdarsteller	Alan Arkin, Nicol Williamson, Vanessa Redgrave, Robert Duvall, Laurence Olivier
Verfügbarkeit	DVD in deutscher Sprache erhältlich
Erscheinungsjahr	1976

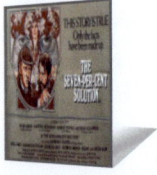

Tobias Eichinger

Ein Triumph der ärztlichen Instinkte

Handlung 78
Flexibilität und Fragmentierung des Selbst 79
Freiheit und Konformismus: Erich Fromm 81
Interpretationsfläche Zelig 84
Auftritte von Filmpsychiatern, gespielten und echten
Psychoanalytikern 86
Ein Triumph der ästhetischen Instinkte: Heilung
durch Liebe 89
»Wer sagt da noch, Frauen könnten nur nähen?« –
Zelig als feministischer Film 92
Literatur 93

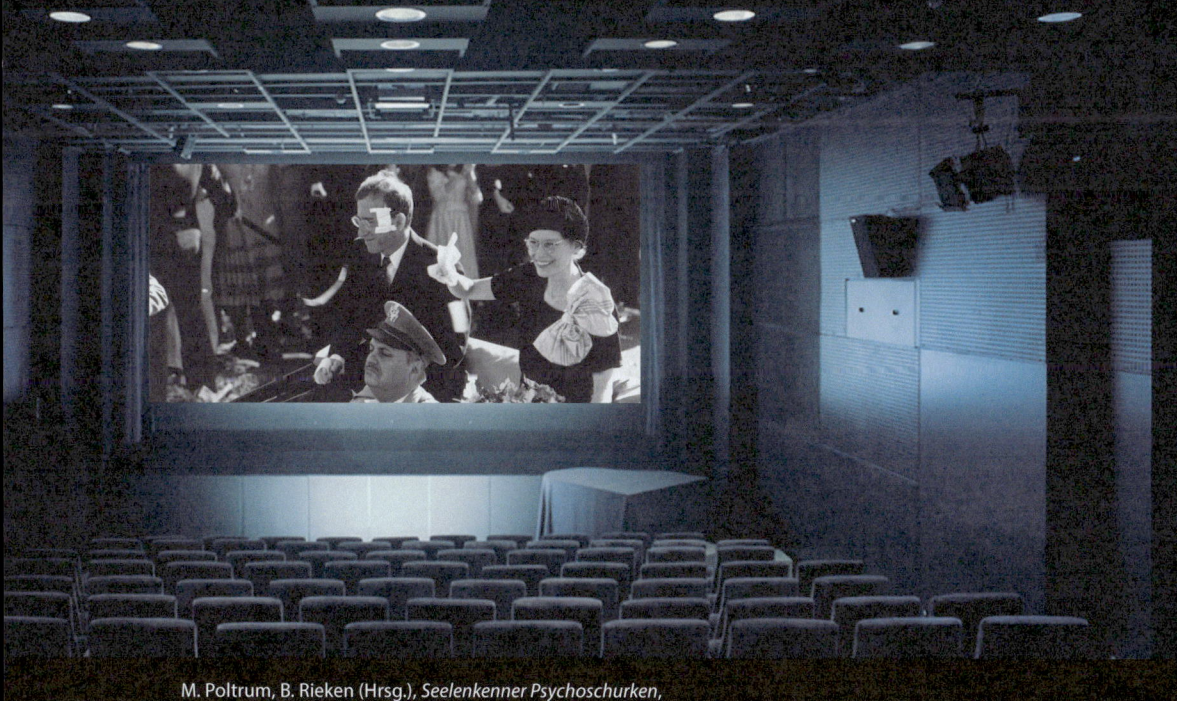

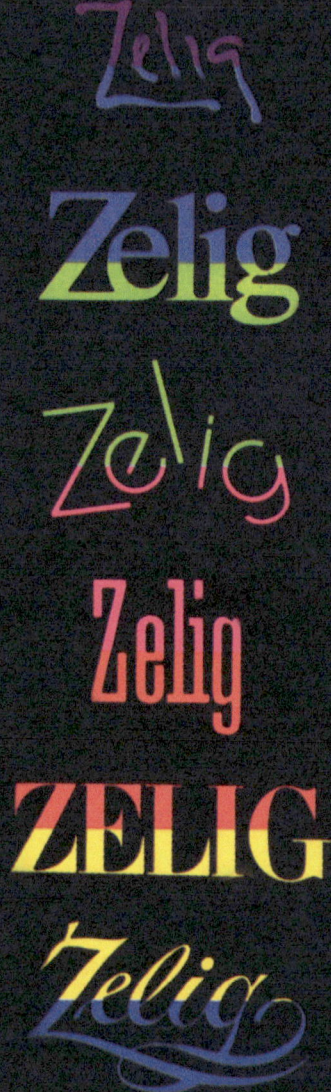

Filmplakat *Zelig*.
Quelle: Filmbild Fundus Herbert Klemens. Mit freundlicher Genehmigung.

Zelig

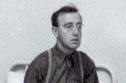

Das filmische Werk Woody Allens umfasst mittlerweile über 45 Spielfilme. Darunter sind vor allem Komödien und Beziehungsdramen, doch auch Kriminalgeschichten und Stoffe mit starken literarischen und historischen Bezügen tauchen auf sowie selbstreflexive Produktionen über das Filmemachen und Künstlerdasein. All diese zunächst recht unterschiedlichen Filme eint eine gewisse inhaltliche und stilistische Kohärenz, was von einer besonderen persönlichen Handschrift zeugt und jeden neuen Film des Autors und Regisseurs weniger als einen individuellen Titel erscheinen lässt, als eher zu »dem neuen Woody Allen« macht. Dies liegt vor allem daran, dass es einige wenige Themen sind, die Allen umtreiben und all sein Schaffen durchziehen. So bilden die Auseinandersetzung mit der jüdischen Identität, Fragen nach dem Sinn des Lebens und Liebens sowie die Beschäftigung mit Humor, Kunst und zwischenmenschlichen Beziehungen (als möglichen Formen des Umganges mit der Bedeutungslosigkeit und Endlichkeit der eigenen Existenz) den Kern der Fragen und Probleme, die die Protagonisten der Filme Allens beschäftigen. In fast allen Filmen gibt es zudem eine männliche Identifikationsfigur, die oft als Alter Ego des Regisseurs verstanden wird. Ein Eindruck, der nicht zuletzt dadurch verstärkt wird, dass diese Rolle häufig von Woody Allen selbst verkörpert wird. Überhaupt ist Allen ein Filmemacher, der Anhängern wie Kritikern die Trennung zwischen Privatperson und Leinwandpersona, zwischen gestaltendem Subjekt und gestaltetem Objekt, zwischen Künstler und Werk nicht leicht macht. Zu ähnlich treten die von Allen gespielten Charaktere und er selbst allein äußerlich auf, zu eng liegen die realen Ansichten und öffentlich verlautbarten Standpunkte des Regisseurs und die mitunter thesenhaften Dialogzeilen seiner Filmfiguren beieinander, zu fließend scheint der Übergang zwischen *fact* und *fiction*. In diesem Amalgam aus *on-* und *off-screen-*Allen spielt ein Motiv eine ganz besondere Rolle, ein Merkmal, das mittlerweile beinahe sprichwörtliche und legendäre Bedeutung angenommen hat und in dem die charakteristischen Stränge des Allen-Werkes – Sinnsuche, Liebeswirren, Identitätsfragen – zusammenlaufen: die professionell angeleitete und begleitete Selbstsuche, die Reflexion und Interpretation des eigenen Lebens und Erlebens in der Psychoanalyse. Auf so unnachahmliche wie einprägsame Weise findet sich das im deutschen Titel eines der bekanntesten Filme Woody Allens verdichtet, der hierzulande als *Der Stadtneurotiker* firmiert und damit sowohl seine selbstzweifelnde Hauptfigur als auch deren Schöpfer treffend bezeichnet. Die Nähe und die Anzahl der Verknüpfungen und Parallelen zwischen dem Privatleben des Filmemachers und den von ihm erschaffenen Figuren und Handlungsmotiven führt sogar soweit, dass das Gesamtschaffen Allens mit seiner wiederkehrenden Themenmischung aus egozentrischem Zaudern, erotischen Obsessionen und existenzialistischer Skepsis selbst wie eine Art Langzeittherapie erscheint.

> »Immer wieder geht es dem Regisseur um Erinnern, Wiederholen und Durcharbeiten! So werden wir zu amüsiert-geduldigen Zuschauern (oft vor allen Zuhörern) einer unendlichen Selbstanalyse des Künstlers.« (Gross 2012, S. 70).

Die Filme Allens bieten also ein Vergnügen und eine Fundgrube für psychoanalytisch Interessierte, sie sind gespickt mit direkten oder angedeuteten, dramatischen und witzigen Verweisen auf psychoanalytische Verfahren und Konzepte; Diskussionen über Psychoanalyse und Therapieszenen finden sich in »virtually every picture he has made since the early 1970s« (Brandell 2004, S. 9; vgl. auch Floriano 2008). Und da Woody Allen mit einschüchternder Beharrlichkeit seit 1969 (abgesehen von ganz wenigen Ausnahmen) jährlich einen Film produziert, ist so bereits ein enormes Spektrum an filmischen

Darstellungen von Psychotherapeuten und Psychoanalytikern sowie deren Patientinnen und Patienten verschiedenster Couleur entstanden. Dabei geht es Allen nie darum, die Analyse zu verherrlichen oder zu diffamieren, sie erscheint vielmehr als unhinterfragter Teil des Lebens eines modernen Großstädters. Freilich ein Teil der Alltagskultur, der ein beträchtliches Potenzial für Witz und Komik bereithält. So absurd dabei die Szenerien und Protagonisten auch ausfallen, was diese stets kennzeichnet und zusammenhält, ist ein »liebevoller Spott über die Psychoanalyse von einem ›Insider‹, der sich ein Leben ohne Analyse nicht vorstellen kann« (Gross 2012, S. 68). Doch Woody Allen zeichnet sich nicht nur durch die häufige Darstellung der jeweiligen Akteure und Akteurinnen aus, er leistet daneben auch »einen bemerkenswerten Beitrag zur Psychoanalyse dadurch, dass er psychoanalytische Fragen in filmischer Form aufwirft« (Cohen 2004, S. 128; Übersetzung des Autors).

Handlung

Zelig aus dem Jahr 1983 ist wohl der Film Allens, der am deutlichsten und konsequentesten von allen als filmische Veranschaulichung eines psychologischen Phänomens und einer psychoanalytischen Fragestellung verstanden werden kann (◘ Abb. 6.1). Im Gewand einer Fernsehdokumentation wird die historische Geschichte eines Mannes in der Zeit zwischen den 1920er- und 1940er-Jahren erzählt, der sich sowohl körperlich als auch charakterlich an die ihn jeweils umgebenden Menschen in erstaunlichem Maße anpasst. In Gesellschaft von Chinesen etwa nimmt Leonard Zelig asiatische Züge an, ist er mit Demokraten zusammen, verhält und äußert er sich dem politischen Typus entsprechend und wenn er mit stark übergewichtigen Männern zu tun hat, nimmt er selbst in beträchtlichem Maß an Körperumfang zu. Aufgrund dieser höchst ungewöhnlichen Eigenart gerät Zelig bald in den Mittelpunkt des gesellschaftlichen Interesses und wird zum Star der Boulevardmedien. Sein Schicksal wird ausgeschlachtet und vermarktet, die Werbebranche entdeckt ihn als Vorlage für Anspielungen und Witze, um Spielzeug, Bücher und Gebrauchsgegenstände aller Art anzupreisen, Zelig-Modetänze und -Schlager entstehen. Seine Geschichte wird von Hollywood verfilmt, er wird von den verschiedensten Gruppierungen vereinnahmt, viele sehen in ihm ein Vorbild, politische Strömungen unterschiedlicher Richtungen agitieren gegen ihn. Doch auch die zeitgenössische Medizin interessiert sich für den Fall, und so wird Zelig zum öffentlichen Patienten. Die junge Psychotherapeutin Eudora Fletcher setzt sich gegen das männliche Establishment in ihrem Berufsstand durch und nimmt sich dem »menschlichen Chamäleon« (wie Zeligs Spitzname inzwischen lautet) an. Während Zelig große Fortschritte macht, verlieben sich Ärztin und Patient; von Presse und Rundfunk begleitet, wird die Hochzeit geplant. Doch da tauchen überraschend Anschuldigungen auf, Zelig wäre bereits verheiratet, in vergangenen Episoden wechselnder Identitäten wäre er mehrere Ehen mit Showgirls und Verkäuferinnen eingegangen, er soll Kinder gezeugt und sich vor allem der Bigamie schuldig gemacht haben. Auch andere Delikte werden ihm vorgeworfen, unautorisierte Zahnextraktionen und sogar eine Geburt mittels einer Eiszange. Seine Vergangenheit als pathologischer Fall, der sich unvermittelt und perfekt jeder Umgebung angleicht, holt ihn ein. Die allgemeine Stimmung wendet sich gegen ihn, jetzt ist er eine Bedrohung für die amerikanische Gesellschaft, Moral und Sitten, woraufhin er einen Rückfall erleidet und erneut chamäleonhafte Züge zu zeigen beginnt. Auf dem Höhepunkt des öffentlichen Skandals, am Vorabend seiner Verurteilung vor Gericht, verschwindet Zelig plötzlich. Als einige Zeit jede Spur von ihm fehlt, verliert die Öffentlichkeit das Interesse an dem Fall. Nur Dr. Fletcher gibt nicht auf und schließlich entdeckt sie ihn in einem Wochenschaubericht im Kino: Zelig ist jetzt in Nazi-Deutschland und bei Auftritten Hitlers neben diesem zu sehen. Fletcher reist nach München und holt Zelig in einer spektakulären Befreiungsaktion zurück nach New York. Dort empfängt man das Paar mit großem Empfang am Bahnhof und Zelig werden nicht nur seine Verfehlungen verziehen, er wird gar zum neuen Helden, dient als charakterliches Vorbild der Nation und hält jetzt Reden für die Jugend. Schließlich heiraten Fletcher und Zelig, und der Psychiaterin gelingt es, Zelig durch bedingungslose Liebe und eine starke Beziehung von seinen Anpassungssymptomen zu befreien. Das pathologisch konformistische Pop-Phänomen des Jazz-Zeitalters ist geheilt, durch Liebe.

Flexibilität und Fragmentierung des Selbst

Die wechselhafte Geschichte des radikalen Anpassers Leonard Zelig wird in einer höchst eindrucksvoll gelungenen Mischung aus historischen Filmaufnahmen, Zeitzeugenaussagen und interpretierenden »*talking heads*« der Gegenwart nachgezeichnet, alles zusammengeführt von der erklärenden Stimme eines Sprechers aus dem Off. Von den ersten Bildern des Vorspanns an – in denen fiktiven Figuren aus Zeligs Biografie für ihre Mitwirkung gedankt wird – bis zum Abspann – in dem die letzten Informationen zu Zeligs restlichem Leben gegeben werden – wird der Schein einer echten Dokumentation über das Leben und die kulturhistorische Bedeutung Zeligs als real existierender Figur gewahrt. *Zelig* gibt vor, ein historischer Dokumentarfilm nach allen Regeln der Kunst und den Konventionen seines Genres entsprechend zu sein, ist jedoch frei erfunden. Sein nichtfiktionaler Gestus und seine visuelle Authentizität sind vor allem geschickten Bildmanipulationen und -montagen geschuldet.

Mit *Zelig* hat Woody Allen nicht nur Maßstäbe im Mini-Genre der *Mockumentary*[1] gesetzt, der Film spielt auch inhaltlich gekonnt und stilistisch raffiniert wie kaum ein anderes Werk der gesamten Filmgeschichte mit der Doppelbödigkeit von Psyche und Identität zwischen Konstruktion und Unmittelbarkeit, zwischen Maskerade und Authentizität, zwischen Selbstbetrug und echtem Ich. Zudem bündeln sich in der Figur und der persönlichen Krankheitsgeschichte Zeligs neben den individualpsychologischen Bezügen gleich mehrere Ebenen von großer symbolischer und soziokultureller Sprengkraft wie künstlerisch-medialer Bedeutung. So erkennen viele Beobachter in dem Film eine Geschichte von überindividueller Aussagekraft und Verallgemeinerbarkeit; die Entwicklung Zeligs ist für manchen »die Biographie des modernen Jedermann« (Gerhold 1991, S. 145). In präziser Art und Weise veranschaulicht sie Kernelemente des allgemeinen Zeitgeistes der Flexibilität und Mobilität unter den Bedingungen einer so vielfältigen wie schnelllebigen Kultur, wonach es für den Einzelnen vor allem darum geht, »zu zeigen, dass man den nie endenden Prozess der Anpassung ausreichend verinnerlicht hat« (Lippmann 2013, S. 79). Gerade für die US-amerikanische Gesellschaft, der Selbstständigkeit, Ruhm und Geschick so wichtig sind, scheint das Motiv der Flexibilität als Grundlage persönlichen Erfolges besonders charakteristisch zu sein.

Der in New York lehrende Kultursoziologe Richard Sennett hat Ende der 1990er-Jahre unter dem Titel *Der flexible Mensch* eine Studie zum dominanten Einfluss des globalen Kapitalismus auf Charakter, Werte und Arbeitsethos der Menschen in der zeitgenössischen US-amerikanischen Gesellschaft veröffentlicht. Darin beschreibt er die Auswirkungen eines immer mehr auf Kurzfristigkeit und Wechsel angelegten Wirtschaftssystems auf den Einzelnen sowie auf familiäre wie freundschaftliche Bindungen. Streckenweise ist es, als hätte Sennett ein Buch über Leonard Zelig geschrieben. Als herausragenden Charakterzug der »flexiblen Persönlichkeit« nennt Sennett die »Fähigkeit, sich von der eigenen Vergangenheit zu lösen und Fragmentierung zu akzeptieren« (Sennett 1998, S. 79f.), Eigenschaften, die Woody Allens Filmfigur beinahe buchstäblich verkörpert. Noch deutlicher wird die Übereinstimmung an einer anderen Stelle, wenn Sennett den flexiblen Menschen in Zeiten von Globalisierung, von unsicheren und kurzlebigen Arbeitsverhältnissen und permanentem Risiko charakterisiert als »ein

---

1 Als »*mockumentaries*« werden fiktive Dokumentarfilme bezeichnet, die erfundene Inhalte in der konventionellen Machart nichtfiktionaler Filme täuschend echt präsentieren (etwa durch die Montage authentischer historischer Filmaufnahmen mit neu produziertem Material sowie die Übernahme gängiger narrativer Strukturen und Formen) und dabei mitunter nicht nur ihren Inhalt, sondern auch das Genre des Dokumentarfilmes als solches parodieren. *Mockumentary* setzt sich zusammen aus »to mock« (engl. für vortäuschen) und »documentary«.

nachgiebiges Ich, eine Collage von Fragmenten, die sich ständig wandelt, sich immer neuen Erfahrungen öffnet« (Sennett 1998, S. 182). Genau diese arbeits- und kultursoziologische Diagnose führt Allen bereits anderthalb Jahrzehnte vor Sennett dem amerikanischen Kinopublikum beeindruckend präzise anhand des Chamäleon-Mannes Zelig vor Augen. Bei allem systemkritischen Impetus setzt er mit dem Motiv der Adaptierfähigkeit zunächst an durchweg positiv besetzten Idealen an: »Als Inbegriff der Anpassungsfähigkeit bestärkt Zelig die Überzeugung, dass der American Dream erreichbar ist.« (Feldstein 1985, S. 158; Übersetzung des Autors). Dabei steht gleichzeitig das paradoxe Verhältnis von Assimilation und unverwechselbarer Individualität im Mittelpunkt sowohl der Geschichte als auch der Form ihrer Erzählung. Auf der Ebene der Figurenpsychologie wird dies pointiert in dem Schicksal Zeligs, der gerade dadurch unverwechselbar und berühmt wird, dass er bestrebt ist, nicht aufzufallen und in der Masse aufzugehen. Indem er es versteht wie kein zweiter, sich anderen so weit anzugleichen, dass er schließlich nicht mehr von diesen unterscheidbar ist, wird er zum einzigartigen Phänomen und zur öffentlichen Attraktion, doch somit auch zum bemitleidenswerten Tropf »who is only distinctive for his ability to become indistinguishable« (Yacowar 2006, S. 82). In seiner Suche nach Bestätigung und Zugehörigkeit ist Zelig unvermittelt von äußeren Einflüssen und Umgebungen abhängig. Somit verkörpert er in paradigmatischer Weise den »ins Extrem gesteigerten Sozialtypus der ›außenorientierten‹ Persönlichkeit« (Gerhold 1991, S. 151).

Was den Fall Zelig dabei so interessant macht und Allens Film so reizvoll, ist der Umstand, dass hier verschiedene Motive zusammenlaufen. Im um Anpassung bemühten Jedermann, der sich wechselnden kulturellen, politischen, ethnischen und sozialen Bedingungen widerstandslos angleicht, steckt zum einen die Grundfrage nach der Basis sozialen Verhaltens und der Entwicklung individueller Persönlichkeit sowie nach den normativen Voraussetzungen einer offenen, auf Inklusion angelegten Gesellschaft. Zum anderen ist Zelig als Objekt öffentlichen Interesses, multimedialer Berichterstattung und populärer Vermarktung ein explizites Anschauungsbeispiel für die Mechanismen einer kommerziellen und oberflächlichen Aufmerksamkeitsökonomie im Zeitalter audiovisueller Massenmedien. Außerdem fungiert die zentrale Problemstellung des Protagonisten, der andauernd in verschiedenen Kontexten in wechselnde Rollen schlüpft, unübersehbar als Chiffre für den Kern aller Erzähl- und Schauspielkunst: das Als-ob, das Imitieren, Vorspielen, In-eine-Rolle-Schlüpfen bzw. Eine-Rolle-Erfüllen. Damit ist eine Ebene der Selbstreflexion eröffnet, die Woody Allen durch seine Inszenierung des Filmes, die einen vermeintlich authentischen historischen Verlauf nachzeichnet, dabei aber offenkundig ausgedacht ist und mit fiktiven Elementen jongliert, umso stärker ausspielt. Hier überschneiden sich die beiden Stränge des gleichen Themas, denn sowohl Leonard Zelig als amerikanischer Durchschnittsbürger (im Film) als auch Woody Allen als Künstler (außerhalb seines Filmeschaffens) sind beständig um ihre echte, authentische Stimme bemüht und befinden sich dabei in einem Geflecht aus medialer Dauerüberwachung, potenziell verzerrter Berichterstattung und unvermeidlicher Fremddeutung. Insofern ist *Zelig* auch ein Kommentar seines Regisseurs zum anhaltenden Interesse der Klatsch- und Boulevardöffentlichkeit an seinem Privatleben und vor allem zu der fraglichen Überblendung seiner realen Person mit seinen Filmfiguren. Indem Allen in *Zelig* »eine vollständige simulierte Authentizität erreicht«, in deren Zuge »[d]ie Bilder belegen, was trotzdem erfunden ist« (Gerhold 1991, S. 148; Änderung des Autors), macht er seinen Fans und Kritikern gleichzeitig klar, wie bedingt und inszeniert auch jede Form der öffentlichen Wahrnehmung des »echten« Woody Allen sein muss. Zelig erscheint in seiner Verwandlungskunst, die er gewissermaßen unwillentlich auf die Spitze und ins Extrem treibt, wie der übersteigerte Inbegriff des Darstellers; er ist der »ultimative Schauspieler« (Yacowar 2006, S. 82, Übersetzung des Autors). In der Filmerzählung werden entsprechende biografische Spuren gelegt, wenn Zeligs Vater in einer kurzen Skizze als mehr oder weniger glückloser Shakespeare-Mime vorgestellt wird (der in einer jüdisch-orthodoxen Version des *Sommernachtstraums* nicht überzeugen kann). So lässt sich in psychologischer Begrifflichkeit durchaus behaupten, »dass Zelig bis zu einem gewissen Grad eine *gebundene Delegation* vom Vater übernimmt, indem er die der

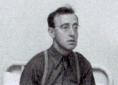

Schauspielerei innewohnende Kunst, sich in andere Rollen zu versetzen, perfektioniert« (Lippmann 2013, S. 71).[2]

Freiheit und Konformismus: Erich Fromm

Neben der soziologischen Dimension drängt sich aber auch noch eine stärker individuell fokussierte Deutung auf. Ähnlich wie Richard Sennett mit *Der flexible Mensch* in den 1990er-Jahren gewissermaßen die kultursoziologische Studie zum Zelig-Phänomen nachgeliefert hat, hat der Psychologe und Sozialphilosoph Erich Fromm bereits Jahrzehnte vor *Zelig* eine Theorie vorgelegt, die wesentliche Elemente des Filmes aus einer psychologischen Perspektive vorwegnimmt. In seiner ersten, 1941 erschienenen Monografie *Die Furcht vor der Freiheit* identifiziert Fromm im Zuge einer individualpsychologischen Diagnose des modernen Menschen verschiedene Formen von »Fluchtmechanismen«, die dem Einzelnen in seinem gesellschaftlichen Kontext zur Verfügung stehen, um auf die Überforderung der individuellen Freiheit und Selbstbestimmung zu reagieren. Grundlegendes Motiv dafür ist nach Fromm ein »zwingende[r] Aspekt« der menschlichen Natur, nämlich »das Bedürfnis, Einsamkeit zu vermeiden« (Fromm 2014, [1]1941, S. 20; Ergänzung des Autors). Dieses anthropologische Bedürfnis nach Sozialität und Bezogenheit findet sein negatives Pendant, das es zu vermeiden gilt, folgerichtig in der »Möglichkeit, allein gelassen zu werden«, was für Fromm »zweifellos die schwerste Bedrohung im Leben« ist (Fromm 2014, [1]1941, S. 21). Neben der Flucht ins Autoritäre und der ins Destruktive erkennt Fromm zu seiner Zeit vor allem die starke und weit verbreitete Tendenz, »aus der Unsicherheit des isolierten Einzelmenschen« in den Konformismus zu entfliehen (Fromm 2014, [1]1941, S. 104). Die Anpassung an vorgegebene Existenz- und Verhaltensmuster bietet einen guten Schutz vor der andauernden Gefahr der Isolation. Doch dieser Ausweg ist trügerisch, verlangt er doch einen hohen Preis, den der Einzelne dafür zu entrichten hat. Indem der konformistische Mensch »denkt, fühlt und will, was die anderem von ihm erwarten, … verliert [er] dabei sein Selbst« (Fromm 2014, [1]1941, S. 184; Ergänzung des Autors). Und genau darin liegt der Kern der Zelig-Geschichte: ein Mann, der aus Angst, nicht dazuzugehören und von den anderen nicht akzeptiert zu werden, wird buchstäblich wie die anderen, wodurch ihm aber seine eigene Identität entgleitet. Als Dr. Fletcher ihren Patienten Leonard Zelig in einer der ersten Sitzungen unter Hypnose direkt fragt, warum er sich den Personen in seiner Gesellschaft angleiche, antwortet Zelig, dass es sicher sei, so wie die anderen zu sein und dass er einfach gemocht werden will. Die Sicherheit der unauffälligen Teilhabe an der Mehrheit ist für Zelig so erstrebenswert, dass er einen exzessiv flexiblen Identitätswechsel praktiziert und dafür »als tragisches Unikum und seliger Opportunist willentlich jegliche individuellen Züge und echten Privateigenschaften« zerstört (Gerhold 1991, S. 150).

Dr. Fletcher: »Tell me why you assume the characteristics of the person you're with.«
Zelig: »It's safe.«
Dr. Fletcher: »What do you mean, ›safe‹?«
Zelig: »It's safe to be like the others.«
Dr. Fletcher: »You want to be safe?«
Zelig: »I wanna be liked.«

---

2   Der Autor dieses Befundes, ein Psychologe und Coach, der in einem Buch über »Identität im Zeitalter des Chamäleons« ganz explizit Allens Film zur Veranschaulichung seiner Thesen zur Identitätskonstruktion, zur Fragmentierung des Selbst und der Spannung zwischen Autonomie und Anpassung verwendet, macht an dieser Stelle auch auf Parallelen zwischen dem Motiv der Flexibilität und Woody Allens eigenem Vater aufmerksam, der seinerseits die verschiedensten Jobs ausführte, was vermutlich die Kindheit des späteren Multitalents prägte (Lippmann 2013, S. 71).

Mit dieser Strategie der Freiheitsflucht (wie es Fromm bezeichnen würde) erreicht Zelig letztlich ein ambivalentes Ergebnis: einerseits gelingt ihm die soziale Integration in übersteigertem Maße, er wird von seinen Mitmenschen nicht nur akzeptiert, sondern von den Medien zum Star aufgebaut und geradezu verehrt; andererseits aber gerät er in diese herausgehobene Stellung nur als Kranker, als bemitleidenswerter Freak, der zwar für die Belustigung der Massen oder als gesellschaftliche Symbolfigur bestens geeignet sein mag, der jedoch als menschliches Individuum kaum jemandem als persönliches Vorbild, geschweige denn als glücklich und zufrieden gelten kann. Damit führt der Film auch »Amerikas Leidenschaft für die Verwandlung von persönlichen Krisen in Massenunterhaltung« (Schwartz 2000, S. 274; Übersetzung des Autors) vor, eine nationale Eigenheit, die auf ein mediales System angewiesen ist und dieses gleichzeitig etabliert hat, das ohne Rücksicht auf individuelle Befindlichkeiten sich allein um die Steigerung von Aufmerksamkeit und Auflagen dreht. So hat Zelig sein primäres Ziel der Anerkennung im Grunde nur zur Hälfte erreicht, denn Sicherheit verschafft ihm seine plötzliche Prominenz eben gerade nicht. Gnadenlos und schnelllebig wie die Massen- und Boulevardmedien funktionieren, wendet sich die Gunst des Publikums nach einiger Zeit in ihr Gegenteil und Zelig wird zum Opfer einer öffentlichen Diffamierungs- und Empörungswelle. Zelig, der als »Leonard the lizard«, »The living chameleon« und (in Frankreich) »L'homme caméléon« zur kommerzialisierten Marke geworden ist, der Anlass für zahlreiche Chamäleon-Tänze und Scherzartikel ist, über den Zelig-Witze gemacht werden, muss als Objekt des öffentlichen Interesses den ganzen Weg von Aufstieg und Fall erleben, bis er sich schließlich »ausgenutzt, erniedrigt und am Ende vergessen von der modernen Konsumgesellschaft« (Bruce 2006, S. 189; Übersetzung des Autors) wiederfindet.

Zeligs Entwicklung ist »gespickt von Paradoxien« (Lippmann 2013, S. 161) und eine Geschichte gescheiterter Wunscherfüllungen: sein Wunsch dazuzugehören und nicht aufzufallen, ist gerade das, was ihn berühmt und auffällig macht; sein Wunsch, normal zu sein, lässt ihn zum psychiatrischen Fall werden; und ausgerechnet mit seinem Wunsch, um jeden Preis geliebt zu werden, schafft er sich viele Feinde. Ob sich Woody Allen beim Entwerfen der Zelig-Figur von den Überlegungen Erich Fromms zum Phänomen der konformistischen Persönlichkeit und der damit verbundenen Gefahr der Selbstaufgabe inspirieren ließ, ist nicht bekannt. Über vierzig Jahre vor der Entstehung des Filmes hat Fromm jedoch so präzise und passgenau den psychologischen Mechanismus des Konformismus beschrieben, dass sich sein Buch wie die Drehbuchvorlage für *Zelig* liest:

> »Dieser Mechanismus stellt die Lösung dar, für die sich die meisten normalen Menschen in unserer heutigen Gesellschaft entscheiden. Er besteht kurz gesagt darin, daß der einzelne aufhört, er selbst zu sein; er gleicht sich völlig dem Persönlichkeitsmodell an, das ihm seine Kultur anbietet, und wird deshalb genau wie alle anderen und so, wie die anderen es von ihm erwarten. Die Diskrepanz zwischen dem ›Ich‹ und der Welt verschwindet und damit auch die bewußte Angst vor dem Alleinsein und der Ohnmacht. Man könnte diesen Mechanismus mit der Schutzfärbung gewisser Tiere vergleichen. Diese sehen ihrer Umgebung so ähnlich, daß sie kaum von ihr zu unterscheiden sind.« (Fromm 2014, [1]1941, S. 137f.).

Nicht nur die Angst vor der Isolation als Ursache des konformistischen Verhaltens, und nicht nur die im Film unübersehbar präsente Tiermetapher des Chamäleons hat Fromm bereits entwickelt, es finden sich darüber hinaus noch weitere Motive seiner Studie, die in *Zelig* auftauchen. Auf dem Höhepunkt der öffentlichen Vermarktung Zeligs durch seine Schwester und deren geschäftstüchtigen Liebhaber, die ihn wie eine Jahrmarktattraktion ausstellen und auch in Europa auftreten lassen, zeigt ihn die erfundene Dokumentation als identitätsloses Wrack, sobald er abseits vom Rampenlicht mit sich allein ist:

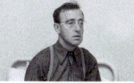

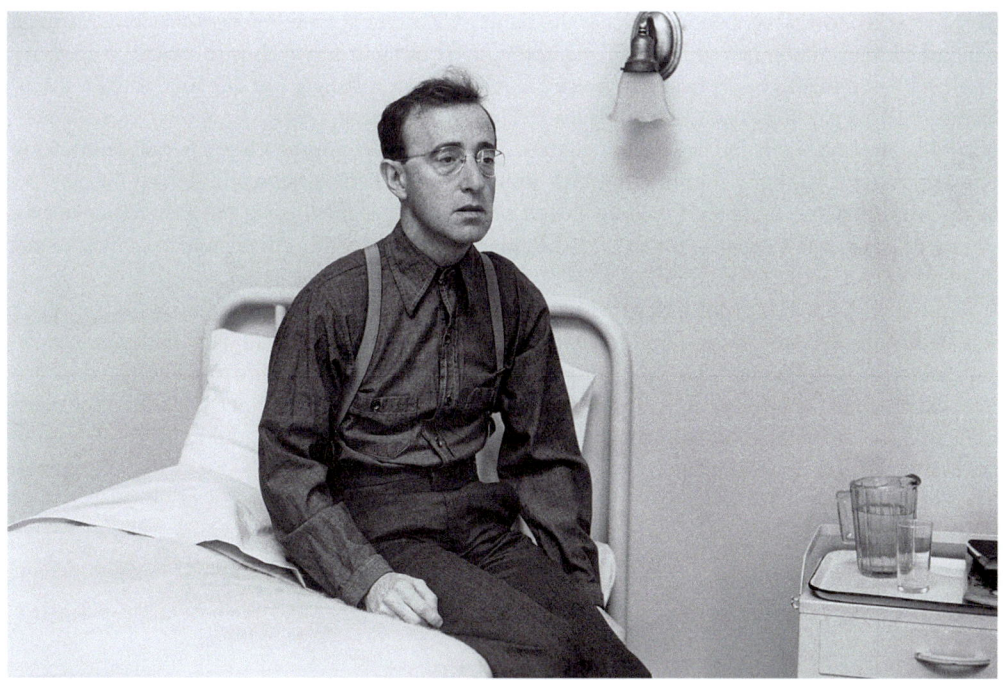

Abb. 6.2 Hinter der Fassade extremer Anpassungsfähigkeit verliert Zelig sein Selbst und seine Identität. Quelle: dpa Picture-Alliance GmbH. © 90061 / kpa / picture alliance.

> »Zeligs eigenes Leben ist eigentlich eine Nicht-Existenz. Seine menschlichen Eigenschaften, seine Persönlichkeit sind längst im Hin-und-Her seines Lebens verloren gegangen. Ganz allein sitzt er da und starrt still vor sich hin. Eine Null, ein Nichts, eine Zirkusnummer. Er, der sich einfach nur anpassen, dazugehören und von seinen Feinden unerkannt bleiben wollte, der einfach nur geliebt werden wollte, passt nirgendwo hin, gehört nirgends dazu. Feinde beaufsichtigen ihn und er hat niemanden, der sich um ihn sorgt.«

Dies kann als exakte Illustration der Überzeugungen Fromms gesehen werden, der zu den radikalen Konsequenzen des Konformismus für die Persönlichkeit des Einzelnen schreibt: »Auch wenn ein solcher Konformist biologisch noch weiterlebt, ist er doch emotional und seelisch tot.« (Fromm 2014, [1]1941, S. 184; Abb. 6.2)

Und noch eine weitere, durchaus zentrale Ebene des konformistischen Persönlichkeitstyps, auf die Fromm in seiner Studie abzielt, hat Allen in seinem Film in Szene gesetzt. Für Fromm sind sowohl Anlass als auch Fluchtpunkt seiner Analysen die politischen Verwerfungen seiner Zeit. Er schreibt sein Buch in den ersten Jahren des Zweiten Weltkriegs unter dem Eindruck eines immer übermächtiger gewordenen Faschismus im nationalsozialistischen Deutschland. So ist Fromm vor allem an einer Erklärung der »Psychologie des Nazismus« (Fromm 2014, [1]1941, S. 152) interessiert und entfaltet in diesem Zusammenhang die Einsichten über die konformistische Flucht aus der Freiheit. Und exakt dieser Entwicklungslinie folgend, verschlägt es Zelig ins Deutschland Hitlers, als in Amerika die Stimmung kippt, er angeklagt ist und sein privates Glück auf dem Spiel steht. Zunächst erleidet er (noch in New York) Rückfälle und zeigt allzu vertraute Anpassungssymptome, bevor er gänzlich von der Bildfläche verschwindet. Dass Eudora Fletcher ihn dann im Kino in kurzen Wochenschauberichten von politischen Versammlungen in Deutschland entdeckt, ist in mehrfacher Hinsicht folgerichtig. Seine Erscheinung und Existenz als hypersymbolischer Anpasser ist abhängig von den modernen Massenmedien und hat gleichzeitig ihr konsequentes Ziel im faschistischen System der gewalttätigen Gleichschaltung erreicht. Auch für das Kinopublikum, das nicht mit den psychologischen Erkenntnissen Fromms vertraut ist, kann dies unschwer als unmissverständliche Versinnbildlichung des konformistischen Prinzips – ins zeitgenössische Extrem getrieben – gelten: »In creating Zelig, Allen takes a metaphor and makes it real […]. Allen gives the inner meaning of conformist an outer manifestation.« (Nichols 1998, S. 100)

Bereits im Film selbst wird das ganz explizit auch so benannt. Für den Literaturnobelpreisträger Saul Bellow, der als einer der »echten«, authentischen Intellektuellen, die in fiktiven Interviewaufnahmen immer wieder die Filmfigur Zelig kommentieren und deuten, ist Zeligs doppeltes Untertauchen in Nazideutschland nur folgerichtig. Durch das Verschwinden in der Anonymität der nationalsozialistischen Massenbewegung konnte Zelig sein starkes Verlangen nach Liebe und das nach Aufgehen in der Masse perfekt befriedigen:

> »It made all the sense in the world. Because although he wanted to be loved, craved to be loved, there was also something in him that desired immersion in the mass and anonymity, and fascism offered Zelig that kind of opportunity.«

Interpretationsfläche Zelig

Mit den Interviewausschnitten, in denen real existierende Experten auftreten, eröffnet Woody Allen in genialer Weise eine weitere Reflexionsebene innerhalb des Filmes, die auf ihre Art dazu beiträgt, die Grenzen zwischen Erfundenem und Realem zu verwischen. Indem »nichtfiktive« Persönlichkeiten und Geistesgrößen sich selbst darstellen und dabei doch (vor)geschriebene, also fiktive Äußerungen über den erfundenen Charakter Leonard Zelig von sich geben, die gleichzeitig auch wahre Aussagen über die menschliche Psychologie und die gegenwärtige Gesellschaft enthalten, gerät *Zelig* zum doppelbödigen Spiegelkabinett, zu einem Film »about the two senses of reflection« (Nichols 1998, S. 111). Allen bietet nicht nur die erfundene Geschichte eines »Mr. Nobody, der zu Mr. Everybody mutierte« (Kiefer 1995, S. 105), die dabei mit einer solch enormen Fülle an zeitgeschichtlichen Phänomenen verknüpft ist, dass jeder Zuschauer die unterschiedlichsten Dinge darin erkennen und hineininterpretieren kann. Indem diverse Interpretationsmöglichkeiten der Zelig-Figur bereits im Film selbst thematisiert und gegeneinandergestellt werden, macht der Film gleichzeitig aufmerksam auf die Macht der Interpretation, aber auch die Bedingtheit von Meinungen, von Bildern und Geschichten.

> »Es war vielmehr eine Frage der Symbolik. Für die Marxisten war er einfach ein Objekt. Die katholische Kirche hat ihm den Vorfall im Vatikan nie verziehen. Das amerikanische Volk, das sich inmitten der tiefsten Depression befand, sah in ihm ein Symbol für Möglichkeiten, Selbstverbesserung und Selbsterfüllung. Und die Freudianer hatten natürlich ihre helle Freude an ihm. Sie konnten ihn in jede beliebige Richtung interpretieren. Es war alles symbolisch. Aber keine zwei Intellektuelle waren sich über die Bedeutung einig.« (John Morton Blum).

Zelig ist nicht zuletzt deshalb die ideale Berühmtheit, die die Massen fasziniert, weil er selbst so wenig eigene Persönlichkeit hat, dass er die Übertragungsbedürfnisse seiner Fans nicht behindert, er fungiert

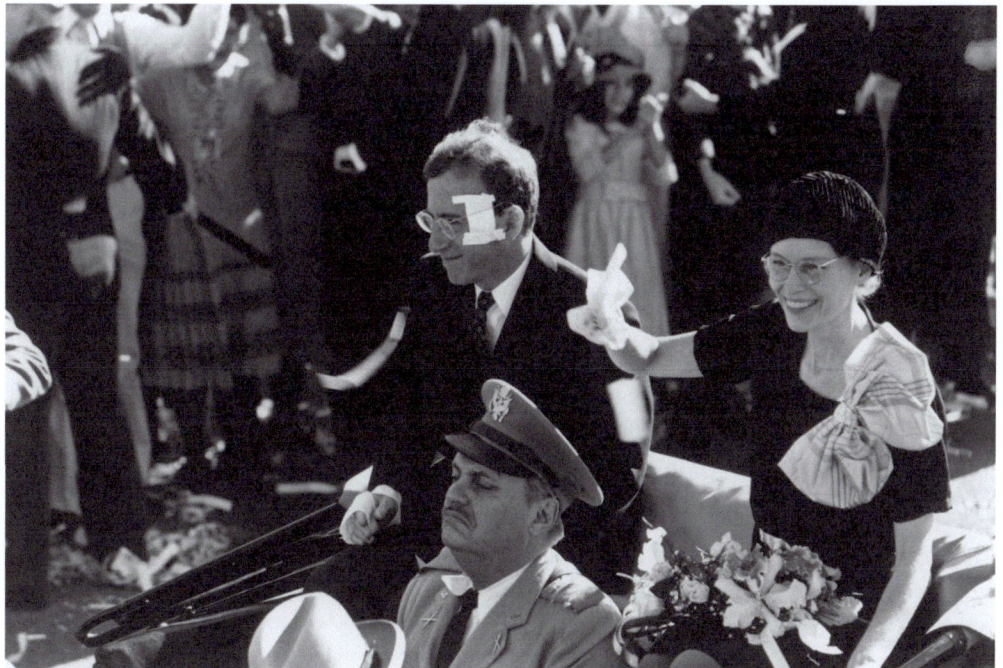

Abb. 6.3 Aus ›Mr. Nobody‹ wird ein Star: Leonard Zelig und Dr. Eudora Fletcher werden von den Massen umjubelt. Quelle: dpa Picture-Alliance GmbH. © 90061 / kpa / picture alliance.

als »Tintenklecks eines Rorschachtests, er hat die Funktion eines Behälters, in den die Leute Aspekte ihres eigenen Selbst hineinprojizieren« (Gabbard und Gabbard 1999, S. 265; Übersetzung des Autors). So kommt es zu einer doppelseitigen narzisstischen Spiegelung: der verzweifelte, andauernd soziale Isolation fürchtende Zelig findet Anerkennung durch seine Mitmenschen, indem er sich diesen bis zur Ununterscheidbarkeit angleicht und sein Publikum entdeckt in ihm eigene Eigenschaften, denen es dann zujubelt und anhängt (Abb. 6.3). Diesen Effekt wendet Allen seinerseits doppelt reflektiert in den Kurzauftritten der Intellektuellen, die das Phänomen Zelig interpretieren – und dabei zu jeweils völlig unterschiedlichen Diagnosen gelangen (was ebenfalls thematisiert wird). Der »echte« Literaturwissenschaftler Irving Howe etwa bringt den symbolischen Gehalt des Geschehens in genialer Verdichtung auf den Punkt, wenn er im Charakter des (jüdischstämmigen) Psychiatrie-Patienten Zelig die Geschichte der jüdischen Immigration und Assimilation erkennt (ein Thema, das Allen bekanntermaßen kontinuierlich beschäftigt) und sagt: »He wanted to assimilate like crazy.« Jeder Beobachter, ob Teilhaber der Massenkultur des Jazz Age oder rückblickend sinnierender Intellektueller der 1980er-Jahre, erkennt in Zelig symbolhafte Themen und Motive und macht ihn damit zum Stellvertreter eigener Ideen. Doch wird in diesem »Spiegelkabinett der mutuellen Idealisierung« (Gross 2012, S. 72) der Fall Zelig (im Film) nicht nur als Projektionsfläche par excellence gezeigt, auch die Projektion selbst, d. h. das spezifisch Filmische der Mockumentary Zelig wird ausgestellt und damit dem prinzipiellen Zweifel und der offenen Deutung übergeben. Der Film ist eine Fake-Dokumentation über eine Fake-Persönlichkeit, die die Parallelführung zwischen der Konstruiertheit filmischer Medialität und der epistemologischen Bedingtheit von Psyche und Identität meisterhaft auf die Spitze treibt. Mit seiner permanenten Infragestellung der filmischen Möglichkeiten, Realität aufzuzeichnen und abzubilden, überträgt Zelig die psychische Verunsicherung seiner Hauptfigur auch auf seine formale Ebene: »The camera cannot provide the security the psyche craves.« (Girgus 2002, S. 93).

Auftritte von Filmpsychiatern, gespielten und echten Psychoanalytikern

In dem Reigen der verschieden gelagerten Instrumente und Instanzen der Reflexion und Selbstreflexion nimmt in *Zelig* eine ganz besonders markante Technik und Disziplin der Selbstbefragung eine zentrale Rolle ein. Ist die Psychoanalyse im Werk Woody Allens ohnehin ein durchgängiges und beinahe sprichwörtliches Motiv, spielt sie in der fingierten Dokumentation über den Chamäleon-Mann eine besonders herausragende Rolle. In zahlreichen Filmen Allens kann man die Hauptfiguren dabei beobachten, wie sie Therapeuten aufsuchen und ihre schwierigen Lebenslagen aus- und besprechen. Doch in keinem Film des bekennenden Langzeitanalysanden Allen treten so viele Psychoanalytiker, Psychotherapeuten und Psychiater auf wie in *Zelig*. Nicht nur bilden die beiden Hauptfiguren Leonard Zelig und Eudora Fletcher die beiden Pole einer psychotherapeutischen Beziehung, und nicht nur dreht sich dem entsprechend auch der gesamte Film um diese professionelle Behandlung, der sich Zelig bei Fletcher unterzieht; auch verschiedene Kollegen Fletchers treten immer wieder auf, gerade etwa wenn es darum geht, die richtige Therapie für den Spezialfall Zelig zu finden. Darüber hinaus ist dabei immer noch eine Metaebene eingezogen, wenn die mediale Aufarbeitung und damit der öffentliche (Rück-)Blick auf Zeligs Therapie im historischen Gewand mitpräsentiert wird, die ihrerseits von »echten« Psychologen und Seelenexperten analysiert und gedeutet wird. Neben so prominenten Intellektuellen wie Susan Sontag, Saul Bellow und Irving Howe hat hier auch der Psychoanalytiker Bruno Bettelheim einen bemerkenswerten Kurzauftritt. Bettelheim, der durch seine Forschung zur pädagogischen und entwicklungspsychologischen Bedeutung von Märchen bekannt geworden ist, erlaubt sich das Vergnügen, als »echter« Vertreter seines Fachs für Allen den fiktiven Fall Leonard Zeligs zu kommentieren. Er ist in einer kurzen Interviewszene in der Kulisse eines (seines?) altehrwürdigen, dunkel vertäfelten Arbeitszimmers zu sehen und verkörpert die ganze Autorität des erfahrenen und angesehenen Wissenschaftlers. Rückblickend erzählt er, wie in Fachkreisen darüber gestritten wurde, ob Zelig nun neurotisch oder psychotisch war, dass er selbst aber davon überzeugt sei, dass Zeligs Gefühle »gar nicht so abnormal waren«, sondern dass sie nur »extremer in Grad und Umfang« waren. Man müsse sich Zelig als »einen ausgesprochenen Konformisten« (»ultimate conformist«) vorstellen. Damit folgt er als Psychoanalytiker der kultursoziologischen Deutung, die letztlich auf der Fromm'schen Zeitdiagnose des konformistischen Charakters aufbaut.

Doch Bettelheim bewegt sich – so wie die anderen »echten« Experten und fiktiven Zeitzeugen, etwa die alte Eudora Fletcher, ihr Kameramann und ihre Schwester – auf der inszenierten Metaebene im Film, auf der die eigentliche Zelig-Story bereits interpretierend eingeordnet wird. In der Binnenerzählung der Krankheitsgeschichte Zeligs wird eine bemerkenswerte Darstellung der Medizin im Allgemeinen und der Psychotherapie im Speziellen geboten. Zunächst gerät Zelig in die Notaufnahme des Manhattan Hospital, nachdem er durch sein Mimikry-Verhalten aufgefallen und von der Polizei unter Betrugsverdacht gefasst worden ist, sich dabei aber nicht als polizeilicher Fall, sondern offenbar als Kandidat für eine medizinische Behandlung erwiesen hat. Im Krankenhaus kommt es zur ersten Begegnung mit Dr. Fletcher, die Zelig aber zunächst für einen Kollegen hält, wie sie in der Rückschau berichtet: »als ich ihn zuerst sah, war es ein bisschen komisch, weil ich dachte fälschlicherweise, er sei Arzt. Sein Auftreten war irgendwie sehr professionell.« Zelig hatte sich in der Umgebung von Ärzten in einen solchen verwandelt. Eudora Fletcher ist fasziniert und übernimmt den Fall.

Für die damalige Zeit ist es allerdings keine Selbstverständlichkeit, dass ein derart ungewöhnlicher und herausfordernder Patient, wie Zelig es ist, von einem jungen und recht unerfahrenen Psychiater behandelt wird, der dazu auch noch eine Frau ist. Mit dieser doppelten Ungehörigkeit setzt Allen neben die Entwicklungslinie des Patienten auch auf der ärztlichen Seite eine offene narrative Spur, der die Zuschauer nun parallel zum Therapieverlauf nachgehen können: wird es Eudora Fletcher gelingen, nicht nur Zeligs Zustand zu bessern, sondern kann die junge Wissenschaftlerin auch ihr eigenes Ziel erreichen und sich gegen ihre konservativen Kollegen durchsetzen? Gerade durch ihre besondere Situa-

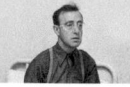

tion in der Männerdomäne Psychiatrie scheint Fletcher auch besonders geeignet zu sein, dem ungewöhnlichen Zelig, der sich von allen unterscheidet (indem er sich allen angleicht), zu helfen: »Als Frau weiß Eudora Fletcher, was es heißt, ausgeschlossen zu sein. ... Fletcher hat genauso wenig Platz in der Ärzteschaft wie Zelig in der Welt hat. Was Marginalisierung angeht, entspricht sein Schicksal dem ihren.« (Bruce 2006, S. 190; Übersetzung des Autors) Mit dieser Parallelkonstruktion ist dramaturgisch der Grundstein einer Figurenkonstellation gelegt, bei der das finale Happy End bereits abzusehen ist. Beide Protagonisten heben sich ab von ihrem Umfeld, erregen als Außenseiter Aufsehen und sind vor die mehr oder weniger existenzielle Aufgabe gestellt, sich in ihrer Identität und Persönlichkeit zu entwickeln und angesichts vielfältiger Widerstände und Gefahren zu behaupten. Beiden wird dies gelingen, beide werden eine bedeutende persönliche Entwicklung nehmen und beide werden sich durch diesen Prozess hindurch einander annähern und sich schließlich als glückliches Liebespaar vereinen. Doch zunächst gilt es, die überkommenen Strukturen und Therapieansätze der etablierten Ärzteschaft zu durchbrechen und mit unkonventionellen Methoden nicht nur Leonard Zelig zu heilen, sondern auch den gesamten Stand der Psychiatrie und Psychotherapie zu erneuern.

Allen nutzt die Darstellung der männlichen, älteren Psychiater und ihrer rückständigen Behandlungsansätze für allerhand Scherze, doch ist der ernste Subtext sehr deutlich. Das Medizin-Establishment besteht aus »Kretins im weißen Kittel«, die »als unfähige Zwangsjackenliebhaber« und »orthodox[e] Gesundheitskrämer« (Gerhold 1991, S. 152; Ergänzung des Autors) daherkommen und an Zelig völlig fehlgeleitete Versuche unternehmen sowie abstruse Diagnosen stellen. So vermutet ein Psychiater, es läge an »den Drüsen«, ein anderer erklärt der Presse, Zeligs Zustand sei die Folge von zu viel mexikanischem Essen, ein dritter ist sich sicher, Zelig leide an einem Gehirntumor, der ihn in wenigen Wochen das Leben kosten würde. Die ätzende Kritik an den honorigen Doktoren, die fachlich jedoch völlig versagen, findet ihre Spitze, als die nächste Einstellung einen Leichenzug zeigt und die Off-Stimme berichtet, der von der Krebsdiagnose überzeugte Arzt sei kurze Zeit später selbst einem Hirntumor erlegen. Mit dieser Karikatur des medizinischen Systems stellt der Film nun auch Zelig als Patienten in ein anderes Licht, denn die in dieser Pointe angelegte »Umkehrung der Arzt-Patienten-Rollen macht klar, dass es nicht der Patient ist, der krank ist, sondern vielmehr das gesamte medizinische Establishment« (Bruce 2006, S. 187; Übersetzung des Autors).

Woody Allen stellt somit in *Zelig* eine Grundfrage der Psychiatrie und Psychotherapie, die gleichzeitig in ihrem Kern das Potenzial für eine umfassende Gesellschafts- und Systemkritik enthält: ist es Aufgabe des psychomedizinischen Feldes, Patienten als abweichende Elemente, die in der Gesellschaft anecken, die stören und unter Störungen leiden, als solche gestörte Störfaktoren zu identifizieren, um sie wieder zu »normalisieren« und eingliederungsfähig zu machen oder sollte das Ziel nicht vielmehr darin bestehen, das auffällige Individuum zu stabilisieren, in seiner Persönlichkeit zu stärken und mitsamt seinen Eigenheiten handlungsfähig zu machen? Dies würde allerdings eine weitaus tolerantere Gesellschaft voraussetzen, als es in der Zwischenkriegszeit der Fall war. Entsprechend vertritt die versammelte Ärzteschaft in *Zelig* eine Auffassung der Funktion von Psychiatrie, die aus einer heute längst vergangenen Ära zu entstammen scheint und die zuletzt in Psychiatriefilmen der 1950er-Jahre auftauchte. Die damals im Kino gezeigten Ärzte sind zwar in aller Regel durchaus daran interessiert, dem Patienten zu helfen, mindestens genauso wichtig ist ihnen dabei, »die bestehenden Verhältnisse aber, die es krank gemacht haben, nicht zu berühren« (Wulff 1985). Auch bei Allen werden die Ärzte selbst als Teil des Systems gezeigt und sind mehr an ihrem eigenen Vorteil interessiert als am Wohl des »chameleon man«. Sie doktern an Zelig herum und experimentieren mit allen möglichen Modetechniken der Zeit, was allerdings keinerlei Fortschritte zeitigt. Im Gegenteil drängt sich eher die Frage auf, »ob Zeligs Krankheit ihren Lauf nimmt trotz oder gerade eben wegen der verschiedenen Versuche, die unternommen werden, um ihn zu kurieren« (Bruce 2006, S. 186; Übersetzung des Autors).

Die *White Room Sessions*: gefilmte Psychotherapie

Die amerikanische Psychiatrie der 1920er-Jahre wird in ihrem Status quo als reaktionär, starr und unfähig vorgeführt, mit anspruchsvolleren Fällen umzugehen und jenseits eines somatischen Erklärungsansatzes neue therapeutische Wege zu beschreiten. Die Figur Eudora Fletchers wird nun genau an diesem Punkt als zweite Filmheldin profiliert. Sie, die schnell selbst im Rampenlicht steht und zum Liebling der Medien avanciert, folgt nicht den ausgetretenen Pfaden der Konvention wie ihre Fachkollegen, sondern bleibt verantwortungsbewusst und unbeirrbar ihrem Ziel verpflichtet, der Aufklärung und Heilung von Zeligs Leiden. Dabei lässt sie sich nicht von den Verlockungen des großen öffentlichen Interesses an dem Fall beeinflussen und entzieht Zelig (und sich selbst) dem Zugriff von Presse und Rundfunk. Sie schafft in ihrem Landhaus fernab der Großstadt und des Medienrummels eine ungestörte und neutrale Atmosphäre, um sich ganz auf ihr Therapie- und Studienobjekt konzentrieren zu können. Dass Eudora Fletcher sich gegen Widerstände innerhalb ihrer Profession durchsetzt, um eine dem Spezialfall Zelig gemäße Behandlungsform zu finden, heißt allerdings nicht, dass sie aus purer Menschenliebe, Altruismus oder eben reiner ärztlicher Verantwortung heraus nur Zeligs Besserung und sein Wohl im Auge hat. Wie sie rückblickend bereitwillig berichtet, ist sie in erster Linie als Wissenschaftlerin an der besonderen Kasuistik interessiert, mit der sie die Aussicht auf eigene Vorteile verbindet: »Es war ein einzigartiger Fall, mit dem ich mir einen Namen machen konnte. Nicht dass ich eine Therapie kannte, aber ich wusste, wenn man mich allein mit ihm arbeiten lassen würde, ich also innovativ und kreativ sein könnte, dann würde ich sein Leben verändern können.« Das Ziel, mit Zeligs Fall berühmt zu werden, hat sie erreicht: ihr Engagement, das in der zeitgenössischen Presse und Rundfunk einigen Widerhall fand, hat offenbar auch in Fachkreisen bleibende Spuren hinterlassen. Diese Wirkung steht in direkter Verbindung mit einem bemerkenswerten Einfall des Filmemachers Woody Allen. Wegen der wissenschaftlichen Relevanz des Zeligfalles und weil sie ihren persönlichen Durchbruch wittert, nimmt Eudora Fletcher von Anfang an die Gesprächssitzungen, die in ihrem Landhaus stattfinden, mit einer Kamera auf. Ihr Cousin, der hierbei als Kameramann fungiert, erzählt später, welche Motive sie dazu bewogen: »Sie sagte: ›Ich will diesen Fall für zukünftige Generationen und die Wissenschaft festhalten. Die Kamera muss sehr diskret sein.‹ Ich fragte, warum sie nicht einfach eine Studie verfasse. Und sie: ›Wenn jemand seine äußere Erscheinung ändert, will man das sehen. Man will nicht nur darüber lesen. Außerdem will ich Geschichte schreiben.‹« Und der Regisseur Allen tut seiner Figur Fletcher dann den Gefallen, ihr diesen Wunsch zu erfüllen. Im Rahmen der (gefakten) Zelig-Dokumentation kommt kein Zweifel an der Bedeutung dieses unkonventionellen Schrittes auf. Die Filmaufnahmen sind als sog. *White Room Sessions* bekannt geworden und gelten als »ein bemerkenswertes Dokument in der Geschichte der Psychotherapie«, wie die Off-Stimme erklärt. Im innerdiegetischen Rahmen der *Mockumentary* werden einige Sequenzen dieser Aufnahmen als authentisches Bildmaterial präsentiert. Mit diesem Kniff gelingt es Allen, das Herzstück des gesamten Filmes, die Therapiesessions von Fletcher und Zelig seinem Publikum direkt und unverstellt vorführen zu können. Die Aufzeichnungen der höchst privaten und ansonsten besonders geschützten Dialoge liegen schließlich vor und sind für eine Illustration im Bild verfügbar. Das an einigen anderen Stellen des Filmes genutzte Stilmittel des Dokumentarfilmgenres, Handlungselemente, von denen keine Filmaufnahmen existieren, per »*voice over*« zu abgefilmten Fotografien, Zeitungsausschnitten und Standbildern nachzuerzählen, ist so nicht nötig. Wichtige Aussagen Zeligs bei klarem Bewusstsein sowie unter Hypnose können gezeigt werden und der Zuschauer kann die therapeutischen Fortschritte gewissermaßen »live« mitverfolgen.

Als Dr. Fletcher mit Zelig die Gesprächstherapie beginnt, hat sie zunächst immer wieder mit dem Problem zu kämpfen, dass ihr Patient in diesem Setting die Seiten wechselt, sich mit ihr identifiziert und in einen Kollegen verwandelt.[3] Zelig behauptet also, Psychiater zu sein und schwafelt von seinen

---

3   Bemerkenswert ist dabei, das Zelig sich in einen Psychiater verwandelt, nicht jedoch in eine Frau. Vgl. dazu Feldstein 1989, S. 78.

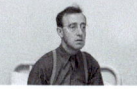

jüngsten professionellen Betätigungen. Er gibt vor, kürzlich einen Aufsatz über Zwangsneurosen veröffentlicht zu haben (»Die Ursachen scheinen psychischer Natur zu sein«), besondere Patienten zu behandeln (»Ein interessanter Fall, zwei Paar Siamesischer Zwillinge mit gespaltenen Persönlichkeiten. Ich werde also von acht Personen bezahlt.«) und einen Masturbationskurs in der Stadt zu geben (»Ich muss zum Selbstbefriedigungskurs. Nachher fangen sie ohne mich an.«). Bereits bei den ersten Gesprächen noch im Manhattan Hospital hatte Zelig sich seinem Gegenüber anverwandelt und behauptet, Psychiater zu sein (»Ich bin Psychiater. Mein Gebiet sind wahnhafte Störungen. Ich arbeite hauptsächlich in Europa, ich habe in Wien mit Freud gearbeitet. Über den Penis-Neid kam es zum Zerwürfnis. Freud wollte ihn auf Frauen beschränken.«). Hier klingen typische und wiederkehrende Motive für Allens Humor und seine einschlägigen »oneliner« an. Dabei zielt der Regisseur als »Betroffener« und »Eingeweihter« aber auch auf den psychoanalytischen Jargon des Fachs mitsamt seinen modischen Zweckentfremdungen: »Zeligs Konglomerat psychologischen Geschwätzes, das auf Außenstehende ›überzeugend klingen musste‹ (Fletcher), parodiert die pseudo-psychologisierende Sprechweise [der] Konsumenten eines Psycho-Booms« (Gerhold 1991, S. 153; Ergänzung des Autors). Die alltägliche Verwendung derartiger »Sprechweisen« zwischen Parodie und Popularisierung durchzieht das gesamte Werk Woody Allens. In seinen Filmen ist es meist die männliche Hauptfigur, die sich als Laie mit selbst angeeignetem psychoanalytischem Vokabular das eigene Leben und Leiden erklärt und nach Lösungen sucht. In *Zelig* ist nun der Protagonist kein bloßer Analysand mehr, sondern wird selbst zum Experten. Damit stellt der Film dann bereits in seiner Rollenanlage einen absoluten Sonderfall dar: *alle* auftretenden Figuren von Bedeutung sind Psychiater, Analytiker oder Psychotherapeuten (oder halten sich zumindest dafür).

Ein Triumph der ästhetischen Instinkte: Heilung durch Liebe

Mit *Zelig* hat Woody Allen ein ganz besonderes Kunstwerk geschaffen: der Film ist in vielerlei Hinsicht anders als andere Unterhaltungsfilme, sticht auch im breiten Spektrum der »Psycho-Filme« hervor (desjenigen Subgenres, das explizit Psychotherapeuten, Shrinks und Patienten aller Art auf die Leinwand bringt), und selbst im höchst analyseaffinen Werk Allens ist die erfundene Dokumentation der Medien- und Krankengeschichte des konformistischen Chamäleon-Mannes einzigartig. In einer zentralen Hinsicht jedoch folgt *Zelig* einem vertrauten Muster, das viele mit Psychohilfe befasste Filme kennzeichnet: auch die Leidensgeschichte des Leonard Zelig wird als Variante des Narrativs *Heilung durch Liebe* erzählt.

> »Love, not therapy, is presented as the ultimate cure.« (Pauline Kael zit. in Samuels 1985, S. 377)

Ganz dem Duktus der historischen Dokumentation folgend, sind die letzten Bilder des Filmes Schrifttafeln, die den Rest des Lebens seiner Protagonisten erzählen. Bis an ihr Ende bleiben Zelig und Fletcher demnach ein Paar, sind verheiratet, leben ein ruhiges Leben (»lived full and happy years together«), und Zelig ist und bleibt kuriert von seinen Anpassungssymptomen (»Zelig's episodes of character change grew less and less frequent and eventually his malady disappeared completely«). Dass der Film als Therapiedokumentation diesen Verlauf nimmt, ist nicht sehr überraschend, wenn man sich einen entsprechenden geschlechtsspezifischen Aspekt der Filmgeschichte vor Augen führt. Während es im Kino zahlreiche unterschiedliche Varianten männlicher Therapeuten gibt, die Frauen behandeln, folgt die Darstellung weiblicher Therapeutinnen durchgängig einem Muster. Frauen als Analytikerinnen und Psychiaterinnen werden im Rahmen der Behandlung ihrer männlichen Patienten fast immer gezeigt als »Opfer ihrer weiblichen Launen«, denen letztlich nur eine Option bleibt: zu handeln »just like a woman« (Samuels 1985, S. 375). Auf den ersten Blick trifft dies auch auf *Zelig* zu. Doch ist der Film vielschichtig genug, um dieser dramaturgischen Linie noch eine weitere, ganz eigenständige Note hinzuzufügen. Denn Eudora Fletcher gelingt die Therapie Zeligs nicht einfach dadurch, dass sie »einfach eine Frau ist« und den typischen Kino-Kunstfehler begeht, sich in ihren Patienten zu verlieben. Den Durchbruch in der Behandlung erreicht sie vielmehr dadurch, dass sie Zeligs Verhalten einfach spiegelt und diesem gewissermaßen mit seinen eigenen Waffen begegnet. Ihr »brilliant and innovative plan« (wie es die Off-Stimme bezeichnet) besteht darin, Zelig als Psychiater anzusprechen und um Hilfe zu bitten. Sie sei gar keine Ärztin, würde nur aus dem Verlangen heraus, von anderen geliebt zu werden und so zu sein wie ihre Freunde, ständig neue Identitäten vorgaukeln, ihr ganzes Leben sei eine Lüge. Er, Dr.(!) Zelig, müsse ihr helfen, er sei schließlich Arzt. Daraufhin wird Zelig unwohl, er wird unruhig und zweifelt an seiner Identität als Arzt und als Leonard Zelig. Geschickt nutzt Dr. Fletcher diesen Moment und hypnotisiert Zelig. Ab sofort ist es ihr möglich, ihren Patienten jederzeit wieder in Trance zu versetzen und eine doppelspurige Therapie zu beginnen, deren zentrales Element unbedingte Zuwendung und Liebe ist, wie der Off-Kommentar erklärt:

> »Dr. Fletchers Therapie sieht einen Angriff von zwei Seiten vor. Im Trancezustand wird die Persönlichkeit gründlich erforscht und umstrukturiert. Im Wachzustand wird dem Patienten Liebe, Zuneigung und bedingungslose Wertschätzung entgegengebracht.«

So beginnt die persönliche Bindung als therapeutischer Schritt, als Behandlungsmaßnahme, die die Ärztin an ihrem Patienten ausübt, und die sich dann aber verselbstständigt. Indem Fletcher Zelig und sein Imitationssymptom imitiert, gerät somit nicht nur die festgefahrene Therapie wieder in Bewegung. Sie fühlt sich mehr und mehr zu ihm hingezogen und entdeckt ganz neue Seiten an sich. Ihre Anspannung und Unzufriedenheit, die durch die ergebnislosen Behandlungsversuche vor dem Durchbruch gewachsen waren, verschwinden. Zum ersten Mal wird sie begehrt und beginnt, sich selbst hübsch zu finden, wie sich ihre Schwester wehmütig erinnert: »Es war herrlich, meine Schwester und Leonard zusammen zu sehen. Er hat ihr Kraft gegeben. Und, sie waren so verliebt ineinander. Sie hat seit Jahren nicht mehr so glücklich ausgesehen.« Nun ist es Zelig, der Dr. Fletcher gut tut, der Patient hilft seiner Ärztin, ein Rollenwechsel vollzieht sich. Eudora wird zu Leonards Patientin, lernt durch ihn, was sie wirklich will und schließlich ist sie es, die von ihm geheilt wird. So wird *Zelig* zum »schrägen Märchen über einen Patienten, der seine Analytikerin gewinnt: sie ist der beste Mensch auf der Welt, sie sorgt sich um dich, ist treu, folgt dir überallhin um dir zu helfen. Kurz, sie ist die Mutter deiner Träume« (Samuels 1985, S. 377; Übersetzung des Autors). Mit einem gewissen ödipalen Unterton jedoch ist Eudora auch eine Frau, die von Zelig geliebt und begehrt wird. Unter Hypnose gesteht er ihr seinerseits seine Liebe, er möchte mit ihr schlafen und für sie sorgen.

Damit entspricht *Zelig* dem Dramaturgie-Grundsatz, der für das (geschlechtsneutrale) Narrativ der *Heilung durch Liebe* generell zu beobachten ist: »Nur wenn die professionelle Distanz und das damit verbundene Rollengefüge zwischen Arzt und Patient aufgegeben wird und eine unvermittelte, »reine« Liebe an deren Stelle tritt, ist eine Heilung möglich.« (Wulff 1985). Allerdings wird die Liebe zwischen Fletcher und Zelig nicht völlig bereinigt und ungebrochen dargestellt, beide erscheinen nicht unbedingt als glattgebügelte und perfekte Partner. So weiß Zelig bereits bei den ersten Therapiestunden einige Schwächen seiner Ärztin aufzuzählen. Unter Hypnose offenbart er nicht nur seine Liebe, sondern gibt auch zum Besten, dass er Gefühle für sie entwickle, weil sie nicht so clever sei wie sie denke, sie sei konfus, nervös, könne keine Witze erzählen und sei außerdem eine schreckliche Köchin. Ohnehin ist das Verhältnis zwischen beiden vielschichtiger und gegenläufiger, als es die Interpretation von der Ärztin-Mutter und dem Patienten-Sohn allein vermuten lässt. Auch Zelig verspürt seinerseits mütterliche Instinkte gegenüber Eudora.

Und so bewegen sich die beiden Protagonisten in einem dicht gewobenen Netz aus Spiegelungen, Übertragungen und Umkehrungen. Das Prinzip der Anpassung und Aneignung, das den gesamten

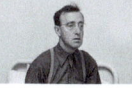

Film durchzieht, bemächtigt sich im Laufe der fortschreitenden Behandlung auch der zentralen Beziehung der beiden Hauptfiguren: »Jeder imitiert buchstäblich den anderen, Psychiaterin und Patient, und die Imitation wird Wirklichkeit.« (Nichols 1998, S. 106; Übersetzung des Autors) Dies wird auch in der Darstellung der öffentlichen Wahrnehmung des berühmten Paares nach seiner heldenhaften Rücknahme aus Nazideutschland spürbar, wenn Fletcher und Zelig gemeinsam gefeiert werden. Bei der umjubelten Verleihung der Tapferkeitsmedaille werden beide von offizieller Seite gefeiert mit den Worten: »Sie sind eine Inspiration für die Jugend unseres Landes. Die Zukunft wird großartige Ärzte und großartige Patienten haben.« In diese Laudatio hat sich die subtile Einsicht eingeschlichen, dass der Patient im Wechselspiel von Übertragung und Gegenübertragung stets einen nicht unerheblichen Anteil am Gelingen einer psychotherapeutischen Behandlung hat – eine Einsicht, die Woody Allen mit dem Gespann Fletcher/Zelig auf die Spitze treibt:

> »Allen hat gezeigt, dass es paradoxerweise möglich ist, nicht nur als Arzt, sondern auch als Patient ›großartig‹ zu sein. Die Größe sowohl von Arzt als auch Patient besteht darin, so zu werden wie der andere, darin, gleichzeitig zu retten und gerettet zu werden.« (Nichols 1998, S. 106; Übersetzung des Autors)

Die Idee, so zu werden wie ihr Patient, hat Dr. Fletcher bereits zu Beginn der *White Room Sessions*, wie sie in ihrem Therapietagebuch festhält: »Ich muss flexibel bleiben und spontan vorgehen.« Damit ist die soziokulturelle Zeitdiagnose à la Sennett, deren plakative Ausprägung Leonard Zelig verkörpert, paradoxerweise als psychiatrisch-therapeutische Methode zur Beseitigung ihrer eigenen Symptome formuliert. Wie dies vor dem Hintergrund der dargestellten medizinisch-wissenschaftlichen Forschung und des Ringens der Experten um Zeligs Behandlung zu verstehen ist, macht wiederum Susan Sontag klar. Auch sie hat ihren Auftritt als »Zelig-Expertin« und kommentiert Eudora Fletchers geniale Leistung folgendermaßen:

> »Ich weiß nicht, ob es ein Triumph der Psychotherapie war, es scheint mehr wie ein Triumph der ästhetischen Instinkte, da Dr. Fletchers Therapie nicht auf den damals modernen Richtungen beruhte. Sie spürte, was gebraucht wurde und hat's gegeben. Und das war eine erstaunlich kreative Leistung.«

Der Behandlungseffekt kann demnach also weniger als exemplarischer Erfolgsbeweis für den methodischen Ansatz der Gesprächstherapie in Anspruch genommen werden, es handelt sich vielmehr um einen so unverwechsel- wie unberechenbaren Einzel- und Glücksfall, der darüber hinaus nur wenig mit Wissenschaftlichkeit zu tun hat. Damit jedoch legt Allen seiner prominenten Selbst-Darstellerin Sontag eine Interpretation in den Mund, die nicht gerade als fortschrittlich oder kritisch, geschweige denn als feministisch bezeichnet werden kann. Die Betonung »ästhetischer Instinkte«, die »gespürt« werden müssen, erinnert doch stark an das einschlägige Frauenbild, das im Kino der Jahrhundertmitte zuhauf produziert und transportiert wurde, gerade in der Darstellung von psychotherapeutischen Ärztin-Patient-Beziehungen (vgl. Samuels 1985). Die Qualitäten, die Eudora Fletcher ausmachen, so gibt *Zelig* in seiner eigenen, bereits auf der Meta-Ebene-im-Film eingebauten Interpretation vor, sind nicht in ihrer professionellen Rolle als Ärztin und Psychiaterin zu verorten, sondern sind schlicht ihrem Geschlecht zu verdanken. Was nach allen erdenklichen wissenschaftlichen, doch vergeblichen Versuchen für Zelig schließlich die Rettung bedeutet, sind weibliche Sinnlichkeit und Instinkt. Damit würde *Zelig* dem gängigen kinematografischen Rollenmuster entsprechen, dass weibliche Psychiaterinnen im Film stets gezeigt werden »to be women first and psychiatrists second« (Gabbard und Gabbard 1989, S. 1033). Dazu passt eine bereits einiges früher eingeführte (Selbst-)Reflexionslinie des Filmes. Auf dem Höhepunkt des anfänglichen Medienrummels um die kuriose Berühmtheit wird auch die Filmindustrie auf Zeligs Geschichte aufmerksam. *Warner Brothers* sichert sich die Rechte am Stoff und unter dem Titel *The changing man* entsteht ein Hollywoodfilm. In den kurzen Ausschnitten, die davon zu sehen sind, wird deutlich, dass sich dieser Film-im-Film vor allem um die Liebesgeschichte zwischen dem Chamäleon-Mann und seiner jungen Ärztin dreht. Von melodramatischer Musik begleitet, verkündet die Eudora Fletcher nachempfundene Figur der Psychiaterin, sie werde gegen alle Einwände nicht davon ablassen, eine Therapiemethode für den ihr anvertrauten »Verwandlungskünstler« (so der deutsche Titel der Verfilmung-im-Film) zu suchen: »… some technique, whatever it is, it has to be personal«. Und was könnte persönlicher sein, als sich in den Patienten zu verlieben?

> »Wo Medizin, Psychotherapie und die Umwelt versagen, bleibt, als romantischer Topos selbst im Dokumentarfilm von zwingender Konsequenz, die Liebe. Durch die Liebe von Eudora Fletcher findet Zelig … sein Gleichgewicht; Verständnis, Zuneigung, Vertrauen und Zuwendung ermöglichen seine Heilung« (Gerhold 1991, S. 154).

»Wer sagt da noch, Frauen könnten nur nähen?« – *Zelig* als feministischer Film

Selbstverständlich ist die heilende Liebesbeziehung zwischen Fletcher und Zelig ein gefundenes Fressen für die öffentliche Aufmerksamkeit und so lassen entsprechende Meldungen nicht lange auf sich warten. Allerdings zeigt sich hier überraschenderweise eine etwas andere Akzentuierung als in Susan Sontags Interpretation. So wird in der zeitgenössischen Berichterstattung über das Therapie- und Liebespaar keineswegs die professionelle Kompetenz Dr. Fletchers angezweifelt oder bestritten, ihre »weiblichen« Qualitäten kommen zum beruflichen Erfolg lediglich noch hinzu. Eine Schlagzeile in der Wochenschau lautet demgemäß: »Chamäleon von Ärztin geheilt – Hübsch ist sie auch noch!«, und der Kommentator betont dazu ausdrücklich ihre fachliche Leistung: »Ihr mutiges Eintreten für eine Außenseitermeinung hat der Psychiatrie großen Erfolg beschert. Wer sagt da noch, Frauen könnten nur nähen?«. Das menschliche Chamäleon Leonard Zelig wird mit Liebe geheilt, doch diesen Behandlungsschritt auf eine ästhetische, d. h. rein sinnliche Eingebung seiner weiblichen Therapeutin zu reduzieren, lässt die sachliche und gewissenhafte Ärztin, die Fletcher auch ist und die sie während der folgenden Liebes- und Therapiebeziehung zu Zelig bleibt, etwas unterbelichtet. Der durchaus geniale »Instinkt« Fletchers besteht gerade darin, die Liebesheilung im ungebrochenen Rahmen einer klugen und ernsthaften Behandlung von Zeligs Leiden einzusetzen und zu dosieren – und nicht etwa durch eine alles überwältigende Leidenschaft seine Symptome nur zu überdecken. Sie beweist also vor allem ärztlichen Instinkt. Damit verkörpert sie nun eine ziemlich einzigartige Figur im Kino und steht quer zum dominanten Paradigma der Darstellung von weiblichen Analytikerinnen und Psychiaterinnen im Spielfilm. Dieses vorherrschende Narrativ legt dem Publikum durchgängig die Ansicht nahe, dass Frauen besser daran täten, statt sich in komplexen und überfordernden beruflichen Ambitionen – wie der psychotherapeutische Arbeit – aufzureiben, ihren Lebenssinn in der Liebe zu einem Mann zu suchen. Beides zugleich aber sei unmöglich: »Über die gesamte Geschichte des Hollywoodkinos hinweg hat bisher kein einziger Film gezeigt, dass es ein- und derselben Frau möglich sein kann, eine erfolgreiche Analytikerkarriere und ein befriedigendes Privatleben zu vereinbaren.« (Gabbard und Gabbard 1989, S. 1044; Übersetzung des Autors) Diesem reaktionär-patriarchalen und latent frauenfeindlichen Befund (aus dem Jahr 1989), so umfangreich belegt und niederschmetternd er auch sein mag, muss nun aber eine markante Ausnahme entgegen gehalten werden: in *Zelig* wird genau diese vermeintlich unanzweifelbare Botschaft widerlegt. Dr. Eudora Fletcher wird und bleibt glücklich in ihrer Liebesbeziehung zu Zelig, während sie weiter als Psychoanalytikerin praktiziert – so berichtet es der Abspann im Duktus der unspektakulären Harmonie eines Filmendes. Doch filmgeschichtlich hat es diese

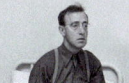

Schlussinformation in sich. Woody Allen hat mit Eudora Fletcher nicht nur eine starke Frauenfigur geschaffen, die sich gegen beträchtliche Widerstände einer konservativen Männerwelt durchzusetzen vermag, sondern Mia Farrow verkörpert darüber hinaus auch den beispiellosen Fall einer Psychoanalytikerin im Film, die eine liebende Frau sein kann, ohne dafür ihren Beruf opfern zu müssen.

Literatur

Brandell JR (2004) Introduction. In: Brandell JR (Hrsg) Celluloid couches, cinematic clients. Psychoanalysis and psychotherapy in the movies. State University of New York Press, Albany, S 1-17
Bruce I (2006) Mysterious illnesses of human commodities in Woody Allen and Franz Kafka. In: Silet CLP (Hrsg) The filmes of woody allen. Critical essays. Scarecrow, Lanham, S 171–197
Cohen AJJ (2004) Woody Allen and Freud. In: Brandell JR (Hrsg) Celluloid couches, cinematic clients. Psychoanalysis and psychotherapy in the movies. State University of New York Press, Albany, S 127–145
Feldstein R (1985) The dissolution of the self in Zelig. In: Literature/Film Quaterly 13(3):155–160
Feldstein R (1989) Displaced feminine representation in Woody Allen's cinema. In: Barr MS, Feldstein R (Hrsg) Discontented discourses. University of Illinois Press, Urbana, S 69–86
Floriano MAH (2008) The cinema as therapy: Psychoanalysis in the work of Woody Allen. In: J Med Mov 4:17–26
Fromm E (2014, ¹1941) Die Furcht vor der Freiheit. Deutscher Taschenbuch Verlag, München
Gabbard GO, Gabbard K (1989) The female psychoanalyst in the movies. J Am Psychoanal Assoc 37:1031–1049
Gabbard GO, Gabbard K (1999) Psychiatry and the cinema. American Psychiatric Press, Washington
Gerhold H (1991) Woodys Welten. Die Filme von Woody Allen. Fischer, Frankfurt a.M.
Girgus SB (2002) The films of Woody Allen. Cambridge University Press, Cambridge
Gross R (2012) Der Psychotherapeut im Film. Kohlhammer, Stuttgart
Kiefer B (1995) Zelig. In: Koebner T (Hrsg) Filmklassiker. Bd 4. Reclam, Stuttgart, S 104–107
Lippmann E (2013) Identität im Zeichen des Chamäleons. Flexibel sein und Farbe bekennen. Vandenhoek & Ruprecht, Göttingen
Nichols MP (1998) Reconstructing Woody. Art, love, and life in the films of Woody Allen. Rowman & Littlefield Publishers, Oxford.
Samuels L (1985) Female psychotherapists as portrayed in film, fiction and nonfiction. J Am Acad Psychoanal 13(3):367–378
Schwartz RA (2000) Woody, from Antz to Zelig. A reference guide to Woody Allen's creative work, 1964–1998. Greenwood, Westport
Sennett R (1998) Der flexible Mensch. Die Kultur des neuen Kapitalismus. Berlin Verlag, Berlin.
Yacowar M (2006) Beyond parody. Woody Allen in the 1980s. In: Silet CLP (Hrsg) The films of Woody Allen. Critical Essays. Scarecrow, Lanham, S 78–88
Wulff HJ (1985) Psychiatrie im Film. Online unter http://www.derwulff.de/1-4-6. Zugegriffen Oktober 2015

Originaltitel	Zelig
Erscheinungsjahr	1983
Land	USA
Drehbuch	Woody Allen
Regie	Woody Allen
Hauptdarsteller	Woody Allen, Mia Farrow
Verfügbar	Als DVD in englischer Sprache erhältlich

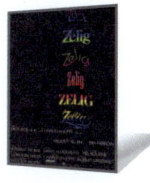

Karl Golling

Austherapiert?

Der mythologisch-kulturelle Hintergrund
von Gut und Böse ....
Die pathologische Handlung ....
Distanzen ....
Kinder ....
Vater ....
Erwachende Sexualität ....
Vatermord ....
Lebenswelten ....
Literatur ....

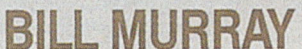

Filmplakat *Was ist mit Bob?*
Quelle: Filmbild Fundus Herbert Klemens. Mit freundlicher Genehmigung.

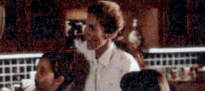

Was ist mit Bob?

> »Indeed, it is striking to note the extent to which psychoanalytic ideas have infiltrated the American cinema. Even in a mainstream ›popcorn‹ movie … psychoanalytic ideas are central to the narrative form. (O'Gabbard 2001)

Ein Patient, dem es immer besser geht, und ein Therapeut, der in den Wahnsinn getrieben wird – wie geht das?

Der Film *Was ist mit Bob?* (◘ Abb. 7.1) zeigt die Begegnung zwischen einem sympathischen Neurotiker und einem narzisstisch schwer gestörten Psychotherapeuten, der für den Neurotiker zur heilenden Therapie wird, während sich der Therapeut, bei dem Neid, Wut und Aggression zunehmend in den Vordergrund treten und den seine Ängste schließlich überwältigen, selbst aus dem Spiel nimmt.

Was ist mit Bob? ist ein prämiertes Meisterwerk der Unterhaltung aus dem Jahr 1991 mit Richard Dreyfuss als Psychotherapeut und Bill Murray als Patient Bob Wiley. Regie führte Frank Oz, ein Puppenspieler, dessen Eltern aus Polen stammten und schließlich in die USA emigrierten, wo sein vielfältiges Oeuvre mit den großen internationalen Puppenshows, wie der Muppet Show und Sesamstraße, seinen Ausgang nahm. Eine seiner Schöpfungen war Miss Piggy, die schwülstige rosa Schweinchen-Dame, die, wenn sie nicht gestorben ist, noch heute versucht, den Frosch Kermit zu verführen (TMDb 2016).

Der mythologisch-kulturelle Hintergrund von Gut und Böse

Ein wenig erinnert denn auch die auf dem Klavier von Klischees komponierte und auf Sketche reduzierte filmische Darstellung an diese Shows. Beides sorgt dafür, dass nicht allzu großer vordergründiger Tiefgang entsteht. Ein blauer, ruhiger See mit bewaldeten Ufern, inklusive einem stattlichen Domizil, erscheinen in wunderbaren Naturaufnahmen und markieren einen Sehnsuchtsort à la américaine, an dem weder die treusorgende Familie mit einer warmherzig-verständigen Mutter und Ehefrau sowie zwei wohlerzogenen Kindern noch misstrauische Nachbarn fehlen. Irgendwie hat man das schon hundertfach gesehen. Die permanente Botschaft lautet also: Ich erzähle dir jetzt eine unwahrscheinliche Geschichte, in der am Ende das Gute über das Böse siegt.

Gut und Böse finden sich auf einer symbolischen Ebene (vgl. Gabbard 2001): Im Film liegt das Böse in der psychischen Erkrankung, die Menschen behindert und buchstäblich zum Narren macht (Wiley, Marvin), während empathisches In-sich-Ruhen, die sensible Einfühlsamkeit, Wahrnehmungsfähigkeit und Mitgefühl für Wohlergehen, gute Beziehungen und persönliches Wachstum für das Gute stehen (Frau, Kinder, Schwester Marvins).

Das absolut Gute findet sich also in der Familienidylle am blauen See. Wiley, der Neurotiker, strengt sich mächtig an, trotz der psychischen Schwierigkeiten dieses Gute für sich selbst zu erobern, was sich dann am Traualter bestätigt, während Marvin zunehmend seinen zerstörerischen Neigungen freien Lauf zu lassen scheint und solange nicht zu bremsen ist, bis er daran selbst zerbricht und wieder in Schach gehalten werden kann.

Zweifellos stehen in diesem Film vordergründig der Berufsstand des Psychotherapeuten und die Psychotherapie auf dem Prüfstand. In mehreren Facetten: als Sammelsurium von unwirksamen Mitteln und als unbrauchbarer Weg der Selbsterkenntnis, wenn es um schwere Störungen geht. Psychotherapeuten können bei *Was ist mit Bob?* also nicht viel zu lachen haben, denn worüber sollten sie lachen? Über Menschen, die ihre Patienten sein könnten, über die Oberflächlichkeit psychotherapeutischer

Behandlungen, über den Schluss, dass letztlich die medizinische Psychiatrie die Instanz ist, die über krank oder gesund, über Gut und Böse entscheidet? – Oder doch darüber, dass man schon selbst schwer gestört sein muss, wenn man Patienten helfen kann?

Die pathologische Handlung

Zunächst der Blick auf die ganze Geschichte, in der die zwei Hauptcharaktere aus der Sicht ihrer Krankheiten gezeichnet sind. Der Psychoanalytiker kann sich also bequem zurücklehnen – die beiden Hauptcharaktere und die sich daraus ergebenden Verwicklungen scheinen offen vor ihm zu liegen, die Krankheitsverläufe, wie aus dem Lehrbuch, Treiber der Handlung.

Zuerst lernt der Zuschauer Bob Wiley kennen, wie er schon am Morgen beim Aufwachen in einer ziemlich ärmlich aussehenden Wohnung Affirmationen vor sich hin spricht. Danach folgt eine ganze Reihe weiterer befremdlich anmutender Rituale: Er gehe jetzt zur Arbeit, erzählt er seinem Goldfisch, stempelt eine Zeitkarte in einer Stechuhr auf seinem Schreibtisch. Den Rest des Vormittags müht er sich ab wegzugehen, bis er schließlich, nachdem er sich von seinem Goldfisch verabschiedet hat, in einen sehr engen Gang tritt und auf die Straße gelangt. Dem Zuschauer ist nun klar, dass mit dem Mann etwas nicht stimmt, ein Bündel scheinbarer oder tatsächlicher Zwangshandlungen. Schnitt. In einem Büro, das dem in einer Vorstandsetage einer Bank gleicht, öffnet die Vorzimmerdame die Tür ins »Chefzimmer«. Langsamer Schwenk durch dieses Nobelbüro, hin zu einem schweren Lederdrehsessel, in welchem der zweite Protagonist des Films, Dr. Leo Marvin, sitzt. Jetzt erfährt der Zuschauer, dass dieser Mann in Anzug und Krawatte ein Buch herausgebracht hat, welches ihn berühmt machen soll. In einem Telefonat mit einem Kollegen wird klar, dass es sich um einen Psychotherapeuten handelt, der nun einen Patienten übernehmen wird. Ohne lange nachzudenken: Hier steht ein schwer gestörter Narzisst, der es sich in einem System, das wir »fremdes Selbst« nennen (Fonagy u. Target 2006, S. 376), eingerichtet hat. Noch einmal sieht man Bob Wiley auf seinem beschwerlichen Weg zu seinem neuen Therapeuten, bei dem er schließlich anlangt.

Als erstes fällt Wileys Blick auf ein Foto in dem unpersönlichen Raum. Es zeigt die Familie des Therapeuten, der sich nun auf das von Wiley inszenierte Namenraten einlässt, solange bis er ihm belehrend schließlich die richtigen Namen seiner Familienmitglieder nennt.

Nachdem er Wiley in überlegener Pose zu seinen Symptomen befragt hat, liefert er dem Patienten eine Diagnose: »Paralysierte, mulitiphobische Persönlichkeit in konstanter Panik«. Das Größenselbst Marvins stößt auf die Unterwerfung Wileys.

Wiley fragt nun seinen neuen Therapeuten, ob er das Tourette-Syndrom kenne.

> »Wenn die narzisstische Persönlichkeit ihr pathologisches Größenselbst in Szene setzt, projiziert sie dabei meistens den entwerteten Teil ihres Selbst auf den Partner, dessen unaufhörliche Bewunderung das Größenselbst bestätigt« (Kernberg 2014, S. 219).

Dieser bejaht. Es beginnt sich nun das Gespräch um das Verhalten Wileys zu drehen, wobei sich herausstellt, dass er manche Zwangshandlungen oder Krankheiten, vor denen er sich fürchtet, simuliert, um sie nicht selbst zu bekommen: Tourette-Syndrom, Herzstillstand. Marvin spricht ein Kernproblem an: die Trennung Wileys von seiner Frau, weil sie Neil Diamond liebte. Wiley, der immer noch ihren Verlust beweint, solle die Sache doch so sehen, dass nicht sie ihn verlassen hätte, sondern er sie. Wiley, der diesen Satz wieder verdreht, beginnt sofort sich simulierend in Schmerzen zu krümmen. Da scheint bei ihm ein Groschen zu fallen.

Wiley dankt nun dem Therapeuten, der anscheinend zum zweiten Mal intuitiv erfasst hat, worauf er hinauswill, der ihn – freilich ohne es tatsächlich zu beabsichtigen – ernst genommen hat. Wiley macht ihm Komplimente.

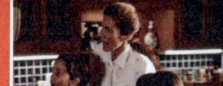

Der Geschmeichelte wird lebendig, springt aus seinem Ledersessel hoch, begibt sich zur lebensgroßen Kopfbüste Sigmund Freuds, die zwischen Schreibtisch und Bücherregal postiert ist. Auf den berühmten Kopf gestützt, doziert er: »Der beste Psychiater ist immer der, der in einem selbst steckt.« – Ein demütiges »Ja« entschlüpft dem Patienten, der nun darauf wartet, welches Rezept kommen würde. Marvin greift ins Bücherregal und zieht ein Exemplar seiner Neuerscheinung heraus: »Babysteps«.

Wiley springt sofort auf diesen Zug auf. Ohne das Buch gelesen zu haben, scheint er zu wissen, was drin steht: Babyschritte, wie ein Baby, immer den Raum im Visier, in dem man gerade ist. Der Patient macht sich sofort freudig daran, diese neue Krücke auszuprobieren.

Für Marvin, der sich in all seiner Grandiosität bestätigt sieht, ist der Moment gekommen, seinen Patienten zu verabschieden und ihm zu eröffnen, dass er auf Urlaub fahre, weshalb er ihn erst wieder in vier Wochen empfangen könne. Da zeigt sich echte Enttäuschung, ja Panik bei Wiley. Überredungsversuche nützen nichts. Wiley will sich nicht abspeisen und auch nicht abwimmeln lassen, geht aber zunächst trotzdem. Aus dem Off ist ein lauter Schrei zu hören – hat Wiley im Lift eine seiner Simulationen ausprobiert?

Die Diagnose, die Marvin ins Diktaphon spricht, lautet: multiphobische Persönlichkeit durch akute Trennungsängste und extremes Bedürfnis nach Familienbindung. Ein kurzes Zögern des Therapeuten – und dann ist er wieder in seinem Element: Er diktiert die Patientenrechnung und erfährt zu guter Letzt, dass ein TV-Interview in seinem Urlaubsdomizil gemacht werden soll, wo er in freudiger Erwartung mit stolz geschwellter Brust und der Büste Freuds unter dem Arm wenig später eintreffen wird.

Danach kommt es, wie es kommen muss. Bob Wiley entlockt der Telefonistin des Auftragsdienstes mithilfe eines Tricks den Aufenthaltsort Marvins. Er nimmt den Bus, und durch die Barbesitzer des Ferienortes, die ihren Nachbarn in seiner Überheblichkeit bereits negativ erleben mussten, gelangen er und sein Goldfisch zum Haus Marvins, wo er warmherzige Aufnahme in der Familie, zunächst durch die Ehefrau Marvins, später auch durch deren halbwüchsige Kinder erfährt (◼ Abb. 7.2; ◼ Abb. 7.3).

Der Therapeut ist sichtlich genervt, einerseits über das Erscheinen seines Patienten, andererseits in Sorge über das bevorstehende Interview, auf das er sich akribisch vorbereitet. In Pyjama und Sakko übt er Sätze ein, fragt sich, ob er sich besser mit Freuds Büste oder einem Gewehr zeigen solle. Wieder gibt er seinem Patienten einen Rat, den dieser sogleich beherzigt: Er gibt ihm die Erlaubnis, Ferien von seinen Problemen zu machen. Wiley tut das. Er macht Ferien von seinen Problemen, kehrt zur Familie mit einem Blumenstrauß für Marvins Ehefrau zurück, um sich bei ihr zu bedanken, und geht wieder. Er trifft die Tochter der Familie, überwindet seine Angst vor dem Wasser und geht mit seinen neuen Freunden segeln. Er trifft auf den Sohn, der ihm von seiner Enttäuschung mit dem Vater erzählt, weil er ihn ins Wasser hat fallen lassen, als er ihn tauchen lehren wollte. Bei Wiley gelingt ihm der Sprung ins Wasser, freiwillig und mit Freude am Tun.

Da rastet Marvin, der die Szene beobachtet, das erste Mal aus. Er stößt Wiley ins Wasser. Als Wiley ihm auch noch beim TV-Interview die Show stiehlt, ist es gänzlich mit der nur mehr mühsam aufrechterhaltenen Ruhe vorbei. Marvin erleidet einen Tobsuchtsanfall. Er möchte diesen Patienten loswerden. Allein, es mag nicht gelingen, weder durch ein Gespräch, noch durch Befehle. Der Versuch, ihn in einer nahegelegenen psychiatrischen Klinik unterzubringen gerät für den Therapeuten zur niederschmetternden Peinlichkeit. Man sieht, wie das Krankenhauspersonal an Wileys Lippen hängt, während er lustige Geschichten erzählt. Es kommt Marvins Eifersucht zutage und seine Projektion, als er versucht, der Klinikleiterin diesen »narzisstischen Problempatienten« ans Herz zu legen. Sie schlägt dem Therapeuten folgerichtig vor, doch bei ihnen in der Klinik für ein paar Tage einzuziehen, um alles wieder in den Griff zu bekommen.

Wiley legt neurotische Verhaltensweisen ab, Marvin überwältigen Neid und Angst, die er auf Wiley projiziert. Nach einem neuerlichen Nervenzusammenbruch Marvins – nachdem Wiley, trotz aller Versuche, ihn loszuwerden, wieder im Haus aufgetaucht ist – lässt sich dieser in einem einfühlsamen

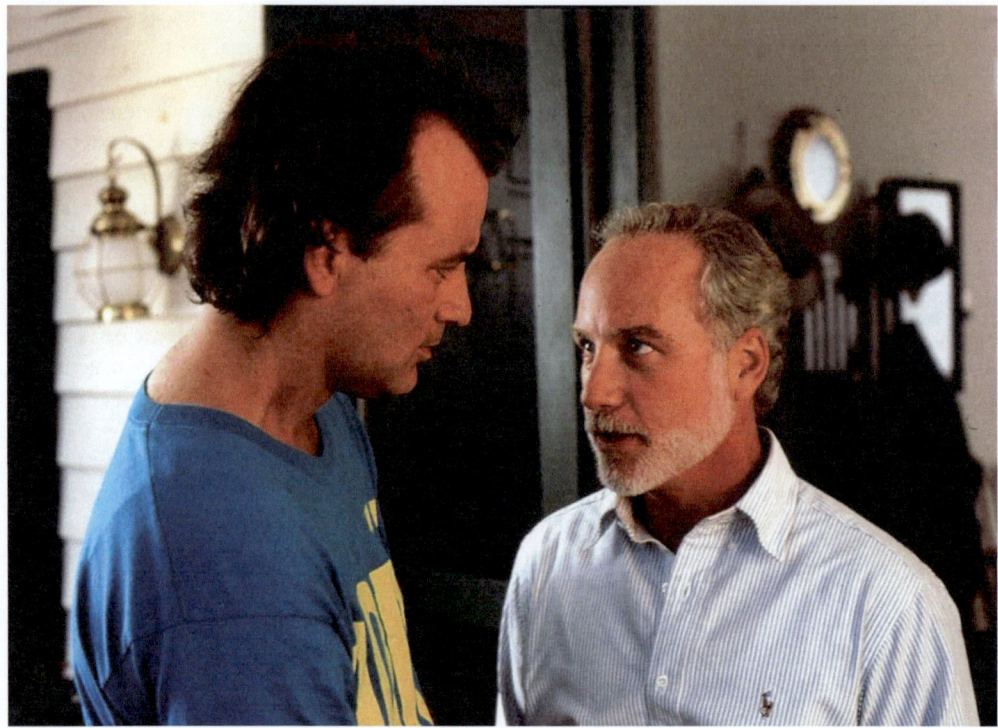

◘ **Abb. 7.2** Bob Wiley (links) und Dr. Leo Marvin (rechts) im Ferienhaus des Psychoanalytikers. Quelle: dpa Picture-Alliance GmbH. © IFTN / United Archives / picture alliance.

Gespräch von der Ehefrau und Mutter überzeugen, dass es besser sei, wenn er nicht im Haus anwesend sei, sobald Marvin aufwache. Wiley geht, trotz nächtlicher Finsternis. Marvin befindet sich – klinisch auch nicht überraschend – in einem Erregungszustand. Er schleicht sich aus dem Haus mit dem Vorsatz, Wiley, der sich mittlerweile im nächtlichen Wald zu ängstigen beginnt, in die Luft zu sprengen. Er stellt ihm nach, fesselt ihn und hängt ihm zwei selbstgebaute Bomben um den Hals. Wiley sieht sich einem therapeutischen Auftrag gegenüber, die inneren Knoten zu lösen, indem er sich aus der Fesselung befreit, was gelingt. Die beiden Bomben – die, wie er meint, Attrappen sind – bringt er ins Haus, das kurz darauf in die Luft fliegt. Marvin erleidet einen katatonischen Schock, aus dem er sich erst wieder löst, als er die Hochzeit von Wiley mit seiner Schwester verhindern will.

Distanzen

Gestört sind von Anfang an beide. Der Neurotiker mit seiner nicht bewältigten Trauer und dem verminderten Selbstwertgefühl – viel mehr wissen wir über den Mann nicht. Der Therapeut als narzisstisch-gestörte Persönlichkeit mit allen Symptomen, die ihn als solche ausweisen: Streben nach Überlegenheit (»Chefzimmer« anstelle einer therapeutischen Praxis), völlig überzogene Erfolgserwartungen (die ganze Welt wird ihm für sein Buch Anerkennung zollen), Respekt und Unterwerfung seiner nächsten Angehörigen verlangend, und zunächst emotionale, später auch intellektuelle Unerreichbarkeit.

💬 »Sei dein eigener Therapeut!« – Abwehr und Auftrag zugleich.

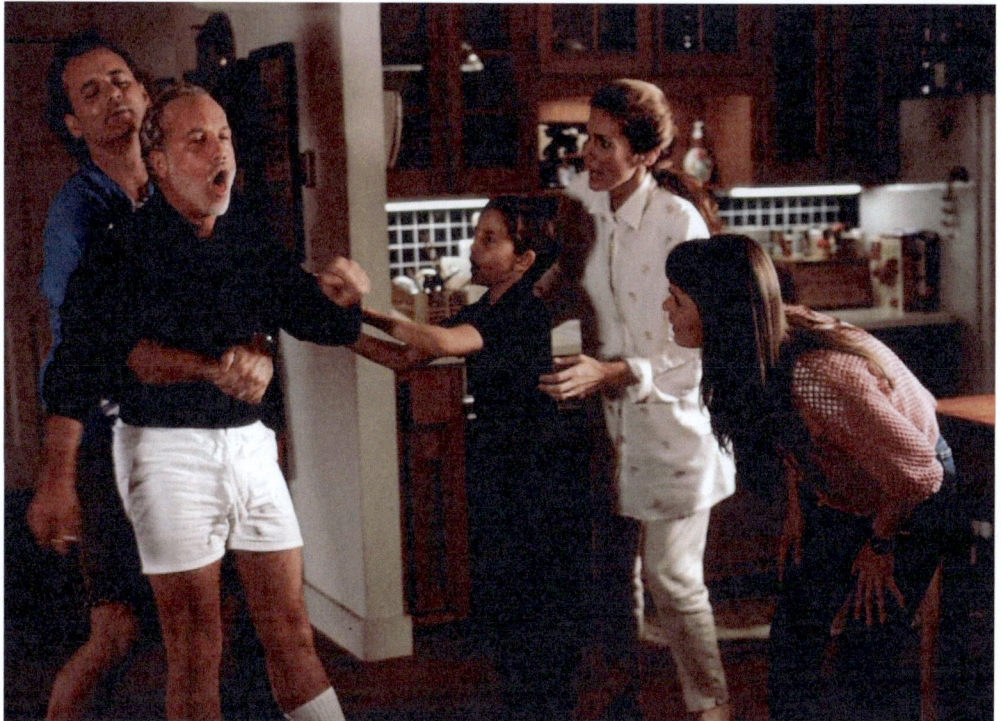

Abb. 7.3 Bob Wiley leistet Erste Hilfe, weil Dr. Marvin sich verschluckt hat und zu ersticken droht. Rechts seine Kinder Anna und Sigmund sowie seine Frau Fay. Quelle: dpa Picture-Alliance GmbH. © IFTN / United Archives / picture alliance.

Dieser gestörte Narzisst gibt seinem Patienten auf scheinbar magische Weise eine ganz neue Anweisung: Sei dein eigener Therapeut!

Es ist eine Anweisung, welcher der Therapie-Versierte ohne Schwierigkeiten annehmen kann, denn auch für ihn hat sich die Welt verändert. Da war ein Therapeut, der ihn ernst genommen hat, der mit ihm sogar die Familie teilte, ihn quasi aufgenommen hat, in deren Reihen er sich einordnen konnte.

Kinder

Der Therapeut, der auch im Urlaub seine Rolle ihm gegenüber nicht ablegt, im Gegenteil, der versucht, sich wie gewohnt Distanz und Respekt zu verschaffen, indem er den Patienten explizit darauf hinweist – einen Patienten, der sich als Gast gleichzeitig schon längst in die Reihe der Kinder gestellt hat und von deren Mutter wie selbstverständlich mitversorgt wird.

Der Zuschauer weiß es längst: Er sieht das kleine Kind, welches die uneingeschränkte Verfügbarkeit seiner Bezugsperson einfordert, der seiner Bezugsperson nachläuft und, wann immer es ihm gefällt, seine Aufmerksamkeit einholt, der sich Seite an Seite mit dem Sohn der Familie hinter dem Kissen versteckt, als der Vater/Therapeut aufbrausend die Tobenden im Schlafzimmer zurechtweist, und der schließlich die Mutter bittet, die Tür doch einen Spalt offenstehen zu lassen, damit er sich in der Nacht nicht fürchte – Babysteps.

Die positiven Erfahrungen, die dieser Patient/Sohn macht, bekräftigen ihn seinerseits, an den Therapeuten zu glauben, ihn auch zu idealisieren.

Vater

Was tut dieser Vater? Natürlich ist er auch gegenüber seinen Kindern nicht weniger narzisstisch gebrandmarkt: Seinem Sohn versucht er autoritär eine Angst zu verbieten und lässt ihn dann, als das nicht gelingt, entnervt ins Wasser fallen. Später muss er dann auch noch mit ansehen, wie ihm Wiley als Lehrer seines Sohnes überlegen ist, bei dem es, wie wir bereits gesehen haben, dem Jungen spielend gelingt, kopfüber ins Wasser zu tauchen. Warum sein Vater das allerdings unbedingt von ihm wollte, bleibt ihm schleierhaft. Seiner Tochter möchte er das beginnende Eigenleben mit ihrem Freund autoritär verbieten. Er benutzt ein bis dahin scheinbar erfolgreiches Mittel, nämlich Handpuppen anstelle ihrer selbst sprechen zu lassen. Die Tochter geht darauf nicht mehr ein, erinnert ihn daran, dass seine Vorstellungen nicht umsetzbar sind.

Erwachende Sexualität

Und ab diesem Zeitpunkt beginnt eine dritte Geschichte – jene der aufkeimenden Sexualität bei den Kindern als Jugendlichen und jene der beiden Eheleute, die – zumindest im engen Rahmen der gezeigten Geschichte, auf die wir uns hier gemäß der streng analytischen Werkinterpretation Freuds beschränken – nicht vorhanden ist.

Da finden wir nun den Vater, der sich – gestört, wie er ist, und in all seiner Idylle – gegenüber seinen Kindern als Versager fühlt. Das Thema wird zum Bettgespräch mit seiner Frau, die ihn – offensichtlich gewohnt, über solche Anwandlungen, auch ganz in seinem Ego-Sinne, hinwegzugehen – ablenkt, wie man ein Kind ablenkt, wenn es sich verbrannt hat. Sie erinnert ihn an den bevorstehenden Sieg: das TV-Interview. In dem Moment hat sie ihn – oder auch er sich selbst – schon seit Längerem kastriert, zum Jungen gemacht. Sie hat ihm aber auch die notwendige Bewunderung geschenkt, die er einfordert. Als Mann und Partner fällt er aus. »Menschen mit einer solchen Störung enden oft in Einsamkeit und Isolation. Partner haben für sie vorrangig die Funktion, sie zu bewundern und ihr Selbstgefühl zu stärken. Lieben können sie sie in der Regel nicht«, erklärt Otto F. Kernberg das Persönlichkeitsbild (Hager 2015).

Und da steht er dann auch schon vor uns, der Bub im Pyjama, der nicht weiß, ob er sich lieber (als Großwildjäger) mit Gewehr oder (als ernsthafter Wissenschaftler?) mit der Büste Freuds präsentieren soll.

Vatermord

Nun aber scheint auch Wiley der Sohn-Rolle zu entwachsen. Zuerst entfernt ihn der Vater aus dem Haus und will ihn in die Psychiatrie stecken, was, wie wir bereits wissen, misslingt. Das TV-Interview gerät zum öffentlichen Outing als geheilter Patient. Ab dem Zeitpunkt passt die Sohn-Rolle endgültig nicht mehr. Da tritt – immer noch innerfamiliär – eine Frau auf den Plan. Es ist die Schwester Marvins, mit der ihn eine ganz besondere Beziehung verbindet, die in der Familie den Platz einer sich kümmernden Verwandten einnimmt und die an Wiley Gefallen findet, so wie er an ihr. Sie vertraut ihm an, er möge sie doch über den Zustand ihres Bruders auf dem Laufenden halten.

Wiley hat also seine Unschuld verloren, steht da als Mann, dem es durch bloße Anwesenheit gelingt, den Platzhirschen zu verdrängen, ihn aus dem Weg zu räumen. Nun ist es die Mutter, die ihn aus dem Haus bittet, was er einsieht.

Natürlich kehrt er zurück, freilich nicht, ohne eine lebensbedrohliche Probe – die ihm als solche nicht bewusst ist – zu bestehen. Der waidwunde Vater/Therapeut ist noch nicht tot, stellt ihm nach, will ihm, den Mann und Rivalen, den sicheren Garaus machen, indem er ihm zwei Bomben um den Hals hängt. Im Moment größter Angst ruft Wiley noch einmal den Therapeuten ins Gedächtnis, sieht in

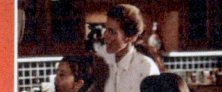

der Situation eine Metapher seines Patientendaseins und befreit sich schließlich aus der Zwangslage. Marvin ist nun endgültig besiegt, als Therapeut, als Vater und als Rivale.

Bob Wileys Geschichte endet am Traualtar, jenem Symbol, das nun alles in sich zu vereinen scheint: den Triumph über den Therapeuten, den Vater und den Rivalen, aber auch den Triumph über den inneren Zwang zur Einsamkeit. So scheint es auch etwas Tröstliches an sich zu haben, wenn Marvin am Traualtar in seinem Rollstuhl sitzt und Laute der Unzufriedenheit von sich gibt.

Lebenswelten

Bleibt zuletzt noch die Frage offen: Wohin führt uns die Psychoanalyse in diesem Film? Jedenfalls vordergründig nicht zur Psychotherapie, die in Wileys Fall für lange Zeit zum Lebensinhalt wird, ihn jedoch nicht aus seiner Einsamkeit befreit und in Marvins Selbstverständnis nicht denkbar ist.

Der psychoanalytische Blick auf den Film lässt einerseits die Persönlichkeiten gleich in den ersten Szenen hervortreten. Anderseits führt er in die Welt der Frauen, Männer, Väter, Mütter, Kinder, kurz gesagt: in Lebenswelten, die im Film nur soweit dargestellt sind, als sie die Handlung, also die größer werdende Distanz der beiden Protagonisten, vorantreiben.

Aber welche Lebenswelten treffen wir?

Da ist jene eines Mannes, der eine symbolische Handlung nach der anderen abarbeitet, ohne jemals zu sich selbst zu kommen.

Da ist jene eines Mannes, der nur solange besteht, solange er sein »falsches Selbst« bedient. Der Psychotherapeut wird austauschbar: ob Banker, Geschäftsmann, Manager – es könnte jeder sein, der sich da an die Büste Freuds lehnt.

Da ist jene der Frau, die als Ehefrau den Kind-Partner und ihre Kinder auch seelisch versorgt, und da ist jene Frau, die dem Sohn-Mann zumindest im Imaginären des Zuschauers auch sexuell zur Verfügung steht.

Psychotherapie wird in diesem Film zur Metapher einer Gesellschaft, die sich vielleicht den Weg zu sich selbst verbaut, die Krücken für das wahre Leben hält, Krücken, die jedoch nur dann ihren Dienst tun, wenn sie bewusst und maßvoll eingesetzt werden können.

Literatur

Fonagy P, Target M (2006) Psychoanalyse und die Psychopathologie der Entwicklung. Klett-Cotta, Stuttgart
Gabbard GO (2001) Psychoanalysis and Film. London: Karnac
Hager A (2015) Interview mit Otto Kernberg, dem berühmtesten Psychiater der Welt. Profil-Online. http://www.profil.at/gesellschaft/interview-otto-kernberg-psychiater-welt-5664082 [10.02.2016]
Kernberg OF (2014) Liebesbeziehungen. Normalität und Pathologie. Stuttgart: Klett-Cotta
Oz F (1991) Was ist mit Bob? Originaltitel: What About Bob?, USA 1991, 95 Min.
TMDb (2016). Frank Oz. https://www.themoviedb.org/person/7908-frank-oz1 [10.02.2016]

Originaltitel	What about Bob
Erscheinungsjahr	1991
Land	USA
Drehbuch	Tom Schulman
Regie	Frank Oz
Hauptdarsteller	Bill Murray, Richard Dreyfuss
Verfügbarkeit	DVD im Handel erhältlich

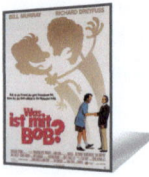

Heinz Laubreuter, Lisa Michaela Schwarzl

Der Psychotherapeut als Stadtneurotiker und Held

Zwei Welten treffen aufeinander 107
Der Psychotherapeut als Held 110
Therapeut und Doppelagent 111
Literatur 112

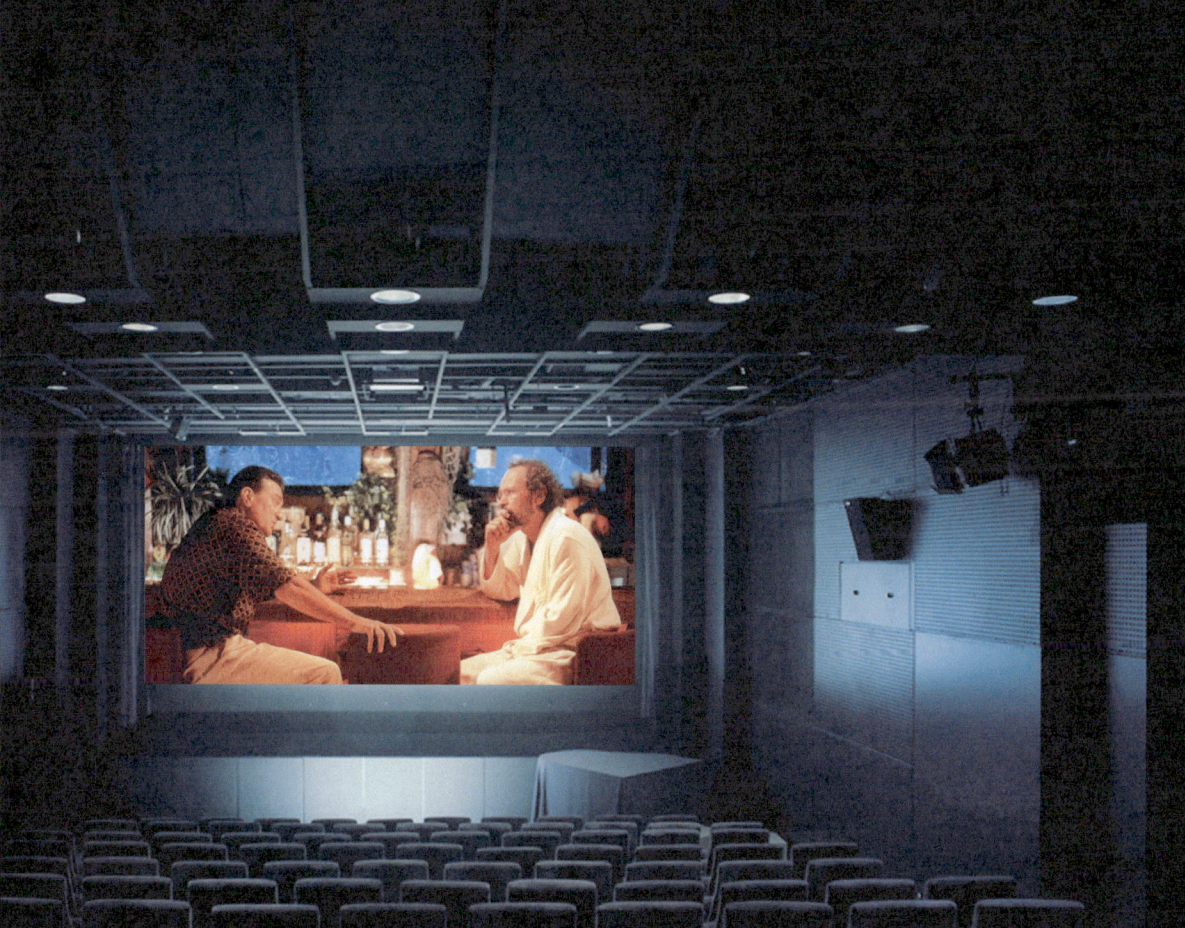

Filmplakat *Reine Nervensache* mit Robert de Niro und Billy Crystal.
Quelle: Filmbild Fundus Herbert Klemens. Mit freundlicher Genehmigung

Reine Nervensache

Der Film *Analyze this* (deutscher Titel: *Reine Nervensache*) aus dem Jahr 1999 mit Billy Crystal als »schrulligem Therapeuten« Dr. Ben Sobel – so die Filmkritik – und Robert De Niro als Mafiaboss Paul Vitti war ein Publikumserfolg. Die Kritiker lobten ihn als charmante Komödie, die Darsteller wurden für Preise nominiert und 2002 wurde die Fortsetzung *Analyze that* (deutscher Titel: *Reine Nervensache 2*) gedreht. Beide Folgen porträtieren und vermitteln das Bild des liebenswerten und komischen Shrinks, der eigenartige Behandlungsmethoden verwendet und mitunter verrückter erscheint als die Patienten, die er behandelt. In der Literatur zum Thema des Psychotherapeuten im Film ist dieser cineastische Archetyp des schrulligen Behandlers mit dem Begriff Dr. Dippy bezeichnet worden (Wulff 1985; Gabbard und Gabbard 1999; Gross 2012).

Zwei Welten treffen aufeinander

Das offizielle Filmplakat (◘ Abb. 8.1) zeigt die beiden Protagonisten in folgender Szene: der Mafioso – er leidet seit kurzem unter Panikattacken – hatte zuvor versucht, den Psychotherapeuten zur Aufnahme einer Behandlung zu bewegen. Überredung mit den ihm gewohnten Mitteln: Gewalt, Drohung, Geld. Zunächst erfolglos. In dieser Szene nun appelliert der Mafioso ungewohnt mit Tränen an das Berufsethos des Therapeuten, Hilfe nicht zu verweigern. Als Zuschauer gewinnt man den Eindruck, dieses Weinen ist manipulativ gespielt. Erfolgreich. Der Mafioso wird zum Patienten. Der Psychotherapeut wird zu einem Behandler der etwas anderen Art. Keine Sitzung wird in den Praxis-Räumlichkeiten stattfinden. Die Gespräche finden auf der Straße, in Hotels, in Restaurants und bei Zusammenkünften der organisierten Kriminalität statt.

Neben dem handfesten Druck auf den Therapeuten und sein berufliches Ethos scheint ihn eine Art von Abenteuerlust dazu zu bewegen, eine solche unmögliche Behandlung zu wagen. Im Filmtitel *Analyze this* schwingt mit: Analysiere das einmal, versuche deine Kunstfertigkeit an diesem Kriminellen, was kann eine Psychotherapie hier wohl ausrichten? Also eine Art von Schadenfreude daran, diese Psychotherapeuten, die für alles eine Deutung, eine Erklärung haben, hier nun in eine Verlegenheit zu bringen, wo sie mit ihrem Psycho-Latein am Ende seien (Herb 2012, S 133–167).

Der Film entfaltet komödiantisch und charmant das Aufeinandertreffen zweier höchst unterschiedlicher Welten. Er beginnt mit einer Szene, die in die Welt des späteren Patienten einführt: eine Versammlung der organisierten Kriminalität, die mit einer Schießerei endend: Gewalt, Macht, Streben nach Reichtum, Männer mit Schusswaffen.

In der darauffolgenden Szene wird die Welt des Psychotherapeuten mit einer therapeutischen Sitzung eingeführt. Eine Patientin spricht weinend und klagend über das Ende ihrer Ehe, sich immer wiederholend, der Therapeut phantasiert eine energische Reaktion (»das ständige Jammern wird Sie nicht weiterbringen«), bleibt schließlich doch klischeehaft zurückhaltend und geduldig zuhörend. Aggressions- und Konfrontationshemmung, Ohnmacht, die Suche nach dem kleinen Glück, ein Mann, der Taschentücher reicht.

Wenn so unterschiedliche Welten – und damit sind ja Weltanschauungen verbunden – aufeinandertreffen, kann sich ein Problem stellen, das der Psychoanalytiker Cremerius so formulierte:

> »Der Analytiker verliert seine therapeutische Funktion da, wo die ›Weltanschauung‹ des Patienten der seinen diametral entgegengesetzt ist.« (Cremerius 1990, S 260).

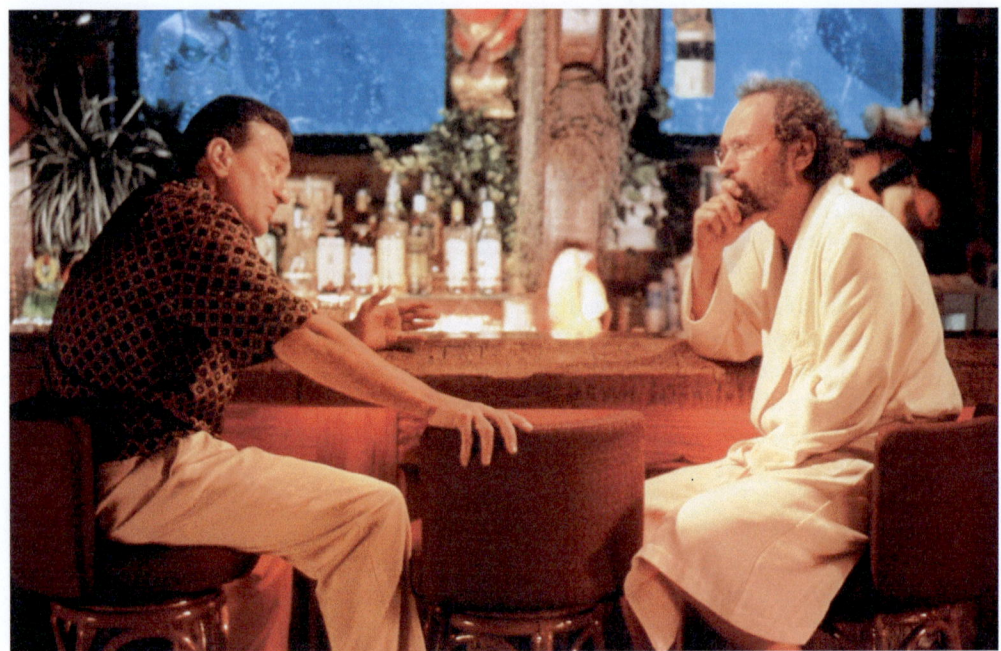

◘ **Abb. 8.2** Paul Vitti (Robert De Niro) und Dr. Ben Sobel (Billy Crystal) in einem ungewohnten Setting. Quelle: dpa Picture-Alliance GmbH. © Mary Evans Picture Library / picture-alliance

Der Film zeigt also – realiter genommen – einen Grenzfall psychotherapeutischer Behandlung. So ist es nicht unlogisch, künstlerisch allemal, wenn der Therapeut jene Grenzen, die die Lehrmeinungen setzen, immer wieder überschreitet, teils freiwillig, teils unfreiwillig.

Das nächste Bild (◘ Abb. 8.2) zeigt folgende Szene: der Patient verfolgt den Therapeuten ins Hotel, in dem dieser das Wochenende mit seiner zukünftigen Frau verbringt. Unfreiwillig im Morgenmantel in der Hotelbar sitzend – der Therapeut hat anscheinend keine Kontrolle über die Situation. Er ist in etwas hineingeraten, in eine berufliche Beziehung, die das Private des Therapeuten erfasst und zunächst gänzlich vom Patienten gesteuert wird.

Für den Zuschauer befriedigt dieses Hineindrängen des gewalttätigen Patienten in die Privatsphäre des Therapeuten die Lust: ihn außerhalb des sicheren Ortes der Praxis, jenseits der eingehaltenen Regeln der Rollen von Therapeut und Patient zu sehen. In diesem Fall sieht man einen leicht unsicheren, eher aggressionsgehemmten Angehörigen der großstädtischen Mittelschicht. Er ist von vielen Phänomenen, Umständen und Beziehungen dieses Milieus umgeben, wie Millionen andere auch. Geschieden, läuft der Kontakt mit seiner Ex-Frau über den Sohn. Dieser ist ein übergewichtiger 14-Jähriger, der seine Freude daran hat, den Vater damit zu ärgern, dass er ihn mit dem größeren gesellschaftlichen Erfolg des Großvaters – ebenfalls Psychiater – provoziert. Ein Schwiegervater mit konservativen Wertehaltungen, der sich für seine Tochter einen Mann mit einem ordentlichen Beruf wünschte und nicht einen Seelenklempner.

Ein Typ Stadtneurotiker – um in der Welt des Films zu bleiben – wird dargestellt. Dieses Entblößen des Therapeuten – filmdramatisch symbolisiert im Therapeuten im Morgenmantel – ist sozusagen die Umkehrung eines durchaus ernsten Umstandes: sich in die Rolle eines psychotherapeutischen Patienten zu begeben, enthält immer auch jene kaum wahrgenommene Kränkung des Angewiesen-Fühlens an eine fremde, professionelle Person, die in dieser artifiziell-persönlichen Beziehung die Gesundheit repräsentiert und man selbst die Krankheit.

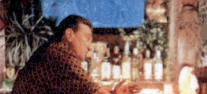

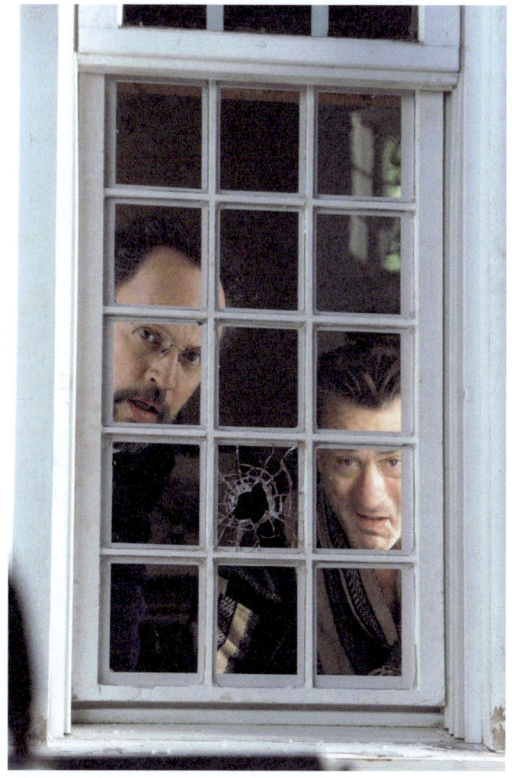

Abb. 8.3 Paul Vitti, in der Zwischenzeit bei Dr. Sobel wohnend, wird von seinen Feinden gejagt. Quelle: dpa Picture-Alliance GmbH. © Mary Evans Picture Library / picture-alliance.

Eine Schlüsselszene des Filmes porträtiert Dr. Ben Sobel als komischen Helden: Der Therapeut ist mit zwei Leibwächtern des Patienten auf dem Weg zu einer Versammlung von miteinander konkurrierender Mafia-Clans, um seinen Patienten dort zu vertreten, dem nach einer therapeutischen Intervention die gewohnten Verhaltensmuster nicht mehr so leicht zugänglich sind und handlungseingeschränkt im Bett liegt.

> »Sie müssen dort« – sagt ihm der Leibwächter – »nur etwas herumschwafeln. Kriegen Sie das hin?« Dr. Sobel: »Ich bin Psychotherapeut. Wenn ich etwas kann, dann schwafeln.«

Von außen gesehen ein gängiges Vorurteil, nicht nur der Drehbuchautoren. So ist für nicht wenige im akademischen Feld der Psychologie und Medizin seit hundert Jahren Sigmund Freud vor allem ein »begabter Schriftsteller aus Wien«. Aus der Perspektive der Figur besehen zeigt dieser Dialog im Stile von Woody Allen allerdings: eine selbstironische Distanzierung, die in Momenten der Unsicherheit und Ängstlichkeit die Fähigkeit hat, die seelischen Kräfte, kognitiv und emotional, zu sammeln. Tatsächlich meistert der Therapeut seinen Auftritt in dieser nicht nur fremden sondern auch verachteten Welt bravourös. Nicht zuletzt indem er tatsächlich milieufremd schwafelt und in der Versammlung eine Konfusion hervorruft. Der Zustand der Konfusion auf Seiten des Klienten oder des Klientensystems ist, wie therapietechnisch seit Milton Erickson bekannt, einer der Zustände, die Veränderung ermöglichen oder begünstigen können (Abb. 8.3).

Der Psychotherapeut als Held

Dieser Auftritt des Therapeuten, seinen Patienten vertretend in einer Versammlung von dreißig bewaffneten Kriminellen, ist einer der Höhepunkt in einer Reihe von gefährlichen und auch lächerlich komischen, ihm bislang gänzlich fremden Situationen. Er sucht diese problematischen Situationen nicht – so muss zweimal seine Hochzeitszeremonie abgebrochen werden –, er flieht sie auch nicht – er ergreift einmal die Waffe seines handlungsunfähigen Patienten, um den Kugelhagel einer rivalisierenden Bande zu erwidern. In letzterer Szene fragt er, völlig entgeistert und wie aus einem Alptraum erwacht die Leibwächter:

> »Habe ich diesen Mann jetzt erschossen?« Wir sind ja in einer Komödie und so erhält er zur Antwort: »Nein, Doc. Sie haben den Chevi dort erschossen.«

Dieses Entgeisterte, Alptraumhafte ist eine Folge bereits früherer Grenzüberschreitungen. Nicht Tabubrüche im engeren Sinn. Vielmehr Überschreitungen in Handlungsbereiche, die weit jenseits aller bisherigen Lebensvorzüge liegen. Auf diesen Strang der Erzählung passt die folgende Aussage:

> »Nachdem der Held einmal die Schwelle überquert hat, bewegt er sich in einem Traumland, erfüllt von seltsamen fließenden, mehrdeutigen Formen, wo er eine Reihe von Prüfungen zu durchstehen hat.« (Campbell 1999, S. 63).

So heißt es in *Der Heros in tausend Gestalten*, dem Standardwerk des Mythenforschers Joseph Campbell, erschienen 1949.

Das eröffnet eine Perspektive auf den Film, die zunächst nicht auf die Figur des Therapeuten als Therapeuten abhebt. Eine dramaturgische Perspektive, die der Drehbuchautor Christopher Vogler (2010) für das Hollywood-Kino konzeptualisiert hat. Weitgehend basiert das Konzept dieser Erzählform auf den Arbeiten von Campbell. Unter den Begriffen Heldenreise oder Heldenfahrt hat es Eingang in Hollywood gefunden.

Das Erzählmuster folgt in der Regel zwölf Stufen, die in unterschiedlicher Reihenfolge auftauchen können, aber nicht alle mit Notwendigkeit durchlaufen werden müssen:

1.) Gewohnte Welt; 2.) Ruf; 3.) Die Verweigerung des Rufs; 4.) Begegnung mit Mentoren/Hilfe; 5.) Überschreiten der ersten Schwelle; 6.) Bewährungsproben; 7.) Vordringen in die tiefste Höhle; 8.) Entscheidungskampf; 9.) Belohnung/Zugewinn/neue Fähigkeiten; 10.) Rückweg; 11.) Erneuerung/Verwandlung; 12.) Rückkehr mit neuen Fähigkeiten.

Die Begriffe zur Bezeichnung der archetypischen Entwicklungsstufen wirken teilweise mythologisch überhöht. Das Konzept liegt vielen erfolgreichen Hollywoodfilmen zugrunde. Das Besondere im Film *Reine Nervensache* ist, dass hier ein New Yorker Mittelschicht-Therapeut den Ruf zum Abenteuer aus der Welt eines kriminellen Milieus erfährt. Die sog. Verweigerung des Rufes stützt sich in diesem Fall auf alles, was Lehrmeinung und klinische Erfahrung vorweisen kann: man beginnt keine Behandlung unter Gewaltandrohung; man meidet Bestätigungen wie die folgende:

> Paul Vitti: »Ich sehe, Sie tragen keine Rolex«. Dr. Sobel: »Es kommt nicht infrage, dass sie mir eine Rolex kaufen.« Paul Vitti: »Wer hat von kaufen gesprochen?«

Das Publikum schmunzelt. Der filmische Therapeut reagiert abweisend auf diesen kriminellen Habitus und setzt doch sogleich das therapeutische Gespräch fort.

Das Aufnehmen der Behandlung entspricht der Überschreitung der ersten Schwelle bei Campbell und Vogler. In weniger pathetisch klingenden Worten ist das eine Erfahrung, die wir durchaus kennen:

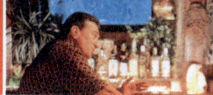

sich auf etwas gänzlich Unbekanntes einlassen, gegen alle Wahrscheinlichkeit, vielleicht mit dem Wunsch – eingestanden oder nicht – irgendwie über sich hinauszuwachsen. Der Mittelschicht-Therapeut – auf sich und seinen Klienten bezogen – begibt sich in gleichzeitige Angst um sein physisches Leben und in Sorge um das seelische Leben eines unerwünscht sich ihm Anvertrauenden.

> »Wenn Sie eine Schwuchtel aus mir machen«, so droht der Hilfesuchende glaubwürdig, »bringe ich Sie um.«

Therapeut und Doppelagent

Schließlich wird der Therapeut im Laufe der weiteren Handlung dann sogar zum Doppelagenten. Er kollaboriert mit der Mafia *und* dem FBI, die Paul Vitti des Verbrechens überführen möchte. Dem Film gibt das Spannung. Dr. Sobel ist auch noch Doppelagent in einem weiteren Sinn: Agent für den Genesungswunsch unter den Bedingungen des Patienten als auch Agent seines therapeutischen Ethos. Das setzt ihn der dieser Profession so eigentümlichen Spannung aus.

Vor allem die letztere Doppelagentenschaft hat sich in vielen Situationen im Sinne der Bewährungsproben oder Prüfungen nach Campbell zu behaupten. Die therapeutischen Dialoge im Film sind – zugunsten der Komik – nicht frei von Klischees.

> Paul Vitti: »Seit Sie mir das mit dem Ödipus gesagt haben, traue ich mich meine Mutter nicht einmal anzurufen.«

Gerade an so einem Patienten kann der Film ein Klischee gut entfalten: Mit den nach innen gerichteten Fragen, mit der Aufforderung zur Introspektion kann Mancher im Angesicht der bedrängenden Lebensumstände und der Härten des Lebens nichts anfangen. Die vermeintliche Weltfremdheit der Therapeuten wird bestätigt, wenn Paul Vitti meint: »Mein Vater ist tot. Tot ist tot.«

Der Therapeut bleibt seiner therapeutischen, filmisch dramatisierten Doppelagentenschaft treu. Sie führt schließlich zu einer Szene, die dem entspricht, was Campbell und Vogler das Vordringen in die tiefste Höhle nennen. Der Patient wird von seinem Clan gezwungen, den zu viel wissenden und mit dem FBI im Kontakt gestandenen Therapeuten umzubringen. In einer Hafenstraße setzt er diesem die Waffe an und folgender Dialog entsteht:

> Dr. Sobel: »Ich hätte noch eine letzte Frage: Was haben Sie gegessen?« Paul Vitti: »Wann?« Dr. Sobel: »Als Ihr Vater umgebracht wurde.« Paul Vitti: »Was weiß ich, keine Ahnung.« Dr. Sobel: »Sie erinnern sich nicht?« Paul Vitti: »Das liegt 35 Jahre zurück.« Dr. Sobel: »Was hat ihr Vater gegessen?« Paul Vitti: »Das weiß ich nicht. Worauf wollen Sie hinaus, verflucht.« Dr. Sobel: »Strengen Sie sich an. Eine einfache Frage: Was hat ihr Vater gegessen?« Der Patient wendet sich ab und richtet den Blick nach innen. Paul Vitti: »Penne.« Dr. Sobel: »Gut. Und Sie hatten was?« Paul Vitti: »Ravioli.« Dr. Sobel: »Stand das Essen schon am Tisch?« Paul Vitti: »Es wurde gerade serviert.« Dr. Sobel: »Haben Sie die Typen kommen sehen?« Nicken. Der Patient erzählt, wie sein Vater vor seinen Augen als damals 12-Jähriger erschossen wurde. Paul Vitti: »Wir hatten einen Streit davor. Wir hatten oft Streit. Ich habe die Männer kommen gesehen und ich habe ihm nicht geholfen.«

Ein kathartischer Moment. Diesmal von echtem Weinen erschüttert, lässt er die Waffe und sich fallen. Als Bild genommen beschreibt dies jene kritische therapeutische Phase, in der die sog. Abwehr zusammenbricht oder geschwächt ist, ohne dass Neues bereits zur Verfügung steht. Im Film: in dem Moment, da der Patient am Boden kauert – »Ich habe ihm nicht geholfen« – eröffnen Mafia-Rivalen das Feuer. An Stelle des Handlungsunfähigen ergreift der Therapeut die Waffe und schießt zurück.

 Die Gefahr ist überstanden. Paul Vitti: »Ich wollte Sie nicht umlegen. Naja, vielleicht wollte ich. Aber ich war in einem schweren Konflikt. Ich mache Fortschritte.« Dr. Sobel: »Ich kann Sie nicht länger behandeln.« Paul Vitti: »Ich weiß.«

Damit beginnt der von Campbell und Vogler sog. Rückweg. Der Film zeigt in der nächsten Einstellung eine daraufffolgende Sitzung mit einem Paar. Der Therapeut wirkt irgendwie verändert. Im Laufe des Gesprächs beginnt er zu schmunzeln und setzt eine sog. direktive Intervention, einleitend mit den Worten: »Das Leben ist so kurz, so verflucht kurz.« Ein trivialer Satz zwar, den jeder schon unzählige Male gedacht oder gesprochen hat. Hier soll er andeuten: Ich spreche aus Erfahrungen, die meinen Blick verändert haben. Vielleicht gar eine neu gefühlte Souveränität.

Den Film nun noch einmal nicht als ein Filmskript einer Heldenreise betrachtet, sondern als einen Film, der von Psychotherapie handelt: Trotz aller Klischees und Komik deutet er doch zwei große Momente an: Erstens gelingt es dem Therapeuten – oft auf abenteuerliche und komische Weise, konventionelle Grenzen überschreitend – eine Beziehung zum Patienten herzustellen, die diesem auch die erforderliche positive Erwartung ermöglicht. »Sie sind gut«, sagt der Patient einige Male, nicht ohne dem ihm typischen Gestus, mit aggressiv ausgestrecktem Zeigefinger. Zum Zweiten zeigt der Film, dass es dem Therapeuten immer wieder gelingt, die Spur des therapeutischen Gesprächs aufzunehmen; durch diese ganz spezielle, persönlich-artifizielle Weise des Sprechens, Überlegens und Zuhörens. Dies gelingt ihm, obwohl er oft in Situationen gedrängt wird, die nichts mit therapeutischer Rolle und klassischem Behandlungssetting zu tun haben – z. B. wenn er etwa gewaltsam entführt wird, um seinen Patienten zu treffen. Und irgendwie nehmen die Gespräche dann trotz der widrigen Umstände immer wieder einen therapeutischen Verlauf im engeren Sinne. Damit deutet der Film jene Wirkungsmacht an, die sozusagen eigenständig in der Theorie der Psychotherapie als eine Praxis der Gesprächsführung steckt.

Literatur

Campbell J (1999) Der Heros in tausend Gestalten. Insel, Frankfurt a.M.:
Cremerius J (1990) Vom Handwerk des Psychoanalytikers. Das Werkzeug der psychoanalytischen Technik.: Frommann-Holzboog, Stuttgart
Gabbard OG, Gabbard K (1999) Psychiatry and the cinema. 2nd edn, American Psychiatric Press, Washington DC
Gross R (2012) Der Psychotherapeut im Film. Lindauer Beiträge zur Psychotherapie und Psychosomatik. Ermann, M (Hrsg). Kohlhammer, Stuttgart
Herb S (2012) Psychoanalytiker im Spielfilm. Mediale Darstellungen einer Profession. Gießen, Psychoziel-Verlag
Vogler C (2010) Die Odyssee des Drehbuchschreibers. Zweitausendeins, Frankfurt a.M.
Wulff HJ (1985) Psychiatrie im Film. MAkS Publikationen, Münster

Reine Nervensache

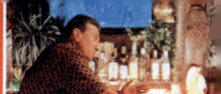

Originaltitel	Analyze this
Erscheinungsjahr	1999
Land	USA
Drehbuch	Kenneth Lonegran, Peter Tolan
Regie	Harold Ramis
Hauptdarsteller	Billy Crystal, Robert De Niro
Verfügbarkeit	Als DVD in deutscher Sprache erhältlich

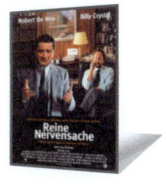

Lisa Winter

Am Ende des Textes ist das Glück

Handlung 117
Analyse 119
Literatur 128

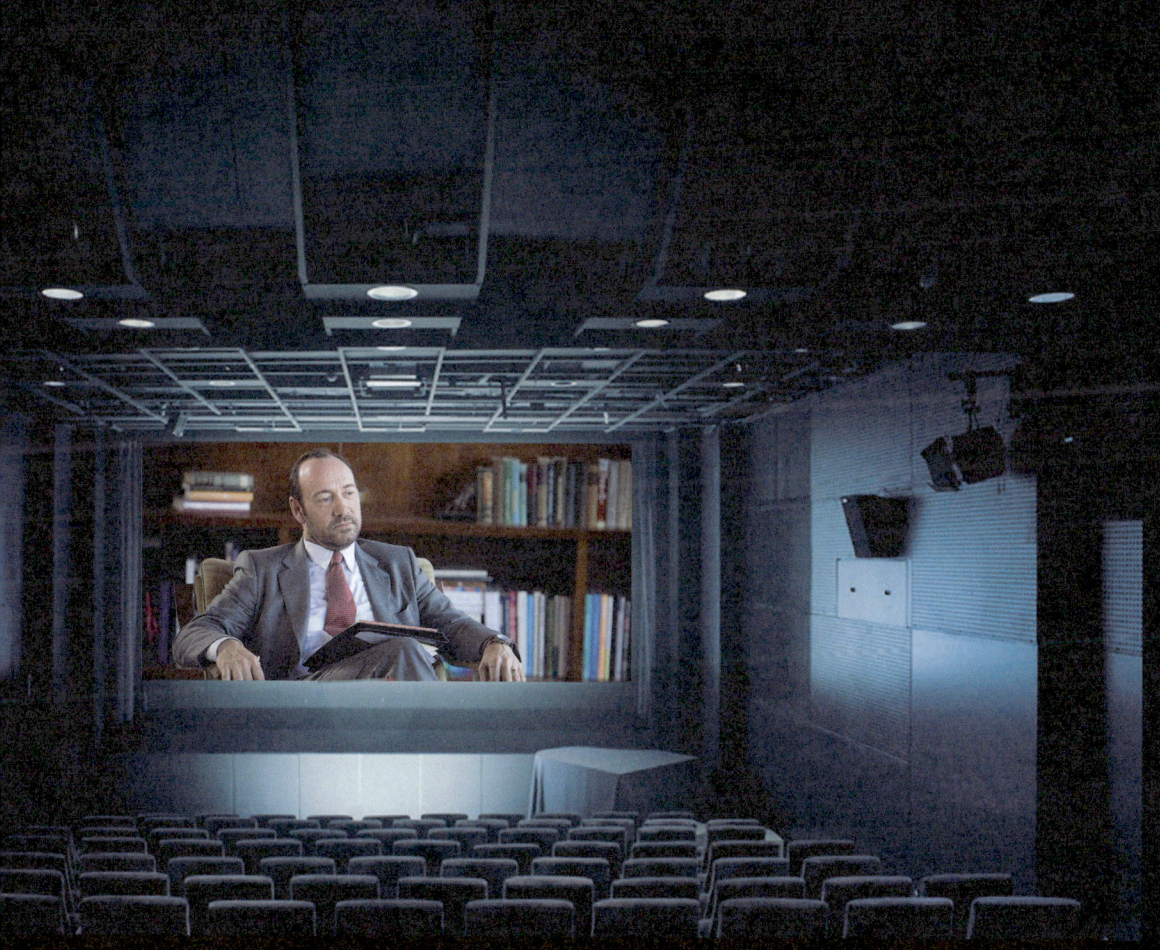

M. Poltrum, B. Rieken (Hrsg.), *Seelenkenner Psychoschurken*,
DOI 10.1007/978-3-662-50486-4_9, © Springer-Verlag Berlin Heidelberg 2017

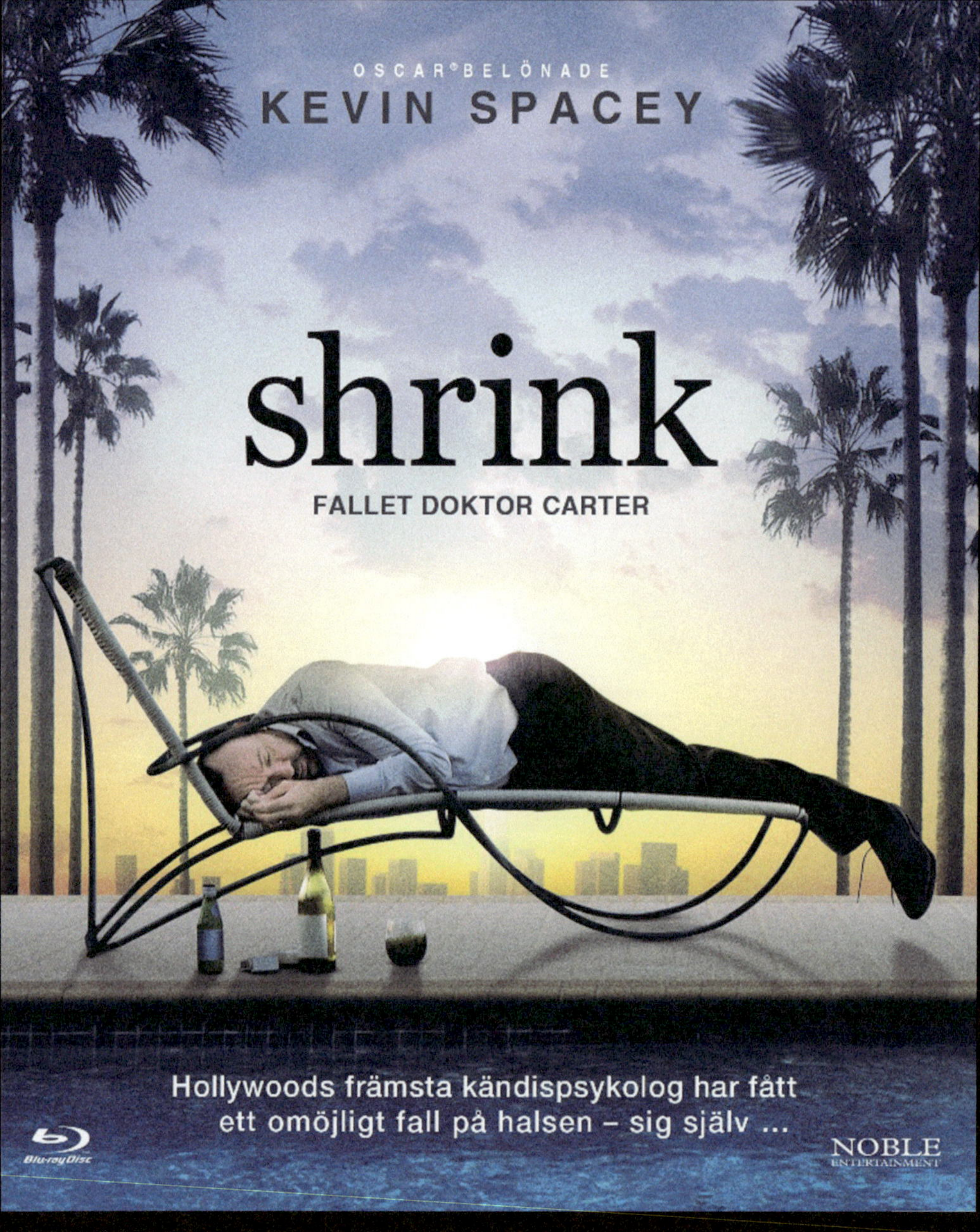

Filmplakat *Shrink*.
Quelle: Filmbild Fundus Herbert Klemens. Mit freundlicher Genehmigung

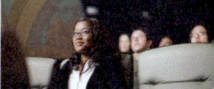

Shrink

Menschen suchen das Glück überall, vor allem aber im Kino. Die meisten Filme des klassischen Hollywood-Kinos zeigen ganz eindeutig, es gibt ein »ordentliches« Happy End. Frau findet Mann, Mann überlebt, die Welt ist gerettet, die Familie ist wieder in Harmonie, ein Weihnachtsfest wird doch noch ein gelungenes, und das Kind behält sein über alles geliebtes Haustier: Versprechen, die im Kino eingelöst werden. Im Alltag stellt sich jedoch nach manchen Versuchen, das Glück dingfest zu machen, die pure Ratlosigkeit ein.

Es kann immer, zwischen Montag und Sonntag, passieren, dass das versprochene Glück eben nicht in der Gewissheit eintritt, mit der es über die Leinwand flackert. Dies ist der Moment, in dem sich die Türen zur Psychotherapie langsam öffnen, selbstverständlich immer mit der Hoffnung auf das Glück. So soll nun zwischen bequemen Sitzgelegenheiten und Zimmerpflanzen die eigene Geschichte ihren Platz finden, die dann vielleicht doch noch zu einem Happy End geführt werden kann: ein Versprechen, das zwischen Psychotherapeuten und Patienten nicht und niemals ausgesprochen wird. Die Geschichte bekommt mit all ihren Schattierungen einen gesicherten Wochentermin, und das ersehnte Glück schwebt wie ein leuchtender Schriftzug über allem. Oder, um es mit den Worten Shrinks, Dr. Henry Carter, auszudrücken:

 »Glück. Mit Glück benennt man ein Gefühl. Gefühle werden nur selten verstanden, im Nu sind sie vergessen und werden in der Erinnerung meistens verklärt.«

Eben diese Frage nach dem Glück bzw. die Hoffnung auf eine glückliche Geschichte ist die Bedingung für den im Folgenden besprochen Film *Shrink* (◘ Abb. 9.1).

Handlung

Hollywood ohne Therapeuten, die »Traumfabrik« also ohne *Shrink* – mittlerweile unvorstellbar. Der Beruf des Psychotherapeuten, des »Shrink«, ist mit Hollywood, mit all seinen Facetten, Hintergründen und seinen Filmen auf untrennbare Weise verwoben. Und von eben dieser Verbindung erzählt der Film *Shrink* (2009) von Jonas Pate. Der Therapeut Dr. Henry Carter kümmert sich um all jene Dinge, die die Filmprominenz hinter ihren Fassaden beschäftigen, und sein neues Selbsthilfebuch befindet sich auf den Bestseller-Listen unter den Top 10. Trotzdem lernen wir ihn als geisterhafte, gebrochene Figur kennen, die sich in den Schlaf trinkt, niemals in seinem Bett, sondern ausschließlich auf der Couch schläft, den Tag mit den tiefen Zügen eines Joints beginnt und bei den Aufnahmen zu seinem Hörbuch in einem Nebensatz erwähnt, dass Gefühle für ihn nur ein Haufen Scheiße sind.

Der Film spinnt ein Netzwerk zwischen den verschiedenen Geschichten der Patientinnen und Patienten, die bei ihm ihr Glück suchen, so wie es sein Buch mit dem Titel *Happiness just now* verspricht. Gleichzeitig wird auch seine, Henry Carters, Geschichte erzählt, der nach dem Suizid seiner Frau als Therapeut wieder in sein Leben und in seine berufliche Identität findet, nachdem scheinbar jede mögliche Art der Betäubung ausgetestet wurde, die ihm sein Dealer namens Jesus verschrieben hat. In diese Praxis, die trotz aller drohender Abgründe, aller tiefer Trauer ein Ort ist, in der Henrys therapeutische Fassade aufrecht bleibt, findet unter anderen auch Patrick. Dieser Patrick ist ein erfolgreicher und rund um die Uhr arbeitende Agent, der unter Weltuntergangsängsten und Reinheitszwängen leidet. Einer von Patricks Klienten ist Seamus, ein Schauspieler, der zwar keine therapeutische Hilfe sucht, dafür aber Henry Carter, den Autor seines neuen Hörbuchs über das Glücklich-Werden, im Wagen seines Drogendealers kennenlernt. Jack Holden, der mit Seamus in seinem neuesten Film spielt, ist ebenfalls bei Carter in Therapie. Er weigert sich, seine Alkoholabhängigkeit anzuerkennen und thematisiert stattdessen in den Sitzungen unentwegt seine vermeintliche Sexsucht. Kate, ebenfalls Schauspielerin und Klientin von Patrick, kommt mit ihrem Mann in die Praxis, um ihre Ehe zu retten. Dieser Rettungsversuch endet jedoch scheinbar unausweichlich in einer Scheidung von ihrem Rockstar-Ehemann, nachdem dieser die Therapie abbricht. Die ohnehin schwierige Situation wird durch die Worte von Kates Agenten nur verschärft, der ihr vor Augen führt, dass es in Hollywood für eine Frau Mitte Dreißig mehr als schwierig ist, ihren Beruf weiter auszuüben. In dieser Zeit, in der Kate versucht, sich selbst neu zu erfinden, entwickelt sie eine tiefe Beziehung zu Henry Carter, ihrem Therapeuten, die weit über die professionellen Grenzen der Therapie hinausreicht.

Henrys Verfassung jedoch bleibt seinem privaten Umfeld nicht verborgen, sein Vater, entfernte Verwandte und Freunde bitten ihn, im Rahmen einer klassischen amerikanischen Gruppenintervention in eine Klinik zu gehen, um seinen Drogenkonsum einzustellen und sich »richtig« von seiner Frau zu verabschieden. Während dieses Interventionsversuchs legt Henry die gesamte Aussichtslosigkeit seiner Situation offen, indem er preisgibt, dass seine Frau nicht, wie zuvor behauptet, durch einen Autounfall ums Leben kam, sondern sich umgebracht hat. Henry zerreißt den von der Gruppe an ihn verfassten Brief und lässt die ambitionierten Freunde ratlos zurück. Robert, Henrys Vater, der ebenfalls Psychotherapeut ist, scheint das Ausmaß der Situation zu begreifen und überweist eine junge Patientin namens Jemma zu seinem Sohn in die Praxis. Jemma, die ihre Mutter ebenfalls durch einen Suizid verloren hat, ist in der Schule auffällig geworden und soll nun »mit jemandem reden«. Aus diesem »Reden« mit Henry bildet sich tatsächlich ein Raum, in dem Jemma ihrer Trauer begegnen kann. Die Trauer ihres Zuhörers bleibt jedoch vorerst unberührt. Diese Jemma ist nun nicht nur eine Ausnahmefigur unter Henrys Patienten, sondern auch eine begeisterte Kinobesucherin, die immer wieder den Schulunterricht gegen Filme tauscht. Sie tapeziert ihr Zimmer mit Kinokarten und wird damit zur einzigen Figur in diesem Film, die Hollywood nur durch Filme betrachtet und sich noch nicht in die Kulturindustrie verirrt hat. Und so ist es Jemmas Patientenakte, die die professionelle und ethische Fassade von Dr. Carter zum Einsturz bringen wird.

Dann gibt es Henrys Neffen Jeremy, der ein angehender Drehbuchautor ist und viel Zeit mit seinem Onkel und dessen betäubenden Substanzen in seiner einsamen Villa auf den Hügeln über der Traumfabrik verbringt. Nach einigen gescheiterten Versuchen, ein erfolgreiches Skript zu schreiben, greift nun Jeremy, nach einer langen durchzechten Nacht, zu einer Patientenakte auf dem Küchentisch seines Onkels. Es ist die Akte von Jemma, die Geschichte jenes besonderen Mädchens, das seine Mutter durch Suizid verloren hat. Jemma bildet die perfekte Grundlage für seinen neuen Versuch zu schreiben. Jeremy spürt sie sogar auf und beginnt eine freundschaftliche Beziehung mit ihr, um mehr über sie und ihr faszinierendes Schicksal zu erfahren. In nur wenigen Nächten ist das Buch fertig, und er übergibt es seiner Freundin, der Assistentin des Agenten Patrick, des ängstlichen, zwänglichen Patienten von Henry. Patrick ist begeistert und möchte dieses Buch sofort für einen Film verwenden. Ein Zufall jagt den anderen, und schließlich landet das Skript ausgerechnet bei Jemma, die jetzt ihre eigene Geschichte als Vorlage für einen Film lesen muss. Damit ist jedoch die Grundlage jedweder Therapie, die Schweigepflicht, verletzt, und damit ist jegliches Vertrauen in Dr. Henry Carter zerstört.

Henry hat in der Zwischenzeit seinen Drogenkonsum gesteigert und in einem Fernsehinterview die Frage, warum sich manche Menschen umbringen, mit dem Zerreißen seines Buches vor laufenden Kameras beantwortet und den Suizid seiner Frau öffentlich gemacht. Als er schließlich von der tief gekränkten Jemma erfährt, dass seine Patientenakte die Vorlage für einen Kinofilm geworden ist, steht er vor den Trümmern seiner Existenz. Er versucht sich durch eine Überdosis umzubringen, torkelt mit dem leblosen Körper seines Hundes und einer Schaufel in die Abenddämmerung über den Lichtern von Hollywood und bricht schließlich zusammen. Beim Aufwachen im Krankenhaus ist Kate, die ihn gefunden hat, an seinem Bett, und Jesus, sein Dealer, liegt im Bett neben ihm und entschuldigt sich für die verunreinigte Substanz, die ihn selbst letzten Endes auch ins Krankenbett befördert hat.

Im Film beginnt nun die Geschichte einer Genesung an jenem Punkt, von dem aus es eigentlich keine Lösungen mehr gibt. Alle Stränge sind abgerissen, die Enden haben sich in der Traumfabrik verloren. Doch genau hier beginnt Henry den Abschiedsbrief seiner Frau zu lesen und wirft seine Tabletten weg. Jemma hört sein Buch *Happiness* und stellt sich dem Drehbuch ein zweites Mal. Und als ihr dann Jeremy, der falsche Freund und Drehbuchautor, und Henry, ihr gescheiterter Psychotherapeut, im Büro des Patienten und Agenten Patrick, gegenübersitzen, zeigt sie auf das Skript und sagt: »Das ist gut.«.

Durch Jemmas Entscheidung für den Film kann diese Geschichte gut ausgehen, Henry kann endlich wieder in seinem Ehebett schlafen und sogar Kate um eine private Verabredung bitten.

Analyse

Woran Psychotherapeuten glauben

Psychotherapeuten glauben an den Text. Sie glauben an einzigartige Lebensäußerungen ihrer Patienten und an ihr Werkzeug, ihre Methode, diese zu analysieren, zu interpretieren, zu diagnostizieren, zu wiederholen, zu spiegeln und zu deuten. Die Worte – das »Darüber-Reden« – sind unumstößlicher und zentraler Bestandteil der psychotherapeutischen Arbeit. So beginnt auch der Film *Shrink* mit geschriebenen Worten, wie sie auf den Notizblöcken und Büchern neben den Couchen, bequemen Sesseln, neben Taschentüchern auf eleganten Tischchen, auf dem Boden neben Kissen, direkt unter einer Zimmerpflanze oder deutlich lesbar auf einer Tafel in den Psychotherapiepraxen von Hand geschrieben stehen. Die Schrift im Vorspann zum Film ist zuerst weiß auf schwarzem Hintergrund und wird dann bei jeder neu erscheinenden Figur eingeblendet; wie bei einer Anamnese werden hier die Eckdaten zuerst einmal notiert, bevor die Geschichte beginnen kann. Text und Wörter sind somit die zentralen Bestandteile des Films, wie sie der Vorspann als Scharniere zwischen Realität und Fiktion einführt, um auf das Kommende einzustimmen (Böhnke 2007).

Noch während der Film beginnt, werden wir mit Henrys Buch *Happiness just now* bei Aufnahmen zu dessen Hörbuch konfrontiert. Dem Therapeuten, der sich gerade verkatert aus seiner Couch geschält und schon beim Rasieren seinen ersten Joint angezündet hat, ist es kaum möglich, die Worte zu sprechen, die er vor kurzem erst geschrieben hat. Dadurch ergeben sie keinen Sinn mehr, sie verlieren sich, bis die Gefühle eben nur mehr ein »Haufen Scheiße« sind. Die Bemerkung seiner Sprechstundenhilfe, dass alle sein Buch lesen und es Platz sieben auf der Bestsellerliste erreicht hat, quittiert er mit einem genervten Stöhnen, um sich zum Hintereingang zu begeben, wo sich gleich die nächste Rauchfahne erhebt.

Jeglicher Glaube an seinen Text, an seine Methode, das Glück zu finden, auch seine Identität als Therapeut und Autor werden somit am Beginn des Filmes gebrochen, ganz im Gegensatz zu dem jungen Drehbuchautor Jeremy, der aus dem Bett springt und wild dazu entschlossen scheint, an diesem Tag die ersten rettenden Zeilen in das leere Dokument auf seinem Bildschirm zu tippen. Beim Zähneputzen schaut er auf mehrere Literaturzitate und scheint von den Texten, an die er glaubt, geradezu umringt zu sein. Im Gegensatz zu Henry steht Jeremy am Anfang seiner Träume und seiner Identität als Autor, ihm fehlt nur noch eine zündende Idee, während es bei Henry keine Idee mehr gibt oder diese im Drogen-Nebel undeutlich bleibt.

Lesen und Schreiben bleiben im Film ein sich ständig wiederholendes Motiv, und Worte haben es sehr schwer, in Schrift verwandelt zu werden, und die Schrift findet dann kaum jemanden, der sie liest. So weist die Assistentin Daisy ihren Chef Patrick darauf hin, dass er, seit sie ihn kennt, noch nie eines der Drehbücher gelesen hat, die er fördert, der Patient Jack Holden gesteht bei seinem Therapeuten einen kompensierenden »Koitus Discriptus« ein, wobei es hier um eine ausführliche, telefonische Beschreibung des Liebeslebens eines guten Freundes geht, das er sich nach dessen Abenteuern genau erzählen lässt, und Jemma löst lieber einen Feueralarm in der Schule aus, als sich der Tatsache zu stellen, dass sie das Periodensystem weder gelesen noch gelernt hat. Besonders deutlich wird die Unlesbarkeit von Worten und Texten in der Beziehung von Henry und Jemma zu ihrer Trauer. Henry zerreißt den Brief, den er bei der Gruppenintervention von Freunden und Familienangehörigen bekommt und klebt ihn dann mühsam im Auto seines Dealers wieder zusammen, kann ihn jedoch nicht lesen, da der Schauspieler Seamus zusteigt und ihn als den bekannten Dr. Carter erkennt.

Die erste Therapiestunde von Jemma verläuft so, dass Henry sie immer wieder nach ihrer Geschichte und ihren Problemen fragt, während sie ihn ebenso häufig auf ihre Akte verweist, die er lesen soll. Sie will ihre Geschichte nicht erzählen oder, therapeutisch ausgedrückt, verbalisieren. Ihre ständig wiederkehrende Antwort auf die Fragen des Therapeuten bleibt: »Das steht alles in der Akte!« Diese Akte wird dann auch zur Grundlage für das Drehbuch, das Jeremy versucht zu schreiben und das schließlich eine Form darstellt, mittels derer sich Jemma mit ihrer Geschichte versöhnen kann. Im Verlauf der Therapie kommt Jemma zudem mit dem Abschiedsbrief ihrer Mutter, den sie nie geöffnet hat, in die Praxis und bittet Henry, diesen zu lesen. Diese erneute Bitte an Henry, etwas zu lesen, macht deutlich, wie sehr hier das Verlangen einer Patientin im Vordergrund steht, ihre eigene Geschichte, ihren Text, endlich lesbar und durch die Therapie verstehbar und so auch greifbar vor sich zu haben. Der Glaube an diese Arbeit an der eigenen Geschichte wird jedoch durch den Bruch der Schweigepflicht zutiefst erschüttert, und als Jemma das Drehbuch findet, konfrontiert sie Jeremy mit seinem Verrat. Als dieser sich verteidigen will, stößt sie mit einem heftigen Tritt gegen seine Vespa und stellt unmissverständlich fest, dass seine Entschuldigung nur Worte seien, die keinerlei Bedeutung hätten. Erst das Hören des Buches, wobei sie die Stimme ihres Therapeuten vernimmt, der seinen Text, an den er einmal geglaubt hat, liest, macht es ihr möglich, ihre Behauptung zu überdenken. So findet sie erst beim zweiten Lesen des Drehbuches, das ihre eigene Geschichte zum Thema hat, einen Zugang zu ihrer Identität, die sie vorher im Spiegel auf der Schülertoilette zertrümmern wollte. Auch Henry findet einen Weg, die Texte seines Lebens wieder lesen zu können, nachdem er sein eigenes Buch vor laufender Kamera zerrissen hat, er liest den Abschiedsbrief seiner Frau.

Im Umgang mit Texten, und damit auch mit deren Geschichten, liegt aber, welche psychotherapeutische Methode auch immer angewandt werden soll, die Möglichkeit zur Heilung oder zur psychotherapeutischen Arbeit. Diese Eigenschaft der Psychotherapie ist der Brückenschlag von der Natur- zur Geisteswissenschaft, den Freud vollzogen hat (Greiner 2010), und die unlösbare Verknüpfung mit der Hermeneutik als grundlegender Technik (◘ Abb. 9.2).

Der Glaube einer Psychotherapeutin oder eines Psychotherapeuten an die eigene Methode ist einer der Wirkfaktoren der Psychotherapie (Wampold et al. 1997). Diese Überzeugung von Methode und Text wird dem Patienten vermittelt, so wie es im Film *Shrink* geschieht, als Jemma hört, wie Henry die Zeilen seines Buches liest. Der Glaube eines Patienten an die Therapie selbst ist wiederum eine unumstößliche Grundlage für die Wirkung der Therapie und findet in den fünf wichtigsten Faktoren der bekannten Metaanalyse von Klaus Grawe (Grawe et al. 1994) Erwähnung.

Der Glaube selbst findet sich im Film *Shrink* als zentrales Element wieder, und sei es nur als sarkastischer Anklang beim Dealer namens Jesus. In den wiederkehrenden Gesprächen mit ihm, in denen Henry eine Art Supervision sucht, aber von Jesus immer unbefriedigende Reaktionen erhält, tritt die ersehnte Erlösung nicht ein, sie ist nur in der abgepackten Substanz zu vermuten. Die Zuflucht in eine Form des Religiösen, in Gestalt der Bibel, verschwindet hinter dem Horizont, als wäre sie der Zeit oder dem Film und damit der Geschichte nicht gewachsen. Sie kann weder Schutz noch Antwort bieten. So kann christliche Religion und damit einer der ältesten überlieferten Texte unter Henrys Bedingungen nicht mehr sein als ein ratloser Witz in der Figur des Dealers Jesus. Aufgabe, Beruf und Identität scheinen nicht mehr bestimmbar zu sein. Ganz anders ist die Situation des Drehbuchautors Jeremy, der von seinem Schicksal als Schriftsteller überzeugt zu sein scheint und der, als er aufsteht, folgenden Satz von Norman Mailer am Spiegel liest:

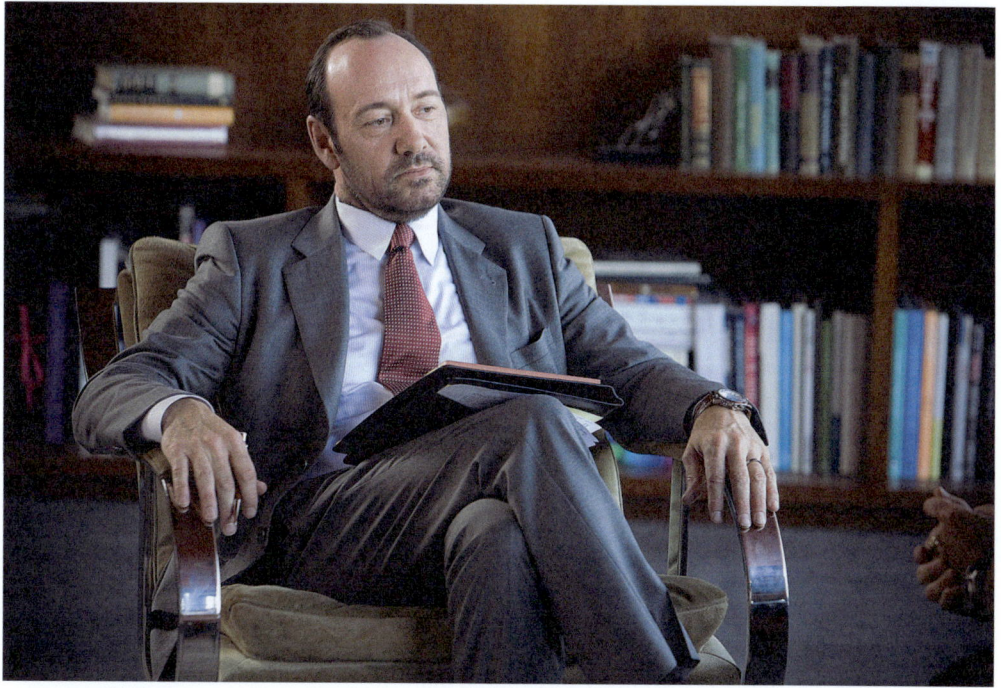

Abb. 9.2 Dr. Henry Carter, der Shrink mit seinem Notizblock in seiner Praxis. Quelle: Filmbild Fundus Herbert Klemens. Mit freundlicher Genehmigung.

» Ich glaube nicht, dass das Leben absurd ist, wir haben alle eine große Aufgabe. Ich glaube, wir schrecken zurück vor der Tragweite dieser Aufgabe, derentwegen wir hier sind« (00:03:30).

Dieses Glaubensbekenntnis wird die Geschichte vorantreiben und bildet den Schlüssel zu einer Heilung. Das Paar Jeremy und Daisy vereint den Text und den Glauben daran, wer man ist, auf sehr eindeutige Weise. Diese beginnende Liebesgeschichte ist voller Hoffnung, auch unter der Bedingung, dass Daisy gerade die Leihmutterschaft für ihre Schwester übernommen hat und kurz vor der Entbindung steht. Jeremy schreibt etwas, und Daisy liest es, und durch ihre Anstellung als Assistentin ist es ihr möglich, das Skript an den nichtlesenden Agenten weiterzureichen und ihn zum Lesen zu bringen. Dieses Paar macht einen Text lesbar, indem es an seine eigene Identität und an das Skript glaubt.

Die Identität des Shrinks

Es ist jedoch die Persönlichkeit des Psychotherapeuten Dr. Henry Carter, die in diesem Film geheilt werden muss, um ein Happy End zu erreichen. Wie steht es nun um die Identität eines Therapeuten? Schon in der Ausbildung soll eine solche Identität aus verschiedenen Richtungen, durch Selbsterfahrung in der Gruppe und in Einzeltherapie samt dem dazugehörigen Wissen entwickelt werden, um diesen Beruf als eine besonders vielseitige und stabile Persönlichkeit ausführen zu können. Den hohen Grad an psychischer Gesundheit des Psychotherapeuten hat Sigmund Freud jedoch andernorts schon infrage gestellt, als er meinte, »dass die Analytiker in ihrer eigenen Persönlichkeit nicht durchwegs das Maß von psychischer Normalität erreicht haben, zu dem sie ihre Patienten erziehen wollen« (Freud 1937c, S. 93).

Die Frage nach der besonderen Reife also, die hergestellt werden muss, um Psychotherapeut oder Psychotherapeutin werden zu können, verursacht jedoch noch immer die heftigsten Debatten: über Mindestalter, die Dauer der Ausbildung, die Möglichkeit der Akademisierung und deren Durchführung etc. Dabei stellt sich immer wieder die Frage nach einer bestimmten Schule, einer bestimmten Methode, in der die Kandidatin oder der Kandidat ausgebildet werden soll. Die psychotherapeutischen Schulen werden das Verständnis des Menschenbildes maßgeblich beeinflussen und damit die Art und Weise, wie eine Lebensäußerung oder ein Text in der Praxis verwendet wird. Diese Schule ist es auch, an die ein Therapeut glauben sollte, wenn er den Wirkfaktoren folgt. So kommt es bei dem Aufeinandertreffen verschiedener Vertreter unterschiedlicher Richtungen häufig zu heftigen Diskussionen; nicht zuletzt geht es hier auch um »Glaubensinhalte«. Diese Tatsache führt schon seit den 1990er-Jahren in den Überlegungen über die Ausbildung zum Psychotherapeuten zu einer offenen Schere zwischen akademischen und schulenspezifischen Gewichtungen, wie es z. B. Bernd Rieken in seinen Überlegungen über die Akademisierung der Psychotherapie (2013) thematisiert. So ist die Verbindung der Identität eines Psychotherapeuten mit dem Glauben an eine Schule wohl eine anerkannte Tatsache, führt jedoch weiterhin zu heftigen Diskussionen.

Die Persönlichkeit von Dr. Henry Carter scheint in diesem Sinne besonders mit seinem Beruf verbunden zu sein, nicht nur weil sein Vater schon Therapeut gewesen ist, sondern weil durch den Selbstmord seiner Frau sowohl sein privates als auch sein berufliches Feld angegriffen werden. Nun ist es nicht sonderlich schwer nachzuvollziehen, dass das wohl für jeden Menschen gelten würde, den ein solches Schicksal ereilt. Carter wird jedoch besonders davon berührt, weil es sein Beruf ist, Menschen vor genau diesem Schicksal zu bewahren. Das Verhindern eines Suizides ist also in seiner Identität angelegt, er ist es, der die Menschen zum Glück führen soll:

 »Happiness just now«

Dass diese Glaubenssätze, die in seinem beruflichen Umfeld funktionieren, in seinem privaten Bereich versagen, stellt ihn an den äußersten Rand seiner Existenz und vor die Trümmer seiner alten Überzeugungen.

Im Wörterbuch der Individualpsychologie stehen z. B. die folgenden Zeilen zur Identität oder persönlichen Autorität eines Psychotherapeuten[1], wenn der suchende Ausbildungskandidat unter den Schlagwörtern »Persönlichkeit« »des Erziehers«, unter dem Begriff der Autorität nachschlägt:

> »2. Persönliche A. (oder subjektive A. oder A. der Persönlichkeit) besitzt jemand, der von anderen aufgrund von Vertrauen und Einsicht in seine Kompetenz zu orientieren (Vorbild), zu steuern (Führung) und Sicherheit zu gewähren, akzeptiert wird, ohne daß dieses Verhältnis durch äußere Legitimation oder sonstige Unterordnungsverhältnisse begründet wäre. Sie resultiert aus der Persönlichkeit eines Menschen, der im hohen Maße ›Selbstverwirklichung und Integration‹ … erreicht hat und deshalb in besonderem Maße geeignet ist, die Persönlichkeit eines Menschen (nicht nur eines Kindes) zu fördern und zu unterstützen« (Kotthoff 1995, S. 51).

Der Anspruch an die Identität eines Psychotherapeuten umfasst somit nicht nur den Glauben an seine Kompetenz, die nicht bewiesen werden muss, sondern auch an seine hinreichende Persönlichkeits-

---

1 Dabei sollte angemerkt werden, dass die Persönlichkeitsmerkmale eines Erziehers diejenigen sind, die sich in dieser speziellen, stark pädagogisch ausgerichteten Methode im höchsten Maße mit denen des Psychotherapeuten überschneiden. Diese Schnittmenge ist seit Alfred Adlers Text *Der Arzt als Erzieher* (1904a) in den Schriften der Individualpsychologie verankert und damit ein beispielhafter »Glaubensinhalt«.

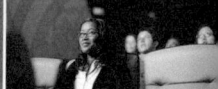

entwicklung. Beide Anteile, sowohl der Glaube an die Wirksamkeit als auch an die eigene Persönlichkeit, machen die Identität, das Auftreten eines Psychotherapeuten wie Dr. Henry Carter aus. Dieser Anspruch kann von Henry jedoch nicht mehr erfüllt werden, da sowohl sein Glaube als auch seine Identität in einer tiefen Krise stecken. Henry schreckt, im Sinne des im Film verwendeten Norman-Mailer-Zitates, vor »der Tragweite seiner Aufgabe« (00:03:39) zurück und versinkt so in absurden Fragestellungen. Die Frage nach der eigenen Identität und der Fassade wird im Film von Beginn an immer wieder gestellt.

Eine der ersten Einstellungen zeigt die Rückseite des berühmten Hollywood-Schriftzugs; sie verdeutlicht, dass es ein »Dahinter«, ein »Hinter« der schillernden Fassaden gibt. Henry selbst sitzt ebenfalls hinter seiner sehr eleganten Praxis-Fassade, um in einem chaotischen Hinterhof, auf einem Plastikstuhl, seine Joints zu rauchen. Diese sehr durchdachte und stabile Fassade wird über die erste Hälfte des Filmes standhalten, obwohl Henry seinen Dealer immer wieder auf die unterschiedlichste Art und Weise fragt, ob seine Arbeit als Therapeut überhaupt einen Sinn ergibt. Er wird auch der neugierigen Jemma, die im Wartezimmer einem Kinostar begegnet und Henry über seine berühmte Klientel auszufragen versucht, entgegnen: »Ich darf nicht über meine Klienten reden!« (00:42:44) – eine Hervorhebung der Schweigepflicht, die zusammen mit der aufgebauten ethischen Fassade in der zweiten Hälfte des Filmes zu Bruch gehen wird.

Die Frage, wer man eigentlich ist, beschäftigt alle Patienten, die in Henrys Praxis kommen. So greift die Schauspielerin Kate Amberson bei einem Einkauf im Supermarkt an der Kasse nach einem Klatschblatt, als sie sich auf dem Titelbild erkennt, wobei die Kassiererin sie darauf aufmerksam macht, dass sie doch der Dame auf der Zeitung sehr ähnlich sehe, sie könne fast deren ältere Schwester sein. Und Kate möchte durch den schrillen Text der Boulevardzeitung herausfinden, wie es wirklich um ihre Fassade bestellt ist, da ihr ja ihr Agent mitgeteilt hat, dass sie nun ein gewisses, für ihren Beruf als Schauspielerin unvorteilhaftes Alter erreicht habe. Diese Auseinandersetzung Kates mit ihrem Agenten Patrick wird von der im Film ständig wiederkehrenden Frage von einem Fan gestört, ob sie nicht die Schauspielerin sei. Immer wieder werden die Charaktere im Film nach ihrer Identität befragt, ganz im Sinn der Mechanismen Hollywoods, die immer wieder die Persönlichkeiten der Celebrities neu definieren, ohne dabei Rücksicht auf tatsächliche Lebensumstände zu nehmen. Diese Frage hat jedoch auch einen fixen Platz in der Psychotherapie, nämlich in der oft präsenten Suche nach der eigenen Identität. Seamus, der bekannte Schauspieler, ist z. B. nicht damit einverstanden, dass im Internet über die Beschaffenheit seines Penis berichtet wird, er möchte, dass ihn die Menschen ernst nehmen. Patrick, sein Agent, versucht ihn zu beruhigen, als er ihn von einer Tage andauernden Party abholt, und wird selbst beim Einsteigen ins Auto gefragt, ob er nicht der bekannte Agent sei. Jemma stellt die wiederkehrende Frage an den alkoholabhängigen älteren Schauspieler in der Praxis von Henry: »Sind sie nicht...?« Auch Henry hat einen größeren Bekanntheitsgrad und wird im Auto seines Dealers von Seamus gefragt, ob er nicht der bekannte Therapeut sei, der das Buch geschrieben habe, dass jetzt alle läsen. Fragen nach der Identität bilden sozusagen den Grundton des Filmes, sie begleiten jede Figur auf dem Weg durch die Straßen Hollywoods hin zum Glück.

Henrys berufliche Identität zerbricht erst mit dem Fall der Schweigepflicht, weil damit die letzten Bastionen des therapeutischen Settings hinfällig werden. Er sucht seinen Neffen, den Autor des Drehbuches über Jemma, auf und beginnt eine Schlägerei mit ihm. Mit blauem Auge nimmt er, zusätzlich zu den konsumierten Joints, Tabletten ein und bricht zusammen. In diesem Moment ist der Film an einem Punkt angelangt, an dem die Geschichte aufgibt, der Held ist am Ende seiner Kräfte.

Der Glaube an das Kino der Helden und Heiler ist zutiefst erschüttert. In der Szene, in der Henry die Tabletten nimmt, sieht man ihn erst im Profil, wie er sich einen Eisbeutel auf die blauen Flecken hält, dann schaut er plötzlich in unsere Richtung, und für den Bruchteil einer Sekunde scheint der Film unterbrochen (01:21:21). Dann gibt die Kamera das Bild auf die Tablettendose frei. Henry hat so auch mit den formalen Mitteln des Films, mit der Kamera, seinen letzten Ausweg, den Suizid, als Psychotherapeut fokussiert und uns, das Publikum, über die Grenzen der Fiktion hinaus angeblickt. Die Geschichte des Filmes, seine Fiktion, gerät durch diesen direkten Blick in die Kamera ins Stocken, was als Hommage an Alfred Hitchcocks *Psycho* (1960) verstanden werden kann.

In *Psycho* wird der Zuschauer über die Grenzen des Bewussten hinweg durch seinen eigenen Blick manipuliert und auf spezielle Weise in die Fiktion hineinzogen (Zizek 2002b). Marion, die Heldin und Identifikationsfigur, stirbt im ersten Teil des Filmes, und die Narration beginnt mit dem Blut in der Dusche zu kollabieren, denn die Geschichte verliert seine Hauptfigur (Zizek 2002a). Durch die Blickrichtungen der Kamera wird nun das gespannte Publikum dazu verleitet, sich mit dem Mörder zu identifizieren (Zizek 2002c). Die Kamera bringt den Blick der Zuschauer immer wieder, durch aufregende Schwenks oder plötzliche Schnitte, dorthin, wo auch der Blick des Mörders ist. Hier wurde die sadistische Triebabfuhr[2], die das Publikum in Psychothrillern erleben kann, für den Film perfektioniert, denn plötzlich kann der Mensch im Kino auch gleichzeitig die Position des Mörders einnehmen. Die oft verwendete Hand mit dem Messer wird so zum verlängerten Arm des Einzelnen im Publikum. Im Film *Shrink* passiert genau das Gegenteil, indem der Held selbst erklärt, dass er der Tragweite seiner Aufgabe als Dr. Henry Carter nicht gewachsen sei. Er kann nicht alle zu einem glücklichen Ende, einem »Happy End«, führen, und so blickt er den Zuschauer über die Grenzen der Fiktion hinaus direkt an. Die Möglichkeit einer Identifikation ist durch diesen Blick verschwunden, es bleibt ein torkelnder Totengräber über den Lichtern der Traumfabrik. Diejenige aber, die diese Geschichte, diesen Film noch »heilen« kann, sodass doch noch ein Happy End am Horizont erscheint, ist Jemma, indem sie an den Text, das Drehbuch, glaubt, das gleichzeitig ihre erzählte, also fassbar gemachte Geschichte ist. So wird dieser ganze Film wieder zu einem Text, der den Regeln der narrativen Geschlossenheit gehorcht und außerdem noch eine typische Hollywood-Geschichte erzählt. Trotz der sich verlierenden Figur des Psychotherapeuten, der sich sprichwörtlich selbst vergisst oder vergessen will und somit den gesamten Film in Gefahr bringt, aus dem Gleichgewicht zu geraten, lohnt es sich, einen Blick auf seine Identität bzw. auf seine Heilung zu werfen.

Die Heilung

Mit den Worten

 »Let the healing begin« (00:06:01)

erhebt sich Dr. Henry Carter nach dem Vorspann des Filmes, und nachdem er den ersten Joint hinter dem Haus seiner Praxis geraucht hat, begibt er sich, nach der Aufforderung seiner Sprechstundenhilfe, zu seinen wartenden Patienten. Seine eigene Heilung und der tatsächliche Anstoß zur Besserung seines Zustandes bleiben in seiner Figur selbst verborgen. Dem Zuschauer bleibt vorerst nur die Beobachtung seiner Symptome und Verhaltensweisen, die ihn angesichts der Tatsache, dass es sich hier um einen angeblich reflektierten und reflektierenden Psychotherapeuten handelt, zu einem schadenfrohen Lächeln verführen.

So sehen wir Henry schlaflos oder durch einen Joint betäubt neben etlichen Flaschen auf diversen Couchen und Designerliegen am Pool oder vor großen Panoramafenstern liegen . Das bequeme Ehebett scheint für ihn ein unerträglicher Ort geworden zu sein. Da berichtet er seinem Vater, nachdem eine säuberlich geplante Intervention seiner Bekannten versagt hat, von einem Traum, in dem er sich auf stürmischer hoher See in einem Boot der Küstenwache befand. Er trug eine Art Uniform, und es war ihm klar, dass jemand gerettet werden muss. Als die Rettungsmannschaft schließlich den Ertrinkenden

---

2 Über dieses Phänomen schreibt Freud (1905) in seinem Text *Psychopathische Personen auf der Bühne*. Er beschäftigt sich hier mit den verschiedenen Mechanismen, die es dem Publikum aus psychoanalytischer Sicht möglich machen, sadistische Tendenzen in sicherer und zivilisierter Form, als Rezipient von Theater und Film, auszuleben.

erreichte, erkannte er sich selbst in ihm. Ratlos blickt er seinen Vater an und diagnostiziert ironisch ein »Mitgefühl-Erschöpfungs-Syndrom«, einen Zustand, in dem eine Gefühlslage so unerträglich ist, dass man von ihr überwältigt wird und in ihr zu ertrinken droht. Der Vater deutet diesen Traum zunächst nicht, er weist seinem Sohn aber die junge Patientin Jemma zu. Beim Verlust eines geliebten Menschen stellen sich nun immer verschiedene Trauerphasen in ähnlicher Weise ein, so Verena Kast (2012). Die unterschiedlichen Abschnitte bergen eine Vielzahl von Anknüpfungspunkten für die jeweils eigene Persönlichkeitsstruktur, die bei der Bewältigung helfen oder diese verzögern oder gar verhindern. So ist es aus tiefenpsychologischer und psychotherapeutischer Sicht immer der Umgang des Einzelnen mit dem jeweiligen Schicksalsschlag, da es kein »normales« Trauern gibt, weil sich das Abschiednehmen selbst innerhalb des Themenkreises der Beziehungsmuster und des Welt- und Selbstverständnisses des jeweiligen Menschen befindet. Ausgehend von der Annahme, dass es Beziehungen sind, die unsere Sicht auf die Welt und unser Selbst formen, sind diese bei einem derartig großen Verlust zutiefst erschüttert. So wählt Kast zur Beschreibung eines trauernden Gefühls die Worte des christlichen Kirchenlehrers Augustinus aus dessen »Confessiones«, den »Bekenntnissen«, aus dem vierten Jahrhundert:

> »Wie wurde damals mein Herz von Gram verdürstet! Wohin ich auch blickte, überall begegnete mir Tod. Die Vaterstadt ward mir zur Pein, das elterliche Haus zu unsagbarem Elend. Woran ich einst mit ihm gemeinsam mich gefreut, ohne ihn verkehrte es sich in Folterqual. Überall suchten ihn meine Augen und fanden ihn nicht. Alles war mir verhaßt, weil er fehlte und nichts mir sagen konnte: Da kommt er! Wie früher, wenn er fort gewesen war und zurück erwartet wurde. Ich ward mir selbst zu einem großen Rätsel und fragte meine Seele, warum sie sich betrübe und so unruhig sei in mir, aber sie konnte keine Antwort geben « (Augustinus 1994, S. 94).

Gewohnte Dinge, die im Alltag mit der geliebten Person verbunden waren, werden also zu einer qualvollen Präsenz, und die Welt wird gleichzeitig zu einem Ort, an dem keine Logik mehr zu existieren scheint. Genau dies wird bei Henry vor allem durch das Ehebett deutlich, das er nicht mehr benutzen kann. So verweigert er seine morgendliche Rasur, weil ihm im Badezimmer immer wieder der pinkfarbene Rasierer seiner verstorbenen Frau ins Auge fällt. Henry »ertrinkt« also, oder er betäubt seine Sicht auf die Welt und verweigert so die Annahme der Trauer und ihre Aufarbeitung. Verena Kast bezeichnet dieses Stadium als die »Phase des Nicht-Wahrhaben-Wollens« (Kast 2012, S. 71). Henry verweigert das Trauern, er öffnet, ähnlich Jemma, den Abschiedsbrief nicht, er befindet sich unter Schock, was er ausgerechnet mit dem Dealer Jesus bespricht. Er erzählt von der Intervention, die seine Freunde und Verwandten für ihn geplant haben, und von deren Absicht, ihn in eine Reha- und Entzugsklinik einzuweisen. Er verteidigt in dieser Szene seine spezielle Art zu trauern, unter der er seinen exzessiven Drogenkonsum versteht, womit seine Verleugnung und Verdrängung der Trauerarbeit überdeutlich sichtbar werden. Den psychotherapeutischen Theorien folgend, wird nämlich gerade im Trauern eine ganz bestimmte Disposition der Persönlichkeit sichtbar. Je nach innerer Struktur des Menschen wird in der Krisensituation eine individuelles Handlungsmuster sichtbar, mit dem das Abschiednehmen kompensiert, verdrängt, blockiert oder bewältigt werden kann. Hier jedoch handelt es sich um die Persönlichkeit eines Psychotherapeuten, der mit allen »richtigen« Attributen ausgestattet sein sollte, um einen Schicksalsschlag ertragen zu können. In Shrink reagiert der erfolgreiche Psychotherapeut aber gerade nicht, wie es in Selbsthilfebüchern gepredigt wird. Er fällt aus dem Rahmen seiner Identität und seiner Fassade und kann am Ende nicht einmal mehr seine eigenen Patienten vor dieser Trauer schützen. Eine »normale« Trauerarbeit, die sich das Publikum, und mit ihm letzten Endes auch die Patienten, von ihrem Psychotherapeuten gewünscht hätte, wird hier verweigert. Das »richtige« Trauern beschäftigt sich nämlich mit einer der zentralsten Theorien der menschlichen Entwicklung, der Bindungstheorie. Ähnlich wie bei Kast wird hier davon ausgegangen, dass sich erfahrene Beziehungsmuster zwischen Selbst und Objekt im Trauern wiederfinden (Hartmann et al. 2011; Salbe 1989).

Die Ursache für den demoralisierenden Weg, den Henry im Film geht, leitet sich aber von dem Verlust seines Selbstverständnisses ab. Er hat den Glauben an seine Identität verloren. Henrys Vater, Dr. Robert Carter, ist ebenfalls erfolgreicher Psychotherapeut, es ist sehr wahrscheinlich, dass sich Henry schon früh mit diesem Beruf identifiziert hat. Auf Kates Frage, wann er denn wusste, dass er Therapeut werden wollte, antwortet er, dass er das eben nicht mehr wisse. Dies deutet entweder darauf hin, dass diese Frage schon so früh für ihn beantwortet war, dass es scheint, als habe sie sich nie für ihn gestellt, oder es wird hier erneut der Verlust des Glaubens an seinen Beruf und alles, was diesen ausmacht, evident, denn sein Beruf ist es letzten Endes, Menschen vor dem Suizid zu bewahren und vor allem Risiken und Gefahrenmomente so früh zu erkennen, dass Präventionen eingeleitet werden können. Aber es hat sich seine eigene Frau umgebracht, ohne dass er irgendwelche Zeichen erkannt hat. Dieser sichtbare Beweis für seine Unzulänglichkeit und damit auch für die Sinnlosigkeit seiner Profession scheint eine tiefe Wunde in seine Kernidentität geschlagen zu haben. Durch den Verlust des Glaubens an die Wirksamkeit seiner Theorien und Methoden ist es ihm nicht mehr möglich zu heilen, und er sieht sich, ohne eines seiner professionellen Werkzeuge, hilflos angesichts dieses tragischen Verlustes. Ein Gefühl der Hilflosigkeit überschwemmt ihn, das, so gut es irgend möglich ist, betäubt werden muss. So löst auch die Frage, warum sich Menschen das Leben nehmen, im Fernsehinterview Henrys jene öffentliche Eskalation aus. Denn gerade diese Antwort scheint für ihn unauffindbar und verloren zu sein. Der Weg aus dieser pathologischen Trauer besteht jedoch in der Integration des verlorenen Subjektes, wodurch es dann als Repräsentanz weiter bestehen kann (Harms und Hartmann 2014).

Henry gelingt nun dieser Weg mittels seiner Patientin Jemma, die ihm durch seinen Vater zugespielt wurde. Sie verweist ihn durch ihre Verarbeitung des Verlustes ihrer Mutter unbewusst auf einen Weg aus der Betäubung, denn Henry kann als Therapeut eine aktive Rolle bei ihrem Trauern übernehmen. Stellvertretend für sie liest er den Abschiedsbrief ihrer Mutter und wird so Zeuge, wie es Jemma gelingt, sich langsam von ihrer Mutter zu lösen und gleichzeitig ihre innere Repräsentanz zu behalten. Psychotherapeutische Techniken und Theorien funktionieren also bei dieser jungen Frau noch, ein Umstand, der Henry seinen Glauben an diese Funktionen zurückgeben kann, da Jemma an ihren Psychotherapeuten und an seinen »Text« glaubt und ihm damit eine neue Beziehungserfahrung zuteilwerden lässt, mit der er sein Selbstbild wiederherstellen kann.

Dennoch bleibt der Moment, in dem Henry beschließt, seinen Glauben, seine Identität, ja, sein Leben, wieder aufzunehmen, in seinem Inneren verborgen, ganz im Sinn jener Selbsthilfeliteratur, die er so erfolgreich formuliert hat. Im Film entsorgt Henry seine Tabletten, raucht keinen Joint mehr und rasiert sich, und die Traumdeutung von Henrys Vater, der sonst Traumdeutungen verweigert, verweist uns in die Richtung, auf deren Weg wir seine Heilung verstehen sollen:

> »Ebenso wie es für den Seefahrer ein Trost ist, zu wissen, dass dort, wo die schwierigen Fahrwasser sind, auch Lotsen in der Nähe sind – genauso wohnt die erbauliche Betrachtung in der Nähe der Brandung und der Klippen; gewohnt an den täglichen Anblick des Schrecklichen ist sie rasch zur Stelle mit ihrer geringen Hilfe. Auf die Art, wie der Lotse dem Schiff hilft, kann sie nämlich nicht helfen: der Leidende muss sich selbst helfen« (Kierkegaard 1847, S. 190).

Die Gewissheit und der Glaube daran, dass irgendjemand wie ein Lotse da ist, spendet Trost, und doch kann man sich am Ende nur selbst helfen, so wie Henry es in seinem Traum auch tut. Sein berufliches Ich in der Uniform der Küstenwache rettet seine ertrinkende Identität. In dem Moment, in dem sich Henry wieder seiner beruflichen Identität zuwenden kann, vermag er sich auch selbst zu retten. Es ist genau der Moment, in dem sich auch Jack Holden dazu entschließt, seine angebliche Sexsucht beiseite zu legen und sich seines Alters und seiner Familie zu besinnen, indem der zwänglichte Agent Patrick beschließt, ein Skript zu lesen, und indem sich Kate entschließt, die Scheidung einzureichen. Und der Lotse, der dem Schiff Sicherheit auf hoher See gibt, ist Henry, als Therapeut, da die Heilung und

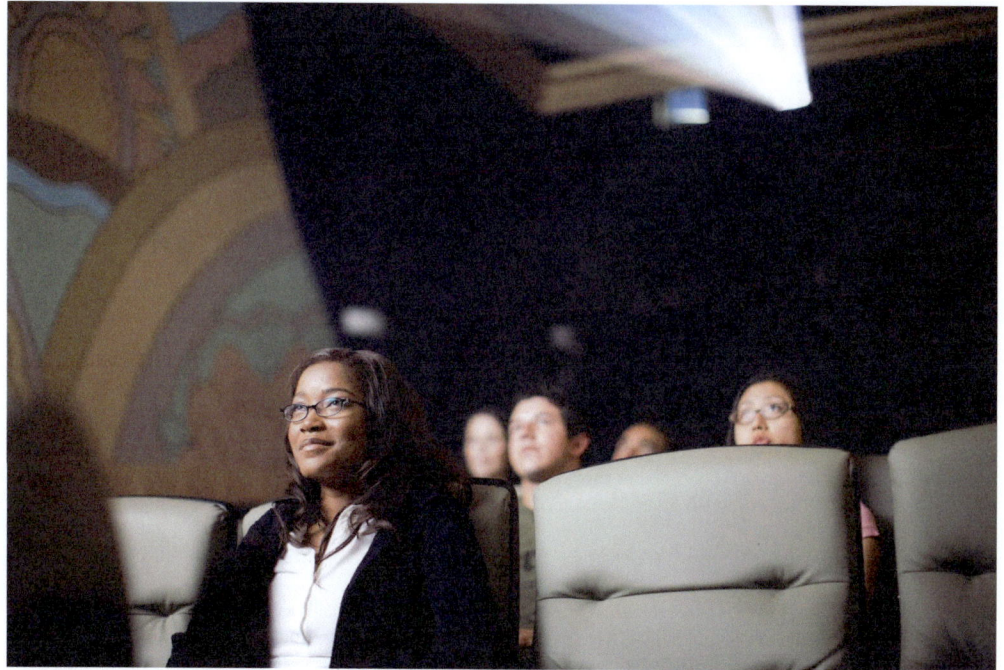

Abb. 9.3 Jemma bei einem ihrer vielen Kinobesuche. Zu einer Tageszeit, zu der sie eigentlich in der Schule sitzen müsste, sucht sie ihr Glück auf der Leinwand. Quelle: Filmbild Fundus Herbert Klemens. Mit freundlicher Genehmigung.

die Kehrtwendungen in den Figuren und in deren Selbst liegen, also hinter der Fassade, für das Kinopublikum unsichtbar (Abb. 9.3).

Die Worte des von Henry gelesenen Selbsthilfebuches *Happiness just now* werden als Text über den letzten heilsamen Szenen des Filmes eingespielt. Jemma legt sich dieses Hörbuch auf und überdenkt dabei ihre Ansicht über das Drehbuch. Endlich ist es möglich, den ersten Satz des Buches ganz zu hören, den Henry während des Vorspanns kaum lesen kann, weil ihm seine Identität und Glaubhaftigkeit abhandengekommen sind: »Glück. Mit Glück benennt man ein Gefühl. Gefühle werden nur selten verstanden, im Nu sind sie vergessen und werden in der Erinnerung meistens verklärt« (01:25:08).

Am glücklichen Ende des Filmes ist es also ein Text, der wieder glaubhaft gesprochen werden kann und somit Jemma die Kraft für ihre Entscheidungen gibt. Es ist also der Glaube einer Patientin an einen Text und dessen Therapiewirksamkeit, der Henry seine berufliche Identität zurückgibt.

Die Lotsen haben ihre Plätze wieder eingenommen, die Welt ist wieder zurück in ihren Fugen, sie kann wieder verstanden werden. Henry kann wieder in seinem Bett schlafen, er liegt nicht mehr auf Couchen inmitten seiner zertrümmerten Identitätsanteile herum, er kann sogar die Schauspielerin Kate um eine private Verabredung bitten. So werden der Film und seine ins Stocken geratene Geschichte durch Text geheilt, durch den Glauben an menschliche Geschichten, die ihre, wie hier vorgeführt, unabdingbaren Anker in Hollywood haben sollen. Jemma ist der Beweis: Sie kann mithilfe eines Textes Fäden aufnehmen und weiterspinnen, die längst verloren geglaubt waren.

Literatur

Adler A (^{1}1904a, 2007) Der Arzt als Erzieher. In: Bruder-Bezzel A (Hrsg) Alfred Adler. Persönlichkeit und neurotische Entwicklung. Frühe Schriften (1904–1912). Vandenhoeck & Ruprecht, Göttingen, S 25–34
Augustinus (1994) Bekenntnisse IV, 4. Artemis & Winkler, München
Böhnke A (2007) Paratexte des Films. Über die Grenzen des filmischen Universums. Transcript, Bielefeld
Freud S (^{1}1937c, 1993) Die endliche und die unendliche Analyse. In: Gesammelte Werke, Bd. XVI. 7. Aufl Fischer, Frankfurt a.M., S 93
Freud S (^{1}1905-1906/7, 1942, 2001) Psychopathische Personen auf der Bühne. In: Mitscherlich A, Strachy J, Richards A (Hrsg) Bildende Kunst und Literatur, Studienausgabe, Band X, Fischer, Frankfurt a.M.
Grawe K, et al. (1994) Psychotherapie im Wandel. Von der Konfession zur Profession. Hogrefe, Göttingen
Greiner K (2010) Das Selbstmissverständnis der Neuro-Psychoanalyse. In: Greiner K, et al. (Hrsg) Aus dem Umfeld des Konstruktiven Realismus. Studien zur Psychotherapiewissenschaft, Neurokritik und Philosophie. Lang, Frankfurt a.M., S 156–162
Harms A, Hartmann HP (2014) Zum Älterwerden des Psychoanalytikers. Z Individualpsychol 39(1):49–54
Hartmann HP et al. (2011) Verlust und Trauer. In: Uexküll Th (Hrsg) Lehrbuch der Psychosomatischen Medizin, 7. Aufl Urban & Fischer, München, S 212–222
Kast V (2012) Trauern. Phasen und Chancen des psychischen Prozesses. Kreuz, Freiburg
Kierkegaard S (^{1}1847, 2012) Aus Anlaß einer Beichte. In: Glöckner D (Hrsg) Predigen mit Kierkegaard. Vandenhoeck & Ruprecht, Göttingen, S 190
Kotthoff L (1995) Autorität. In: Brunner R, Titze M (Hrsg) Wörterbuch der Individualpsychologie, 2. Aufl, Reinhardt, München, S 51–53
Rieken B (2013) Überlegungen zur Akademisierung der Psychotherapie. Z Individualpsychol 38(3):285–302
Salbe P (1989) Attachment, anxiety, and loss of a husband. Am J Orthopsychiatry 59:550–556
Wampold BE, Mondin GW, Moody M, Stich F, Benson K, Ahn HN (1997) A meta-analysis of outcome studies comparing bona fide psychotherapies: Empirically, »All must have prizes«. Psychol Bull 122:203–215
Zizek S (2002a) Das Möbius Band in »Psycho«. In: Zizek S et al. (Hrsg) Was Sie immer schon über Lacan wissen sollten und Hitchcock nie zu fragen wagten. Surkamp, Frankfurt a.M. S 209–214
Zizek S (2002b) Die Umkehrung von Aristophanes. In: Zizek S et al. (Hrsg) Was Sie immer schon über Lacan wissen sollten und Hitchcock nie zu fragen wagten. Surkamp, Frankfurt a.M. S 214–219
Zizek S (2002c) Turbulenzen der narrativen Geschlossenheit. In: Zizek S et al. (Hrsg) Was Sie immer schon über Lacan wissen sollten und Hitchcock nie zu fragen wagten. Surkamp, Frankfurt a.M. S 225–235

Originaltitel	Shrink The Doctor is out
Erscheinungsjahr	2009
Land	USA
Drehbuch	Thomas Moffett
Regie	Jonas Pate
Hauptdarsteller	Kavin Spacey
Verfügbarkeit	Als DVD in deutscher Sprache erhältlich

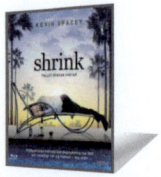

Kathleen Haack, Ekkehardt Kumbier, Axel Karenberg

Was ist Wahn – und Was ist Wirklichkeit?

Handlung	132
Diskussion	136
Literatur	140

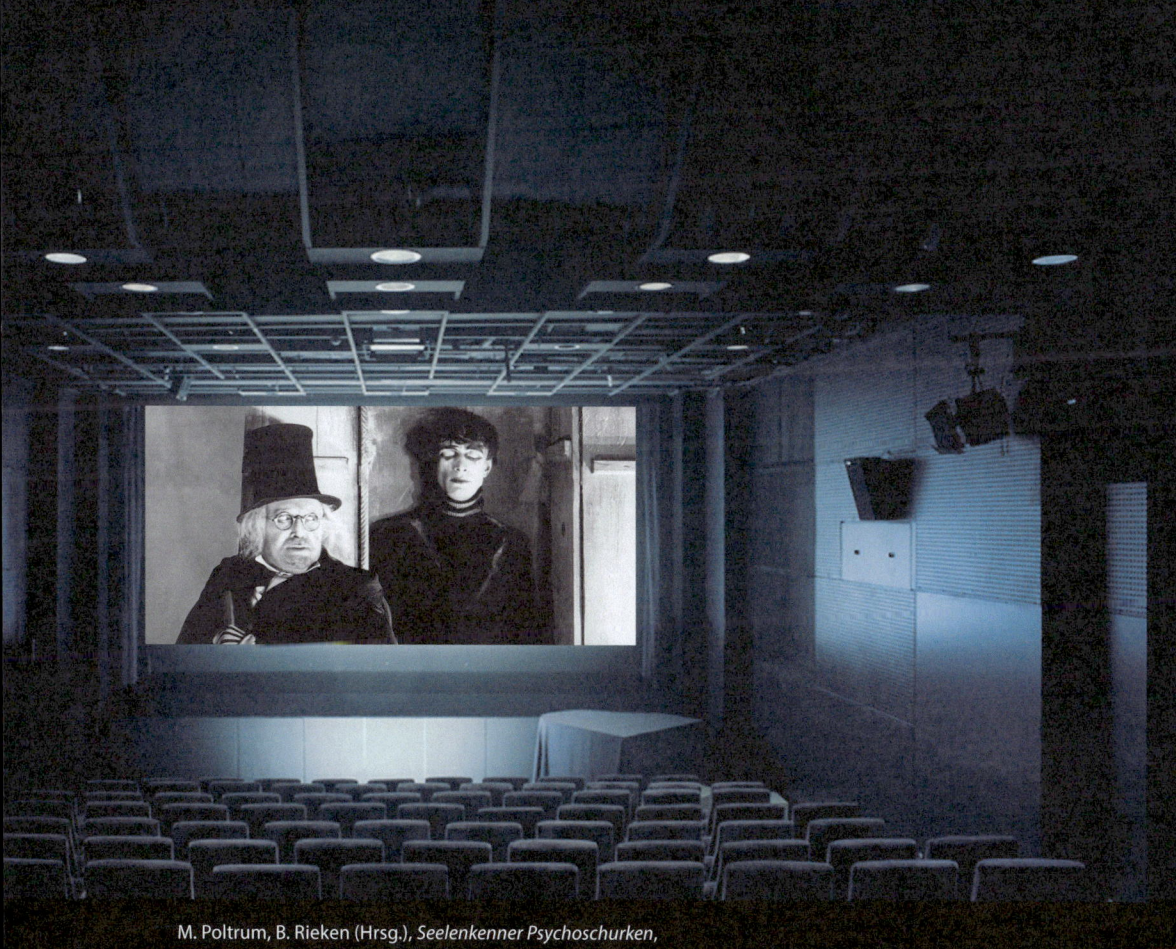

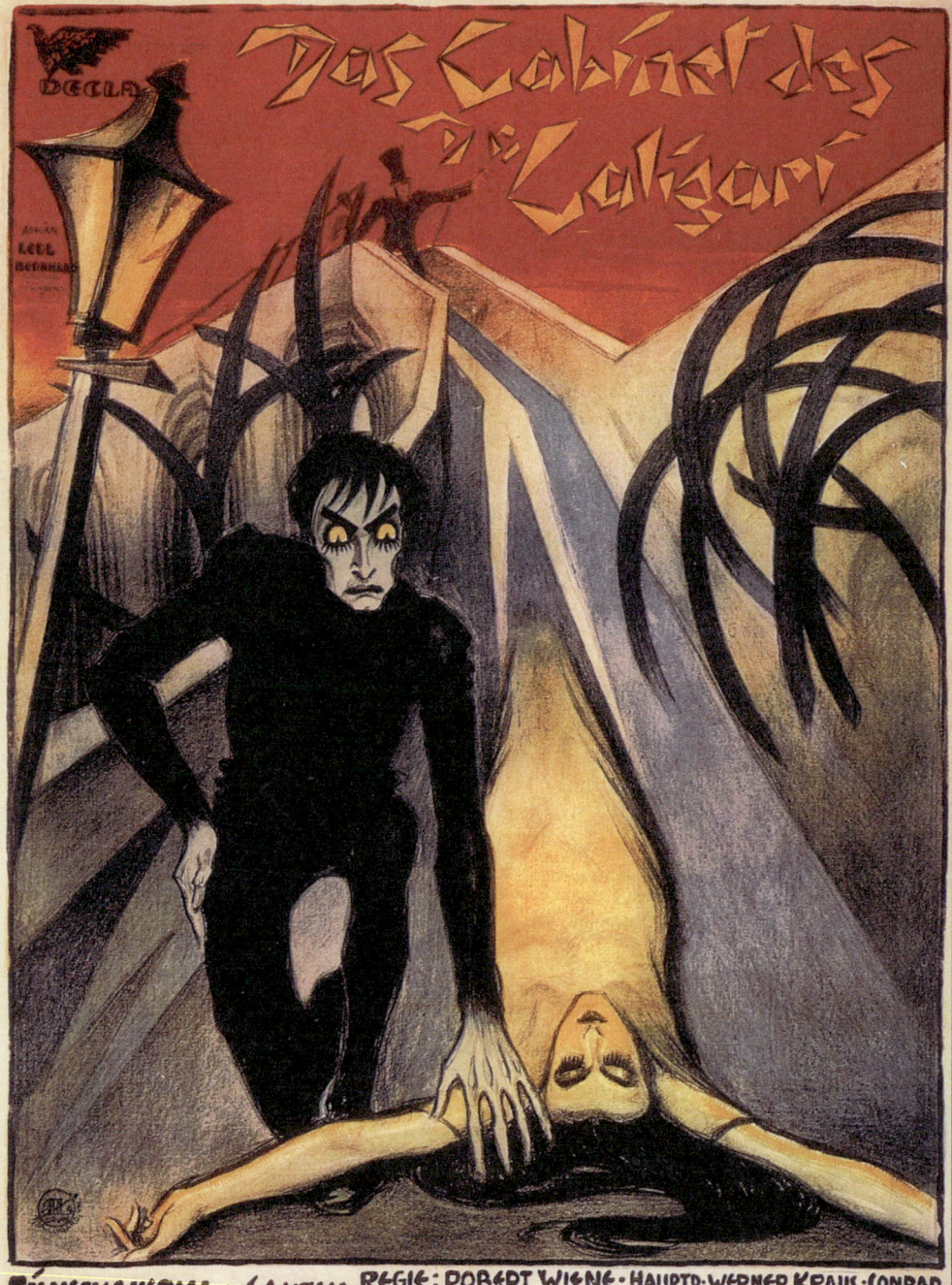

Das Cabinet des Dr. Caligari

Dr. Caligari ist nicht der erste Psychotherapeut im Spielfilm. Ihm vorausgegangen war z. B. Professor Williams im französischen Melodram »Le Mystère des Roches de Kador« (dt.: »Ewige Zeugen«) von 1912. Und auch die Irrenhausgeschichte, die vom Psychoschurken Caligari und seinem merkwürdigen Verhalten handelt, hat cineastische Vorläufer: etwa die Slapstick-Komödie »Dr. Dippy's Sanitarium« von 1906 (Gross 2012, S. 11–13). Gleichwohl handelt es sich bei der Leinwanderzählung Das Cabinet des Dr. Caligari – 1919 in Berlin entstanden und 1920 dort uraufgeführt – um den wichtigsten und wirkungsmächtigsten frühen Spielfilm mit einer genuin psychiatrischen Thematik, der als direktes oder indirektes Vorbild zahllose weitere Produktionen ähnlicher Machart und vergleichbaren Inhalts inspiriert hat (Abb. 10.1). Und was das Erstaunlichste ist: Das Drama um den sinistren Fachkollegen und den von ihm zum Mörder abgerichteten Patienten muss auf ein Element verzichten, ohne das kaum ein modernes Psychotherapieverfahren auskommt: die gesprochene Sprache!

Der interessierte Betrachter, der sich rund 100 Jahre später diesem Werk nähert, muss sich deshalb zunächst mit dem Stummfilm, seinen grundsätzlich anderen technischen Möglichkeiten und fremden Sehgewohnheiten auseinandersetzen. Mit langen Einstellungen, pathetischen Gesten, exaltierten Posen. Auch mit Zwischentiteln und Irisblenden. Dagegen imponierte dem gebildeten Zuschauer des Jahres 1920, in den wir uns für einen Moment hineinversetzen, eine elektrisierende Mischung aus gut vertrauten und völlig neuartigen Momenten. Zu den gewohnten Elementen zählten die thematische Anbindung der Filmerzählung an Motive damals vielgelesener Schauerromane, mit denen Autoren wie E. T. A. Hoffmann, Edgar Allan Poe und Gustav Meyrink das Publikum von der Romantik über die Gothic Novel bis zur phantastischen Literatur zuverlässig bedient hatten. Dazu gehörte auch das Anknüpfen des Kinos an die Tradition des Theaters, sichtbar an einer Einteilung des »Filmspiels« in sechs Akte und an bühnenartigen Kulissen. Überraschend und befremdlich wirkte indes zur damaligen Zeit – und heute umso mehr – das expressionistische Dekor mit bizarr verformten Bauten ohne Horizontale und Vertikale ebenso wie der übertrieben wirkende Wechsel von Licht und Schatten. Weil »Dr. Caligari« perfekt in seine Zeit passte, galt und gilt er als ein Schlüsselwerk der Filmgeschichte: Bis heute wird die Produktion als sensationeller Welterfolg, als emblematisch und prototypisch für das Kino der Weimarer Republik, als frühes und vielleicht erstes Leinwand-Kunstwerk, als auch im Ausland bekanntester deutscher Stummfilm gerühmt (Karenberg 2011, S. 925).

Von Kritikern und Filmwissenschaftlern ist »Dr. Caligari« wahlweise den Genres Psychothriller, Kriminal-, Horror- und phantastischer Film zugeordnet worden – nichts daran ist falsch. Obwohl die Literatur zu diesem Film Legion ist, wurde erstaunlich oft außer Acht gelassen, dass zentrale Aspekte der Seelen(heil)kunde eine teils versteckte, teils stark verzerrte Darstellung erfuhren: der gefährdete, gleichermaßen manipulative wie größenwahnsinnige Psychiater, der geisteskranke, wenn auch durch Hypnose fremdgesteuerte Mörder; die völlig aus der Balance geratene Beziehung von Patient und Therapeut – dies alles genauso wie das schiere Gegenteil. Es ist diese im Folgenden aufzudeckende Doppelbödigkeit des Films, die aus psychotherapeutischer und historischer Sicht den großen Raum schafft für die zeitlosen und wichtigen Fragen sowohl des Kinos wie der Psychiatrie: Was heißt Selbstbestimmung, was Fremdbestimmung? Was bedeutet Identität – für die Patienten, die Psychotherapeuten, die Gesellschaft? Und nicht zuletzt: Was ist Realität, was Wahn?

Handlung

In einer der bekanntesten Analysen des Films ist zu lesen, dass seine narrative Struktur es fast unmöglich macht, der Logik des Erzählten zu folgen (Kracauer 1993); in der Tat sprengt »Dr. Caligari« die lineare Logik landläufiger Leinwandstorys auf gleich mehrfache Weise. Zum besseren Verständnis daher zunächst ein orientierender Überblick.

Von drei Erzählsträngen …

In einem ersten Erzählstrang lernt der Zuschauer den zwielichtigen Schausteller und Hypnotiseur Dr. Caligari kennen, der mithilfe des Schlafwandlers Cesare eine Kleinstadt in Angst und Schrecken versetzt. Tagsüber präsentiert der undurchsichtige Seelenkundige den phantomartigen Somnambulen als Attraktion auf dem Jahrmarkt, nachts begeht das scheinbar willenslose Medium auf Geheiß seines Herrn und Meisters grauenvolle Verbrechen. Nachdem der Student Alan zum nächsten Opfer des Serienmörders geworden ist, ahnt sein Freund Franzis, dass niemand anderer als der immer dämonischer wirkende Dr. Caligari dahinter steckt. Bald wird dieser Verdacht zur Gewissheit. Franzis verfolgt den flüchtenden Doktor, bis die Jagd in einem Irrenhaus endet. Just in dem Moment, da Franzis den Schausteller in die Enge getrieben zu haben scheint, muss er eine furchtbare Entdeckung machen – mit der nun ein zweiter Handlungsstrang seinen Anfang nimmt. Es stellt sich nämlich heraus, dass Dr. Caligari selbst als Direktor der Anstalt amtiert. Und es wird deutlich, dass er in einem psychiatrischen Werk über Somnambulismus von einem vor Generationen verstorbenen »Therapeuten« gleichen Namens und dessen Plan, ein menschliches Wesen gegen seinen Willen zu einem Mörder zu machen, gelesen hat. Quasi in die Fußstapfen seines fernen Vorgängers tretend, hat Caligari den eingelieferten Schlafwandler Cesare für seine Psychoexperimente missbraucht, was die grauenvollen Verbrechen in der nahegelegenen Kleinstadt erklärt.

Als sei diese Geschichte nicht schon abstrus genug, setzen Produzent und Regisseur zu Beginn und am Schluss des Films eine Rahmenhandlung als dritte Ebene in Szene: Alle Teile der bisherigen Binnenerzählung werden nämlich als paranoides Gedankengebäude des Akteurs Franzis entlarvt – quasi als Totale seines intrapsychischen Wahnsystems. Alles hat sich nur in seiner kranken Phantasie abgespielt, denn der junge Mann ist in Wirklichkeit Patient der zuvor gezeigten Irrenanstalt; Gleiches gilt für Cesare und andere Figuren aus der Mordgeschichte. Der von Franzis in seinem Wahn als Dr. Caligari wahrgenommene Irrenhausdirektor – jetzt ein einfühlsamer und fürsorglicher Psychiater – erkennt abschließend den therapeutischen Wert der paranoiden Verkennungen und stellt eine baldige Heilung in Aussicht.

Vorbereitet durch diese Synopse soll nun die Handlung en detail vorgestellt werden – auch um die anschließende Diskussion zu erleichtern. Da *Das Cabinet des Dr. Caligari* im Vorspann als »Filmspiel in 6 Akten« bezeichnet wird und Anfang und Ende jedes einzelnen Aktes durch Zwischentitel hervorgehoben sind, bietet sich eine an diese Gliederung angelehnte Nacherzählung an.

… und sechs Akten

I. Akt In einem tristen, von einer hohen Mauer umgebenen Garten sitzen zwei Männer auf einer Bank und unterhalten sich. Der grauhaarige Ältere berichtet dem Jüngeren namens Franzis, wie ihn allgegenwärtige »Geister« um Haus und Hof gebracht haben. Aus dem Hintergrund tritt geistesabwesend Jane näher, die Franzis als »meine Braut« bezeichnet und hinzufügt:

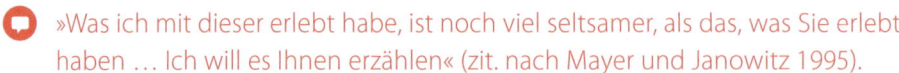 »Was ich mit dieser erlebt habe, ist noch viel seltsamer, als das, was Sie erlebt haben … Ich will es Ihnen erzählen« (zit. nach Mayer und Janowitz 1995).

Der Film blendet zurück.

Das Cabinet des Dr. Caligari

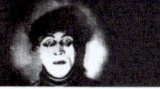

Franzis' Geburtsstädtchen Holstenwall bereitet sich auf einen »noch nie dagewesenen« Jahrmarkt vor. Zusammen mit seinem Freund Alan möchte Franzis die Schaustellungen besuchen. Gleichzeitig wird ein älterer Herr mit dunkler Brille, schwarzem Umhang und Zylinder gezeigt, der samt Gehstock und einem dicken Buch unter dem Arm durch die Stadt irrt: Dr. Caligari. Als dieser bei der örtlichen Verwaltung um die Genehmigung ansucht, sein Schauobjekt – einen Somnambulen – ausstellen zu dürfen, demütigt ihn ein übellauniger Stadtsekretär, indem er ihn lange warten lässt und schließlich an einen zweiten Beamten verweist. Endlich wird die Erlaubnis erteilt, sodass der Schausteller auf dem Rummelplatz vor seinem Zelt werben kann:

> »Herrrrreinspaziert! Hier ist zum ersten Male zu sehen Cesare, der Somnambule!«

II. Akt Am nächsten Morgen wird der arrogante Stadtsekretär tot in seinem Bett aufgefunden – erstochen mit einem spitzen Instrument. Doch der Täter hat keine Spuren hinterlassen.

Mittlerweile amüsieren sich die beiden Freunde Franzis und Alan wie geplant auf dem Jahrmarkt und werden von Dr. Caligari zusammen mit vielen anderen Besuchern in das Cabinet – sprich sein Zelt – gelockt. Vor ihren Augen soll der rätselhafte Wundermann erstmals aus seinem angeblich seit 23 Jahren andauernden Schlaf erwachen. Und tatsächlich gelingt es Caligari, den in einer aufrecht stehenden, sargähnlichen Kiste Schlafenden durch Gesten und Worte zu erwecken. Der hochgewachsene, hagere und blasse Somnambule, der laut vollmundiger Ankündigung die Vergangenheit ebenso wie die Zukunft kennt, steht für Fragen aus dem Publikum bereit. Alan, von Franzis nicht zurückzuhalten, möchte wissen, wie lange er leben werde. Von Cesare erhält er mit drohendem Blick die Antwort: »Bis zum Morgengrauen«. Die Freunde gehen in gedrückter Stimmung nach Hause und begegnen Jane. Sie gestehen sich, dass sie beide die schöne und schüchterne Bürgerstochter lieben, beschließen aber, ihr die Wahl zwischen ihnen zu lassen.

In der folgenden Nacht wird Alan in seinem Bett von einer nur schattenhaft erkennbaren Gestalt überfallen und mit einem erhobenen Dolch bedroht. Nach kurzem Kampf sinkt er leblos in die Kissen: Ein zweiter Mord ist geschehen.

III. Akt Als Franzis tags darauf die Nachricht von Alans gewaltsamem Tod überbracht wird, erinnert er sich der Prophezeiung des Somnambulen und informiert unverzüglich die Polizei. Seinerseits versichert er (sicher im Sinne der Zuschauer): »Ich will nicht ruhen, bis ich die furchtbaren Dinge, die ringsum geschehen, begreife …«. Nachdem er auch Jane und deren Vater, Medizinalrat Olfen, informiert hat, besteht dieser darauf, den Schlafwandler ärztlich zu untersuchen. Franzis und Olfen eilen zum Wohnwagen Caligaris, der die Besucher misstrauisch empfängt und widerwillig der Untersuchung zustimmt. Zwischenschnitte zeigen, wie unterdessen eine finstere Gestalt durch die Gassen des Städtchens schleicht, in ein Haus eindringt und von der Polizei überwältigt wird. Bevor man den Mann auf die Wache abführt, wird ihm ein spitzes Messer entwunden: Nach allgemeiner Überzeugung ist der Doppelmörder von Holstenwall bei seinem dritten Mordversuch gefasst worden. Die sich rasch verbreitende Nachricht erreicht auch den Medizinalrat und Franzis, die ihre Begutachtung des Schlafwandlers sogleich abbrechen. Sie verlassen Caligari, der sich heimlich ins Fäustchen lacht.

IV. Akt Auf der Polizeistation gesteht der gefasste Verbrecher zwar, einen Mordversuch geplant und sich dabei eines spitzen Messers bedient zu haben, um den Verdacht auf den geheimnisvollen Unbekannten zu lenken. Doch beteuert er glaubhaft, mit den beiden ersten Morden nichts zu schaffen zu haben. Der Fall ist wieder offen. In der Zwischenzeit sucht Jane ihren Vater auf dem Jahrmarkt bei Caligaris Zelt und kann trotz ihrer Beklommenheit der Einladung nicht widerstehen, einen näheren Blick auf Cesare zu werfen. Der Somnambule erwacht, öffnet die Lider und schaut ihr tief in die Augen. Jane flieht entsetzt.

Nach Alans Begräbnis begibt sich Franzis, weiterhin dem Mörder auf der Spur, erneut auf den Jahrmarkt. Durch ein Fenster des Wohnwagens sieht er den auf einem Stuhl dösenden Caligari sowie den in seiner Kiste schlafenden Cesare. Was Franzis nicht weiß: Es handelt sich bloß um eine Puppe! Der »echte« Cesare schleicht nämlich durch die Gassen Holstenwalls und dringt in Janes Schlafgemach ein. Mit dem gezückten Dolch in der Hand hält er – geblendet von der Schönheit der Schlafenden – kurz vor Vollendung seiner dritten Mordtat inne. Jane erwacht und ruft um Hilfe, doch der Schlafwandler überwältigt sie und flieht mit dem ohnmächtig gewordenen Mädchen. Als sich die Verfolger nähern, muss er seine lebendige Last am Wegesrand liegenlassen. Wenig später erkennt man, wie Cesare auf seiner Flucht taumelt, entkräftet zu Boden stürzt und in einen Straßengraben rollt. Inzwischen berichtet Jane, nachdem sie ins elterliche Haus zurückgebracht worden ist, dass es der Somnambule war, der sie überfallen hat. Franzis, der sich ebenfalls eingefunden hat, versichert hingegen, Cesare könne es nicht gewesen sein, da er ihn stundenlang im Wohnwagen beobachtet habe. Die Sache bleibt mysteriös.

V. Akt Franzis kehrt in Begleitung von Polizisten abermals zu Caligaris Wohnwagen zurück. Obwohl der Schausteller die Männer abweisen will, dringen sie gewaltsam ein und entdecken die Puppe in Cesares Kiste. Der Schausteller flieht, Franzis ist ihm dicht auf den Fersen. Die Verfolgungsjagd endet – wie gut an der Eingangstür zu lesen ist – bei einer Irrenanstalt, in der der Flüchtende verschwindet. Franzis erkundigt sich bei einem jungen Arzt: »Ist hier ein Kranker Namens Dr. Caligari?« Der unerfahrene Mediziner wie auch ein älterer Kollege verneinen. Deshalb wird Franzis an den Direktor der Anstalt verwiesen, der heute zurückgekommen sei. Entsetzt muss Franzis feststellen, dass dieser Direktor niemand anderer ist als – Doktor Caligari! Franzis weicht zurück und bricht im Hof der Anstalt zusammen, fängt sich jedoch rasch und informiert die Ärzte der Anstalt über seine Entdeckung. Nun wird der Direktor unter Beobachtung gestellt. Während er ahnungslos in seiner Villa schläft, durchsuchen Franzis und die Mediziner sein Dienstzimmer. In einem Schrank voll alter Fachbücher finden sie ein stark zerlesenes Werk mit dem Titel: »Somnambulismus. Ein Sammelwerk der Universität Upsala. Herausgegeben im Jahre 1726«. »Sein Specialstudium«, kommentiert einer der Ärzte. Mehrere Buchseiten werden als Inserts eingeblendet, auf denen unter der Überschrift *Das Cabinet des Dr. Caligari* folgender Text zu lesen ist:

> »Im Jahre 1703 zog in den kleinen Städten Ober-Italiens ein Mystiker namens Dr. Caligari mit einem Somnambulen, genannt Cesare, auf Jahrmarktsplätzen umher und hielt monatelang Stadt für Stadt in Panik durch Morde, die stets unter den gleichen Umständen ausgeführt wurden, indem er einen Somnambulen, den er vollständig unter seinen Willen gezwungen hatte, zur Ausführung seiner abenteuerlichen Pläne veranlaßte. Durch eine dem Cesare getreu nachgebildete Puppe, die an der Stelle des abwesenden Cesare im Kasten lag, verstand Dr. Caligari jeden Verdacht auf die Täterschaft des Somnambulen zu beseitigen.«

Kurz darauf stößt die Gruppe auf ein Heft mit dem aufgeklebten Schildchen »Mein Tagebuch«. Es beginnt mit den Worten: »12. März … Endlich … endlich! … Heute meldete man die Einlieferung eines Somnambulen.«

Der Film blendet kurz zurück und zeigt Dr. Caligari, wie er die Ankunft Cesares in enthusiastischer Stimmung erlebt. Das Tagebuch vermerkt dazu: »Nachmittag. Der Wunsch … der unerbittliche Drang meines Lebens erfüllt sich …! Jetzt werde ich das psychiatrische Geheimnis jenes Caligari lösen!! Jetzt werde ich ergründen, ob es wahr ist, daß ein Somnambuler zu Handlungen gezwungen werden kann, die er im wachen Zustand niemals begehen, die er verabscheuen würde … ob es wahr ist, daß der Schlafende bis zum Mord getrieben werden kann …«. Das fachliche Interesse und die wissenschaftliche

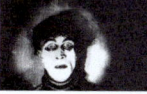

Begeisterung des Direktors hat sich, wie ein Zwischentitel unmissverständlich klarmacht, zu »Zwangsvorstellungen« verfestigt:

💬 »Ich muss alles wissen … ich muss in sein Geheimnis dringen … ich muss Caligari werden ….«.

Noch einmal wird seine fixe Idee in einer eindrucksvollen Szene verdeutlicht, als um ihn herum wiederholt der Schriftzug DU MUSST CALIGARI WERDEN auftaucht, den er vergeblich mit Händen zu greifen versucht: die Halluzination eines psychisch kranken Psychiaters.

VI. Akt Franzis und die Anstaltsärzte sind tief verstört über die Ergebnisse ihrer Nachforschungen. Da erhalten sie die Nachricht, dass Cesare inzwischen tot im Straßengraben aufgefunden wurde und man seinen Leichnam zur Anstalt bringt. Franzis stellt den Direktor, der von der Aufklärung seiner abgründigen Motive noch nichts weiß, in dessen Dienstzimmer zur Rede und fordert ihn auf:

💬 »Legen Sie die Maske ab. Sie sind Dr. Caligari!«

Als dieser den leblosen Körper seines inzwischen herbeigeschafften Mediums erblickt, bricht er zusammen. Kurz darauf beginnt er zu toben und muss von mehreren Wärtern in eine Zwangsjacke gesteckt und in eine Zelle seines Irrenhauses verbracht werden.

Der Film blendet nun wieder an seinen Anfang zurück, zu dem Gespräch der beiden Männer auf der Bank im Garten. Franzis beendet seine lange Erzählung mit dem Satz:

💬 »… und seit diesem Tage hat der Wahnsinnige die Zelle nicht mehr verlassen.«

Die Männer stehen auf und begeben sich in den Hof der Irrenanstalt – erst nun wird deutlich, dass bereits die Initialszene des I. Aktes in einem Anstaltspark stattgefunden hat. Im Hof wird ein Panoptikum psychisch kranker Patienten vorgeführt, darunter auch die Jane und der Cesare aus Franzis' abgeschlossener Wahnerzählung. Dieser warnt seinen Gesprächspartner, sich niemals von Cesare wahrsagen zu lassen – ansonsten sei er tot. Dann erkennt Franzis Jane, gesteht ihr seine Liebe und macht ihr einen Heiratsantrag. Mit verklärtem Blick antwortet sie: »Wir Königinnen dürfen nicht nach unsern Herzen wählen …«. Unvermittelt betritt der Direktor den Hof. Es ist derselbe wie zuvor – doch hat sich seine äußere Erscheinung fundamental gewandelt: Aus dem bösartigen Dr. Caligari mit wirren Haaren und irrem Blick ist nun ein soignierter, gutbürgerlicher Herr mit ordentlicher Frisur, Krawatte und gütigem Gesichtsausdruck geworden. Franzis stürzt ihm entgegen und ruft:

💬 »Ihr glaubt alle ich – sei wahnsinnig! Es ist nicht wahr – der Direktor ist wahnsinnig!! Er ist Caligari … Caligari   Caligari!«

Der rasende Franzis wird von Pflegern überwältigt, in eine Zwangsjacke gepackt und in eine Zelle gesperrt. Dort bemüht sich der freundliche Direktor persönlich um ihn. Seine versöhnlichen Worte beschließen den Film

💬 »Endlich begreife ich seinen Wahn. Er hält mich für jenen mystischen Caligari! Und nun kenne ich auch den Weg zu seiner Gesundung«.

Finis.

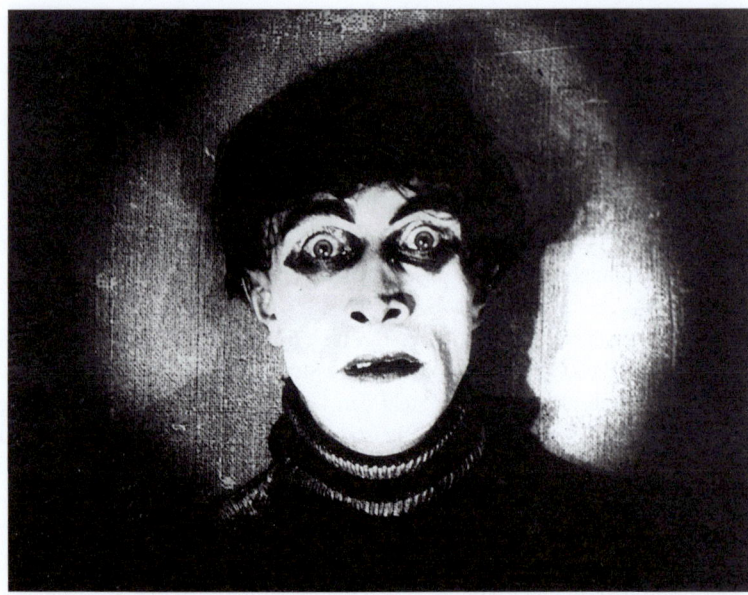

● Abb. 10.2 Das Medium Cesare öffnet seine Augen. Quelle: dpa Picture-Alliance GmbH. © Mary Evans Picture Library / picture-alliance

Diskussion

Macht und Manipulation – Facetten eines Leinwandpsychiaters

Gleich der erste Blick auf den »gespenstisch aussehenden, alten Herrn im dunklen, fliegenden Mantel, Gehrock und hohem Zylinder« (Mayer und Janowitz 1995, S. 61) verheißt nichts Gutes. Etwas Zwielichtiges umgibt den Mann, der sich als Dr. Caligari vorstellt und in einer Person einen unheimlichen Zauberkünstler, Scharlatan, Hypnotiseur, Meister des Seelischen und dubiosen Arzt zu verkörpern scheint. Der Zuschauer schwankt zwischen Abstoßung und Faszination, ganz ähnlich den Akteuren, die Caligari in seine Vorstellung, sein Cabinet, lockt, um sein Schauobjekt Cesare zu präsentieren. Gleich einer Erweckung lässt Caligari dieses somnambule Medium vor den staunenden Augen der Zuschauer erwachen. Die Großaufnahme von Cesare, dessen Gesicht zittert, blinzelt und bebt bis schließlich die Kamera auf die weit aufgerissenen Augen fokussiert, erlaubt uns die Teilnahme an der als Auferstehung von den Toten wahrgenommenen düsteren Szenerie (● Abb. 10.2).

Für einen Moment erstarrt die Kulisse, die bewegten Bilder versteinern zu einer »Fotografie des Unbewussten« (Balász 2001, S. 19). Dass dies nichts Gutes verheißt, lässt nicht nur die gespenstische Atmosphäre erahnen. Der bereits geschehene Mord an dem Stadtsekretär sowie der angekündigte Tod Alans lassen nur Eines vermuten: Hinter all dem steckt der undurchsichtige Caligari. Er hat die Macht, scheinbar Unbelebtes zu beleben und mittels Suggestion und Hypnose Cesare zu seinem willigen Werkzeug zu machen.

Der Psychiater als zwielichtiger Hypnotiseur

Vor dem Hintergrund der Jahrmarktskulisse erscheint das Zurschaustellen eines sog. Mediums durchaus adäquat. Noch nach 1900 gab es allein in Berlin zahlreiche Spiritistenklubs und 400 spiritistische Medien, die im Grenzbereich zwischen der sinnlich erkennbaren Welt und dem Übersinnlichen zu vermitteln suchten (Kiening und Beil 2012, S. 293). Der Rückgriff auf Hypnosetechniken und spezifisch die künstliche Herbeiführung eines somnambulen Zustandes faszinierte nicht nur parapsychologische und mystizistische Kreise, Künstler und Schausteller. Auch die Wissenschaft beschäftigte sich spätestens seit Franz Anton Mesmers magnetischen Kuren mit Methoden, die heute weitgehend mit Hypnosewirkungen erklärt werden können. Ein Schüler Mesmers, Armand Marie Jacques de Chastenet de Puységur, hatte 1784 erstmals einen Patienten in einem somnambulen Zustand beschrieben und zudem auf den Zusammenhang zwischen Überzeugungskraft des Hypnotiseurs und den Therapieerfolg verwiesen (Schulz-Stübner 2006, S. 2). In der Folge waren es vor allem englische Mediziner wie James Braid und James Esdaile, die die Hypnose einer wissenschaftlich interessierten Öffentlichkeit bekannt machten und diese vor allem unter anästhesiologischen Gesichtspunkten zur Schmerzlinderung anwendeten. Innerhalb der französischen Medizin fokussierte man auf mögliche Applikationen innerhalb der Psychiatrie. Neben Jean-Martin Charcot, der eine eingeschränkte, nur auf Hysteriker anwendbare Sichtweise postulierte, waren es Hippolyte Bernheim und Ambroise Liébeault, die die Macht der Suggestion herausstrichen (Schulz-Stübner 2006). Dass dies Fragen nach der Möglichkeit fremdbestimmten, gegen den eigenen Willen agierenden Handelns sowohl innerhalb als auch außerhalb des medizinischen Diskurses auslöste, ist naheliegend. So stritten etwa die forensisch-psychiatrischen Experten in den ersten Dezennien des 20. Jhd. über die Existenz und strafrechtliche Relevanz sog. Dämmerzustände. Vorangetrieben wurde die Debatte nicht zuletzt durch Kunst und Literatur, für die sich allgemein festhalten lässt, dass sie nicht selten ein gedankliches Experimentierfeld für spätere politische, moralische und wissenschaftliche Ideen darstellen. Die Faszination für Schauerromane war seit dem ausgehenden 18. Jhd. ungebrochen. Kunst und Wissenschaft wurden durchaus noch als Korrelationen im Sinne von theoretischen Erkenntnissen gegenüber praktischen Fertigkeiten verstanden. Und insbesondere im von der Furcht vor der eigenen Suggestibilität geprägten »Zeitalter der Nervosität« des ausgehenden 19. Jhd. spekulierten Mediziner und Schriftsteller gleichermaßen über die Möglichkeit von Verbrechen, die fremdbestimmt in Hypnose begangen werden könnten. Der Schweizer Psychiater Otto Binswanger etwa hatte sich zwar zur Aufgabe gemacht, die »Schilderungen krimineller Suggestionen« als »Schaustücke« (Binswanger 1892, S. 9) zu enttarnen, befand sich mit dieser Meinung aber durchaus in Opposition zu Kollegen wie Charcot, Bernheim oder Albert von Schrenck-Notzing. Letzterer, der den für seine phantastische Literatur bekannten Schriftsteller Gustav Meyrink aber auch u. a. Thomas Mann mit seinen experimentellen Séancen inspiriert hatte, war vom Berliner Polizeipräsidium beauftragt worden, eine Studie zu rechtlichen und gesundheitlichen Aspekten des Okkultismus zu erstellen (Schrenck-Notzing 1920). Der Streit über das hypnotische Verbrechen war also beileibe kein theoretischer und hatte längst auch die exekutive und judikative (Lilienthal 1887) Ebene erreicht.

Schien ein solch gesellschaftspolitischer Hintergrund nicht förmlich danach zu schreien, die Darstellung des Übersinnlichen, also des grundsätzlich nicht Abbildbaren medial festzuhalten? Ganz gewiss: In der Fotografie war dies bereits umgesetzt (Fischer und Loers 1997; Chéroux und Fischer 2005). Und im Film? Auch hier zeigte sich sehr bald die prinzipielle Anziehungskraft von Kinematographie und Hypnose. Die Filme »Trilby« (1915), »Les yeux qui fascinent« (1916), »Der Einäugige« (1916) und Fritz Langs »Dr. Mabuse, der Spieler« (1922) sind repräsentative Beispiele.

Doch am konsequentesten ist die Figur des Hypnotiseurs, der sich zwischen Spiritismus, Okkultismus und Wissenschaft, zwischen scheinbar Phantastischem und Wahnhaftem einerseits und der Realität andererseits bewegt, in »Dr. Caligari« umgesetzt worden. Er verbindet wissenschaftliche und parawissenschaftliche Denksysteme und fungiert somit als Mittler zwischen den scheinbar unvereinbaren Welten. Das jedoch erahnt der Zuschauer zunächst nicht. Im Gegenteil: Vorerst tritt Caligari als der zwielichtige Schausteller auf, der, einem Dompteur gleich, ein anderes menschliches Wesen heteronom unterwirft und für seine Zwecke dienstbar macht (◘ Abb. 10.3).

Die filmischen, bizarr überspitzten und bis dato einmaligen Stilmittel unterstützen diese geheimnisvolle und Angst einflößende dunkle Seite des undurchsichtigen Akteurs. Denn vom Beginn der

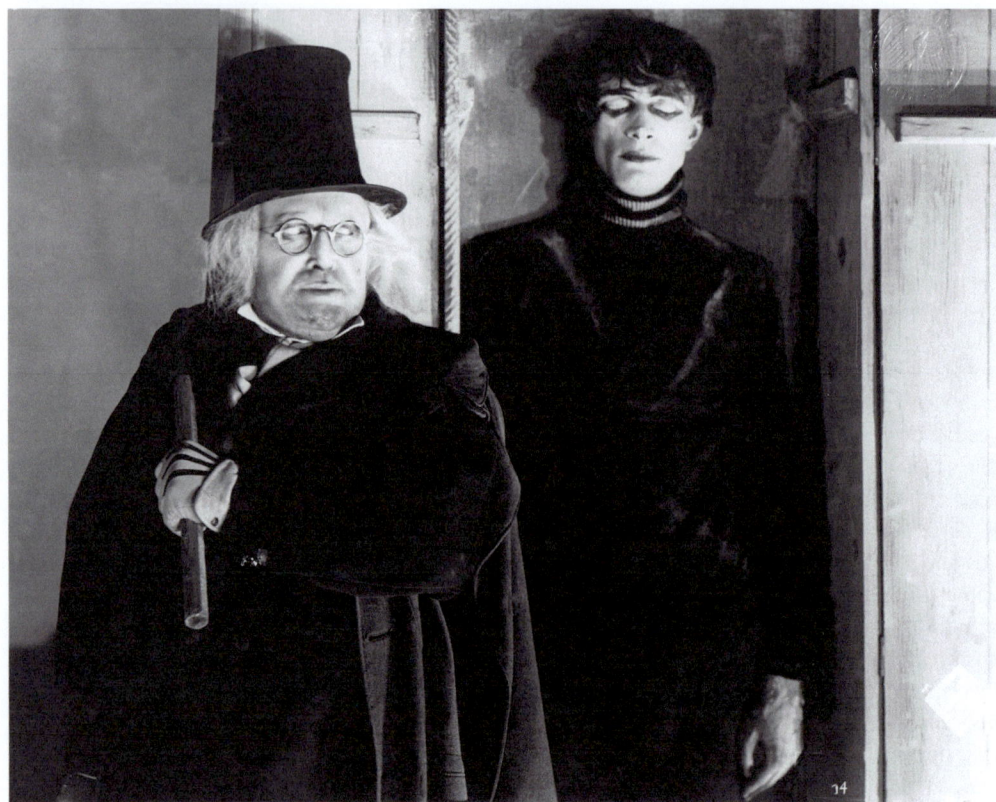

◘ **Abb. 10.3** Caligari erweckt sein Medium Cesare. Quelle: dpa Picture-Alliance GmbH. © Mary Evans Picture Library / picture-alliance

Binnenhandlung an, die mit der Erzählung von Franzis über die schrecklichen Vorgänge in seiner Geburtsstadt Holstenwall einsetzt, wähnt sich der Zuschauer in einer virtuellen Realität. Diese durch verzerrte Räume, gemalte Schatten, absurde Größenverhältnisse, grotesk schiefe Kulissen inszenierte künstliche Welt erschafft ihrerseits eine gespenstisch anmutende Atmosphäre. Und so wirkt die Figur des dubiosen Hypnotiseurs Caligari in dem von Angst, Skepsis, Misstrauen und Verdächtigungen aufgeladenen filmischen Kosmos durchaus konsequent. Ebenso konsequent und das Bild Caligaris vervollständigend, ist die sich langsam durchsetzende Gewissheit, dass er mithilfe seines Mediums Cesare für die schrecklichen Morde in Holstenwall verantwortlich ist. Nach dem misslungenen Mordversuch an Jane bleibt dem Schausteller nur die Flucht, der Ort der Zuflucht ist eine Irrenanstalt. Und Caligari entpuppt sich, nicht wie von Franzis zunächst angenommen als deren Patient, er ist der Leiter der Anstalt. Nun scheint es gewiss: Er ist der böse, wahnsinnige Psychiater, der seine Patienten für Experimente missbraucht.

Der Psychiater als größenwahnsinniger Wissenschaftler und autoritärer Verführer

Ein oft benutztes Stereotyp in Film und Literatur ist das des »mad scientist«, und Caligari erscheint geradezu als Paradebeispiel des eigenbrötlerischen Wissenschaftlers im Grenzgebiet von Genie und Wahnsinn. Seinem Drang zu forschen ordnet er alles unter, macht selbst vor abscheulichen Experimenten mit Menschen (Cesare) nicht Halt und nimmt billigend den Tod anderer in Kauf. Die Gründe, so erfahren wir, liegen in der obsessiven Auseinandersetzung mit einer wissenschaftlichen Schrift aus dem frühen 18. Jhd., in der die ursprüngliche Geschichte des Mystikers Dr. Caligari und seinem mordenden Medium Cesare erzählt wird. Als ein Patient, ein Somnambuler, in die Anstalt eingeliefert wird, geht endlich der größte Wunsch des Anstaltsleiters in Erfüllung: »der unerbittliche Drang meines Lebens erfüllt sich …! Jetzt werde ich das psychiatrische Geheimnis jenes Caligari lösen!!« Er entwickelt die »Zwangsvorstellung« sich in die historische Figur des Caligari zu verwandeln. Die Worte »Du musst Caligari werden« drängen sich an den Wänden, am Boden und in der Luft dem taumelnden und überwältigten Psychiater auf, der sich dem suggestiven Einfluss nicht mehr entziehen kann. Die Prophezeiung wird wahr: Der Mystiker Caligari hat Besitz von dem Anstaltsdirektor ergriffen, er wird zu Caligari bzw. zu Caligaris Doppelgänger. Hier überschneiden sich Wahn und Wirklichkeit.

Seine unbezähmbare Neugierde als Quelle des leidenschaftlichen Forscherdrangs zwingt ihn in eine Spirale von wissenschaftlichem Erkenntnisinteresse und Erfolg einerseits, andererseits wird er blind gegenüber Gefahren wie Kontroll- und Realitätsverlust und damit verbundenem Größenwahn. Doch sein Forschungsinteresse ist reiner Selbstzweck und richtet sich auf ein zweifelhaftes Projekt ohne erkennbaren gesellschaftlichen Nutzen. Dr. Caligari folgt einem blinden Machbarkeitswahn. Skrupellosigkeit bei der Verfolgung seines Projekts und ein totalitärer Anspruch auf wissenschaftliche Anerkennung, gepaart mit Größenfantasien und der Gedankenlosigkeit gegenüber möglichen Gefahren zeichnen sein Vorgehen aus. Er stellt den Prototyp des menschenverachtenden Wissenschaftlers dar, der auch vor Mord nicht zurückschreckt, indem er seinen Patienten Cesare manipuliert und ihm seinen verbrecherischen Willen aufzwingt. Damit gerät auch die Beziehung von Patient und Therapeut völlig aus der Balance. Der Arzt nutzt die Ohnmacht und Willenlosigkeit des ihm Anvertrauten schamlos aus. Der Patient fungiert nur mehr als abulistisches und gefügiges Werkzeug in der Hand eines Wahnsinnigen. Und auch hier bilden die expressionistisch verzerrten Filmkulissen ein adäquates Abbild der unter der Last irrationaler Mächte und von Fremdeinwirkungen und Ohnmachten geprägten, aus den Fugen geratenen instabilen Welt:

> »Wahrnehmung und Wirklichkeit werden kurzgeschlossen, Raum und Räumlichkeit werden subjektiviert, Außen und Innen durchdringen sich, so wie die äußere Macht zwingend in den Verstand des wahnhaft besessenen Direktors wie auch in den Geist des hypnotisierten Opfers Cesare hineinwirkt« (Hurst 2015, S. 94).

Die Figuren sind in einem Teufelskreis von Betrug und Manipulation gefangen, aus dem sie selbst nicht auszubrechen vermögen. Sie sind unfrei, da nicht willensfähig und werden so zum Konterfei eines »psychologischen Angstszenarios« (ebd., S. 97), in welchem dem Zuschauer die dramatischen Konsequenzen von Fremd- und Bewusstseinskontrolle sowie Ich-Verlust vor Augen geführt werden.

Doch auch der Zuschauer wird manipuliert. Bei der Rückblende auf die Initialszene des I. Aktes wird ihm erstmals gewahr, dass die Unterhaltung von Franzis, dem Erzähler, und seinem Gesprächspartner in einem Anstaltspark stattfindet (Jung und Schatzberg 1999, S. 64). Franzis selbst ist Insasse der Anstalt, Jane und Cesare seine Mitpatienten.

Der Direktor, der an den gespenstisch und beinahe verwahrlost aussehenden Dr. Caligari nur noch entfernt erinnert – in Wirklichkeit sieht er nun Charcot durchaus ähnlich – entpuppt sich als der gute Arzt und Therapeut, der nun, da er den Wahn seines Patienten Franzis kennt, Heilung in Aussicht stellt. Diese Doppelbödigkeit, ja Austauschbarkeit von normal und verrückt, Arzt und Patient, Sinnestäuschung, Wahnvorstellung oder Wirklichkeit hinterlässt ein zutiefst irritierendes Gefühl. Ist es überhaupt möglich, dass all das bisher Wahrgenommene und Geglaubte nur dem Wahngebilde eines Einzelnen entsprungen sein kann? Der Kunstgriff, die bis dato als wahr, wenn auch zwielichtig und böse empfundenen Kernaussagen der Binnenerzählung durch die Rahmenhandlung zu konterkarieren, lässt den Psychiater in einem neuen Licht erscheinen (Schönfeld 2002; Karenberg 2011).

Der Psychiater als verständnisvoller Therapeut

Im Moment des größten Realismus soll doch alles nur wieder Vorspiegelung und Sinnestäuschung gewesen sein, Dr. Caligari und seine mithilfe des Mediums Cesare begangenen Verbrechen lediglich ein Hirngespinst? Und der Direktor soll eine distinguierte und Autorität, Stabilität sowie Gelehrsamkeit ausstrahlende Persönlichkeit sein? Zumindest lässt die Rahmenerzählung eine solche Lesart zu: Der Arzt, dem Leiden seines Patienten gegenüber aufgeschlossen, verspricht Heilung, da er nun den Ursprung der Erkrankung kennt. Die Herangehensweise, gewissenhaft, erschöpfend und systematisch die Geschichte des Kranken und seine Umwelt zu berücksichtigen ist lege artis und zeigt zudem eine ethische Verantwortung dem Patienten gegenüber. Aus einer antipsychiatrischen Stoßrichtung, die sich kritisch mit der im Charakter Caligaris angelegten »unbegrenzten Autoritätssucht« (Kracauer 1993, S. 71) und damit gegen die Autoritäten der Zeit generell richtet, wird so

> »ein fast pro-psychiatrischer … Film. Damit ›siegt‹ schlussendlich die ›gute‹ Psychiatrie als sinnvolle Ordnungsmacht über ihre Kehrseite, die durch den verhängnisvollen Missbrauch ihrer Autorität irreparable Schäden hervorruft« (Karenberg 2011, S. 927).

Dies ist eine mögliche Lesart; falls *eine* Lesart bei »Caligar«i überhaupt möglich ist.

Kracauer, der mit seiner wirkmächtigen Studie über Jahrzehnte die Deutungshoheit über den Film »besaß«, hatte kritisiert, dass durch die Einführung der Rahmenhandlung die Geschichte ins »Gegenteil« gewendet und aus einem »revolutionären« Film ein »konformistischer« wurde (Kracauer 1993, S. 73). Dies greift jedoch viel zu kurz. Bereits Walter Kaul (1970) und in der Folge zahlreiche Interpreten (Jung und Schatzberg 1999; Jung und Schatzberg 1995; Brill 2012) haben angemerkt, dass zum einen eine zweiminütige Rahmengeschichte nicht ausreicht, um die intensive Wirkung des unheimlichen und alptraumhaften Geschehens, dem der Zuschauer eine Stunde lang ausgesetzt war, ins Gegenteil zu verkehren. Zum anderen und solchermaßen viel bedeutsamer ist der Umstand, dass das Publikum keineswegs mit der Gewissheit entlassen wird, dass die ganze Geschichte lediglich dem Wahn des Erzählers Franzis entsprungen ist. Im Gegenteil: Wir wissen nicht, wer wahnsinnig ist, welcher Erzählstrang Realität, welcher Fiktion ist. Denn obwohl die letzte Szene den Psychiater als gütigen und verständnisvollen Arzt zeigt, lässt der Regisseur ihn zunächst die »verräterische« und optisch deutlich wieder an Caligari erinnernde Brille aufsetzen und:

> »am Ende läßt Wiene ihn direkt in die Kamera schauen und schließt eine Iris-Blende um seinen Kopf. Ikonographisch wird der Zuschauer so an das erste Auftreten Caligaris, in seiner Rolle als verrückter Scharlatan erinnert, denn auch hier hatte Wiene eine Iris-Blende um Caligaris Kopf geschlossen. Diese ikonographische Assoziierung stellt die Solidarität des Bürgers und seines Versprechens, Francis (!) zu heilen, in Frage« (Jung und Schatzberg 1995, S. 70).

So entpuppt sich die Rahmenhandlung als geschickter, ja genialer Schachzug und der Film behält einmal mehr seine verstörende Doppeldeutigkeit, die die Faszination bis heute ausmacht.

Literatur

Balász B (2001) Der Geist des Films. Suhrkamp, München
Binswanger O (1892) Betrachtungen über Hypnose und Suggestion. In: Franzos KE (Hrsg) Die Suggestion und die Dichtung (S 3–11). Fontane, Berlin,
Brill O (2012) Der Caligari-Komplex. belleville, München
Chéroux C, Fischer A (Hrsg) (2005) The perfect medium. Photography and the occult. Yale University Press, New Haven/London
Fischer A, Loers V (Hrsg) (1997) Im Reich der Phantome. Fotografie des Unsichtbaren. Hatje & Cantz, Ostfildern-Ruit

Das Cabinet des Dr. Caligari

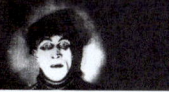

Gross R (2012) Der Psychotherapeut im Spielfilm. Kohlhammer, Stuttgart
Hurst M (2015) Im kinematographischen Kabinett des Dr. Caligari. Fremdkontrolle und Ich-Verlust im Film. In: Schetsche M, Schmidt R-B (Hrsg) Fremdkontrolle (S 91–107). Springer, Heidelberg
Jung U, Schatzberg W (1995) Robert Wiene. Der Caligari-Regisseur. Henschel, Berlin
Jung U, Schatzberg W (1999) Beyond Caligari. The films of Robert Wiene. Berghahn, New York
Karenberg A (2011) Das Cabinet des Dr. Caligari. Ein früher deutscher Psychiatriefilm. Nervenheilkunde 11:925–928
Kaul W (1970) Caligari und der Caligarismus. Deutsche Kinemath, Berlin
Kiening C, Beil UJ (2012) Urszenen des Medialen. Von Moses zu Caligari. Wallstein, Göttingen
Kracauer S (1993) Von Caligari zu Hitler. Eine psychologische Geschichte des deutschen Films. Suhrkamp, Frankfurt a.M.
Lilienthal K von (1887) Der Hypnotismus und das Strafrecht. Guttentag, Berlin
Mayer C, Janowitz H (1995) Das Cabinet des Dr. Caligari. Drehbuch zu Robert Wienes Film von 1919/20. Edition text + kritik, München
Schönfeld C (2002) Modern Identities in Early German Film: The Cabinet of Dr. Caligari. In: Cresswell T, Dixon D (eds), Engaging film: Geographies of mobility & identity (pp 174–190). Rowman & Littlefield, Maryland
Schrenck-Notzing A von (1920) Die Wachsuggestion auf der öffentlichen Schaubühne. Gutachten, erstattet im Auftrage des Berliner Polizeipräsidiums. Arch Kriminol 72: 81–109
Schulz-Stübner S (2006) Medizinische Hypnose. Grundlagen und Behandlungstechnik. Schattauer, Stuttgart

Originaltitel	Das Cabinet des Dr. Caligari
Erscheinungsjahr	1920
Land	Deutsches Reich
Drehbuch	Carl Mayer, Hans Janowitz
Regie	Dr. Robert Wiene
Hauptdarsteller	Werner Krauss, Conrad Veith, Fritz Fehér, Lil Dagover
Verfügbarkeit	Digital restaurierte Fassung von 2014 als DVD und Blu-ray erhältlich

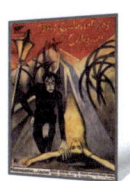

Wulf Rössler

Karriere einer Filmrolle: vom rebellischen Helden der 1970er zur dissozialen Persönlichkeitsstörung 2016

Handlung 145
Die kinematografische Perspektive 151
Die gesellschaftliche Perspektive 152
Die spirituelle Perspektive 153
Eine moderne psychiatrisch/psychologische Perspektive . 154
Schlussfolgerung 155
Literatur 156

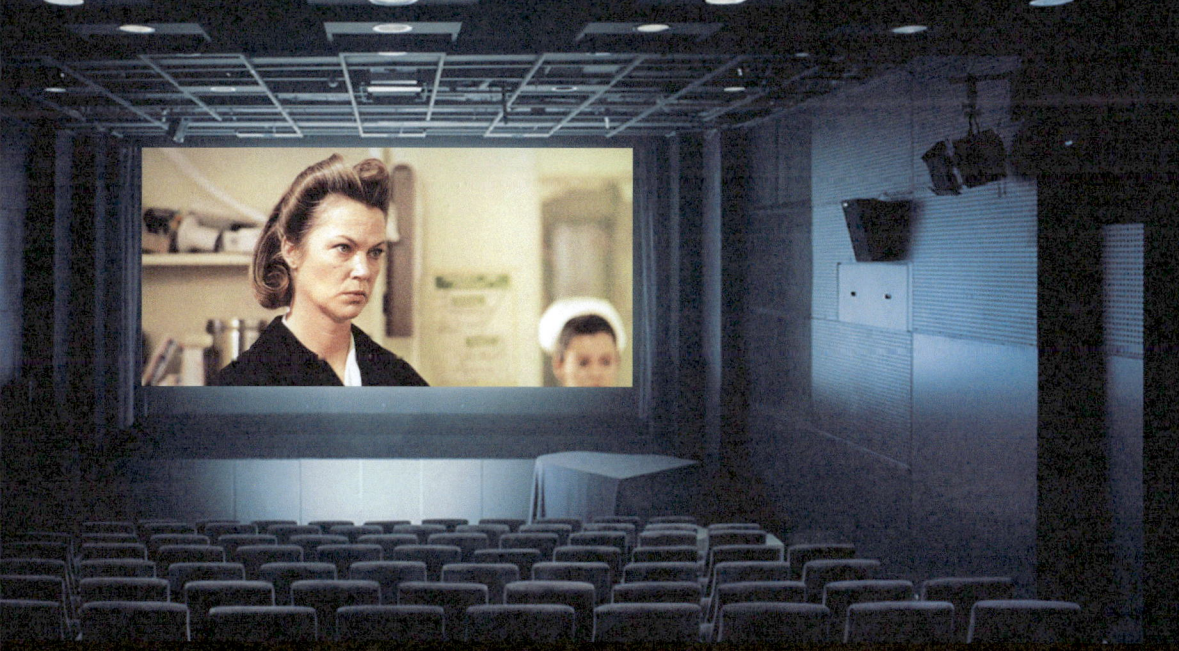

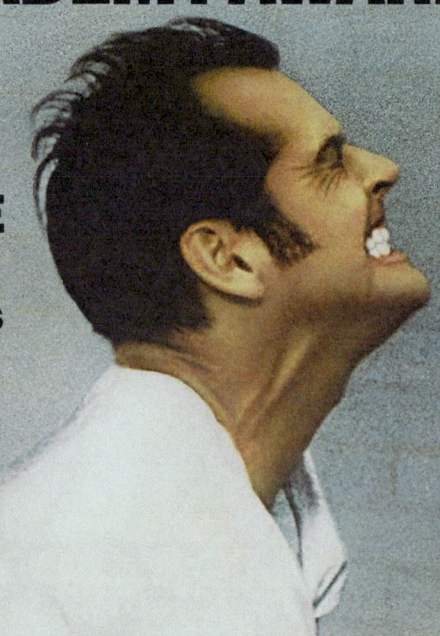

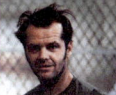

Einer flog über das Kuckucksnest

Vermutlich gibt es nur wenige Filme der Filmgeschichte, die das Bild der Psychiatrie in der Öffentlichkeit mehr geprägt haben als der Film *Einer flog über das Kuckucksnest* (◘ Abb. 11.1). Der Film wurde 1975 für neun Oscars nominiert und hat letztlich fünf davon erhalten (u. a. für den »besten Film«); eine Ehre, die nur ganz wenigen anderen Filmen der Filmgeschichte bisher zuteilwurde. Der Film wird in diversen Listen als einer der wichtigsten Filme aller Zeiten geführt.

Regisseur des Films war Miloš Forman, der Jahre zuvor aus der Tschechoslowakei geflohen und dessen Lebenserfahrungen mit einem totalitären Regime sicher auch eine Rolle bei der Verfilmung gespielt haben. Hauptdarsteller waren Jack Nicholson, der den Patienten McMurphy verkörperte, der zur Begutachtung in die Psychiatrische Anstalt überwiesen wurde, und Louise Fletcher, die die »sadistische Schwester Ratched« darstellte. Ratched wird in einer Liste der Top-Schurken der Filmgeschichte auf Platz 5 geführt. Andere Schauspieler, wie z. B. Danny DeVito, haben mit diesem Film ihre internationale Karriere begründet.

Der Film basiert auf dem gleichnamigen Roman von Ken Kesey, der offenbar mit der Verfilmung nicht zufrieden war. Die Geschichte des Buches fokussierte auf eine andere Person, Chief Bromden, ein Indianer, der im Film vorgibt, taubstumm zu sein.

Die Filmrechte kaufte Michael Douglas seinem Vater Kirk Douglas ab und war Ko-Produzent des Filmes mit Paul Zaentz. Kirk Douglas versuchte sich zuvor recht erfolglos mit einer Bühnenversion des Stoffs. »Cuckoo« bedeutet auf Englisch »verrückt« und das »cuckoo's nest« ist dann so etwas wie eine Nervenklinik. Der Film wurde in einer »echten« psychiatrischen Klinik gedreht. Die Informationen dieser Einleitung finden sich unter dem entsprechenden Filmeintrag bei Wikipedia.

Handlung

Fast der ganze Film spielt in dem großen Gemeinschaftsraum einer Station mit 18 Patienten und präsentiert sich so als Kammerspiel. Nachfolgend wird die Deutsche Synchronfassung des Filmes besprochen.

Jack Nicholson alias McMurphy lässt sich aus dem Gefängnis zur Begutachtung in eine psychiatrische Klinik einweisen, weil er sich dort mehr Abwechslung verspricht (◘ Abb. 11.2).

Er wird in Handschellen gebracht und in der Eingangshalle dem Personal übergeben. Zahlreiche Patienten beobachten die Übergabe. Im Hintergrund Gekicher. McMurphy ist euphorisch und küsst die Polizisten, die ihn gebracht haben. Tanzend begibt er sich auf die Station. Die Tür der Station ist geschlossen, obwohl, wie später berichtet wird, sich die meisten Patienten der Station freiwillig in der Klinik befinden. Die Pflegepersonen sind der Zeit entsprechend weiß gekleidet, die männlichen Pfleger tragen eine schwarze Fliege oder Krawatte, die Schwestern ein Häubchen. Die Patienten tragen weiße Anstaltskleidung. Einzelne Patienten sind über Nacht im Bett fixiert, ohne dass eine Notwendigkeit erkennbar wäre.

Im Stationszimmer wird McMurphys Tasche inspiziert und die mitgebrachten Kleider registriert. Derweil macht er sich mit der Station vertraut. Einige Patienten stehen regungslos im Gang, im Hintergrund ein Pfleger, der Jojo spielt. Als erstes begrüßt er den Indianer Chief Bromden, der taubstumm ist, wie ihm mitgeteilt wird. Gleich führt er vor dem Indianer einen Indianertanz auf und amüsiert sich dabei köstlich. Eine Gruppe von Patienten sitzt rauchend und kartenspielend an einem Tisch und beobachtet den Neuankömmling. Gleich zeigt er dem etwas minderbegabten Mr. Martini ein Kartenspiel mit nackten Frauen, weswegen der ihm wie ein Hündchen hinterherläuft.

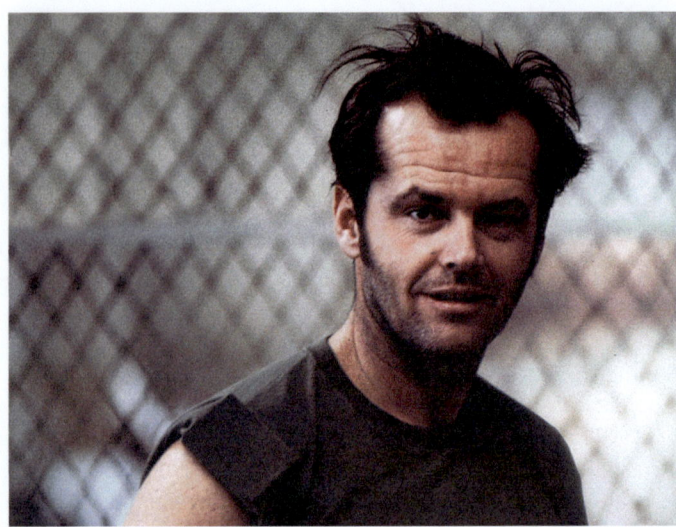

◘ **Abb. 11.2** Der geniale Jack Nicholson verkörpert den Patienten McMurphy, der zur Begutachtung in eine Psychiatrische Klinik eingewiesen wird. Auf dem Bild ist McMurphy noch gut gelaunt, denn er weiß noch nicht, dass er auf unbestimmte Zeit in der Klinik bleiben muss. Quelle: dpa Picture-Alliance GmbH. © Mary Evans Picture Library / picture-alliance.

In der nächsten Szene wird McMurphy zum Direktor der Klinik gebracht. Einleitend kommentiert McMurphy ein Anglerbild des Direktors und schmeichelt ihm, was er da wohl für einen großen Fang gemacht habe. Der Direktor fragt ihn, warum er wohl jetzt in einer psychiatrischen Klinik sei. McMurphy ist defensiv und lässt sich vorlesen, was in der Akte steht. Er sei aufsässig und faul, aber in Wirklichkeit sei er zugewiesen worden, um herauszufinden, ob er an einer psychischen Erkrankung leide. Ob er denn dem Direktor sagen könne, warum man so etwas annehme. McMurphy gibt an, dass »die« das denken, weil er zu oft zuschlage und bumse. Der Direktor liest vor, dass es fünf Verurteilungen wegen Gewalttätigkeit gegeben habe. Er sei auch verurteilt wegen Notzuchtverbrechen. McMurphy rechtfertigt sich, dass das Mädchen zwar erst 15 gewesen sei, aber ausgesehen habe wie 35. Außerdem sei sie sehr willig gewesen und wenn man die kleine rosa Muschi vor Augen gehabt habe, müsse man wohl nicht verrückt sein, wenn man nicht widerstehen könne. Mit seinem Verstand sei alles in Ordnung. Der Direktor sagt, dass er zunächst nur beobachtet würde, um sich ein Bild zu machen, bevor weiter entschieden würde.

Auf Station beginnt unterdessen die Morgenroutine. An der Wand eine Schiefertafel, wo mit Kreide geschrieben steht, wer den Arzt sprechen möchte, soll sich bitte in die Liste eintragen. Es wird gemeinsam geturnt, gefolgt von der Gruppentherapiestunde. Mister Harding berichtete von seinen Problemen mit seiner Frau. Er ist offensichtlich eifersüchtig und es bleibt unklar, ob ihn seine Frau wirklich betrogen hat. Niemand aus der Runde möchte sich hierzu äußern. Andere Patienten werden erfolglos aufgefordert sich einzubringen. Schwester Ratched, die Stationsleiterinm, ist über die Passivität der Patienten verärgert. Harding hingegen ergibt sich in philosophischen Monologen zum menschlichen Zusammensein, was wiederum seine Mitpatienten nervt. Der Streit unter den Patienten eskaliert, die Situation gerät allmählich außer Kontrolle. McMurphy amüsiert sich, Ratched beobachtet das Geschehen scheinbar unbewegt (◘ Abb. 11.3).

Die Sportstunde findet im Freien in einem hoch umzäunten, mit Stacheldraht gesicherten Spielfeld statt. McMurphy nimmt sich des Häuptlings an und erklärt ihm, wie man Basketball spielt. Ein Tollhaus. McMurphy steigt einem parkinsonoid eingeschränkten Mitpatienten auf die Schulter, animiert einen Rollstuhlfahrer zum Mittun, alles wird von Ratched vom Fenster aus beobachtet.

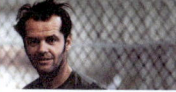

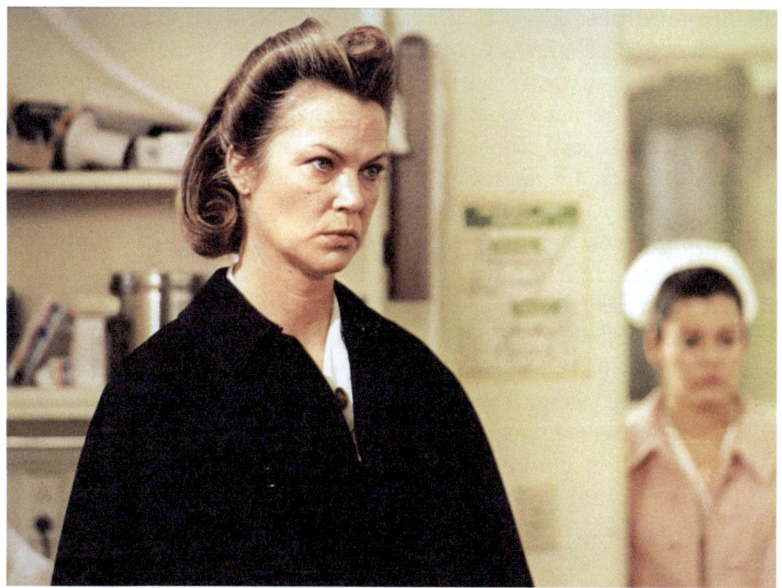

Abb. 11.3 Die »sadistische« Schwester Ratched, Gegenspielerin von McMurphy. In einer Liste der Top Schurken der Filmgeschichte wird sie auf Platz 5 geführt.. Quelle: dpa Picture-Alliance GmbH. © Mary Evans Picture Library / picture-alliance

McMurphy hat inzwischen ein Spielkasino auf der Station organisiert. Mindesteinsatz ist eine Zigarette. Was vor McMurphys Ankunft ein kindliches Kartenspiel war, wird unter seiner Regie zum bitteren Ernst. Allerdings haben die Mitpatienten Mühe seinen Anweisungen zu folgen. Gleichzeitig die Ankündigung zur Medikamentenausgabe, alles untermalt von der Stationsmusik. McMurphy wird das alles zu viel und will die Musik im Dienstzimmer leiser stellen, wird aber des Dienstzimmers höflich von Ratched verwiesen. Er bittet dann Ratched die Musik leiser zu stellen, wird aber von Ratched darauf hingewiesen, dass es viele alte Männer auf Station gäbe, die dann die Musik nicht mehr hören könnten. Anschließend erhält er seine Medikation.

Es bleibt unklar, wieso McMurphy Medikamente erhalten soll. Es sei gut für ihn, er hingegen weigert sich zunächst, weil er nicht wolle, dass irgendjemand versuche, ihm Salpeter zu verabreichen, die Schwester wisse schon was er meine und greift sich bedeutungsvoll in den Schritt. Ratched weist ihn unerbittlich darauf hin, dass man ihm sonst die Medikamente anders verabreichen müsse, was ihm dann wohl kaum gefallen würde. McMurphy beugt sich, spuckt die Tablette anschließend Harding ins Gesicht, der sich darüber lustig gemacht hat, dass McMurphy Ratched nicht widersprochen habe. Gleich bietet McMurphy seinen Mitpatienten eine Wette an, dass er nur eine Woche brauche, um bei Ratched die Scheiße im Arsch zum Kochen zu bringen und sie nicht mehr wisse, ob sie Mann oder Frau sei.

In der nächsten Morgenrunde stellt McMurphy den Antrag, den Tagesplan so abzuändern, dass sie am Abend die Baseball Meisterschaftsendspiele im Fernsehen anschauen könnten. Ratched weist darauf hin, dass die älteren Männer auf Station an die Einhaltung des Tagesplans gewöhnt seien, bietet aber eine Abstimmung darüber an. Zunächst stimmen nur drei Mitpatienten für den Antrag, der daraufhin abgelehnt wird. Harding kann seine Schadenfreude darüber nicht ganz verbergen.

McMurphy ist beleidigt und sitzt abseits. Harding und Martini spielen Monopoly, wobei sich Martini in kindlicher Freude über alle Regeln hinwegsetzt. Taber provoziert Harding und es entbrennt wieder einmal ein Streit zwischen den beiden. Da das Ganze im Waschraum stattfindet, nutzt McMurphy die Gelegenheit, alle mit einem Schlauch abzuspritzen. Offensichtlich noch verstimmt wegen seiner Abstimmungsniederlage kündigt er an, dass er in jedem Fall die Meisterschaftsspiele im Baseball in einer Bar in der Stadt anschauen würde. Keiner glaubt ihm und er bietet Wetten darauf an. Er kündigt an einen riesigen Marmorblock mit Wasseranschlüssen aus der Bodenfassung zu reißen, durchs Fenster zu werfen und sich dann aus dem Staub zu machen. Die meisten Patienten setzen kleine Beträge, aber Harding geht aufs Ganze und wettet 25 $. Trotz größter Anstrengungen gelingt McMurphy das Unterfangen nicht. Entschuldigend meint er, dass er es wenigstens versucht habe.

Gruppentherapie. Billy erzählt von seinen erfolglosen Versuchen, ein Mädchen kennenzulernen. Billy stottert und bringt kaum einen Satz raus. Billy hat nach dem missglückten Annäherungsversuch einen Suizidversuch unternommen. Ratched quält Billy immer weiter mit eindringlichen Fragen. Cheswick möchte die inquisitorische Befragung unterbrechen und stattdessen eines der Baseballspiele anschauen. Ratched lässt erneut abstimmen. Diesmal stimmen alle neun Teilnehmer der Gruppe dafür. Ratched interveniert und teilt mit, dass er bei 18 Patienten auf der Station mindestens eine Stimme mehr benötige. McMurphy ist empört, macht sich aber auf die Suche nach der einen zusätzlichen Stimme. Vergeblich. Ratched teilt mit, dass die Stunde vorbei sei und McMurphy morgen das Thema wieder in die Runde bringen könne. Verzweifelt wendet sich McMurphy an den taubstummen Indianer und wider aller Erwarten, hebt dieser die Hand als Zeichen seiner Zustimmung. Ratched tritt darauf nicht ein, weil die Abstimmung bereits beendet sei. McMurphy ist rasend vor Wut, aber machtlos. Da kommt ihm die Idee, das Spiel so zu kommentieren, als ob er es im Fernseher verfolgen könne. Die anderen Patienten kommen dazu und es entsteht eine ausgelassene Stimmung. Jetzt ist Ratched ihrerseits wütend und fordert McMurphy erfolglos auf, damit aufzuhören.

McMurphy muss beim Direktor antanzen. Andere Ärzte sind auch anwesend. McMurphy beschwert sich, dass Ratched nicht ehrlich und ein Miststück sei. Der Direktor verteidigt Ratched und teilt McMurphy mit, dass er bei ihm keine Anzeichen einer Geisteskrankheit zu erkennen vermag. Befragt, was er anlässlich der Auseinandersetzung mit Ratched empfunden habe, meint er

 »da möchte man töten«

und lacht.

Der nächste »Freigang« steht an. Der Platz ist umzäunt wie in einem Gefängnis. Der Indianer hilft McMurphy über den Zaun zu klettern, der sich dann in den für einen Ausflug bereitstehenden Bus schleicht. Sobald seine Mitpatienten eingestiegen sind, fährt McMurphy los und lässt die Pfleger verblüfft hinter sich. Die Mitpatienten finden schnell Gefallen an dem unplanmäßigen Ausflug. McMurphy macht einen kurzen Zwischenstopp und lädt noch seine Freundin Candy in den Bus ein. Gemeinsam fahren sie zum Hafen und besteigen ein Boot. Dem Hafenmeister wird erklärt, dass das ein Personalausflug der Nervenklinik sei. McMurphy stellt alle Mitpatienten jeweils mit einem Doktortitel vor, was ihr Selbstbewusstsein deutlich hebt. Er macht eine Ausnahme bei Harding, der sichtlich enttäuscht ist, ohne Titel vorgestellt zu werden.

Es entwickelt sich ein denkwürdiger Bootsausflug. McMurphy leitet seine Kollegen an zu fischen. Derweil möchte er sich in der Kabine mit seiner Freundin vergnügen, was ihm nicht wirklich gelingt, weil seine Mitpatienten ohne seine Anleitung tollpatschig von einer Katastrophe in die nächste schlittern. Aber offensichtlich blühen alle auf und entdecken nie für möglich gehaltene Qualitäten an sich. Man kehrt mit einem bemerkenswerten Fischfang am Abend bestens gelaunt zurück und wird dort von einem »Komitee« der Klinik und der Polizei in Empfang genommen.

Anderntags berät ein Klinikkomitee, wie mit McMurphy weiter zu verfahren sei. Einer der Ärzte hält ihn für nicht psychisch gestört aber gefährlich, ein anderer für »nicht stark psychotisch« aber krank und gefährlich. Der Direktor hingegen möchte ihn in das Gefängnis zurückschicken. Ratched plädiert dafür, ihn zu behalten, weil man nicht den Eindruck erwecken wolle, dass man das Problem einfach an andere weitergeben würde. Ratched möchte ihn auf ihrer Station behalten und offensichtlich wird so entschieden.

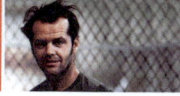

Einer flog über das Kuckucksnest

Ein Basketballspiel zwischen Pflegern und Patienten. Selbstredend ist McMurphy der Anführer des Patiententeams. Zunächst ist die Chaostruppe der Patienten den Pflegern hoffnungslos unterlegen, bis Chief Bromden eingreift. Seelenruhig marschiert er von einem Korb zum anderen und verhindert aufgrund seiner Größe Korbwürfe der Pfleger bzw. legt den Ball mühelos bei dem Pflegeteam in den Korb.

Die Patienten sind in der nachfolgenden Szene im Hallenschwimmbad. McMurphy gerät mit einem Pfleger aneinander und droht dem Pfleger damit, dass man sich draußen wiedersehen würde,

💬 »du weißt schon, was ich meine«,

eine häufig von McMurphy genutzte Formulierung, um Drohungen oder Ähnlichem Nachdruck zu verleihen. Der Pfleger teilt ihm mit, dass er damit rechnen müsse, sehr lange in der Klinik bleiben zu müssen, so lange, dass er zu alt sei, um

💬 »noch einen hoch zu bringen«.

Da wird McMurphy erstmals bewusst, dass der Klinikaufenthalt nichts mit seiner Verurteilung zu einer Gefängnisstrafe zu tun hat, also dass er auf unbestimmte Zeit in der Klinik verbleiben muss.

In der nächsten Therapiegruppe fragt McMurphy Ratched, warum ihm niemand gesagt habe, dass es ihre Entscheidungskompetenz sei, ob und wann er wieder hier rauskäme. Dann beschuldigt er Harding, ihn aufgestachelt zu haben, Ratched zu reizen, wohl wissend, was McMurphy zu verlieren habe. Bei dieser Gelegenheit erfährt McMurphy, dass die meisten der Patienten auf der Station freiwillig in Behandlung seien und jederzeit gehen könnten. McMurphy ist fassungslos und fragt sich, warum hier niemand den Mut habe abzuhauen. Schließlich seien sie doch nicht verrückt, jedenfalls nicht mehr als jedes Durchschnittsarschloch draußen. Keiner geht darauf ein. Cheswick möchte nur wissen, warum man ihm seine Zigaretten weggenommen habe. Ein anderer möchte wissen, warum der Schlafsaal nach dem Frühstück geschlossen sei. Ratched weist darauf hin, dass das Zusammensein mit den anderen Patienten eine sehr gute Therapie sei. Derweil gerät Cheswick immer mehr in Erregung wegen seiner Zigaretten. McMurphy fordert Harding auf, Cheswick eine seiner Zigaretten zu geben, was dieser nicht will. Flugs wird ihm die Zigarette entrissen, die er gerade raucht und herumgereicht. Langsam gerät die Situation außer Kontrolle. Hardings' brennende Zigarette landet im Hosenaufschlag von Taber. Ratched erläutert, dass McMurphy im Waschraum ein Spielcasino betrieben habe und die meisten Patienten all ihre Zigaretten und einiges an Geld an McMurphy verloren hätten. Dies sei der Grund für die Rationierung. Das Hosenbein von Taber fängt an zu brennen, weswegen der – von außen betrachtet völlig unverständlich – scheinbar in einen Erregungszustand gerät. Die Pfleger greifen ein, Cheswick schreit, dass er seine Zigaretten haben will und nicht wie ein Kind behandelt werden möchte. McMurphy schlägt die Scheibe des Dienstzimmers ein und holt für Cheswick ein Stange Zigaretten raus. Danach gerät McMurphy in eine Schlägerei mit Washington, einem der Pfleger, der McMurphy in einen schmerzhaften Haltegriff nimmt, was nun den hünenhaften Chief Bromden veranlasst, auch in die Schlägerei einzugreifen. Alarm, mehrere Pfleger zusammen mit dem Direktor stürmen auf Station und es gibt eine veritable Massenschlägerei.

McMurphy, der Indianer und Cheswick finden sich mit Hand- und Fußfesseln wieder auf einer Akutstation vor dem Raum, wo die Elektrokrampftherapien stattfinden. Menschen liegen auf dem Boden oder machen stereotype Bewegungen. Cheswick muss als erster rein, jammert und weint, dass er doch nichts Unrechtes getan habe. McMurphy bietet dem Indianer ein Kaugummi an, der sich bei ihm bedankt. Verblüfft stellt er fest, dass der Indianer in Wirklichkeit weder taub noch stumm ist. McMurphy findet rasch Freude an der Maskerade des Indianers. Sie vereinbaren gemeinsam, nach Kanada abzuhauen. Im Hintergrund Stimmen

💬 »Ich halt das nicht mehr aus, lasst uns hier raus …«.

McMurphy ist der Nächste, der zur Elektrokrampftherapie gebracht wird. Offensichtlich ist ihm nicht wohl dabei, was er mit ein paar lockeren Sprüchen überspielt. Zur Schwester meint er, ein kleiner Stoß täte ihr wohl auch gut. Die Elektrokrampftherapie wird durchgeführt.

Nächste Gruppentherapie: McMurphy schlurft auf Station, vermeintlich schwer gezeichnet von der Elektrokrampftherapie. Alle sind schockiert. McMurphy blinzelt dem Indianer zu und fängt an, schallend zu lachen. So etwas mache ihm doch gar nichts aus. Alle freuen sich, klatschen und lachen. Die nächste Frau, die er, McMurphy vernaschen würde, würde aufleuchten wie ein Spielautomat und lauter Silberdollar ausspucken, nachdem man ihm 10.000 Watt verpasst habe, so voller Energie sei er jetzt.

Es ist Abend, Ratched verabschiedet sich über das Mikrofon von den Patienten. Der Fernseher läuft. Alles scheint friedlich. McMurphy schleicht sich ins Dienstzimmer, um zu telefonieren. Er plant seinen Ausbruch. Alle schlafen – außer McMurphy und die Nachtwache, Turkle. McMurphys Freundin Candy taucht zusammen mit ihrer Freundin Rose vor einem Fenster der Station auf. McMurphy besticht Turkle, verspricht ihm Geld und Alkohol und macht ihm Hoffnung auf ein Techtelmechtel mit Rose. Turkle lässt die beiden durch das Fenster einsteigen. Zunächst scheint alles friedlich und nach Plan zu laufen. Dann entscheidet McMurphy sich von seinen Kumpels zu verabschieden und weckt alle auf. Alle haben Freude an Candy, die sie schon auf das Boot begleitet hatte. Während sich Turkle mit Rose im Waschraum vergnügt, lädt McMurphy alle Mitpatienten in das Dienstzimmer ein und sie betrinken sich dort gemeinsam. Turkle wird die ganze Angelegenheit unheimlich, aber längst hat er die Kontrolle verloren. Unterdessen kommt die Oberschwester und findet Rose. Sie ist empört und fordert Turkle auf, dass diese Dame unverzüglich verschwinden müsse. Sie geht wieder und jetzt geht die Party erst richtig los. McMurphy will sich verabschieden. Es scheint, dass sich Billy in Candy verliebt hat. Er möchte gerne mit Candy … McMurphy ist gerührt und meint, dass es aber ganz schnell gehen müsse. Billy ziert sich und wird unter dem Gejohle der Mitpatienten zusammen mit Candy in ein Zimmer geschoben. Alle haben schon reichlich getrunken und schlafen ein.

Es ist morgen, Ratched und die Pfleger kommen auf Station, die völlig auf den Kopf gestellt ist. Es wird durchgezählt und Billy scheint zu fehlen, bis er im Zimmer mit Candy entdeckt wird. Ratched ist wütend und stellt Billy zur Rede, der halbnackt aus dem Zimmer gehüpft kommt. Alle Patienten haben größte Freude, sozusagen an Billys Einführung in die Liebe teilgehabt zu haben. Und Billy genießt es. Und vor allem: Er stottert nicht mehr, die Liebe scheint ihn geheilt zu haben. Ratched droht diesen Vorfall seiner Mutter zu erzählen, was unmittelbar bewirkt, dass er wieder stottert. Er bittet Ratched inständig, nichts seiner Mutter davon zu erzählen. Sie ist unerbittlich. Er soll ihr sagen, wer ihn dazu veranlasst habe und er verrät McMurphy. McMurphy will nun endgültig verschwinden und es kommt zu einer Schlägerei mit einem Pfleger. Unterdessen wird Billy gefunden, der sich mit einer Glasscherbe die Halsschlagader aufgeschnitten hat. McMurphy ist wie von Sinnen und würgt Ratched fast zu Tode, bevor die Pfleger eingreifen können.

Es ist wieder Ruhe auf der Station eingekehrt. McMurphy ist nicht da und man tauscht Gerüchte aus, was wohl mit McMurphy passiert sei. Es wird gemutmaßt, er sei geflohen, aber Harding weiß es besser. McMurphy sei auf einer anderen Station und mittlerweile fromm wie ein Lamm.

Nachts wird McMurphy auf Station zurückgebracht – jetzt offensichtlich schwerstbehindert nach einer Lobotomie. Der Indianer möchte mit ihm fliehen, merkt aber schnell, in welchem Zustand McMurphy jetzt ist. Er erstickt McMurphy mit einem Kissen. Als nächstes vollendet er, was McMurphy nicht zustande gebracht hat: er reißt mit schier übermenschlichen Kräften den riesigen Marmorblock im Waschraum aus seiner Verankerung und wirft ihn durch das Fenster. Er steigt durch das zertrümmerte Fenster und läuft in die Freiheit unter dem Gejohle seiner früheren Mitpatienten.

Die kinematografische Perspektive

Das Medium Film ist eine der wirkungsmächtigsten Instrumente heutiger Massenkommunikation (Cape 2003). Der Zuschauer im Kino wird in einer umfassenden Art und Weise eingebunden, wie es kaum ein anderes Medium vermag. Die visuelle Beteiligung erfolgt häufig in einer Weise, die uns bei Großaufnahmen so nahe an Menschen heranführt, wie wir sie nur von uns sehr vertrauten Menschen, in intimen Situationen kennen. Schnitttechnisch werden wir oft in die Perspektive eines Handelnden hineingezogen, die die Identifikation mit der jeweiligen Person verstärkt.

Das gilt gleichermaßen für das gesprochene oder geflüsterte Wort. Auch darf der Zuschauer häufiger an den Gedanken der Protagonisten eines Films teilhaben. Die gewünschte Emotion wird darüber hinaus durch eine jeweils der Stimmung entsprechende Musik unterlegt.

Das Filmerlebnis ist eingebettet in ein Gemeinschaftserlebnis in Dunkelheit, das einen oberflächlich zum Zuschauer aber in Wahrheit zu einem Mithandelnden der jeweiligen Filmgeschichte werden lässt. Ziel ist es, sich mit der Perspektive der Hauptpersonen zu identifizieren. Ein gelungener Film erzeugt eine tiefe emotionale Beteiligung und empathische Resonanz mit den Akteuren. Wie wenig den meisten Zuschauern der subjektive Charakter einer Filmgeschichte bewusst ist, habe ich als Leiter eines langjährigen Seminars zum Thema »Psychiatrie im Film« erfahren dürfen, wo es kaum einem Studenten gelang, den Inhalt eines Films auf den objektiven Gehalt zu reduzieren. Die vom Regisseur geschaffene Realität wird zur einzigen Realität.

Da der ganze Film als Kammerspiel angelegt ist, wird der Zuschauer Teil des Stationslebens. Die Charaktere der Station werden eingeführt. Von den 18 Patienten auf der Station verbleibt der größere Teil einfach prototypisch für das, was man sich gemeinhin unter psychiatrischen Patienten vorstellt, so z. B. der demente Colonel im Rollstuhl, der sich in der Schlacht wähnt, ein anderer dementer Patient, der sich nur tanzend durch die Station bewegt, der zitternde Benini, der immer nur sagen kann

> »ich bin müde«,

ein weiterer Patient, der nur im Bett liegt und aussieht wie Frankenstein. Die eigentlichen zentralen Figuren sind der leicht paranoid-misstrauische, missmutige und überhebliche Harding, der immerfort freundliche, aber geistig beeinträchtigte Martini, Taber der nicht viel sagt, dafür einen »irren« Blick hat und immer etwas Unheimliches verbreitet, der unsichere und häufig kindlich-weinerliche Cheswick und natürlich McMurphy, für den der Aufenthalt im Irrenhaus ein einziges Amüsement ist.

Die Faszination dieses Films gründet allerdings weniger in einer raffinierten Beleuchtung, verwirrender Schnitttechnik oder suggestiver Musik, sondern ergibt sich aus einer eher ruhigen, beobachtenden Kameraführung, einem wiederkehrenden Soundtrack und überragenden Schauspielern. Jack Nicholson als McMurphy und Louise Fletcher als Ratched haben jeweils den Oscar als beste(r) Schauspieler(in) erhalten. Es bleibt dem Zuschauer nicht viel übrig, als sich mit dem lebenslustigen, selbstbewussten und kraftstrotzenden McMurphy und seinem Kampf gegen die verbissene, machtgierige Schwester Ratched zu identifizieren.

McMurphy lehnt sich gegen die herrschenden Zustände auf und bezahlt letztlich dafür mit seinem Leben. Aber sein Vermächtnis, die Freiheit zu wählen, wird weitergetragen von Chief Bromden. Und vermutlich flieht Chief Bromden wie vorher mit McMurphy besprochen nach Kanada. Kanada war seinerzeit das gelobte Land, wohin sich viele junge Männer in den 1960er abgesetzt hatten, die nicht zur Armee und zum Kriegsdienst in Vietnam eingezogen werden wollten. Kanada war damit damals der Gegenentwurf zu den konservativen, gesellschaftskonformen Vereinigten Staaten.

Die gesellschaftliche Perspektive

Die Protagonisten des Films repräsentieren verschiedene gesellschaftliche Stereotypen einerseits psychisch kranker Menschen und andererseits in dem System agierende professionelle Helfer.

In den Nebenrollen finden wir klassische Klischees über psychisch Kranke. Die meisten Stereotypen beziehen sich auf das Bild des willensschwachen, lebensuntüchtigen Menschen. Auch wird geistige Behinderung, Demenz und psychische Erkrankung beliebig durcheinandergewirbelt. McMurphy selbst ist der Prototyp des freiheitsliebenden Rebellen, der sich den gesellschaftlichen Konventionen widersetzt oder sich ihnen entzieht.

Um die Charakterisierung der Protagonisten zu verstehen, muss man sich mit dem Zeitgeist der 1960er- und 1970er-Jahre auseinandersetzen. Es war die hohe Zeit der Antipsychiatrie. Die philosophische Fundierung dieser Bewegung lieferte der französische Philosoph Michael Foucault (1993) in einem seiner Hauptwerke *Wahnsinn und Gesellschaft*, wo er die Entstehung psychischer Erkrankungen als Produkt sozialer Machtprozesse im 19. Jhd. beschrieb, aber auch als Folge der beginnenden Industrialisierung, die eine Separierung der psychisch Kranken von den arbeitsfähigen Gesunden erforderte.

Der englische Psychiater Ronald D. Laing (1960) sah ebenfalls die Ursachen psychischer Erkrankungen in den gesellschaftlichen und familiären Machtverhältnissen. Und der Amerikaner Thomas Szasz (1974, 1977), selbst Psychiater, charakterisierte in seinem Hauptwerk psychische Erkrankungen gänzlich als Mythos, dessen Hauptzweck darin bestehe, in der Abgrenzung von Normalität und Verrücktsein, gesellschaftliche Konformität zu erzwingen.

Der amerikanische Soziologe Erving Goffman (1961) beschrieb die institutionellen Mechanismen als »totale Institution«, zu der zweifelsfrei auch psychiatrische Anstalten gehörten. Eine solche Institution regelt das Leben von Menschen umfassend 24stündig durch genau definierte Vorschriften und Regeln. Das Leben findet an einem einzigen Ort statt. Die betroffenen Personen sind nur noch durch eine einzige Rolle, im Falle einer psychiatrischen Anstalt, durch ihre Patientenrolle definiert. Die Einheitskleidung als äußeres Zeichen beraubt sie ihrer persönlichen Identität. Ihnen gegenüber stehen die Vertreter der institutionellen Macht, die Pfleger, Schwestern und Ärzte in Einheitskleidung, ebenfalls ihrer persönlichen Identität und individuellen Reaktionsmöglichkeiten beraubt.

All diese Überlegungen fanden ihre praktisch-institutionelle Entsprechung in der durch den Psychiater Franco Basaglia initiierten Italienischen Psychiatriereform, die die Auflösung der herkömmlichen psychiatrischen Anstalten und die Rückführung der Betroffenen an den Ort der Entstehung ihrer psychischen Probleme, zum Ziel hatte (Häfner 2001).

Diese revolutionäre Stimmung fand dann z. B. in Deutschland ihren psychiatrierelevanten Niederschlag im sog. Sozialistischen Patientenkollektiv in Heidelberg, das die selbstbestimmte Behandlung für psychisch kranke Menschen in psychiatrischen Institutionen forderte und zwangsläufig mit den institutionellen Vertretern der Psychiatrie und Universität in Konflikt gerieten. Die Hauptprotagonisten dieser psychiatriekritischen Bewegung in Heidelberg endeten in der »Roten-Armee Fraktion«.

Dies alles muss man wissen, um zu verstehen, warum dieser Film in seiner Zeit so unfassbar erfolgreich war. Dieser Film war der perfekte Ausdruck des damals herrschenden Zeitgeists der 1968er-Jahre und ihrer Vertreter, die philosophisch-soziologische Ansätze nutzten, um die der herrschenden gesellschaftlichen Bedingungen im Allgemeinen und im Speziellen im Hinblick auf die Psychiatrie zu analysieren und zu kritisieren. Die Existenz psychischer Erkrankungen wurde prinzipiell infrage gestellt und abweichendes Verhalten als Produkt gesellschaftlichen Normierungsdrucks verstanden. Die Lebensuntüchtigen wurden in Psychiatrischen Anstalten »gehalten«. Eben dies stellt der Film dar.

Da aber auch die Psychoanalyse in dieser Zeit wichtige Beiträge zur Gesellschaftsanalyse leistete, war es auch selbstverständlich, dass die frühkindliche Sozialisation eine wichtige Rolle bei der Entstehung psychischer Probleme einnahm. Im Film nimmt diesen Part Billy wahr, der offensichtlich unter den Augen seiner kontrollierenden Mutter jedes Selbstbewusstsein verloren zu haben scheint.

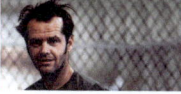

Auch sein Stottern wird als Ausdruck eines psychischen Problems gewertet, das mittels der Kraft der Sexualität zunächst überwunden werden kann, das dann aber umso grausamer zurückkehrt, als ihm die kontrollierende und strafende Mutter von Ratched vor Augen geführt wird.

Den Gegenpol zu Billy mit seiner unterdrückten Sexualität nimmt McMurphy ein, der vor sexueller Potenz geradezu strotzt und entsprechend damit prahlt. Die Befreiung der Sexualität war auch ein wichtiges Anliegen der 1968er-Generation. Ihr Guru war Wilhelm Reich, der in seinem Werk *Die Funktion des Orgasmus* (Reich 1969) die Bedeutung der Sexualität für die persönliche Entwicklung des einzelnen Individuums aber auch für die Gesellschaft dargelegt hat. Er postulierte, dass jede Neurose Folge einer gestauten Sexualenergie sei, deren Verdrängungsmechanismen automatisch von autoritären Familien- und Ehestrukturen erzeugt würden.

Psychiatrische Institutionen waren vorderhand gesellschaftliche Instrumente, um abweichendes Verhalten zu sanktionieren. Die Sanktionen erschienen vielfältig bis hin zum disziplinierenden Elektroschock und schlussendlich auch unter Inkaufnahme der Zerstörung des Gehirns mittels Lobotomie.

Bis heute wird in vielen Psychiatriefilmen das Bild der Elektrokrampftherapie genutzt, um den repressiven Charakter und die grausamen Behandlungsansätze psychiatrischer Institutionen darzustellen. Dabei wird diese Methode heutzutage mehrheitlich als hocheffektiver Behandlungsansatz für therapieresistente Depressionen genutzt. Da die Methode heute in Vollnarkose vorgenommen wird, kommt es auch heute nicht mehr zu dem generalisierten Krampfanfall, den jeder, der damit nicht vertraut ist, zweifellos erschüttern und gegen die Psychiatrie und ihre Behandlungen einnehmen muss.

Die Lobotomie war hingegen ein schrecklicher Irrläufer psychiatrischer Therapien, entstanden in einer Zeit, die praktisch keine wirksamen Therapien für psychische Erkrankungen kannte. Die hirnchirurgische Methode, mittels derer die Verbindung des Stirnlappens mit dem Mittelhirn durchtrennt wird, wurde in den 1930er-Jahren von dem Portugiesen Antonio Egas Moniz erfunden bzw. erstmals am Menschen durchgeführt, der dafür 1949 den Medizinnobelpreis erhielt. Zur massentauglichen Anwendung wurde die Methode von dem amerikanischen Psychiater Walter Freeman entwickelt, der in den 1950er-Jahren vorzugsweise ambulant tausende von Patienten zu Schwerstbehinderten machte, die möglicherweise dann ihre Primärsymptomatik nicht mehr aufwiesen, aber in ihrer Persönlichkeit zerstört und in Apathie dahinvegetierten. Mit dem Aufkommen wirksamer Medikamente war dann auch bald das Ende der Lobotomie gekommen und die zerstörerische Wirkung der Lobotomie wurde allen Beteiligten immer deutlicher. Als der Film gedreht wurde, war die Ära der Lobotomie bereits beendet.

Die spirituelle Perspektive

Nicht unerwähnt bleiben sollte auch eine Perspektive des Films, die bisher keine Beachtung gefunden hat, die spirituell-religiöse Dimension.

McMurphy ist in mancher Hinsicht ein Heilsbringer, seine Mitpatienten sind seine Jünger. Er ist ohne Zweifel ihr Anführer, der ihnen Kraft, Mut und Zuversicht gibt. Obwohl alles bereit für seine Flucht ist, bleibt er wegen Billy. Billy wird aber zu seinem Judas, der ihn verrät und der sich – wie Judas – danach umbringt. McMurphy opfert sich im Wissen, dass ihm Schlimmes drohen wird. Die Lobotomie wird zur Kreuzigung, die Statthalter der Macht, also die psychiatrischen Betreuer waschen wie Pontius Pilatus ihre Hände in Unschuld, war doch die Lobotomie eine anerkannte Methode, geadelt mit dem Nobelpreis.

In der christlichen Liturgie kommt dem Fisch eine besondere Bedeutung zu, isst man doch freitags Fisch (anstelle zu fasten), um sich daran zu erinnern, dass Jesus an einem Freitag gestorben ist. Und der »Fisch« hat jeweils eine besondere Bedeutung im Film. Gleich zu Beginn lobt McMurphy den Direktor, was er doch für einen kapitalen Fang gemacht habe, den er stolz auf einem Foto präsentiert. Und der unerlaubte Bootsausflug wird zu einem zentralen Ereignis des Films, wird doch aus dem Haufen zweifelnder, lebensuntüchtiger Psychiatriepatienten eine Gruppe erfolgreicher Fischer unter der Führung von McMurphy.

Mit dem Tod McMurphys und der Flucht des Indianers geht ein Ruck durch die Gruppe der Patienten. Chief Bromden, der nur durch den Tod McMurphys die Kraft zur Flucht findet, wird zum Verkünder der Botschaft. Für die verbleibenden Patienten wird es nie mehr so sein wie früher.

Eine moderne psychiatrisch/psychologische Perspektive

Aus heutiger Sicht kann man allerdings zu ganz anderen Schlussfolgerungen kommen.

Wie ein roter Faden bleibt während des ganzen Films die Frage haften, warum die Protagonisten des Films überhaupt in der Psychiatrie sind. Diagnosen spielen zweifellos keine Rolle, was man vielleicht auch aus der Zeit heraus interpretieren muss. Bis in die 1970er-Jahre war eine psychiatrische Diagnose eher ein Verstehensansatz als ein klar nachvollziehbarer Kriterienkatalog, wie wir das heute von einer medizinischen Diagnose erwarten würden. Tatsächlich war die Psychiatrie in den 1970er-Jahren in einer existentiellen Krise, weil die Verständigung im Fach Psychiatrie eher wie ein babylonisches Sprachgewirr als wie ein wissenschaftlicher Dialog klang. Die Krise wurde in den 1970er-Jahren mit der Einführung des Amerikanischen Klassifikationssystems zunächst einmal überwunden. Gleichwohl muss man festhalten, dass unter heutigen Bedingungen wohl keiner der Patienten in einer psychiatrischen Klinik Patient wäre.

Wenn man die beteiligten Personen unbedingt klassifizieren möchte, würden viele der Patienten vermutlich die Diagnose einer Persönlichkeitsstörung erhalten – allen voran McMurphy. McMurphy erfüllt die Kriterien einer dissozialen oder antisozialen Persönlichkeit.

Das Kapitel »Psychische und Verhaltensstörungen« der Internationalen Klassifikation für Störungen (ICD-10) definiert die dissoziale Persönlichkeitsstörung folgendermaßen:

> »Eine Persönlichkeitsstörung, die durch eine Missachtung sozialer Verpflichtungen und herzloses Unbeteiligtsein an Gefühlen für andere gekennzeichnet ist. Zwischen dem Verhalten und den herrschenden sozialen Normen besteht eine erhebliche Diskrepanz. Das Verhalten erscheint durch nachteilige Erlebnisse, einschließlich Bestrafung, nicht änderungsfähig. Es besteht eine geringe Frustrationstoleranz und eine niedrige Schwelle für aggressives, auch gewalttätiges Verhalten, eine Neigung, andere zu beschuldigen oder vordergründige Rationalisierungen für das Verhalten anzubieten, durch das der betreffende Patient in einen Konflikt mit der Gesellschaft geraten ist.« (ICD 10 2011).

McMurphy weist eine lange Liste an kriminellen Taten auf, insbesondere Gewalttaten. Er zeigt keine Schuldgefühle oder Reue und rechtfertigt sein Verhalten. So auch, dass er Sex mit einer 15-Jährigen hatte, die nach den Gesetzen vieler Länder unter das Schutzalter von Jugendlichen fallen würde, das Jugendliche vor den sexuellen Übergriffen pädosexuell veranlagten Erwachsenen schützen soll, um ihre sexuelle Entwicklung und Identität nicht negativ zu beeinflussen. Überhaupt hat McMurphy nach heutigen Maßstäben ein gestörtes Verhältnis zu Frauen. Ohne mit der Wimper zu zucken, »verleiht« er auch seine Freundin Candy an Billy zum Sex oder bietet der Nachtwache Candys Freundin Rose zu eben diesem Zweck an. Zuletzt wird auch deutlich, dass es sein Ansinnen ist, Ratched als Frau zu erniedrigen.

Weiter macht er sich gerne über andere Menschen lustig, so gleich zu Beginn als er vor Chief Bromden einen Indianertanz aufführt. Und McMurphys Wutausbrüche aus ziemlich nichtigen Anlässen sind ungezählt, die auch ganz schnell in Schlägereien oder zumindest Drohungen einmünden. Nach einer Auseinandersetzung mit Ratched meint er

> »da will man töten«,

sodass die Einschätzung der Kommission, die über seine weitere Behandlung zu entscheiden hat, dass er gefährlich sei, wohl zutreffend ist.

Was die Kritik an den institutionellen Rahmenbedingungen der Psychiatrie betrifft, kann man Vieles wirklich nicht von der Hand weisen. Warum genau die Patienten – sieht man einmal von den schwer Beeinträchtigten ab – hospitalisiert sind, bleibt im Dunkeln. Es sind aber die Langzeitpatienten, die nach einer unbestimmten Zeit in einer psychiatrischen Klinik deutliche Hospitalisationsschäden aufweisen, die dann wieder zur Rechtfertigung des weiteren Aufenthaltes dienen.

Auch wenn die meisten Patienten auf der Station freiwillig in der Klinik waren, wurde nicht verständlich, warum denn die Tür abgeschlossen und der »Hofgang« auf einem wie in einem Gefängnis gesicherten Areal durchgeführt wurde. Und zuletzt wurde nicht klar, warum die Patienten überhaupt Medikamente erhielten, McMurphy eingeschlossen, der sowieso nur zur Begutachtung in der Klinik war. Bei der Medikamentenausgabe zeigte sich bei aller oberflächlichen Höflichkeit des Personals der repressive Charakter der Institution: zu diskutieren gab es nichts und wer nicht freiwillig die Medikamente einnahm, dem wurde gedroht, dass dann die Medikamente auf anderem Weg zugeführt würden, also durch Zwang. Wie überhaupt das männliche Pflegepersonal nicht zimperlich im Umgang mit den Patienten war.

Gleichwohl das Leben auf der Station war so übel nicht. Die Patienten erhalten Gruppentherapie. Ratcheds Ziel ist die Aktivierung ihrer Patienten. Jedenfalls führt sie dies als Begründung an auf die Frage, warum die Patienten tagsüber nicht in den Schlafsaal dürfen. Nicht ungerechtfertigt ist auch ihr Hinweis an McMurphy, dass über Änderungen der Stationsordnung abgestimmt werden müsse. Er ist wütend, als es ihm nicht gelingt, die Mehrheit der Station hinter sich zu bringen, und kann nicht akzeptieren, dass es auch für Abstimmungen Regeln gibt.

Richtigerweise muss man sich auch auf Ratcheds Seite stellen, als sie die »Verwaltung« der Zigaretten übernommen hat. McMurphy hat nämlich seine Mitpatienten beim Kartenspiel gnadenlos ausgenommen.

Alles in Allem repräsentiert McMurphy den Typ von Patienten, mit dem man ungern etwa im professionellen Kontakt zu tun haben und den man eher von Station fernhalten möchte.

Schlussfolgerung

Wer in den letzten Jahrzehnten in der Psychiatrie tätig war, musste lernen, mit diesem Film und seiner Botschaft zu leben, was angesichts der doch recht einseitigen Betrachtungsweise oft nicht leicht war. Aber dieser Film und viele weitere kleine Mosaiksteine haben sicher auch dazu beigetragen, dass sich die Psychiatrie seitdem fundamental gewandelt hat.

Ernsthafterweise wird heute niemand mehr die Existenz psychischer Störungen bezweifeln. Nach einer Phase der soziologischen Erklärungsansätze dominieren heute individuell-psychologische und biologische Erklärungsansätze. Jeder ist in einer bestimmten Weise ausgestattet, die Welt wahrzunehmen, zu interpretieren und affektiv zu beurteilen. In Interaktion mit umweltbedingten Belastungen können sich bestimmte psychische Störungen entwickeln. Alle therapeutischen Ansätze werden heutzutage daran gemessen, ob und wie es gelingt, in der Gesellschaft und Familie integriert zu bleiben, also Inklusion statt Exklusion.

Brachte der Film *Einer flog über das Kuckucksnest* das Lebensgefühl einer ganzen Generation zum Ausdruck, ist es vermutlich heute der Film »A beautiful mind«, die Geschichte des geniale Mathematikers John Nash, der an einer schizophrenen Psychose litt, und trotzdem den Nobelpreis für seine mathematischen Arbeiten erhielt. Die Gesellschaft spielt in diesem Film nur eine nachgeordnete Rolle und nur insoweit, als die gesellschaftlichen Rahmenbedingungen die Folie zu inhaltlichen Erklärung seiner Wahnideen abgab. Die neue Botschaft lautet heute »Du kannst es schaffen«, so schwerwiegend deine psychische Erkrankung auch sein mag.

Literatur

Cape G (2003) Addiction, stigma and the movies. Acta Psych Scand, 163-9
Foucault M (1993) Wahnsinn und Gesellschaft. Eine Geschichte des Wahns im Zeitalter der Vernunft. Suhrkamp, Frankfurt am Main, (Ersterscheinung 1961)
Goffman E (1961) Asylums: essays on the social situation of mental patients and other inmates. New York: Anchor Book
Häfner H (2001) Hat Basglaia eine bessere Psychiatrie geschaffen?. Zur Biografie der Italienischen Psychoreform. Nervenarzt. Jul;72(7):485-6.
ICD (2011) Deutsches Institut für medizinische Dokumentation und Forschung. http://www.dimdi.de. Zugegriffen: 24. Mai 2016
Laing RD (1960) The divided self: an existential study in sanity and madness. Harmondsworth. Penguin
Reich W (1969) Die Funktion des Orgasmus. Die Entdeckung des Orgons. Sexualökonomische Grundprobleme der biologischen Energie Kiepenheuer & Witsch (Erstveröffentlichung 1927)
Szasz TS (1974) The myth of mental illness: foundations of a theory of personal conduct. New York: Pell
Szasz TS (1977) Psychiatric slavery: when confinement and coercion masquerade as cure. Syracuse, NY: Syracuse University Press

Originaltitel	One Flew Over The Cuckoo's Nest
Erscheinungsjahr	1975
Land	USA
Drehbuch	Bo Goldman, Lawrence Hauben
Regie	Miloš Forman
Hauptdarsteller	Jack Nicholson, Louise Fletcher
Verfügbarkeit	Als DVD erhältlich

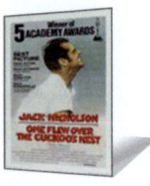

Nina Arbesser-Rastburg

(Auf)lösung der Geschlechtlichkeit

Handlung 159
Leben im »Suspense Melodrama« 162
Dr. Elliott: Profession und Abgrund 165
Rezept und Therapie 171
Literatur 172

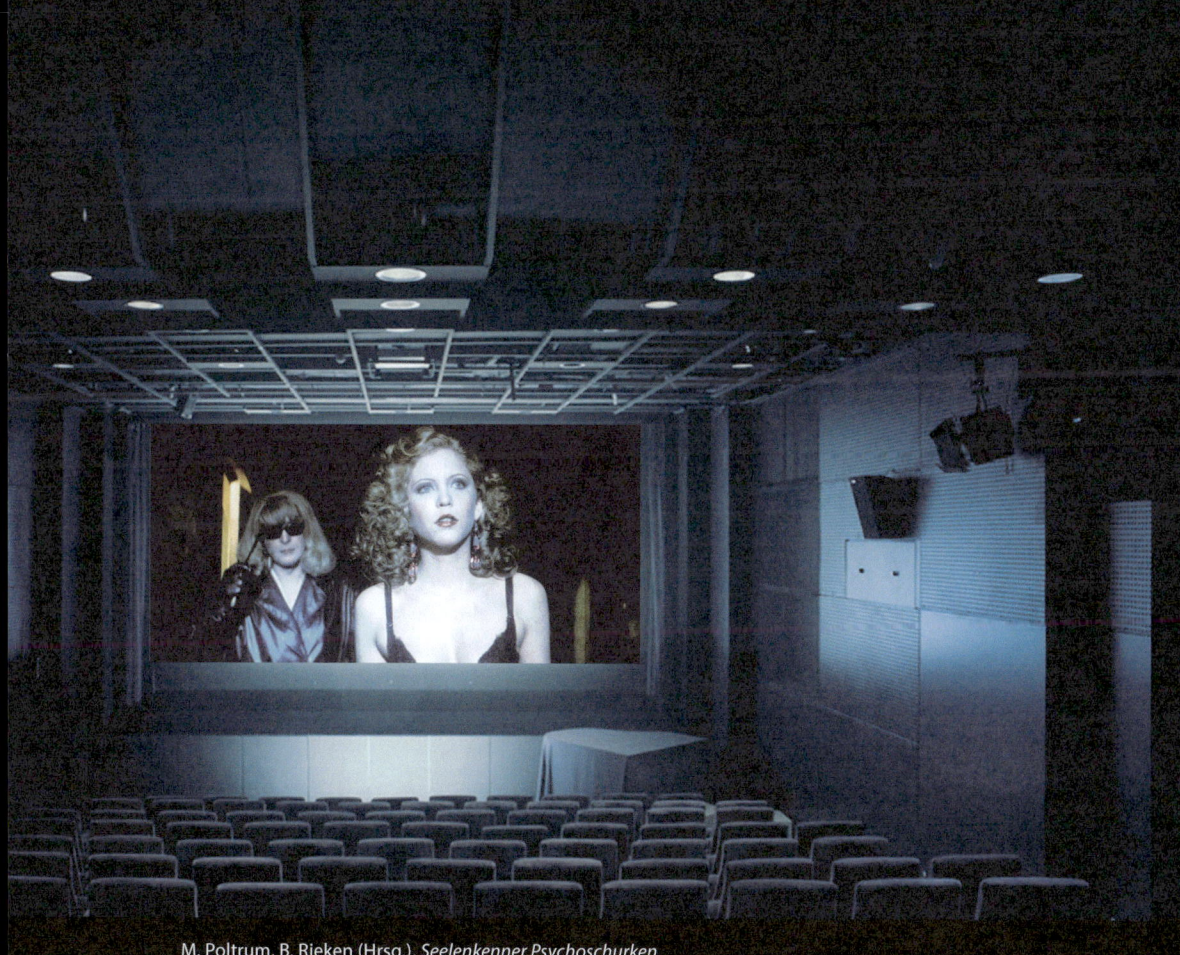

M. Poltrum, B. Rieken (Hrsg.), *Seelenkenner Psychoschurken*,
DOI 10.1007/978-3-662-50486-4_12, © Springer-Verlag Berlin Heidelberg 2017

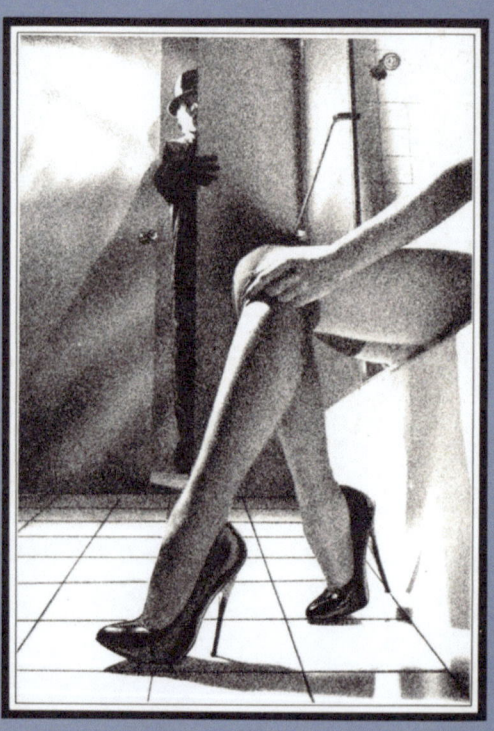

Dressed to Kill

Es beginnt mit einer Fantasie, endet mit einem Alptraum und wird begleitet von Spannung: erotischer, ängstlicher, panischer, mörderischer, lustvoller. Blondinen werden verwechselt, fantasieren, erregen, träumen, töten und werden getötet. Brian De Palma will die Gefühle der Zuschauer manipulieren, steuern, in Kontrolle sein, und das gelingt ihm in *Dressed to Kill* durchaus (Abb. 12.1). Er setzt hierfür neben langer Steadicam-Sequenzen und Split-Screens u. a. auch einige Stilelemente Alfred Hitchcocks ein. Dieser Beitrag möchte Licht auf eine Schlüsselfigur des Filmes werfen, den Psychiater und seinen Schatten: Dr. Elliott und die mörderische Bobbi. Aus tiefenpsychologischer Perspektive wird versucht, die Persönlichkeit Dr. Elliotts zu ergründen. Zu diesem Zweck wird auch sein »Schöpfer«, der Regisseur und Drehbuchautor des Filmes, Brian De Palma, beleuchtet sowie Einflüsse, die auf seine Arbeit einwirkten.

Handlung

Harmonisch, romantisch, fast schon kitschig anmutende Klänge, eine Frau mit makellosem Körper duscht sich. Großaufnahme ihrer Brüste. Großaufnahme ihres rötlichen Schamhaares. Zärtlich streichelt sie ihren Körper. Nur die von der Wärme beschlagene Duschwand trennt sie vom Objekt ihrer Begierde. Voll erotischem Verlangen sieht sie zu ihrem nur mit Handtuch bekleideten Mann, der beim Waschbecken steht und sich rasiert. Immer sehnsuchtsvoller wird ihr Blick, immer intensiver ihre Berührungen.

Dann: Ein Mann tritt plötzlich von hinten an sie heran, packt ihr Becken mit der einen Hand, hält ihr den Mund zu mit der anderen und dringt in sie ein. Sie versucht sich zu wehren, ihre panisch weit aufgerissenen Augen sind hilfesuchend auf ihren Mann gerichtet. Ein Schrei gelingt ihr. Für einen Moment hebt ihr Mann seinen Blick, gleichgültig sieht er zu ihr herüber und setzt seine Rasur fort.

Diese Sequenz bildet den Auftakt zu *Dressed to Kill*, und sie entpuppt sich als sexuelle Fantasie Kate Millers, der sie sich während des unerfüllenden Sex' mit ihrem Ehemann Mike hingibt. Auch sind in dieser Szene schon wesentliche Motive enthalten, die sich im ganzen weiteren Film wiederfinden. Von Männern können Frauen keinen wirklichen Schutz erwarten, entweder sie verhalten sich ihnen gegenüber gleichgültig oder stellen eine Bedrohung für sie dar.

Nach einem kurzen Gespräch mit ihrem computeraffinen Sohn Peter begibt sich Kate auf den Weg zur Praxis ihres Psychiaters Dr. Robert Elliott. Freundlich und einfühlsam versucht er den Ursachen für Kates Frustration auf den Grund zu gehen (Abb. 12.2).

Mikes plumpe, uneinfühlsame »wham-bang-Art« beim gemeinsamen Sex stellt sich hierfür alsbald als ausschlaggebender Faktor heraus, zumal sie sich nicht getraut, mit Mike darüber zu sprechen. Dr. Elliott versucht Kate dabei behilflich zu sein, sich ihrer Optionen bewusst zu werden, und ermutigt sie, Mike ihre sexuelle Unzufriedenheit mitzuteilen. Unsicher erkundigt sich Kate daraufhin, ob sie denn für ihn, Dr. Elliott, sexuell anziehend sei, und obwohl er dies bejaht, wird er nicht übergriffig und erklärt, dass er seine Frau zu sehr liebe, um mit Kate zu schlafen.

In der nächsten Szene beobachtet man sie – mit der man sich als Zuseher zu diesem Zeitpunkt bereits identifiziert hat, wird einem doch alles aus ihrer Perspektive vermittelt – im Museum. Ihr Blick schwenkt zwischen ihrer Einkaufsliste und den Kunstwerken hin und her, bis sich ein attraktiver Fremder in ihre Nähe setzt. Gänzlich ohne dass einem der beiden auch nur ein einziges Wort über die Lippen kommt, erfolgt daraufhin ein erotisch geladenes Katz-und-Maus-Spiel durch die Hallen des Metropolitan Museum of Art. Die vor allem durch die Kameraführung und großartige musikalische

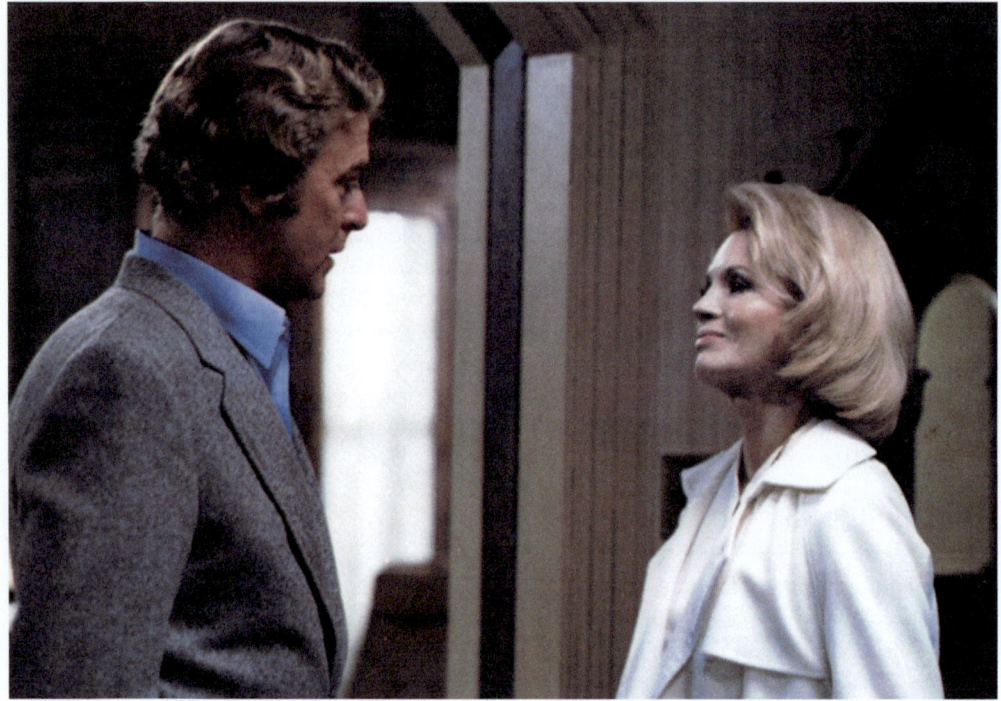

◾ **Abb. 12.2** Freundlich begrüßt Dr. Elliott Kate in seiner Praxis. Quelle: dpa Picture-Alliance GmbH. © Mary Evans Picture Library / picture alliance.

Untermalung spannungsreiche Verfolgungsjagd endet auf der Rückbank eines Taxis, in dem der schöne Unbekannte sinnlich und einfühlsam über sie »herfällt« und sie dadurch in höchste Ekstase versetzt. Das Liebesspiel wird in seinem Apartment fortgesetzt. Beschwingt lächelnd ist Kate dabei, dieses zu verlassen, als sie auf ein Schreiben aufmerksam wird, dem sich entnehmen lässt, dass der attraktive Mann ihr eine Geschlechtskrankheit verschwiegen hat. Sie ringt um ihre Fassung. Nach dieser tragisch-komisch anmutenden Enthüllung verlässt sie fluchtartig die Wohnung und befindet sich im Lift am Rande der Verzweiflung, da sie entdeckt, dass sie ferner auch ihren Ehering im Apartment liegen hat lassen. Echte Panik stellt sich Sekunden später ein, als sich die Lifttüre öffnet und den Blick freigibt auf die funkelnde Schneide eines Rasiermessers. Eine ominöse Blondine hält es Kate vors Gesicht, um dann mit dem kalten Stahl in ihre Wange zu schneiden. In Nahaufnahme wird man Zeuge davon, wie Kate mit dem Rasiermesser hilflos im Lift massakriert wird.

Das Escortgirl Liz Blake und ihr Freier begeben sich gerade aus dessen Apartment, als sie die blut-überströmte, aber noch lebende Kate im Lift vorfinden. Während ihre männliche Begleitung sofort die Flucht ergreift, ist Liz drauf und dran, Kates ausgestreckte Hand zu ergreifen – da entdeckt sie die Blondine mit dem blutigen Rasiermesser im Spiegel des Lifts, die sich mit diesem ihrer Hand gefährlich nähert. Durch das gegenseitige Gewahr-Werden fällt der Mörderin – wohl vor Schreck – das Rasiermesser aus der Hand, das Liz noch schnell an sich nehmen kann, bevor sich die Lifttüre schließt und Kates Schicksal damit besiegelt ist.

Wenig später treffen auf der Polizeistation alle Charaktere zusammen. Zuerst trifft Dr. Elliott auf Peter, den Teenagersohn Kates, und bietet diesem auch sogleich therapeutische Hilfe an. Ganz Teenager, interessiert sich Peter kaum dafür und lauscht lieber heimlich, wie Dr. Elliott durch den Polizisten Marino einvernommen wird. Marino vermutet, die Mörderin könnte vielleicht eine der »Abartigen«

sein, die Elliott behandelt. Elliott wehrt sich sofort gegen diese abfällige Bezeichnung und ist ferner auch nicht bereit, seine Schweigepflicht zu brechen, um die Namen seiner Patientinnen offenzulegen. Auch das Escortgirl Liz findet sich auf der Polizeistation ein und gerät nach ihrer Einvernahme als nächste in den Fokus der unbekannten Mörderin. Das Resultat: eine den Zuschauer absolut fesselnde, scheinbar gar nicht mehr endende Verfolgungsjagd durch die Straßen und den Untergrund New Yorks. Während Liz versucht, Kates Mörderin abzuhängen, nehmen junge Männer sie ins Visier. Sie versucht diesen zu entkommen und läuft dabei der ominösen Blondine genau vors Messer. In letzter Sekunde wird sie von Peter gerettet, der die Angreiferin mit einem Spray abwehrt. Während Liz in der Obhut Peters endlich wieder aufatmen kann, versucht Dr. Elliott mit Bobbi in Kontakt zu kommen, einer (ehemaligen) Transgenderpatientin von ihm, deren Geschlechtsumwandlungsoperation er nicht befürwortet. Denn Bobbi hat ihm nicht nur Drohungen auf seinem Anrufbeantworter hinterlassen, sondern sie hat ihn auch auf diese Art und Weise wissen lassen, dass sie es ist, die mit seinem (!) Rasiermesser auf der Jagd ist. Seine Kontaktbemühungen bleiben erfolglos, deshalb sucht er am Tag darauf Bobbis »neuen« Psychiater Dr. Levy auf und berichtet ihm von seiner Befürchtung. Dr. Levy verspricht ihm, mit Bobbi zu reden und dann gemeinsam die Polizei zu informieren.

Peter ist einstweilen aufgrund eigener Nachforschungen davon überzeugt, dass es sich bei einer von Dr. Elliotts Patientinnen um die Mörderin seiner Mutter handeln muss. Da Marino nicht an einen baldigen Durchsuchungsbefehl für Elliotts Praxis glaubt, legt er Liz mehr oder weniger nahe, in die Praxis einzubrechen, um sich den Terminkalenders des Psychiaters anzueignen. Liz erscheint daraufhin eines späten Abends zu einem Termin in Dr. Elliotts Praxis. Sie erzählt ihm von ihren sehr sexuell-gewaltvoll gefärbten (Alp)träumen. Lasziv rekelt sie sich, nach dem Entkleiden ihres Mantels, nur noch mit Strapsen bekleidet, auf seinem Tisch. Dr. Elliott bleibt professionell, geht nicht auf ihre Avancen ein, sondern fragt nach den Beweggründen für ihr sexualisiertes Auftreten. Liz zeigt sich unbeeindruckt von seinen Äußerungen und mimt weiter die Femme fatale. Kurz verlässt sie das Behandlungszimmer, um ihre Nase zu pudern, wie sie meint, und fordert Elliott auf, sich einstweilen zu entkleiden. Allein im Vorraum kann Liz endlich ihrem eigentlichen Anliegen nachgehen und durchsucht den Schreibtisch nach dem Terminkalender. Schnell gelingt es ihr, diesen aufzuspüren und die gesuchten Informationen zu entnehmen. Sie betritt wieder das Behandlungszimmer, das nun in Dunkelheit gehüllt ist und lediglich durch das Leuchten der Blitze, des draußen herrschenden Unwetters, erhellt wird. Peter, der das ganze Treiben in Elliotts Praxis derweil von außen oberserviert, wird plötzlich von einer (was denn auch sonst) Blondine überrascht, und während er gerade versucht, sich gegen diese zu Wehr zu setzen – ein Funkeln.

Das Funkeln eines Rasiermessers in der Hand der Mörderin seiner Mutter, die plötzlich hinter der ahnungslosen Liz in der Praxis steht (◘ Abb. 12.3). Verzweifelt versucht er Kate zu warnen, da fällt ein Schuss. Angeschossen fällt die blutdurstige Blondine in Elliotts Praxis um, eine Perücke ab, und man erkennt Dr. Elliott!

Gelöst hatte den Schuss die Blondine, die plötzlich neben Peter aufgetaucht war, und bei der es sich um eine Polizistin handelt, die, im Auftrag von Marino, Liz beschattet.

Aufatmen und Irritation umfangen einen als Zuseher. Wieder treffen alle Handelnden auf der Polizeistation zusammen. Dr. Levy erklärt, dass es sich bei Dr. Elliott und Bobbi um eine Person handelt und jedes Mal, »wenn sein Penis erigierte, Bobbi die Kontrolle übernahm«. Bobbi wollte eine geschlechtsumwandelnde Operation, der sich die männliche Seite in Dr. Elliott wiedersetzte, weshalb sich Bobbi auf mörderische Art und Weise rächte.

Endlich richtiges Durchatmen als Zuseher. In der nächsten Szene beobachtet man den neugierigen Peter und Liz in einem Restaurant dabei, wie ihn diese über Vaginalplastiken und Hormontherapie aufklärt. Doch dann: Irritation, Angst. Man sieht eine Anstalt, die dem Namen Irrenanstalt in jedweder Weise gerecht werden würde. Ein düsteres, bizarres Bild, das sich einem bietet und auch eine Werbung für die Antipsychiatriebewegung sein könnte. Noch mehr Irritation, noch mehr Angst. Dr. Elliott tötet

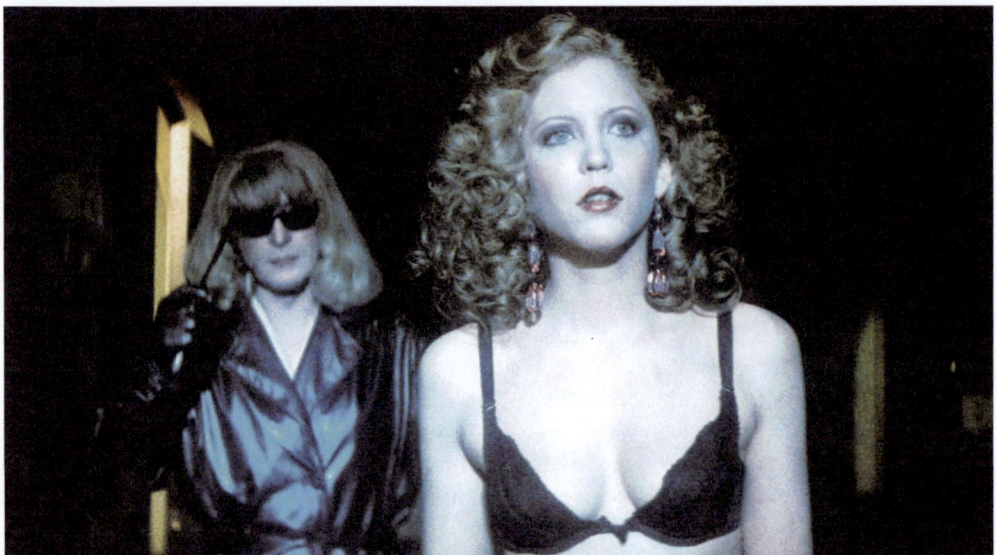
◼ **Abb. 12.3** Bobby lauert Liz im Behandlungszimmer auf. Quelle: dpa Picture-Alliance GmbH. © Mary Evans Picture Library / picture-alliance

eine Krankenschwester, zieht sich ihr ausgesprochen kurzes Kleidchen an, flieht aus der jenseits von Gut und Böse wirkenden Psychiatrie, überrascht Liz beim Duschen und schlitzt ihr die Kehle auf.

Schreiend wacht Liz auf. Peter läuft sofort herbei und bemüht sich, sie zu beruhigen.

Dressed to Kill endet, wie er begonnen hat, mit einer (alp-)traumartigen Sequenz und im selben Bett, nur liegt eine andere Blondine darin, und es handelt sich diesmal nicht um eine sexuelle Fantasie, sondern einen Alptraum, der ein Symptom einer posttraumatischen Belastungsstörungen sein könnte.

Leben im »Suspense Melodrama«

Nach diesem Überblick über die Handlung des Filmes und damit auch das »Leben« des Dr. Elliott soll nun versucht werden, einen tiefenpsychologischen Blick auf die Berufskollegen zu werfen.

Die Ausschnitte aus Dr. Elliotts Leben, an denen man als Zuseher teilhaben darf – ja diese Ausschnitte sind es erst, die sein »Leben« als solches überhaupt konstituieren – sind eingebettet in ein »suspense melodrama«. Ein Filmgenre, dass eng an die Person De Palmas geknüpft ist und bei dem es sich um eine Mischung aus Melodrama und Thriller handelt (Greven, 2013, S. 114). Als Schöpfung De Palmas und in solch einem Kontext zu leben, hat auch in der Entwicklung und Darstellung Dr. Elliotts deutliche Spuren hinterlassen.

Um Dr. Elliott betrachten zu können, sind zunächst kurz das Filmgenre sowie Brian De Palma und die Einflüsse zu beleuchten, die auf ihn einwirken. Als Jüngster von drei Söhnen eines orthopädischen Chirurgen begleitete er seit seiner frühesten Kindheit seinen Vater zu dessen Arbeitsplatz, wodurch er eine hohe »Bluttoleranz« entwickelte, wie er selbst meint (De Palma 2003, S. 85). Diese ungewöhnliche Toleranz brachte ihm zunächst keine Vorteile, da es die Physik und die Elektronik waren, denen seine volle Aufmerksamkeit galt. Für seine Aufsätze über Kybernetik gewann er sogar Preise und Auszeichnungen (Gandini 2002, S. 5). In *Dressed to Kill* findet dies Eingang in der Figur Peters, des talentierten Nerd, der De Palmas eigenem Teenager-Ich nachempfunden ist (De Palma 2015). Erst während seiner Zeit auf der stark künstlerisch geprägten Columbia Universität kam er mit der Schauspielerei in Berührung, fing jedoch erst durch das Sehen von Hitchocks Vertigo für die Filmproduktion Feuer (Gandini

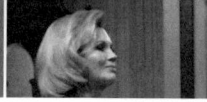

2002, S. 7). Als naturwissenschaftlich sozialisierter junger Mann war es sein Bedürfnis, alle Komponenten kontrollieren zu können, die ihn die Laufbahn als Regisseur einschlugen ließen (ebd.). Dadurch lässt sich auch seine Faszination und Leidenschaft für die Kinematografie verstehen: er wollte immer wissen, wie die Apparate funktionieren, wie die Einstellungen funktionieren, damit solche Bilder und Sequenzen wie z. B. in Vertigo entstehen (De Palma 2003).

Wie erwähnt, handelt es sich beim »suspense melodrama« um eine Mischform zwischen Thriller und Melodram. »Thrill« lässt sich nach Balint (2009) am ehesten mit »Angstlust« übersetzen, die sowohl positiver als auch negativer Natur sein kann. Melodram meint in der Filmkunst etwas, dass »hemmungslos auf die Erzeugung von Gefühlen abzielt«, und zum Mitfühlen und Mitleiden mit den Protagonisten anregen soll (Filmlexikon 2016). In der sexualisierten, surrealistischen Form, in der De Palma das »suspense melodrama« inszeniert, bietet es ihm alles, wovon er sich damals selbst angezogen fühlte: Angst, Lust, Sex, Macht, Blut, Gewalt, Spannung und Melodramatik – und das beste dabei, als Regisseur, als »puppet master«, hatte er die Fäden in der Hand und damit die Kontrolle (De Palma 2003, S. 83, 98). Kritiker bezeichneten ihn deswegen als

---

»master of macabre« und »kalten, zynischen Voyeur und Sadisten« (De Palma 2003, S. VIII, S. 69).

In zahlreichen verschriftlichten und gefilmten Interviews mit ihm konnte keine Entsprechung für eine ausgeprägt sadistische Ader bei ihm gefunden werden (De Palma 2003; De Palma 2015; Gandini 2002). Es ist vor allem ein »ästhetisches« Interesse, dass De Palma an diesen Themen und deren Darstellung reizt (De Palma 2003, S. 99, 2015; Greven 2013 De Palma). Um das Publikum zu manipulieren, ihm viszerale Reaktionen zu entlocken, eignen sich nach De Palma eben oftmals gewalttätige Szenen (De Palma 2003). Es faszinierte De Palma mittels der Form »Film« zu manipulieren, zu lügen, die Wahrheit zu verdrehen, das Publikum durch die Wahl der Perspektive in die Irre zu führen. Dazu konnte er gerade in Filmen wie *Dressed to Kill* auch seiner melodramatischen Ader Ausdruck verleihen (Gandini 2002, S. 47). Im »suspense melodrama« konnte er dazu noch Aggression und Sexuelles verbinden und sich seine hohe »Bluttoleranz« zunutze machen (De Palma 2003, S. 85). Auch wenn ihn Blut und andere Dinge, die die meisten Menschen ängstigen, kalt lassen, ist auch er nicht völlig frei von Furcht, und nichts bereitet ihm mehr Unbehagen als Kontrollverlust (ebd.). Entzieht sich etwas seiner Kontrolle, versucht er die Situation zu verlassen (ebd., S. 86) – eine Lektion, die er aus seinen Erfahrungen mit der Filmindustrie in Hollywood zog. Berufsbedingt verbrachte und verbringt er viel Zeit in Hollywood, über die dort bestehenden Verhältnisse äußert er sich oftmals kritisch. Für ihn stellt Hollywood, »the land of the devil«, den Inbegriff des Kapitalismus, dar, wo man permanent auf der Hut sein muss, nicht gekauft und als Produkt verkauft zu werden (ebd., 82). Er, der die 1960er-Jahre und ihren revolutionären Zeitgeist miterlebt hatte, musste in den 1970ern enttäuscht feststellen, wie er als »Revolutionär« einfach als »Produkt« vermarktet wurde und zu Beginn der 1980er nichts mehr von dem frischen Wind der 1960er in den Straßen der kalifornischen Filmoase zu spüren war (ebd.). Diese Erfahrungen verstärkten sein ohnehin düsteres, skeptizistisches Gesellschaftsbild und seine Kritik am »Establishment«, vor allem in Bezug auf Hollywood. Doch nicht alles in Los Angeles fand er negativ. De Palma war Teil einer neuen Generation von Regisseuren in Hollywood, die auch Steven Spielberg, George Lucas und Martin Scorsese umfasste. Unter diesen damals jungen Männern gab es (und gibt es teilweise noch) einen regen, fruchtbaren Austausch und gegenseitige Unterstützung (Gandini 2002, S. 27). Neben seinen Mitstreitern wurde De Palma auch sehr stark von dem Franzosen Jean-Luc Godard beeinflusst, von dem er »form equals content« übernahm (De Palma 2003). Auch wenn, wie De Palma sagt, die Form freilich nicht alles ist, kommt ihr doch eine überaus gewichtige Rolle in seinen Filmen zu, denn in ihr liegt auch De Palmas Stärke. So auch in *Dressed to Kill*. De Palma skizziert jede Szene, bevor er sie dreht. Er strebt danach, für bestimmte visuelle Vorstellungen, die in seinem Kopf auftauchen, die richtige Form zu finden, um sie auf die Leinwand projizieren zu können. Da der Schwerpunkt auf der bildlichen Darstellung beruht, geht er mit Dialogen in Filmen sparsam um, sie treten mehr in den Hintergrund. Kate, die weibliche Hauptdarstellerin, erhält in *Dressed to Kill* gerade einmal zwei Dialogszenen. Deswegen kommt der musikalischen Untermalung, als »zusätzlichem Schauspieler«, eine besondere Rolle zu (Donaggio 2015). Im »suspense melodrama« wird ihr die Aufgabe zuteil, den Zuseher zuerst »einzulullen und ihn dann wegzublasen«[1] (ebd.). Lange Sequenzen mit melodischen, romantisch-kitschigen Klängen werden von kurzen, schrillen, einem ins Mark fahrenden Tonfolgen abgelöst. Dazu passt auch Dr. Elliotts Entwicklung im Laufe des Filmes. Zunächst wird man von seiner einfühlsamen, freundlichen Art »eingelullt«, wiegt sich in Sicherheit. Wenig später bleiben einem nach dem Mord an Kate auch nicht mehr viele weitere Sympathieträger. Immer weiter identifiziert man sich mit Elliott, um zu guter Letzt von seiner »zweiten«, gewalttätigen, weiblichen Seite geschockt, »weggeblasen« und verwirrt zurückzubleiben: »Suspense« in Reinkultur.

»Suspense« bedeutet Gespanntheit im Sinne eines Spannungsbogens, indem man als Zuseher z. B. die drohende Gefahr oder den Mörder, der weiterhin frei herumläuft, bereits kennt, und Alfred Hitchcock, der große Lehrmeister De Palmas, wird nicht grundlos auch als »Master of Suspense« bezeichnet (Truffaut 1984). In den 1950er- und 1960er-Jahren war es Alfred Hitchcock, dessen Name unter Cineasten in aller Munde und als einziger Regisseur den meisten Kinobesuchern Amerikas namentlich bekannt war (Gross 2012, S. 45). In seinen vorrangig angstvoll-spannungsgeladenen Thrillern, die auch humoristischer Momente nicht entbehren, behandelt Hitchcock ähnliche Motive in unterschiedlichen Variationen. Er tut dies mit für ihn typischen Sinthomen, die im Unterschied zu Symptomen keine Bedeutung besitzen, jedoch durch ihre Verwendung in einem »Wiederholungsmuster« einer »Elementarmatrix der jouissance, des Mehr-Genießens, einen Körper« verleihen (Žižek 2000, S. 20f.). Sprich, es sind die vielen an und für sich bedeutungslosen Elemente, die Hitchcock in einer für ihn typischen Art und Weise aneinanderfügt und wiederholt, die dazu führen, dass das Sehen seiner Filme ein Genuss ist. Für Brian De Palma stellte Hitchcocks Kino immer DAS Kino dar, von ihm lernte er, wie er sagt, u. a. viel über die Geschichtsstruktur und erzählerische Ökonomie in Filmen (De Palma 2003). Auch finden sich in zahlreichen Filmen De Palmas Referenzen zu Hitchcocks Werken. Von Kritikern wurde De Palma deswegen oftmals abwertend als Hitchcock-Epigone bezeichnet (Gandini 2002; De Palma 2003). Dies ist insofern nicht richtig, als es De Palma nie darum ging, Hitchcock zu kopieren, sondern, fasziniert von Hitchcocks Stilelementen und Motiven, verwendetet er diese, um noch mehr aus ihnen herauszuholen bzw. ihre Verwendung auf andere Art und Weise neu auszuprobieren.

Seine Vorliebe für die kinematografische Form ist nicht nur seinem Kontrollbedürfnis zuträglich. Sie trug auch stark zu De Palmas Verehrung von Hitchcocks Werken bei, da es sich hierbei um eine gemeinsame Leidenschaft handelt. Deshalb erfordern Betrachtungen von De Palmas Werken auch immer einen Miteinbezug Hitchcocks, wodurch das Individuelle De Palmas deutlicher zutage tritt. Auch verbindet die beiden Herren diverse Obsessionen, etwa die für Kontrolle und Dualität[2] (De Palma 2003; Truffaut 1984). Im Gegensatz zu Hitchcock, dessen »obsessive Liebe zu seinen kühlen Blondinen«, nicht nur dazu führte, dass er sie »scheu verehrte«, sondern auch »während Dreharbeiten perversen Qualen unterwarf« (Gross 2012, S. 46), peinigte De Palma nie die Schauspielerinnen, sondern »lediglich« die Filmfiguren. Ähnlich wie bei Hitchcock, dessen Filme eine »lebenslange Selbststilisierung« und einen Umgang mit dem eigenen frühkindlichen Leid darstellten, lassen sich meines Erachtens auch in De Palmas Filmen, vor allem in seinen erotisch dramatischen Thrillern, persönliche Konfliktfelder entdecken, worauf ich später zurückkommen werde (ebd., 97).

Für *Dressed to Kill* ließ sich De Palma außer von *Cruising* sehr stark durch Hitchcocks *Psycho* inspirieren. *Psycho* stellt die Basis für *Dressed to Kill* dar und lieferte ihm wichtige Grundmotive. Allein

---

1   Im Original: »lull the audience first and then blow« (Donaggio, 2015).
2   Die Dualität, das Zweifache tritt in vielen Filmen der beiden zutage, z. B. in Form von Zwillingen, Schizophrenen oder auch Gebäuden. Man denke nur an das Motel und das Wohnhaus in »Psycho« und an die Hin-und Hergerissenheit Norman Bates zwischen diesen beiden (Žižek 2008, S. 241).

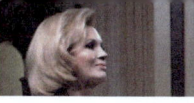

schon die ein- und ausleitenden Duschszenen in *Dressed to Kill* erinnern sofort an den Film, der dafür sorgte, dass sich Millionen Amerikaner in ihrem Badezimmer nie wieder sicher fühlten (Gabbard & Gabbard, 1999). Auch aus *Psycho* entnommen ist der geniale Einfall, den Zuseher durch die Einnahme einer Perspektive zu verleiten, sich mit einer bestimmen Person zu identifizieren, diese allerdings nach 30 Minuten einfach sterben zu lassen und damit das Publikum geschockt und ohne jegliche Ahnung, wie es nun weitergehen könnte, zurückzulassen (Greven, 2013, S. 114). Es gibt unzählige weitere Elemente, die *Psycho* entnommen und in *Dressed to Kill* weiterbearbeitet wurden, erwähnt werden im Folgenden nur diejenigen, die für das Verständnis des Dr. Elliott unmittelbar relevant sind.

Dr. Elliott: Profession und Abgrund

Michael Caine, der die Rolle des Dr. Elliott großartig verkörpert, wird einem in *Dressed to Kill* gleich in medias res, bei seiner psychotherapeutischen Arbeit vorgestellt – eigentlich spielt er im Film einen Psychiater, aber das darf man sicherlich nicht zu genau nehmen. Der Eindruck, den man zunächst von ihm gewinnt, ist ein überwiegend positiver.

In den zwei Ausschnitten aus Therapiesitzungen, die man zu sehen bekommt, eine relativ am Anfang des Filmes, eine fast am Ende, hat er es beide Male mit sexuell-anziehenden, verführerischen Blondinen zu tun, deren erotische Begehren er beide Male aushält, ohne diese dabei abzutun oder übergriffig zu werden und ihnen nachzugeben. Souverän und ruhig tritt er auf, nie verliert er die Fassung, auch wenn er manchmal ein wenig um sie ringt, was nicht verwundert, angesichts der Drohungen vonseiten Bobbis auf seinem Anrufbeantworter und der teilweise doch herausfordernden Therapiesitzungen. Seinen Patientinnen begegnet er einfühlsam und ermutigend. Erstaunlich ist der Umstand, dass seine therapeutische Kompetenz in der deutschen Version des Filmes Federn lassen musste. Denn da heißt es auf Kates Frage, ob es denn schlecht sei, dass sie auf ihren Mann böse sei, weil dieser nicht auf ihre Bedürfnisse eingehe: »Ja«. Dabei handelt es sich um eine direkte Übersetzung, die leider inhaltlich nicht das liefert, was das englische Original meint. Keineswegs möchte Dr. Elliott den moralischen Zeigefinger erheben und ihr mitteilen, dass sie sich mit den uneinfühlsamen sexuellen Annäherungsversuchen ihres Ehemanns einfach einverstanden zeigen soll. Im Gegenteil, er möchte sie dazu ermutigen, Mike ihren Ärger und ihre Unzufriedenheit mitzuteilen. Dr. Elliotts therapeutischer Stil, der analytisch, aber nicht orthodox wirkt, enthält sowohl Elemente einer maternalistischen Liebestherapie, als auch einer paternalistischen Vernunfttherapie, wie man es heutzutage ausdrücken würde (Cremerius 1979, S. 573). Authentisch antwortet er auf Kates Fragen, ob er sie attraktiv fände und ob er mit mir ihr schlafen möchte. Und obwohl er beides bejaht, geht er nicht auf ihre sexuellen Avancen ein und wird damit als Mensch, ohne seine professionelle Abstinenz völlig aufzugeben, und nicht als »schafsgesichtiger Blechaffe« spürbar, der »mechanisch, automatisiert und distanziert« bleiben würde (Krutzenbichler und Essers 2010, S. 10, 67). Interessant ist ebenfalls, wie er später im Film, im zweiten und letzten Therapiesitzungsausschnitt, den man zu sehen bekommt, mit Liz' Verführungsversuchen umgeht. Liz versucht, wenn auch aus anderen Gründen als Kate, mit allen Mitteln, inklusive Reizwäsche und »mind-fuck«, Dr. Elliott zu verführen. Er bewahrt trotzdem die Contenance, auch wenn es ihm sichtlich nicht leicht fällt, und wirkt bemüht, sich auf professionelle wie authentische Art und Weise ihrem lasziven Verhalten zu begegnen. Um zwei Beispiele zu nennen:

> Dr. Elliott: »Tun Sie es auch schon mal, ohne dafür bezahlt zu werden?
> Liz versteht dies sofort absichtlich falsch und fragt grinsend: »Ist das möglicherweise ein Antrag?«
> Dr. Elliott: »Nein. Es ist das, was Psychiater ganz schlicht ›Fragen‹ nennen.«

Kurz darauf, nachdem sie sich erkundigt hat, ob er sie attraktiv finde, und er dies bejaht, fragt sie ihn:

> »Wieso schlafen Sie dann nicht mit mir?«

Dr. Elliott wirft einen kurzen Blick in den Spiegel und antwortet:

> »Schließlich ist das hier keine Party, und Sie sind gekommen, weil sie emotionalen Beistand nötig haben, und ich gebe ihnen emotionale Unterstützung.«

Auch in den Sequenzen zwischen diesen beiden Sitzungen begegnet einem Dr. Elliott stets in seiner professionellen, therapeutischen Rolle. So entgegnet er Polizeiinspektor Marino, als dieser Menschen, die psychiatrische Hilfe in Anspruch nehmen, abfällig als »abartig« bezeichnet, damit, dass er solche Patienten, wie Marino sie meint, zwar aus seiner Tätigkeit im Bellevue Krankenhaus kenne, diese sich jedoch niemals in seiner Privatpraxis einfinden und er außerdem den Begriff »abartig« ablehne und nur Personen kenne, die unter einer »emotionalen Fehlfunktion leiden und an Problemen verminderter Anpassung«. Abgesehen von der Polizeistation trifft man Dr. Elliott in *Dressed to Kill* ausschließlich in psychiatrischen Räumlichkeiten an. Es erweckt fast den Anschein, als würde er nur in seiner psychotherapeutischen/psychiatrischen Rolle existieren, nur für seine Arbeit leben, ohne Privatleben. In Therapiegesprächen erwähnt er zwar seine Ehefrau, die er sehr liebt, wie er meint, erstaunlich ist dann doch, dass man sie nie mit ihm gemeinsam sieht, so als wäre sie inexistent.

Der eigene Psychiater sollte der Mensch sein, dem man blind vertrauen kann, teilt man doch seine innersten Geheimnisse mit ihm, und auch wenn Dr. Elliott augenscheinlich die längste Zeit diesen Eindruck erweckt, so entpuppt er sich zu guter Letzt nicht nur als nicht vertrauenswürdig, sondern in Gestalt von Bobbi als größte Bedrohung für seine Patientinnen.

Bobbis Lebensäußerungen sind immer aggressiver Natur, nicht nur wenn sie gerade mordet, auch ihre Nachrichten auf dem Anrufbeantworter weisen einen bedrohlichen Charakter auf. Diese Nachrichten, in denen Bobbi als »voix acousmatique« (Chion 1984), als unsichtbares Stimmwesen in Erscheinung tritt und die damit eine »Interaktion« zwischen Dr. Elliott und Bobbi überhaupt erst ermöglichen, sind *Psycho* entnommen und dienen dazu, den Zuseher weiter in die Irre zu führen (Greven 2013). In *Psycho* ist es Bates in Wahrheit verstorbene Mutter, die auf diese Art und Weise mit Norman spricht. In den restlichen Sequenzen, in denen Bobbi auftaucht, spricht sie kein Wort, sondern nimmt Frauen ins Visier, die sie stumm verfolgt und tötet bzw. dies zumindest versucht.

Wie lässt sich der tiefe, düstere Abgrund hinter der freundlichen, professionellen »Fassade« – ja, ist es überhaupt eine Fassade? – Dr. Elliotts verstehen? Dr. Levy bietet im Film eine Erklärung hierfür an. Bei ihr handelt es sich ebenfalls um eine Reverenz an *Psycho* und den dort (fast ganz) am Ende stattfindenden souveränen, alles erklärenden Monolog des Psychiaters Dr. Richmond, indem er Norman Bates Persönlichkeit wortgewandt aufschlüsselt, während die anderen Handelnden an seinen Lippen hängen. Dr. Levys Publikum hingegen hört ihm, Dr. Levy, nur eher beiläufig zu, als er erklärt, dass es sich bei Dr. Elliott und Bobbi um »zwei Geschlechter, die in einem Körper gefangen sind« handle. Das ist eine Formulierung, die ich für sehr spannend halte und auf die ich später genauer zu sprechen kommen werde. Seine weiteren Ausführungen sind eher absurd, als aufschlussreich (Gabbard und Gabbard 1999, S. 110). Die Unterschiedlichkeit der Darstellung der finalen, aufklärenden Psychiatermonologe ist dem Umstand geschuldet, dass in den 20 Jahren zwischen *Psycho* und *Dressed to Kill*, die fast »exorzistischen Kräfte« (Gross 2012, S. 40), die Hitchcock der Psychoanalyse noch zuschrieb, abgelöst wurden durch eine durchwachsene und oftmals negative Charakterisierung von Psychiatern im Film (Gabbard und Gabbard 1999, S. 111; Gross 2012).

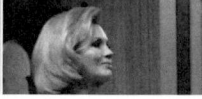

Auch in Filmrezensionen und Büchern finden sich Zuschreibungen bzw. Diagnosen zu bzw. für Dr. Elliott. Ihnen zufolge handelt es sich bei Dr. Elliott um den »ersten transvestitischen Psychiater als Serienkiller« (Gross 2012, S. 87), einen »psychotischen Killer« (Gabbard und Gabbard 1999, S. 108), einen »Transvestit«, auch als »Schizophrener« (Filmestarts 2016), »Transsexueller« (www.Wikipedia.de), und als jemand mit einer »Geschlechtsidentitätsstörung« wird er beschrieben. Helfen diese Diagnosen und Zuschreibungen, um zu einem Verständnis für Bobbis Mordlust beizutragen? Reicht es etwa aus, Transvestit oder Transsexueller zu sein, um morden zu müssen? Gewalt setzt Aggression voraus. Der Begriff »Aggression« entstammt dem lateinischen »aggredi«, das bedeutet: daranzugehen, etwas zu tun, angreifen, etwas anpacken (Pons). Anhand der Etymologie wird deutlich, dass Aggression im Sinne von »darangehen, etwas zu tun« als eine Schwungkraft für eine aktive Lebensgestaltung zu verstehen ist und dazu beiträgt, eine aktive dynamische Einstellung der Welt gegenüber zu entwickeln. Aggression kann daher definiert werden

> »als die dem Menschen innewohnende Disposition, Kompetenz oder Bereitschaft, auf Grund seiner angeborenen Lernfähigkeit Handlungsweisen zu entwickeln, die sich ursprünglich in Aktivität und ›Kontaktlust‹, später in den verschiedensten gelernten und sozial vermittelten, individuellen und kollektiven Formen, von Selbstbehauptung bis hin zur Grausamkeit, ausdrücken« (Hacker 1993, S. 43).

Gewalt, in diesem Fall Mord, stellt die »Ultima ratio«, den letzten Ausweg dar,

> »wenn und weil nichts anderes mehr überbleibt« (ebd., S. 199),

da Alternativen ausgeschaltet wurden,

> »die langfristige Erwägung, Aufschub und Bedenken notwendig machen« (ebd., S. 118).

Hier spielt auch »Angst« eine ganz zentrale Rolle, denn diese wirkt einerseits zwar aggressionshemmend, da man sich vor den Sanktionen, der Bestrafung, fürchtet, die das Ausleben der Aggression mit sich bringen würde, und andererseits stellt Angst auch eine der Hauptursachen von Aggression dar (ebd.). Es stellt sich dadurch die Frage nach dem Weshalb und Wozu von Bobbis destruktiv-entgleisender Aggression. Hilft uns Hitchcock hier aus der Klemme? Eines der Hauptmotive seiner Filme stellt die Angst vor der Vernichtung der eigenen Existenz dar (Truffaut 1984). Ist es das? Hatte Elliott Angst vor der möglicherweise negativen, gar zerstörerischen Reaktion seiner Umwelt im Falle einer Geschlechtsumwandlung? Und konnte er diesen Konflikt einfach nicht ertragen und erschuf deshalb die mörderische Bobbi? Meiner Ansicht nach greift dieser Ansatz nicht weit genug. Ich kann darin keine befriedigende Erklärung dafür erkennen, weshalb Bobbi deshalb sexuell-anziehende Frauen töten sollte. Denn weshalb sollte ein Transsexueller oder Transvestit hübsche Blondinen töten, weil er Angst vor der Reaktion der Gesellschaft auf seine eigenen Geschlechtsumwandlungswünsche hat? Wieso sollten ihn Blondinen überhaupt erregen bzw., falls doch, weshalb würde dies ein so massives Problem darstellen, dass er deshalb zum Messer greifen muss? Die Zeitpunkte der Morde könnten hingegen weitere Indizien zu Dr. Elliotts bzw. Bobbis Motiv liefern.

Dr. Elliott der, ganz der Psychiater, der er eben ist, nie die Fassung verliert und stets durch professionelle Souveränität glänzt, bemerkt in der Therapiesetzung mit Kate durchaus, dass er ein geschlechtliches Wesen ist und daher sexuell erregt werden kann. Diesen Umstand verheimlicht er weder Kate noch Liz. Genau dieser Umstand ist es auch, der ihn offenbar in die Bredouille bringt. Er reagiert, stets nach einem kurzen Blick in den Spiegel, also nachdem er mit sich selbst in Berührung gekommen ist. So setzt auch Hitchcock Spiegel in seinen Werken ein (Truffaut 1984) – mit Selbstkastration, Entmännlichung. Er verkleidet sich als Frau, Bobbi übernimmt die Kontrolle, und eliminiert (bzw. versucht dies zumindest) die Auslöserinnen seiner Erregung. Aber was genau ist es denn, vor dem man(n) sich so fürchten muss, wenn man(n) erregt wird? Was ist es, was ihn zu solchen Reaktionen treibt? Was bezweckt er damit?

Es sind nicht »irgendwelche« Frauen, die ihn erregen, sondern seine eigenen Patientinnen. Daraus allein könnte schon ein gewisses Unbehagen resultieren und an seiner goldenen Therapeuten-Rüstung kratzen. Denn obwohl es wohl im therapeutischen Berufsalltag durchaus vorkommen kann, erotische Gefühle für einen Patienten zu verspüren, werden diese bis heute von vielen Therapeuten geleugnet und bleiben tabuisiert (Mann 1999; Krutzenbichler und Essers 2010). Dazu passt auch, dass De Palma selbst Dr. Elliot als jemanden beschreibt, der

> »im falschen Körper geboren wurde und von der Tatsache, dass er sich von seinen Patientinnen erregt fühlt, fürchtet «[3] (De Palma 2015; Übersetzung der Autorin).

David Greven (2013, S. 233) sieht weiter im Neid, der noch nicht umoperierten Bobbi auf die sexuelle Freiheit Kates und Liz ein wichtiges Motiv. Diese Betrachtung fußt auf der Annahme, dass es sich bei Dr. Elliott wirklich um einen Transsexuellen, also um jemanden mit dem Wunsch nach einer Geschlechtsumwandlung handelt. Ein genauerer Blick auf die Diagnosen offenbart, dass keine der bislang genannten die pathologische Kernproblematik Dr. Elliotts erfasst und darüber hinaus Dr. Elliott eigentlich gar nicht die Diagnosekriterien dieser Störungsbilder erfüllt (Dilling und Freyberger 2006). Damit soll nicht abgesprochen werden, dass es sich bei Dr. Elliott um einen Charakter handelt, der eine transsexuelle/transvestitische Thematik aufweist, und daher ist es auch dieses »Merkmal«, das in Zu- und Beschreibungen über Dr. Elliott einem immer wieder begegnet, vor allem da auch in der Realität die Diagnosekriterien für diese »Störungs«-Bilder oftmals beklagt werden (Nieder und Richter-Appelt 2009). Unser Wortschatz erweist sich oft als unzulänglich auf diesem Gebiet, und auch wenn Dr. Elliott nicht die Kriterien eines Transsexuellen erfüllt, wird im Folgenden diese Bezeichnung aus Mangel an sprachlichen Alternativen verwenden. Diagnosen lenken unseren Fokus auf Personen und ihre Problemstellungen, und daher ist es in diesem Fall gewinnbringend, die Aufmerksamkeit auch auf die einzige Diagnose nach den gängigen Diagnosesystemen ICD-10 und DSM-IV zu lenken, deren Kriterien Dr. Elliott erfüllt. Es handelt sich dabei um eine Störung, die bereits Anfang der 1970er durch die Fallbeschreibung »Sybil« breitenwirksam in Amerika bekannt wurde und bemerkenswerterweise genau 1980, im selben Jahr, in dem *Dressed to Kill* erschien, im ICD-10 aufgenommen wurde: die »Multiple Persönlichkeit(sstörung)« bzw. nach DSM-IV »Dissoziative Identitätsstörung«. Ich bevorzuge die Bezeichnung »dissoziative Identitätsstörung«, da die erstere leicht den Anschein erweckt, es würde sich um zwei getrennte Persönlichkeiten in ein und demselben Körper handeln, dem ist allerdings nicht so. Dieser Störung liegt, wie es auch die Bezeichnung »dissoziative Identitätsstörung« treffend auf den Punkt bringt, eine schwerwiegende dissoziative Problematik zugrunde. Es geht also um Abspaltung, Abspaltung, weil etwas zu unerträglich gewesen ist, um es anders aushalten zu können. Jedoch wird eben nicht die Persönlichkeit in Teilpersönlichkeiten, sondern das Selbst in »unterschiedliche Selbstanteile« gespalten,

> »die aufgrund von zurückliegender Verletzung abgekapselt wurden und gleichzeitig, wenn auch in abwechselnder Stärke, aktiv sind« (König 2012, S. 96).

---

3   Im Original: »born in the wrong body and is threatened by the fact that he is aroused by his patients« (De Palma 2015).

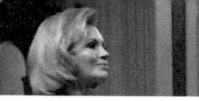

Es bedarf frühkindlicher, leidvoller Erfahrungen, oftmals schwerer Traumen, dass im späteren Leben schwere Kränkungen vom Bewusstsein ferngehalten, in einen »anderen« unbewussten Selbstteil projiziert werden müssen, um das psychische Überleben zu sichern (ebd.; Stübner et al. 1998; Paulitsch und Karwautz, 2008). Daraus ergibt sich auch, dass sich der Konflikt, dass sich »zwei Geschlechter im selben Körper« befinden, nicht durch den angedachten Problemlösungsversuch »Geschlechtsumwandlungsoperation« lösen hätte lassen, da es sich hierbei um eine rein körperliche Veränderung gehandelt hätte, die nicht eine Bewusstwerdung und damit Integration der in Bobbi projizierten Selbstanteile zur Folge gehabt hätte. Diese wäre jedoch wirklich nötig, um den Konflikt zu lösen. Wieso, stellt sich nun die Frage, erschuf De Palma in der Figur des Dr. Elliott nicht einfach »nur« einen transsexuellen Killer – die Inspiration hierfür bekam er beim Sehen eines Auftritts der transsexuellen Nancy Hunt in der Phil Donahue Show (De Palma 2003) – sondern verlieh ihm auch eine dissoziative Identitätsstörung? Zu seinem Dasein als Regisseur meinte De Palma einmal, dass es sich dabei um einen

> »schizophrenen Beruf handle, der eine gespaltene Persönlichkeit benötige, um die Extreme auszubalancieren«[4] (ebd., S. VII; Übersetzung der Autorin).

Die Themen Spaltung und Dualität faszinieren ihn bis zum heutigen Tag. So wie De Palma Dr. Elliott kreierte, eignete er sich daher viel besser, auch die

> »Bipolarität, die allem Leben innewohnt, von der Zelle bis zur Psyche« (Piegler 2012, S. 8).

zu behandeln. Die Auseinandersetzung mit dem Fremden ist die Grundlage für Entwicklung. Der Film, ähnlich dem Traum, bietet die Möglichkeit, Elemente des individuellen sowie kollektiven Unbewussten zum Vorschein kommen zu lassen (König 2012, S. 94; Wahl 2015, S. 302). In Filmmythen können zwei scheinbar gegensätzliche Pole, zwei Stereotypen, zusammengebracht werden (Gabbard und Gabbard 1999, S. 15), so auch in der Figur des Dr. Elliott.

Denn die Annahme, dass Dr. Elliott nicht »nur« ein transsexueller Killer ist, sondern jemand, der auch unter einer schweren dissoziativen Störung leidet, führt uns weg von einer reinen Gesellschaftskritik an biederen, konservativen Verhältnisse und bringt uns mit einem viel grundsätzlicheren Thema bzw. Konflikt in Berührung. Dr. Levy stellt, wie bereits erwähnt, nicht fest, dass zwei Persönlichkeiten in einem Körper vorhanden sind, sondern dass der Konflikt darin besteht, dass »zwei Geschlechter in einem Körper« existieren. Es geht also um einen Konflikt, dem ein dichotomes Verständnis des Geschlechterverhältnisses zugrunde liegt. Die konflikthafte Implikation dieses Geschlechtermodells ist es, die Dr. Elliott dazu bringt, beim Gewahr-Werden seiner eigenen Geschlechtlichkeit unbewusst mit Angst und Schrecken zu reagieren, die dann in Aggression und Mord in der Gestalt Bobbis mündet.

> »Das Duale, das Symbiotische, das der Polarität Beraubte, das Spannungsfreie bedeutet für sich Stillstand und Tod« (Piegler 2012, S. 8).

Es benötigt ein Wechselspiel, ein Zusammenspiel der Bipolarität, um Entwicklung zu ermöglichen und nicht in den »Tod« zu führen. Im Modell des Extremfalls der Geschlechterdichotomie existiert kein Zusammenspiel: weiblich oder männlich, das eine schließt das andere aus, Grauzonen unerwünscht. Unter anderem auch deshalb führt der Versuch »Dr. Elliott und Bobbi«, also eine Spaltung in »männliche« und »weibliche« Selbstanteile, zu keiner zufriedenstellenden Lösung. Denn paradoxerweise führt die Auseinandersetzung mit der Transgender-Thematik zwar auf theoretischer Ebene zu einem In-

---

4   Im Original: »‚schizophrenic profession' that requires a split personality to balance the extremes« (De Palma 2003, S. VII).

Frage-Stellen von traditionellen, historisch gewachsenen Geschlechtermodellen, auf der »praktischen« Ebene allerdings zu einer Stabilisierung der Geschlechterdichotomie, gilt es doch seinen »neuen« Körper möglichst dem »neuen« Geschlecht idealtypisch anzupassen (Feichtinger 2008). Dr. Elliotts Abkapselung wichtiger, auch geschlechtlicher, Selbstanteile zeigt sich in einer Split-Screen deutlich. Auf der rechten Seite ist Liz zu sehen, wie sie leichtfertig, spielerisch, je nachdem, wer ihr Gesprächspartner am anderen Ende der Leitung ist, zwischen einer melodischen, unschuldigen Klein-Mädchen-Stimme und einer strengen, toughen Stimme wechselt. Gleichzeitig auf der linken Seite beobachtet man Dr. Elliott, wie er die unerfreulichen Nachrichten von Bobbi auf seinem Anrufbeantworter abhört. Eine dieser Nachrichten beginnt Bobbi mit:

 »Sie sind niemals zu Hause, also hab ich mich selber aufgemacht, dieses herumschnüffelnde Biest zu finden.«

Diese Aussage weist auf zwei sehr entscheidende Dinge hin. Zum einen darauf, dass Dr. Elliott sich in seiner Rolle als Psychiater »versteckt«, er ist nie »zu Hause«. Das erinnert an Freuds viel zitierte dritte Kränkung des Menschengeschlechtes darüber,

> »dass das Ich nicht Herr sei in seinem eigenen Haus« (Freud 1917, S. 11).

Auf den dissoziativen Dr. Elliott trifft dass im besonders großen Ausmaß zu. Weder hat er Zugang zu seinen eigenen Aggressionen, seinem Es, noch zur Unsicherheit und Ängstlichkeit, die mit seiner eigenen Geschlechtlichkeit verbunden ist. Zudem zeugen Bobbis Worte auch davon, dass sich Dr. Elliott massiv davon bedroht fühlt, dass jemand seine Dissoziation bemerken könnte, vor allem er selbst, und Bobbi deshalb »stellvertretend« für ihn die Personen töten muss, die seine dissoziierten Anteile zutage fördern könnten. Dr. Elliott ist sich durch sein »Ausschalten« jeglicher Antagonismen in ihm selbst völlig fremd, er löst sie voneinander und kann daher nur das eine oder das andere sein. Das ist es sicherlich auch, was Žižek beschreibt mit:

> »Der Preis, den ich zu entrichten habe, um ›wirklich ich selbst‹ zu werden, ein nicht geteiltes Subjekt, ist totale Entfremdung, mein Zum-Anderen-Werden hinsichtlich meiner selbst: das Hindernis für meine vollkommene Selbstidentität ist gerade die Bedingung meiner Selbstheit« (Žižek 2000, S. 41).

So ist er nur eins, nur er, der Herr Psychiater, in glänzender Rüstung und darunter? Nichts. Und doch das stimmt nicht ganz, da sind all die ihm unheimlichen, da nicht mit seinem Selbstideal zusammenpassenden und ihm daher durch Verdrängung, Abspaltung »fremd« gewordenen, Selbstanteile; ein Abgrund tut sich auf. Da das Wahrnehmen der eigenen, im Unbewussten verborgenen, infantilen, aggressiven Anteile zu schmerzlich wäre, eliminiert er lieber diejenigen, die eine Bewusstwerdung dieser Anteile nicht nur provozieren, sondern auch bemerken, ihn also ertappen könnten. Denn durch Liz' bzw. Kates Fragen, ob er sie denn anziehend finde und ob er denn nicht gerne mit ihnen schlafen würde, kann Dr. Elliott nicht anders, als sich seiner eigenen Geschlechtlichkeit, seiner sexuellen Wünsche, bewusst zu werden und damit auch mit der eigenen Triebhaftigkeit in Berührung zu gelangen. Hierbei ist es auch wichtig, die Person De Palmas mit zu bedenken, jemanden, der nichts so sehr fürchtet wie Kontrollverlust. Jemand, für den Sexualität, vor allem in Kombination mit Liebe, Kontrollverlust bedeutet und daher ebenfalls angsterregend ist. Das Fremde ist es, was Entwicklung bedingt, das Fremde ist es auch, was Angst und Schrecken auszulösen vermag. Dr. Elliott besitzt gar keinen Zugang zu seinen eigenen »weiblichen« Anteilen, diese schlummern alle in seinem Unbewussten, und daher muss es furchtbar für ihn sein, Erregung für etwas zu empfinden und damit das Gefühl zu haben,

Kontrolle abzugeben an etwas, dass zutiefst weiblich und daher fremd ist. Es ist nicht nur das Fatale an den Fragen seiner Patientinnen nach seiner Erregung, das Gewahr-Werden der eigenen fleischlichen Geschlechtlichkeit, sondern auch das Erkannt-Werden bzw. Sich-erkannt- und damit Ertappt-Fühlen, durch den fremden Anderen. Deshalb schlüpft er, um sein fragiles Selbst vor der Bewusstwerdung und damit Bedrohung eigener »fremder« Anteile zu schützen, in die Rolle der ungeliebten und daher ins Unbewusste verschobenen und als fremd etikettierten Selbstanteile, genannt: Bobbi. Sie enthält alles weibliche, seine Aggressionen, das Wissen um die eigene Unbewusstheit, und in ihrer Form kann er sich an denen rächen, die ihn »ertappt« haben. Der in ihm verborgene Hass, die tiefe Wut, zeigt sich auch in der Art der Morde. Er möchte in seine Opfer mit einem phallusartigen Gegenstand eindringen, er bemächtigt sich also ihrer und kann damit sowohl seine eigenen sexuellen Wünschen in verzerrter Form befriedigen, als auch ferner seinen Hass ausleben, die Bedrohung eliminieren und seine Opfer entstellen. Entstellung, wie De Palma meint, sei für Frauen schlimmer als der Tod (De Palma, 2003). Die Gebrüder Gabbard sehen in der Verwendung des Rasiermessers in diesem Falle, weiter auch eine

> »Resonanz mit dem kindlichen Bedenken, dass die Mutter einen versteckten Phallus haben könnte« (Gabbard und Gabbard 1993, S. 288).

Er möchte also nicht nur ihre Existenz auslöschen, er möchte sich an ihnen, stellvertretend für vermutlich frühere ihn enttäuschende Objekte, rächen. Es ist dies eine sehr einfache Form des Umgangs mit Aggression und zeigt daher auch seine mangelnde Reife und Entwicklung auf. Er projiziert seine Aggressionen nach außen und zerstört, um nicht zerstört zu werden. Die Lebenskraft, die schöpferische Kraft, die uns dazu befähigt, unser Leben zu meistern, kann auch »fehlgeleitet« werden, wenn die Lebensbewegung »erstarrt«, wenn sich unser Ziel, unsere Zukunftsvision nicht »mehr im Scheitern erneuert« (Eife 2011, S. 161). In jeder Lebensäußerung zeigt sich beides, Alfred Adler bezeichnete dies als die »doppelte Dynamik« (ebd., 163). In all der Negativität von Dr. Elliotts Handeln werden daher auch seine völlig verzerrten eigenen Wünsche sichtbar. Die Sehnsucht nach Ganzheit und Verbundenheit lässt sich deutlich erkennen. So sehr er auch danach trachtet, dass seine dissoziierten Selbstteile im Unbewussten bleiben, so sehr wünscht er sich auch »ganz«, damit auch ambivalent und voll Bipolarität und nicht mehr in Selbstteilen isoliert und abgekapselt zu sein. Dass es neben all der Destruktivität auch diesen »Gesundungswunsch« gibt, zeigt sich in einer Nachricht Bobbis, indem sie ihn, also sich selbst, darum bittet, dass er sie

> »nicht mehr dazu bringen soll, ein böses Mädchen zu sein«,

und in der sie ihm auch mitteilt, dass sie hofft, Hilfe gegen ihn, seine männliche Seite, also sich selbst, von Dr. Levy zu erhalten. Hier wird der Wunsch Dr. Elliotts, dass ihm jemand gegen und für sich selbst helfen möge, sehr deutlich. In seiner »Vielheit« ist er nämlich eigentlich ganz isoliert und daher auch der Wunsch, die Sehnsucht nach Hilfe und Verbundenheit. In dem Moment des Aufschlitzens ist er mit den Frauen, der sonst so fremden Weiblichkeit, verbunden. Und auch seiner Berufswahl lässt sich diese »doppelte Dynamik« entnehmen. Er ist Psychiater, je besser man die Menschen lesen kann, desto weniger muss man sich vor ihnen fürchten. Das stellt einerseits einen Versuch dar, mit Menschen, dem Menschsein, der Gemeinschaft in Verbindung zu treten, und andererseits eröffnet es ihm auch die Option in eine destruktive Entwicklungsrichtung zu manipulieren und sich in eine professionelle Rolle vor den Herausforderungen des Erwachsenseins zu flüchten.

Rezept und Therapie

Man nehme eine männliche, zutiefst verunsicherte Figur, hülle sie in eine professionelle Rolle, setze sie in ein »suspense melodrama« De Palmas, der davon ausgeht, dass das Establishment das Individuum

> »zerdrückt und es in einem geradezu katatonischen Zustand der Impotenz zurücklässt«
> (De Palma 2003, S. XIV),

füge den Zeitgeist der 1980er-Jahre in Hollywood dazu, der u. a. besagt, dass man Psychiater in Melodramen als »heroische bis übermenschlich positive« und in Thrillern als »Mörder oder zumindest Mordverdächtige« einsetzt (Gross 2012, S. 191ff.), lege dem Ganzen das Konfliktpotenzial, das die Geschlechterdichotomie und eine Erstarrung der darin enthaltenen Bipolarität zu bieten hat, zugrunde und erhalte Dr. Elliott. Indiziert wäre in diesem Fall ein tiefenpsychologisches Therapieverfahren, um die dissoziierten Selbstanteile wieder zu integrieren und ein gutes Zusammenspiel der Bipolaritäten zu ermöglichen.

Literatur

Balint M (2009) Angstlust und Regression. 6. Aufl, Stuttgart.
Chion M (1984) La voix au cinéma. Cahiers du cinéma, Paris
Cremerius J (1979) Gibt es zwei psychoanalytische Techniken? Psyche 33:577–599.
De Palma B (2003) Brian De Palma . Interviews. L. Knapp (Hrsg) United States of America: University Press of Mississippi
De Palme B (2015) Interview in der Criterion Edition von «Dressed to Kill".. Criterion
Dilling H, Freyberger HJ (Hrsg) (2006) Taschenführer zur ICD-10-Klassifikation psychischer Störungen der Weltgesundheitsorganisation (WHO). 3., vollständig überarbeitete und erw. Ausg, Huber, Bern
Donaggio P (2015) Interview in der Criterion Edition von »Dressed to Kill". Criterion
Eife G (2011) Die Aktualität von Adlers Konzept der »doppelten Dynamik«. In: B. Rieken (Hrsg) Alfred Adler heute. Zur Aktualität der Individualpsychologie (Bd. 1, S 159–179). Waxman, Münster
Feichtinger M (2008) Transexualität revisited: Un/Ordnung der Geschlechterdichotomie. Dipl.-Arbeit, Universität Wien.
Filmlexikon (2016) Melodram. http://www.film-lexikon.de/Melodram.Zugegriffen 9. Februar 2016
Filmstarts (2016) Dressed to Kill. http://www.filmstarts.de/kritiken/41997-Dressed-To-Kill/kritik.html. Zugegriffen: 9. Februar 2016
Freud S (1917) Eine Schwierigkeit der Psychoanalyse (Bd. GWB XII). Fischer, Frankfurt a.M.
Gabbard GO, Gabbard K (1999) Psychiatry and the Cinema. 2. Aufl, American Psychiatric Press, Washington
Gandini L (2002) Brian De Palma. Gremese, Rom
Greven D (2013) Psycho-Sexual: Male desire in Hitchcock, De Palma Scorsese and Friedkin. University of Texas Press, Austin
Gross R (2012) Der Psychotherapeut im Film.: Kohlhammer (epub), Stuttgart
Hacker F (1993) Aggression. Die Brutalisierung unserer Welt. ECON, Düsseldorf
König H (2012) Das geheime Fenster. In: T Piegler (Hrsg), Das Fremde im Film. Psychoanalytische Filminterpretationen (S 91-105). Psychosozial-Verlag, Gießen
Krutzenbichler S H & Essers H (2010) *Übertragungsliebe.Psychoanalytische Erkundungen zu einem brisanten Phänomen.* Psychosozial-Verlag, Gießen
Mann D (1999) Psychotherapie: Eine erotische Beziehung. Klett-Cotta, Stuttgart
Nieder TO, Richter-Appelt H (2009) Neue Perspektiven psychischer Aspekte von Transsexualität. Störung der Geschlechtsidentität. Gynakol Endokrin 7:147–152
Paulitsch K & Karwautz A (2008) Grundlagen der Psychiatrie. Facultas, Wien
Piegler T (2012) Einleitung. In: T Piegler (Hrsg) Das Fremde im Film. Psychoanalytische Filminterpretationen (S 7–20). Psychosozial-Verlag, Gießen
Pons (2016) aggredi. http://de.pons.com/übersetzung/latein-deutsch/aggredi. Zugegriffen: 9. Februar 2016
Stübner S, Völkl G, Soyka M (1998) Zur Differentialdiagnose der dissoziativen Identitätsstörung (multiple Persönlichkeitsstörung). Der Nervenarzt 69 (5):440–445
Truffaut F (1984) Hitchcock. Simon & Schuster. (epub), New York.
Wahl P (2015) Individualpsychologie und Film? Z Individualpsychol 4:302–305
Wikipedia (2016) https://de.wikipedia.org/wiki/Dressed_to_Kill.Zugegriffen 9. Februar2016
Žižek S (2000) Lacan in Hollywood. Wien: Turia und Kant.
Žižek S (2008) Enjoy your Symptom! Jacques Lacan in Hollywood. New York: Routledge.

Dressed to Kill

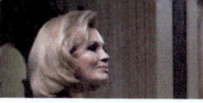

Originaltitel	Dressed to Kill
Erscheinungsjahr	1980
Land	USA
Drehbuch	Brian De Palma
Regie	Brian De Palma
Hauptdarsteller	Michael Caine, Angie Dickson.
Verfügbarkeit	Als gekürzte DVD in deutscher Sprache erhältlich Ungekürzt als DVD in englischer Sprache erhältlich

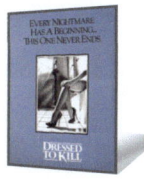

Tobias Eichinger

Seelenermittlungen von Kannibalen, Psychiatern und Serienkillern

Handlung	177
Ein vielschichtiger Film	178
Die Geschichte einer Entwicklung	179
»Von drei Vätern geboren« – Vaterfiguren	180
Der Analytiker als Monster: Dr. Hannibal Lecter	181
Bodenloser Gräuel: Hannibal the Cannibal	185
Der größte Schurke der Filmgeschichte	186
Psychoanalyse als manipulativer Zeitvertreib	188
Der Analytiker als allmächtiger Voyeur	191
Literatur	192

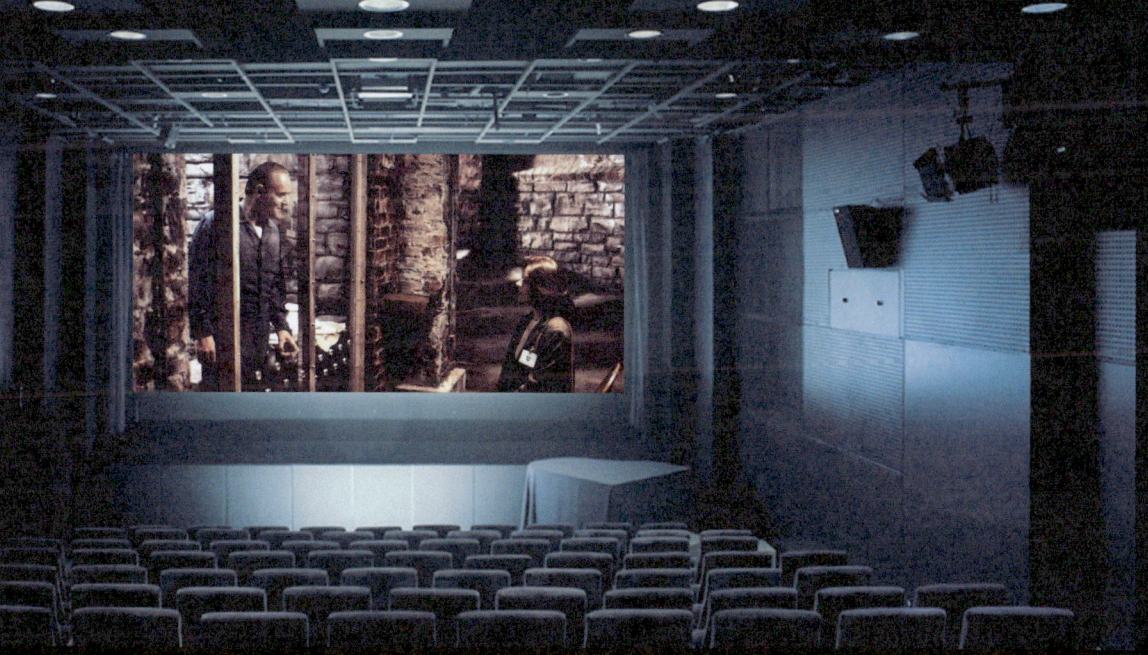

M. Poltrum, B. Rieken (Hrsg.), *Seelenkenner Psychoschurken*,
DOI 10.1007/978-3-662-50486-4_13, © Springer-Verlag Berlin Heidelberg 2017

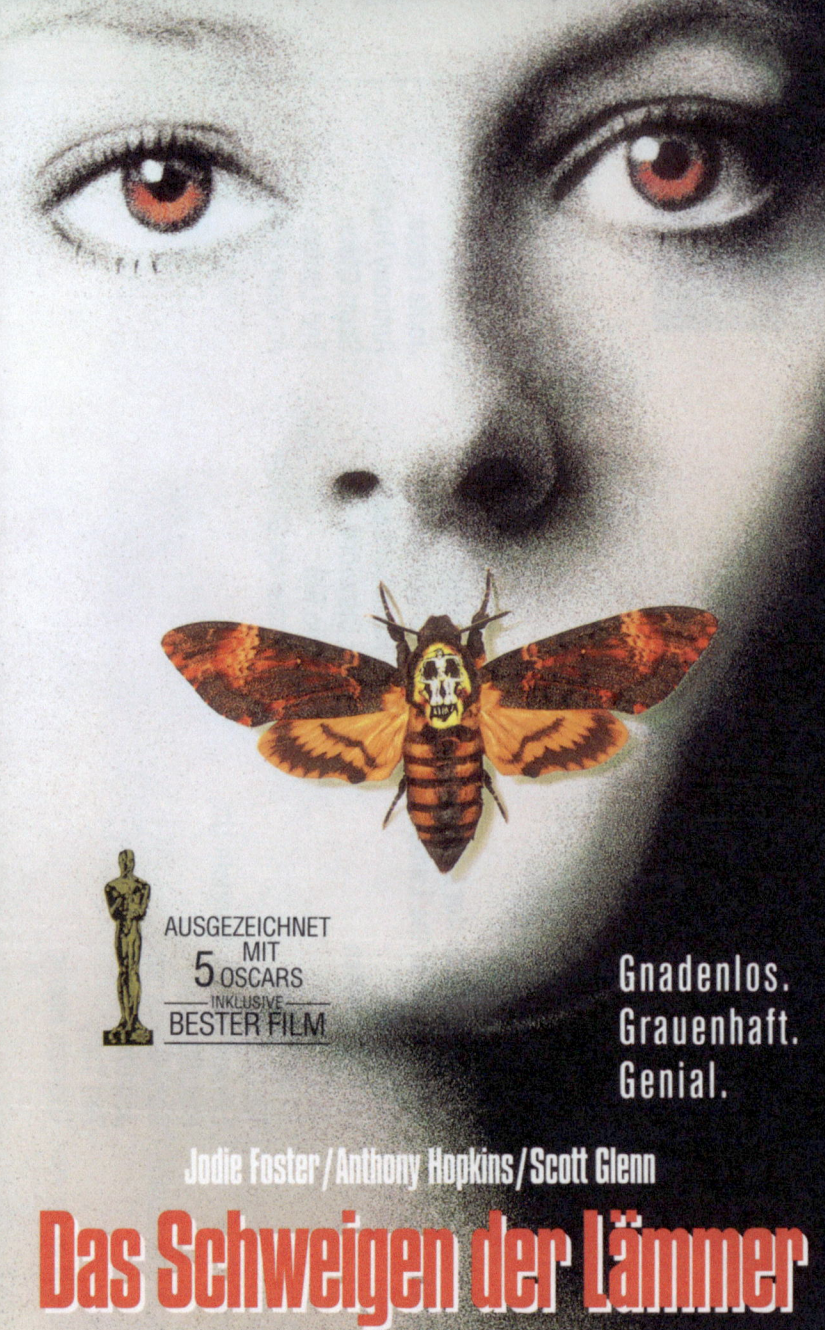

Filmplakat *Silence of the Lambs (1991)*.
Quelle: Filmbild Fundus Herbert Klemens. Mit freundlicher Genehmigung.

Das Schweigen der Lämmer

Das Schweigen der Lämmer (engl. Titel Silence of the Lambs) ist in mehrfacher Hinsicht ein Psychothriller par excellence und gehört zu den erfolg- und sicherlich auch zu den einflussreichsten Filmen der 1990er-Jahre (Abb. 13.1). Der US-amerikanische Film unter der Regie von Jonathan Demme nach der Romanvorlage von Thomas Harris mit Jodie Foster und Anthony Hopkins in den Hauptrollen kam 1991 in die Kinos, gewann im selben Jahr den Silbernen Regie-Bären auf der Berlinale und räumte bei der Oscar-Verleihung im Folgejahr die sog. Big Five ab, d. h. er gewann in den Kategorien Bester Film, Beste Regie, Bestes Drehbuch, Bester Hauptdarsteller und Beste Hauptdarstellerin den begehrten Filmpreis, was vorher – und seither – überhaupt nur zwei anderen Filmen gelang.[1] Seit seinem Erscheinen vor 25 Jahren hat dieser vielschichtige und packende Film nichts von seiner Popularität und Faszination eingebüßt, und entsprechend existiert mittlerweile auch eine Fülle an Versuchen, das Phänomen dieser Anziehung zu ergründen. Dass im Zentrum des Filmes nicht nur die schillernde Figur eines Psychiaters, sondern auch eine ganz eigene Form der Psychoanalyse stehen, dürfte hierfür keine geringe Rolle spielen.

Handlung

Die ehrgeizige FBI-Anwärterin Clarice Starling wird mit der Aufklärung eines nicht gerade alltäglichen Falles betraut. Sie soll einen Serienmörder fassen, der junge Frauen entführt, gefangen hält und schließlich tötet, bevor er ihnen die Haut abzieht und ihre Leichen mit einer Schmetterlingslarve im Rachen an ausgewählten Orten platziert, d. h. meist in Flüsse und andere Gewässer wirft. Um diesem »Buffalo Bill« genannten Täter auf die Spur zu kommen, wird Starling von ihrem Vorgesetzten in ein Hochsicherheitsgefängnis geschickt, um einen weiteren, bereits inhaftierten Serienkiller dazu zu bringen, ihr zu helfen. Dieser Häftling ist der berüchtigte Mörder Dr. Hannibal Lecter, seines Zeichens genialer Psychiater und skrupelloser Killer, der seine Opfer nicht nur äußerst grausam tötet, sondern anschließend Teile ihrer leblosen Körper genussvoll verspeist. Als »Hannibal the Cannibal« eilt dem hoch gefährlichen Lecter ein abgründiger Ruf voraus, den auch Agentin Starling bereits vor dem ersten Aufeinandertreffen zu spüren bekommt. Trotzdem gelingt es ihr, ein gewisses Vertrauensverhältnis mit Lecter herzustellen, mit dem sie durch eine dicke Plexiglasscheibe hindurch kommuniziert. Im Verlauf der Gespräche in der Zelle lässt sie sich auf einen Handel ein, bei dem sie für verschlüsselte Hinweise auf das Vorgehen und den Aufenthaltsort des flüchtigen Serienkillers im Gegenzug intime Details aus ihrer eigenen traumatischen Kindheit preisgibt, deren psychische Auswirkungen sie immer noch verfolgen und antreiben. Starling verlor früh beide Eltern und scheiterte als kleines Mädchen auf der Farm ihrer Zieheltern bei dem Versuch, ein Schäfchen vor der Schlachtung zu retten. Das Schreien der Lämmer auf dem Weg zur Schlachtbank hatte sie gequält und seitdem nicht mehr losgelassen. Im Verlauf der recht knappen, doch intensiven Befragungen im Gefängnis erfährt Lecter nicht nur so verborgene wie zentrale Elemente von Starlings Identität und Psyche, er erreicht außerdem, als Gegenleistung für seine sachdienlichen Informationen, in ein anderes Gefängnis wechseln zu können. Im Zuge seiner Verlegung gelingt ihm die Flucht. Daraufhin schafft es Starling, dank der Hinweise von Lecter, Buffalo Bill aufzuspüren. In einem dramatischen Showdown tötet sie diesen in Notwehr und kann noch dessen

---

[1] Neben der Liebeskomödie *Es geschah in einer Nacht* (1934) mit Clark Gable zählt zu dieser Erfolgstrias auch *Einer flog übers Kuckucksnest* (1975), ein weiteres bemerkenswertes Beispiel für die Thematisierung von Psychopathologien und Psychiatrie in einem großen Hollywoodfilm.

nächstes Opfer, eine junge Frau aus ihrer Gefangenschaft befreien. Der Film endet mit der einige Zeit später stattfindenden Abschlussfeier an der FBI-Akademie, bei der Starling einen Anruf erhält. Am Telefon ist Lecter, der sich erkundigt, ob die Lämmer nun schweigen.

Ein vielschichtiger Film

Ein Schlüssel zum anhaltenden Erfolg und zur ungebrochenen Faszination, die *Das Schweigen der Lämmer* seit einem Vierteljahrhundert beim Publikum, aber auch bei den Autorinnen und Autoren zahlreicher journalistischer und wissenschaftlicher Abhandlungen auslöst, liegt sicherlich in seiner unaufdringlichen Komplexität. Die narrative und gestalterische Vielschichtigkeit, die den Film in hohem Maße auszeichnet, wird dabei nicht besonders ausgestellt, um etwa ausgetüftelte Kniffe und anspielungsreiche Raffinesse überdeutlich zu beweisen oder mit verschachtelten Handlungssprüngen und enigmatischen Andeutungen das Publikum in seiner logischen Auffassungsgabe zu überwältigen. *Das Schweigen der Lämmer* entfaltet seine kreative und inspirierende Kraft wie nebenbei, während an der Handlungsoberfläche eine packende Verbrecherjagd in ihren Bann schlägt.

So sind ganz unterschiedliche Lesarten des Filmes möglich, die jeweils verschiedene, nebeneinander herlaufende oder auch miteinander verschlungene Aspekte des Geschehens und seiner Darstellung akzentuieren[2]: neben der im Serienkillergenre ohnehin immer präsenten Thematisierung von Körperlichkeit und Körpergrenzen bezieht sich ein auffälliger und sehr stark rezipierter Aspekt der Figurenkonstellation zwischen Starling, Lecter und Buffalo Bill auf die sexuelle Gemengelage aus Genderfragen, Homo- und Transsexualität.[3] Daneben ist der gesamte Film durchzogen von einer beinahe unübersehbaren Reflexion von Blicken und Blickkonstellationen. Nicht nur die Hauptfiguren bewegen sich permanent und explizit unter den Blicken anderer Charaktere und Institutionen, werden vom Angeblicktwerden beeinflusst, blicken zurück und richten einige Male den Blick direkt in die Kamera. Auch viele bedeutende Szenen sind über die Dynamik von Blicken und erblickten Blicken organisiert, beziehen ihre Spannung aus dem Sehen und Gesehenwerden bzw. dem, was Figuren im Film sehen, was aber dem Zuschauer vorenthalten bleibt; so etwa ein Foto von einem früheren Opfer Lecters, das Starling – nicht aber dem Zuschauer – zur Vorbereitung auf die Begegnung mit dem Killer gezeigt wird. Außerdem wurden in *Das Schweigen der Lämmer* einige Motive des alten Märchenstoffes von König Blaubart erkannt (Nungesser 2013), so wie der Kannibalismus Lecters für viele anthropologisch-mythologische Momente aufgreift (Brinckmann 2001; Schrey 2008).

Bei all diesen Zugängen und Interpretationen erzählt der Film aber vor allem Geschichten des Werdens. An zahlreichen Stellen des Films wird das Motiv von Entwicklung und Transformation aufgegriffen und variiert. Dabei fällt vor allem die Tiermetaphorik ins Auge, der sich die Filmemacher hierfür durchgängig und überdeutlich bedienen. Doch handelt es sich dabei nicht etwa – titelgemäß – um Säuge- oder Nutztiere als Referenzobjekte, sondern um die Welt geflügelter Insekten. Und so entpuppt sich *Das Schweigen der Lämmer* mit seinem bildlich-motivischen Vokabular selbst nach und nach als »insektologische Großstudie von menschlichen Wachstums- oder Verkümmerungsvorgängen«, denn »es verpuppt, es entpuppt, es brütet, es schwirrt, es flattert, faltet und entfaltet sich unentwegt in diesem Film« (Theweleit 1994, S. 40). Bereits mit dem Bild des Schmetterlings (mit Totenkopfmuster), das auch das Filmplakat schmückt, wird dies metaphorisch verdeutlicht. An der Oberfläche handelt es sich dabei um einen Verweis auf den Spleen des Frauenmörders Buffalo Bill, der

---

2 Klaus Theweleit macht in seiner Analyse ein »durchkonstruiertes Vorgehen auf sechs, sieben Genre-Ebenen« aus (Theweleit 1994, S 45).
3 Buffalo Bill, der sich ein aus den Hautlappen seiner Opfer geschneidertes Hautkleid anlegt und vor dem Spiegel zur Frau mutieren möchte, wird von Lecter als Möchtegern-Transsexueller bezeichnet; von manchen Kritikern wird der Film wegen dieser Figur als homophob abgelehnt, andere schätzen die differenzierte Aufarbeitung uneindeutiger diesbezüglicher Motive (Elsaesser 2009; Staiger 1999; Halberstam 1995)

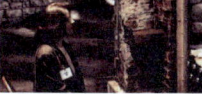

in seiner abgeschiedenen Behausung Falter züchtet und in den Leichen seiner gehäuteten Opfer regelmäßig Schmetterlingslarven hinterlässt. Gleichzeitig verkörpert die prominente Verwendung dieses Insektes einen Grundzug seiner Psychodynamik, der im Wunsch nach Verwandlung (in eine Frau) und nach Abstreifen der herkömmlichen Identität (als Mann) besteht. Sein Plan, hierzu tatsächlich in die Haut anderer Menschen zu schlüpfen, um so buchstäblich in der Haut anderer stecken zu können, treibt dieses Transformationsstreben ins blutig-mörderische Extrem. Und Buffalo Bill ist nicht die einzige Figur in dem Film, die zu solch drastischen Mitteln der Verwandlung greift. Auch Lecter zieht bei seiner Flucht aus dem Gefängnis einem Wachmann die Gesichtshaut ab und sich gleichsam wie eine Maske an, um so unerkannt entkommen zu können.

Die Geschichte einer Entwicklung

Zunächst und auch für eine oberflächliche Rezeption unverkennbar erzählt der Film jedoch die Geschichte der Agentenschülerin Clarice Starling. Zu Beginn der Handlung steckt sie noch mitten in der Ausbildung, am Ende hat sie nicht nur ihren erfolgreichen Abschluss in der Tasche, sondern auch einen überaus heiklen, spektakulären und schwierigen Kriminalfall gelöst. Die Figur von Starling folgt also dem Muster einer klassischen Dramaturgie, indem sie als die weibliche Heldin eine elementare professionelle Aufgabe meistert und dabei eine nicht unerhebliche persönliche Entwicklung und Reifung durchläuft. Hierbei reflektiert der Film auch die prägenden Geschlechterverhältnisse, die die Herausforderungen, denen sich Starling ausgesetzt sieht, nicht gerade mildern. Immer wieder findet sie sich als einzige Frau umgeben, umringt und überragt von größeren Männern, meist in Uniform und bewaffnet, was ihre verwundbare und gefährdete Stellung noch unterstreicht. Doch Starling stellt sich dem unerschrocken und setzt sich schließlich durch. Daneben gelingt es ihr auch, ihre innerpsychischen Konflikte und unbewussten Blockaden zu lösen. So zeigt der Film nicht nur ihre Initiation und Bewährung in der harten und männlich dominierten Welt der staatlichen Ermittlungsbehörde und Verbrechensbekämpfung, sondern auch die Überwindung ihres Kindheitstraumas und damit ihr endgültiges Erwachsenwerden. Insofern erzählt Das Schweigen der Lämmer auch eine große Entwicklungsgeschichte und ist ein klassisches Bildungsnarrativ, das die Hauptfigur auf ihrem von Prüfungen gekennzeichneten Weg hinein in die symbolische Ordnung als autonomes und selbstverantwortliches Subjekt präsentiert. Dies machen bereits die ersten Szenen des Films klar, in denen Clarice zu sehen ist, wie sie im Wald joggt und dabei verschiedene Hindernisse überwindet, die offenbar Teil eines Trainingsparcours sind. Auch im weiteren Verlauf wird sie immer wieder in diversen Ausbildungs- und Prüfungskontexten in der FBI-Akademie gezeigt. Besonders prägnant wird dies in einer Übung, bei der die Festnahme eines Kriminellen simuliert und trainiert wird. Starling leitet diesen Probeeinsatz und macht dabei einen Fehler, auf sie ist plötzlich aus dem Hinterhalt eine Waffe gerichtet, worauf ihr Ausbilder sie mit den Worten rügt »Sie sind tot, Starling. Wo war Ihre Gefahrenzone, haben sie die überprüft?« – eine kurze, scheinbar nebensächliche Szene, die jedoch erschreckend klar das Finale des Films gleichsam wie eine Warnung vorwegnimmt, freilich mit anderem Ausgang. So ist der Showdown der Jagd auf den frauenmordenden und häutenden Serienkiller am Filmende ein schwer erträglich in die Länge gezogenes Versteckspiel zwischen Starling und Buffalo Bill, an dessen Höhepunkt dieser mithilfe eines Nachtsichtgerätes die im Dunkeln seines Kellers tappende Agentin betrachtet, während sie verzweifelt und hilflos versucht, ihn zu entdecken und dingfest zu machen. Schließlich beweist Starling Nervenstärke und kann dank ihrer Reaktionsschnelligkeit den Frauenmörder erschießen, Sekundenbruchteile bevor sie selbst sein nächstes Opfer geworden wäre. Dabei zerbricht eine Fensterabdeckung und helles Tageslicht fällt auf die Szenerie. In diesem Schlusspunkt des finalen Kampfes (das noch nicht den Film beschließt) findet die erfolgreiche Metamorphose der Heldin ihren lichtbildlichen Ausdruck. Per aspera ad astra – der Weg durch die Dunkelheit, durch Rätsel und Mühen, durch Gefahren und Bedrohungen in Sicherheit, in Aufklärung und in blendende Tageshelligkeit ist geschafft. Für Sekunden ist auch noch ein Windspiel zu sehen, das mit Schmetterlingen – die längst keine Larven mehr sind – bedruckt ist. Clarice nimmt also buchstäblich und unübersehbar den »Ausweg ›Karriere‹, Aufstieg ins Licht, die einzig lohnende Perspektive«, sie geht den Weg der »Tochter, die ein Teil wird der Vater-Arbeitswelt« (Theweleit 1994, S. 65).

»Von drei Vätern geboren« – Vaterfiguren

Bei dem Prozess ihrer Reifung, den *Das Schweigen der Lämmer* vorführt, stehen Clarice einige wichtige Akteure zur Seite und im Weg. Dabei fällt auf, dass es mehrere Vaterfiguren sind, mit denen sie sich auf ihrem Entwicklungsweg auseinandersetzen muss. Zuerst ist da freilich Starlings »richtiger« Vater, ein Polizist, der bei einem Einsatz erschossen wurde, als Clarice zehn Jahre alt war. Sie hängt noch sehr an diesem aufrichtigen Vertreter von Recht und Ordnung, was in einer verklärenden Rückblende unmittelbar nach Starlings erstem Besuch bei Lecter deutlich wird. Dieser Vater tritt in dem Film zwar nicht auf, doch bestimmt er in gewisser Weise das gesamte Geschehen. Wie sich im weiteren Verlauf herausstellt, begann mit dem frühen Verlust des Vaters eine Kette psychischer Beschädigungen der kleinen Clarice, die diese seitdem im Griff haben. Die traumatischen Erlebnisse und Prägungen des Waisenmädchens, die mit der gescheiterten Rettung des Lammes vor der Schlachtung in einer Szene absoluter Hilflosigkeit kulminieren, sind es, die Clarice antreiben, ihrem Vater (einem einfachen Streifenpolizisten) nachzufolgen, ihn dabei (als Agentin des FBI) zu übertreffen und so sich ihrer eigenen Handlungsfähigkeit und Selbstwirksamkeit zu versichern bzw. diese überhaupt erst zu erlangen. So steht Starlings Vater am Anfang ihrer Motivation zur Berufswahl und zur Erfüllung des Auftrags, Buffalo Bill zu fassen – und ist damit in gewisser Weise auch der Motor der gesamten Filmhandlung. Neben dieser biografisch-realen Vaterfigur spielen in *Das Schweigen der Lämmer* aber noch eine ganze Reihe männlicher Charaktere eine väterliche oder vaterähnliche Rolle für die Protagonistin. Im Unterschied zur idealisierten Figur des leiblichen Vaters kommt deren Väterlichkeit jedoch als mindestens ambivalent, wenn nicht bedrohlich und zersetzend daher, es handelt sich weniger um warmherzige Kümmerer, als vielmehr um eine »Abfolge von potenten und übermächtig destruktiven/missbrauchenden Supervätern« (Elsaesser 2009, S. 147). Da ist zum einen Starlings ehemaliger Lehrer und jetziger Vorgesetzter und Mentor, Jack Crawford, der die Abteilung für Verhaltensforschung des FBI leitet und bei dem Starling nach Abschluss ihrer Ausbildung arbeiten möchte. Von ihm erhält sie den Auftrag, Lecter in seiner Zelle aufzusuchen und ihn zur Kooperation zu bewegen. Damit stellt ihr Crawford die erste und »offizielle« Aufgabe des Filmes, die sie bewältigen soll. Da alle bisherigen Anläufe, an Lecter heranzukommen, vergeblich waren, ist die Idee Starling zu schicken, eher ein letzter, halbherziger Versuch. Crawford verspricht sich nicht allzu viel davon und bezeichnet den Auftrag nur als »interessanten Botengang«, der »kein wirklicher Job« sei. Gleichwohl warnt er Starling eindringlich vor Lecter und füllt insofern die Rolle des sorgenden und beschützenden Vaters pflichtgemäß aus. Allerdings nicht ohne sexuelle Untertöne. Auch wenn es den ganzen Film über nie explizit gemacht wird (abgesehen von einer Bemerkung Lecters), so gibt es doch einige Andeutungen wie etwa Crawfords Blicke, die einen Tick zu lang sind, einen Händedruck zum erfolgreichen Abschluss am Ende, der einen Deut zu fest und innig ist, als dass sich das Schillern zwischen der sachlichen Arbeits- bzw. Ausbildungsbeziehung und einer darunterliegenden erotischen Komponente leugnen ließe. Außerdem scheint Crawfords Unterstützung bei Starlings schwieriger Mission nicht immer hundertprozentig und rückhaltlos zu sein. Eine andere »formale« Vaterfigur für Clarice ist der Psychiater Dr. Chilton, der Leiter des Baltimore Forensic State Hospital, der Anstalt, in der Lecter in einer fensterlosen Zelle unter größten Sicherheitsvorkehrungen einsitzt. Chilton verkörpert als selbstbezogener, karrierebewusster und überheblicher Institutsdirektor das Gegenstück zu dem integren und beinahe unterkühlten Crawford. Er macht Starling zweideutige Angebote und ist überhaupt ein wenig vertrauenserweckendes und unsympathisches Exemplar eines Psychiaters. Als Vorbild für Starlings Bildungs-

und Lernweg taugt er kaum, spielt er doch eher die Rolle einer »ehrgeizige[n] Verwaltungsattrappe« (Theweleit 1994, S. 54). Gegen seine Versuche, die Untersuchungen zu behindern und selbst daraus Kapital zu schlagen, kann Starling sich jedoch selbstbewusst durchsetzen und entzieht sich so gewissermaßen dem Einfluss dieses negativ gezeichneten Vaters. Ganz anders verläuft die Beziehung zu der vierten väterlichen Gestalt, deren Macht und Suggestion Clarice zunächst nur wenig entgegenzusetzen vermag. Hannibal Lecter ist Starling weder leiblich noch formell-hierarchisch verbunden, sondern tritt zunächst als antagonistischer Gegenspieler und Quelle von Gefahr und Bedrohung auf. Die Begegnungen mit ihm sind nur sehr eingeschränkt möglich: aus Sicherheitsgründen überaus streng reglementiert, zeitlich limitiert und auch räumlich distanziert durch eine dicke Plexiglasscheibe – zudem werden ihre Gespräche beobachtet und auch abgehört. Doch all die Einschränkungen der Kontaktaufnahme verhindern nicht, dass zwischen Starling und Lecter schnell ein recht intensives und enges Vertrauensverhältnis entsteht. Ein Verhältnis, das allerdings weder von alleine, noch wesentlich durch Starling aufgebaut wird, sondern in erster Linie das Ergebnis der so kalkulierten wie effektiven Manipulation Lecters ist. Überhaupt stellt der kannibalistische Serienmörder eine derart beherrschende, beinahe übermächtige Figur dar, dass er in der psychodynamischen Konstellation um die weibliche Protagonistin eine Art Über-Vater verkörpert.

Der Analytiker als Monster: Dr. Hannibal Lecter

Ohnehin ist Hannibal Lecter der Star des Films. Er verkörpert das heimliche, dunkle Zentrum des Geschehens und den magnetischen Fluchtpunkt der Zuschauerfaszination. Dabei ist diese Wirkung Abbild und zugleich Verlängerung des Einflusses, den Lecter auf die eigentliche Protagonistin, Agentin Starling ausübt. Die Figur des kannibalischen Psychiaters dominiert aus ihrer abgeschiedenen Position in der unterirdischen, tageslichtlosen Hochsicherheitszelle auf engstem Raum nicht nur den Film und seine Rezeption, auf Hannibal Lecter scheinen auch sämtliche Figuren der Filmhandlung unausweichlich und schicksalhaft bezogen.[4] Für den geltungssüchtigen Anstaltsleiter Chilton ist der berühmt-berüchtigte Lecter sein wichtigster Häftling, er scheint beinahe stolz zu sein, dass dieser Ausnahmeverbrecher gerade bei ihm einsitzt (Abb. 13.2). Dies umso mehr, als der international bekannte Psychiater Lecter, der in renommierten Fachzeitschriften veröffentlicht, dem Gefängnisdirektor auch in professioneller Hinsicht überlegen ist. Mit eingebildeter Genugtuung klärt dieser Starling zur Begrüßung über die Einzigartigkeit der Situation und seinen Hauptgefangenen auf:

> »Er ist ein Monster. Ein Psychopath schlimmster Sorte. So gut wie nie erwischt man einen lebend. Vom Standpunkt der Forschung aus ist Lecter unser wichtigster Aktivposten.«

Der ansonsten eher durchschnittliche und wenig beeindruckende Chilton hofft, dass der Ruhm des außergewöhnlichen Insassen etwas auf ihn abfärben könne, um dadurch selbst an Geltung zu gewinnen. Auch der gesamte FBI-Apparat ist durch das ungewöhnliche Engagement und die Einbindung Lecters in die Ermittlungsarbeit des aktuellen Falles auf dessen Kooperation angewiesen und somit abhängig von seinen Launen. Und selbst der noch nicht gefasste, frauenmordende Buffalo Bill steht in einer nicht gerade ausgewogenen Beziehung zu dem Kannibalen, dessen Patient er einmal war. Vor allem aber die weibliche Hauptfigur gerät in den Bann Lecters. Clarice Starling wird von ihren Vorgesetzten als eine Art Köder geschickt, was auch funktioniert. Lecter, der bisher mit niemandem auch nur ein Wort zu reden bereit war, lässt sich auf den Kontakt mit der jungen Frau ein und liefert so den

---

4 Dieser Umstand wird im Sequel noch zugespitzt, der dann folgerichtig nurmehr den Titel *Hannibal* (USA 2001, Ridley Scott) trägt.

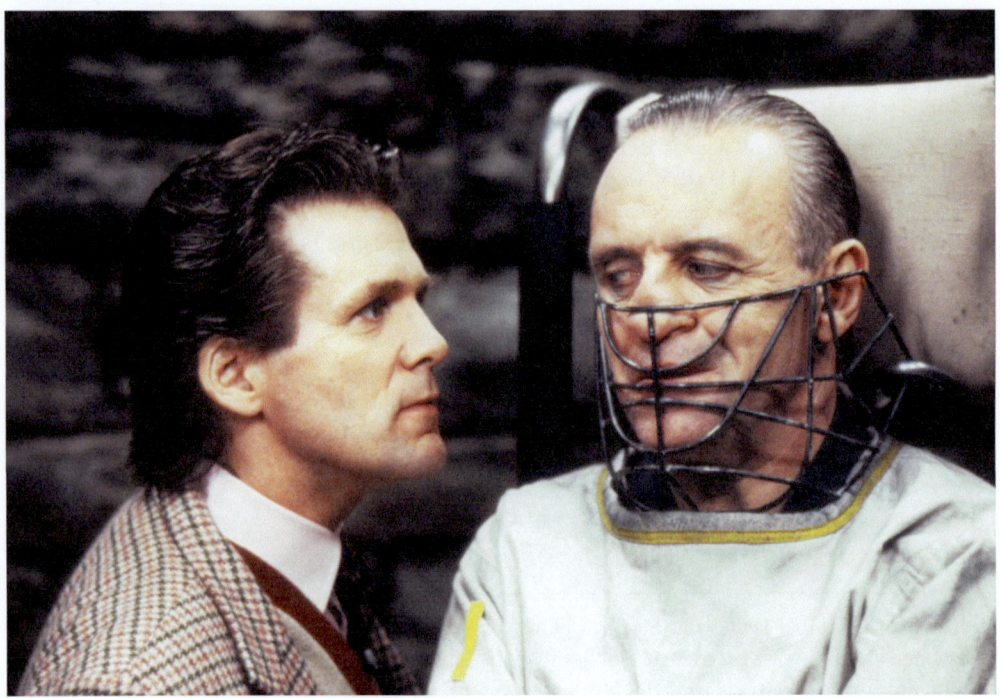

Abb. 13.2 Zwei wenig vorbildhafte Psychiater: Der selbstgefällige Karrierist Dr. Chilton und *Hannibal the Cannibal*. Quelle: dpa Picture-Alliance GmbH. © Columbia TriStar.

Ermittlungsbehörden Stück für Stück wichtige Informationen zur Aufklärung der Identität und Festnahme Buffalo Bills. Dabei nutzt er in erster Linie sein psychologisches Können, sich in andere Personen hineinzuversetzen und damit deren Handeln zu antizipieren. Gerade da es sich um einen Serientäter handelt, den es zu fassen gilt, scheint Lecter, der ebenfalls wiederholt Menschen getötet hat, hierfür ganz besonders geeignet zu sein. Doch der als pathologisch-psychotischer Fall gezeigte Serienkiller Buffalo Bill ist nicht das einzige Objekt Lecters empathisch-penetrierender Zuwendung. Die FBI-Schülerin Clarice weckt sein Interesse in besonderer Weise, als er schnell erkennt, dass diese ein ungelöstes seelisches Problem mit sich schleppt, was den Analytiker hinter der Fassade des Kannibalen weckt. Im Handumdrehen stellt er das Verhältnis der beiden auf den Kopf und macht die angehende Agentin zur Befragten, der er für ihre privaten Informationen im Gegenzug die Erfüllung ihres geheimsten Wunsches verspricht:

> »Ich werde Sie glücklich machen. Ich verhelfe Ihnen zu dem, was Sie sich am meisten wünschen.« – »Und was ist das, Doktor?« – »Karriere. Hören Sie mir aufmerksam zu. Sie müssen tief in ihr innerstes Selbst schauen.«

So setzt Lecter bei Starling einen Prozess der Bewusstwerdung ihrer inneren Konflikte und seelischen Verletzungen gezielt in Gang, um sie schließlich zum hollywoodtypisch verknappten, doch dabei höchst effektiven Durcharbeiten ihrer Probleme zu drängen. In kürzester Zeit schafft er es, die Agentenschülerin in mehrfacher Hinsicht von ihm abhängig zu machen. Neben der perfiden Ausübung einer derartigen Psychomacht hat er für die Ermittlerin Starling aber gleichzeitig die Funktion eines Verbündeten und eines Helfers, ohne den diese ihre »offiziellen«, beruflichen Ziele niemals erreichen würde. Nur mithilfe des Über-Vaters Lecter kann Starling schließlich die Anforderungen ihres Vorgesetzten-Vaters Crawford erfüllen und sich so in der symbolischen Ordnung einen eigenständigen und respektierten Platz verdienen. Aber auch und gerade die inneren Wandlungen und Fortschritte Starlings, die sich parallel zu ihren sicherheitspolizeilichen Ermittlungserfolgen einstellen, scheinen ohne die Hilfe des inhaftierten Psychiaters unmöglich. So entspinnt sich im Verlauf einer Handvoll Dialog-Sequenzen das Herzstück des Thrillers, das als »eine Art Psychoflirt mit dem Monster« (Theweleit 1994, S. 38) die Zuschauer in seinen Bann zieht. Unter Umständen, die ungewöhnlicher und heikler kaum sein könnten, beginnt ein dialogisches Spiel von Geben und Nehmen, in dem beide Gesprächspartner ihre eigenen Ziele mithilfe des Andern zu erreichen suchen, indem sie Geheimes, Verstecktes und Verdrängtes preisgeben – quid pro quo, so lautet der Deal und die Bedingung, die Lecter Starling für seine Kooperation stellt und die die Novizin so bereitwillig wie wagemutig eingeht.

> »Wenn ich Ihnen helfen soll, bestehe ich auf einer Gegenleistung von Ihnen. Quid pro quo. Ich erzähle Ihnen etwas, Sie erzählen mir etwas. Aber nicht über diesen Fall. Über sich selbst. Quid pro quo.«

Narratologisch gewendet, übernimmt die Figur Lecters damit eine klassische Helferfunktion, die darin besteht, der Hauptfigur bei der Überwindung von Hindernissen und der Bewältigung der ihr gestellten Aufgaben, an denen die Architektur der filmischen Dramaturgie ausgerichtet ist, beizustehen und sie so als »Adjuvant« (Krützen 2007, S. 207) zu unterstützen. Im Fall von Starling gilt dies in doppelter Weise: Lecter fungiert ganz explizit sowohl als kriminalistischer als auch als therapeutischer Helfer.

Zunächst mag dieser Umstand irritieren: ein hochgefährlicher Serienmörder, der dabei auch kannibalistische Neigungen auslebt, bekommt in doppelter Weise eine durchweg positive Funktion für die Identifikationsfigur und die zentrale Aufgabenstellung des Filmes, obwohl er weiterhin eine latente und unkalkulierbare Bedrohung bleibt. Ohne Zweifel ist Hannibal Lecter als männliche Hauptfigur in *Das Schweigen der Lämmer* einer der abgründigsten und dabei schillerndsten Charaktere der Filmgeschichte. Zunächst erscheint er auf der Leinwand zwar als Insasse einer Klinik, doch handelt es sich dabei um eine forensische Einrichtung. Lecter ist kein vulnerables hilfsbedürftiges Subjekt, sondern gehört zu jenen »unbeliebten Patienten« (Rauchfleisch 2008, S. 267), die sich nicht (nur) aufgrund ihrer psychischen Störung in einer Institution wiederfinden, sondern in erster Linie wegen einer Straftat. Der Trakt, in dem Lecter seit Jahren gefangen ist, ist viel weniger ein Krankenhaus als ein Gefängnis; und dazu ein besonders düsteres Verlies, das der Züchtungs- und Entpuppungsmotivik des Films entsprechend »wie ein Treibhaus für Triebtäter« (Theweleit 1994, S. 47) inszeniert wird. Auch unter den Insassen dieses Maßregelvollzugs sticht Lecter als extremer Häftling hervor, er ist extrem gefährlich und gewissenlos, aber auch extrem untypisch, legt er doch ein derart höfliches und kultiviertes Auftreten an den Tag, wie es nicht einmal der durchschnittliche unbescholtene Bürger auf freiem Fuß erwarten lässt. Diese Sonderstellung wird durch den Kontrast zu den Mitgefangenen in dem Spezialtrakt noch unterstrichen: einer sitzt nur stumpf in sich zusammengesunken da, ein anderer, Lecters (in einigem Abstand) nächster Zellennachbar Miggs, gebärdet sich wie ein wilder, unappetitlicher Wahnsinniger, der der Besucherin Starling durch die Gitterstäbe nicht nur verbale Obszönitäten entgegenschleudert. Hannibal Lecter dagegen tritt äußerlich überaus korrekt und gepflegt in Erscheinung, wirkt äußerst ruhig und selbstbeherrscht, hat Manieren und wahrt die Fassade bürgerlicher Umgangsformen. Bereits bei ihrem ersten Aufeinandertreffen macht er dies Starling klar: »Taktlosigkeiten sind für mich verabscheuungswürdig«. Paradoxerweise widerspricht dies nicht seiner Rolle als Verbrecher, vielmehr werden sein Charakter und seine Untaten durch die äußere Form und die Höflichkeit, die er an den Tag legt, nur noch unverständlicher und verurteilenswerter, seine Taten und seine Persönlichkeit erhalten dadurch umso mehr den Anschein des Unvorstellbaren und Abnormalen. Sein Stil und seine Ausdrucksweise, sein Äußeres und seine Umgangsformen lassen schnell erkennen, dass Lecter kein gewöhnlicher Gewaltverbrecher sein kann, sondern der Zuschauer in ihm ein »perfect portrayal of a high-functioning psychopath« (Taylor 2016) vorgeführt bekommt. Er ist eben kein triebgesteuerter, eindimensionaler Mörder, sondern verkörpert eine Vielschichtigkeit und Ambivalenz, die gerade wegen ihrer ungewöhnlichen inneren Diskrepanz fasziniert.

So vereint Lecter starke Gegensätze und ist Vieles zugleich: Arzt und Patient, Jäger und Gejagter, Killer und Ermittler, Menschenkenner und Monster, Dandy und Bestie; er ist empfindsam und selbstherrlich, empathisch und gefühllos, gelassen und hypergrausam, feinsinnig und abgestumpft. Auch wenn es zutreffen mag, dass sich aus psychiatrisch-fachlicher Sicht hier im Sinne der ICD-10 »von einer Borderline-Persönlichkeitsorganisation antisozialer Art mit stark narzisstischen Zügen« sprechen lässt (Rauchfleisch 2008, S. 266f.), greift eine solche diagnostische Bestimmung bei Hannibal Lecter doch zu kurz. Für viele Autoren, die den Charakter dieses »King of Killers« (Oleson 2005) analysierend einzuordnen versuchen, um sie auf einen prägnanten Nenner zu bringen, führt die Widersprüchlichkeit der Figur in eine eindeutige Richtung: in das Reich der Dunkelheit, die Sphäre des Bösen schlechthin. Im Film sind dafür auch Spuren gelegt, die zumindest indirekt in diese Richtung weisen. So fragt ein Polizist Starling kurz vor ihrer letzten Unterredung mit Lecter und dessen anschließender Flucht: »Ist es wahr, was man über ihn sagt, dass er sowas wie ein Vampir ist?«, worauf Starling antwortet: »Es gibt keinen Namen für das was er ist.« Während die Figur des Vampirs bereits auf einen Bereich des Außermenschlichen verweist, geht Starlings Erklärung noch einen Schritt weiter, wonach Lecter das Unsagbare verkörpert, das schlicht ohne Beispiel ist und vor dem selbst die sprachliche Benennung kapitulieren muss. Dazu passt, wie der Film bis zu diesem Punkt der Handlung den »Doctor«, wie Starling Lecter stets schülerhaft anspricht, präsentiert: nicht nur gibt er den kultivierten, distinguierten Gentleman, den hyperkontrollierten, belesenen und reflektierten Intellektuellen, er ist gleichzeitig auch völlig empathielos, egozentrisch und narzisstisch, besitzt ein Riesenego, ist gnadenlos, missachtet Grundzüge der herrschenden Moral und setzt sich über fundamentale Normen hinweg. Als Serienkiller ist Lecter ohnehin bereits ein Delinquent mit gesteigerter Kriminalität, mordete er doch nicht nur einmal, sondern mehrfach. Gerade das Töten »in Serie« kann dann kaum mehr als impulsive Einzeltat, als verzeihliches Versagen oder als in einer zugespitzten Ausnahmesituation unvermeidbares Affekthandeln erklärt werden. Serienkiller sind nicht Täter aus Zufall oder Not. Außerdem ist Lecter äußerst skrupellos und kennt keine Hemmungen bei der Ausführung seiner extrem gewalttätigen und brutalen Taten. Obendrein geht er dabei mit einer beinahe unmenschlichen Seelenruhe und Gefühllosigkeit vor. Schon bevor sie ihn das erste Mal zu Gesicht bekommt, wird Starling von Dr. Chilton auf Lecters extreme Kaltblütigkeit und Gelassenheit hingewiesen. Auf dem Weg zu der Hochsicherheitszelle zeigt Chilton ihr Fotos eines seiner letzten Opfer, einer Krankenschwester, deren Gesicht Lecter offenbar aufs Übelste zugerichtet hatte, und bemerkt:

 »Den Ärzten ist es gelungen, ihren Kiefer mehr oder weniger zu richten und eins ihrer Augen zu retten. Sein Puls stieg keinen Augenblick über 85. Nicht einmal, als er ihr die Zunge abbiss.«

Überdies begnügt Lecter sich nicht damit, sein Vorgehen kühl zu planen und durchzuführen, indem er seine Opfer etwa überrascht und gewaltsam mit eigener Hand umbringt, er bemächtigt sich ihrer auch psychisch und ohne körperlichen Kontakt, sodass keinerlei Gegenwehr möglich scheint. Diese Fähigkeit zur extremen Seelen-Manipulation muss sein Mithäftling Miggs mit dem Leben bezahlen, als Lecter es sogar vermag, diesen mit bloßem Zureden dazu zu bringen, seine Zunge zu verschlucken (als Bestrafung für Miggs' schamlose Attacke gegen Starling).

Bodenloser Gräuel: Hannibal the Cannibal

Besonders auffällig und beunruhigend jedoch ist Lecters Vorliebe, bei seinen Gewalttaten Eleganz und »Geschmack« an den Tag zu legen. Er stilisiert sich selbst im Morden als verfeinerter Genussmensch, der beinahe choreographiert zu den Klängen der Bachschen Goldbergvariationen zwei Polizisten massakriert und die Leiche des einen anschließend so aufwendig wie ästhetisch und anspielungsreich an den Gitterstäben seines nun gesprengten Spezialkäfigs drapiert. Überhaupt entsteht das Verstörende an der Figur dieses Psychiaters in dem Kontrast zwischen seinen bestialischen Taten und der Inszenierung seines Tuns. Seine Selbststilisierung unterstreicht dabei vor allem den generellen Anspruch, den Lecter offenbar vertritt: für ihn als einzigartig und omnipotent Auserwählten gelten nur die eigenen Regeln. Er mordet weniger aus niederen Motiven wie Habgier, Rache oder Hass, sondern vollführt seine Taten nach ästhetischen Kriterien. Damit ist sein Handeln allerdings auch höchst idiosynkratisch und nur schwer nachvollziehbar bzw. berechenbar, was nur noch mehr das (im wörtlichen Sinne) Unfassbare und Dämonische daran betont. Wenn er nicht gerade aus pragmatischen Gründen gezwungen ist, Menschen zu beseitigen, die ihm die Freiheit nehmen oder ihn an der Flucht hindern, so liegt ein starkes Motiv seiner Bluttaten offenbar darin, sich seiner Macht zu versichern und sich und anderen damit die eigene Überlegenheit und Größe zu beweisen. Insofern ist die Verknüpfung des Serienkillers mit dem stilvollen Ästheten nur konsequent. Freilich zielt Lecters Ästhetik und Ästhetisierung im Kern auf einen ganz speziellen Bereich des Sinnlichen, Kategorien des Geschmacks und Genusses verweisen bei ihm schon sprichwörtlich auf das Verzehren von Menschenfleisch: *Hannibal the Cannibal*. Damit findet Lecters Charakterzeichnung ihren negativen Höhe- bzw. Tiefpunkt in dem abgründigen Attribut des Menschenfressers. Wobei der Doktor natürlich weniger animalisches Verschlingen als kennerhaftes Verspeisen kultiviert. Gleichwohl ist Lecter damit nicht nur ein besonders krimineller Krimineller, ein besonders gewissenloser Verbrecher, sondern er überschreitet mit dem Verzehr seiner Opfer eine Grenze der menschlichen Kultur, die jenseits von Recht und Ordnung liegt – mag diese abnorme Vorliebe noch so gesittet und exklusiv ablaufen (so erzählt er Starling vom Genuss der Leber eines anderen Ermittlers »mit ein paar Fava-Bohnen, dazu einen ausgezeichneten Chianti«). Die Abgründigkeit Lecters kulminiert somit in dem Drang, Teile der Körper seiner Opfer, meist Innereien, zuzubereiten und aufzuessen. Wobei die entsprechende Kausalität keinem eindeutigen Muster folgt, die Abfolge sehr wohl variieren kann: so verspeist Lecter mehrmals Menschen, die er aus anderen als kulinarischen Gründen umgebracht hat, tötet aber auch, wenn die Gelegenheit sich bietet, einen Menschen, nur um dieser speziellen Form der Fleischeslust zu frönen. Er folgt gewissermaßen sowohl einer pragmatisch-kriminellen als auch einer rein kannibalischen Motivation. *Hannibal the Cannibal* isst seine Opfer also nicht nur, um sie zu töten bzw. tötet sie nicht nur, indem er sie (teilweise) isst, sondern er tötet auch, um seine Opfer zu essen. Sein Kannibalismus ist keiner Not oder höheren Zielsetzung geschuldet. Lecter delektiert sich am Verzehr von Menschenteilen um seiner selbst willen.

Wenn in der Anthropophagie die Aufkündigung des Kontraktes der Menschwerdung identifiziert werden kann, wenn im Verbot und Tabu des Verzehrs von Artgenossen ein entscheidender Punkt in der Geschichte der Menschwerdung im Übergang vom Natur- zum Kulturwesen liegt, dann kommt dem bewussten Bruch mit dieser anthropologisch-normativen Entwicklungsstufe unvermeidbar eine enorme maligne Bedeutung zu. In der Absicht und Gewohnheit des Kannibalen zur puren Befriedigung ohne weiteren Zweck – worin sich auch Lecter gefällt – liegt dann auch die ungeheuerliche Zuspitzung des Schlechten, Verdorbenen und Bösen. Indem gerade ein hochkultivierter Ästhet wie er wiederholt auf so überlegte wie verfeinerte Art und Weise dieses Ur-Tabu bricht und seinem Umfeld präsentiert, bringt er letztlich vor allem seine Überlegenheit und sein Omnipotenzgefühl zum Ausdruck. Er handelt so, weil er es kann. Die scheinbar naheliegende Rechtfertigung eines radikalen Hedonismus mit dem Verweis auf die simple Logik des Lustprinzips entpuppt sich jedoch bei näherem Hinsehen als bodenlose Grundlosigkeit, die nur umso mehr verstört. Damit betritt *Das Schweigen der*

Lämmer auch filmgeschichtlich neue Pfade. Hannibal Lecter ist eine der ganz seltenen, wahrscheinlich sogar überhaupt die erste Hauptfigur eines großen Hollywoodfilms, die es auf Menschenfleisch abgesehen hat. Jedenfalls ist Lecter »der einzige ‚urbane' Kannibale im Klassischen Kino, der wissentlich, regelmäßig, aus freien Stücken und sogar genüsslich Menschenfleisch verzehrt« (Krützen 2007, S. 196). Somit überschreitet nicht nur der Protagonist im Filmgeschehen eine Grenzziehung anthropologischer Dimension, auch der Film selbst, ein großer Kassenschlager mit Starbesetzung, bricht gewissermaßen ein Tabu des in der Mainstreamkultur Akzeptablen und Darstellbaren. Angesichts zahlloser Horrorfilme von unterschiedlichstem Anspruch und Qualität, in denen Außerirdische, Besessene, Gespenster, Mutanten, Werwölfe oder Vampire Angst und Schrecken verbreiten, ist doch auffällig, dass die Spielart des kannibalistischen Grauens nach wie vor eher ein Randphänomen darstellt und es ist bemerkenswert, »wie wenig Filme dieser Art insgesamt gedreht wurden, wie stark das Kino das Tabu des Kannibalismus respektiert hat« (Brinckmann 2001, S. 81). Vor diesem Hintergrund fällt auf, dass in der Figur und Profilierung Hannibal Lecters das ‚Menschenfressen' nicht nur enttabuisiert wird, indem es gezeigt und auch von den Filmfiguren immer wieder thematisiert wird, sondern darüber hinaus eine Art Normalisierung der tabuisierten Praktik betrieben wird durch die Art und Weise, wie es dargestellt wird. Lecter stilisiert den Verzehr von Menschenfleisch als Akt höchster Vollendung eines verfeinerten Genussmenschen, der dabei die Direktheit und Unabhängigkeit eines völlig freien Subjektes verkörpert, das in der Lage ist, so hinderliche wie beliebige kulturelle Konventionen abzulegen. Die Leidenschaft des Gourmets sorgt dann auch dafür, dass die Erklärungen Freuds zur symbolischen Funktion des Kannibalismus bei Lecter ins Leere laufen. Freud hatte angenommen, dass in der Urhorde das Verspeisen des gefürchteten und besiegten Vaters der Identifikation mit dem überwundenen Vorgänger und der Aneignung von dessen beneideten Eigenschaften diente (Freud 1961, [1]1913, S. 158). Hannibal Lecter dagegen ist derartiges magisch-inkorporierendes Denken fremd, er scheint keinerlei Interesse daran zu haben, sich Eigenschaften oder Fähigkeiten seiner Opfer anzueignen; im Gegenteil, er verachtet diese in der Regel und tut sich an ihnen gütlich, nicht, weil er Anteile von ihnen behalten und übernehmen will, sondern, weil er sich selbst längst für vollkommen und unerreichbar hält und schlicht genießen möchte. Dies nimmt seinem Tabubruch jede Möglichkeit einer kulturanthropologischen Erklärung und lässt ihn als blanke Manifestation des Bösen schlechthin erscheinen. Denn Lecter genießt freilich nicht allein die abgerissenen und herausgetrennten Fleischstücke, sondern eben auch das Grauen, das dies für seine Mitmenschen auslösen muss. Damit belegt *Das Schweigen der Lämmer* in paradigmatischer Weise die These, dass »der Kannibalismus im Thriller die Funktion [hat], hinter dem Schrecklichen, das manifest gezeigt wird, noch ein Potenzial weiterer Schrecken ahnen zu lassen, sozusagen eine Bodenlosigkeit des Furchtbaren zu eröffnen« (Brinckmann 2001, S. 83).

Der größte Schurke der Filmgeschichte

Die Zuspitzung des Abgründigen der Lecter-Figur durch ihren Kannibalismus ist sicherlich auch verantwortlich dafür, dass *Hannibal the Cannibal* als »Ikone des Bösen« (Gross 2012, S. 85) schlechthin gilt. In der zentralen Figurenkonstellation des Filmes verschärft dies den Kontrast zwischen den beiden Kontrahenten, die sich gegenseitig helfen und aufeinander angewiesen sind, nur noch mehr. Clarice verkörpert die positive, konstruktive Seite von Vernunft und Ordnung, indem sie drei unterstützenswerte Ziele parallel verfolgt: zum einen stellt sie sich gehorsam in den Dienst des bundespolizeilichen Ermittlungsapparates und widmet sich voll und ganz dem offiziellen, gesellschaftlich anerkannten und geforderten Ziel, den gefährlichen Serienmörder Buffalo Bill zu identifizieren und zu fassen. Zum anderen ist sie angetrieben von dem – ebenfalls gesellschaftlich geforderten – Vorhaben, ihre Ausbildung und Karriere voranzubringen und sich gegenüber den für sie maßgeblichen Autoritäten zu bewähren und für die Laufbahn einer Top-Agentin zu qualifizieren. Und zum dritten ist sie in dem

Zuge – zunächst ungewollt – auch damit beschäftigt, ihr ganz privates, geheimes Projekt zu verfolgen und ihre psychischen Beschädigungen und Kindheitstraumata aufzuarbeiten und zu beseitigen. Lecter dagegen kennt nur ein Ziel, das dagegen bei seiner Mitwelt kaum auf Unterstützung und Zustimmung stoßen dürfte: wieder auf freien Fuß zu kommen, um unbehelligt von äußeren Zwängen seinen persönlichen Vorlieben nachgehen zu können. Um das zu erreichen, lässt er sich sogar dazu herab, dem verhassten System aus obrigkeitsstaatlichem Sicherheitsanspruch und psychiatrischem Maßregelvollzug wertvolle Hilfestellung zu bieten. Auch er setzt sich damit also für ein »gutes« Projekt ein, eines der symbolischen Ordnung, der Vernunft, der offiziellen Gewalt und Kontrolle. Doch tut er dies einzig und allein aus Berechnung und der Erkenntnis, dass dies seine einzige Chance auf Freiheit darstellt. Wobei mit der Festnahme Buffalo Bills gleichzeitig ein Konkurrent aus dem Verkehr gezogen werden kann, worin für ihn evtl. die nicht unerhebliche narzisstische Befriedigung liegen dürfte, keinen zweiten serienmordenden Freak neben sich dulden zu müssen und so seine Einzigartigkeit und unumstrittene Überlegenheit ein weiteres Mal zu untermauern.

Vor allem aber ergreift Lecter die Gelegenheit aus einem weiteren (Neben-)Motiv: er ist fasziniert von Clarice Starling, der Mischung aus ihrem ehrgeizigen Ansporn und ihrer *backwound story*, was er beides gleich bei der ersten Begegnung mittels einer Schnellanalyse in wenigen Momenten erfasst.

> »Agent Starling, denken Sie etwa, Sie könnten mich mit diesen plumpen Mitteln analysieren? Sie sind von Ehrgeiz geradezu zerfressen. Wissen Sie, wie Sie mir vorkommen mit Ihrem hübschen Täschchen und Ihren billigen Schuhen? Wie ein richtiger Bauerntrampel. Ein von oben bis unten gut abgeschrubbter, emsig bemühter Bauerntrampel mit ein bisschen Geschmack. Die gute Ernährung ist für Ihren Körperbau erfolgreich gewesen, aber Sie sind erst eine Generation vom schlimmsten weißen Abschaum entfernt, nicht wahr Agentin Starling? Und Sie können anstellen, was Sie wollen, Ihre gewöhnliche Herkunft dringt bei Ihnen aus sämtlichen Poren. Was macht Ihr Vater, ist er Bergarbeiter? Stinkt er nach Ruß, wenn er nach Hause kommt? Ich weiß, wie rasch die Jungs zu Ihnen gefunden haben. Immer wieder all diese öden, schmuddeligen Fummeleien auf den Rücksitzen irgendwelcher Autos. Während Sie nur davon geträumt haben, all dem zu entkommen, irgendwohin abzuhauen. Den ganzen Weg bis zum FBI.« – »Sie sehen eine Menge.«

Nachdem Lecter in ihr den aufstiegswilligen »Bauerntrampel« erkennt, der sich versucht herauszuarbeiten aus dem »white trash« seiner Herkunft, befragt er Starling natürlich gleich nach ihrem echten Vater, womit er den wunden Punkt getroffen und ab sofort die Agentin in der Hand hat. Clarice ist damit für den Analytiker Lecter ein herausfordernder Fall, dem er sich quasi aus professionellem Interesse annimmt. Doch tritt dieses psychoanalytische Motiv nur als Nebeneffekt des egoistischen Ausbruchswunsches hervor; der gefangene Psychiater ist weniger an Starlings Seelenheil interessiert, ihn reizt ihre Geschichte lediglich als intellektuelle Aufgabe. So ist Lecter sicherlich kein Exemplar eines einfühlsamen und fürsorglichen »Dr. Wonderful«, als vielmehr »the most horrific Dr. Evil in film history« (Greenberg 1992, S. 12).

Und noch einen anderen filmgeschichtlichen Superlativ kann Lecter für sich verbuchen. In großen Umfragen unter 1500 Schauspielern, Regisseuren und Kritikern zum hundertjährigen Jubiläum der Filmkunst ermittelt das American Film Institut seit 1998 in verschiedenen Kategorien Bestenlisten. In der Doppel-Sparte der größten Helden und Schurken des amerikanischen Films (»100 Heroes & Villains«) belegt Hannibal Lecter den ersten Platz als abgründigste Figur der westlichen Filmgeschichte.

Auch Clarice Starling ist unter den Top Ten dieser Liste vertreten, allerdings auf der Seite der Lichtgestalten: Sie ist auf Platz sechs der »größten Helden« vertreten – gleichauf mit Lecter, wenn man berücksichtigt, dass vor ihr nur männliche Rollen vertreten sind und sie somit zur größten weiblichen Heldin der Kinogeschichte gekürt wurde. Damit kann *Das Schweigen der Lämmer* als – zumindest der Publikumswirkung nach empirisch belegtes – Paradebeispiel einer personifizierten Darstellung des Konflikts zwischen Gut und Böse auf der Leinwand gelten.

Gegenüber den beiden Serienmördern, die kaum überbietbar das reihenweise Töten und Sterben repräsentieren, verkörpert deren Antagonistin das Prinzip des Lebens, erscheint wie eine »powerful and convincing embodiment of the force for life« (Wood 2000, S. 1108). Gerade im und als Kontrast zu Lecters beispielloser Schlechtigkeit scheinen Starlings aufrichtige und zielstrebige, dabei moralisch unbeirrbare Ausdauer und ihr Durchsetzungswillen umso heller. Schon ihr Name bringt dies unverkennbar zum Ausdruck: Clarice, die Reine, die neben dem auch in seiner Sogwirkung auf die Zuschauer übermächtigen Lecter zwar nicht der unangefochtene Star des Films ist, aber doch der kleine Star, der »Starling« sein darf. Daneben klingt in ihrem Nachnamen freilich auch unüberhörbar die Ebene der sexuell konnotierten Stellung ihrer Figur im Geschlechterdiskurs durch, den der Film ja ausführlich thematisiert. Starling muss sich in Männerwelten zurechtfinden und behaupten, wird von mehreren Vaterfiguren begehrt und benutzt, möchte bei all dem jedoch alles andere als »Everybody's Darling« sein. Vielmehr strebt sie danach, der wörtlichen, englischen Bedeutung ihres Namens gemäß, sich von den starken patriarchalen Fesseln zu lösen und vogelgleich befreit davonzufliegen auf ihrem eigenen Weg. Lecter hat neben ihrem unbeugsamen Ehrgeiz auch dies längst erkannt, wenn er sie nach ihrem ersten Besuch vor seiner Zelle fortschickt mit den Worten »Jetzt wieder Marsch zurück auf die Schulbank, kleine Starling… flieg, flieg, flieg!«[5]

Psychoanalyse als manipulativer Zeitvertreib

Neben der extremen Charakterzeichnung Lecters ist an *Das Schweigen der Lämmer* besonders auffällig, wie in diesem massenwirksamen Produkt eines Starkinos à la Hollywood unverstellt und vielgestaltig das Feld der Psychiatrie und Psychoanalyse thematisiert wird. So handelt es sich zum einen um einen Psychothriller, in dem auf Seiten der polizeilichen Behörden mithilfe von Erkenntnissen der Verhaltensforschung und der Erstellung psychologischer Profile die Verbrecherjagd perfektioniert wird – wie das mittlerweile im gesamten Genre der kriminalistischen Forensik-Filme und -Serien üblicher Standard geworden ist. Zum anderen sind neben den offiziellen »Profilern« des FBI-Apparates, deren Vorgehen in der Ermittlung von Handlungsgründen und persönlichen Motiven teilweise Ähnlichkeiten mit Techniken der Psychoanalyse aufweist, neben diesen verkappten Psychologen und Psychotherapeuten im detektivischen Auftrag also sind zentrale Figuren des Films tatsächlich professionelle Psychiater und psychiatrische bzw. psychoanalytische Methoden spielen explizit eine wichtige Funktion im Verlauf der Handlung. So treten in einer doppelten Paarung mindestens vier Seelenforscher in prominenten Positionen auf: die beiden kriminalistisch tätigen Ermittler Crawford und Starling sowie die beiden professionellen Psychiater Dr. Chilton und Dr. Lecter. Während erstere in einem Ausbilder-Schülerin-Verhältnis zueinanderstehen, geben die beiden Ärzte die Figurenkonstellation Gefangener-Gefängnisdirektor ab. Dabei verteilt der Film die moralischen Rollen eindeutig: die Vertreter der Obrigkeit sind rechtschaffene, geradlinige und verbindliche Charaktere, während die beiden Psychomediziner undurchschaubare, wenig vertrauenerweckende und eher abstoßende Personen sind. So ergibt sich auf einen ersten Blick ein für die Psychiatrie und Psychoanalyse eher ungünstiges Bild: im nicht-

---

5 Im Originalton freilich noch deutlicher: »You fly back to school now little starling – fly, fly, fly!«

therapeutischen Kontext des FBI erscheint die Annäherung an die Tiefenschichten der (verbrecherischen) Psyche als klar positives und sinnvolles Vorgehen, sofern es als effektives Hilfsmittel staatlicher Gewalt zum Einsatz kommt; die professionellen Vertreter der Heilkunst dagegen werden entweder gar nicht bei der Ausübung ihres eigentlichen Könnens gezeigt (Chilton) oder aber dabei als wenig therapeutisch und höchst manipulativ gezeichnet (Lecter).

> »Die Codierung des gesamten Bereichs ›Psychiatrie‹ mit ›hochkriminellen‹ bzw. ›hochintelligenten‹ Irren oder Monstern, könnte dabei das entscheidende Handicap des Films sein, seine rassistische Seite.« (Theweleit 1994, S. 68)

Der Film deutet zwar an, dass Starling im Verlauf des Geschehens ihr Kindheitstrauma überwinden kann, indem sie sich unter dem unerbittlichen Blick des Kannibalen hinter Gittern einer höchst ungewöhnlich ablaufenden Analyse ihres Selbst unterzieht, doch kann dies kaum als Erfüllung des spezifisch ärztlichen Auftrags und Ethos bezeichnet werden. Lecter ist nicht selbstlos an Starlings Seelenheil interessiert, sondern befasst sich eher »zufällig« oder nebenbei mit ihrem Fall. Er handelt mit der Agentin einen gegenseitigen Austausch von brisanten Informationen aus bzw. diktiert ihr die Konditionen seiner Kollaboration, um sich an seiner dominierenden Rolle in dem daraus resultierenden Abhängigkeitsverhältnis zu delektieren. Hierfür weiß er geschickt und umstandslos auf den wunden Punkt ihrer Biografie und psychischen Entwicklung zu zielen.

»Jetzt sind Sie dran, mir etwas zu sagen. … Ich werde zuhören, jetzt gleich. Nach der Ermordung Ihres Vaters wurden Sie zur Waise, Sie waren 10 Jahre alt. Sie lebten dann bei Verwandten auf einer Schaf- und Pferderanch in Montana. Und …?« – »Und eines Morgens bin ich einfach ausgerissen.« – »Nicht einfach, Clarice. Was hat Sie fortgetrieben? Wann genau brachen Sie auf?« – »Früh, es war noch dunkel.« – »Irgendetwas hat Sie aufgeweckt. War es ein Traum? Was war es?« – »Ich hörte ein seltsames Geräusch.« – »Was war es?« – »Es war, ein Schreien war's. Es war ein Schreien wie von einer Kinderstimme.« – »Was taten Sie?« – »Ich lief nach unten, nach draußen. Ich schlich mich in den Viehstall, ich war voller Angst. Ich wollte nicht hinsehen, aber ich musste hinsehen.« – »Und was, Clarice, erblickten Sie? Was, Clarice?« – »Lämmer. Die Lämmer haben geschrien.« – »Die wurden geschlachtet, die Frühlingslämmer.« – »Die Lämmer haben geschrien.« – »Und Sie liefen fort?« – »Nein. Zuerst versuchte ich, sie zu befreien, ich öffnete das Tor zu ihrem Gehege, aber sie wollten nicht weglaufen, sie standen nur da, ganz verwirrt. Sie wollten nicht wegrennen!« – »Aber Sie konnten wegrennen und taten es auch, nicht?« – »Ja. Ich nahm ein Lamm mit und rannte davon, so schnell ich nur konnte.« – »Wohin wollten Sie, Clarice?« – »Ich weiß es nicht, ich hatte nichts dabei, nichts zum Essen, nichts zum Trinken und es war bitterkalt. Bitterkalt. Ich dachte, könnte ich doch wenigstens eines der Lämmer retten. Aber es war so schwer. Es war so schwer. Nur einige Kilometer kam ich weiter, dann griff mich der Sheriff auf. Der Rancher war außer sich vor Zorn. Deshalb schickte er mich ins Waisenhaus nach Bozeman. Ich war nie wieder auf der Ranch.« – »Was wurde aus Ihrem Lamm, Clarice?« – »Er tötete es.« – »Sie wachen immer noch manchmal auf, nicht wahr? Wachen auf im Dunkeln und hören die Lämmer schreien.« – »Ja.« – »Und Sie

»glauben, wenn Sie die arme Catherine retten, dann würde all das aufhören. Sie glauben, wenn Catherine lebt, würden Sie nie wieder im Dunkeln aufwachen durch dieses grauenhafte Schreien der Lämmer.« – »Ich weiß es nicht. Ich weiß es nicht.« – »Danke, Clarice. Danke.«

Für Lecter ist die Aufdeckung und Reflexion von Starlings Kindheitserinnerungen und Ängsten nicht mehr als eine anregende Rätselaufgabe zum Zeitvertreib bis zu seiner Flucht, »Clarice ist für ihn wie ein seltenes Insekt, das er aufspießt und seziert« (Rauchfleisch 2008, S. 262). Da sie nicht im Vordergrund steht, verblasst so die positive, therapeutische Wirkung dieser Beziehung, die dann auch mehr als »tiefschwarze Travestie einer Lehranalyse« (Gross 2012, S. 87) erscheint. Was von Lecters Psychiaterdasein im Mittelpunkt steht, ist seine beinahe geniale Fähigkeit der seelischen Durchdringung. Insofern ist er auch im übertragenen Sinn ein Kannibale, den es nach dem psychischen Inneren seiner Mitmenschen verlangt. Und auch hier geht es ihm nicht um die Erfüllung eines weiteren Zieles, sondern um den puren Genuss im Augenblick (◘ Abb. 13.3).

Damit verliert die im Film transportierte Idee von Psychoanalyse auch auf einen zweiten Blick alles Helfende, Menschliche und ist weniger dazu angetan, von Belastendem und Hemmendem zu befreien, als zweckentfremdet das Gegenteil zu bewirken, sodass »[d]as Grauen im Herzen des Films … die Psychoanalyse selbst« (Elsaesser 2009, S. 147) ist. So muss konstatiert werden, dass *Das Schweigen der Lämmer* in der wechselvollen Geschichte der filmischen Darstellung von Psychiatrie und Psychiatern eher der Seite der negativen Abbildungsweisen zugerechnet werden muss. In der faszinierenden und ambivalent schillernden Figur Dr. Lecters kommt im Kern doch eine sehr zweifelhafte Vorstellung von

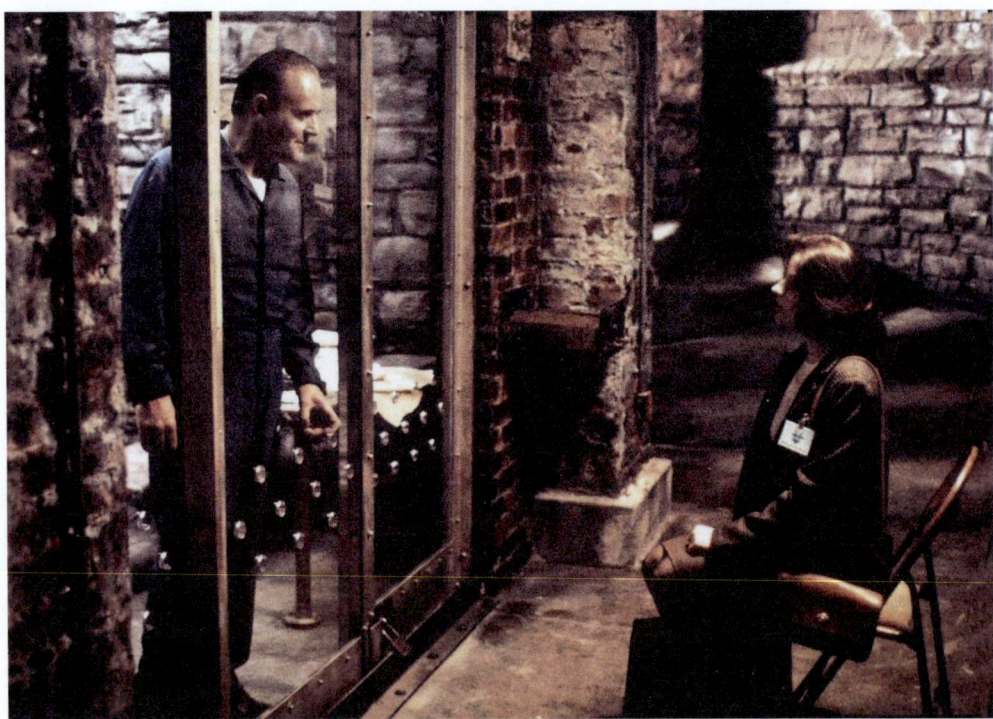

◘ Abb. 13.3 Gesprächstherapie der besonderen Art: FBI-Schülerin Starling befragt den genialen Analytiker Lecter im Gefängnis. Quelle: dpa Picture-Alliance GmbH. © IFTN / United Archives / picture alliance.

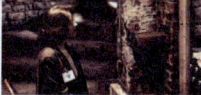

psychiatrischen und psychoanalytischen Ansätzen und Fähigkeiten zum Ausdruck. Sich in ein Gegenüber einzufühlen, seinen vergangenen wie verschütteten Verletzungen nachzuspüren, um unbewussten und verdrängten Dynamiken der Seele auf die Schliche zu kommen, diese ins bewusste Erleben und zur Sprache zu bringen, all diese Analyseschritte erscheinen hier als Elemente einer bedenklichen Psychotechnik, die zwar Erstaunliches zu leisten vermag, in ihrer Instrumentalisierbarkeit jedoch eher als fragwürdiges Mittel der Manipulation daherkommt. Wer die dunklen Seiten und verborgenen Geheimnisse der menschlichen Psyche durchschauen und entlarven kann, der versteht nicht nur die Menschen, so der Subtext des Filmes, sondern der versteht es auch, Menschen in ihren innersten Mechanismen und Triebkomplexen bloßzulegen und zu lenken. Schon die Darstellung der psychiatrischen Anstalt, in der sich Lecter befindet, entspricht dem überkommenen Bild einer Irrenanstalt, in der gemeingefährliche und unheilbar Wahnsinnige in dunklen Verließen eingesperrt sind und vor sich hindämmern, und lässt *Das Schweigen der Lämmer* als einen Film erscheinen, »der alles Psychiatrische dämonisiert, der uns in eine mittelalterliche bzw. schrebersche Psychiatrie einführt« (Theweleit 1994, S. 38). Auch dass die beiden berufsmäßigen Psychiater, die auftreten, egozentrische Narzissten sind, die in ihrem Tun und Verhalten keinerlei soziale oder fürsorgliche Absichten erkennen lassen, befördert nicht gerade ein positives Bild der Profession. Die Charakterzeichnung des Anstaltsdirektors Chilton mag da auf ihre Weise ebenso wie die Darstellung Lecters das so abgedroschene wie verächtliche Klischee vom Psychologen oder Psychiater bestätigen, der seinen Beruf nur ergriffen hat, weil er selbst Probleme mit sich und seinem Selbst hat, die er so in den Griff zu bekommen versucht.

Der Analytiker als allmächtiger Voyeur

Überhaupt schwelt hier im filmischen Resonanzraum ein grundsätzlicher Vorbehalt gegen das Projekt der Psychoanalyse an sich. Der Instanz des Analytikers, der die Menschen durchschaut und ihrer seelischen Geborgenheit beraubt, werden vermeintlich antisoziale und sogar gesellschaftszersetzende Eigenheiten zugeordnet. Vor allem Lecter wird gezeigt als Seelenforscher, der sich in erster Linie an den Ergebnissen seines psychologischen Spürsinns ergötzt. Mit der – weniger ehrenvollen – voyeuristischen Seite des Berufs wird so ein weiteres Vorurteil akzentuiert, vom »therapist as a lonely voyeur, getting vicarious thrills through his patients« (Ringel 2004, S. 180; vgl. auch Stein 2003, S. 703). Zudem wird im Narrativ des Polizeifilmes, der den Fahndungserfolg von vornherein zum obersten Ziel des Plots bestimmt, mit der Heilung psychischer Beschädigungen »um ihrer selbst willen« nichts weniger als der psychotherapeutische Kerngehalt diskreditiert. Psychologisches Geschick, Empathie und Sichhineinversetzen in die Logik eines anderen Selbst hat nur einen legitimen Zweck: das Aufdecken und Antizipieren abweichenden Verhaltens, das verhindert und bestraft werden muss. Nur wenn sie sich ganz in den harten Dienst der Verbrechensaufklärung stellt, ist verweichlichte Nabelschau und Seelenstriptease akzeptabel und achtenswert. Was darin zum Ausdruck kommt, ist kaum mehr als ein Zerrbild der Profession. Ein Psychiaterbild, das eher einer Angstvision gleicht als einem realistischen Abbild des Berufs: der Psychoanalytiker als omnipotenter, zuweilen narzisstischer Kontroll- und Manipulationstechniker, der selbst jene persönlichen Eigenschaften und Charakterzüge erkennt, von denen die Betroffenen selbst keine Ahnung haben oder keine Ahnung mehr haben wollen. Dem Analytiker kommt so eine erbarmungslose wie unmenschliche Allmacht zu, der dem ihm ausgelieferten und von ihm abhängigen Analysanden auf den Grund der Seele schauen kann und diesen zwingt, seine tiefsten und intimsten Geheimnisse offenzulegen und sich mit diesen auseinanderzusetzen. Hannibal Lecter verkörpert den Horror eines solchen gottgleichen Seelenkenners, vor dem es kein Entrinnen gibt, mustergültig. Exakt diese Gefahr hat auch Crawford im Sinn, als er Starling vor ihrem ersten Besuch bei dem Kannibalen ermahnt, bloß nichts Privates und Intimes zu offenbaren:

> »Und erzählen Sie nichts Persönliches von sich, Starling. Glauben Sie mir, Sie wollen doch nicht Hannibal Lecter in Ihrem Hirn haben.«

Als Leiter der Abteilung für Verhaltensforschung beim FBI gibt Crawford seinem Schützling damit auch eine »Warnung vor der sich anschmiegenden, empathischen Inbesitznahme der Psychoanalyse und anderer Technologien der diskursiven Penetration« (Elsaesser 2009, S. 159). Damit positioniert sich der Film gewissermaßen in dem ideologischen Schulenstreit zwischen Behaviorismus und Tiefenpsychologie auf Seiten des pragmatischen verhaltenstherapeutischen Ansatzes, der effektive und schnelle Lösungen anstrebt, statt die langwierigen und mühsamen Prozesse der Selbstaufklärung einer psychoanalytischen Psychotherapie zu wählen.

So kommt *Das Schweigen der Lämmer* selbst in der Darstellung der Effekte einer erfolgreichen »Therapie« zu einem zweischneidigen Fazit: einerseits mag das gesamte Unterfangen«, durch Aufdecken verborgener psychischer Konflikte die betreffende Person an ihrem empfindlichsten Punkt treffen und somit manipulieren zu können, in der Art und Weise, in der Lecter dies durchführt, als die höchste Form einer gewissenlosen Psycho- und Manipulationstechnik erscheinen, die letztlich nur von gefühllosen und böswilligen Unmenschen wirklich effizient ausgeübt werden kann. Andererseits wird die Figur Starlings als Ergebnis einer konsequenten psychoanalytischen Psychotherapie gezeigt, die die geschickte Einfühlung und den seelischen Beistand im Prozess der Selbstaufklärung bieten kann. Manchem gilt die Darstellung der Gespräche zwischen der Agentin und dem Kannibalen gar als »the best example of a good analytic hour in film« (Stein 2003, S. 703). Der Film präsentiert damit allerdings auch ein beinahe übermenschliches Ideal. Am Ende ist Starling nicht nur zur erwachsenen und selbstbehaupteten Person gereift, zur emanzipierten Frau, die sich in einer Männerwelt zu behaupten weiß. Darüber hinaus vereint sie in sich auch sämtliche rühmlichen Eigenschaften und vorbildlichen Charakterzüge, die in aller Regel geschlechtsspezifisch konnotiert und in der Realität kaum in einer Person gleichzeitig vorzufinden sind: sie ist energisch, aktiv, zielstrebig, ehrgeizig und vernunftgeleitet, die tendenziell als männliche Eigenschaften gelten, und daneben sensibel, einfühlsam, verletzlich und engagiert für die Schwachen, was konventionell als weiblich verstanden wird. So wird die Figur von Starling als Resultat einer leidvollen, aber doppelt erfolgreichen Entwicklungsgeschichte, von der der Film wohl am stärksten geprägt ist, präsentiert und erscheint dabei als die Herausbildung eines »fully human being of a possible future« (Wood 2000, S. 1108), der Utopie einer Fusion der jeweiligen Vorzüge des männlichen und weiblichen Prinzips. Und da diese Erwachsen- und Menschwerdung, die Metamorphose von der vorsichtigen Novizin mit seelischem Knacks zur furchtlosen und tatkräftigen *Professional*, die in sich ruht, in nicht unwesentlichem Maße das Ergebnis einer psychotherapieähnlichen Beziehung ist, kann dem Bild, das der Film von psychoanalytischen und -therapeutischen Prinzipien und Herangehensweisen zeichnet, doch auch wiederum eine recht positive Seite zugestanden werden.

Literatur

Brinckmann CN (2001) Unsägliche Genüsse. montage/av 10(2):77-94
Elsaesser T (2009) »Look deep within yourself«: *The silence of the lambs*. In: Elsaesser T, Hollywood heute. Geschichte, Gender und Nation im postklassischen Kino. Bertz + Fischer, Berlin, S 139–162
Freud S (1961, ¹1913) Die infantile Wiederkehr des Totemismus. In: Freud S, Totem und Tabu. Einige Übereinstimmungen im Seelenleben der Wilden und der Neurotiker (1913). Fischer, Frankfurt a.M., S 113–179
Greenberg HR (1992) Psychotherapy at the Simplex. J Popular Film Television 20(2): 9–15
Gross R (2012) Der Psychotherapeut im Film. Stuttgart, Kohlhammer
Halberstam J (1995) Skinflick: Posthuman gender in Jonathan Demme's *The silence of the lambs*. In: Halberstam J (Hrsg) Skin shows. Gothic horror and the technology of monsters. Duke University Press, Durham, S 161–177
Krützen M (2007) »I'm having an old friend for dinner.« Der eine oder andere Menschenfresser auf der Leinwand. In: Krützen M, Väter, Engel, Kannibalen. Figuren des Hollywoodkinos. Fischer, Frankfurt a.M., S 175–222
Nungesser VS (2013) Bluebeard in a Nutshell. Fabula 54(1/2): 98–109

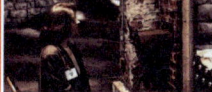

Oleson JC (2005) King of killers: The criminological theories of Hannibal Lecter, Part One. J Crim Just Popular Cult 12(3):186–210
Rauchfleisch U (2008) Grausam – rücksichtslos – selbstbezogen. Dissoziale Persönlichkeitsstörung. In: Doering S, Möller H (Hrsg) Frankenstein und Belle de Jour. 30 Filmcharaktere und ihre psychischen Störungen. Springer, Heidelberg, S 259–267
Ringel S (2004) Talk therapy. The representation of insight in the cinema. In: Brandell JR (Hrsg) Celluloid couches, cinematic clients. Psychoanalysis and psychotherapy in the movies. State University of New York Press, Albany, S 169–190
Schrey D (2008) »If I die, you can eat me« Kannibalismus als Motiv im Spielfilm. In: Hoffstadt C et al. (Hrsg) Der Fremdkörper. projekt verlag, Bochum, S 551–570
Staiger J (1999) Taboos and totems: Cultural meanings of *The silence of the lambs*. In: Thornham S (Hrsg) Feminist film theory. A reader. Edinburgh University Press, Edinburgh, S 210–223
Stein HH (2003) Good psychoanalytic psychotherapy in film. Three unorthodox examples. Psychoanal Psychology 20(4):701–709
Taylor A (2016) Diagnosing Dr Lecter from *Silence of the lambs*. http://www.psycho2go.net – Psychology Writing Platform for Millennials by Millennials, http://www.psycho2go.net/diagnosing-dr-lecter-from-silence-of-the-lambs/#. Zugegriffen: Januar 2016
Theweleit K (1994) Sirenenschweigen, Polizistengesänge. Zu Jonathan Demmes *Das Schweigen der Lämmer*. In: Rost A (Hrsg) Bilder der Gewalt. Verlag der Autoren, Frankfurt a.M., S 35–68
Wood R (2000) *The silence of the lambs*. In: Pendergast T, Pendergast S (Hrsg) International dictionary of films and filmmakers, Vol. 1 Films. St. James, Detroit, S 1106–1108

Originaltitel	The Silence of the Lambs
Erscheinungsjahr	1991
Land	USA
Drehbuch	Ted Tally, basierend auf der Romanvorlage von Thomas Harris
Regie	Jonathan Demme
Hauptdarsteller	Jodie Foster, Anthony Hopkins, Scott Glenn, Ted Levine, Anthony Heald
Verfügbar	DVD, Blue-ray

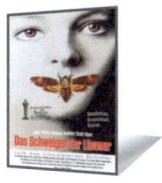

Irene Schmutterer, Marianne Schöber

Sex, Lügen und Psychopharmaka

Hintergrund und Handlung 197
Diskussion der behandelten Themen 198
EXIT 201
Literatur 203

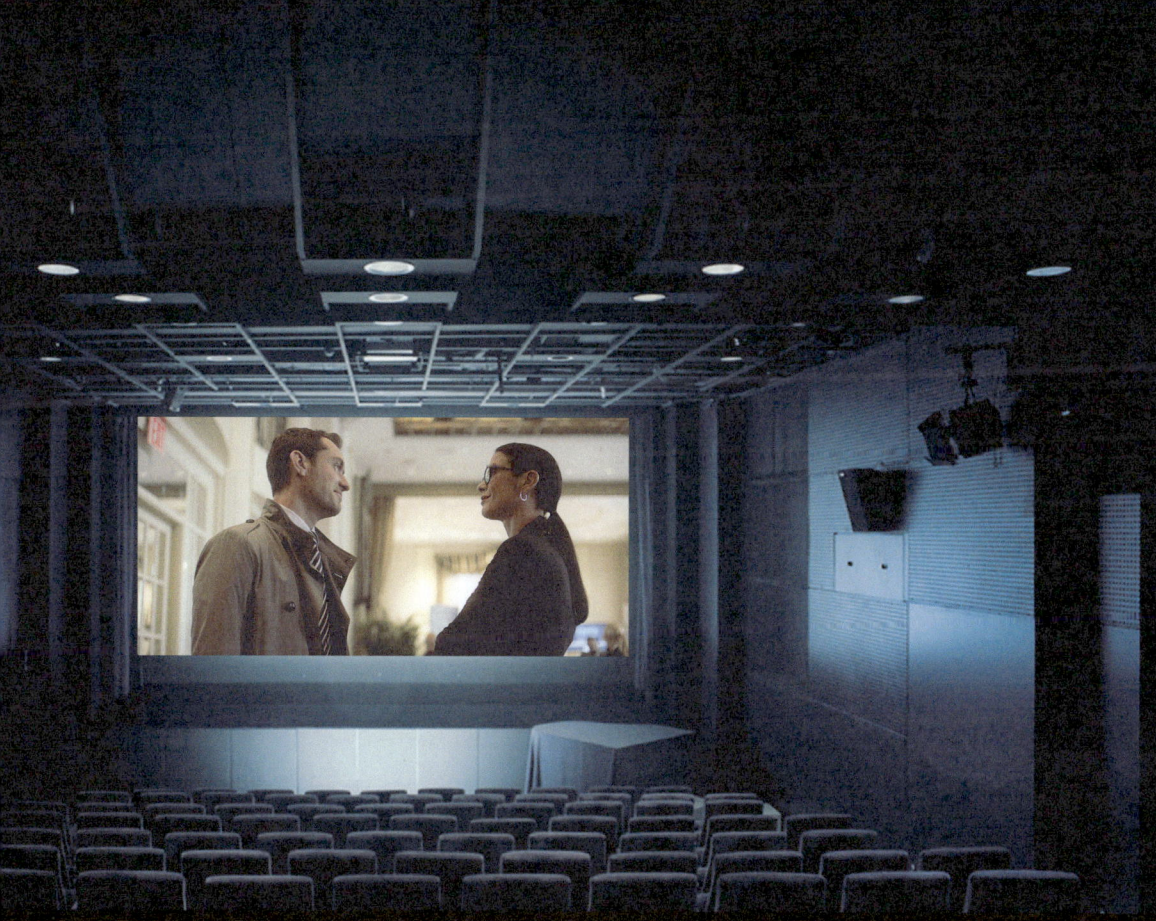

M. Poltrum, B. Rieken (Hrsg.), *Seelenkenner Psychoschurken*,
DOI 10.1007/978-3-662-50486-4_14, © Springer-Verlag Berlin Heidelberg 2017

Filmplakat *Side Effects*.
Quelle: Filmbild Fundus Herbert Klemens. Mit freundlicher Genehmigung.

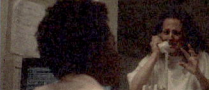

Side Effects – Tödliche Nebenwirkungen

Hintergrund und Handlung

Side Effects ist ein US-amerikanischer Spielfilm des Regisseurs Steven Soderbergh aus dem Jahr 2013 (Abb. 14.1). Das Drehbuch zu dem Film schrieb Scott Z. Burns, der zuvor für eine Fernsehserie über die Behandlung psychisch Kranker ausgiebige Recherchen in der psychiatrischen Abteilung des Bellevue Hospitals in New York City betrieben hat. Im Zuge seiner Recherchen bemerkte er das immer häufigere In-Verbindung-bringen von Straftaten mit verschriebenen Antidepressiva und Schmerzmitteln in den USA. Der Film *Side Effects* nimmt sich zu Beginn viel Zeit, um die Charaktere und ihre Lebensumstände zu explorieren und wirkt wie ein cineastischer Kommentar zur Medikalisierung der Gesellschaft, nur um dann in das Genre des twistlastigen Psychothrillers der 1980er-Jahre zu kippen. Tatsächlich beschreibt Soderbergh den Film *Fatal Attraction* auch als Vorbild für *Side Effects*.

Zu Beginn des Filmes wird Emily Taylors Ehemann Martin, der mehrere Jahre wegen Insiderhandel in Haft war, entlassen. Emily möchte sich darüber freuen, wird aber von Depressionen geplagt und versucht sich das Leben zu nehmen. Aufgrund eines missglückten Suizidversuches kommt sie ins Krankenhaus und dort zu Dr. Jonathan Banks in Behandlung. Dr. Banks, der sehr um Emily bemüht ist, beginnt mit ihr eine Gesprächstherapie und verschreibt ihr zunächst ein Antidepressivum, mit dem sie aber nicht zufrieden ist. Auf ihren Wunsch und der Empfehlung ihrer ehemaligen Therapeutin und Psychiaterin Dr. Victoria Siebert hin, verschreibt Dr. Banks seiner Patientin ein anderes Antidepressivum namens Ablixa. Emily zeigt sich über die Wirkungen des neuen Medikamentes erfreut, berichtet jedoch nach einer Weile davon Schlaf zu wandeln. In einer Phase des Schlafwandelns ersticht sie schließlich ihren Ehemann und ruft am Morgen danach verzweifelt die Polizei. Dr. Jonathan Banks ist zunächst noch überzeugt davon, dass Emily ihren Mann aufgrund der Medikamente in einem Zustand der Unzurechnungsfähigkeit getötet hat und setzt sich vor Gericht dementsprechend für sie ein. Emily wird unter der Bedingung freigesprochen, dass sie vorerst von Dr. Banks weiterbehandelt und in eine Psychiatrie eingewiesen wird. Während Emily nicht versteht, warum sie in eine Psychiatrie soll, wird Dr. Banks von der Staatsanwaltschaft vorgeworfen, nicht früh und adäquat genug auf Emilys Schlafwandeln reagiert zu haben. Sein Ruf scheint ruiniert, Patienten und Kollegen wenden sich von ihm ab. Gleichzeitig fallen Dr. Banks Widersprüche in Emilys Erzählungen auf, er beginnt zu recherchieren und stößt auf immer weitere Unstimmigkeiten. In der Zwischenzeit auch von seiner Frau verlassen, erfährt er schließlich, dass Dr. Victoria Siebert und Emily Banks ein lesbisches Liebesverhältnis miteinander haben und sowohl eine Aktienmanipulation, als auch den Mord an Martin Taylor von langer Hand geplant hatten. Emily hat dafür sowohl ihre Depression, als auch ihre Einnahme von Antidepressiva und die Nebenwirkung des Schlafwandelns vorgetäuscht. Ihm fehlen allerdings die Beweise dafür. Mit einer List gelingt es ihm, die beiden Frauen gegeneinander auszuspielen. Emily liefert Victoria Siebert der Polizei aus und Jonathan Banks entledigt sich der wütenden Emily durch eine erneute Einweisung in die Psychiatrie unter falscher Diagnose und der Verschreibung starker Medikamente. Der Film endet mit Victoria Siebert im Gefängnis, Emily Taylor in der Psychiatrie und Jonathan Banks wieder glücklich und in Wohlstand mit seiner Familie vereint.

Diskussion der behandelten Themen

Rolle des Psychiaters/Psychotherapeuten und der Patienten

Die im Film dargestellten Psychiater scheinen auch Psychotherapeuten zu sein, da sie ihren Patientinnen und Patienten nicht nur Psychopharmaka verschreiben, sondern sie auch mittels psychotherapeutischer Gespräche behandeln. Dr. Banks wird als sympathischer, engagierter, erfahrener und einfühlsamer Arzt dargestellt, der das Wohl seiner Patienten oftmals vor das Wohl seiner Familie stellt. Zu Beginn des Filmes, als seine Figur eingeführt wird, sieht man ihn zwischen einem Polizisten und einem Mann aus Haiti vermitteln. Im Gegensatz zum Polizisten stellt er dem Mann ruhig einige wenige Fragen und erklärt dann dem Polizisten, dass das Verhalten des Mannes aus Haiti in seiner Situation für seinen Kulturkreis typisch und daher nicht behandlungsbedürftig ist. Auch in der Behandlung seiner Patientin Emily ist er sehr bemüht und ihren Wünschen entgegenkommend. Erst gegen Ende des Filmes, als Dr. Banks bereits von seinen Patienten und seiner Frau verlassen, versucht die Wahrheit ans Licht zu bringen, wendet er Methoden an, die ihn als Psychiater und Psychotherapeuten äußerst negativ zeichnen, indem er seine Macht missbraucht. Er lässt die Freiheiten seiner Patientin in der Psychiatrischen Klinik des Gefängnisses zu seinem und entgegen ihrem Wohl einschränken, fälscht einen Fragebogentest, der Emily als paranoid schizophren zeichnet, führt sie hinters Licht und lässt sie schließlich wieder in eine psychiatrische Klinik einweisen mit der Verordnung von Medikamenten, wissend, dass sie diese nicht benötigt. Dr. Siebert, bei der Emily vor Dr. Banks in Therapie war, wird in ihrer Rolle als Psychiaterin und Psychotherapeutin ausschließlich negativ gezeichnet. Sie geht mit ihrer Patientin eine sexuelle Liebesbeziehung ein, veröffentlicht zu ihren Gunsten gefälschte wissenschaftliche Beiträge über Nebenwirkungen von bestimmten Antidepressiva, plant mit ihrer Patientin gemeinsam einen Mord sowie einen Aktienschwindel und leitet ihre Patientin an, einen Kollegen mit einer simulierten Depression hinters Licht zu führen. Die übrigen im Film gezeigten Psychiaterinnen und Psychiater werden entweder in Verhandlung mit Vertreterinnen von Pharmafirmen bezüglich bezahlten Medikamentenstudien oder als illoyale Kollegen gezeigt, wenn sie sich von Dr. Banks abwenden, aus Angst, dass seine Rufschädigung auf sie abfärben könnte. Die Patientin wird im Film, verkörpert durch Emily, zum einen sehr negativ gezeichnet, weil sie ihren Psychiater absichtlich hinters Licht führt und durch ihr Handeln beinahe in den Ruin treibt, sie eine Krankheit vorspielt, um ihren Mann ungestraft umbringen zu können und sich an einem Börsenschwindel beteiligt. Zum anderen wird sie als Patientin ihrem Therapeuten schließlich hilflos ausgeliefert dargestellt (◘ Abb. 14.2).

Die weitgehend negative Darstellung von Psychiatern/Psychotherapeuten/Psychologen in Film, Literatur und Populärkultur mag einerseits einen historischen Hintergrund haben. Tatsächlich haben Psychiater bis zur Mitte des 20. Jahrhunderts (und teilweise darüber hinaus) experimentelle und barbarische Behandlungen an psychisch Kranken durchgeführt – wie Drehstuhl und Lobotomie, um nur zwei bekannte Beispiele zu nennen. Andererseits ist der Verlust von Rationalität und Kontrolle eine menschliche Grundangst. Das gesellschaftlich immer noch bestehende Stigma der psychischen Erkrankung dehnt sich auch auf die Profession des Psychiaters aus und spiegelt sich medial in der Dämonisierung oder im lächerlich machen dieser Berufsgruppe (Hopson 2014).

Frauen-/Männerbilder

Der Bechdel-Test ist ein von der amerikanischen Comiczeichnerin Allison Bechdel (1985) eingeführter Test, der Aufschluss über die Repräsentanz von Frauen in Filmen aller Genres liefert. Es handelt sich um keinen wissenschaftlich standardisierten Test, auch wird nicht die Qualität des Filmes beurteilt. Der Test besteht lediglich aus drei einfachen Fragen, nämlich
1. Kommen in dem Film mindestens zwei Frauen vor und haben sie einen Namen?
2. Sprechen sie miteinander?
3. Sprechen sie über etwas anderes als einen Mann?

Side Effects – Tödliche Nebenwirkungen

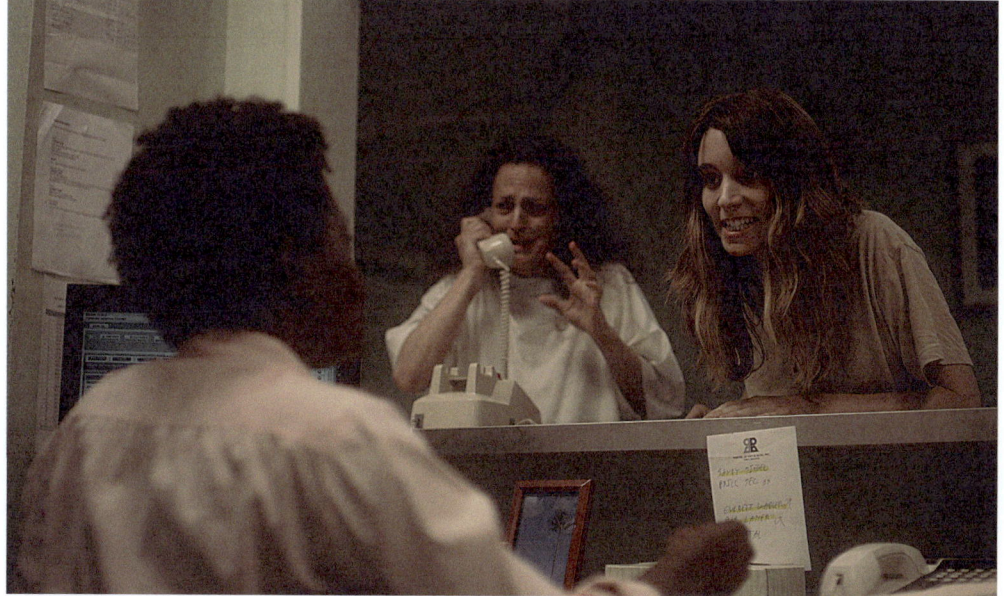

◘ Abb. 14.2 Emily verzweifelt in der psychiatrischen Klinik. Quelle: Filmbild Fundus Herbert Klemens. Mit freundlicher Genehmigung.

Seit 2013 kennzeichnet das staatlich finanzierte schwedische Filminstitut diejenigen Filme, die den Bechdel-Test bestehen mit »A« (»approved«). Somit soll deutlich gemacht werden, wie unterrepräsentiert Frauen in Filmen sind.

Side Effects besteht den Bechdel-Test durchaus: Emily spricht mit ihrer Chefin über etwas anderes als einen Mann, nämlich über ihre psychische Befindlichkeit. Ebenfalls über ihre psychische Befindlichkeit spricht Emily mit einer Bekannten ihres Mannes auf einer Party. Mit Dr. Siebert redet Emily als sie sie, die Polizei vor der Tür wartend, dazu bringt, etwas sie belastendes über den gemeinsam geplanten Mord und Börsenhandel zu sagen. Dennoch wäre es voreilig, den Film als frei von Frauenfeindlichkeit und sexuellen Klischees aufzufassen. Die Filmfiguren Emily und Dr. Siebert entpuppen sich als ränkeschmiedendes, hinterhältiges und mörderisches bisexuelles Liebespaar, das den integren Dr. Banks im Verlauf des Filmes in den privaten und beruflichen Ruin treibt. Seine Ehefrau, die arbeitslos ist und sehr bedürftig wirkt, verhält sich ihm gegenüber ausgesprochen illoyal und verlässt ihn kurz nach den ersten Anschuldigungen (erst nach seiner Rehabilitation kehrt sie wieder zu ihm zurück und in der letzten Szene sieht man ein Bild häuslichen Glücks, wie sie gemeinsam ihren Sohn von der Schule abholen). Und dann gibt es im Hintergrund noch die Geschichte von Banks' ehemaliger Patientin, die aus Rachsucht über ihre unerwiderte Liebe zu Banks Suizid begeht und ihn fälschlicherweise des sexuellen Missbrauchs bezichtigt. Am Ende des Filmes werden alle »bösen« Frauen bestraft.

Rolle der Pharmafirmen

Pharmafirmen werden im Film Side Effects als zusätzliche Einnahmequelle von Psychiatern (Medikamentenstudien) beschrieben, als Unternehmen, die an der Börse gehandelt werden und Firmen, die ihre Produkte, in diesem Fall Antidepressiva, möglichst vielversprechend bewerben. Dr. Banks beteiligt sich im Laufe des Filmes erstmals an einer Medikamentenstudie im Auftrag einer Pharmafirma. Sobald sein Ruf im Zusammenhang mit einem Antidepressivum einer anderen Firma medial geschädigt wird, kündigt ihm die ihn beauftragte Firma.

Verschreibung von Antidepressiva

Die Verschreibung von Antidepressiva hat in den vergangenen Jahrzehnten zunächst in den USA, dann auch in Europa enorm zugenommen. Das liegt unter anderem daran, dass Depressionen vermehrt diagnostiziert wurden und werden und, dass die Palette an Medikamenten zur Behandlung von Depressionen immer mehr erweitert wurde (Iversen 2004, [1]2001). Ehrenberg beschreibt die Depression als die ab den 1970er-Jahren am weitesten verbreitete psychische Störung der Welt, während sie in den 1940er-Jahren noch lediglich als ein die meisten Geisteskrankheiten begleitendes Symptom kaum beachtet wurde (Ehrenberg 2008, [1]1998). Autoren wie Ehrenberg sehen das vermehrte Auftreten von Depressionen bedingt durch gesellschaftlichen Wandel in Form von sozialen Individualisierungsprozessen (Aufbrechen traditioneller Bindungen und Abhängigkeiten, Steigerung der Selbstverantwortung). Sie gehen also davon aus, dass Depressionen tatsächlich vermehrt aufgetreten sind und auftreten und die Behandlung von Depressionen mit Psychopharmaka in vielen Fällen sicherlich durchaus berechtigt ist. Es gibt aber auch Stimmen, wie etwa die des Psychiaters Allen Frances, die das Erteilen der Diagnose Depression und Verschreiben von Antidepressiva in vielen Fällen für übertrieben und unangebracht halten (Frances 2013). Die weite Verbreitung von Antidepressiva-Verschreibungen wird im Film ebenfalls behandelt, vor allem bei Frauen. Emily verhält sich im Film absichtlich so, als wäre sie depressiv, sodass ihr Antidepressiva verschrieben werden. Weibliche Personen ihres Umfeldes, die mitbekommen, dass sie depressiv zu sein scheint bzw. Antidepressiva verschrieben bekommen hat, reagieren darauf, indem sie davon erzählen, dass sie selbst solche Medikamente nehmen oder genommen haben. Emilys Chefin meint z. B. zu ihr, dass ihr auf das Medikament, das sie nimmt, auch immer schlecht geworden sei und empfiehlt ihr ein anderes. Eine Bekannte von Emilys Mann meint auf einer Party, bei der Emily zu weinen beginnt, zu ihr, dass sie unlängst auch einiges durchgemacht habe, weil bei ihr im Hals ein Knoten festgestellt wurde und empfiehlt ihr das Antidepressivum, das ihr damals verschrieben wurde.

Neuroenhancement

Unter Neuroenhancement versteht man die Einnahme von psychoaktiven Substanzen mit dem Ziel der geistigen Leistungssteigerung. Im Film *Side Effects* wird dieses Thema wiederholt angesprochen und jeweils im Zusammenhang mit dem Psychiater und Psychotherapeuten Dr. Banks gebracht. Zu Beginn des Filmes, als Emily nach ihrem vermeintlichen Selbstmordversuch in der Klinik erstmals auf Dr. Banks trifft, nimmt er sich eine Dose eines Energydrinks aus einem Kühlschrank, der voll damit ist, bevor er sich seinem neuen Fall zuwendet und die Zuschauer erfahren, dass er gerade wieder eine Doppelschicht macht. Die Krankenschwester meint zu ihm, als sie sieht, dass er sich einen Energydrink aufmacht: »Doppelschicht heute?« Und er antwortet: »Hm, besser leben dank Chemie« und prostet ihr zu. Und noch ein weiteres Mal in der zweiten Hälfte des Filmes als Dr. Banks bereits überzeugt davon, dass Emily und Dr. Siebert ihn belogen haben, fieberhaft nach Beweisen dafür sucht, hat er neben sich auf dem Schreibtisch einen Energydrink stehen. Um »besser an der Sache dran bleiben zu können« bittet er den letzten ihm zumindest noch irgendwie zugewandten Kollegen ihm Adderall (Amphetamin-Salze, neben Ritalin das zweite Hauptprodukt zur Behandlung von ADHS bei Kindern; Iversen 2009, [1]2005) zu verschaffen, woraufhin sich auch dieser von ihm abwendet und ihm das Medikament nicht gibt. Dr. Banks zu seinem Arbeitskollegen Gene:

 »Ich hätte noch eine Bitte. Ein bisschen Adderall. Nichts hoch Dosiertes, nur 20 mg. … Hier dranzubleiben ist echt anstrengend, Gene. Dafür nimmt man es doch. Um bei der Sache zu bleiben.«

Etwas früher im Film wird das Thema Neuroenhancement behandelt, als die Frau von Dr. Banks mit ihrem Mann über ihr bevorstehendes Bewerbungsgespräch reden möchte, er ihr dafür Betablocker gibt, dann aber aufgrund eines Notfalls (Anruf von Emily) keine Zeit hat, ihr weiter zuzuhören. Zu Beginn des Gespräches meint seine Frau

> »Es geht doch nichts über einen Ehemann, der einem Rezepte ausstellen kann. Wie hießen die noch?« Er: »Betablocker«.

Sie fragt, ob es schlimm sei, was sie tue. Er liest eine Nachricht auf seinem Handy und meint:

> »Die nimmt jeder, Anwälte, Musiker, Leute vor wichtigen Vorstellungsgesprächen. Die verändern nicht deine Persönlichkeit. Die machen es dir nur leichter du selbst zu sein.«

Nebenwirkungen von Antidepressiva

Antidepressiva können viele verschiedene Nebenwirkungen hervorrufen, wie z. B. sexuelle Lustlosigkeit, Gewichtszu- oder -abnahme, Übelkeit und Mundtrockenheit. Im Film werden zwei dieser typischen Nebenwirkungen angesprochen. Zum einen die sexuelle Lustlosigkeit: Emily berichtet Dr. Banks davon und nach dem Wechsel des Medikamentes scheint diese Nebenwirkung nicht mehr zu bestehen. Zum anderen die Übelkeit: Emily täuscht vor ihren Arbeitskolleginnen Übelkeit aufgrund ihrer angeblichen Einnahme von Antidepressiva vor. Ihre Chefin, die Erfahrung mit Antidepressiva hat, meint zu Emily, dass ihr von ihrem Präparat auch immer schlecht wurde und empfiehlt ihr ein anderes. Die für Antidepressiva nicht typische Nebenwirkung des Schlafwandelns wird im Film von Emily und Dr. Siebert vorgetäuscht und eingesetzt, damit Emily ungestraft einen Mord an ihrem Mann begehen kann.

EXIT

Es mag etwas typisch Amerikanisches und bei der Gestaltung des Filmes nicht Beabsichtigtes sein, aber bei der aufmerksamen Betrachtung des Filmes fällt – zumindest als Europäerin – auf, dass immer wieder Exit-Schilder zu sehen sind. Zunächst fährt Emily mit dem Auto in der Parkgarage gegen eine weiße Wand auf der in großen schwarzen Buchstaben EXIT geschrieben steht. Kurz darauf, als sie im Krankenbett sitzend erstmals auf Dr. Banks trifft, ist im Hintergrund ein rotes Schild mit der Aufschrift EXIT zu sehen. Später, als Dr. Banks Dr. Siebert auf einem Kongress trifft, um sich mit ihr über Emily zu beraten und sie ihm rät, es bei ihr einmal mit dem Antidepressivum »Ablixa« zu versuchen und ihm davon berichtet, dass Emily zu ihr kam, als sie, kurz nachdem ihr Mann ins Gefängnis kam, eine Fehlgeburt hatte, sind wiederum zwei EXIT-Schilder im Hintergrund zu sehen (◘ Abb. 14.3). Ein weiteres EXIT-Schild ist in der U-Bahnstation über einem Wachebeamten zu sehen, als Emily auf den Zug wartet: Sie sieht eine Werbung für Ablixa, stellt sich nahe an die Bahnsteigkante, um einen weiteren Selbstmordversuch vorzutäuschen, gleichzeitig wissend, dass der Wachebeamte sie beobachtet und sie schließlich auch zurückhält. Das nächste EXIT-Schild ist in einem Restaurant zu sehen, als Dr. Banks zusammen mit Kolleginnen und Kollegen von einer Mitarbeiterin einer Pharmafirma zu einem Essen eingeladen wird, um die mögliche Beteiligung an einer Medikamentenstudie zu Delatrex (einem Medikament gegen Angstzustände) zu besprechen und Dr. Banks darauf eingeht. Ein weiteres EXIT-Schild ist in den Gerichtsräumen zu sehen, als Dr. Banks und Emilys Anwältin Emily davon zu überzeugen versuchen, den Deal anzunehmen, dass sie nicht schuldig (weil unter Medikamenteneinfluss gehandelt) gesprochen wird, aber für längere Zeit in die psychiatrische Klinik eines Gefängnisses eingewiesen wird. Später ist erneut die weiße Wand in der Parkgarage mit den großen schwarzen Buchstaben EXIT zu sehen, als Dr. Banks versucht, den von Emiliy mit dem Auto verübten vermeintlichen

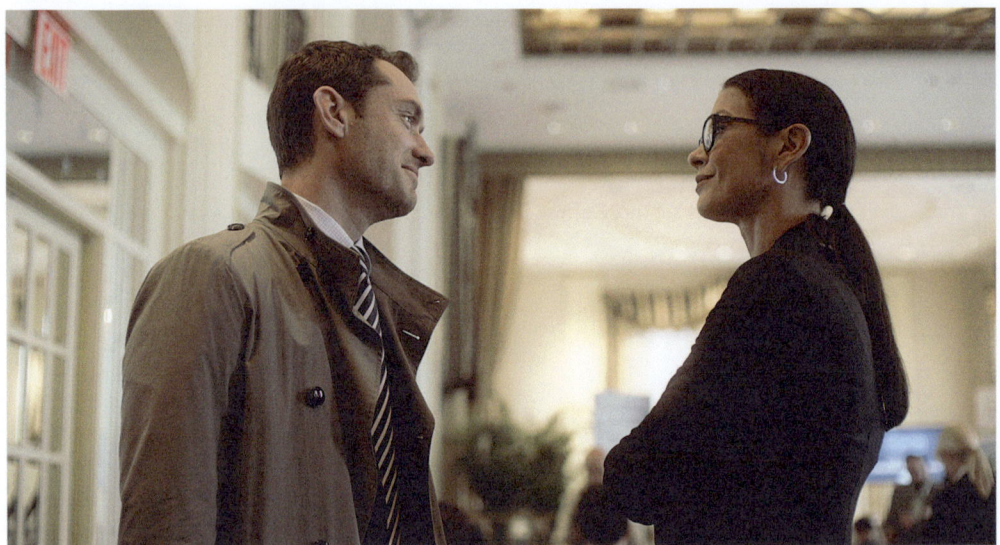

 Abb. 14.3 Dr. Banks im Gespräch mit Dr. Siebert. Quelle: Filmbild Fundus Herbert Klemens. Mit freundlicher Genehmigung.

Selbstmord zu rekonstruieren. Als Dr. Banks Emily in der psychiatrischen Klinik des Gefängnisses besucht, um durch eine List zu Beweismitteln zu gelangen, die zeigen, dass Emily ihre Depression nur vorgespielt und ihren Mann vorsätzlich ermordet hat, ist wiederum ein Schild mit der Aufschrift Exit zu sehen. Zwei weitere Exit-Schilder sind in der Psychiatrischen Abteilung des Gefängnisses zu sehen, als Emily im Glauben verzweifelt, dass Dr. Victoria Siebert sich gegen sie gewendet hat und von Dr. Banks eine Elektroschocktherapie angedroht bekommt. Daher versucht sie, ihre Anwältin anzurufen. Zu diesem Zeitpunkt sind ihr Telefonate nach draußen durch Anraten von Dr. Banks bereits versagt (Abb. 14.2). Sie wird daraufhin in ihrer nun tatsächlichen und begründeten Aufregung medikamentös beruhigt bzw. ruhiggestellt. Ein drittes und letztes Mal sind die großen schwarzen Buchstaben EXIT an der weißen Wand der Parkgarage zu sehen, als Emily keinen anderen Ausweg sieht und Dr. Banks die Wahrheit erzählt. Da im Film immer wieder Stilmittel verwendet werden, die die eingeengte Situation Emilys verdeutlichen, wie z. B. die Anfangs- und Endeinstellung eines großen Gebäudes mit vielen kleinen Fenstern, wovon sich Emily jeweils hinter einem davon befindet, könnte es sich durchaus auch bei den vielen EXIT-Hinweisen um ein Stilmittel handeln. Ähnliche Anfangs- und Endeinstellungen weisen interessanter Weise auch die Filme *The Lost Weekend* (1945) und *Psycho* (1960) auf. Zwei Filme, in denen duale Persönlichkeiten gezeigt werden. Norman Bates in *Psycho*, der einmal er selbst und dann wieder seine Mutter ist und der Alkoholiker Don Birnam in *The Lost Weekend*, der den Eindruck hat, dass es zwei Personen in ihm gibt: den Schriftsteller, der nur unter Alkoholeinfluss schreiben kann und den Betrunkenen, der dem Alkohol verfallen und auf die Hilfe seiner Mitmenschen angewiesen ist. Emily ist in *Side Effects* zwar keine duale Person, täuscht jedoch Somnambulismus und damit eine zweite Person vor.[1]

---

[1] Zum Thema der Doppelpersonen im Film vgl. auch Wulff HJ (1985) Psychiatrie im Film, MAkS, Münster, S. 42–48

Side Effects – Tödliche Nebenwirkungen

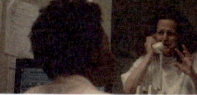

Literatur

Bechdel A (1985) The rule.
Ehrenberg A (2008, ¹1998) Das erschöpfte Selbst. Depression und Gesellschaft in der Gegenwart. Suhrkamp Verlag, Frankfurt a.M.
Frances A (2013) Normal. Gegen die Inflation psychiatrischer Diagnosen. DuMont Verlag, Köln
Hopson, J (2014) The demonisation of psychiatrists in fiction (and why real psychiatrists might want to do something about it). Psychiatric Bull 38:175–117
Iversen, L (2004, ¹2001) Drogen und Medikamente. Geschichte, Herstellung, Wirkung. Reclam, Stuttgart
Iversen, L (2009, ¹2004) Speed, Ecstasy, Ritalin. Amphetamine – Theorie und Praxis. Huber, Bern
Psycho (1960) Drehbuch Joseph Stefano. Regie Alfred Hitchcock. USA
The Lost Weekend (1945) Drehbuch Charles Brackett, Billy Wilder. Regie Billy Wilder. USA
Wulff HJ (1985) Psychiatrie im Film, MAkS, Münster

Originaltitel	Side Effects
Erscheinungsjahr	2013
Land	USA
Drehbuch	Scott Z. Burns
Regie	Steven Soderbergh
Hauptdarsteller	Rooney Mara, Jude Law, Catherine Zeta-Jones, Channing Tatum, Vinessa Shaw
Verfügbarkeit	DVD, Blu-ray

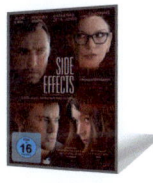

Rainer Gross

»Verliebte Ärztin spielt Traumdetektiv …«

Details zum Film	207
Handlung	209
Zwischen Bedrohung und Begehren: *Spellbound* zwischen Kriminalfilm und Melodram	214
Die therapeutische Erzählung des Selbst: Popularisierte Psychoanalyse in den USA	215
Rettung durch Liebe: Charakteristika der Psychotherapie im Film	218
Die Diskussion über neue Gegenübertragungskonzepte – zuerst im Kino?	219
Therapeutinnen auf der Leinwand: Ingrid Bergman als »Role-Model«	220
Woran leidet Dr. Ballantyne?	221
Schocktherapie im Kino?	221
Hitchcock: Schuldgefühle als Motor seiner Kreativität?	222
Literatur	224

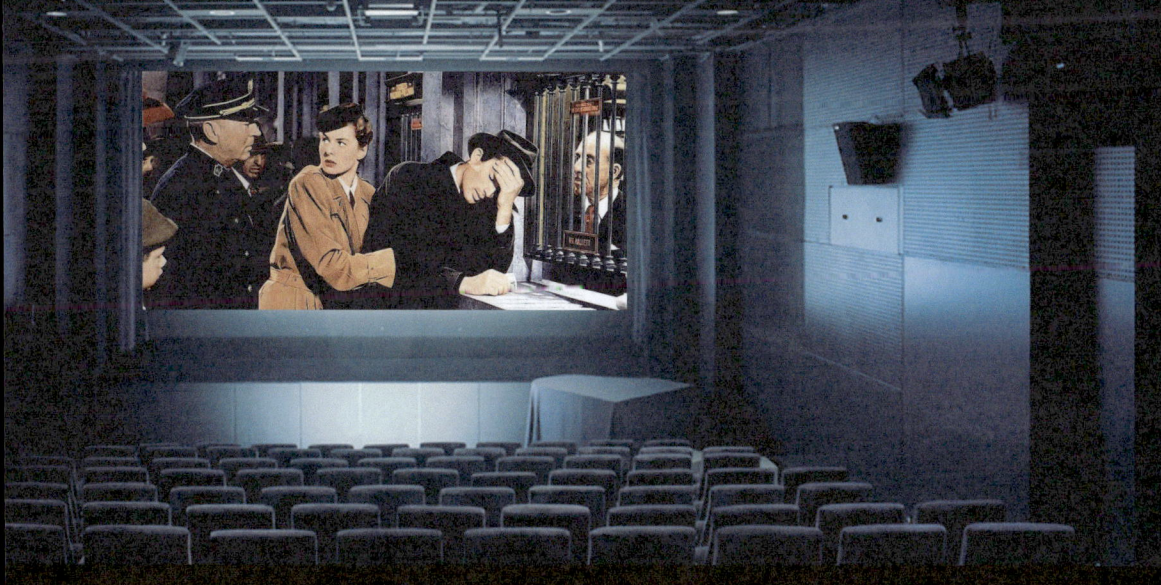

M. Poltrum, B. Rieken (Hrsg.), *Seelenkenner Psychoschurken*,
DOI 10.1007/978-3-662-50486-4_15, © Springer-Verlag Berlin Heidelberg 2017

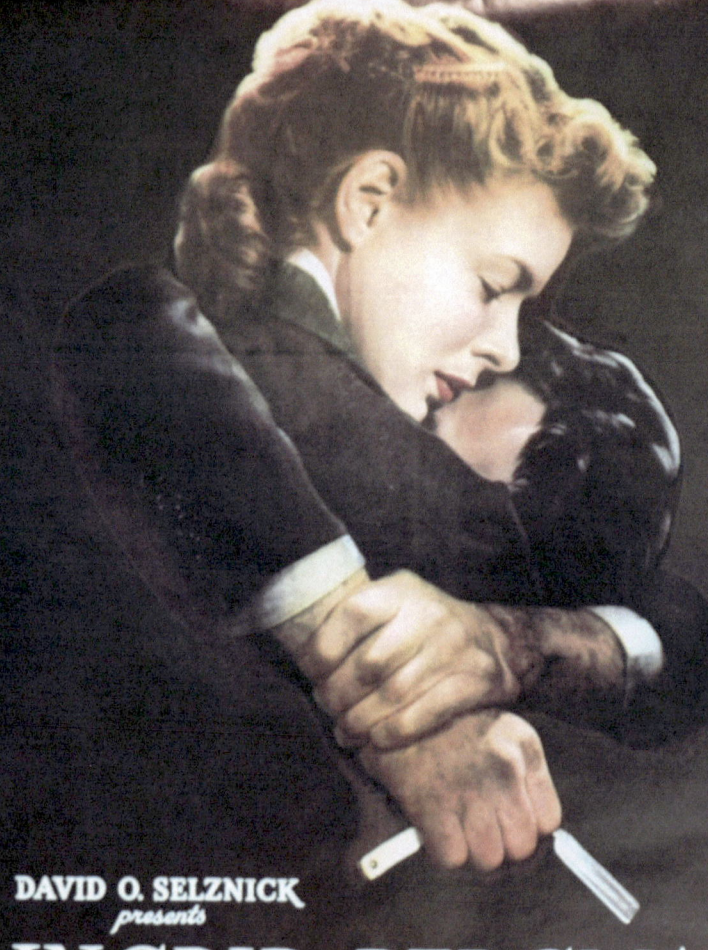

Filmplakat »*Spellbound*«.
Quelle: dpa Picture-Alliance GmbH. © Mary Evans Picture Library / picture-alliance.

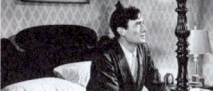

Spellbound (USA 1945)

Der Titel (»Verliebte Ärztin …«) ist ein Zitat aus dem *Spellbound*-Script[1] und bringt die Stimmung von *Spellbound*, dieser Mischung aus Psychoanalyse, Melodram und Thriller gut auf den Punkt (◘ Abb. 15.1). Heute wird Hitchcocks »vernünftiger Film über die Psychoanalyse« von den Filmhistorikern als nicht sehr bedeutend eingeschätzt: So spricht David Thomson in seinem Magnum Opus »The big screen« von *Spellbound* als einem

> »silly film, a cockamamie[2] story of psychiatry« (Thomson 2013, S. 224).

Auch Hitchcock selbst hat sich in späteren Jahren oft abschätzig über *Spellbound* geäußert: »… noch eine Verfolgungsgeschichte, eingewickelt in Pseudo-Analyse« (Truffaut 1986, S. 164).

Demgegenüber steht aber die unbestreitbare Wichtigkeit dieses Filmes für die Rezeption der Psychoanalyse, für ihr Bild speziell in der amerikanischen Öffentlichkeit seit 1945: Laut Hitchcock-Biograph Donald Spoto »erfuhr die Psychotherapie innerhalb weniger Wochen nach der Premiere des Filmes im November 1945 einen gewaltigen Schub« (Spoto 1986, S. 333). Auch noch Jahrzehnte später betonte James Monaco in seinem Standardwerk »Film verstehen«:

> »Spellbound wirkt heute sehr grob gestrickt, war jedoch einer der ersten amerikanischen Filme, der freudianische Ideen verwendete.« (Monaco 1980, S. 267).

Man darf hinzufügen: Spellbound war auch der erste Film, in dem eine Frau als erfolgreiche Psychoanalytikerin auftrat – anno 1945 wahrlich noch keine Selbstverständlichkeit …

Details zum Film

Die wichtigen »Akteure« anno 1945

Alfred Hitchcock Der 1899 geborene Regisseur war in England bereits sehr bekannt geworden und deshalb auch den Talent-Suchern des großen David Selznick aufgefallen, der ihn nach Hollywood einlud und unter Vertrag nahm. *Spellbound* war Hitchcocks zweiter Film für den Hollywood-Mogul Selznick (nach *Rebecca* 1941: Damals waren Selznick und Hitchcock als zwei Alpha-Tiere ordentlich ineinander gekracht.).

Hitchcock blieb bei Selznick unter Vertrag, wurde von diesem jedoch an andere Produzenten bzw. Studios »verliehen«, was den ehrgeizigen Regisseur kränkte: Er wünschte sich wieder einen wirklich »großen« Film. Da er wusste, dass Selznick – wie so viele andere Hollywood-Stars damals – von der Psychoanalyse fasziniert war, schlug er ihm die Verfilmung des Romans *The house of Dr. Edwardes* vor – wobei von diesem überdrehten Schundroman im Drehbuch kaum etwas übrig blieb.

---

1 Knapp vor Ende des Filmes verhöhnt der Mörder Ingrid Bergman: Niemand würde ihr glauben, niemand würde ihn aufgrund der »Evidenz« von Traumassoziationen verurteilen: Alle würden nur schmunzeln: »*Verliebte Ärztin spielt Traumdetektiv*«. Wenige Minuten später allerdings gibt er auf, wendet den auf Bergman gerichteten Revolver gegen sich selbst und erschießt sich
2 cockamamie = hirnrissig, schwachsinnig

David Selznick Als Produzent und Studio-Eigentümer war er 1945 fast allmächtig (nach seinem überragenden Erfolg mit *Vom Winde verweht*). So wie er es gewohnt war, versuchte er auch bei *Spellbound* massiv in Drehbucherstellung, Besetzung etc. einzugreifen – wogegen sich Hitchcock konsequent wehrte. Selznick war damals selbst in Psychoanalyse – ebenso wie der von ihm empfohlene Star-Drehbuchautor Ben Hecht. Die beiden sollen sich oft und gern über ihre Erfahrungen auf der Couch unterhalten haben … Auch deshalb war Selznick (wie er an eine Mitarbeiterin schrieb) *»nahezu hemmungslos wild darauf, diese psychologische Geschichte mit Hitch zu machen«*. (Spoto 1986, S. 317)

Ben Hecht Er war damals *der* Drehbuchautor in Hollywood, hatte schon 1927 (für *Underworld*) den ersten jemals für ein Drehbuch vergebenen Oscar gewonnen. Als »Script-Doktor« war er legendär geworden – sehr viele misslungene Drehbücher soll er umgeschrieben und noch »gerettet« haben. Er war stolz darauf, selbst nie länger als acht Wochen zur Herstellung eines Scripts gebraucht zu haben.

Benn Hecht kannte viele Psychoanalytiker und war fasziniert von dieser Methode – daher für den Plan eines Filmes über die Psychoanalyse leicht zu begeistern. Die Kooperation Hecht/Hitchcock war von Anfang an erfolgreich: Die beiden besuchten psychiatrische Kliniken und tauschten ihre Ideen über Traumata und psychische Störungen aus. Hecht spürte sofort, dass Hitchcock zum Thema Schuldgefühle auch aus seiner Biografie einiges beizutragen hatte: Laut Hecht hätte Hitchcock *»vor Albträumen nur so gestrahlt«* (ebd., S. 319).

May Romm Sie war berühmt als Psychoanalytikerin der Stars (mit dem Spitznamen »Queen of couch canyon«) und vor allem war sie die behandelnde Analytikerin von Selznick selbst, der sie als »psychiatric advisor« für *Spellbound* engagierte.

Salvador Dalí Der Maler war ein Wunsch Alfred Hitchcocks: Er wollte ihn unbedingt für die »Traumbilder« haben (nachdem Dalí 10 Jahre davor gemeinsam mit Luis Buñuel in den surrealistischen Kurzfilmen *L'âge d'or* und *Un chien andalou* unvergesslich bedrohliche Alptraumbilder auf die Leinwand gebracht hatte). Hitchcock wollte für seine Traumsequenzen nicht auf den »altmodischen Unschärfeeffekt zurückgreifen«, sondern wollte die Träume *»mit großer visueller Schärfe und Klarheit gestalten, schärfer als der Film selbst …«* (ebd., S. 323). Viele Wochen verbrachten der exzentrische Dalí und Hitchcock damit, den Inhalt dieser Träume festzulegen: Der Maler lieferte fünf Ölbilder und mehr als hundert Skizzen, die ein Bühnenbildner ausführen sollte. Aus Kostengründen wurden nur wenige seiner visuellen Ideen verwendet: So berichtet Ingrid Bergman, dass sie in einer Traumszene zur Gipsstatue wurde – diese Szene war bereits gedreht worden, sei aber 20 Minuten lang gewesen und wurde daher im fertigen Film nicht verwendet. Dazu Bergman: *»Es war eine Schande. Es hätte wirklich sensationell sein können.«* (ebd., S. 324, Anmerkung) Gedreht wurden die Traumsequenzen schließlich nicht von Hitchcock selbst, sondern von Cameron Menzies.

Ingrid Bergman Erst wenige Jahre davor hatte sie Selznick entdeckt und aus Schweden in die USA geholt, schon kurz danach war sie der neue Liebling des Kinopublikums als »natürliche Frau« und Hauptdarstellerin speziell in Liebesfilmen. Für die meisten Kinofans ist sie bis heute eine Leinwand-Ikone als Ilsa Lund in *Casablanca* 1942 an der Seite von Humphrey Bogart. Für ihre Rolle in *Das Haus der Lady Alquist* hatte sie bereits vor *Spellbound* ihren ersten Oscar gewonnen. Nach *Spellbound* spielte sie noch zwei weitere Hauptrollen in Hitchcock-Filmen, nämlich bereits 1946 in *Notorious* (der bis heute als einer seiner besten Filme betrachtet wird) und 1948 in dem (heute kaum mehr bekannten) Melodram *Under Capricorn*. Danach stand sie Hitchcock (sehr zu seinem Missvergnügen) nicht mehr zur Verfügung, weil sie ihren Mann und die kleinen Kinder verließ, um in Europa mit ihrer großen Liebe Roberto Rossellini zu arbeiten und auch zu leben.

Spellbound (USA 1945)

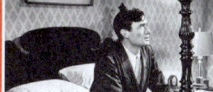

Gregory Peck Der damals ganz junge Nachwuchsschauspieler hatte erst ein Jahr davor sein Leinwanddebüt gegeben – und war gleich für einen Oscar nominiert worden (für *The keys to the kingdom*). Später äußerte sich Hitchcock in Interviews negativ über ihn (er sei »flach« gewesen). Peck erinnerte sich von den Dreharbeiten an einen zurückhaltenden Hitchcock: *»Ich hatte das Gefühl, dass ihn etwas schmerzte, und ich habe nie verstanden, was es hätte sein können.«* (ebd. S. 322)

Miklós Rózsa Gewann für die *Spellbound*-Filmmusik einen Oscar. (Erste Wahl wäre W. Hermann gewesen – von Selznick abgelehnt, weil zu teuer.) Rózsa verwendete auch das geheimnisumwitterte Instrument »Theremin«.

Roman

Hitchcock hatte die Rechte an der Romanvorlage von Francis Beeding *The house of Dr. Edwardes* erworben (eine völlig überdrehte Geschichte eines wahnsinnigen Satanisten, der die Herrschaft in einem psychiatrischen Krankenhaus übernommen hatte – im Vergleich dazu ist der Film wirklich »vernünftig«).

Dreharbeiten

Gedreht wurde vom 10. Juli bis zum 13. Oktober 1945, die Premiere des Filmes fand im November 1945 statt: *Spellbound* war sowohl ein Publikumserfolg (der mehr als das Achtfache der Produktionskosten einspielte) als auch ein Erfolg bei der Kritik: Es gab insgesamt sechs Oscar-Nominierungen in den Kategorien »Bester Film«, »Beste Regie«, »Bester männlicher Nebendarsteller« (für Michael Chekhov), »Beste Kamera«, »Beste Spezialeffekte« und »Beste Filmmusik«.

Handlung

In den ersten Minuten des Filmes wird dessen Seriosität betont, fast als ob ein Dokumentarfilm folgen sollte: Es geht um tiefe Fragen des Seelenlebens und der Wissenschaft:

Nach einem Shakespeare-Zitat als Motto (*»In uns selbst, nicht in den Sternen liegt unser Schicksal.«* Julius Caesar, II/1[3]) ist in einem (über die Eröffnungsbilder einer idyllischen Landschaft geschriebenen) Text vom ehrgeizigen Anspruch der damaligen Psychoanalyse – und damit auch des Filmes zu lesen:

> »Die Psychoanalyse – ein wesentlicher Faktor der Handlung dieses Filmes – ist eine Methode, welche die moderne Seelenheilkunde anwendet, um seelische Krankheiten zu heilen. Der Psychoanalytiker versucht den Kranken zu veranlassen, über seine verborgenen Konflikte zu sprechen, um die verschlossenen Türen seiner Seele zu öffnen. Wenn die Komplexe, unter denen der Patient leidet, aufgedeckt und gedeutet sind, lösen sich Krankheit und Verwirrung auf – die dämonischen Kräfte sind aus seiner Seele verbannt.« (Koch 1989, S. 119).

Während diese Zeilen aber nach düsterem Ringen, ja fast nach Exorzismus klingen, sehen wir in den Eröffnungsszenen ein nobles Nervensanatorium in idyllischer Grünlage: Die psychoanalytische Kurklinik »Green Manors« ist sichtlich für Patienten sowohl mit seelischen Leiden als auch mit ausreichend Geld konzipiert. (Und sie wird durchgehend präsentiert als positives Gegenbild zum Klischee der Psychiatrie als »Schlangengrube«.)

In dieser Klinik agiert Dr. Constance Petersen (Ingrid Bergman) als einzige Frau im Kreis ihrer analytischen Kollegen. In den ersten Einstellungen erscheint sie unauffällig, ja sogar mäuschenhaft. Ihre

---

[3] Das vollständige Zitat im Original: «The fault, dear Brutus, is not in our stars, but in ourselves, that we are underlings.«

Schönheit versteckt sie hinter einer dicken Brille und einem strengen Haarknoten. In zwei Interaktionen – mit einer Patientin und einem Kollegen – wird deutlich, dass sie ausschließlich an Wissenschaft und Arbeit interessiert ist – eine kühle Vestalin im weißen Mantel, eine Priesterin der Psychoanalyse.

In einem fulminanten Kurzauftritt präsentiert sich die hysterische Patientin Mary Carmichael (Rhonda Fleming), die in der Therapiestunde bei Dr. Petersen durch ihr temperamentvoll-laszives Verhalten den Kontrast zur überkontrollierten, geschlechtsneutralen Ärztin darstellt: Sie wirft ihrer Therapeutin vor, nur ihre Bücher zu kennen, nicht aber die Liebe! Die Patientin fühlt sich nicht ernst genommen, Dr. Petersen könne ja von ihren Problemen nichts verstehen …

Nach dem dramatischen Abgang der Patientin[4] (die zuvor noch ein Buch wirft) versucht Kollege Dr. Fleurot mit Petersen zu flirten – völlig erfolglos. Nachdem sie seine Umarmung ruhig und gänzlich unberührt über sich ergehen ließ, resigniert er:

> »Es ist, als ob man ein Lehrbuch umarmte …«

Sie sei ein Eisberg, möge nur bei ihren Büchern bleiben, da kenne sie sich aus …

Jenseits dieser Mikrodramen aber steht die ganze Anstalt vor einer großen Veränderung: Der alte Chefarzt Dr. Murchison (Leo G. Carroll) geht in Pension – genauer gesagt wird er von den Eigentümern der Klinik zum Rücktritt gezwungen: Er hat wegen Überarbeitung einen Nervenzusammenbruch erlitten (heute würden wir wohl von »Burnout« sprechen) – und das darf sich nicht wiederholen! Verbittert kommentiert er gegenüber Dr. Petersen:

> »Das Alte muss dem Jungen weichen – besonders dann, wenn das Alte im Verdacht steht, bereits senil zu sein …«

Und so warten alle gespannt auf das Eintreffen seines Nachfolgers Dr. Edwardes. Auch Dr. Petersen hofft, von diesem analytischen Jungstar viel lernen zu können – immerhin hat er ein Standardwerk über »Schuldkomplexe« geschrieben.

Als der neue Chef dann eintrifft, ist es für ihn und auch für Dr. Petersen Liebe auf den ersten Blick – und innerhalb weniger Filmminuten verwandelt sich Ingrid Bergman von der kühl-professionellen Ärztin in eine wunderschöne (weil verliebte) Frau. Der neue Chef und sie kommen sich bei einem romantischen Spaziergang näher. Noch am selben Abend besucht Dr. Petersen ihn in seinen Räumlichkeiten und die beiden gestehen einander ihre Liebe (Abb. 15.2).

Schon zuvor aber ist ihr aufgefallen, dass ihr neuer Chef (erstmals beim Mittagessen) höchst merkwürdig und intensiv auf einen visuellen Reiz von parallelen dunklen Linien auf weißem Hintergrund reagiert. So auch bei einem zweiten Angstanfall, der die erste Umarmung abrupt beendet. Kurz danach werden die Psychoanalytiker in den Operationssaal gerufen: Ein Patient mit Schuldkomplex hat sich in suizidaler Absicht selbst schwer verletzt. (Eine Gruppe operierender Psychoanalytiker war sichtlich 1945 im Kino durchaus plausibel.) Im OP dann die nächste »Panikattacke« des vermeintlichen Dr. Edwardes: Bevor er bewusstlos wird, ruft er noch dramatisch:

> »Macht die Türen auf. Man kann doch Menschen nicht einsperren …«

Er wird in sein Zimmer gebracht, Constance wacht über seinen Schlaf – und entdeckt durch einen Schriftvergleich, dass er nicht Dr. Edwardes sein kann! Als sie ihn nach seinem Erwachen damit konfrontiert, bestätigt er: Er wisse überhaupt nicht, wer er sei! Er befürchtet, den wirklichen Dr. Edwardes

---

4 Nachdem die Patientin »abgeführt« wird, sieht man im gesamten weiteren Film außer Ingrid Bergman keine andere Frau mehr!

Spellbound (USA 1945)

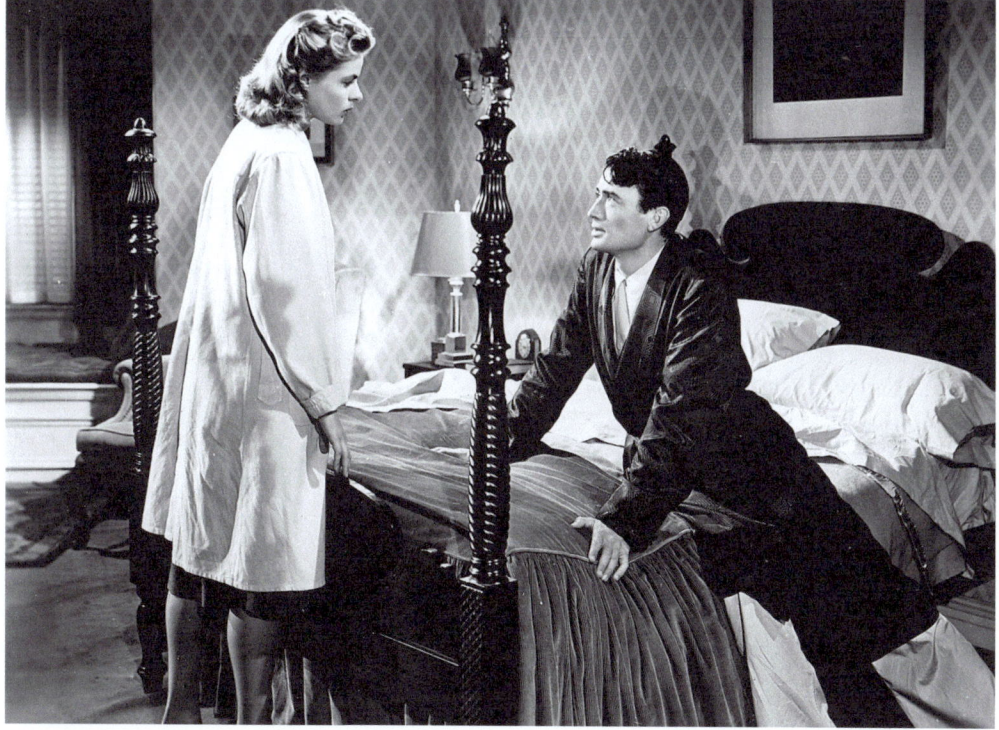

▪ **Abb. 15.2** Die kühle Vestalin der Psychoanalyse entdeckt ihre Gefühle (Ingrid Bergman, Gregory Peck). Quelle: dpa Picture-Alliance GmbH. © Mary Evans Picture Library / picture-alliance.

getötet und dessen Identität angenommen zu haben. Dr. Petersen aber findet schnell die (exkulpierende) Diagnose: Er leidet unter Amnesie! Sie ist von seiner Unschuld überzeugt, will ihm helfen. Er aber flieht noch in der Nacht und hinterlässt ihr einen Brief: Er liebe sie und wolle sie nicht kompromittieren. Allerdings schreibt er ihr auch, wohin er fliehen will: Ins Empire State Hotel in New York! Als am nächsten Tag die Polizei in Green Manors eintrifft, wird allen klar, dass der falsche Dr. Edwardes geflohen ist. Der wirkliche Dr. Edwardes aber bleibt verschwunden. Constance reist dem Flüchtenden nach, findet ihn im Hotel (wo wir auch den Regisseur Hitchcock in einem seiner berühmten sekundenlangen »Cameos« sehen können).

Freudiges Wiedersehen der Liebenden: Mitten in der stürmischen Begrüßungsumarmung flüstert Constance an ihn geschmiegt:

> »Das hat mit Liebe nichts zu tun. Gar nichts. Ich bin hier nur als deine Ärztin …«

Und so versucht sie ihm zu helfen, seine Identität wiederzufinden. Er weiß weiterhin seinen Namen nicht, kann nur ein Zigarettenetui mit dem Monogramm J. B. vorweisen. Seine anhaltende Überzeugung davon, Dr. Edwardes getötet zu haben, interpretiert sie als Schuldkomplex (▪ Abb. 15.3).

Das Liebespaar muss weiter fliehen: Constance erhofft sich Unterschlupf, vor allem aber psychoanalytische Hilfe von ihrem alten Lehranalytiker und Mentor Prof. Brulov (Michael Chekhov). Prof. Brulov begrüßt seine Lieblingsschülerin hocherfreut – und den Mann an ihrer Seite etwas reserviert. Vorerst noch ironisch kommentiert er den Unterschied zwischen ihrem jetzigen und früheren Verhalten:

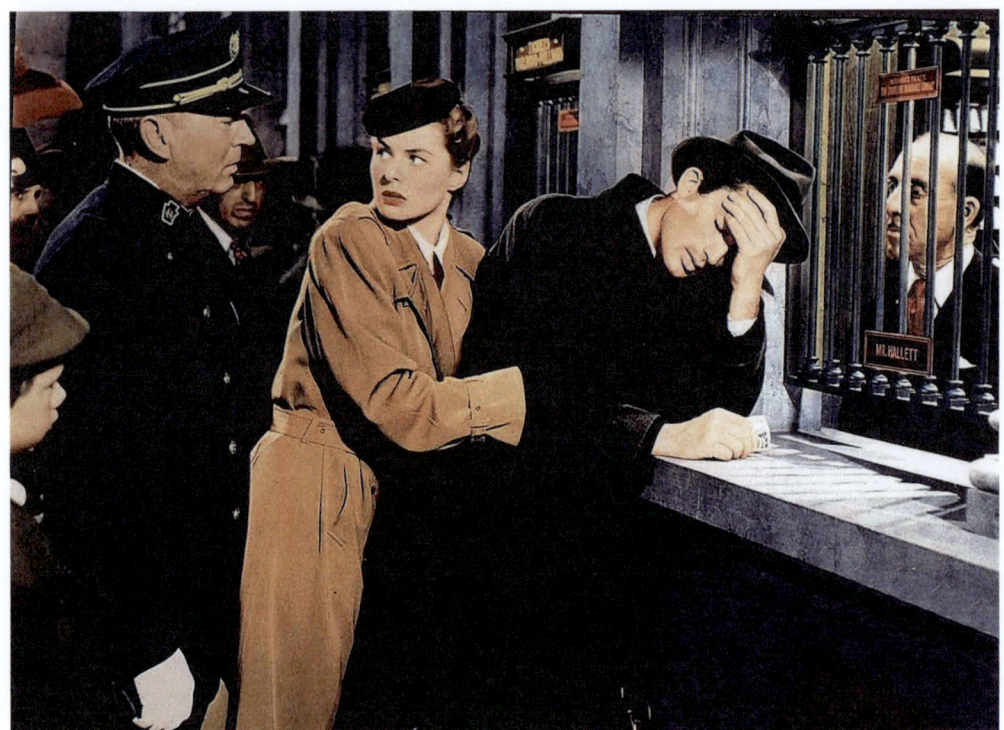

◼ **Abb. 15.3** Schuld oder Schuldgefühl? Realität oder Phantasie? Sie muss es herausfinden, um ihn zu retten (Ingrid Bergman, Gregory Peck). Quelle: dpa Picture-Alliance GmbH. © IFTN / United Archives / picture alliance.

> »Frauen sind die besten Analytiker – bis sie sich verlieben. Dann sind sie die besten Patientinnen …«

Aber er wünscht den beiden freundlich gute Nacht und schöne Träume, »die wir dann am Morgen analysieren werden«.

In Brulovs Gästezimmer wird Constance im Bett schlafen, J. B. auf der Couch (wohl eher ein Gebot der damals strengen Filmzensur als der therapeutischen Ethik!). Er ist misstrauisch: Ob Brulov nicht etwas gemerkt hätte? Sie beruhigt ihn, schläft dann ein. J. B. aber erwacht mitten in der Nacht, geht ins Badezimmer, packt sein Rasiermesser aus, wirkt dabei wie ferngesteuert, starrt Richtung Schlafzimmer: Einige Sekunden lang entsteht der Eindruck, er könnte jetzt (wieder?) zum Mörder werden – diesmal an Constance. Dann aber geht er wie in Trance die Treppe hinunter und trifft auf den noch wachen Prof. Brulov: Dieser bemerkt das offene Rasiermesser, beruhigt J. B. mit »talking down« und bietet ihm als Einschlafhilfe ein Glas Milch an (das er vorher mit einer Mega-Dosis Brom versetzt hat).

Als Constance frühmorgens erwacht und alarmiert durch J. B.s Abwesenheit hinunterstürzt, kann Brulov sie schon beruhigen:

> »Meine Liebe, erzählen Sie mir nichts: Wenn Sie mit einem »Ehemann« ankommen, der kein Gepäck hat, sich John Brown nennt, zittert und vergrößerte Pupillen hat – dann weiß ich doch alles. Er kam in der Nacht mit dem Rasiermesser herunter – jetzt aber schläft er wie ein Kind. Ich habe ihm eine Riesendosis Brom gegeben …«

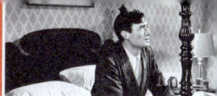

Spellbound (USA 1945)

Unmittelbar darauf folgt die psychotherapie-historisch so berühmt gewordene Diskussion über Diagnose und Gegenübertragung zwischen Brulov und seiner Musterschülerin: Für den Professor ist alles klar: Psychose, höchstwahrscheinlich Schizophrenie! Er will sofort die Polizei rufen. Constance ist gegenteiliger Meinung und völlig verzweifelt: Sie wisse, dass J. B. kein Mörder sei – denn sie könne für einen bösen Menschen nicht solche Gefühle empfinden! Brulov (schon etwas genervt):

> »Sie sind noch viel verrückter als er. Sie könnten ihn nicht lieben, wenn er böse wäre – das ist doch Kindergeschwätz! Wir wissen beide, dass das Gehirn einer verliebten Frau auf der niedrigsten Stufe des Intellekts arbeitet …«

Trotzdem kann sie ihn überreden, noch einen »analytischen Behandlungsversuch« zu machen und nicht sofort die Polizei zu rufen.

J. B. wird geweckt, berichtet über einen Traum – der sofort analysiert wird (in der Folge sehen wir die von Salvador Dalí gestaltete Traumsequenz):

Der Traum – der J. B. vom Spielcasino mit einem Vorhang voller Augen zu einem Skihang führt, wo er von einem geflügelten Wesen verfolgt wird – ist voll von »deutbarer« Symbolik: Brulov und Constance finden darin sowohl Hinweise auf ein Kindheitstrauma als auch den »Beweis«, dass J. B. mit Dr. Edwardes (als dessen Patient) Ski fahren war – und dass dabei etwas passiert sein muss! Die geflügelte Kreatur wird als Engel gedeutet – und so brechen die beiden Liebenden zur weiteren Rekonstruktion der von ihm verdrängten Ereignisse in den Wintersportort Gabriel Valley auf.

Es folgt die dramatische, ja lebensgefährliche »Re-Inszenierung des Traumas« – gemeinsam durchgeführt von Analytikerin und Patient während einer gewagten Schussfahrt auf einer steilen Skipiste: Im letzten Augenblick erinnert sich J. B. daran, dass in wenigen Metern der tödliche Abgrund droht, er kann Constance gerade noch zurückreißen – beide sind gerettet – und gleichzeitig kann sich J. B. wieder an alles erinnern, vor allem aber an sein ursprüngliches Kindheitstrauma: »Ich habe meinen Bruder nicht getötet! Es war ein Unfall!« (Eben diesen Unfall, durch den J. B. als Kind schuldlos schuldig am Tod des Bruders wurde, sehen wir in einer kurzen, aber wahrlich erschreckenden Szene.)

Mit einem Schlag ist der Patient geheilt: Zurück in der Skihütte berichtet er, dass er John Ballantyne heißt, als Arzt im Krieg verwundet wurde und wegen eines Nervenschocks vom wirklichen Dr. Edwardes behandelt wurde. Sie gingen gemeinsam skifahren und Dr. Edwardes stürzte dort in den Tod, wo die Liebenden demselben Schicksal soeben entronnen sind.

Aber die Freude der beiden währt nur kurz: Die Polizei hat sie nach Gabriel Valley verfolgt und als sie stolz ihre »Auflösung« des Rätsels erzählen, erwidert der Detektiv trocken:

> »Stimmt! Wir haben die Leiche von Dr. Edwardes gefunden. Aber er hatte eine Kugel im Körper …«

Und so wird John Ballantyne wegen Mordes verhaftet, verurteilt und kommt ins Gefängnis.

Constance kehrt zu ihrer Arbeit in Green Manors zurück. Sie ist weiter von Ballantynes Unschuld überzeugt, aber fast schon resigniert. Prof. Brulov besucht und tröstet sie:

> »Es ist sehr betrüblich, jemanden zu lieben und zu verlieren. Aber nach einer Weile wird man es vergessen. … Man wird hart arbeiten. In harter Arbeit findet sich eine Menge Glück. Vielleicht das meiste.«

Auch der alte Chefarzt Dr. Murchison ist in seine Leitungsposition zurückgekehrt und erwähnt Constance gegenüber, dass er Edwardes flüchtig gekannt hat. Darauf wird ihr schlagartig klar: Wenn er Edwardes gekannt hat – warum hat er dann Ballantyne nicht sofort bei seiner Auskunft in Green

Manors (als den falschen Dr. Edwardes) entlarvt? Er muss also der Mörder sein! Sie konfrontiert Murchison mit ihrem Verdacht, analysiert den Traum Ballantynes (gemeinsam mit Murchison) ein zweites Mal und entdeckt in dessen Symbolik weitere Hinweise darauf, dass nur der alte Chefarzt der Täter sein kann! Er bestätigt ihr dies auch: Er habe seine Pensionierung nicht hinnehmen wollen und Edwardes deshalb getötet! Aber er fühlt sich völlig sicher, denn:

 »Wenn sie damit zur Polizei gehen – werden Sie ausgelacht! Man wird sagen: ›Eine verliebte Ärztin spielt Traumdetektiv …‹«

Daraufhin Constance: Aber man würde die Pistole am Tatort finden! Der Mörder: Nein sicher nicht, denn diese Pistole sei hier in seinem Schreibtisch: Er zieht sie heraus und richtet sie auf die Ärztin, die beruhigend auf ihn einredet und in Todesangst zur Tür geht – der Mörder lässt sie hinausgehen, anschließend richtet er die Waffe gegen sich selbst.

Nach dieser endgültigen Klärung des Mordfalls wird das Paar von Prof. Brulov am Bahnhof zur Hochzeitsreise verabschiedet und die beiden Liebenden fahren dem Happyend entgegen …

Zwischen Bedrohung und Begehren: *Spellbound* zwischen Kriminalfilm und Melodram

Hitchcock wird von der Filmkritik übereinstimmend gepriesen als einer der Meister des »psychologischen Realismus« im Film (Koch 1989, S. 119): Eine seiner Stärken bestand eben darin, subjektive, psychische Phänomene visuell zu gestalten und dadurch auf der Leinwand »objektiv« abzubilden. Dazu kam sein lebenslanges Interesse an psychischen Grenzgebieten und Wahnsinn. Der Filmtheoretiker Siegfried Kracauer pries Hitchcocks Fähigkeit, mit der Kamera psychopathologische Phänomene sichtbar zu machen:

> »Keiner ist so ganz zu Hause in der dunklen Grenzregion, in der innere und äußere Geschehnisse sich mischen und miteinander verschmelzen.« (Kracauer 1964, S. 360).

Diese Fähigkeiten des Regisseurs hatten schon *Rebecca* zum Erfolg geführt – jetzt aber sollte es nicht nur um Gothic-Atmosphäre gehen, vielmehr sollte die Therapeutin ein Verbrechen aufklären, die Psychoanalytikerin sollte verschmelzen mit dem Detektiv.

Hitchcock selbst hat später (gegenüber François Truffaut) *Spellbound* abgetan als »noch eine Verfolgungsgeschichte, eingewickelt in ›Pseudo-Psychoanalyse‹«. Die »Verfolgungsgeschichte« allein, also die Kriminalhandlung – sie wirkte wohl schon 1945 nicht allzu überzeugend und hätte *Spellbound* wahrlich keinen Platz in der Filmgeschichte gesichert. Mindestens ebenso wichtig wie der Krimi-Plot allerdings ist in diesem Film die Liebesgeschichte: Durch diese Mischung aus Thriller und Love-Story können die Phantasien des Publikums sowohl vom »Analytiker als Detektiv« als auch von der Analytikerin als »Retterin durch Liebe« bedient werden.

Die explizit »detektivische« Verwendung der Traumdeutung und speziell die Lösung des Psycho-Rätsels durch die Re-Inszenierung der traumatisierenden Situation während einer parallelen Ski-Schussfahrt der beiden Liebenden wirken heute fast unfreiwillig komisch.

Demgegenüber gibt es einige wenige Szenen, in denen die unerreichte Fähigkeit Hitchcocks fasziniert, emotionale Mischzustände zwischen Angst und Lust ästhetisch zu inszenieren als »Angst-Lust« (im Englischen: thrill). In *Spellbound* wird die darauf folgende psychoanalytische Interpretation dieser mehrdeutigen Bilder zwar als »wissenschaftliche« Lösung präsentiert, man kann sie aber auch als rationalisierende Abwehr der hervorgerufenen Verunsicherung sehen. Trotzdem bleiben am ehesten jene oft nur sekundenlangen »nebensächlichen« Einstellungen in Erinnerung, in denen das Flirren der

Spellbound (USA 1945)

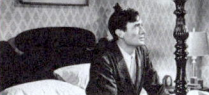

Affekte zwischen Bedrohung, Aggression und Begehren spürbar wird und dadurch auch die Frage nach Schuld oder Unschuld des Hauptdarstellers (trotz unseres Wissens um die Wahrscheinlichkeit eines Happyends) noch offen scheint:

Aus dieser visuell-ästhetischen Perspektive ist für mich die Szene (ziemlich genau in der Mitte des Filmes) von Gregory Peck nachts im Badezimmer des Brulov'schen Hauses am besten gelungen: Zu diesem Zeitpunkt ist der Zuschauer eigentlich schon fest überzeugt davon, dass J. B. unschuldig ist, daher auch seine Entlastung und das folgende Liebesglück der beiden nur mehr eine Frage der Zeit. Dann aber erscheint der Held mit verstörtem »irren« Blick und einem geöffneten Rasiermesser in der Hand (dessen Bedrohlichkeit durch raffiniert eingesetzte Lichtreflexe noch betont wird). Das Badezimmer wirkt klein, fast klaustrophobisch, dabei hell und klinisch sauber – die Tür aber steht offen zum dunkleren größeren Schlafzimmer, in dem wehrlos die schlafende Ingrid Bergman liegt.

Für einige Augenblicke ist man plötzlich nicht mehr so sicher, ob J. B. wirklich ein unschuldiges Opfer der Amnesie ist oder – vielleicht den Mord wirklich begangen hat, für den er sich schuldig fühlt? Als er dann wie ein Schlafwandler mit seiner Waffe in der Hand die Treppe hinuntergeht, scheint der alte Prof. Brulov in Gefahr.

Unmittelbar danach erlebt das Publikum aber (nach der erfolgreichen »pharmakologischen Notfalls-Behandlung« durch Prof. Brulov) eine heftige Diskussion zwischen Prof. Brulov und Constance Petersen genau über seine Schuld oder Unschuld: Eben jene Frage, die visuell in der (stummen) Szene im Badezimmer und auf der Treppe gestellt wurde, wird in der ausführlichen Dialog-Szene beantwortet, die Verunsicherung des Zuschauers wird wieder beschwichtigt durch diese »erste detaillierte Diskussion der Gegenübertragung im amerikanischen Kino« (Gabbard-und Gabbard 1999, S. 55).

Die therapeutische Erzählung des Selbst: Popularisierte Psychoanalyse in den USA

In den 1930er- und 1940er-Jahren war es in Hollywood für Filmmenschen ebenso schick, in Psychoanalyse zu sein, wie es heute die Beschäftigung mit Zen-Buddhismus oder der Kabbala ist. Die Gründe für den Siegeszug der Psychoanalyse in Amerika sind sicher komplex:

Der Soziologe Eli Zaretsky beschrieb die Psychoanalyse (verstanden in einer sehr pragmatisch-technokratischen Form der »Persönlichkeitsentwicklung«) als ideale innerpsychische Ergänzung in einer von Massenproduktion und Massenkonsum geprägten Zeit:

> »… man streifte der eisernen Faust der Rationalisierung den Samthandschuh des Massenkonsums über. …Die Psychoanalyse eröffnete einen Zugang zur inneren Welt und setzte das primär prozesshafte Denken frei, ohne das Rationalisierungen äußerlich blieben. Auf der anderen Seite trug sie dazu bei, dass das persönliche Leben und die Sexualität im System von Planung und Ordnung einbezogen werden konnten.« (Zaretsky 2006, S. 200–204)

Die von Zaretsky beschriebene »Einbeziehung« leistete auf der akademischen Ebene die Ich-Psychologie: Der Wechsel des Fokus vom Es auf das Ich und seine »autonomen Anteile« in den Schriften von Hartmann, Kris und Loewenstein schuf die Basis für eine Hegemonie der Psychoanalyse an den amerikanischen Universitäten bis weit in die 1960er-Jahre hinein. Die Popularisierung und Trivialisierung analytischer Konzepte zum »pursuit of happiness« in vielen Zeitungskolumnen, in der Ratgeberliteratur und auch in Hollywood ging aber noch viel weiter – und viel weiter weg von Freuds kulturkritischen Intentionen.

Aber erst durch diese (unheilige?) Verschmelzung freudianischer Begriffe wie z. B. dem Kindheitstrauma und dem unbewussten Konflikt mit dem uramerikanischen »Ethos der Selbstverbesserung« wurde die Breitenwirkung möglich:

> »Die Sprache der Psychotherapie drängte aus dem Reich der Experten hinaus – und in das Reich der Populärkultur hinein – wo sie sich mit diversen anderen Schlüsselkategorien der amerikanischen Kultur wie dem Streben nach Glück, Selbständigkeit und Selbstvertrauen sowie dem Glauben an die Perfektionierbarkeit des Selbst verbündete und verschränkte. Tatsächlich konnten die Freudschen Prämissen über das Selbst Einzug ins Herz der amerikanischen Kultur halten, nachdem seine Perspektive durch andere Theoretiker hinreichend modifiziert worden war, um Platz für die Idee der Perfektionierbarkeit des Selbst zu schaffen.« (Illouz 2008, S. 261f.)

Eva Illouz betont in ihrer Nachzeichnung vom Siegeszug des »therapeutischen Narrativs« die Wichtigkeit Hollywoods für die Einschreibung dieses verharmlosten und geglätteten psychoanalytischen Weltbildes in den amerikanischen Traum:

> »Eine der wichtigsten kulturellen Stätten …, an denen so mancher Schlüsselbegriff der Psychoanalyse sowie die therapeutische Erzählung des Selbst propagiert wurden, war Hollywood.« (ebd., S. 97)

Bezeichnend für den politischen und auch wissenschaftlichen Stellenwert der Analyse in den USA zum Zeitpunkt der Dreharbeiten sind die »Roll-Titel« in der Eröffnungsszene des Filmes: Der universelle Anspruch einer pragmatischen, in den US-Mainstream bereits tief eingedrungenen Analyse wird akzentuiert durch den Anspruch auf »Behandlung der Gesunden«:

> »… psychoanalysis, the method by which modern science treats the emotional problems of the sane.« (Gabbard und Gabbard 1999, S. 55).

Die erwähnten »emotional problems of the sane«, die die Psychoanalyse als moderne Wissenschaft behandeln sollte, wurden interessanterweise in einer nicht gerade wörtlichen Übersetzung dann in der deutschen Synchronfassung zu Krankheiten:

 »Die Psychoanalyse ist eine Methode, welche die moderne Seelenheilkunde anwendet, um seelische *Krankheiten* zu heilen.« (Hervorhebung des Autors).

Sowohl der Begriff der Wissenschaft als auch vor allem die »Probleme der Gesunden« als Anwendungsfeld der Analyse dürften also für das deutschsprachige Publikum damals nicht gepasst haben.

Spellbound vermittelt ein Vertrauen in die Kraft der Psychoanalyse, das heute eher rührend als nachvollziehbar scheint: Die innere/psychische Realität ist in diesem Film absolut mächtiger und »gültiger« als die äußere materielle Wirklichkeit: J. B. (Gregory Peck) flieht vor der Polizei, vielmehr aber noch ist er seinem »inneren Verfolger« ausgeliefert, dem vom strengen Über-Ich hervorgerufenen Schuldkomplex aufgrund des Kindheitstraumas. Wenn aber einmal dieser »innere Täter«, dieses Kindheitstrauma bewusst wurde, damit erkannt und gleichzeitig besiegt ist – dann muss die äußere Realität dieser inneren Transformation folgen! Davon ist auch Ingrid Bergman völlig überzeugt, als sie nach der »Heilung« bzw. Aufhebung der Amnesie der Polizei ihre Lösung des Falles mitteilt. Die Skepsis der Polizei (woher die Kugel in der Leiche?) und auch die verächtliche Haltung des wirklichen Mörders (»Keiner wird Ihnen glauben …«) – diese Gegner können das Happyend nur kurz verzögern, am Ende triumphiert die Psychoanalyse – und die Liebe … Ein Mann, der sich schuldig fühlte, weiß nun, dass er in der Realität keine Schuld auf sich geladen hat – und wird durch die Liebe einer Frau/seiner Analytikerin geheilt/gerettet!

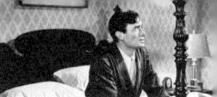

Spellbound (USA 1945)

Die amerikanischen Psychoanalytiker waren 1945 von *Spellbound* mäßig begeistert: Sie nahmen natürlich Anstoß an der so unprofessionell ausagierten Gegenübertragung der Constance Petersen. Vielmehr aber noch störte sie, dass nicht nur eine Psychoanalytikerin als Liebhaberin und Detektivin fungierte und eine ganze Gruppe von Analytikern im Operationssaal arbeitete, sondern dass es erstmals im Kino einen Psychoanalytiker als Mörder gab! Dass Leo G. Carroll diese Rolle so souverän und gerade deshalb bedrohlich spielte, machte die Sache nur noch schlimmer! Daher wurde *Spellbounds* »Psychiatric Consultant« May Romm von ihren Kollegen mit Protestbriefen und Telegrammen bombardiert. Als sie aber bei Hitchcock dringend um eine Änderung des Drehbuches bzw. einen anderen »nichtanalytischen« Mörder bat, lehnte dieser entschieden ab: Dafür sei es längst zu spät, eine Änderung viel zu teuer. Aber er beruhigte sie auch: »My dear, it's only a movie …«.

So reihte sich für die analytische Zunft *Spellbound* in die Reihe jener Filmbeispiele ein, die trotz bester didaktischer Absicht Freuds berühmtes Zitat nur bestätigen konnten: Sein Haupteinwand bleibe,

> »dass ich es nicht für möglich halte, unsere Abstraktionen in irgendwie respektabler Weise plastisch darzustellen.«[5] (Freud in Ries 2000, S. 16).

Hitchcock selbst hatte sich bemüht, die psychoanalytischen »Abstraktionen« möglichst vernünftig darzustellen und war vielleicht gerade deshalb dabei nur mäßig erfolgreich: Als ihm François Truffaut vorwirft, dass das Drehbuch zu *Spellbound* einen Mangel an Phantasie aufweise, stimmt er sofort zu und begründet: Dies sei

> »wahrscheinlich so, weil es um Psychoanalyse ging. Wir hatten Angst vor der Irrealität und wollten das, was diesem Mann widerfährt, besonders logisch erzählen.«(Truffault 1986, S. 156f.).

Unabhängig davon aber blieb die Ablehnung der »verzerrten Darstellungen« seitens der Psychoanalytiker noch lange unverändert: So schrieb Andrea Sabbadini noch 2001 in »Über die Psychoanalyse und ihre (Fehl-)Darstellungen im Film« über *Spellbound*, dass Ingrid Bergman ihrem Patienten »in einer höchst unethischen Mischung aus therapeutischer Intervention und erotischer Leidenschaft« hilft.

> »Von zentraler Bedeutung für Spellbound – und verantwortlich für das verzerrte Bild der Psychoanalyse bei einem Millionenpublikum – ist der Umgang des Filmes mit der unmittelbaren erotischen Gegenübertragung der Heldin zu ihrem Patienten und ihr massives Ausagieren dieser Gegenübertragung …« (Sabbadini 2001, S. 423).

Am Beispiel von Spellbound könnte man aber durchaus die Frage stellen, ob es sich bei diesem »verzerrten Bild der Psychoanalyse« nicht (auch) um eine positive Verzerrung handelt? Immerhin agiert Ingrid Bergman in den ersten Szenen des Filmes (vor ihrer »Erweckung« durch die Liebe) durchaus »professionell« im damaligen Sinne des kühl-distanzierten Umganges mit ihren PatientInnen – wobei dieser bzgl. der analytischen Behandlungsrealität von 1945 weniger »verzerrte« Umgang im Film aber eben nicht zum Erfolg führt. Das aber führt zur Frage, wie denn eigentlich »erfolgreiche«, also hilfreiche und heilende Psychotherapie auf der Leinwand dargestellt wird – in *Spellbound* und auch noch heute?

---

5 Freud an Abraham, am 09.06.1925

Rettung durch Liebe: Charakteristika der Psychotherapie im Film

Glen Gabbard sieht in den PsychotherapeutInnen auf der Leinwand überlebensgroße Repräsentanten der gesamten Profession, die das Bild des Amerikaners vom »typischen« Therapeuten entscheidend prägen:

> »Für das amerikanische Publikum sind Filme Archetypen und daher ist der ›Shrink‹ im Kino ein psychiatrischer »Jedermann«, von dem das Publikum dann denkt – ah, so sind also die Psychiater wirklich …!« (Gabbard und Gabbard 1985, S. 183).

Wohl keiner der filmischen »Archetypen« wirkte so intensiv und lange nach wie *Spellbound:* Hier werden jene narrativen Muster präsentiert, die seit 1945 mehr als ein halbes Jahrhundert überdauert haben als Charakteristika einer gelungenen Psychotherapie im Film:
- Die erfolgreiche Psychotherapie ist im Film immer kurz und kathartisch! In einer heroischen Stunde bzw. Aktion gelingt dem Patienten gemeinsam mit seinem Therapeuten der »Durchbruch«:
- Dieser Durchbruch wird erreicht, wenn ein (immer monokausales, meist in der Kindheit gelegenes) Trauma dem Patienten wieder bewusst wird. In detektivischer »Ermittlungsarbeit« wird dieses Trauma aufgespürt und ins Bewusstsein geholt – oft auch wiedererlebt bzw. ausagiert. Durch diese »Beschwörung« des Traumas aber ist es dann für immer beseitigt, der Patient endgültig geheilt.
- Dieses ehrgeizige Ziel gelingt dem therapeutischen Paar mehr durch gemeinsames Agieren als durch die mühsame Arbeit des Verbalisierens: Oft suchen Analytiker und Patient gemeinsam den Ort der Traumatisierung auf, dort wird der Patient dann (wie in *Spellbound* am Skihang) von mächtigen Gefühlen durchflutet und sieht plötzlich »wie es wirklich war«.
- Eine solche emotionale Erschütterung aber gelingt den Therapeuten im Kino nicht durch das dünne, anämische Rinnsal einer »technisch korrekten« therapeutischen Beziehung, sondern nur durch »wirkliche« Liebe: Und zwar durch Liebe als Grenzüberschreitung, als gegenseitige Liebe zwischen Patient und Therapeutin: Dies ist die entscheidende Bedingung zur Errettung beider Teile des Paares! Psychotherapie im Kino wird also erfolgreich nur als Projekt einer »Rettung durch Liebe«.
- Im Kino wird Freuds Einsicht, dass »jede Psychoanalyse ein Versuch ist, verdrängte Liebe zu befreien« (Freud 1907, S. 118) konsequent realisiert: Allerdings ging es Freud um die Befreiung der Liebesfähigkeit des Patienten, nicht des Psychoanalytikers.
- Daher ähneln auch die zu Beginn der Filme gezeigten therapeutischen Versuche der Film-Analytiker viel eher einer oft anstrengenden klinischen Behandlungsrealität als dann die späteren zum Happyend (ver-)führenden Bilder von Katharsis und Liebe.

Der Wunscherfüllungscharakter dieser Bilder von »Therapie als Rettung durch Liebe« scheint evident. Es bleibt aber die Frage, was hier in diesen so konstant bleibenden filmischen Narrativen verleugnet wird? Abgewehrt und verleugnet wird nach meiner Einschätzung im Kino vor allem jeglicher Arbeitscharakter einer Psychotherapie: Sowohl das Konzept der Analyse als mühevoller Weg der Symbolisierung (von der körperlichen Empfindung zum Bild und schließlich zum Gedanken/zur Sprache) als auch die therapeutische Arbeit an der Anerkennung der Differenz, der notwendigerweise asymmetrischen Beziehung zwischen Therapeutin und Patient.

Mindestens ebenso wichtig aber scheint die Verleugnung der zentralen Funktion der inneren, subjektiven Phantasiewelt mit all ihren Ängsten und Wünschen (im Vergleich zur äußeren, objektiven Realität): Man hört und sieht zwar die aktuellen Ängste des Patienten, die ihn in die Therapie gebracht

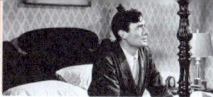

haben. Aber sehr schnell werden diese Phantasien auf äußere Realitäten zurückgeführt – sowohl in Richtung Vergangenheit (das monokausale Kindheitstrauma!) als auch bzgl. der nahen Zukunft: Hier wird die Phantasie, der Wunsch des Patienten, seine Übertragungs-Verliebtheit bald in glückhafte Realität verwandelt: Seine Liebe wird vom Therapeuten nämlich erwidert!

Es bleibt also – medizinisch gesprochen – im Kino die Ätiologie jeglichen psychischen Leidens eine ausschließlich exogene: Die gegenteilige Position, dass nämlich das Unbewusstes ganz allein mächtig genug sein kann, um Krankheit und Leid herbeizuführen, war wohl selbst für einen Hitchcock zu verstörend.

Die Diskussion über neue Gegenübertragungskonzepte – zuerst im Kino?

Unmittelbar nachdem J. B. seine potenzielle Gefährlichkeit in der Szene mit dem Rasiermesser demonstriert hat – und von Brulov mit Brom »notfallbehandelt« wurde – folgt die berühmte »Gegenübertragungs-Diskussion« zwischen Brulov und Constance Petersen. Abgesehen von den verhandelten Positionen und Konzepten ist auch diese Szene ein beeindruckendes Beispiel dafür, dass dem Publikum im Kino eher die Bilder als die Worte im Gedächtnis bleiben: Brulov wird zwar (im gesprochenen Text) als die überragende Autorität, als Lehrer und Professor auch von Constance Petersen akzeptiert, aber die Bilder werden dominiert von Ingrid Bergmans Gesicht, von ihrer so dringlichen Bitte um »psychoanalytische Absolution« seitens ihres skeptischen Lehranalytikers. (Im gesamten Film werden die »wirklichen« Eltern von Dr. Petersen mit keinem Wort erwähnt – ihr »psychoanalytischer Vater« Brulov ist sichtlich wichtiger.) Die Diskussion um den »Patienten J. B.« kann man auch lesen als relativ späten ersten Versuch Dr. Petersens, aus dem Einflussbereich des »väterlichen Gesetzes« von Brulov herauszutreten und ihre ödipale Autonomie, ihre Wahl eines – noch dazu dubiosen – Partners gegen die Vaterfigur zu verteidigen.

Während sie den noch schlafenden J. B. zärtlich streichelt, versichert sie Brulov, dass er unschuldig sein *müsse*: Es sei einfach nicht möglich, dass sie solche Gefühle empfinde für einen Mann, der schuldig sei ... Brulov verdreht die Augen:

> »Sie sind noch viel verrückter als er. Ich könnte so etwas nicht empfinden für ihn, wenn ... Das ist Kindergeschwätz! Sie wissen, dass der Verstand einer verliebten Frau auf dem tiefsten intellektuellen Niveau funktioniert!«

Seine Schülerin aber beharrt auf der (wie wir heute sagen würden) erkenntnisfördernden bzw. handlungsleitenden Funktion ihrer so mächtigen Gegenübertragungsgefühle[6]: Brulov kenne nur die Wissenschaft, er kenne vielleicht die Seele dieses Patienten, aber nicht sein Herz. Das Herz aber könne tiefer sehen ... Und schlussendlich gibt Brulov nach, wenn auch gegen seine Überzeugung: Obwohl er von seiner Diagnose der Psychose und auch von der Gefährlichkeit von J. B. überzeugt ist, ruft er nicht die Polizei, vielmehr versucht er gemeinsam mit Constance in einer »Blitz-Analyse« den Traum des soeben erwachten J. B. zu deuten – worauf die Handlung weitergehen kann.

Hier werden eine »männliche« und eine »weibliche« analytische Position einander gegenübergestellt: Der liebenswert-schrullige Brulov ist als alter europäischer, immigrierter Psychoanalytiker gezeichnet, als Exponent der »Old School« mit seiner Position der »Therapie des väterlichen Gesetzes«. Ihm gegenüber steht die deutlich jüngere – amerikanische – Kollegin mit ihrem Ansatz der »Behand-

---

6   Zwei Definitionen von Gegenübertragung: Der engeren »klassischen« Definition zufolge ist die Gegenübertragung die unbewusste Reaktion des Therapeuten auf die Übertragung des Patienten. Demgegenüber steht die modernere »breitere, umfassendere« Definition der Gegenübertragung als totale emotionale Reaktion des Therapeuten auf den Patienten.

lung durch mütterliche Liebe«. Spannenderweise wäre eine solche Technik-Diskussion anno 1945 in der Realität der damaligen psychoanalytischen Community noch absolut unmöglich gewesen – so gesehen war *Spellbound* (bei wohlwollender Betrachtung) seiner Zeit durchaus voraus: Der erste wichtige psychoanalytische Text zu einer neuen, umfassenderen Funktion der Gegenübertragung nicht nur als Behandlungshindernis, sondern als wichtiges Instrument in der Hand des Analytikers erschien erst fünf Jahre später: Paula Heimanns *On Countertransference*. Auch noch in den Jahrzehnten nach 1950 wogte die Diskussion zur »psychoanalytischen Grundhaltung« zwischen der Betonung von Ratio und Abstinenz gegenüber dem Primat von Empathie und Beziehung hin und her: Noch 1979 sorgte im deutschen Sprachraum Johannes Cremerius Aufsatz zu diesem Thema *Gibt es zwei psychoanalytische Techniken?* (Cremerius 1984) für Diskussionen. Cremerius unterschied zwischen »paternalistischer Vernunfttherapie« und »mütterlicher Liebestherapie« und fragte sich, ob es eine Synthese zwischen diesen beiden so unterschiedlichen Grundhaltungen[7] geben könne.

Therapeutinnen auf der Leinwand: Ingrid Bergman als »Role-Model«

Ingrid Bergman blieb für die nächsten Jahrzehnte der »Goldstandard« für therapeutische Arbeit von Frauen auf der Leinwand: Sie durfte in *Spellbound* sowohl als Analytikerin Erfolg haben als auch (nach »Erweckung« durch ihren Prinzen Gregory Peck) ein Happyend als Geliebte genießen.

Im ödipalen Beziehungsgeflecht von *Spellbound* fällt auf, dass *beide* »Väter« der anfangs so jungfräulichen Tochter Ingrid Bergman diese an den »Sohn« G. Peck verlieren: Sowohl der »böse Vater« und später als Mörder enttarnte Anstaltsleiter Leo G. Carroll als auch der »gute Vater« und Lehranalytiker Michael Tschechow (von dessen »Gesetz der väterlichen Vernunfttherapie« sich Bergman im Namen der Liebe zu ihrem Patienten lossagt).

Die Figur der Dr. Constance Petersen wechselt in *Spellbound* »fließend« zwischen den ödipalen Positionen bzw. den Generationen: Sie beginnt als »jungfräuliche Tochter«, wird nach ihrer »Erweckung« durch die Liebe zu J. B. zuerst zur beschützend-mütterlichen Figur für ihren verwirrten Patienten, schließlich aber zur gleichwertigen Geliebten im Happyend.

Dieses Happyend sowohl im Sinne des therapeutisch-professionellen Erfolges als auch der erfüllten Liebe war nur wenigen im Kino tätigen »Kolleginnen« der Ingrid Bergman vergönnt: Meistens mussten sich die Therapeutinnen schmerzlich entscheiden zwischen Weiterführung und evtl. sogar Erfolg im Beruf (und dafür Verzicht auf den geliebten Patienten/Mann – wie z.B. in *Herr der Gezeiten*) oder aber Happyend in der Liebe – mit konsequenter Aufgabe der Berufstätigkeit (die sie als durch die Liebe »erfüllte« Frauen ja nicht mehr benötigten). Die letztgenannte Variante ist z. B. im Film *Mr. Jones* zu sehen, wo die Psychiaterin (Lena Olin) um das Leben und die Liebe ihres manisch-depressiven Patienten (Richard Gere) kämpft – und ihn auch erfolgreich vor dem Suizid retten kann. Im klassischen Happyend bleibt ein Liebespaar – fern jeder therapeutischen Professionalität und Realität.

Der therapeutische Erfolg ist den Frauen auf der Leinwand weit seltener gegönnt als ihrem »Role-Model« in *Spellbound*: Glen Gabbard zählte zwar bereits 1997 mehr als hundert Frauen auf der Leinwand in therapeutischer Funktion, die aber nur unter einer Bedingung wirklich heilen können: Wenn sie sich nämlich in *einen* männlichen Patienten verlieben!

> »Women are mediocre analysts <u>until</u> they fall in love. Then they become superb analysts, detectives and helpmates.« (Gabbard und Gabbard 1999, S. 149)

---

[7] Ein Pendeln zwischen einem »medizinischen Krankheitsmodell« und im Gegensatz dazu einem »kontextuell-therapeutischen« konstatiert Ralf Zwiebel (Zwiebel und Mahler-Bungers 2007) bereits für Dr. Petersen im Verlauf von *Spellbound*.

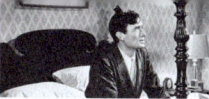

Von den oben erwähnten hundert Therapeutinnen erlagen (laut Gabbard) insgesamt 29 der Verführung ihres männlichen Patienten – was aber meist nicht als Grenzüberschreitung bzw. Übergriff dargestellt wird, sondern als ganz natürlicher »Therapieverlauf«. Dieses Grundmuster blieb seit *Spellbound* über einen Zeitraum von über 60 Jahren verblüffend gleich – ungeachtet aller gesellschaftlichen Veränderungen! Zumindest in Hollywood geht es für Frauen – und somit auch für Therapeutinnen – sichtlich primär immer noch darum, den richtigen Mann zu finden – und sei es auch ihr Patient!

Woran leidet Dr. Ballantyne?

Im Film wird von »Schizophrenie« bzw. »Psychose« gesprochen und so wurde der Film auch über Jahrzehnte rezipiert. Diagnostisch handelt es sich aber wohl um eine dissoziative Amnesie: Solche Zustandsbilder sind gekennzeichnet durch die Unfähigkeit des Patienten, sich wichtige persönliche Erlebnisse bzw. Informationen ins Gedächtnis zu rufen. Meist geht es dabei um dramatische oder emotional hochgradig belastende Ereignisse wie z. B. Tod eines Kindes, Unfälle etc. Die Betroffenen erinnern gewöhnlich die Fakten *bis* zur Zeit des traumatischen Einbruchs gut, haben jedoch ihr Gedächtnis verloren für die Vorfälle *nach* dem Trauma.[8] So lange die Amnesie andauert, erleben diese Patienten intensive emotionale Emotionen auf Reize, ohne aber die Ursachen dieser Reaktionen zu kennen (wie J. B. bei seinem »Auslösereiz« der parallelen Linien auf hellem Grund).

Noch 65 Jahre nach der Premiere von *Spellbound* wurde der Film noch als Beispiel für die Darstellung einer Amnesie im Kino empfohlen im Rahmen des originellen Ansatzes, Filme zur Demonstration von Psychopathologie im Medizin-Studium zu benutzen: *Movies and mental illness. Using films to understand psychopathology* von D. Wedding, M. A. Boyd und R. Niemiec, 2010.

Schocktherapie im Kino?

Ein breites Publikum kannte Hitchcock als Meister des »Suspense« und der schockierenden Szenen in seinen Thrillern. Bis heute berühmt blieben z. B. die Duschszene in *Psycho* oder der Angriff der Krähen in *Birds*. Im Vergleich zu diesen legendären Szenen sind die »Schock-Elemente« in *Spellbound* geradezu homöopathisch dosiert: Es gibt nur zwei ganz kurze derartige Szenen:

1. Erschreckend und visuell beeindruckend ist die ganz kurze Flashback-Szene, die plötzlich einschießende Erinnerung, als sich J. B. am Ende der Skifahrt plötzlich wieder an sein Kindheitstrauma erinnern kann: Der Körper des kleinen Bruders, der auf die spitzen Stacheln des Geländers geschleudert wird, ist nur schwer zu vergessen.
2. Der zweite »Schock-Effekt« ist heutigen Zuschauern nicht mehr zugänglich: Hitchcock montierte ganz knapp vor Schluss in die Szene des Selbstmordes des wirklichen Mörders zwei Sekunden Farbfilm in das Schwarz-Weiß hinein: Wenn der Täter die Pistole, mit der er zuerst Ingrid Bergman bedroht, dann umdreht und gegen sich selbst richtet (die Mündung ist formatfüllend auf der Leinwand zu sehen), dann waren in der Originalfassung im Augenblick des Schusses zwei Sekunden grelles Rot eingeblendet, was angeblich zu heftigen Schreien und Schockerlebnissen bei den Zuschauern führte. In den heutigen Kopien sind diese zwei Sekunden Farbfilm nicht mehr enthalten.

Hitchcock selbst betrachtete solche Szenen nicht nur als Steigerung des Unterhaltungswertes seiner Filme, vielmehr äußerte er dazu ganz ernsthaft seine »therapeutische« Absicht:

---

8   Dass allerdings ein amnestischer Patient erfolgreich über Tage und Wochen hinweg die Identität eines anderen Menschen annehmen kann – dies wäre gelinde gesagt höchst ungewöhnlich!

> »Ich möchte dem Publikum heilsame moralische Schocks versetzen. Die Zivilisation nimmt uns heute so in Obhut, dass es nicht mehr möglich ist, sich instinktiv eine Gänsehaut zu besorgen. Man muss diese Schocks künstlich hervorrufen. Das geeignete Mittel, das zu erreichen, erscheint mir das Kino zu sein.« (Hitchcock zit. nach Truffaut 1986, S. 197).

Der Meister des Thrillers betrachtete das Kino also sichtlich (in Analogie zum klassischen Theater?) als moralische, ja als therapeutische Institution. Dabei dachte er wohl weniger an die Katharsis-Konzeption des Aristoteles, der ja die kathartische Funktion der Tragödie darin sah, dass das Publikum mit Vergnügen auf der Bühne (aus sicherer Distanz) jene Vorgänge betrachtet, die es in der Realität nur mit Schmerzen ertragen kann.

Vielleicht war Hitchcocks »therapeutischer Anspruch« in seinen Filmen eher verbunden mit einem Wunsch nach Heilung von seinen eigenen Ängsten und Schmerzen? Darüber haben bereits zahlreiche Filmkritiker und auch Psychoanalytiker nachgedacht:

Haben gerade die seelischen Wunden und Traumata seiner Kindheit Hitchcock geholfen, jene Bilder von Angst und Bedrohung zu finden, die ein Millionenpublikum bewegten? Woher stammte diese Fähigkeit Hitchcocks, woher aber auch die fast obsessive Notwendigkeit, über Jahrzehnte immer wieder Männer auf der Leinwand zu zeigen, die schuldlos schuldig geworden sind oder aber verfolgt und angeklagt werden für eine Schuld, von der sie gar nichts wissen? Wie und warum konnte bzw. musste der Regisseur immer wieder den Leidensweg dieser Helden von der Schuld zur Erlösung bzw. Errettung zu Bildern formen? Dazu gibt es bereits zahlreiche Interpretationen seines Gesamtwerkes und auch seiner einzelnen Filme.

Hitchcock: Schuldgefühle als Motor seiner Kreativität?

Bis heute wurden wahrscheinlich die Filme keines anderen Regisseurs so häufig psychoanalytisch »gedeutet« wie die von Hitchcock. Neben der unbestreitbaren ästhetischen Qualität seiner Filme waren viele Kritiker, Biografen und auch Psychoanalytiker fasziniert von seiner Biografie und seinem Umgang damit: Schon als junger Mann kontrollierte Hitchcock sorgfältig alle Informationen, die über sein Leben und das seiner Familienmitglieder veröffentlicht werden sollten. In zahlreichen Interviews über Jahrzehnte und auch in Presse-Aussendungen zu seinen Filmen tauchen immer wieder unverändert dieselben (relativ wenigen) Anekdoten auf: Die berühmteste dieser Geschichten handelt von einer Begebenheit in seiner Kindheit, die Hitchcock selbst als Ursache für all seine Ängste – speziell die vor der Polizei – immer wieder erzählte (fast textident über Jahrzehnte hinweg bis zu seinem letzten öffentlichen Auftreten 1979 anlässlich der Verleihung des »Lifetime-Oscars«):

Hitchcock hatte eine hochambivalente Beziehung zu seinem strengen und wohl auch jähzornigen Vater. Und er berichtete aus seiner frühen Kindheit:

> »Ich war 4 oder 5 Jahre alt. Mein Vater gab mir einen Brief und schickte mich damit zur Polizei. Der Wachmeister hat ihn gelesen und mich für fünf oder zehn Minuten in eine Zelle gesperrt. Dazu sagte er: ›So machen wir es mit bösen Buben!‹« »Was hatten Sie angestellt?« (fragt ihn Truffaut) »Keine Ahnung, mein Vater nannte mich immer sein ›Lämmlein ohne Flecken‹. Wirklich, ich habe keine Ahnung, was ich angestellt hatte.« »Ihr Vater war wohl sehr streng?« »Er war ein leicht erregbarer Mann ...« (Truffaut 1986, S. 21).

Bis heute konnte niemand herausfinden, ob diese Begebenheit so jemals wirklich stattgefunden hat. Aber auch dann, wenn sie »nur« eine Phantasie-Erzählung sein sollte, von deren Realität Hitchcock selbst vielleicht mit jedem Lebensjahrzehnt mehr überzeugt war – dann macht dies vom analytischen

Spellbound (USA 1945)

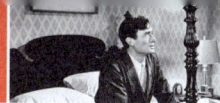

Blickwinkel her kaum einen Unterschied: Selbst dann würde sie viel über die Beziehung aussagen, die der kleine Alfred zu seinem Vater gehabt haben muss. Hitchcocks Biograf Donald Spoto, der sich in seinem Buch besonders mit der »dunklen Seite des Genies« Hitchcock beschäftigte, musste nach jahrelangen Nachforschungen resümieren:

> »Die Polizeigefängnis-Geschichte lässt sich weder bestätigen noch widerlegen. Aber die Anekdote enthüllt auf jeden Fall, was er für seinen Vater fühlte und was wie ein Stachel in seinem Gedächtnis saß, wenn er an seine Kindheit dachte. ... Zumindest spiegelt sie jene Angst – und Schuldgefühle, von denen Hitchcock die Leute glauben lassen wollte, dass er sie als Kind hatte ertragen müssen.« (Spoto 1986, S. 25).

Dies hatte (natürlich aus anderem Blickwinkel) Sigmund Freud schon 1897 sehr ähnlich gesehen: In einem Brief an W. Fließ schrieb er,

> »dass es nämlich im Unbewussten ein Realitätszeichen nicht gibt, das es uns erlaubt, die Realität von der mit Affekt besetzten Fiktion zu unterscheiden.« (Freud 1986, S. 284).

Der vom heranwachsenden Alfred sicher gefürchtete Vater starb plötzlich, als der spätere Regisseur 15 Jahre alt war. Seither wurde von vielen Autoren über die Ängste und wohl auch Todeswünsche des Regisseurs gegenüber diesem Vater phantasiert und über die Schuldgefühle des jungen Hitchcock, die er in seinen Filmen »ein halbes Jahrhundert lang der Welt erzählen« sollte (Spoto 1986, S. 52). So liefert auch das von Hitchcock mitverfasste Drehbuch von *Spellbound* eine Populärversion der analytischen Theorie zur Entstehung von Schuldgefühlen:

> »Menschen fühlen sich oft schuldig für etwas, das sie nicht getan haben. Gewöhnlich geht das auf ihre Kindheit zurück. Das Kind wünscht sich oft, etwas Schreckliches solle jemandem passieren, und wenn dann wirklich etwas mit dieser Person passiert, glaubt das Kind, es sei die Ursache dafür. Und es wächst auf mit einem Schuldkomplex wegen einer Sünde, die nur der böse Traum eines Kindes war.« (Spoto 1986, S. 319)[9].

Diese Passage könnte man fast als Legierung von katholischem Glauben (Sünde) und analytischen Denkmustern interpretieren. Sichtlich erschienen solche Erklärungen aber vielen Filmbesuchern damals sehr einleuchtend – weil auch ihre Ängste und Schuldgefühle betreffend:
Im »Zeitalter der Angst« nach dem Ende des 2. Weltkrieges, in der Ära des beginnenden Kalten Krieges und der Verfolgung Andersdenkender in Amerika durch Senator McCarthy aber gab es sichtlich ein wirkmächtiges Resonanzphänomen zwischen den Ängsten und Schuldgefühlen des Individuums Alfred Hitchcock und den kollektiven Ängsten der Amerikaner – was wohl zumindest teilweise den überragenden Erfolg der Hitchcock-Filme der Fünfziger- und Sechzigerjahre erklärt.
Auch Hitchcocks Beziehung zu seiner Mutter dürfte nicht einfach gewesen sein – dahingehend erzählte er keine Anekdoten ... Allerdings ist bekannt, dass noch der erwachsene Hitchcock als bereits erfolgreicher junger Filmemacher jeden Abend, wenn er heimkam, seiner im Bett liegenden Mutter über seine Tagesaktivitäten genau Bericht erstatten musste. (Spoto 1986, S. 338).
Dazu äußerte Hitchcock noch öfters, dass er in einem streng katholischen Milieu erzogen wurde. Insgesamt also überrascht es wohl nicht, dass für diesen Regisseur der Begriff der Schuld ein Leben lang zentral blieb: Immer wieder in seinen Filmen werden seine Helden angeklagt oder verfolgt, ohne zu

---

9 Gesprochene Passage von Constance Peterson (I. Bergman) im Film: Aus dem Filmeskript (Zitat: Spotto 1986).

wissen, wodurch sie schuldig geworden sind. Dieses Motiv des sich schuldig fühlenden Helden verbindet der Regisseur in *Spellbound* mit einem zweiten Leitmotiv, das bereits seit den Ritterromanen des Mittelalters die Kultur des Abendlandes prägte: Das Thema der Errettung des durch tragische Ereignisse schuldig gewordenen Mannes durch die Liebe einer edlen Frau.

Für Alfred Hitchcock blieb dieser Wunsch nach Errettung wohl ein Leben lang unerfüllt: Nach eigenen Aussagen lebte er schon Jahre vor den Dreharbeiten zu *Spellbound* mit seiner Frau »in keuscher Kameradschaft«, pflegte sich aber bei den Dreharbeiten in seine schönen Hauptdarstellerinnen hoffnungslos zu verlieben (laut seinem Biografen Spoto sowohl in Ingrid Bergman als auch später noch intensiver und obsessiver in Tippi Hedren und vor allem in Grace Kelly). In diesen Jahren war er bereits unförmig adipös (mit einem Körpergewicht schwankend zwischen 200 und 300 Pfund), fühlte sich – wie er sagte – ein Leben lang wie der ungeschickte, dicke Bub und lieferte die Deutung gleich selbst dazu: *Essen ist normalerweise Ersatz für Sex* (Spoto 1986, S. 334,).[10] Für den Regisseur gab es kein Happyend à la *Die Schöne und das Biest*.

Aus diesem Blickwinkel kann man die Geschichte von *Spellbound* als Wunscherfüllung lesen: Der verwirrte, verfolgte und unter Schuldkomplexen leidende Held wird errettet durch die Liebe einer klugen und schönen Frau – die er dann umgekehrt auch noch retten darf, sodass beide am Schluss ein gleichwertiges Paar sein können … Dadurch entkommt der Held nicht nur den Fängen der Justiz in der (filmischen) Realität, sondern auch dem strengen Urteil seines »inneren Verfolgers« – Psychoanalytiker würden wohl vom Über-Ich sprechen.

Wenn dies alles nur die Probleme eines unglücklichen dicken Mannes gewesen wären, müsste es uns nicht kümmern und wäre wohl längst vergessen. Hitchcocks Genie aber bestand eben darin, seine höchstpersönlichen Wünsche, Ängste und Obsessionen ästhetisch in seinen Filmen so zu präsentieren, dass Millionen von Zuschauern auch ihre Ängste und Wünsche darin erkennen konnten.

Literatur

Cremerius J (1984) Vom Handwerkszeug des Psychoanalytikers: Das Werkzeug der psychoanalytischen Technik. Bd I. Frommann-Holzboog, Stuttgart
Fellner M (2006) Psycho Movie. Zur Konstruktion psychischer Störung im Spielfilm. Transcript, Bielefeld
Freud S (1986) Briefe an Wilhelm Fließ. E.M. Masson (Hrsg), Fischer, Frankfurt a.M.
Freud S (1907) »Der Wahn und die Träume« in W. Jensens »Gradiva«. In: S. Freud. GW VII. Fischer, Frankfurt a.M., S 29–125
Gabbard G, Gabbard K (1985) Countertransference in the movies. Psychoanal Rev 72(1):171–184
Gabbard G, Gabbard K (1999) Psychiatry and the cinema. 2nd edn, American Psychiatric Press, Washington
Gross R (2012) Der Psychotherapeut im Film. Kohlhammer, Stuttgart
Haubl R, Mertens W (1996) Der Psychoanalytiker als Detektiv. Kohlhammer, Stuttgart
Hyler SE (1988) DSM III at the cinema: Madness in the movies. Comprehensive psychiatry 29:195–206
Illouz E (2008) Die Errettung der modernen Seele. Suhrkamp, Frankfurt a.M.
Koch G (1989) Eine verliebte Ärztin spielt Traumdetektiv! Zu A. Hitchcocks *Spellbound*. In: Ruhs A, Riff B, Schlemmer G. (Hrsg), Das unbewusste Sehen. Texte zu Psychoanalyse/Film/Kino. Löcker, Wien, S 114–125
Kracauer S (1964) Theorie des Filmes. Die Errettung der äußeren Wirklichkeit. Suhrkamp, Frankfurt a.M.
Monaco J (1980) Film verstehen. Kunst, Technik, Sprache, Geschichte und Theorie des Filmes. Rowohlt, Reinbek
Ries P (2000) Film und Psychoanalyse in Wien und Berlin 1925. In: Sierek K, Eppensteiner W (Hrsg), Der Analytiker im Kino. Siegfried Bernfeld, Psychoanalyse, Filmtheorie., Stroemfeld, Frankfurt a.M.
Sabbadini A (2001) Psychoanalyse und ihre (Fehl)Darstellung im Film – von Pabst über Hitchcock und Huston zu Brodys 1919. Psyche 55:422–429
Spoto D (1986) Alfred Hitchcock. Die dunkle Seite des Genies. München, Heyne (Original: New York 1983, Little, Brown)
Thomson D (2013) The big screen: The story of the movies. Penguin, London
Truffaut F (1986) Mr. Hitchcock, wie haben Sie das gemacht? Heyne, München (Original: Paris 1966, Laffont)

---

10 in Spoto auch ausführlich zu Hitchcocks »pubertärer Verwechslung von Essen und Sexualität« (Spoto 1986, S. 336).

Spellbound (USA 1945)

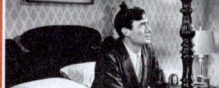

Wedding D, Boyd MA, Niemiec RM (2010) Movies and mental illness. Using films to understand psychopathology. 3rd edn, Cambridge, MA
Zaretsky E (2006) Freuds Jahrhundert. Die Geschichte der Psychoanalyse. Zsolnay, Wien
Zwiebel R, Mahler-Bungers A (Hrsg) (2007) Projektion und Wirklichkeit. Die unbewusste Botschaft des Filmes. Vandenhoeck & Ruprecht, Göttingen

Originaltitel	Spellbound (dt.: Ich kämpfe um dich)
Erscheinungsjahr	1945
Land	USA
Drehbuch	Ben Hecht
Regie	Alfred Hitchcock
Hauptdarsteller	Ingrid Bergman, Gregory Peck, Leo G. Carroll, Michael Chekhov
Verfügbarkeit	Als DVD erhältlich

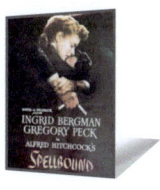

Anna Jank

Auf der Suche nach der Liebe – Oder das Erkennen des Urschönen

Handlung 231
Die Trinität Film, Therapie, Liebe 233
Erster Kontakt zwischen Tom Wingo und Susan Lowenstein
aus psychodynamischer Sicht 236
Der Erstkontakt im Film 236
Literatur 240

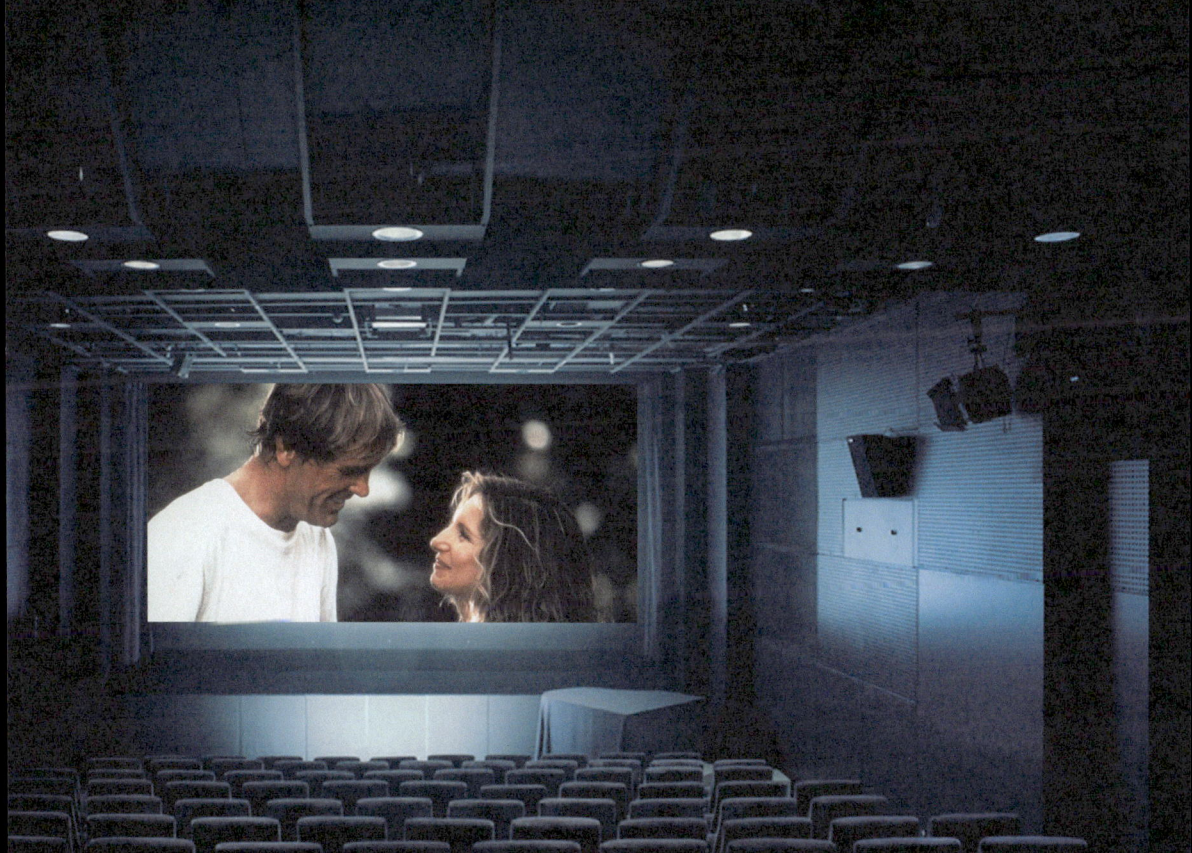

Filmplakat *Herr der Gezeiten*.
Quelle: Filmbild Fundus Herbert Klemens. Mit freundlicher Genehmigung.

Herr der Gezeiten

Sich mit einem Film wie *Herr der Gezeiten* (◘ Abb. 16.1) zu befassen, stellte eine gewisse Herausforderung dar, löste vielleicht sogar einen Widerstand aus. Hervorgerufen durch die filmisch dargestellte erotisch-sexuelle Therapeut-Patienten-Beziehung, die möglicherweise wegen des psychoanalytischen Inzesttabus ein Aspekt des Filmes war, der spontan zwei scheinbar gegensätzliche Reaktionen hervorruft. Einerseits ist es notwendig, sich gegenüber einem solchen Verhalten der Therapeutin zu distanzieren und auf ethische Grundsätze der psychotherapeutischen Profession hinzuweisen, andererseits ist man dazu verleitet, das filmische Geschehen zu verteidigen und zu rechtfertigen. Denn die Grenzüberschreitung wird dadurch relativiert, dass nicht klar ist, ob es sich im Film tatsächlich um eine reale Therapiesituation handelt oder nicht.

Die Frage nach erotischen Gefühlen in der Gegenübertragung ist ein äußerst brisantes Phänomen in der psychotherapeutischen Gemeinschaft und findet erst allmählich eine entspanntere Sicht im wissenschaftlichen Diskurs, etwa durch Arbeiten von Mann (1997), Krutzenbichler und Essers (2010) und anderen. Dominierend indes war – und ist teilweise heute noch – das Bild des Psychoanalytikers als »schafsgesichtiger Blechaffe« (Stone 1973, S. 47). Dieser legt seine Persönlichkeit ab, bevor er den Therapieraum betritt und wurde lange als Standard-Analytiker (Krutzenbichler und Essers 2010, S. 81) gehandelt, der in zwanghafter Pose und unter grundsätzlicher Vermeidung von Intimität, Gefühl oder Nähe gegenüber dem Analysanden das vermeintliche Abstinenzideal verkörpert. Dabei hat sicher auch die Ausbildungssituation einen nicht zu unterschätzenden Einfluss auf die Unsicherheit im Umgang mit dieser Thematik, da in den Vorlesungsverzeichnissen der Institute in den letzten 25 Jahren »Übertragungs-, Gegenübertragungsliebe, Liebe, Begehren und Sexualität im analytischen Geschehen, sexuelle, erotische, erotisierte Übertragung und Gegenübertragung nicht vorkommen, weder als Vorlesungs- noch als Seminarthemen« (Krutzenbichler und Essers 2010, S. 111). Die Therapieausbildung vergleicht Rieken (2003) mit den Initiationsriten traditioneller Stammeskulturen, indem nicht in die Ordnung passende Impulse unterdrückt werden und stattdessen eine Identifikation mit dem System stattfindet. In diesem Klima wird reflexives Darstellen, Bearbeiten und Aufarbeiten eigener psychischer Abgründe nicht gefördert, sondern eine Fassade geformt, die im Patientenkontakt keine greifbare Authentizität ermöglicht. Hattingberg kritisiert die starre Abstinenz als Widerstand gegen eigene Gefühle, was ein Zusammenfinden des Analytikers und Analysanden unnötig erschwert und nur von der Angst vor der Liebe zeugt, die stattdessen durch Deutung auf das theoretische Modell der Übertragung reduziert und somit verständlich und kontrollierbar wird. Durch die Angst wird der sichere Weg gewählt »sich theoretisch zu drücken, indem man methodisch korrekt die Übertragung analysiert und im Übrigen die Augen schließt« (ebd. 1924, S. 43).

Dass es »Verstöße gegen das psychoanalytische Inzesttabu … in der Geschichte der Psychoanalyse seit Beginn« (Krutzdenbichler und Essers 2010, S. 108) gibt, ist vielleicht mittlerweile weiter bekannt und verbreitet als das gegenwärtige Brechen desselben in großer Manier. Krutzenbichler und Essers schreiben dazu:

> »Es gibt nach unseren Recherchen offenbar weder in Deutschland noch anderswo ein traditionsreiches psychoanalytisches Institut, in dem nicht hinter vorgehaltener Hand detailliert von sexuellen Beziehungen zwischen Analytikern und Analysandinnen, zwischen Lehr-Analytikern und Lehr-Analysandinnen geredet wird. … Insgesamt geben etwa 10 % der Therapeuten sexuelle Beziehungen zu ihren Patientinnen an« (Krutzenbichler und Essers 2010, S. 108–110).

Vor diesem Hintergrund wird der spontane Impuls einer Positionierung oder Abgrenzung und die vorerst unbewusste Angst, die dieser Thematik anhaftet, verständlicher und regt vielleicht dazu an, nicht die Betrachtung jeder Form der Liebe und Sexualität im psychotherapeutischen Kontext von dieser Angst und Abwehr bestimmen zu lassen.

Der Umgang mit der Thematik Erotik und Sexualität in der psychotherapeutischen Beziehung weckt aber nicht nur den eigenen augenscheinlichen Impuls einer Stellungnahme, sondern viele Autoren verspüren offensichtlich den Drang, diesbzgl. ihre Haltung, ihre meist defensive Positionierung bei Erläuterungen zu diesem Thema klarzustellen. Bedenkt man die Auseinandersetzungen mit z. B. Aggression, Müdigkeit oder Langeweile in der Psychotherapie, scheint die persönliche Positionierung bei weitem nicht so wichtig zu sein (Mann 1997, S. 315).

Dies könnte nicht nur auf das Tabu an sich zurückzuführen sein, das eher für eine generelle Vermeidung sprechen würde, sondern auch auf den durchaus persönlichen Bezug dazu, das eigene Erfahren von Erotik, das vielleicht die Meisten im Laufe ihres psychotherapeutischen Werdeganges erlebt haben – sei es als Therapeut in ihrer klinischen Tätigkeit und Praxis oder als Ausbildungskandidat und Lehranalysand auf der Couch. Auch als starker Teil der Fantasie, ob bewusst oder unbewusst, ist die Erotik ein zentraler Aspekt und macht vor den Türen eines Therapieraumes nicht halt, auch wenn im Rahmen der Ausbildung die vielen Negativ-Beispiele, angefangen bei Carl Gustav Jung und Sabina Spielrein oder Sandor Ferenczi und Elma Palos, bis hin zu Missständen in Ausbildungsvereinen, eine meist einseitige Bewertung der in diesem Kontext erlebten Emotion herbeiführen. Mann (1997, S. 316) formuliert dazu: »Das Erotische scheint im Kreis der Psychotherapeuten beispiellose Ängste zu wecken«, was auf eine ebensolche Besetzung auch in der breiteren Autorenschaft schließen lässt. Er beschreibt die Erotik aber ebenso als »einflussreichste transformierende Kraft überhaupt« (ebd. 1997, S. 318), und aus diesem Grund und dem Zugrunde-Liegen des unbewussten Fantasielebens bildet sie auch »das Fundament des therapeutischen Prozesses«, in dem »die erotische Übertragung und Gegenübertragung potentiell die hilfreichsten und konstruktivsten Aspekte einer jeden Analyse bilden« (ebd. 1997, S. 27, 29).

Angesichts dieser Überlegungen war es naheliegend, einen Perspektivenwechsel vorzunehmen und nicht auf die Verführung einer persönlichen Positionierung und angstreduzierenden Stellungnahme einzugehen, sondern vielmehr den Blick von der offensichtlichen Thematik abzuwenden, um das Große und Ganze, das Umfassende, die eigentliche Aussage, kurz die Grundmelodie des Filmes wahrzunehmen. Betrachtet man diesen nun als Einheit, als unteilbares Ganzes, liegt der Begriff des im alltäglichen Sprachgebrauches eher auf den Menschen angewandten Individuums (aus dem Lateinischen, in-dividuum = Unteilbares) nicht fern, den Alfred Adler in seinen Ausführungen verwendet: »Wir suchen nach dem Grundton ..., nach der Stellungnahme dieses Individuums zum Leben, nach seinem Lebensstil« (Adler 1982a, S. 196). Diese aus der Musik entlehnte Metaphorik ist die Art Adlers, durch die unterschiedlichen Melodien eines Individuums, die sich zu einer Symphonie vereinen, die wiederum in jedem Detail derselben ersichtlich sind, die Grenzen zwischen Einzelheiten zu überbrücken und deren Zusammenwirken als wichtigsten Aspekt aufzuzeigen. Jede Ausdrucksform – wendet man das auf den Film an, also auf jede Szene, jede Darstellung oder Äußerung – sollte im Licht der Gesamtheit betrachtet werden, im Zusammenhang mit dem gesamten Individuum. »Leugnet man diesen Zusammenhang, dann geht es so zu, wie wenn man aus einer Melodie einzelne Noten herausnimmt, um sie auf ihren Geltungswert, auf ihren Sinn zu prüfen.« (Adler 1982b, S. 41). Es wäre also aus dem Blickwinkel der Individualpsychologie Adlers nicht zielführend, einzelne Szenen des Filmes zu extrahieren und isoliert zu bearbeiten, da der Zusammenhang fehlen würde, vielleicht eine einzelne Thematik oder »Note«, wie die der Grenzüberschreitung einer sexuellen Beziehung analysiert werden kann, aber dabei die »Grundmelodie«, das Gesamtwerk des Komponisten außer Acht gelassen wird und das eigentliche große Ganze verloren geht.

Herr der Gezeiten ist ein Liebesfilm, Filmdrama oder Melodram aus den USA aus dem Jahr 1991 und basiert auf dem von Pat Conroy geschriebenen Roman *Die Herren der Insel* (Conroy 1992). Barbra Streisand und Nick Nolte spielen die beiden Hauptrollen, Barbra Streisand führt auch Regie.

Handlung

Der Film beginnt mit Landschaftsaufnahmen aus South Carolina und der Stimme von Tom Wingo, der von seiner Heimat, seiner Kindheit und dem Aufwachsen mit seinen Geschwistern erzählt. Sein Vater war Garnelenfischer und ein gewalttätiger Mann, seine Mutter eine schöne Frau, von der er seine Liebe zur Sprache und zur Natur erbte, aber in deren Besonderheit und liebevollen Art er sich täuschte. Seine Eltern führten keine glückliche Ehe, und die drei Geschwister flohen ins Meer, unter Wasser, um dem Krieg an Land zu entkommen, und voll Angst vor dem, was sie an der Oberfläche erwartete.

Heute ist Tom ein arbeitsloser Footballtrainer, der mit seiner Frau Sallie und seinen drei Töchtern in einem idyllischen Häuschen am Meer lebt. Auffallend ist sein Zynismus und sein permanentes Ausweichen bzw. Abweichen durch Humor und Witzeleien von Themen, die seine Frau anspricht. Die Nachricht über den erneuten Selbstmordversuch von Toms Zwillingsschwester Savannah trifft ihn hart, und er bereitet sich darauf vor, auf Anfrage ihrer Psychiaterin, zu ihr nach New York zu fahren.

An diesem Abend spazieren Tom und Sallie über den Strand, als Tom wieder nur humoristisch die Themen abwehrt, die beide zu beschäftigen scheinen. Sallie boxt ihm wütend und verzweifelt in die Schulter und gesteht ihm hilflos ihre Unsicherheit darüber, was er noch für sie empfindet. Tom antwortet mit einem lockeren Grinsen: »Nimm's nicht persönlich Sal', ich weiß nicht mehr, was ich für irgendwas empfinde!«

Tom fährt am Tag darauf nach New York und sucht als erstes die Praxis der Psychiaterin Dr. Susan Lowenstein auf, wo er im Wartezimmer wartet. Als die Türe endlich aufgeht und Dr. Lowenstein sich vorstellt, entsorgt Tom gerade seine Zigarette. Dr. Lowenstein ist freundlich und direkt, aber Tom steigt schnell auf ein kleines Machtspiel ein und bleibt in seiner üblichen Manier scherzhaft provokant, bis er sich endlich bereit erklärt, Savannahs Gedächtnis zu sein, indem er versuchen wird, sich die fehlenden Informationen aus ihrer gemeinsamen Kindheit in Erinnerung zu rufen.

Nachdem Tom Savannah am Tag darauf gesehen hat, ans Bett gefesselt und mit starken Beruhigungsmitteln, stellt er Dr. Lowenstein wütend zur Rede. Er ist aggressiv und abwertend, woraufhin ihn die Psychiaterin in einem Ton, der keinen Widerspruch zulässt, in die Schranken weist. Tom fühlt sich in seiner Intelligenz beleidigt, aber nimmt eine Entschuldigung an, die Dr. Lowenstein auf seine trotzige Antwort hin sofort bereit ist zu geben. Bei einem darauf folgenden Lunch unterhalten sie sich über die Art der Südstaatler, die schmerzliche Dinge entweder vermeiden oder darüber lachen. Tom ruft Dr. Lowenstein beim Gehen fragend nach, wie sie denn mit Vornamen heißt. Es ist eine ungewohnte Situation für die Psychiaterin, und sie erklärt, dass Patienten sie gewöhnlich Dr. Lowenstein nennen, doch als Tom argumentiert, er sei nicht ihr Patient, erwidert sie: »Susan«. Er versichert ihr noch, sie nicht so anreden, sondern es nur wissen zu wollen.

So gestaltet sich auch die weitere Zusammenarbeit als ein gemeinsames Erarbeiten von verdrängten Kindheitserinnerungen, den cholerischen Ausbrüchen seines Vaters, den Lügen und Geheimnissen seiner Mutter.

Eines Tages ruft seine Frau Sallie an und teilt ihm aufgelöst mit, dass er nicht mehr nach Hause kommen solle, da sie eine Affäre mit einem anderen Mann habe. Daraufhin schreibt Tom ihr einen Brief, in dem er sich selbst als halben Mann bezeichnet, der sie nicht so lieben kann, wie er es gerne würde. Tom erinnert sich an seine Mutter, die ihn zu sich ins Bett holt und ihm ihre ungeteilte Liebe zusichert. Wie sich viele Jahre später herausstellt, hat sie das all ihren Kindern gesagt, und wieder waren es nur Lügen. Dr. Lowenstein stellt eine Verbindung her zwischen Toms Erinnerung, seiner eigenen Beziehung und seinem Misstrauen gegenüber seiner Mutter. Der ausgesprochene Wechsel des Fokus der Aufmerksamkeit von seiner Schwester zu ihm selbst löst jedoch vorerst wieder heftige Widerstände in Tom aus. Dann aber erzählt er emotional aufbrausend von seiner Frau, der Schlechtigkeit und Verlogenheit aller Frauen, und verlässt wütend die Therapie. In einem inneren Monolog wird deutlich, dass er sich vor allem über sich selbst und seine neue Redseligkeit ärgert, die ihn Schwäche fühlen lässt

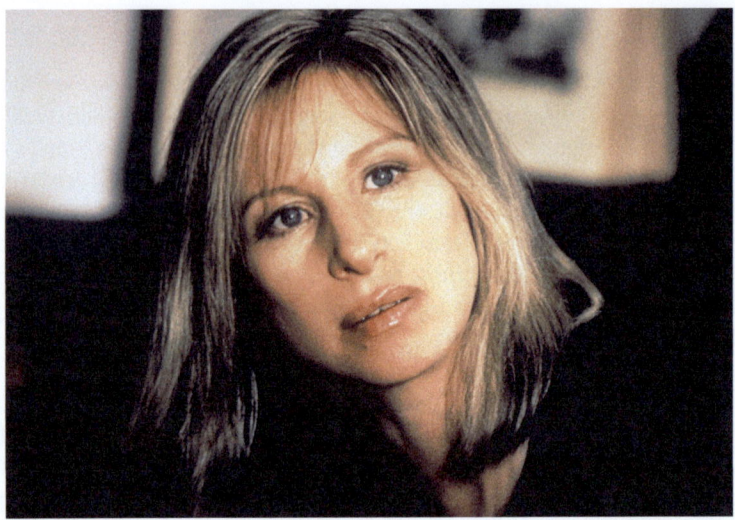

Abb. 16.2 Filmszene aus Herr der Gezeiten – Susan. Quelle: dpa Picture-Alliance GmbH. © Mary Evans Picture Library / picture-alliance.

und für die er Dr. Lowenstein die Schuld gibt. Er geht am selben Abend auf die Party seines Nachbarn, der auch ein Freund Lowensteins ist, und trifft sie dort. Die beiden tanzen und auf dem Heimweg erzählt auch Susan Lowenstein erstmals etwas Persönliches. Sie ist hin- und hergerissen – einerseits ist es ihr sichtlich unangenehm, dass Tom sie dazu verführt, andererseits geht sie teilweise darauf ein (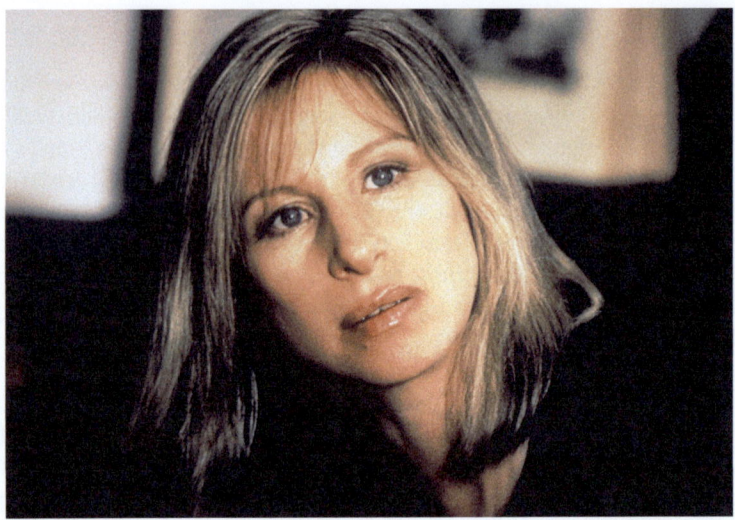 Abb. 16.2). Dann stellt sie ihm noch ihren Sohn vor, den er in Zukunft auch gegen Bezahlung im Football trainieren soll.

Ab diesem Zeitpunkt freut sich Tom auf die nachmittäglichen Stunden des Erinnerns und Redens, und vor allem freut er sich darauf, Susan zu sehen (Abb. 16.3). Ihr Umgang wird spielerischer, aber die gegenseitige Sympathie oder Anziehung bleibt latent. Bei einem heftigen Streit, den Tom im Therapiezimmer anzettelt, wird Lowenstein ebenso temperamentvoll, und nach einem heftigen verbalen Schlagabtausch und deutlichen Grenzüberschreitungen Toms wirft sie ihm ein Lexikon an den Kopf. Da die aufgestauten Spannungen entladen sind, können beide darüber lachen, und als Entschädigung lädt sie ihn zu einem romantischen Abendessen ein. Die beiden flirten bei der gemeinsamen Analyse eines Traumes von Tom, und ein paar Tage später meint Susan, er wäre seit langem wieder ein richtiger Freund.

Nach einem kurzen Besuch zu Hause ist Tom wieder zurück in New York. In der Praxis bietet Dr. Lowenstein ihm wieder Kaffee an, wie bei ihrer ersten Begegnung, nur diesmal weiß sie, wie er ihn trinkt. Tom erzählt ihr dann von dem Trauma seiner Kindheit, von den drei ausgebrochenen Straftätern in ihrem Haus, die seine Mutter, Savannah und ihn vergewaltigten und die sie dann mit Lukes Hilfe umbrachten. Dr. Lowenstein hilft ihm dabei, sich trotz des unvorstellbaren Schmerzes zu erinnern. Tom unterbricht die aufwühlende Situation mit einem unpassenden Versuch eines Witzes, doch Dr. Lowenstein ignoriert es und spricht das aus, was er nicht kann, seinen unendlichen Schmerz, den er nie zu fühlen wagte, all die Jahre, der immer noch in ihm ist und den sie jetzt stellvertretend fühlt. Sie nimmt seine Hand, woraufhin er zusammenbricht und an ihrer Brust weint. In einer Seitenaufnahme sieht man, dass auch ihr eine Träne über die Wange rinnt.

Savannah wird aus dem Krankenhaus entlassen, und Tom geht zur Dinnerparty von Susan und ihrem Mann Herbert, einem narzisstischen und arroganten Profi-Geiger, der nie zu Hause ist, sie schlecht behandelt und betrügt. Als dieser sie vor den Gästen bloßstellt, droht Tom, seine Stradivari

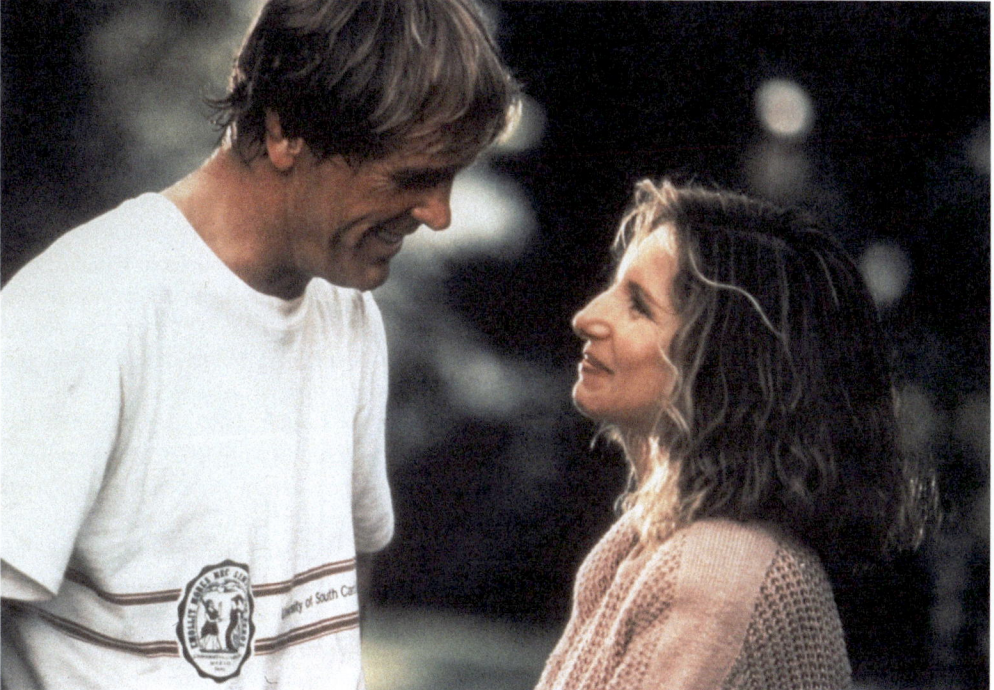

◘ **Abb. 16.3** Filmszene aus Herr der Gezeiten mit Tom und Susan. Quelle: dpa Picture-Alliance GmbH. © Mary Evans Picture Library / picture-alliance

zum Balkon hinauszuwerfen, wenn er sich nicht entschuldigt, was dieser dann widerwillig tut. Susan läuft Tom nach, und die beiden beginnen eine ebenso leidenschaftliche wie innige Liebesbeziehung.

Eines Tages beobachtet Tom von seinem Balkon aus Kinder, die an einem Hydranten spielen. Da ruft Sallie an, die ihn offenbar zurück will. In einer sehr liebevollen und traurigen Szene verabschiedet er sich von Susan, die immer gewusst hat, dass er zu seiner Familie zurückkehren würde. Sie verbringen noch einen letzten Abend zusammen, an dem Lowenstein fragend feststellt, dass er sein Frau wohl mehr liebe als sie. Tom Wingo antwortet ihr: »Nein, Lowenstein, nur länger.« Sie tanzen voll Liebe füreinander, und ihm wird bewusst, dass sie es war, die ihn in die Lage versetzte, zurückkehren zu können.

Die Trinität Film, Therapie, Liebe

Das Thema der Liebesbeziehung findet sich im Therapeutenfilm sehr oft wieder, und die möglichen Zugänge zu einer Eruierung der Gründe sind vielfältig. Eine bedeutende Studie, in der auch über Liebe und Sexualität in Therapeutenfilmen, zwischen Analytikern und Patienten, Erhebungen gemacht wurden, erfasst von 1930 bis in die 1990er-Jahre ca. 50 Filme, in denen diese Thematik vorkommt (Gabbard und Gabbard 1999, S. 161f.). Eine Erklärung für die Beliebtheit solcher Darstellungen sieht Poltrum (2015, S. 97) in der Möglichkeit, dass sich »ein unbewusst verdrängtes Tabu hier Luft verschafft ... und das Zustandekommen außertherapeutischer erotischer Liebesverhältnisse zwischen Therapeuten und Patienten, das in der Realität häufiger vorkommt, als sich das Ethikkommissionen, Berufsverbände und Kollegen eingestehen möchten, im Spielfilm ein Ventil« findet. Vorstellbar wäre auch der Reiz des Settings einer Psychotherapie, in dem als Teil der therapeutischen oder analytischen Arbeit eine Intimität durch das Offenbaren persönlicher und bewegender Geschichten hergestellt wird, sich eine Vertrautheit und Bindung entwickelt, die in nichttherapeutischen (Liebes-)Filmen meist nur in einer offensichtlich romantischen Interaktion stattfindet. Aus diesem anderen Setting heraus können eine Tiefe entstehen und eine Dimension erreicht werden, die in vielen anderen Liebesfilmen nicht notwendig sind, und daher auch eine Spannung an Nähe, Zuneigung, Vertrauen, Begehren aufbauen, die sich dann in einer vom Zuschauer vielleicht heiß ersehnten romantischen Vereinigung entlädt. Auch ist ein »Danach« in therapeutischen Lovestories in Filmen noch eine Betrachtung wert, da das »happily ever after« meist ausbleibt. Auch Poltrum ergänzt noch um weitere Möglichkeiten, nämlich die der »Variation des Topos der verbotenen Liebe, die Spannung und Erotik erzeugt, weil es eine Liebe ist, die nicht sein darf und darum besonders reizt«, oder die des »im Liebesphänomen begründeten Wahrheitsgehalt, weshalb das Thema Liebe im Therapeutenfilm ... immer wieder auftaucht« (Poltrum 2015, S. 97).

Wendet man Adlers eigentlich dem Menschen geltenden Gedanken, der oben bereits erwähnten Grundmelodie, hier auf den Film an, ist die »Vereinheitlichung ... der wichtigste Aspekt«, also die Vereinheitlichung der verschiedenen Elemente des Filmes zu einer Gestalt, denn »der Begriff Stil hat immer die Grenzen zwischen verschiedenen Einzelheiten überschritten« (Ansbacher 1995, S. 288).

Und die verschiedenen Melodien in *Herr der Gezeiten* vereinen sich in der Bemerkung Freuds »Es ist im wesentlichen eine Heilung durch Liebe« (zit. nach Batthyany und Zsok 2005, S. 79), verkörpert durch das Bild der empathischen, idealisierten, intellektuellen, kompetenten Figur von »Dr. Wonderful«, die in Therapeutenfilmen als positives Gegenstück zu »Dr. Dippy« und »Dr. Evil« als Garant für Hilfe und Heilung dargestellt wird. »Dr. Wonderful evoziert (Übertragungs-)Gefühle von Bewunderung und Verliebtheit. Je nach Bedarf kann er edel-vergeistigt und asketisch oder aber als sinnlicher Traumprinz auftreten« (Gross 2012, S. 12). Er ist immer für seine Patienten verfügbar, ist ein Archetyp des Heilers, und die Methode seiner Wahl ist das einfühlsame Gespräch (Herb 2012, S. 39). Im Falle von Dr. Lowenstein trifft diese Bezeichnung eindeutig zu. Ihr Engagement für ihre Patienten kennt keine Grenzen, und sie würde alles tun, um diesen zu helfen. Erst durch ihre Bereitschaft, sich nicht strikt an ihre Rolle als Therapeutin zu halten und in den wichtigen Momenten die Grenzen eben nicht zu wahren, macht sie sich menschlich und angreifbar und gibt Tom Gelegenheit, sich auf sie und so einen echten psychotherapeutischen Prozess einzulassen. Ein anderer Typ des Film-Therapeuten, den man als Erweiterung Dr. Wonderfuls betrachten könnte, ist der »Wounded Healer« (Dine Young 2012, S. 51), der selbst psychische Probleme hat die ihn beschäftigen und ihn somit für das Publikum als auch den Film-Patienten menschlicher und zugänglicher machen. Ein Film-Therapeut, der mit seinen Patienten sexuelle Beziehungen anfängt oder unterhält, kann in verschiedenste Typen unterteilt werden, je nach »guter« oder »böser« Absicht und Grundmotivation. Dr. Lowenstein wäre dem Typ »Dr. Sexy« (Dine Young 2012, S. 51) zuzuordnen, da dieser sich auch in seine Patienten verliebt.

Therapeutinnen sind in Filmen wesentlich häufiger in erotische Beziehungen mit ihren Patienten verwickelt als männliche Therapeuten, und fast nur unter dieser Voraussetzung einer Liebesbeziehung können sie die analytische Behandlung erfolgreich beenden und ihre männlichen Patienten durch die liebevolle Zuwendung heilen (Poltrum 2015, S. 91). Aber auch sie selbst erfahren durch die Liebe zu ihren Patienten eine persönliche Veränderung. Die erste Frau, die 1945 als Psychoanalytikerin im Film auftauchte, eine große Rolle besetzte und Erfolg mit ihrer Tätigkeit hatte, heilte ihren Patienten durch ihre Zuwendung und wurde seine Geliebte (Gross 2012, S. 37). Obwohl *Herr der Gezeiten* 1991 produziert wurde, entspricht Dr. Lowenstein immer noch dieser Rolle der Therapeutin im Film, die in ihrer emotional tiefen Verstrickung, die sie erst durch das Überschreiten der professionellen Grenzen zu Tom durchdringen lässt, die darauffolgende Heilung ermöglicht. Die gute Therapeutin, die sich als ebenso menschlich wie voller Schwächen zeigt, aber auch stark ist für ihre Patienten, indem sie durch Glauben und Durchhaltevermögen Sicherheit und Stabilität bieten kann, ist für einen misstrauischen, verschlossenen Mann wie Tom Wingo emotional erreichbarer. Frauen als Therapeutinnen, die eine Heilung durch Liebe erreichen, sind im Film laut Gross (2012, S. 95) frustriert, erfolglos in ihrem eigenen

Leben und emotional bedürftig, dem im Falle Dr. Lowensteins zumindest teilweise zu widersprechen wäre, ist sie doch als Therapeutin renommiert und engagiert. Es wirft jedoch die Frage auf, wie jemand, der selbst ein derart unerfülltes Liebesleben führt und die letzten Jahre wie gelähmt war, einem anderen die Liebe zeigen kann, in ihrer ganzen Tiefe und Komplexität. Dazu wäre ein Gedanke zu nennen, der von Kierkegaard (2014, S. 76-80) als »echt griechischer Gedanke« bezeichnet wurde, dass nämlich auch Eros, der Gott der Liebe, allen Göttern und Menschen die Liebe zugänglich machte und sich doch selbst nicht verliebte, wie auch Diana, die Schutzgöttin der Geburt, allen Gebärenden zu Hilfe kam, selbst jedoch nie gebar.

Nicht unschwer zu erkennen ist die Tatsache, dass im Film die Persönlichkeit der Therapeutin, der individuelle Charakter und Mensch, viel wichtiger und ausschlaggebender für einen Behandlungserfolg ist als die Theorie und die angewandte Technik. Ob diese Eigenschaften aber schädlich sind für den Therapieverlauf oder hilfreich, ist nicht von den Eigenschaften per se abhängig, sondern von der grundsätzlichen Ausrichtung der Professionistin, ob es sich also um Dr. Wonderful handelt oder um Dr. Evil. Die sexuelle Aktivität Dr. Lowensteins ist nötig und hilfreich, um die »Heilung durch Liebe« zu ermöglichen. Dieses Charakteristikum könnte aber genauso gut zu einem missbrauchenden Therapeuten gehören, der die Macht seiner Position ausnutzt und dem Patienten schadet (Gross 2012, S. 111), was in den meisten Fällen in der Konstellation männlicher Therapeut und weibliche Patientin dargestellt wird. Interessant ist die Tatsache, dass die Grenzüberschreitung Dr. Lowensteins nicht als Verletzung der Berufsethik dargestellt und wahrgenommen wird, sei es von Tom, Dr. Lowenstein selbst oder dem Publikum, sondern nach Ende der gemeinsamen therapeutischen Arbeit der unausweichliche nächste Schritt zu sein scheint. Auch hier ist *Herr der Gezeiten* unter den Filmen mit erotischer Therapeut-Patienten Beziehung keine Ausnahme: »In den meisten Fällen wird dies nicht als Übergriff der Therapeutin dargestellt, sondern als ganz natürlicher ›Therapieverlauf‹« (Gross 2012, S. 89), in dem auch die Therapeutin durch die Liebe geheilt und vor allem befreit wird. Dabei bietet die therapeutische Begegnung in dem Film einen idealen Nährboden für die Aussage, »dass erst die gegenseitige Errettung ein Zeichen der ›wirklichen‹ Liebe« (Gross 2012, S. 40) sei. Entgegen der althergebrachten Meinung, dass die Gefühle eines Therapeuten ausschließlich von denen des Patienten oder seines Materials bestimmt werden, ist der Therapeut als eigenständiges Individuum durchaus in der Lage, unabhängig vom Patienten Gefühlsregungen und Fantasien zu erleben, auch im Kontext einer Psychotherapie. Mann (1997) erläutert anhand einer umfassenden Darstellung der wissenschaftlichen Landschaft die »vorherrschende Einstellung zur erotischen Übertragung«, nämlich »dass die erotische Übertragung als negative therapeutische Reaktion und Widerstand zu betrachten sei« (ebd. S. 72f.), was demzufolge auf das Erleben des Therapeuten als bloße Re-aktion und Gegenübertragung schließen ließe. Natürlich ist die Therapie, das analytische Setting, ein Umfeld, das ein Sich-Verlieben fördert, ist das Gegenüber doch interessiert an der eigenen Person, verständnisvoll, akzeptierend, liebevoll und bemüht. Doch sind das alles auch Eigenschaften, die Voraussetzung sind für Liebe im alltäglichen Leben, außerhalb der Therapie. Aus diesem Grund ist es verständlich, warum die Thematik der Liebe und Erotik in Therapien, sei es nun in der Realität oder im Film, so regelmäßig auftaucht. Freud bemerkt, dass sich die Übertragungsliebe »weder in Qualität noch Intensität von der ›echten‹ Liebe unterscheidet« (Schneider 2001, S. 114). Es wäre also, – ohne noch weiter darauf einzugehen, da dies den Rahmen eines solchen Beitrages sprengen würde – ein Appell, wie schon Krutzenbichler und Essers (2010) appellieren, »Übertragungs- und Gegenübertragungsliebe als das, was sie sind, nicht weiter zu verleugnen, ihnen nicht die Echtheit als Gefühlsqualitäten abzusprechen, auf den immer gleichen, erfolglosen Versuch zu verzichten, sie von ›normaler‹, ›echter‹ Liebe zu unterscheiden und die Tatsache, dass es sich bei einer psychoanalytischen Behandlung um eine gegenseitige sexuelle Verführung handelt« (Krutzenbichler und Essers 2010, S. 132), anzuerkennen.

Im Rahmen eines Beitrags zu *Herr der Gezeiten* und der Rolle Dr. Lowensteins darin bieten sich auch einige psychodynamische Überlegungen an. Am besten nachzuvollziehen sind solche Gedanken anhand von Bildern oder Texten und Dialogen, die besonders aufschlussreich sind, wenn beim erstmaligen Betrachten Unstimmigkeiten im sonst flüssigen Filmverlauf auffallen.

Wendet man die gleichschwebende Aufmerksamkeit aus der Praxis der Psychoanalyse auf einen Film an, können manifeste Brüche auf latente Sinngehalte hinweisen. Diese Methode der Tiefenhermeneutik oder psychoanalytischen Kulturforschung untersucht »den narrativen Gehalt von Texten und Bildern über die Wirkung auf das Erleben der Interpreten« (König 2000, S. 556). Susan Lowenstein wird von Tom Wingo im Film regelmäßig herausgefordert. Es ist ein Spiel um Macht, durch das Tom aber Vertrauen fassen kann und den »schafsgesichtigen Blechaffen« aus der Reserve lockt.

Erster Kontakt zwischen Tom Wingo und Susan Lowenstein aus psychodynamischer Sicht

Um die bereits erwähnte Grundmelodie des Filmes am besten zum Ausdruck zu bringen, sollen diese psychodynamischen Überlegungen »im Besonderen das Allgemeine schauen«, um Goethes Symbolbegriff (1994) aufzugreifen. Die erste Begegnung zwischen Tom und Dr. Lowenstein eignet sich dazu besonders gut, ist das psychoanalytische Erstinterview durch das szenische Verstehen doch äußerst aufschlussreich, was Manifestationen des Unbewussten in der Beziehungsdiagnostik betrifft (Ermann 1991). Die aktuelle Szene wird dabei als spontaner Ausdruck des Unbewussten gesehen, da Erwartungen, Impulse, Fantasien schon vor der ersten Begegnung existieren, im Kontakt an die Oberfläche treten, dies mit der realen Person, dem realen Gegenüber in der Beziehungserfahrung kollidiert und durch szenisches Verstehen im Analytiker eine Bereitschaft zur wechselseitigen Antwort entstehen lässt. Herb (2012) schreibt diese Bedeutung der ersten Szene eines Filmes zu, da sie in ihrer Exposition »alle Themen und Konflikte des weiteren Verlaufs skizziert oder doch zumindest andeutet« (Herb 2012, S. 246). Da es sich hier aber um die Dynamik einer therapeutischen Beziehung und der involvierten Personen handelt, richtet sich diese Auffassung und die besondere analytische Aufmerksamkeit auf den therapeutischen Erstkontakt.

Das erste Treffen von Tom Wingo und Susan Lowenstein findet in ihrer Praxis statt, unmittelbar nachdem Tom New York erreicht und, sich über die Menschenmassen, Abgase und Lebensbedingungen beschwerend, in einem Verkehrsstau aus dem Taxi steigt.

Tom Wingo sitzt im Wartezimmer und versucht seine Zigarette in einer der Topfpflanzen zu entsorgen, als die Tür des Therapiezimmers aufgeht und Dr. Lowenstein erscheint. Tom fühlt sich ertappt und versucht nach einem erschrockenen Blick so zu tun, als wäre nichts gewesen.

Der Erstkontakt im Film

- L: Hallo! Ich bin Dr. Lowenstein. Ich nehme an, Sie sind Tom.
- T: Ja, Ma'am.
- L: Kommen Sie doch bitte rein. [Tom will sein Gepäck mitnehmen]
- L: Ihre Sachen können Sie da lassen. [beide betreten das Therapiezimmer]
- T: Soll ich mich jetzt auf die Couch legen, oder gibt's vorher noch ein freundliches Schwätzchen?
- L: Wie wär's mit einer Tasse Kaffee? [geht und bereitet Getränke vor]
- T: Aha, erst das freundliche Schwätzchen... [schlendert ihr nach, sieht sich um]
- L: Ist das ein Ja oder Nein zum Kaffee?
- T: Ist Ja, Ma'am.
- L: Milch und Zucker? Und Sie müssen mich nicht mit Ma'am ansprechen.
- T: Äh, ist meine gute Kinderstube und ich bin ein bisschen nervös. Milch, keinen Zucker.
- L: Was glauben Sie, warum Sie nervös sind?

- T: Ich werd' jedes Mal nervös, wenn meine Schwester versucht, sich umzubringen. Ist so ne Macke von mir. Naja.
- L: Eine Macke?
- T: Tut mir Leid, dass ich so zynisch bin, liegt in der Familie.
- L: Na, ich halte Savannah nicht für zynisch. [setzt sich zu Tom auf eine Couch]
- T: Nein, sie ist selbstmordgefährdet. Ich wünschte, sie wäre zynisch. Wie geht's meiner Schwester?
- L: Physisch ist sie außer Gefahr, aber emotional …
- T: Wann kann ich sie sehen?
- L: Sie werden bis morgen warten müssen.
- T: Warum kann ich nicht jetzt zu ihr?
- L: Weil sie heute sehr aufgewühlt war, weil wir versuchen, sie zu beruhigen, und ich denke, es wäre einfach zu aufregend.
- T: Mich würd's nicht aufregen! [grinst]
- L: [ernst, blickt ihn an] Nein, aber sie könnte es aufregen. [sie blicken sich einige Sekunden lang an, Dr. Lowenstein leicht genervt:] Wie ist der Kaffee, ist er heiß genug?
- T: [blickt herausfordernd] Geht schon.
- L: In Savannahs Gedichten – sind Sie da der Fischer oder der Trainer?
- T: Der Trainer, Luke ist der Fischer. Oder war's.
- L: Und Savannahs letzter Selbstmordversuch war gleich nach seinem Tod, ist das richtig?
- T: Ja, sie hat schon ein paar Tage dran geknabbert! [grinst, sieht Dr. Lowenstein an]
- L: Gab es noch andere Male?
- T: Äh … Vielleicht gab's ein anderes Mal, als wir noch jung waren. [nuschelt] Ich bin nicht sicher… [plötzlich laut] Wie werden Sie bezahlt?
- L: Warum wechseln Sie das Thema?
- T: Weil es mir nicht besonders gefällt. Stört es Sie, wenn ich rauche?
- L: Ich würde es vorziehen, wenn Sie es lassen. Wie gut kennen Sie die Gedichte ihrer Schwester?
- T: Ich sagte, ich war Trainer, Lowenstein, kein Orang-Utan, ich hab mal Literatur unterrichtet! Natürlich kenn ich ihre Gedichte, wir sind Zwillinge, ich kenn ihre Sachen eine ganze Ecke besser als Sie, Frau Doktor! [geht mittlerweile im Zimmer auf und ab]
- L: [sitzt noch auf der Couch, lächelt] Sie mögen Psychiater nicht besonders, hm?
- T: Warum sollte ich auch? Wozu seid ihr Leute denn gut, ihr stellt'n Haufen Fragen, und ich hab die ganze verdammte Leier satt. [schreit] Ich hab die Affinität meiner Schwester zu Rasierklingen satt, und ich hab Psycho-Onkels satt, die einen Scheißdreck tun können, um ihr zu helfen!
- L: Nun, ich weiß auch nicht, ob ich ihrer Schwester helfen kann. Aber was ich weiß, ist, dass ich nicht aufgeben werde.
- T: Wieso nicht? Vielleicht will sie ja einfach partout sterben!
- L: Das finden Sie in Ordnung? Sie scheinen sich damit abzufinden, sie zu verlieren.
- T: [hat sich auf einen Sessel gesetzt] Nein, nein, ich find es nicht in Ordnung, verdammt nochmal. [spricht sehr viel leiser weiter] Aber ich hab mich damit abgefunden.
- L: Dann glaub ich nicht, dass Sie mir mit Savannah helfen können. [erhebt sich] Es tut mir Leid, dass Sie die weite Reise machen mussten.
- T: [sieht Dr. Lowenstein fassungslos an] Was wollen Sie von mir?
- L: Informationen. [setzt sich ihm gegenüber wieder hin] Wissen Sie, ich behandle Savannah erst seit ein paar Monaten. Und ich muss noch so viel mehr über sie erfahren. Ich muss die Geschichte über ihre Kindheit hören. Und sie kann mir nichts erzählen, weil sie ganze Abschnitte ihres Lebens ausgelöscht hat. Ausgeblendet. Deswegen brauche ich in gewissem Sinne Sie, als ihr Gedächtnis, und für die fehlenden Details.
- T: Ich habe mein Leben damit verbracht, diese fehlenden Details zu vergessen.

- L: Verzeihung, wie bitte?
- T: Sag ... [sieht sehr verwirrt drein, wie soeben aus einem Traum erwacht] Oh Gott Sie sind ne furchtbare Nervensäge. Wann morgen?
- L: [lächelt] Wir treffen uns mittags in der Klinik. [steht auf und geht zur Tür]
- T: Alles klar. [seufzt, folgt ihr]
- L: Was ist, haben Sie Kopfschmerzen?
- T: Riesenschädel. Sie haben wohl nicht zufällig Morphium zur Hand?
- L: Morphium?
- T: Das war ein Witz, Lowenstein. [steht vor ihr, sieht ihr in die Augen]
- L: Hm.
- T: Hm. (Ergänzungen der Autorin)

Auffällig ist vom ersten Augenblick an die Machtthematik, die damit beginnt, dass Tom etwas »Verbotenes« tut und von Dr. Lowenstein dabei erwischt wird. Seine Reaktion darauf ist die eines kleinen Jungen, der sich ertappt fühlt, ein erstes Sichtbarwerden der Mutter-Übertragung. Bedenkt man Toms schlechte Beziehung zu seiner Mutter, das Fehlen jeglichen Respektes vor ihr und ihre trotzdem bestehende überlegene Position, ist ein Machtkampf naheliegend. Dr. Lowenstein reagiert darauf vorerst nicht, Tom setzt das begonnene Spiel aber fort und nennt sie Ma'am, wie er auch seine Mutter in einer Rückblende nennt, als diese ihn zu sich ins Bett ruft. An diesen ersten Worten lässt sich die Verknüpfung des Hier und Jetzt mit dem Unbewussten und den abgespeicherten Kindheitserinnerungen erkennen, die durch die passive Ausgeliefertheit des Kindes an die Macht der Mutter sowohl Geborgenheitsgefühle und Bedürfnisse, versorgt zu werden, als auch das Gegenteil, Angst vor Kontrollverlust und Abhängigkeit, auch in der Gegenwart auslösen kann. Das Wort Macht kommt von mittelhochdeutsch, althochdeutsch maht, mögen (Duden 2014), also gefallen oder streben nach, und mögen kommt von mittelhochdeutsch mügen, eigentlich können, vermögen (Duden 2014). Macht könnte demnach also nicht nur als kompensatorische, sondern ebenso als treibende, aktive Kraft verstanden werden, die einen Weg aus der Ohnmacht herausführt und ebenso wie die positiv gedachte Aggression (von lat. aggredi = herangehen an) einen Antrieb darstellt, der durch das Wollen, Imstande-Sein, Fähigkeiten- und Wissen-Anstreben die Möglichkeit der Entwicklung bietet.

Das Machtspiel in der Filmeszene geht weiter. Tom sieht nicht ein, warum er seine Schwester Savannah nicht sofort sehen kann, und erwidert auf Dr. Lowensteins eindeutige Aussage, dass es zu aufregend für Savannah sei, für ihn sei es nicht zu aufregend. Da Dr. Lowenstein nicht auf solche Scherze eingeht und eher leicht genervt reagiert, entzieht sie Tom die Ebene, auf der er die Unterhaltung führen würde und die Richtung vorgibt. Abgesehen von seiner leicht trotzigen Reaktion auf das Fehlschlagen seines Bemächtigungsversuches spiegelt die auf ihn selbst gerichtete Sorge um die Aufgeregtheit auch einen Ausdruck des Wunsches wider, die Aufmerksamkeit, Fürsorge und Liebe der Therapeutin auf sich zu ziehen. Dies wäre die Kehrseite zu seinem Streben nach Autonomie, sozusagen die Sehnsucht nach Nähe und Sicherheit. Auch die Antwort auf die Frage, ob er rauchen oder nicht rauchen dürfe, zieht eine heftige Reaktion Toms nach sich, in der er aufgebracht äußern muss, dass er nicht dumm sei, im Gegenteil, Vieles besser verstehe als Dr. Lowenstein. Dies kann nunmehr als kaum verborgener Versuch verstanden werden, die Machtsituation auszugleichen oder zu seinen Gunsten herzustellen. In diesem Versuch wertet er »Psycho-Onkels« auch generell ab, die Savannah nie helfen konnten und deren Arbeit ebenso sinnlos wie nutzlos ist. Er scheint die Hoffnung selbst schon aufgegeben zu haben, er findet »es« nicht in Ordnung, hat sich aber damit abgefunden. Abgesehen von der Problematik mit seiner Schwester könnte in diesem Zusammenbrechen der inneren Stabilität und Stärke auch die Resignation in seinem eigenen Leben zum Ausdruck kommen. Hier wären die Probleme in seiner Ehe zu nennen, denen er nur mit Abwehr in Form von Humor und Zynismus begegnen kann oder auch die unaufgearbeitete Beziehung zu seinen Eltern, vor allem seiner Mutter, und die

Unfähigkeit, echte Nähe und Liebe zuzulassen und zu empfinden. Dr. Lowenstein übernimmt in dem Moment Hilfs-Ich-Funktionen, innerpsychische Stabilität, die er sich selbst in der Situation nicht geben kann. Dies äußert sich indem sie sagt, keine Garantie für eine Heilung zu haben, aber ihr Möglichstes tun und nicht aufgeben zu werden. Sie bringt ihn dadurch erst in diesen Zustand des Sich-Öffnens und der Authentizität. Es ermöglicht ihm ein vorsichtiges, erstes Ablegen der aggressiven, provokanten Schale nach ausgiebigem Testen der Professionalität, Motivation und Loyalität seines Gegenübers, sei es für Savannah oder für sich selbst. Durch das Nichteinsteigen auf seinen Machtkampf, ob im Humor oder im Angriff, kann Dr. Lowenstein Tom wirklich ernstnehmen, was ihm selbst nicht möglich ist. Sie steuert ihn vom Minderwertigkeitsgefühl und dem Versuch einer Überkompensation weg, hin zu der Bemühung eines Gesprächs auf Augenhöhe und sichert sich durch die Konsequenz und nötige Härte Toms Respekt als Voraussetzung einer gleichwertigen Begegnung.

Am Ende des Gesprächs befindet sich Tom kurzzeitig in einem traumähnlichen Zustand, ein kurzer Ausblick auf Dr. Lowensteins Erfolg, zu ihm durchzudringen und ihn in seinem Inneren zu erreichen. Dies führt, durch ihre Wortmeldungen und die Art des Umganges, die von Anfang an sehr therapeutisch sind, zu einem gelungenen Ende im Anfang. Selbst die Gegenseitigkeit der Beziehung zeigt sich noch im letzten Akt, beim Gehen, als Tom ihr erklärt, dass das nun ein Witz war, und ihr dabei tief in die Augen schaut, ihr also seinerseits etwas beibringen und erklären kann, sie aber vor allem durch das Tor zu ihrer Seele zu erkennen sucht – und im Erkannt-Werden liegt wohl die Sehnsucht jedes Menschen, wie im Erkennen die Liebe.

Diese beobachtete Dynamik der Erstbegegnung zieht sich auf vielfältige Weise durch den Film: in immer denselben Grundmustern der Macht-Thematik, der Auflockerung der Abwehr und des Widerstandes, der Übernahme der Hilfs-Ich-Funktionen, der Herstellung von Nähe und Liebe ohne Bedrohung der Autonomie als korrigierende Erfahrung und der gegenseitigen Verführung durch Erkennen. Durch Rückblenden, Kindheitserinnerungen und Darstellungen der gegenwärtigen familiären Beziehungen ist sie verständlicher, bleibt aber zwischen den beiden Hauptdarstellern wirksam.

Die Charakteristika einer gelungenen Psychotherapie im Film, also eine kurze, kathartische Durchbruchstherapie, die Bewusstmachung eines Traumas, gemeinsames Agieren statt Verbalisieren und die »wirkliche«, gegenseitige Liebe zwischen Patient und Therapeut, wie Gross es ausführt (2012, S. 112), sind in *Herr der Gezeiten* allzumal erfüllt. Die verändernde Kraft der Liebe hat somit einerseits Tom geheilt, da die Frau, die außer seiner manipulativen Mutter jetzt das traumatische Geheimnis kennt, ihn trotzdem liebt und durch die Freilegung seines Schmerzes und Leides auch den Zugang zu seinen anderen Emotionen öffnet. Diese waren gemeinsam mit dem Trauma verdrängt. Andererseits hat die Liebe auch Susan Lowenstein geheilt, die ihrerseits von Tom gesehen wird und durch das Erkannt-Werden durch ihn in dieser psychischen Entblößung einer sehnsuchtsvollen, völligen Hingabe erliegt. Es ist diese Erfahrung, die es Tom ermöglicht, sich besonders an seine Frau, aber auch seine Eltern in nunmehr veränderter Form anzunähern, bereit und fähig, nun auch andere Menschen wieder zu lieben. Platon (2008, S. 58ff.) führt den Begriff der Liebe, also der Macht des Eros, zurück auf ein Erkennen von Schönheit, das sich in einem Stufenmodell des Aufstieges entfalte. Im Laufe dieser Entwicklung wird die Schönheit, hier als Synonym für Liebe, nicht mehr mit einem einzelnen Wesen oder einem einzelnen Erleben verbunden, sondern als das Allgemeine, das Große, Ganze gesehen, das sich dann auch im Besonderen zeigt. Tom Wingo ist auf dieser Erkenntnisstufe angekommen und kann von der Schönheit der einzelnen Begegnung und Erfahrung der verändernden Liebe mit Susan Lowenstein zur Schönheit in einem allgemeinen, umfassenden Sinne gelangen. Durch diese plötzliche Wahrnehmung des Urschönen, das begreifbare Wirklichkeit geworden ist, kann Tom Wingo zurückkehren in das Leben, das er durch den anfänglichen, eigenen Mangel erst jetzt erreichen kann. Susan Lowenstein fungiert also als Katalysator der Liebe, vom einzelnen Erleben hin zum Allgemeinen, zur Erlangung von Ganzheit und Vollkommenheit und bleibt doch das Besondere – der Trigger am Weg zum Urschönen und eine seiner Ausprägungen.

Herr der Gezeiten erinnert durch seine Grundmelodie auch an die Entscheidung, die man immer wieder aufs Neue treffen muss, nämlich »ob wir in kollektiver Angstabwehr die Liebe des Anderen um einen Leichnam kreisen lassen, oder ob wir den Mut haben, ... unsere Verführung und unser Begehren dem Anderen zur Verfügung zu stellen, damit er sich selbst im wechselseitigen Prozess der Liebe erkennen kann.« (Krutzenbichler und Essers 2012, S. 113).

Wie schon einst Goethes Werther treffend formuliert »Und wie wert ich mir selbst werde, ... wie ich mich selbst anbete, seitdem sie mich liebt!« (Goethe 2001, S. 44), hat auch Tom Wingo den Weg zu sich selbst und zur Liebe gefunden und vereint in seinem Schlussmonolog die Melodien, das Echo Susan Lowensteins:

»Vor sechs Wochen war ich bereit gewesen, meine Frau zu verlassen. Und meine Kinder. Ich wollte aus allem raus. Aber sie hatte das geändert. Sie hatte mich geändert. Zum ersten Mal hatte ich das Gefühl, den Frauen in meinem Leben etwas zurückgeben zu können. Sie hatten es verdient. Also kehrte ich zurück in meine Südstaatenheimat und mein Südstaatenleben und hier, in der Gegenwart meiner Frau und meiner Kinder, bekenne ich mich zu meinem Leben und meiner Bestimmung. Ich bin Lehrer, Trainer, und ein vielgeliebter Mann. Und das ist mehr als genug. In New York hatte ich gelernt, dass ich meine Mutter und meinen Vater in ihrer ganzen mit Fehlern behafteten abscheulichen Menschlichkeit lieben musste und dass es in Familien kein Verbrechen außerhalb des Verzeihens gibt. Aber es ist das Mysterium des Lebens, das mir jetzt Kraft gibt. Und ich sehe nach Norden. Und wieder wünschte ich, jeder Mann hätte zwei Leben zu seiner Verfügung. Und jede Frau. Am Ende eines jeden Tages fahre ich durch die Stadt Charleston. Und wenn ich die Brücke überquere, die mich nach Hause bringen wird, fühle ich, wie sich die Worte in mir bilden. Ich kann sie nicht aufhalten, noch kann ich erklären, warum ich sie spreche. Aber wenn ich die Mitte dieser Brücke erreiche, kommen die Worte als ein Flüstern zu mir. Ich spreche sie als Gebet. Als Bedauern. Als Lobpreisung. Ich sage: Lowenstein. Lowenstein.«

Literatur

Adler A (1982a) Psychotherapie und Erziehung. Ausgewählte Aufsätze Bd I: 1919–1929. Ausgewählt und herausgegeben von H L Ansbacher und R F Antoch; mit einer Einführung von R F Antoch. Fischer, Frankfurt a.M.
Adler A (1982b) Psychotherapie und Erziehung. Ausgewählte Aufsätze Bd II: 1930–1932. Ausgewählt und herausgegeben von H L Ansbacher und R F Antoch; mit einer Einführung von R F Antoch. Fischer, Frankfurt a.M.
Ansbacher H L (1995) Lebensstil. In: Brunner R, Titze M (Hrsg) Wörterbuch der Individualpsychologie. 2. Aufl, S 281–291
Batthyany D, Zsok O (Hrsg) Viktor Frankl und die Philosophie. Springer, Wien/New York, S 69–93
Conroy P (1992) Die Herren der Insel. Roman. 3. Aufl, Lübbe, Bergisch-Gladbach
Dine Young S (2012) Psychology at the movies. Wiley-Blackwell, West Sussex
Duden (2014) Das Herkunftswörterbuch. Duden, Mannheim
Ermann M (1991) Psychoanalytische Diagnostik und das psychoanalytische Erstinterview. In: Bastiaans J et al. (Hrsg) Bd 36. Springer, Berlin Heidelberg New York Tokyo, S 97–103
Gabbard G, Gabbard K (1999) Psychiatry and the cinema. 2nd edn, American Psychiatric Press: Washington DC London
Goethe J W (1994) Maximen und Reflexionen. In: Hamburger Ausgabe in 14 Bänden, Bd 12, Kunst und Literatur. 12. Aufl. Beck, München, S 365–547
Goethe J W (2001, [1]1774) Die Leiden des jungen Werther. Reclam, Stuttgart
Gross R (2012) Der Psychotherapeut im Film. Lindauer Beiträge zur Psychotherapie und Psychosomatik. Kohlhammer, Stuttgart
Hattingberg H von (1924) Der neue Weg der Psychoanalyse. Medizinische Klinik 21 (1925): Indem: Zur Analyse der analytischen Situation. Intern Z Arztl Psychoanal 10:34–56
Herb S (2012) Psychoanalytiker im Spielfilm. Mediale Darstellungen einer Profession. Psychosozial-Verlag, Gießen
Kierkegaard S (2014): Entweder – Oder. Teil I und II. 12. Aufl, Deutscher Taschenbuch Verlag, München
König H-D (2000) Tiefenhermeneutik. In: Flick U (Hrsg) Qualitative Sozialforschung. Ein Handbuch. Rowohlt, Reinbeck, S 556–569
Krutzenbichler H S, Essers H (2010) Übertragungsliebe: Psychoanalytische Erkundungen zu einem brisanten Phänomen. Psychosozial-Verlag, Gießen
Mann D (1997) Psychotherapie: Eine erotische Beziehung. Cotta, Stuttgart

Platon (2008) Das Gastmahl. Übersetzt und herausgegeben von Thomas Paulsen. Reclam, Stuttgart
Poltrum M (2015) Liebe im Therapeutenfilm – Liebesfilme in der Therapie. In: Poltrum M, Heuner U (Hrsg) Ästhetik als Therapie. Therapie als ästhetische Erfahrung. Parodos, Berlin, S 86–109
Rieken B (2003) Gegenübertragungsprobleme, Beziehungsanalyse und Selbstenthüllung im Schatten der Therapieausbildung. Fallbeispiele und Überlegungen aus individualpsychologischer Sicht. Z Individualpsych 28(4):332–353
Schneider P (2001) Verliebt oder What is my perversion? In: Karger A, Knellessen O, Lettau G et al. (Hrsg) Sexuelle Übergriffe in Psychoanalyse und Psychotherapie. Vandenhoeck & Ruprecht, Göttingen, S 109–116
Seifert J (2005) Viktor E. Frankls philosophischer Sinnbegriff und die Entdeckung seiner Bedeutung für die Psychotherapie. In: Batthyany D, Zsok O (Hrsg) Viktor Frankl und die Philosophie. Springer, Wien New York, S 69–93
Stone L (1973) Die Psychoanalytische Situation. Fischer, Frankfurt a.M.

Originaltitel	The Prince of Tides
Erscheinungsjahr	1991
Land	USA
Drehbuch	Pat Conroy, Becky Johnston
Regie	Barbra Streisand
Hauptdarsteller	Nick Nolte, Barbra Streisand
Verfügbarkeit	Als DVD in deutscher Sprache erhältlich

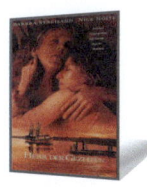

Stefan Hampl

F*ck the therapist!

Methode der Videointerpretation nach der dokumentarischen Methode	245
Basic Instinct (1992)	246
Zwischenfazit zur Rolle der PsychologInnen in *Basic Instinct* (1992)	249
Basic Instinct 2: Neues Spiel für Catherine Tramell (2006)	249
Zusammenfassung der Ergebnisse	253
Bewertung der *Basic-Instinct*-Filme aus psychoedukativer Sicht	254
Literatur	256

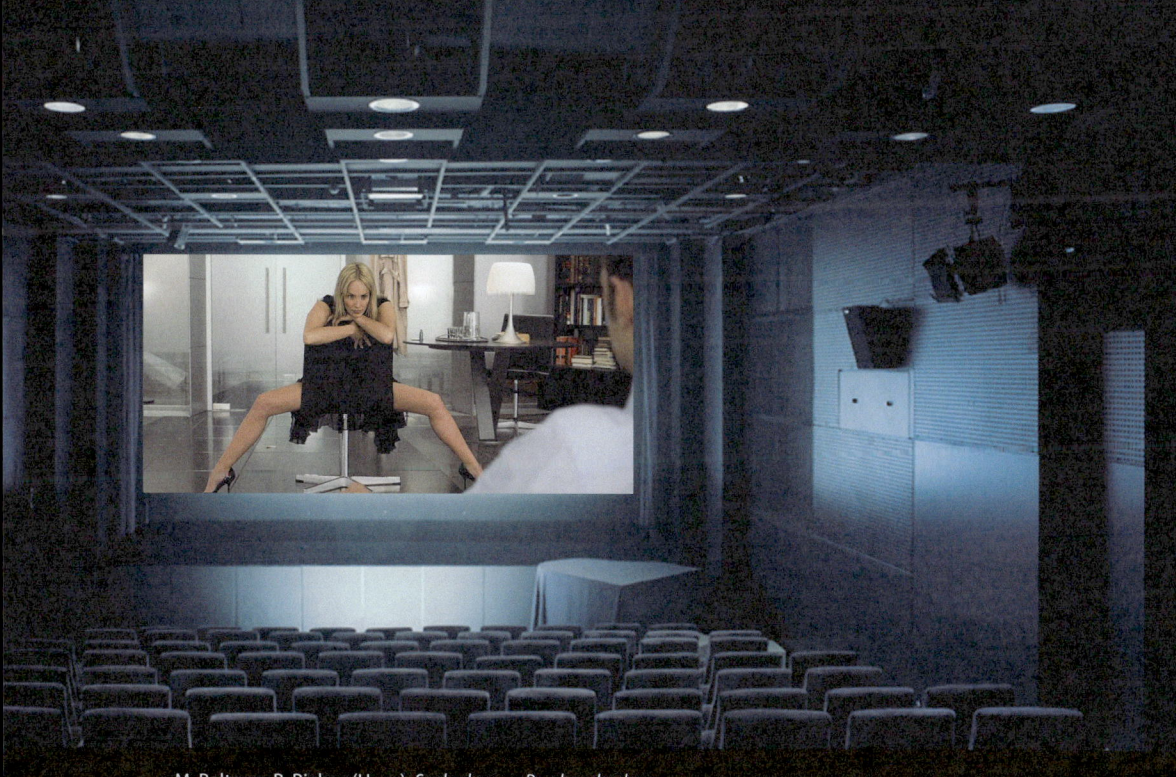

M. Poltrum, B. Rieken (Hrsg.), *Seelenkenner Psychoschurken*,
DOI 10.1007/978-3-662-50486-4_17, © Springer-Verlag Berlin Heidelberg 2017

Filmplakat *Basic Instinct 2*.
Quelle: dpa Picture-Alliance GmbH. © 90061 / kpa / picture alliance.

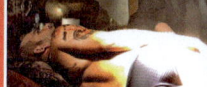

Basic Instinct und *Basic Instinct 2*

Der renommierte Schriftsteller und Semiotiker Umberto Eco soll auf die Frage nach seiner Intention, den Roman *Der Name der Rose* zu verfassen, einmal geantwortet haben: »Ich wollte immer schon einmal einen Mönch ermorden«. Von den Drehbuchautoren der Spielfilme *Basic Instinct* und *Basic Instinct 2* (◘ Abb. 17.1) wurden bislang keine vergleichbaren Aussagen getätigt. Auf Basis meiner Filmanalysen könnte man jedoch die Unterstellung wagen, dass es sie mitunter gereizt haben dürfte, einmal eine Psychologin zu töten (*Basic Instinct*) bzw. einen Psychoanalytiker in den Wahnsinn zu treiben (*Basic Instinct 2*). Dabei sind Psychologie, Psychoanalyse und Psychotherapie sicherlich nicht die ersten Assoziationen, die dem Durchschnittspublikum beim Titel *Basic Instinct* in den Sinn kommen, wenngleich dieser Titel deutlich auf eine Begrifflichkeit[1] Freuds verweist.

Der erste Teil von *Basic Instinct* machte 1992 unter der Regie von Paul Verhoeven als Hollywood-Erotik-Thriller Furore und löste damit im wortwörtlichen Sinne sowohl Stürme der Wut als auch der Begeisterung aus. Zu viel Gewalt und zu viel Sex, war das häufige Urteil der vehementesten Kritiker. Die Befürworter betrachteten den Film als den Beginn eines völlig neuen Genres. Die Hauptdarstellerin *Sharon Stone* wurde durch ihre Rolle als hinterhältige Sex-Serien-Killerin *Catherine Tramell* mit einem Schlag weltberühmt. Finanziell gesehen wurde *Basic Instinct* nach der Filmestatistik von Box Office Mojo (1992) ein echter Kassenschlager, führte wochenlang die Hitlisten an und avancierte schließlich zum vierterfolgreichsten Film des Jahres 1992. Insgesamt spielte *Basic Instinct* alleine in den Kinos weltweit über 350 Mio. US-Dollar[2] ein.

Basic Instinct 2 ist es nicht gelungen, an den Erfolg des ersten Filmes anzuschließen. Das Einspielergebnis deckte mit knapp 38 Mio. US-Dollar 2006 nicht einmal die Produktionskosten (70 Mio. US-Dollar) ab. Inhaltlich gelang es der Fortsetzung offensichtlich trotz aufwendiger Inszenierung, eindrucksvoller Bilder und Staraufgebot (u.a. Sharon Stone und Charlotte Rampling) nicht, das Publikum zu begeistern. Dabei wurde bei der Gestaltung der Charaktere von *Basic Instinct 2* besonderer Wert darauf gelegt, die Rollen der dargestellten Psychotherapeuten/-logen/-analytiker bzw. Psychiater[3] möglichst detailgetreu an der tatsächlichen Berufspraxis zu orientieren. Im Vergleich dazu sind die Charaktere der PsychologInnen in *Basic Instinct* (1992) nur oberflächlich entwickelt. Dies steht auch im Zusammenhang damit, dass ihnen im Film – neben den ermittelnden Kriminalpolizisten – nur Nebenrollen zukommen. In *Basic Instinct 2* (2006) hingegen kommt dem Psychologen die männliche Hauptrolle zu. Er übernimmt letztlich sogar die Funktion des Polizisten, den Mordfall aufzuklären.

Methode der Videointerpretation nach der dokumentarischen Methode

Die Videointerpretation nach der dokumentarischen Methode im Sinne einer sog. Produktanalyse geht u. a. auf Baltruschat (2010), Baltruschat und Hampl (2013), Bohnsack (2009) und Hampl (2010; 2017) zurück. Mit Produktanalyse ist gemeint, dass die betrachteten Filme hinsichtlich ihrer *kommunikativen* und *konjunktiven Sinngehalte* (Bohnsack 2007; Przyborski und Wohlrab-Sahr 2013) untersucht wurden, ohne dass dazu der Umweg über die Befragung von Probanden gewählt wurde.

---

[1] Als Basic Instincts, werden in der englischen Übersetzung die sog. Urtriebe (Lebenstrieb und Todestrieb) des Menschen bezeichnet.
[2] Dieser Betrag entspricht inflationsbereinigt heute ca. 600 Mio. US-Dollar.
[3] Sowohl in *Basic Instinct* (1992) als auch in *Basic Instinct 2* (2006) handelt es sich bei den Personen, die in psychologisch-psychotherapeutischer Funktion tätig sind, (nach den Konventionen des anglo-amerikanischen Raums) teilweise um promovierte PsychologInnen bzw. PsychiaterInnen mit Zusatzausbildung.

Ein Grunderfordernis rekonstruktiver Sozialforschung im Sinne Mannheims (2003) stellt die analytische Unterscheidung zweier Sinnebenen dar. Sie hat den Zweck, einerseits die thematische und chronologische Struktur des Fallmaterials (kommunikative Ebene) als auch den Verweisungscharakter der Themen auf die geteilte, kollektive Praxis (konjunktive Ebene) ihrer ProduzentInnen bewerten zu können. Der Analyse der kommunikativen Sinnebene wird im Rahmen der Dokumentarischen Methode durch die sog. *formulierende Interpretation* Rechnung getragen, die der Analyse der *konjunktiven Sinnebene* durch die *reflektierende Interpretation* (Bohnsack 2007, 2009).

Basic Instinct (1992)

In *Basic Instinct* (1992) werden den Zuschauern vier PsychologInnen vorgestellt. Drei davon unterstützen das Team der ermittelnden Kriminalbeamten bei der Aufklärung einer ominösen Mordserie, eine davon ist die mutmaßliche Mörderin selbst. In der Folge möchte ich die spezifischen beruflichen Kompetenzen und persönlichen Charakteristika der PsychologInnen anhand der spezifischen Handlungen nachzeichnen, die sich im Filmmaterial dokumentieren. In einem ersten Schritt erfolgt dabei im Rahmen der formulierenden Interpretation eine Beschreibung nach dem Common-Sense, in einem zweiten Schritt die reflektierende Interpretation, in der die Bezüge rekonstruiert werden, auf die das Filmmaterial in Hinblick auf seine handlungsleitenden Orientierungen verweist (Bohnsack 2007; Garfinkel 2004; Przyborski und Wohlrab-Sahr 2013).

Polizeipsychologin Dr. Elisabeth Garner

Formulierende Interpretation Das Erste, das die Zuchauer von der Polizeipsychologin Dr. Elisabeth Garner zu sehen bekommen, ist ihr Türschild mit der Aufschrift »Counseling«. Detective Nick Curran stürmt ohne anzuklopfen ins Büro. Wie Nicks Blick auf die Armbanduhr verrät (13:27), hat er offensichtlich nicht viel Zeit oder ist spät dran. Er stößt die Tür auf (13:31), durchquert in wenigen Schritten das Vorzimmer (13:32) und betritt Dr. Garners Arbeitszimmer. Nach kurzem suchenden Blick nach links (13:34) überrascht er die Psychologin abgewandt in der rechten Bürohälfte.

Bereits in dieser kurzen Sequenz dokumentiert sich Grundsätzliches im Verhältnis von Detektive Curran zur Psychologin Dr. Garner. Curran scheint mit der Örtlichkeit bestens vertraut zu sein. Offenbar weiß er, wann und wo Dr. Garner anzutreffen ist, und nimmt für sich mit Selbstverständlichkeit das Recht in Anspruch einzutreten, wann immer er will. Er bewegt sich zielgerichtet und frei, wie in seinen eigenen vier Wänden. Dementsprechend vertraut fällt Nicks Begrüßung aus, indem er die Psychologin gleich mit ihrem abgekürzten Vornamen anspricht: »Entschuldige, Beth. Ich hatte noch in Stinson[4] zu tun«.

Im Anschluss daran entsteht ein Gespräch zwischen Nick und Beth, aus dem rasch hervorgeht, dass zwischen den beiden sowohl berufliche als auch private Verbindungen bestehen dürften. Wie sich herausstellt, wurde Beth von der Dienstaufsichtsbehörde beauftragt, Nicks Rückfallsrisiko nach Polysubstanzabusus (insb. Alkohol und Kokain; aber auch Nikotin) zu überwachen. Beth bemüht sich gegenüber Nick zunächst freundschaftliche Distanz zu wahren und das Gespräch auf einer sachlichen Ebene zu halten. Doch Nick lässt sich nicht auf dieses Spiel ein. Auf Beths Frage nach seinem Befinden brüskiert er sie mit der Feststellung, dass er schon Entzugserscheinungen vom mangelnden Sex mit ihr habe. Beth zeigt sich verletzt, und Nick entschuldigt sich bei ihr. Daraufhin appelliert er umso eindringlicher an sie, ihn endlich wieder aus der dienstlichen Beobachtung zu entlassen. Sie willigt ein. Nick bedankt sich und steht auf. Etwas perplex ruft Beth ihm laut und vernehmbar nach, was sie tatsächlich als Frau für ihn empfindet: »Du fehlst mir immer noch, Nick«. Nick befindet sich derweil jedoch schon

---

4 Stinson Beach ist ein vornehmer Vorort von San Francisco, wo Detektive Nick Curran zuvor Catherine Tramell einvernommen hatte.

Basic Instinct und Basic Instinct 2

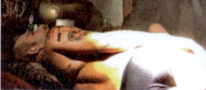

am Weg durchs Vorzimmer Richtung Ausgang. Vor der Tür hält er kurz inne, ergreift dann aber bestimmt und wortlos den Türknauf. Er tritt in den Korridor hinaus, ohne sich nochmals umzudrehen. Die Tür fällt ins Schloss, Beth senkt den Blick.

Reflektierende Interpretation Die Hauptfunktion der beschriebenen Szene für den Film besteht darin, Dr. Garner hinsichtlich ihrer beruflichen Kompetenz zu diskreditieren. Wie auf mehreren Ebenen deutlich wird, ist die Polizeipsychologin offensichtlich nicht in der Lage, ihre professionsgemäßen Grenzen zu wahren und ihre eigenen libidinösen Impulse unter Kontrolle zu behalten. Sie billigt Nicks unangekündigtes Eindringen in ihre Büroräumlichkeiten, seine verbalen Ausfälle, seine chronischen Drogenprobleme etc. Hinzukommt, dass Beths Affäre mit Nick im gesamten Polizeikommissariat ein offenes Geheimnis ist. Zwar verfügt sie kraft ihres Amtes offensichtlich über eine gewisse institutionelle Macht. Wie Nick im Gespräch mit ihr und auch bei späteren Interaktionen eindrucksvoll demonstriert, lässt sich diese jedoch mit ein wenig verführerischer Begabung relativ rasch aushebeln. Der Charakter des/der Berufspsychologen/in im Film *Basic Instinct* lässt sich somit folgendermaßen zusammenfassen. Ein/e Psychologe/in scheint offensichtlich eine Person zu sein, die zwar durchaus intelligent und sympathisch ist, aber letztlich unweigerlich von anderen ausgenutzt wird, weil sie der »wahren« Härte des Lebens nicht gewachsen ist. Dies zeigt sich auch in einer späteren Szene, in der Dr. Garner sich mit der Herausforderung konfrontiert sieht, die ermittelnden Kriminalpolizisten bei der Einschätzung des Gefahrenpotenzials des/der Täter/in zu unterstützen. In der Sitzung zieht sie ihren Kollegen Dr. Lamont bei, weil sie sich auf diesem Gebiet nicht ausreichend bewandert fühlt.

Psychologischer Profiler Dr. Lamont

Formulierende Interpretation Dr. Lamont wird von Dr. Garner als Experte der renommierten Stanford University vorgestellt, die im Bereich der klassischen Psychologie hohes Ansehen genießt[5]. Lamont unterrichte dort die Krankheitslehre psychopathischen Verhaltens und sei auch ein Mitglied des psychologischen Profiler-Teams des US-Justizministeriums. Dr. Lamont erklärt, dass zur Aufklärung des Mordfalls nur zwei prinzipielle Möglichkeiten in Betracht gezogen werden könnten: Entweder sei Catherine Tramell die Mörderin, oder jemand wolle ihr den Mord in die Schuhe schieben. In jedem Fall sei der/die Mörder/in als extrem gefährlich einzustufen, da jedenfalls von zwanghaftem psychopathischem Verhalten auszugehen sei.

Reflektierende Interpretation Dr. Lamont verkörpert in *Basic Instinct* die akademische Psychologie, die den Kriminalisten wertvolle Orientierungen zur Einschätzung des Täterverhaltens bieten soll. Der hohe gesellschaftliche Stellenwert der akademischen Psychologie wird durch das Namedropping der Stanford University sowie die Aufzählung von Dr. Lamonts Qualifikationen im Staatsdienst unterstrichen. Zugleich haftet der akademischen Psychologie jedoch auch immer das Stigma der Unverständlichkeit (und damit potenziellen Unbrauchbarkeit) für die Praxis an. Dies wird z. B. an der Rückfrage deutlich, die Detective Gus an Dr. Lamont nach dessen Vortrag richtet: »Also manchmal kann ich Scheiße nicht von Chinesisch unterscheiden, Doc. Was heißt denn das, was Sie uns da erzählen?« (19:00). Wie in diesem Zusammenhang außerdem deutlich wird, läuft der akademische Psychologe stets auch Gefahr, am Ende selbst wie ein Psychopath zu wirken.

---

5   1971 hat ein Team bestehend aus den Psychologen Curtis Banks, Craig Haney und Philip Zimbardo dort das berühmte Standord-Prison-Experiment durchgeführt.

Der Psychologe, der den Lügendetektor bedient

Formulierende Interpretation Die Person, die den Lügendetektor bedient, kann nicht völlig zweifelsfrei als Psychologe identifiziert werden. Im Zuge der vorliegenden Sequenz wird sie weder namentlich erwähnt, noch explizit mit einer konkreten Berufsbezeichnung angesprochen. Im Abspann des Filmes wird sie lediglich als »Polygraph Examiner«, d. h. als jemand bezeichnet, der mithilfe des Lügendetektors die Untersuchung durchführt. Anhand der Kleidung (Anzug und Krawatte) unterscheidet sich der »Polygraph Examiner« nicht sonderlich von den übrigen Akteuren auf Seiten der ermittelnden Detektive im Film. Historisch gesehen ist der Lügendetektor jedoch jedenfalls eine psychologische Erfindung und damit dem Feld der Psychologie zuzurechnen.

Es kann somit mit hoher Wahrscheinlichkeit davon ausgegangen werden, dass beim Lügendetektortest im Film nun erstmals ein Psychologe in direktem Kontakt mit der mutmaßlichen Mörderin Catherine Tramell zu sehen ist. Zugleich tritt diese Person gegenüber den eingesetzten technischen Apparaturen in den Hintergrund (und auch nicht namentlich in Erscheinung). Die einzige Funktion dieses Psychologen besteht darin, die Apparate korrekt zu bedienen und die ausgedruckten Untersuchungsergebnisse an die Polizeibeamten zu kommunizieren. In der vorliegenden Szene bescheinigt er – auf Basis des Lügendetektortest – Catherine Tramell einen einwandfreien Leumund. Nur Detektive Nick Curran misstraut den Ergebnissen. Seiner Meinung nach könne jedes Gerät überlistet werden, auch wenn der Psychologe dies technisch ausschließt.

Reflektierende Interpretation In Hinblick auf die Darstellung der Funktion und Rolle von Psychologen im Film *Basic Instinct* kann der Lügendetektortest in gewisser Weise als letztes Aufgebot verstanden werden. Oberflächlich betrachtet scheinen die eingesetzten Apparaturen vermitteln zu wollen, dass es sich hierbei um ein technisch aufwendiges und fortschrittliches Verfahren handelt. Zugleich verweisen Lügendetektortests seit jeher auf das Grenzgebiet zwischen Wissenschaft und Scharlatanerie. In der zwiespältigen Darstellung des Lügendetektorverfahrens in *Basic Instinct* kommt damit jene grundlegende Skepsis zum Ausdruck, die insgesamt die Rolle der PsychologInnen im Film charakterisiert. Streng betrachtet scheint sich die Kriminalpolizei überhaupt nur deshalb gezwungen zu sehen, PsychologInnen einzusetzen, weil die mutmaßliche Mörderin und Schriftstellerin Catherine Tramell selbst ausgebildete Psychologin ist. Laut Aussage von Lieutenant Walker hat sie das Fach jedenfalls 1983 mit Magna-cum-Laude an der amerikanischen Eliteuniversität Berkeley abgeschlossen.

Zwischenfazit zur Rolle der PsychologInnen in *Basic Instinct* (1992)

Zusammenfassend gesehen, kommen die PsychologInnen im Film *Basic Instinct* (1992) nicht besonders gut weg. Die einzelnen FachvertreterInnen präsentieren sich zwar insgesamt als durchwegs intelligente, sympathische und engagierte MitarbeiterInnen. Ihre gemeinsamen Bemühungen entlarven sich jedoch früher oder später allesamt als kläglicher und hilflose Versuche, die eigentliche Polizeiarbeit (insbesondere die Ermittlungen im Mordfall sowie die Verhinderung weiterer Morde) zu unterstützen: Polizeipsychologin Dr. Garner lässt sich bei der Arbeit von romantischen Gefühlen gegenüber ihren KlientInnen beeinflussen. Der akademische Psychologe Dr. Lamont hat Schwierigkeiten, seine komplexen Analysen in einfache Worte zu fassen und der Experimentalpsychologe am Lügendetektor ist unfähig, eine Mörderin zu erkennen, selbst wenn sie bei der Untersuchung vor ihm sitzt.

Die laufenden Selbstdisqualifizierungen der PsychologInnen legen im weiteren Verlauf des Filmes nahe, dass darauf irgendwann auch Strafe folgen muss. Im Falle der Polizeipsychologin Dr. Elisabeth Garner erfolgt die Bestrafung radikal in vier Eskalationsstufen: Zirka gegen Ende des ersten Drittels (36:30) wird Dr. Garner bzw. Beth von ihrem Polizeikollegen und ehemaligen Liebhaber Nick Curran in ihrer eigenen Wohnung vergewaltigt, gegen Ende des zweiten Drittels (1:39:00) von ihm als potenzielle Mörderin verdächtigt und in der Schlussphase des Filmes (1:54:00) erschossen. Als ob das noch nicht genug gewesen wäre, wird ihr post-mortem (auf der Basis gefälschter Beweise) sogar noch die Mordserie angelastet und damit ihre Existenz endgültig vernichtet. Die triumphierende Heldin des Filmes ist Catherine Tramell als intelligente Killerin und manipulative Puppenspielerin, die sich der Psychologie bedient, um ihre Lust nach perversen Machtspielen und der Zerstörung von Existenzen auszuleben. Die einzig erfolgreiche Psychologin im Film ist damit die Psychopathin.

Basic Instinct 2: Neues Spiel für Catherine Tramell (2006)

14 Jahre nach *Basic Instinct* (1992) betritt in *Basic Instinct 2* (2006) ein neuer Typus von Psychologe die Bühne, um es mit der durchtriebenen Catherine Tramell aufzunehmen: Dr. Michael Glass präsentiert sich schon vom Namen her – aber auch intellektuell und äußerlich – als makelloser Vertreter einer Disziplin, die aus ihren vergangenen Misserfolgen gelernt und ihre Hausaufgaben gemacht hat. Bereits in den ersten Minuten des Filmes wird klar, dass Dr. Glass ein ausgemachter Profi ist, ein klinisch ausgebildeter Spezialist für gefährliche Psychopathen, der narzisstisch-manipulative Charaktere (wie Catherine Tramell) schonungslos in ihre Schranken weist.

Auf Dr. Glass' außergewöhnliche Berufsqualifikationen ist auch Scotland Yard schon aufmerksam geworden. Catherine Tramell hat in London wieder einmal zugeschlagen. Diesmal ist ihr Mordopfer ein englischer Fußballstar, den sie samt Sportwagen in der Londoner Themse versenkt. Die Kriminalbeamten verhören Tramell als einzige Tatverdächtige, doch fehlen ihr die erforderlichen Beweise, um sie zu belangen. Detective Roy Washburn ist außer sich vor Wut und will diese »Fotze« hinter Gittern sehen (Abb. 17.2).

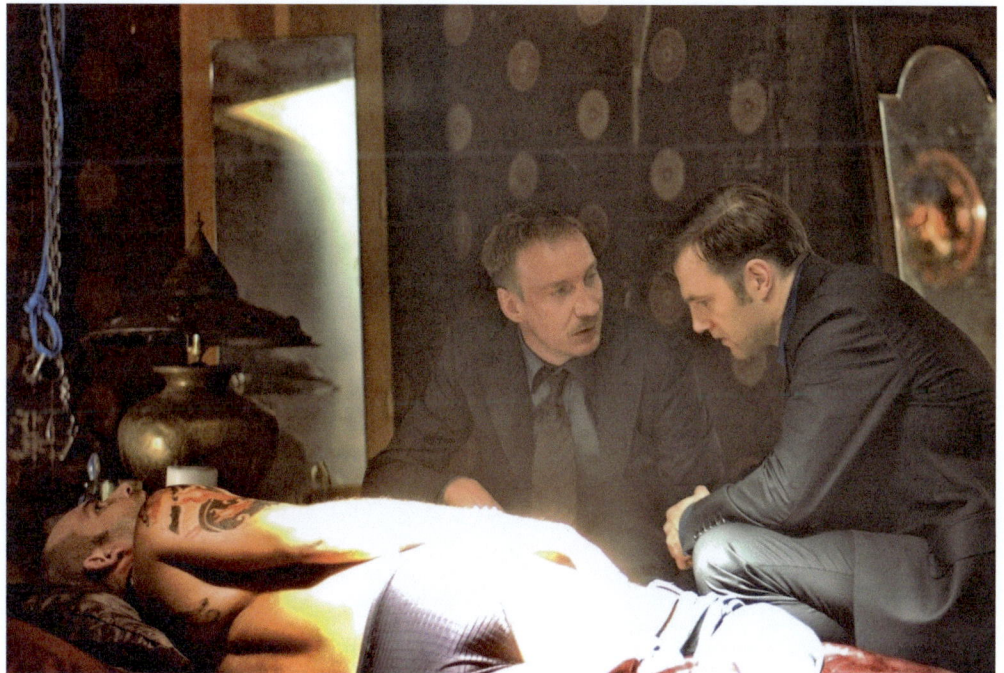

Abb. 17.2 Detective Washburn und Psychologe Dr. Glass konfrontiert mit einem weiteren Mordopfer, Basic Instinct 2 (2006). Quelle: dpa Picture-Alliance GmbH. © 90061 / kpa / picture alliance.

Psychiater/Psychologe/Psychoanalytiker Dr. Michael Glass

Zur Festsetzung von Tramells Kaution ist ein psychiatrisches Gutachten erforderlich. Washburns Plan ist, dafür Dr. Michael Glass zu engagieren als jemanden, der die erforderliche Kompetenz und Härte mitbringe (»I'll make sure we get somebody good and tough«). Diese Schlüsselstelle ist im Film *Basic Instinct 2* entscheidend für die weitere Rollenverteilung. Detective Washburn sind kraft Gesetz die Hände gebunden. Er ist auf das professionelle Handeln von Dr. Glass angewiesen. Das Drehbuch weist Washburn damit nur noch eine Nebenrolle zu. Die Hauptrolle hat (im Gegensatz zu *Basic Instinct 1*) der Psychologe inne. Dieser kann im Film durch die fachmännische Beurteilung der Täterpersönlichkeit von Catherine Tramell ihr weiteres Schicksal im Gerichtsverfahren entscheidend beeinflussen.

Die Macht des Psychologen als Zünglein an der Waage der Gerechtigkeit wird im Film gleich zu Beginn durch eine wunderbare Überblendung von einer Bronzefigur der Justitia versinnbildlicht, die Dr. Michael Glass als männlichen Protagonisten einführt.

Formulierende Interpretation Als sich die Tür des Verhörzimmers öffnet, erscheint Catherine Tramell in Begleitung von Justizwachebeamten und ihrem Rechtsanwalt. Sie beschließt alleine an der Befragung mit Dr. Glass teilzunehmen, um ihn – wie in der Folge deutlich wird – besser persönlich intimidieren zu können. Den sachlichen Fragen des Psychologen weicht Tramell unter Drohungen und sexuellen Anspielungen immer wieder aus (Abb. 17.3). Geflissentlich versucht sie das Gespräch umzudrehen, stellt ihm Gegenfragen zu Familienstand und persönlichem Risikoverhalten. Zum Abschluss zündet sie sich eine Zigarette an. Als er sie auf das Rauchverbot im Gerichtsgebäude hinweist, nimmt sie genüsslich einen Zug und eröffnet ihm mit verführerischer Stimme ihre tiefenpsychologische Deutung seiner Äußerung: »Wissen Sie, was ich an Ihnen mag. Sie haben Lust an der Kontrolle … so wie ich«.

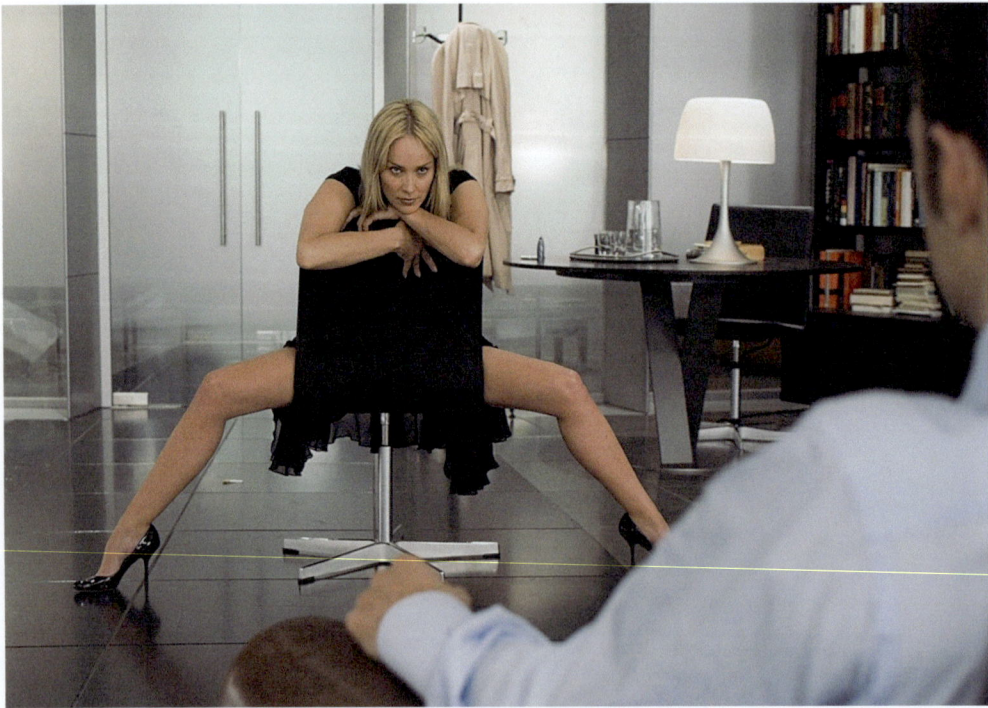

Abb. 17.3 Dr. Michael Glass im Gespräch mit Catherine Tramell, Basic Instinct 2 (2006). Quelle: dpa Picture-Alliance GmbH. © 90061 / kpa / picture alliance.

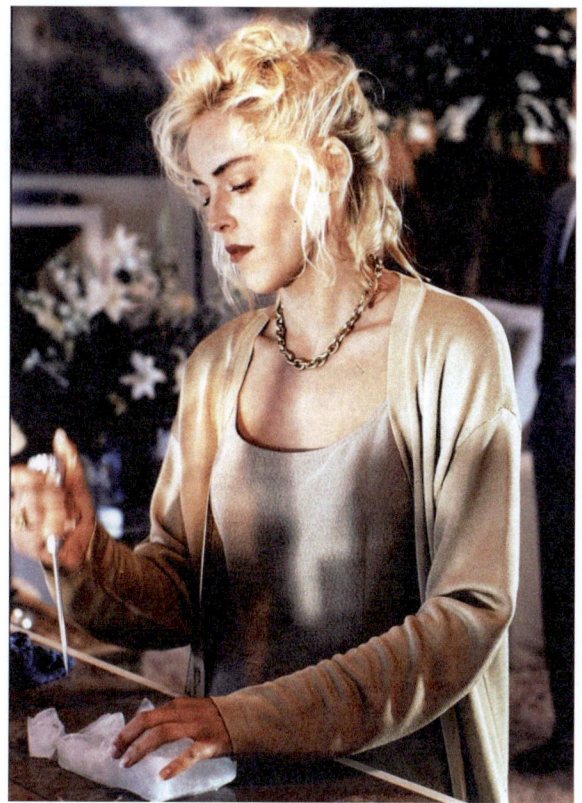

Abb. 17.4 Tramells Fremd- und Selbstgefährdung. Quelle: dpa Picture-Alliance GmbH. © IFTN / United Archives / picture alliance.

In direktem Anschluss an die Befragungsszene wird die Gerichtsverhandlung im Film gezeigt, in der Dr. Glass mit seinem Gutachten über Catherine Tramell Rede und Antwort steht. Bei Dr. Glass' Aussagen wird deutlich, dass es ihm offensichtlich gelungen ist – trotz Tramells Einschüchterungen während des Gesprächs – seine technische Neutralität und einen klaren Blick auf die Faktenlage zu wahren. Die abschließende Diagnose lautet »progressive Risikosucht«. Außerdem ergebe sich aus Tramells omnipotenter Persönlichkeitsstruktur laut Dr. Glass eine hohe Wahrscheinlichkeit für weitere massive Fremd- und Selbstgefährdungen (Abb. 17.4). Seiner Einschätzung nach bestehe auch keine Chance auf Besserung oder Heilung: »Die einzige Grenze für sie ist ihr eigener Tod.« Für die Staatsanwältin ist damit Tramells Gefährlichkeit erwiesen. Nach der Verhandlung gratuliert Detective Washburn Dr. Glass persönlich zu dessen vorbildlicher Performance. Im anschließenden Blitzlichtgewitter wird der Psychologe von Journalisten wie ein Popstar bedrängt.

Reflektierende Interpretation und komparative Analyse Die vorhergehende Beschreibung der Anfangssequenzen macht augenblicklich den wesentlichsten Unterschied zwischen der Psychologin Dr. Elisabeth Garner aus *Basic Instinct* (1992) und Dr. Michael Glass aus *Basic Instinct 2* (2006) deutlich. Während Dr. Garner durch ständiges Nachgeben charakterisiert ist, ihre eigenen Grenzen beständig opfert und dadurch sämtlichen »Eindringlingen« im Film (die sie räumlich, intellektuell und körperlich bedrängen) haltlos ausgeliefert ist, gibt Dr. Glass von vornherein seine eigenen Spielregeln vor und vermittelt dadurch den Eindruck, zu jedem Zeitpunkt die Kontrolle über sein Leben sowie den weiteren

Verlauf der Handlung zu besitzen. Im Beurteilungsgespräch mit Catherine Tramell widersteht er sowohl ihren manipulativen Drohungen als auch ihren sexuellen Verführungsversuchen. Unbeeindruckt davon gibt er bei der Gerichtsverhandlung ein schonungsloses und klares Urteil über sie ab. Dass Dr. Glass dafür im Anschluss sowohl von Seiten der Polizisten als auch der Journalisten Beifall erntet, zeigt an, dass es sich bei diesem Verhalten um einen positiven Orientierungshorizont des Filmes handelt. Den Zuschauern soll am Beispiel von Dr. Glass klargemacht werden, wie man sich den perfekten Psychologen vorzustellen hat – als jemanden, der durch Selbstkontrolle, gezieltes Grenzen-Setzen und der Macht des Gesetzes das Böse in Schach zu halten vermag und sich auf diese Weise zu einem erfolgreichen und angesehenen Mitglied der Gesellschaft entwickelt.

Psychoanalyse: Der Anfang allen Übels

»Wer hoch fliegt, fällt tief«, heißt es bekanntlich. Auf Basis dieser Logik gehört es zu den funktionalen Grundprinzipien eines jeden Romans oder Drehbuchs, dass ein Charakter erst aufgebaut werden muss, bevor er im Rahmen der Handlung zerstört werden kann. Im Film *Basic Instinct 2* (2006) setzt die systematische Demontage des Dr. Glass mit dem Moment ein, in dem er – trotz anfänglichen Zögerns und entgegen seiner professionellen Überzeugung – Catherine Tramell in Psychoanalyse nimmt. Glass gibt im Film keine Beweggründe für diese Entscheidung an. Diese können folglich nur aus den äußeren Umständen erschlossen werden. In diesem Zusammenhang ist Glass etwa dabei zu beobachten, wie er im Kaffeehaus an einem Manuskript für ein akademisches Paper mit dem Titel »Risk addiction and the omnipotent patient« arbeitet. Glass erwähnt dieses Paper auch gegenüber seiner Freundin und Supervisorin Dr. Milena Gardosch – wenngleich sie ihn unmittelbar nach der ersten Therapiesitzung mit einem Schmunzeln darauf hinweist, dass er sich davor in Acht nehmen möge, möglicherweise von Tramell verführt zu werden.

Supervisorin Dr. Milena Gardosh

Die Charaktere der PsychologInnen in *Basic Instinct 2* (2006) sind in einem weit höheren Detaillierungsgrad entwickelt als jene in *Basic Instinct 1* (1992). Sie scheinen nicht nur punktuell, sondern gleich mehrmals im Film auf und haben dadurch bedeutsamen Anteil am zunehmenden Zerfall von Glass' Leben. Bevor Glass als Person zerbricht, verliert er kontinuierlich mehr und mehr den Rückhalt seines sozialen Umfeldes. Die Entwicklung von Dr. Milena Gardosch ist in diesem Zusammenhang als geradezu paradigmatisch zu sehen. Im Verlauf des Films entwickelt sie sich von einer anfänglich wohlwollenden Mentorin und Freundin, die Glass in die elitären Kreise Londoner Psychoanalytiker einführt, zu einer Rivalin. In einer für Glass überaus persönlichen Supervisionssitzung in der Mitte des Filmes, macht sich Gardosh etwa über ihn lustig, als er ihr seine ambivalenten Gefühle für Tramell gesteht. Des Weiteren bedrängt sie Glass nachdrücklich, die Therapie mit Tramell auf der Stelle zu beenden. Darüber hinaus empfiehlt Gardosh ihm, Tramell als Klientin in ihre Obhut zu übergeben. Als Frau könne sie ganz anders auf sie eingehen als er. Gegen Ende des Filmes outet sich Gardosh schließlich damit, dass sie sich völlig auf die Seite Tramells geschlagen und im Stillen die Vernichtung von Glass' beruflicher Karriere vorangetrieben hat.

Psychoanalytiker Dr. Gerst

Zu Beginn des Filmes nimmt Milena Gardosh gemeinsam mit Michael Glass und anderen Psychoanalytikern an einem wissenschaftlichen Vortrag von Dr. Jakob Gerst teil. Dr. Gerst wird mit einem Kameraschwenk über das goldgerahmte Porträt Sigmund Freuds eingeführt. Er hält (passend zu herrschenden Stereotypen über Psychoanalyse) eine inhaltlich schwer verständliche Rede zum Thema Nietzsche und psychobiografische Forschung. Der Applaus des Publikums am Ende verdeutlicht, dass Dr. Gerst im Film eine hoch angesehene, intellektuelle Leitfigur repräsentiert. Sowohl in einem anschließenden als auch einem späteren Gespräch mit Dr. Gerst verhält sich Michael auch überaus unsicher, was gänzlich entgegen seines ansonsten so selbstbewussten Auftretens steht. Offensichtlich verfügt Gerst über hohes Ansehen und Macht in der Scientific Community. Schließlich verspricht er Glass sogar einen renommierten Universitätslehrstuhl (Douglas Chair).

Die Figur des Jakob Gerst wird plötzlich brüchig, als dieser auf einer psychoanalytischen Party in Begleitung von Catherine Tramell auftaucht. Stolz stellt er diese Milena Gardosh und Michael Glass vor. Zu diesem Zeitpunkt zeigen sich die beiden Freunde noch überaus irritiert über Gersts Entscheidung, Tramell mitzubringen. Michael äußert die Vermutung, dass Gerst von Tramell manipuliert worden sein könne. Zugleich wirft der Verdacht der Manipulierbarkeit jedoch gerade auf eine so herausragende Persönlichkeit der psychoanalytischen Community wie Dr. Gerst kein besonders gutes Licht. Der Film liefert dafür gleich eine plausible Erklärung, die einem klassischen Stereotyp von Psychoanalytikern entspricht: Dr. Gerst ist über seinen eigenen Narzissmus gestolpert und dem sexuell aufreizenden Charme einer schönen, jüngeren Frau verfallen. Aufgrund der Vorbildwirkung, die Dr. Gerst bis dahin im Film ausgeübt hatte, leidet unter seiner Entwertung nicht nur das Ansehen seiner Filmfigur, sondern auch ganz konkret jenes der Psychoanalyse als Profession. Im Gegensatz zur »harten« Psychologie, die *Basic Instinct 2* eingangs durch das konsequente Kontrollverhalten von Dr. Glass zu definieren versucht, wird die Psychoanalyse (vertreten durch Dr. Gerst als deren Aushängeschild) im Film als intellektuell verschrobene und selbstverliebte Disziplin mit zweifelhaftem Wert präsentiert. Auch schon von seiner äußeren Erscheinung her kann der Psychoanalytiker Gerst – der an eine irre Mischung von Albert Einstein, The Cure und Andy Warhol erinnert – nicht mit dem hochgewachsenen, eleganten und jugendlichen Psychologen Glass mithalten.

Psychopharmakologin Michelle Broadwin

Dass Gerst durch seine Einladung der mutmaßlichen Mörderin Catherine Tramell einen Fauxpas begangen hat, nimmt auch Michelle Broadwin wahr, eine unambitionierte, unauffällige, aber sympathische Psychopharmakologin, die sich als einzige Figur im Kontext der Psychologie-Psychoanalyse-Szene im Film auf keine Machtspielchen oder Affären mit Catherine Tramell einlässt. Michelle ist offensichtlich mit Milena Gardosch und Michael Glass gut bekannt. Sie stehen jedenfalls nach Gersts Nietzsche-Vortrag zu Beginn des Filmes beieinander, unterhalten sich und trinken Champagner. Bei genauerer Betrachtung könnte man Michelle durchaus als enge Vertraute von Michael bezeichnen, zu der dieser ein geschwisterliches Verhältnis pflegt und in deren Gegenwart er sich entspannen kann. Ihr einziger Makel ist es nach Darstellung des Filmes, dass sie als Psychologin nicht ambitioniert genug ist, für ihren beruflichen Aufstieg zu kämpfen. Der Karrierist und Kontrollfreak Michael zieht sie daher das erste Drittel des Filmes hindurch nicht einmal als Sexualpartnerin in Betracht. Dies ändert sich erst schlagartig an dem erwähnten Abend, als Dr. Gerst mit Catherine Tramell aufkreuzt. »Wissen Sie, das ist der Alptraum des Therapeutendaseins, Doktor«, sagt Tramell. »Zu viele Antworten, zu viele Fragen … niemand wird flachgelegt«[6]. Nachdem es Michael schafft, Tramells sexuelle Anzüglichkeiten abzuwimmeln, kommt überraschend Michelle aus dem Badezimmer. Ein Blick und ein paar Worte später landen beide in Michaels Bett. Während des gemeinsamen One-Night-Stands springt Michael mit Michelle nicht gerade glimpflich um und fixiert dabei beständig Tramells Foto am Buchcover auf seinem Nachttisch. Der Liebesakt unter Berufskollegen nimmt damit symbolisch schon den Sex zwischen Therapeut und Klientin vorweg, der zirka eine Dreiviertelstunde später stattfinden wird.

Zusammenfassung der Ergebnisse

Sowohl in *Basic Instinct 1* (1992) als auch in *Basic Instinct 2* (2006) wird die Handlung von der skrupellosen Mörderin Catherin Tramell bestimmt, einer Femme Fatale im wortwörtlichsten Sinne. Sie hat

---

6   »You know that's the nightmare of shrinkdom, doctor. Too many answers, too many questions … nobody gets laid«.

nicht nur Lust am Töten, sondern manipuliert auch leidenschaftlich gerne ihre VerfolgerInnen. Immerhin verfügt sie über ein Magna-cum-Laude-Diplom in Psychologie der Universität Berkeley. Ihre besondere Waffe ist die sexuelle Verführung, der niemand auf Dauer widersteht. Willfährige Opfer sind jedenfalls die psychologisch unbedarften Charaktere aus dem Umfeld von Tramells ernster zu nehmenden Gegenspielern – den Detektiven und PsychologInnen bzw. PsychotherapeutInnen. In *Basic Instinct 2* tritt mit Dr. Michael Glass ein neuer Psychologentypus auf den Plan, der allem anfänglichen Anschein nach das Zeug hat, die Serienmörderin Catherine Tramell hinter Schloss und Riegel zu bringen. Wie sich zeigt, ist dessen Figur im Film jedoch nur deshalb so makellos konstruiert, damit sie in weiterer Folge umso tiefer fallen kann. In *Basic Instinct 2* (2006) landet der Psychologe als tragischer Held am Ende in der geschlossenen Anstalt, während es Catherine Tramell gelingt, ihm alle Morde in die Schuhe zu schieben. Sein Schicksal ist damit nur graduell besser als jenes der Polizeipsychologin Dr. Garner aus *Basic Instinct* (1992), der die Morde post-mortem in die Schuhe geschoben werden. Am Ende der rekonstruktiven Auseinandersetzung mit PsychologInnen, PsychiaterInnen, PsychoanalytikerInnen, PsychotherapeutInnen etc. in den beiden Filmen stellt sich nun abschließend die Frage nach der gesellschaftlichen Relevanz der Ergebnisse.

Bewertung der *Basic-Instinct*-Filme aus psychoedukativer Sicht

Basic Instinct (1992) gilt heute als Klassiker der Filmgeschichte. *Basic Instinct 2* (2006) konnte zwar an den großen kommerziellen Erfolg des ersten Teils nicht herankommen, setzte aber inhaltlich die Handlung schlüssig und konsequent fort. In den 14 Jahren, die zwischen den beiden Filmen liegen, hat sich die Rollenverteilung von PolizistInnen und PsychologInnen bzw. PsychotherapeutInnen deutlich verschoben. Während es zur Zeit von *Basic Instinct* (1992) noch als Pionierleistung galt, dass eine Psychologin im Ermittlerteam der Mordkommission mitarbeitete, kann der Umstand, dass in *Basic Instinct 2* (2006) dem Psychologen sogar die männliche Hauptrolle zuteil wurde, als Ergebnis einer generellen Entwicklung in Richtung zunehmender Ausdifferenzierungen der »Psycho-Berufe« gesehen werden. Mit zunehmendem Interesse der ZuschauerInnen an Charakteren, die tiefere Einblicke in den Berufsalltag von PsychologInnen bzw. PsychotherapeutInnen bieten, steigt auch die Verantwortung der Regisseure bzw. Regisseurinnen und Drehbuchautoren bzw. Drehbuchautorinnen, diese Lebenswelten authentisch und differenziert wiederzugeben. Im positiven Sinne können die Basic-Instinct-Filme dafür gewürdigt werden, dass sie mit dazu beigetragen haben, psychologische Tätigkeiten gesellschaftlich salonfähig zu machen und zu veranschaulichen, welche Beiträge sie zur Aufklärung von Verbrechen leisten können. Des Weiteren ist ebenso positiv anzumerken, dass das Spektrum der dargestellten psychologisch-psychotherapeutischen Tätigkeiten von *Basic Instinct* (1992) zu *Basic Instinct 2* (2006) deutlich zugenommen hat. Eine durchaus kritische Bewertung ist hingegen in folgenden Punkten angebracht:

Geschlechterstereotypen

Basic Instinct (1992) wurde von VertreterInnen der LGBT-Szene (Lesbian, Gay, Bisexual und Transgender) scharf kritisiert; der Protest ging so weit, dass z. T. sogar die Durchführung der Dreharbeiten boykottiert wurde. Grund für die Auseinandersetzungen war insbesondere die heteronorme Geschlechterrollenverteilung der Charaktere im Film. Ein extensiver Apparat männlicher Polizeibeamten ermittelt gegen eine mutmaßliche weibliche Serienmörderin. Zwar erweckt Sharon Stone bzw. Catherine Tramell bei oberflächlicher Betrachtung den Eindruck einer selbstbewussten Frau, die sich von keinem Mann einschüchtern lässt. Zugleich kann argumentiert werden, dass die Verbindung von weiblicher Sexualität und gewalttätiger Misandrie eher eine männliche Konstruktion denn ein Ausdruck weiblicher Selbstbestimmung ist.

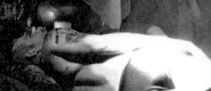

Oberflächliche Charakterisierung der PsychologInnen

Mit Ausnahme von Dr. Michael Glass (*Basic Instinct 2*, 2006) sind die Rollen der PsychologInnen sehr oberflächlich und stereotyp charakterisiert. Auch hier trifft z. T. der Vorwurf eines heteronormen Rollenverständnisses zu, der sowohl für *Basic Instinct* (1992) als auch *Basic Instinct 2* (2006) bestimmend ist. Die Psychologinnen Dr. Elisabeth Garner oder Michelle Broadwin werden z. B. durchweg als einfältige Weibchen dargestellt, die fachlich unqualifiziert sind und bestenfalls zum One-Night-Stand taugen. Aber auch die männlichen Psychologen werden relativ schablonenhaft skizziert. Dies trifft in *Basic Instinct* (1992) sowohl auf Dr. Lamont als auch auf den Psychologen zu, der den Lügendetektor bedient. Beide werden im Film als Experten vorgestellt. Während sich Ersterer nach seiner komplexen Analyse vor den versammelten Polizisten als Akademiker outet, der es nicht schafft, seine Worte in eine für Laien verständliche Sprache zu bringen, wird Letzterer vom Polizisten Nick Curran und Catherine Tramell als technikgläubiger Nerd vorgeführt, der im blinden Vertrauen auf die Technik die Lüge nicht von der Wahrheit unterscheiden kann.

Zusammenfassend gesehen, kommen weder die männlichen Psychologen noch die Psychologin Dr. Garner in *Basic Instinct* (1992) besonders gut weg. Der Film muss eher als Zerrspiegel einer Profession denn als Handlungsanweisung verstanden werden. Die einzig überzeugende psychologische Performance wird von der Psychopathin Catherine Tramell geboten. Ihr Beispiel zeigt anschaulich, wie weit man mit Lug, Betrug und psychologischer Manipulation kommen kann. In der Überbetonung und Ästhetisierung der pathologischen Seiten der Psychologie sind beide Basic-Instinct-Filme aus psychoedukativer Sicht als problematisch zu erachten.

Das Faszinosum der Psychologie als Macht-, Kontroll- und Manipulationsinstrument

Gegenüber den lächerlichen und hilflosen Bemühungen der PsychologInnen von *Basic Instinct* (1992) hebt sich der männliche Protagonist Dr. Michael Glass in *Basic Instinct 2* (2006) im positiven Sinne deutlich ab. Schon in den ersten Filmminuten demonstriert er, mit welcher Leichtigkeit man pathologischen Persönlichkeiten beikommen kann, wenn man ihnen nur die entsprechenden Grenzen setzt. Als problematisch ist allerdings auch hier anzumerken, dass selbst der »gute« Psychologe nur solange erfolgreich ist, wie er auf Kontroll- und Disziplinierungsmethoden zurückgreift. Das Blatt beginnt sich für Dr. Glass just in dem Moment zum Schlechten zu wenden, als er einen therapeutischen Schritt auf Catherine Tramell zumacht und sie als Klientin bei sich aufnimmt.

Die abschätzige Haltung gegenüber Psychoanalyse und Psychotherapie

Mit geschärftem Blick lässt sich noch ein weiterer problematischer Aspekt des Filmes *Basic Instinct 2* (2006) ausmachen. Es handelt sich dabei um den Umstand, dass die eigentlichen Schwierigkeiten des Psychologen, Psychiaters und Psychoanalytikers Dr. Michael Glass erst zu dem Zeitpunkt virulent werden, als er beschließt, seine Rolle als gerichtlich beeideter psychologischer Gutachter um psychotherapeutische Tätigkeiten zu erweitern. Während die Psychoanalyse zu Beginn des Filmes noch durchaus positiv besetzt ist, als Dr. Jakob Gerst im exklusiven Ambiente vor einem elitären Kreis psychoanalytisch interessierter WissenschafterInnen seinen Vortrag über Nietzsche hält, bröckelt die schöne Fassade der Psychoanalyse zusehends ab dem Zeitpunkt, als die Gallionsfigur Dr. Gerst sich aus evident narzisstischen Gründen auf eine Affäre mit der jugendlichen Serienmörderin Catherine Tramell einlässt.

In *Basic Instinct 2* (2006) wird damit ein salopper Umgang mit psychoanalytischer Professionalität propagiert, der u. a. auf die anschauliche Darstellung psychotherapeutischer Backup-Systeme vergisst, die für gewöhnlich den Berufsalltag von PsychoanalytikerInnen und PsychotherapeutInnen bestimmen. Hier leisten andere Filme und Fernsehserien weit mehr, um ein akkurates und menschliches Bild von PsychotherapeutInnen und deren professionellen Auffangnetzen zu zeichnen. So findet sich etwa in der international ausgezeichneten US-amerikanischen Fernsehserie *In Treatment*[7] eine durchaus vergleichbare Sequenz zu jener, die bei *Basic Instinct 2* (2006) in obigem Abschn. »Supervisorin Dr. Milena Gardosh« erläutert wurde. Es geht um den Moment, als Dr. Glass seiner Supervisorin Dr. Gardosh die Liebe gegenüber Catherine Tramell gesteht. Während Dr. Gardosh ihren Supervisanden Dr. Glass in Reaktion auf seine Selbstoffenbarung wie einen kleinen Schuljungen abkanzelt und mit ihm sogar rivalisiert, um ihm seine Klientin abspenstig zu machen, sichert die Supervisorin Gina ihrem Supervisanden Paul bei *In Treatment* (week 4) ihre bedingungslose Unterstützung zu – gleichgültig, wie angstbeladen oder problematisch Pauls Äußerungen auch sein mögen[8]. Unter dieser Bedingung kann Paul sich öffnen, und die ZuschauerInnen erhalten die Möglichkeit, persönlich nachzuvollziehen, wie Paul mit seinen inneren Konflikten als Therapeut umgeht. Diese Möglichkeit der Reflexion therapeutischen Verhaltens wird in den Basic-Instinct-Filmen systematisch dadurch unterbunden, dass nur die Orientierungshorizonte Macht, Kontrolle und Manipulation als psychologische Handlungsweisen vorgeführt werden und im Übrigen auch zu keinem Zeitpunkt ein echtes Vertrauensverhältnis zwischen den Akteuren entstehen kann. Sämtliche Angehörige der Psy-Berufe werden im Wesentlichen als EinzelkämpferInnen dargestellt, denen die Kompetenzen für verlässliche und gemeinschaftliche Teamarbeit fehlt.

Die Unmöglichkeit der Heilung bzw. Resozialisation der Täterin

Abschließend gesprochen, bieten die Basic-Instinct-Filme offensichtlich auch kein Konzept für eine mögliche Heilung bzw. Resozialisation der Täterin. Im Gegenteil: Jeder Akteur, der sich in empathischer Weise um Catherine Tramell bemüht, wird von ihr mit dem Tod oder der Vernichtung der Existenz bestraft. Dieses zentrale Leitmotiv ist letztlich der Hauptgrund dafür, warum eine ausgewogene Darstellung der Wirklichkeit und Wirksamkeit von Psychotherapie bzw. Psychoanalyse in den Basic-Instinct-Filmen von Vornherein ausgeschlossen ist. In Hinblick auf die ZuschauerInnen wird damit jegliche Form des Vertrauens in die Sinnhaftigkeit und Wirksamkeit psychologisch-therapeutischen Handels unterminiert.

Literatur

Baltruschat A (2010) Die Dekoration der Institution Schule: Filminterpretationen nach der dokumentarischen Methode. VS Verlag für Sozialwissenschaften, Wiesbaden

Baltruschat A., Hampl S (2013) Das Bild im Film – der Film im Bild. Zur Interpretation von Filmen nach der dokumentarischen Methode. In: Loos P et al. (Hrsg) Dokumentarische Methode. Grundlagen - Entwicklungen - Anwendungen. Budrich, Opladen Berlin Toronto, S 243–267

Bohnsack R (2007) Rekonstruktive Sozialforschung. Einführung in qualitative Methoden (6., durchges. und aktualisierte Aufl). Budrich, Opladen Farmington Hills

Bohnsack R (2009) Qualitative Bild- und Videointerpretation. Die dokumentarische Methode. Budrich, Opladen Farmington Hills

Box Office Mojo (1992) *Basic Instinct.* http://www.boxofficemojo.com/movies/?page=main&id=basicinstinct.htm. Zugegriffen: 22. Juni 2016)

Garfinkel H (2004) Studies in ethnomethodology. Polity, Cambridge

Hampl S (2010) Videos interpretieren und darstellen. Die dokumentarische Methode. In: Corsten F, Krug M, Moritz C (Hrsg) Videographie praktizieren. Herangehensweisen, Möglichkeiten und Grenzen. Verlag für Sozialwissenschaften, Wiesbaden, S 53–88

Hampl S (2017) Videoanalysen von Fernsehshows und Musikvideos. Ausgewählte Fallbeispiele zur Dokumentarischen Methode. Verlag Barbara Budrich, Leverkusen, Berlin, Toronto

Mannheim K (2003) Strukturen des Denkens. Suhrkamp, Frankfurt a.M.

Przyborski A, Wohlrab-Sahr M (2013) Qualitative Sozialforschung: Ein Arbeitsbuch (4., erw. Aufl). Oldenbourg Wissenschaftsverlag, München

---

7   Die Serien beruht auf dem israelischen Vorbild *BeTipul.*
8   https://www.youtube.com/watch?v=JimVSMxDi9s.

Basic Instinct und Basic Instinct 2

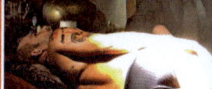

Originaltitel	Basic Instinct
Erscheinungsjahr	1992
Land	Frankreich, USA
Drehbuch	Joe Eszterhas
Regie	Paul Verhoeven
Hauptdarsteller	Michael Douglas, Sharon Stone
Verfügbarkeit	DVD, Blu-ray und Download bzw. Stream in deutscher Sprache sowie englischer Originalfassung erhältlich

Originaltitel	Basic Instinct 2
Erscheinungsjahr	2006
Land	Großbritannien, Deutschland, Spanien, USA
Drehbuch	Jo Leora Barish, Henry Bean
Regie	Michael Caton-Jones
Hauptdarsteller	David Morrissey, Sharon Stone
Verfügbarkeit	DVD, Blu-ray und Download bzw. Stream in deutscher Sprache sowie englischer Originalfassung erhältlich

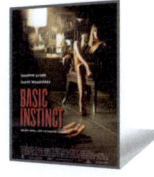

Alfred Springer

Eine (höchst) gefährliche Methode – oder eine »dunkle Begierde«? David Cronenbergs Film über die Frühzeit der Psychoanalyse

Der Film	261
Handlung	262
Der intellektuelle Hintergrund des Filmes	265
David Cronenberg und sein Film	266
Cronenberg und die Psychoanalyse	267
Kritische Rezeption und Würdigung des Filmes	268
Inhaltliche und stilistische Analyse des Filmes	269
Schlussfolgerungen und zusammenfassende Bewertung des Filmes	278
Literatur	281

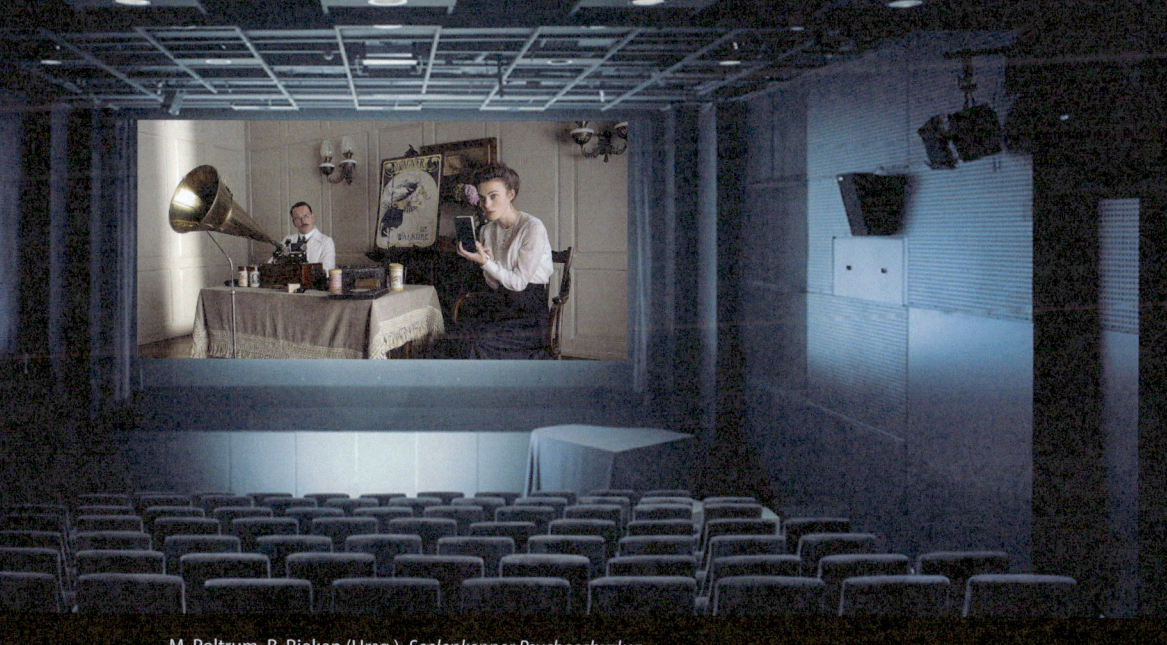

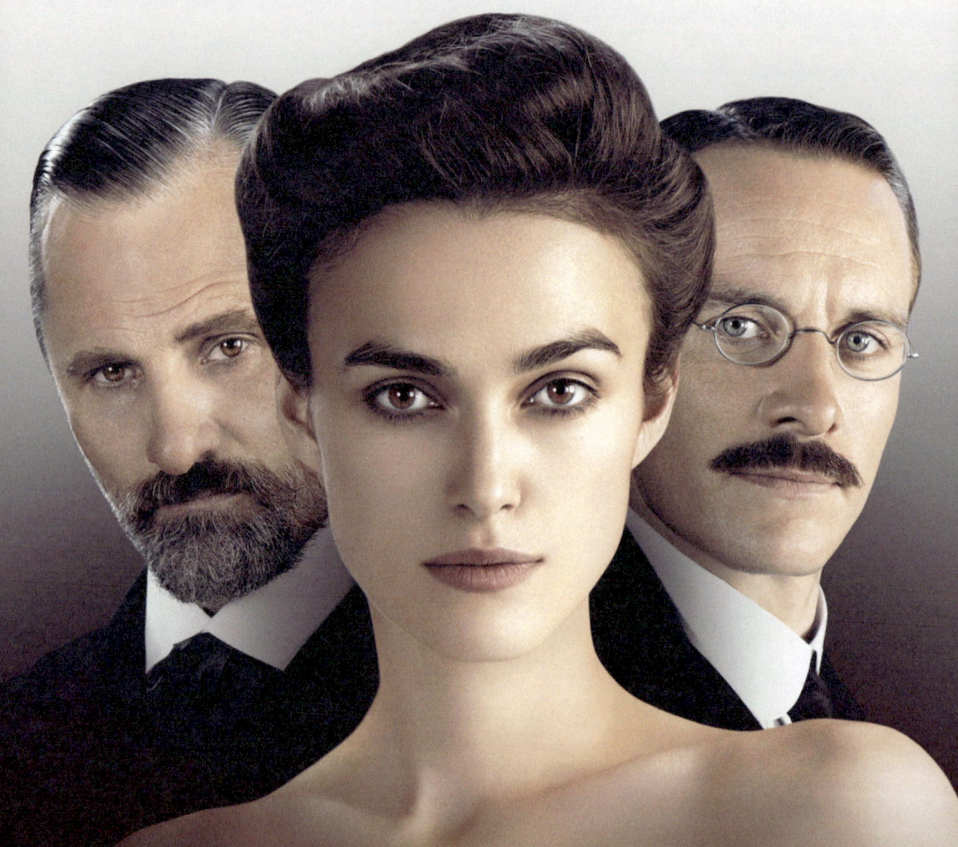

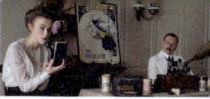

Eine dunkle Begierde

Über David Cronenbergs Film *Eine dunkle Begierde* (◘ Abb. 18.1) ist bereits viel geschrieben worden. Autoren, die der psychotherapeutischen Profession zugehören, haben ihn benutzt, um aus heutiger Sicht das therapieethische Thema des sexuellen Missbrauchs innerhalb von Psychotherapien zur Diskussion zu stellen (Heuer 2012; Diamond 2011). Ich möchte mich von dieser Vorgangsweise fernhalten und im Folgenden versuchen, eng am Film zu bleiben und ihn aus einer psychoanalytischen Perspektive zu untersuchen.

Als Grundlage meiner Analyse habe ich Darstellungen und Interpretationen sowohl von Fachautoren als auch von Medienjournalisten herangezogen, vor allem aber die Selbstdarstellung David Cronenbergs. Der kanadische Regisseur hat sich ausführlich zu seinem Film geäußert. Er hat über die Intentionen berichtet, die ihn dazu veranlassten, den Film zu drehen: seine Einstellung zu den Themen, die in dem Streifen abgehandelt werden, seinen Bezug zu den Protagonisten des Filmes und seine Einstellung zum historischen und kulturellen Rahmen der Geschehnisse, die der Film wiedergibt. Da Cronenberg davon spricht, dass bei der Herstellung des Filmes eine überbordende Fülle von Materialien und Dokumenten herangezogen wurde und es sich bei dem Film um eine weitgehend recht getreue Darstellung historischer Geschehnisse handelt, war es allerdings auch notwendig, Materialien zu Sabina Spielrein, C. G. Jung und Sigmund Freud für die Analyse heranzuziehen. Anders ist es nicht möglich, dem vielschichtigen Film gerecht zu werden.

Angaben Cronenbergs über den Einsatz filmischer Mittel in der Interpretation der Charaktere und ihres Verhaltens werden ebenfalls berücksichtigt.

Der Film

Struktur und Organisatorisches; Filmdaten

Die Originalversion des Filmes läuft unter dem Titel *A Dangerous Method*, für die deutsche Version wurde der Titel *Eine dunkle Begierde* gewählt. Produziert wurde der Film in Kanada, Deutschland und dem Vereinigten Königreich. Das Gesamtbudget soll 19 Mio. US-Dollar betragen haben. Die Spieldauer des Filmes beträgt 99 Minuten.

Regie führte David Cronenberg, das Drehbuch verfasste der Autor Christopher Hampton in enger Zusammenarbeit mit dem Regisseur. An dem Film arbeiteten langjährige Weggefährten Cronenbergs mit: der Kameramann Peter Suschitzky, der Komponist Howard Shore, der Cutter Ronald Sanders. Denise Cronenberg, die Schwester des Regisseurs, fungierte als Kostümbildnerin.

Die Hauptrollen verkörpern Michael Fassbender (in der Rolle des Carl Gustav Jung), Keira Knightley (als Sabina Spielrein), Viggo Mortensen (als Sigmund Freud), Vincent Cassel (als Otto Gross) und Sarah Gadon (in der Rolle von Jungs Frau Emma). Ursprünglich war Christoph Waltz für die Rolle des Sigmund Freud vorgesehen. Dieser verzichtete jedoch, um in der Zirkusromanze *Wasser für die Elefanten* von Francis Lawrence mitwirken zu können.

Die Dreharbeiten fanden in Deutschland und Österreich statt. Die Innenaufnahmen entstanden im Mai und Juni 2010 in den MMC-Studios in Köln-Ossendorf. Da die Zürcher Originalschauplätze nicht mehr genutzt werde konnten, wurde am Bodensee und im oberschwäbischen Hinterland gedreht. Jungs Villa in Küssnacht wurde in Allensbach nachgebaut. In Wien fanden Dreharbeiten auf der Mölker Bastei, im Garten des Schlosses Belvedere und in der Berggasse 19 statt. David Cronenberg erwähnt auch das Wiener Café Sperl.

Der Film wurde erstmals in Europa im Rahmen der Filmfestspiele von Venedig am 2. September 2011 vorgeführt, nahezu zeitgleich in den USA am 3. September 2011 im Rahmen des Telluride Film Festivals und nur wenig später, am 10. September 2011, in Kanada anlässlich des Toronto International Film Festivals.

Schließlich wurde er in Italien ab 30. September 2011 dem Publikum zugänglich gemacht. Deutscher und österreichischer Kinostart war am 10. November 2011.

Über Monate hinweg war der Streifen ein Festivalfilm, der etliche Preise einheimste. 2012 wurden ihm unter anderem »Genie Awards« für den besten Nebendarsteller (Viggo Mortensen), die beste Ausstattung, beste Filmmusik, den besten Ton und besten Tonschnitt und »Directors Guild of Canada Awards« für den besten Film, die beste Regie, beste Ausstattung, den besten Schnitt und besten Tonschnitt zuerkannt. Michael Fassbender konnte sich viermal über internationale Auszeichnungen als bester Schauspieler freuen.

In Deutschland erreichte *Eine dunkle Begierde* rund 260.000 Zuschauer und spielte knapp 1,8 Mio. Euro ein. Das weltweite Einspielergebnis lag bei 27 Mio. US-Dollar.

Handlung

Die Geschehnisse des Filmes spielen von 1904–1914. Die Handlung verfolgt zwei inhaltliche Linien: 1.) die persönliche und professionelle Beziehung zwischen Carl Gustav Jung, Sabina Spielrein und Sigmund Freud und 2.) die Entwicklung von Theorie und Praxis der Psychoanalyse im Kontext dieses Beziehungsgeflechtes. Das Drama wird aus zwei Perspektiven wiedergegeben. Einerseits wird aus »externer« Sicht der Ablauf einer historischen Geschichte erzählt, andererseits wird aus der »inneren« Perspektive der Protagonisten des Geschehens ihre psychische Situation beleuchtet.

Der »manifeste Inhalt« des Filmes; die Chronologie der Ereignisse

Sabine Spielrein, die einer reichen und angesehenen russisch-jüdischen Familie entstammt, leidet unter hysterischen Symptomen. Nach erfolglosen Behandlungsversuchen in ihrer Heimat wird sie ins Zürcher Burghölzli eingeliefert, wo Eugen Bleuler seit 1898 als Direktor fungiert. In dieser Institution wird den Neuerungen, die durch S. Freud in die psychiatrische Behandlung eingeführt wurden, wie nirgendwo sonst Beachtung geschenkt. C. G. Jung, der 1900 in die Klinik eingetreten ist und nunmehr eine Oberarztfunktion wahrnimmt, übernimmt die Behandlung der jungen Frau und richtet sie nach den Prinzipien des Therapieverfahrens von Freud aus. Auf Anraten seiner Frau Emma, einer begüterten Schweizer Patrizierin, nimmt er deswegen auch Kontakt mit Freud in Wien auf.

Während eines Spazierganges im Anstaltsgarten fällt Sabina Spielreins Mantel zu Boden. Jung hebt ihn auf und klopft ihn mit seinem Spazierstock aus. Die Patientin gerät in Panik. Sie berichtet in den Sitzungen mit Jung über ihre Kindheit. Sie wurde von ihrem vierten Lebensjahr an vom Vater geschlagen und gedemütigt und erotisierte diese Erfahrung. Sie begann bald zu masturbieren, wobei Vorstellungen von Demütigung als Stimulation dienten. Später kamen Exkretionsfantasien dazu und schließlich entwickelte sich ein hysterisches Zustandsbild.

Im Burghölzli stellt sie ein äußerst provokantes Verhalten zur Schau. Als Jung für kurze Zeit keine Sitzungen abhalten kann und dafür familiäre Gründe angibt, exazerbiert dieses Verhalten und fällt Bleuler auf. Dieser meint, dass man sie beschäftigen müsse und empfiehlt Jung, sie als seine Assistentin einzusetzen. Im Film wird gezeigt, wie Sabina Spielrein als Assistentin bei einem Assoziationsexperiment mitwirkt, das Jung mit seiner Frau durchführt (◘ Abb. 18.2).

In den therapeutischen Sitzungen kommen sich der verheiratete Therapeut und seine Patientin näher, aber er wahrt professionelle Distanz. Die analytische Behandlung verläuft erfolgreich. In der Folge immatrikuliert sich Spielrein an der medizinischen Fakultät.

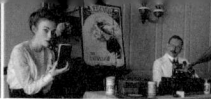

Bereits anlässlich eines ersten Kontaktes zwischen Freud und Jung in Wien kommt es einerseits dazu, dass Freud anhand eines Traumes, den ihm Jung erzählt, dessen Bereitschaft zu sexuellen Regelüberschreitungen erkennt, andererseits zu einer Kontroverse über die Bedeutung des sexuellen Momentes in der Ätiologie der Neurosen. Dennoch entwickelt Freud den Plan, mittels Jung und Bleuler der Psychoanalyse eine akademische Heimstatt zu geben – und, was ihm ebenfalls wichtig ist, der Psychoanalyse nichtjüdische Mitglieder zuzuführen. Dieses erste Gespräch dauert 1 Stunde und läuft in freundlicher Atmosphäre ab.

Nach Zürich zurückgekehrt trifft Jung Spielrein, die nach dem Abschluss der Behandlung weiter mit ihm arbeitet und die er nun bei ihrem Medizinstudium betreut. Er erzählt ihr von seiner Begegnung mit Freud. Während einer Schifffahrt auf dem Züricher See eröffnen die beiden einander ihre Liebe zu Wagners Musik und Gedankenwelt. Sie sind beide an der Siegfried-Gestalt besonders interessiert und bevorzugen beide das »Rheingold« unter den Wagner-Musikdramen. Sabina Spielrein zeigt sich von der Idee Wagners beeindruckt, dass Großes regelmäßig auf einer Sünde aufbaue, im Falle Siegfrieds auf Geschwisterinzest. Darauf aufbauend beginnt sie eine psychoanalytische Theorie über die Bedeutung des Zusammenhanges zwischen Destruktion und Sexualität zu entwickeln.

Als sie Jung fragt, ob er meint, dass sie geeignet sei, Psychiaterin zu werden, bekräftigt dieser sie in diesem Vorhaben. Man brauche Persönlichkeiten wie sie. »Verrückte?« fragt Sabina. »Ja«, lacht Jung, »wir gesunden Ärzte unterliegen ernst zu nehmenden Beschränkungen.«

Diese Szene wird abgelöst vom Bild des kokainschnupfenden Otto Gross, dessen Behandlung Freud Jung anvertraut. Gross ist wie Jung ein hoch begabter und nichtjüdischer Psychiater, der frühzeitig die psychoanalytischen Ideen aufgegriffen hat und in seiner klinischen und theoretischen schriftstellerischen Arbeit umsetzt. Im Rahmen einer wechselseitig durchgeführten Analyse konfrontiert Otto Gross Jung mit seinen sexual-anarchistischen Ideen. Die Behandlung führt bei Gross zu einem raschen Erfolg. Hinsichtlich der Analyse von Jung, meint Gross, bleibt allerdings noch Einiges offen. Nachdem Jung Freud erfreut von der raschen Heilung des Patienten Mitteilung gemacht hat, flieht dieser über die Anstaltsmauer. Nahezu gleichzeitig macht Sabina Spielrein Jung erstmals eindeutige erotische Avancen und übernimmt die aktive Rolle. Daraufhin beginnt Jung eine Affäre mit ihr, wobei er seinen Einstellungswandel auf den Einfluss von Otto Gross zurückführt. Der Film transportiert die Interpretation, dass Jung Spielrein entjungfert habe.

Die schwangere Emma Jung setzt die ihr zur Verfügung stehenden Mittel ein, um ihren Mann an sich zu binden. Sie kauft ein Haus und schenkt ihm ein Boot, das er sich schon lange wünscht. Jung verleugnet seine polygamen Tendenzen und wagt es nicht, seine Existenz für Sabine Spielrein aufs Spiel zu setzen. Er versucht, die Beziehung zu ihr abzubrechen. Sabina Spielrein agiert dagegen. Sie bezeichnet die erotische Beziehung zwischen Jung und seiner Frau und zu ihr als unvergleichbar. Erstmals bringt sie vor, dass sie von Jung erwarte, wild zu sein und sie zu strafen. Emma Jung bringt ihr Kind zur Welt.

In Wien bezeichnet Freud während eines Spazierganges im Garten des Belvedere, zwischen den Sphingen, Jung als seinen einzig verbliebenen Kronprinzen und Erben. Allerdings grenzt er sich im Gespräch mit Jung von dessen gedanklichen Ausflügen in die Parapsychologie und den Mystizismus ab. Er fürchtet, dass derartige Tendenzen das wissenschaftliche Fundament der Psychoanalyse gefährden und den Feinden der Methode einen gelegenen Anlass bieten, sie zu bekämpfen. Während des Gesprächs treten in Freuds Bibliothek Geräusche auf, die Jung vorhergesehen zu haben meint und die er als »katalytische Exteriorisation« bezeichnet. Freud ist von dem Vorfall zutiefst beunruhigt.

Nach Zürich zurückgekehrt sucht Jung Spielrein auf. Es kommt zur ersten sadomasochistischen Inszenierung. Sabina Spielrein gibt ihrem Empfinden Ausdruck, dass Jung ihr Freiheit vermittelt habe.

In der nächsten Szene sind Freud und Jung Zeugen der aggressiven klinischen Behandlung einer schizophrenen Patientin; ein Bezug zur Nymphomanie wird hergestellt.

In dieser Zeit werden in Zürich Gerüchte darüber in Umlauf gebracht, dass Jung seine Gemahlin wegen einer jungen Frau, die von ihm ein Kind erwartet, verlassen wird. Freud erfährt davon und spricht Jung auf das Problem an. Er ist einstweilen noch unbeeindruckt, ordnet das Gerücht den üblichen professionellen Belastungen zu. Jung, der zunächst glaubt, dass Spielrein hinter dieser Kampagne steckt, beendet das Verhältnis und versucht, nach einer Intervention von Sabinas Mutter, die Angelegenheit in neue Bahnen zu lenken. Er möchte die erotische Beziehung beenden, schlägt aber vor, für die Zukunft ausschließlich als bezahlter Therapeut zur Verfügung zu stehen. Sabina Spielrein ist empört über diese neue Wendung, attackiert und verletzt Jung. Sie wendet sich an Freud, um die Sache klar zu stellen und versucht, Jung dazu zu bewegen, Freud über die wahre Lage zu informieren. Jung verspricht, dies zu tun, berichtet allerdings wieder nur Halbwahrheiten.

Die Beziehung zwischen den beiden Männern beginnt aus verschiedenen Gründen zu kriseln. Für Jung ist weiterhin Freuds Fixierung auf die Bedeutung der Sexualität untragbar, Freud hingegen lehnt Jungs Ausflüge ins Reich der Parapsychologie ab. Auch beginnt er Jungs Neigung zum Beschönigen und zum Taktieren zu verachten. Als Freud 1909 nach Amerika eingeladen wird, um an der Clark-Universität Vorträge zu halten, begleiten Jung und Ferenczi ihn auf der Schiffsreise. Vorfälle, die auf dieser Reise eintreten, werfen weitere Schatten auf die Beziehung zwischen Freud und Jung. Zunächst bezieht Jung eine Kabine Erster Klasse, da ihm seine Frau die Reise finanziert. Dann spielen, wie üblich, Jung und Freud mit wechselseitiger Analyse. Jung erzählt einen Traum, den er von Freud deuten lässt, Freud verweigert es, sich der Interpretation seines Traumes zu stellen, weil er befürchtet, dann seine Autorität zu verlieren.

Im Jahr 1910 nimmt Sabina Spielrein erneut Kontakt mit Jung auf. Sie hat als Thema für ihre Dissertation die psychoanalytische Darstellung einer schizophrenen Patientin gewählt. Die Arbeit wird zunächst von Bleuler in einer Weise betreut, die Spielrein als inkompetent empfindet. Jung ist besser für die Betreuung geeignet, er übernimmt sie auch, aber es flammt im Kontext der neuerlichen Zusammenarbeit die Beziehung wieder auf. Spielrein stellt Jung ihre neue Theorie über die Bedeutung des Zusammenwirkens von Sexualität und Destruktivität vor, die unter anderem auf ihrer Wagner-Interpretation beruht. Jung zeigt sich angetan und fasst zusammen, dass Spielreins These eine Gegenposition zu Freuds Grundannahmen repräsentiert. Daraufhin kommt es zur zweiten Schlage-Inszenierung. Spielrein beendet aber nunmehr selbst die Beziehung. Sie liebt Jung zwar immer noch, hat sich aber damit abgefunden, dass er ihretwegen seine bürgerliche Existenz nicht aufs Spiel setzt. Als sie sagt, dass sie Zürich verlassen und eventuell nach Wien gehen wird, bestürmt Jung sie, das nicht zu tun – besser gesagt, ihm das nicht anzutun. Spielrein bleibt aber bei ihrem Vorhaben. Sie möchte an einen Ort, in dem sie sich frei fühlen kann.

Nach ihrer Graduierung lässt sich Spielrein tatsächlich in Wien nieder, wo sie aufgrund ihrer Dissertation in der psychoanalytischen Vereinigung im Oktober 1911 Aufnahme findet. Mit Freud diskutiert sie ihre These von der Interaktion zwischen Sexualität und Destruktivität. Nach ihr hat der Sexualtrieb eine destruktive Komponente, indem er die Individualität zerstört. Darüber hinaus wirke er aber schöpferisch, indem er aus dem Untergang der Individualitäten ein Neues entstehen lasst (Spielrein 1912). Sie versucht noch einmal erfolglos zwischen Freud und Jung zu vermitteln. Freud bleibt bei seiner Ablehnung der Persönlichkeit Jungs. Er habe vielleicht zu viel von ihm erwartet, wollte ihn als seinen Nachfolger und habe sich in ihm getäuscht. Es kann nur mehr eine Zusammenarbeit auf wissenschaftlicher und verlegerischer Basis geben. Sein Urteil über Jung sei auch durch dessen Verhalten ihr gegenüber bestätigt und bekräftigt worden; Jungs Lügen und seine Brutalität habe er abstoßend gefunden. Zu Spielreins großer Freude bietet Freud an, ihr bald einige seiner Patienten zuzuweisen.

1912 kommt es in München im Rahmen einer Auseinandersetzung um die psychoanalytische Deutung des altägyptischen Königs Amenhotep IV., der den Namen seines Vaters von allen Monumenten radieren ließ, zu einem Ohnmachtsanfall Freuds als Jung eine alternative Interpretation des

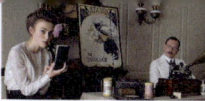

Vorgangs liefert, die das Verhalten des Sohnes dem Andenken des Vaters gegenüber aus historischer Sicht normalisiert.

In Briefen, die in der Folge (korrekt am 3. und am 18. Dezember 1912) Jung »als Freund« schreibt, wirft er Freud vor, seine Mitarbeiter in unerträglicher und arroganter Weise wie Patienten und Neurotiker zu behandeln. Freud repliziert am 3. Jänner 1913, dass ihm nichts ferner liege und dass außerdem eine Neurose kein Grund sei, sich zu schämen. Bedenklich erschienen ihm aber Menschen wie Jung, die sich abnormal benehmen und dabei laut verkünden, wie normal sie sind. Er schlägt vor, die Beziehung, die ohnehin an einem dünnen Faden hänge, zu beenden.

In der Schlussszene besucht Sabina am 16. Juli 1913 die Familie Jung in ihrer Villa in Küssnacht. In dieser letzten Begegnung zwischen Jung und Spielrein, die im Film wiedergegeben wird, ist Jung depressiv, verwirrt, wird von apokalyptischen Visionen heimgesucht. Emma Jung versucht, Sabina Spielrein dazu zu bringen, ihren Mann zu behandeln, was Spielrein aber ablehnt. Jung wird vor allem von einem wiederholt auftretenden apokalyptischen Traum verfolgt, den er als Omen eines kurz bevorstehenden, Europa zerstörenden Ereignisses sieht. Er hat in Toni Wolff eine neue Geliebte gefunden, die wie Jung eingesteht, wieder eine Ex-Patientin und diesmal Halbjüdin ist. Sabine Spielrein ist nunmehr Mitglied der Wiener psychoanalytischen Vereinigung und hat damit begonnen, die psychoanalytische Behandlung von Kindern zu entwickeln, ist mit einem jüdischen Arzt verheiratet und von diesem schwanger. Noch einmal versucht Spielrein zwischen Jung und Freud zu vermitteln. Jung kann keinen Brückenschlag vornehmen. Zu tief habe ihn der Zwischenfall auf der Amerikareise verletzt. Er bekennt allerdings, dass die Liebe zu Sabina die wichtigste Erfahrung seines Lebens gewesen sei und bemerkt, dass das Kind, mit dem sie nunmehr schwanger ist, von ihm sein sollte. Sabina bejaht. Jung begründet den Ausgang der Situation mit dem Satz

💬 »Manchmal muss man etwas Unverzeihliches tun, um weiterleben zu können.«

Sein Zustand hängt mit einem Selbstexperiment zusammen; er möchte durch Selbsterforschung neue Dimensionen der Behandlung eröffnen. Sabinas Einwand, dass er sich schützen müsse, nicht selbst erkranken dürfe, begegnet er mit der Aussage:

💬 »Nur ein verletzter Arzt kann gut heilen«.

Die Diskrepanzen zwischen allen Protagonisten haben zuletzt scharfe Konturen angenommen und scheinen unüberbrückbar.

Im Abspann wird den Zusehern nüchtern mitgeteilt, dass Gross 1919 in Berlin verhungerte, Freud, von den Nationalsozialisten aus Wien vertrieben, 1939 in London starb, Sabina Spielrein in ihre Heimat Russland zurückkehrte und 1942 von den einrückenden deutschen Invasoren erschossen wurde. Nur Jung sei es beschieden gewesen, 1961 einen friedlichen Tod zu finden.

Der intellektuelle Hintergrund des Filmes

David Cronenberg klinkte sich mit diesem Film in eine Thematik ein, die seit Jahrzehnten in diversen Räumen der Psychohistorie behandelt wird.

Werk und Schicksal der Psychoanalytikerin Sabine Spielrein wurden erstmals in den späten 1980er-Jahren an die Öffentlichkeit getragen. Den Beginn machte der italienische jungianische Analytiker Aldo Carotenuto 1982, indem er die zufällig entdeckten Tagebücher der Sabina Spielrein veröffentliche, aus denen ihre Situation zwischen Jung und Freud hervorging. Die erste, um mehrere Beiträge erweiterte, deutsche Ausgabe dieses Buches erschien 1986 unter der Herausgeberschaft und mit einem Vorwort von Johannes Cremerius. 1993 veröffentliche der Verlag Random House das Buch *A most dangerous method* des Psychoanalyse-Historikers John Kerr. Den Titel borgte sich Kerr von William James, der 1909 in einem Brief seiner Auffassung Ausdruck verliehen hatte, mit Freuds Traumtheorien nichts anfangen zu können und dass »Symbolik« offenkundig eine höchst gefährliche Methodik sei.

In der Zwischenzeit wurde viel Forschung über Sabina Spielrein betrieben und viel neues Material zutage gefördert und publiziert (Minder 1994; Lothane 1996, 2003, 2012; Richebächer 2005; Launer 2015). Das Bild, das man sich ursprünglich von ihr gemacht hat, hat sich dadurch entscheidend gewandelt. Anfangs betonte man ihre psychische Krankheit und wollte sie vorwiegend als Opfer der polygamen Neigung Jungs und einer Art Konspiration zwischen Jung und Freud erkennen (Cremerius 1986; Wackenhut & Willke 1994). Als Resultat der intensiven Beschäftigung mit ihrem Leben und Werk sieht man sie heute als durchaus selbstbestimmte Frau, die einen wesentlichen Beitrag zu Theorie und Praxis der Psychoanalyse geleistet hat. Tatsächlich ist sie die Pionierin der Kinderanalyse. Es wird nicht bezweifelt, dass sie ein intensives Liebesverhältnis zu Jung durchlebte, aber es besteht keine Klarheit darüber, ob konkrete sexuelle Handlungen stattgefunden haben. Auf jeden Fall vertreten alle Historiografen den Standpunkt, dass die sexuelle Beziehung, so sie überhaupt stattfand, nicht innerhalb der Phase einer definierten Arzt-Patient-Beziehung zwischen Jung und Spielrein zustande kam (Launer 2015, S. 5).

Dabei gewann Kerrs Text, der heute der Spielrein-Forschung nahezu als obsolet gilt, besondere Bedeutung für die mediale Rezeption der Geschichte und beeinflusste auch die Produktion des Cronenberg-Filmes. Im Nachspann erscheint er als einziger Bezugstext. An diesem an sich unverständlichen Faktum, da Cronenberg und Hampton sicherlich über wesentlich mehr Material verfügten, entzündete sich wohl die Kritik der Spielrein-Historiker an dem Streifen.

Die Spielrein-Geschichte in den Medien

Die sensationell erscheinende Lebensgeschichte der Sabina Spielrein wurde sowohl wissenschaftlich aufgearbeitet, als auch in Romanform, im Film und auf dem Theater nachgestaltet. Unter anderem verfasste Christopher Hamptons das Theaterstück *The Talking Cure* das die Basis für den Cronenberg-Film bildet. Dieser literarische Text war ursprünglich als Filmtreatment geplant gewesen. Der Autor hatte bereits in den 1990er-Jahren, basierend auf John Kerrs Buch, für das Filmestudio 20th Century Fox ein Drehbuch namens Sabina verfasst, das mit Julia Roberts verfilmt werden sollte. Dieses Projekt wurde jedoch nicht realisiert, und Hampton arbeitete das Drehbuch zu einem Theaterstück um, das 2003 in London uraufgeführt wurde. Die deutschsprachige Premiere folgte 2005 in Zürich unter dem Titel *Die Methode*. Für die Aufführung in Wien, die erst 2014 unter der Regie Christopher Hamptons selbst erfolgte, wurde der Titel des Filmes übernommen.

David Cronenberg und sein Film

David Cronenberg wurde durch Hamptons Stück auf das Drama der frühen Psychoanalyse aufmerksam. Die Wahrnehmung, wie »exzentrisch und brillant« die Persönlichkeiten agierten, litten und dachten, die der Psychoanalyse in ihrer heutigen Gestalt, den Weg bereiteten, erweckte in ihm das Bedürfnis, Freud und seine Zeit wiederauferstehen zu lassen (O'Hehir 2011).

Cronenberg motiviert sein Interesse an der Thematik damit, dass er sich stets

> »für Menschen interessiert, die die offizielle Version der Realität ablehnen und sich daran machen, aufzudecken, was sich unter der Verkleidung wirklich abspielt« (Rose 2012).

Ihm erschien der Kreis der frühen Wiener Psychoanalytiker als eben eine solche subversive Gruppe, die eine Realität erkannte und beforschte, die der Gesellschaft zu dieser Zeit nicht zugänglich war. Ein weiterer Schwerpunkt seines Interesses war der Stellenwert des rassistischen Diskurses in der Entstehungsgeschichte der Psychoanalyse im Bezug zum kulturellen Umfeld. Er kontaktierte den Autor des Theaterstücks, um mit ihm gemeinsam einen Film zu produzieren. Für die Verfilmung des Stücks, die eine Kombination aus dem ursprünglichen, nicht realisierten Drehbuch, dem Theaterstück und neueren Recherchen darstellte, wurden einige Änderungen an dem Theaterstück vorgenommen. Hampton und Cronenberg wollten die historischen Vorgänge möglichst getreu nachzeichnen und verschafften sich umfangreiches Basismaterial sowohl hinsichtlich der Protagonisten des Filmes und ihres kulturelles Umfeld als auch über die Erscheinungsformen der Hysterie und ihrer Behandlung in der historischen Periode der frühen Psychoanalyse.

Obwohl er sich ursprünglich für das »Liebesdreieck« Jung-Freud-Spielrein interessierte, das er auch als intellektuelle »menage a trois« bezeichnet, rückte während der Arbeit an dem Film die Gestalt C. G. Jungs ins Zentrum (O‹Hehir 2011).

Die Art der Bildgestaltung des Filmes ergab sich für Cronenberg aus dem Bedürfnis, mit filmischen Mitteln das historische Erscheinungsbild der Periode nachzugestalten, in der sich die Entwicklung der Psychoanalyse ergab. Er wollte den kontrollierten und kontrollierenden Zeitgeist visualisieren, daher überwiegen im Film statische Bilder und sehr ruhige Kamerabewegungen. (O'Hehir 2011; Crow 2011).

Cronenberg und die Psychoanalyse

Cronenberg eröffnet sich in den Interviews, die er zu dem Film geführt hat, als bekennender Parteigänger der Psychoanalyse. Er bezeichnet die Entdeckungen Freuds und Jungs als einen »welterschütternden Augenblick, einen Glanzpunkt in der Geschichte der Menschheit« und stellt klar, dass er mit seinem Film »eine lebenswichtige Geschichte, die die Welt verändert hat, und die Art und Weise, in der wir uns selbst sehen« erzählen wollte (Höbel 2011).

Bei der Gestaltung des Filmes habe er größtmögliche Objektivität angestrebt. Es sei ihm darum gegangen, die Personen und ihr Schicksal im Kontext ihrer Zeit wieder auferstehen zu lassen. Da er es vermeiden wollte, die Filmcharaktere nach seinen persönlichen Vorlieben zu bewerten, habe er auch Jung nicht in hervorstechender Weise der Kritik ausgeliefert. Privat und intellektuell bevorzuge er freilich Freud – und dies aus mehreren Gründen. Grundsätzlich sieht er die Bedeutung Freuds in seiner Insistenz »auf den Tatsachen des menschlichen Körpers« als konstitutives Element der Persönlichkeit eines Menschen. Und weil er sich als Atheisten und Existenzialisten versteht, für den der Körper zentrale Bedeutung besitzt, stellen die Freud-Interpretationen für ihn ein schlüssiges Interpretationssystem dar. Als therapeutische Methode respektiert er analytischen Zugang von Jung, weil er selbst Personen kennt, denen beide Therapiemethoden geholfen haben. Aufgrund seiner Kenntnis des theoretischen Werkes von Jung ist ihm dieser als Denker aber suspekt. Er kann in ihm keine ärztlich-therapeutische Autorität, keinen Wissenschaftler, erkennen, sondern vielmehr einen Religionsgründer (Kamalzadeh 2011; Fish 2012).

Ergänzend kann gesagt werden, dass ein Naheverhältnis zur Freud-Psychoanalyse das filmische Schaffen des Regisseurs und Autors durchzieht. Das ist schon den ersten filmischen Experimenten Cronenbergs deutlich zu entnehmen. Sein erster Kurzfilm *Transfer* (1966) inszenierte bereits die ambivalente Beziehung zwischen einem Analytiker und seinem Patienten. Der Patient hat ein obsessives Verhältnis zu seinem Arzt entwickelt und gesteht ihm, dass er ihm absichtlich erfundene Details aus seinem Leben erzählt habe, um das Interesse seines Gegenübers aufrechtzuerhalten. In späteren Filmen thematisierte Cronenberg das Verhältnis Arzt-Patient erneut: so etwa in *Die Brut* (1979). In vielen Filmen, die seinen Ruf begründeten, zeichnet er das Schicksal exzentrischer Persönlichkeiten und ihrer exzessiven Bedürfnisse und Leidenschaften sowie radikal neue Existenzmuster nach: Dead Ringers (*Die Unzertrennlichen*), 1988, *Naked Lunch* (1991), *M. Butterfly* (1993), *Crash* (1996). Auch weil sein Interesse stets der körperlichen und seelischen Transformation und Mutation galt passt *Eine dunkle Begierde* gut ins Lebenswerk des Künstlers und führt seine Interpretationsweise auf den

Ursprung zurück. In diesem Film bedarf es keiner körperlichen Metaphorik der Transformation: die gefährliche Methode ist der Prozess, in dem Ideen die Veränderung bewirken.

Zur Ausdrucksleistung der Hysterie, die diesen psychischen Mutationsprozess körperlich zum szenischen Ausdruck bringt, bezieht Cronenberg eine ähnliche Stellung wie Freud aber auch wie die französischen Surrealisten:

 »Ich glaube, diese Frauen setzten sich wirklich in Szene. Für sie war es eine Art psychologisches Theater. Diese Frauen versuchten, Inhalte auszudrücken, die sie nicht sagen durften, wenn sie wahre Frauen waren, wenn sie hysterische Patientinnen wurden, konnten sie all das zum Ausdruck bringen.«

Aus seinem Verständnis von Sabina Spielrein ergab sich, dass sich ihre Symptome auf die Mundregion bezogen haben mussten und auf die Schwierigkeit, Worte auszusprechen.

»In Wirklichkeit versucht diese Frau das Unaussprechbare zu sagen und Dinge auszusprechen, die sie schon als Gedanken schmutzig und abstoßend empfindet. Aber sie wurde ermutigt, sie auszusprechen; schließlich ist es ja eine ‚talking cure'.« (Godsell 2011; Crow 2011).

Kritische Rezeption und Würdigung des Filmes

Von etlichen bekannten Filmjournalisten wurde Cronenbergs Film hoch gelobt. Neely Swanson, eine Medienberaterin und Filmjournalistin, die auch als Lektorin an der renommierten School of Cinematic Arts in der University of Southern California fungiert, schrieb, dass Cronenberg mit seinem Film ein »wunderschön choreographiertes Historiendrama« geschaffen habe, das spektakulär gefilmt und intelligent erzählt sei. »Das ist ein Film für Erwachsene über Erwachsene, wie er nur selten erzählt wird.« (Swanson 2011).

In »Film comment« beschloss Amy Taubin (2011) ihre Besprechung des Filmes mit der Formulierung: »This is a major film of course.« Scott und Dargis rühmten in ihrer Besprechung in der New York Times die literarische Qualität des Filmes: faszinierend sei an ihm, dass er rigoros auf das Wort konzentriert sei.

»Keine Träume, keine Flashbacks, keine Fantasien, zumindest keine, die wir sehen können. Wir sehen lange, dichte Konversationen und kurze Segmente von schrägem Sex, aber die Impulse und Ängste, die dieses Verhalten motivieren, bleiben unsichtbar und warten darauf, dass man sie erkennt und dass ihnen Form in der Geschichte der Psychoanalyse verliehen wird.« (Scott und Dargis 2011).

Auch aus der Fachwelt wurden positive Bewertungen des Filmes geliefert. Der psychotherapeutische Autor Stephen A. Diamond findet in der Besprechung, die er 2011 in *Psychology today* veröffentlichte, dass der Film einnehmend und prägnant gestaltet, psychologisch nachvollziehbar und weitgehend historisch richtig ist. Der optisch überwältigende und ausgezeichnet gespielte Film sei ein geglücktes Kunstwerk und erlaube einen faszinierenden, intimen Blick in die Geburt der Psychoanalyse, von der jegliche Art moderner Psychotherapie abstamme. Er erzähle eine äußerst interessante Geschichte, die die Welt und die Selbstwahrnehmung verändert habe – und mehr noch, er erzähle diese Geschichte mit Stil, Einsicht, Kreativität, Mut und Menschlichkeit. Diamond ordnet dem Film auch eine besondere Bedeutung im gesellschafts- und gesundheitspolitischen Diskurs zu. Er räumt Bedenken aus, dass die dargestellten Verhaltensweisen die Psychologie Jungs diskreditieren könnten und kommt zum Schluss:

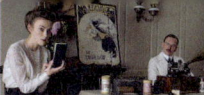

> »Ich glaube, dass dieser Film sowohl für Freudianer und Jungianer gut sein wird, wie generell für jede Variante dynamischer Psychotherapie. Die Öffentlichkeit hungert heute nach richtiger Psychotherapie. Nach jener Art Tiefenpsychologie, die Freud und Jung entdeckten. Wenn genügend viele Menschen diesen faszinierenden Film sehen (…) könnte psychodynamische Psychotherapie einen dringend notwendigen neuen Lebenshauch eingeatmet bekommen.« (Diamond 2011).

Wie nicht anders zu erwarten, ist um den Film aber auch ein kontroversieller Diskurs entstanden. Aus feministischer Perspektive monierte Margaret Wheeler Johnson (2011), dass einerseits Sabina Spielrein gut portraitiert sei, andererseits ihre wichtige Position für die Entwicklung der Psychoanalyse nicht ausreichend gewürdigt werde. Der Film verabsäume Spielreins Sichtweise wiederzugeben und reduziere sie auf die Bedeutung, die sie für Jung gehabt habe. Daraus entstehe eine fatale Situation:

»Aber ob nun Jung und Spielrein ein Liebespaar waren oder nicht, – nach Cronenbergs Film wird Spielrein als Jungs erste Geliebte bekannt bleiben; diese Position wird stärker dem Gedächtnis eingeschrieben bleiben als ihre Beiträge zur Psychologie des Kindes.« (Johnson 2011).

Weitere kritische Stimmen kamen aus dem Kreis der Spielrein – Historiografen und betreffen vor allem die Interpretation der sexuellen Beziehung zwischen Jung und Spielrein und die Gestaltung der erotischen Szenen. Der amerikanische Psychoanalytiker Zvi Lothane, der seit 1996 bemüht ist, ein historisch adäquates Bild des Lebens und des Werkes von Sabina Spielrein zu erarbeiten und dabei unter anderem die Auffassung vertritt, dass es zwischen Jung und Spielrein zwar zu einer erotischen aber zu keiner sexuellen Beziehung gekommen ist und dass vor allem niemals ein sexueller Missbrauch stattgefunden hat, bezeichnet den Film als kitschig. Er sei auch kein historischer Film, sondern ein Medienprodukt, das eine fiktionalisierte Geschichte präsentiert, in der unsere Moralvorstellungen bzgl. vorehelichem Sex und Ehebruch auf das frühe 19. Jahrhundert projiziert werden um dem Publikumsgeschmack zu entsprechen. Er findet es verwunderlich, dass Psychiater und Psychoanalytiker dem Film Aufmerksamkeit schenken. Anders als Diamond erscheint ihm der Film als gefährlich, weil er das Ansehen der Psychotherapie und der Psychoanalyse schädigen könnte. Über Jahrzehnte hinweg seien diese Interventionen in Filmen und Sitcoms niemals als Methoden portraitiert worden, die gefährlich sind, weil sie imstande sind, sexuelle Emotionen aufzurühren oder weil in ihrem Rahmen häufig Grenzüberschreitungen geschehen, die professionellen Ethikcodices widersprechen (Lothane 2012).

Ähnlich wie Lothane stellt Launer in seiner 2015 erschienenen, umfassenden, Spielrein-Biografie den sexuellen Charakter der Beziehung zwischen Jung und Spielrein infrage und bezeichnet die Darstellung der sadomasochistischen Praxis in Cronenbergs Film als Ausgeburt der überhitzten Fantasie eines Filmemachers.

Aus marxistischer Sicht, Walsh 2012, erschien Jung zu positiv dargestellt und die Aussage des Filmes allzu verkürzt.

Inhaltliche und stilistische Analyse des Filmes

Dem Vorhaben Cronenbergs, die Charaktere möglichst naturalistisch an das Publikum heranzubringen, diente die Methode der Gestaltung des Dialogs. Dieser besteht über weite Teile des Filmes aus Zitaten, die den Briefen der Protagonisten und dem Tagebuch Sabina Spielreins entnommen sind. Ohne Zweifel führt dieser Kunstgriff dazu, dass auf der Leinwand Gestalten agieren, die einen Text sprechen, den sie auch als historische Persönlichkeiten formuliert haben. Insofern scheint der Film in hohem Ausmaß die historische Realität widerzuspiegeln und den Protagonisten hohe Authentizität zu verleihen. Aber, was als Stärke des Filmes erscheint, ist zugleich seine Schwäche hinsichtlich der realistischen Darstellung der Protagonisten in ihrer Lebenswelt. In gewisser Weise treten über weite Strecken des

Filmes Freud, Jung und Spielrein als Gestalten in einem visualisierten Briefroman in Erscheinung. Briefe sind aber manipulierte Realität. Jeder Briefschreiber verfolgt ein Ziel – und dieses besteht nicht in der Festschreibung einer objektiven Wahrheit. Im Allgemeinen weiß er, an wen er den Brief richtet und was er beim Empfänger des Briefes erreichen möchte. Briefe können daher zur Erkenntnis der Geschichte beitragen, sie ersetzen aber nicht die mühevolle strukturierte historische Forschung, die sich einer Vielzahl von Quellen bedienen muss. Wer könnte besser über die manipulative Kraft des Briefes Bescheid wissen als Christopher Hampton, dem sein Durchbruch als Theater- und Filmautor mit der Adaption des Briefromans *Gefährliche Liebschaften* von Laclos gelang? In den Briefen, die zwischen den Teilnehmern an der »intellektuellen Menage a trois« gewechselt wurden, stellten diese dar, wie sie sich und die anderen Beteiligten sehen konnten oder sehen wollten – und diese Darstellung entsprach, wie heute vor allem aus der Forschung zu Sabine Spielrein bekannt, in manchen Aspekten nicht der gelebten Realität auf dem Niveau der zwischenmenschlichen Begegnung. Daraus ergibt sich, dass der Film in gewisser Weise trotz – oder gerade wegen – seiner Authentizität und Genauigkeit hinsichtlich der Leinwandpräsenz der Protagonisten in Bezug auf die Erkenntnisse der Forschung zu der Thematik anachronistisch ist. Dies gilt insbesondere für die Persönlichkeit von C. G. Jung sowie für die Darstellung und Interpretation der Beziehung zwischen Jung und Sabine Spielrein. Auf dieser Spannung zwischen filmischer und historischer Faktizität basiert wohl auch die Kritik, die von Lothane und von Launer geäußert wurde.

Psychoanalytische Dramaturgie

Der Historiker G. Cocks, dem für seine umfassende Aufarbeitung der Psychoanalyse im Dritten Reich zu danken ist, hebt hervor, dass der Film an manchen Passagen psychoanalytische Gedankengänge und Interpretationen in indirekter Weise sichtbar mache (Cocks 2011).

Der Psychologe und Gründer von *psychcentral.com* J. M. Grohol vertrat 2011 die Auffassung, dass der Film Freuds Persönlichkeitstheorie abbilde. In einer Ebene des Filmes, in der die Beziehung zwischen Spielrein und Jung nachgezeichnet wird, repräsentiere Spielrein das Es, Emma als perfekte Frau und Mutter das Über-Ich und Jung das Ich. In einer anderen Dimension, in der die Psychoanalyse selbst das dargestellte Objekt ist, repräsentiere Gross das Es und Freud das Über-Ich und Jung agiere als ein Ich, das zwischen den Es-Ansprüchen der Patienten und dem Bedürfnis, diesen zu entsprechen, um sie zu heilen, und den Über-Ich Ansprüchen Freuds, die aus dessen väterlicher Autorität entspringen, zerrieben wird.

Eine ähnliche Auffassung artikulierte Andrew Fish, ein unabhängiger Schriftsteller, der für das Magazin *Venice* Interviews durchführt. Im Gespräch mit Cronenberg (2012) vertrat er die Meinung, dass es in dem Film um die drei psychischen Instanzen und ihr Verhältnis zur Realität ginge. Jung repräsentiere ein konfliktbeladenes Ich, Otto Gross das unverdrängte Es, Freud die Über-Ich-Vaterfigur und Sabina Spielrein die Realität. Cronenberg erwies sich derartigen Interpretationsversuchen gegenüber als offen und erzählte im Gegenzug, dass ihm unterstellt worden sei, eine Freud-Methode anzuwenden, um Jung zu analysieren. Der Regisseur räumt ein, dass das in gewisser Weise auch stimme.

Ich kann diesen Zugang, in dem die Charaktere in einem Kräfteparallelogramm den Instanzen des seelischen Apparats zugeordnet werden, nicht teilen. Vielmehr scheinen Hampton und Cronenberg, auf der Grundlage ihres den zugänglichen Materialien entnommenen Wissens, alle Protagonisten einer individuellen analytischen Interpretation zu unterziehen; an allen werden unbewusste Prozesse verdeutlicht, die auf der Interaktion der psychischen Instanzen beruhen. Dass sie in einzelnen Szenen Positionen innehaben, die sie als Repräsentanten von »Über-Ich«, »Ich« oder »Es« erscheinen lassen, ist kein spezieller Aspekt dieses Filmes. Auf diese Weise kann man viele Szenen beliebiger Filme interpretieren.

Scott und Dargis (2011) wählten in ihrer Interpretation des Filmes einen weniger trivial-verallgemeinernden analytisch orientierten Zugang. Sie meinten, dass Cronenberg die Position eines Filmemachers und gleichzeitig Analytikers einnimmt, der Personen vorstellt, die gleichzeitig Patienten

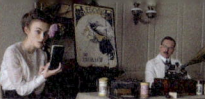

sind, deren Sprechen die Arbeit des Geistes auf dem Niveau des Bewusstseins (ausgedrückt im Dialog) und des Unbewussten (ausgedrückt mit den Mitteln der Filmgestaltung) zum Ausdruck bringt. Sie meinen, dass man wahrscheinlich einen Freudianer und einen Jungianer brauchen würde, um alles zu entschlüsseln, was Cronenberg in diesem Film versteckt hat, aber wieder und wieder könne auch der ungeschulte Betrachter des Filmes sehen, wie in ihm Ideen aus der Freud-Psychoanalyse und der Jung-Psychologie in filmische Repräsentation verwandelt werden.

Als beispielhafte Szenen, aus denen ihres Erachtens dieses Gestaltungsprinzip hervorgeht, zitieren sie

1. die Szene, in der Jung seine Frau bittet, für ein Assoziationsexperiment zur Verfügung zu stehen, wobei Spielrein, seine »Lieblingshysterika« und Patientin ihm Assistenz leistet. Diese Szene verstehen sie als ein Relay, das Freuds Konzept der Seele spiegelt. In dem Sinne, dass Jung (das Ego), gezwungen sein wird, einen Kompromiss zwischen seiner Frau (dem Über-Ich) und Spielrein (dem Es) zu schließen.
2. Jene Szene, in der aus Obersicht-Perspektive Sabina auf das Boot blickt, das Emma Carl Gustav geschenkt hat und in dem sie in ihrem privaten inneren Theater sich selbst und Jung eng aneinander geschmiegt dahintreiben sieht. Für Scott und Dargis deuten die Körper ein Yin-Yang-Symbol an und ist diese Einstellung eventuell ein Verweis auf Jungs spätere Integration des östlichen Konzeptes eines männlichen und eines weiblichen Prinzips.

Dieser von Scott und Dargis eröffnete Zugang wird nun aufgegriffen und weiter verfolgt, das analytische Gestaltungsprinzip dechiffriert und die »psychoanalytische Dramaturgie« des Filmes nachvollzogen. Es soll aufgezeigt werden, wie Cronenberg an seinen Protagonisten die Beteiligung unbewusster Motive und der Mechanismen des Unbewussten visualisiert und wie er zur Darstellung bringt, dass die Konflikte, die Freud und seine Mitarbeiter erst bei sich und anderen entdeckten, sowohl ihre Beziehungen als auch ihr Denken – und damit auch die Entwicklung der Psychoanalyse selbst – beeinflussten.

Die psychoanalytische Dramaturgie dient der Visualisierung der inneren Perspektive des Filmgeschehens. Sie ist ein stilistisches Prinzip, das dem Film einen psychoanalytischen Subtext verleiht, der parallel und in Bezug zum manifesten historischen Geschehen abläuft. Daher werden, soweit es möglich ist, die beispielhaft ausgewählten Szenen und Sequenzen analog zur historischen Chronologie des Filmes (seinem oberflächlichen Handlungsablauf) dargestellt. Die filmischen Zeichen und Merkmale, die der Entschlüsselung dienen, schließen Gesten, Mimik, Inszenierungsmerkmale mit ein, aber auch den Soundtrack und bisweilen auch stilistische Methoden, die dem klassischen Repertoire der Filmgestaltung entnommen sind.

Die filmische Repräsentation der Freudschen und Jungschen Ideenwelt

Jungs initiales Experiment Die Deutung, die Scott und Dargis für die filmische Darstellung des Assoziationsexperiments von Jung angeboten haben, kann der Autor nicht nachvollziehen. Vielmehr scheint ihm die Szene die zukünftige Entwicklung des Beziehungsgeflechtes zu signalisieren. Gleichzeitig zeigt sie, dass die erste und vielleicht folgenschwerste Grenzüberschreitung, die in dem ursprünglichen Arzt-Patient-Verhältnis zwischen Jung und Spielrein begangen wurde, darin bestand, dass Jung (evtl. im Auftrag Bleulers) das Unbewusste seiner Frau, deren Ambivalenz und die Bedeutung, die Fruchtbarkeit in der Beziehung zwischen Carl Gustav und Emma hatte, Sabina zur Schau stellte. Und dies noch dazu in einer dominanten autoritären Position der Gemahlin gegenüber, während er gleichzeitig zur Patientin in ein kollegiales Verhältnis eintrat. Jung wird in dieser Szene in einer übermächtigen Bewusstseins-(Ich-)Position abgebildet. Er kennt das Unbewusste seiner Patientin und er stimuliert und beforscht das Unbewusste von Emma. In dieser Situation ist die Über-Ich-Funktion der Gemahlin nicht sichtbar, vielmehr wird die Wirkungsweise ihres Unbewussten und damit ihrer Es-Funktion dechiffriert. Sabine Spielrein steht näher zu Jung, sie partizipiert an der kontrollierenden Funktion des Ichs.

Wagner, das Ich-Ideal als Motor der Erotisierung; der Stellenwert des Soundtracks Die Entdeckung der gemeinsamen Liebe zu Wagners Musik, zum Musikdrama Rheingold und zur Siegfried-Gestalt, führt dazu, dass die Beziehung zwischen Jung und Spielrein sich ändert, dass die beiden in eine sehr spezielle schwärmerische Liebesbeziehung eintreten können. Cronenberg erkennt den Charakter dieser neuen Beziehung, wenn er sagt:

> »Eine der Besonderheiten dieser Leute war, dass sie sich selbst mythologisierten. Ihre intellektuellen Leidenschaften waren nicht rein abstrakter Natur – sie versuchten sie zu umschließen, in ihr Leben zu integrieren und ihr Leben nach diesen zu gestalten. So fiel es ihnen leicht, sich als Figuren in einer Wagner-Oper zu betrachten. … Die Idee war, dass sie [Sabina] eine sündhafte Beziehung mit Jung hat und dann diesen Helden, diesen heroischen Siegfried zur Welt bringt.« (Übersetzung und Ergänzung des Autors).

Aus psychoanalytischer Sicht wird deutlich, dass die neue Verliebtheit auf einer Kongruenz des Ich-Ideals von Sabina und Carl Gustav basiert. Später wird dieser, prinzipiell narzisstische, dem Streben des Ich-Ideals entsprechende, Hintergrund der erotischen Beziehung auch die Basis dafür sein, dass es Sabine Spielrein möglich wird, ihr sexuelles Begehren und ihren Wunsch nach einem Kind von Jung und die Erschaffung eines Wesens, das die Gegensätze überwindet, zu sublimieren und in einen Wunsch nach einem gemeinsamen Werk zu transformieren.

Im Kontext der Sequenzen, die diese Thematik repräsentieren wird der Soundtrack in die psychoanalytische Dramaturgie einbezogen (Bowen 2011). Nachdem Sabina und Carl Gustav ihre gemeinsame Liebe zu Wagner entdeckt haben und damit ihrer Leidenschaft zueinander einen mythischen Raum geschaffen haben, werden die Orte gemeinsamer Erfahrung und gemeinsamer Arbeit vor einem Plakat der Walküre durchströmt von Passagen aus den Wagner-Musikdramen »Siegfried« und »Walküre«.

Das Erscheinen des Otto Gross Otto Gross tritt in dem Film weitgehend nicht als reale Person sondern als Vorstellung in Erscheinung. Diese Vorstellung wird zum einen dadurch aktiviert, dass in Jung im Gespräch mit Spielrein die Erkenntnis aufsteigt, dass es ein Stück eigener Abnormität bedarf, um ein guter Psychiater zu sein (dargestellt mit dem filmgestalterischen Mittel der »suture«). Zum anderen wird sie durch den Brief aufgerufen, in dem Freud Jung mitteilt, dass er Gross zu ihm in Behandlung schickt. Anders als sonst zumeist in diesem Film wird für diese Szene der Brieftext nicht zum Dialog umgestaltet, sondern dient er als vorgelesene Textmatrix der weiteren Aktivierung der Vorstellung von Gross. Auch in den Szenen in denen die beiden »Wahlsöhne« Sigmund Freuds einander begegnen, scheint die Gestalt von Gross durch Jungs Vorstellungen beeinflusst, nahezu aus einer »verliebten« Perspektive gesehen: mythisiert, klug, provokant, verführerisch. Jung erkennt allerdings seine Gegenübertragung zu Gross und äußert Sabina gegenüber seine Befürchtungen über den Einfluss, den dieser über ihn gewinnt. In der historischen Realität waren Jung und Gross in eine komplizierte Übertragungs-Gegenübertragungs-Situation verstrickt, da sie eine mutuelle Analyse durchführten. Gross erklärte Jung, dass er die Übertragung seiner Patienten damit beendet, dass er diese »demoralisiert«. Er meinte damit, dass die therapeutische Wirksamkeit der sexuellen Liberalisierung nicht dadurch erreicht werden kann, dass Analytiker und Patient in sexuellen Austausch treten, sondern dass der Patient erkennt, dass sein sexuelles Verlangen keine Schranken kennt und nicht auf einen Partner eingegrenzt werden soll. Die »initiale Demoralisierung« kann und soll die Fixierung auf den Analytiker verhindern, wenngleich grundsätzlich der Analytiker nicht aus dem Zirkel des Begehrens ausgeschlossen bleiben kann. Jung fühlte sich dieser demoralisierenden Kraft ausgesetzt, die wohl auch eine homosexuelle Komponente einschloss. Es kann angenommen werden, dass es unbewusste Ängste und Prozesse und

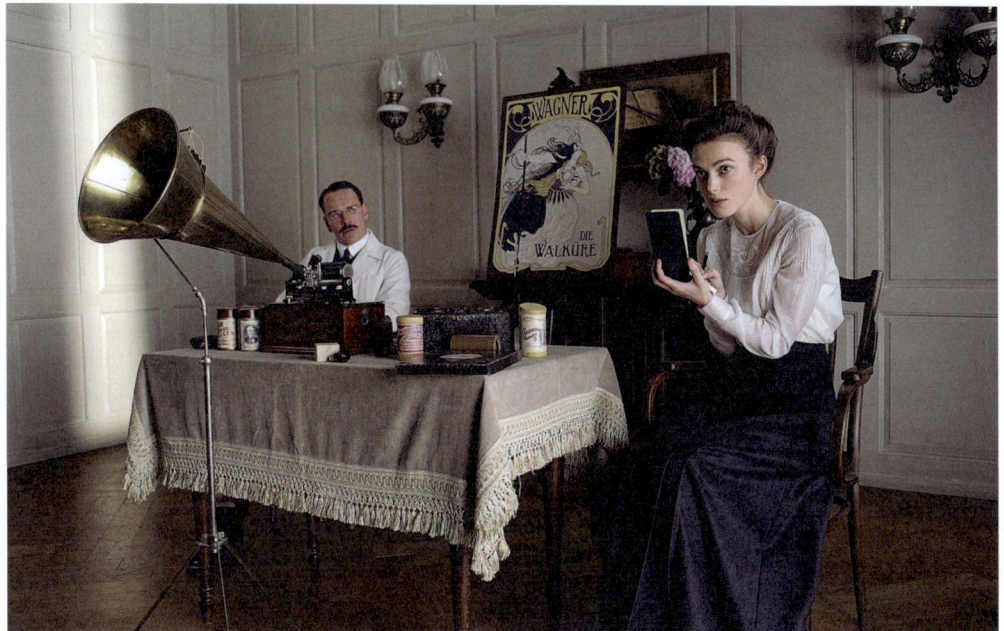

Abb. 18.2 Forschung im Dienst der inzestuösen Übertragung: Jung und Spielrein experimentieren mit Wagnerscher Musik. Quelle: dpa Picture-Alliance GmbH. © Universal Pictures / dpa / picture alliance.

heterosexuelle Abwehr der homosexuellen Übertragung waren, die Jung motivierten, die Beziehung zu Sabina Spielrein sexualisieren zu wollen und die Theorie von Gross umzusetzen, von der er sich früher distanziert hatte. Entscheidend war wohl für Jung auch, legt die filmische Gestaltung nahe, dass seine Vorstellung von Gross individuelle Befreiung mit sexuellem Liberalismus verband. Die filmische Darstellung der Flucht von Gross aus dem Burghölzli, in der er auf der Leiter zur Freiheit noch rasch einen Geschlechtsakt vollzieht, ist dementsprechend als Visualisierung einer idealisierenden Imagination Jungs zu verstehen. Allerdings blieb dieser in seiner Umsetzung der Ideologie Gross' seinen eigenen Vorstellungen verhaftet und mutierte nicht zum Sexualanarchisten. Er wollte Sabina vielmehr dazu bringen, ein klassisches bürgerliches Dreiecksverhältnis einzugehen. Diese Situation wird im Film dadurch verdeutlicht, dass die Szene, in der die Defloration der Sabina Spielrein erfolgt, von einer Einstellung abgelöst wird, die die Anziehungskraft des bürgerlichen Wohlstandes illustriert, den Emma Carl Gustav ermöglicht.

Emma, die große Mutter und Sabinas Tagtraum Diese Szene zwischen Carl Gustav und Emma symbolisiert darüber hinaus die Bedeutung von Jungs Gemahlin als großer, im Überfluss spendungsbereiter Mutter, die ihrem Mann und seinen Kindern alle erdenklichen Räume zur Verfügung stellt. Sie finanziert die wunderschöne neue Villa in Küssnacht, sie schenkt Carl Gustav ein Boot, um ihm damit einen großen Wunsch zu erfüllen, und sie ist schwanger.

In einer späteren Szene wird Sabina gezeigt, wie sie sich im Blick auf das weit unten verankerte Boot verliert. Ich habe die jungianische Interpretation, die Scott und Dargis für diese Szene angeboten haben, früher erwähnt und möchte sie um eine freudianische Interpretation erweitern, die aufzeigt, dass die filmische Einstellung einen psychoanalytischen Subtext erfasst. Der Mindscreen Sabina Spielreins, der durch den Anblick des Bootes ausgelöst wird, kann als Tagtraum angesehen werden und entspricht in der filmischen Gestaltung der Visualisierung einer mehrfach determinierten inzestuösen Wunschvorstellung in Fortführung der Siegfried-Fantasie, die Jung und Spielrein verbindet: die beiden aneinander ruhenden Körper von Sabina und Jung repräsentieren die Zwillinge, Sieglinde und Siegmund im Boot, dem Uterus, den Emma Jung zur Verfügung stellt, um die Umsetzung der Siegfried-Fantasie zu ermöglichen. Die Vorstellung schließt auch eine aggressive Komponente, einen Todeswunsch gegenüber der »großen Mutter« ein. Sieglinde, die im Siegfried-Mythos den mütterlichen Raum repräsentiert, ist todgeweiht, sie stirbt der Legende nach an der Geburt des Helden.

Die Inszenierung des erotischen Verhältnisses Die erotischen Szenen, die, historisch unbewiesen und scheinbar freie Erfindung von Cronenberg und Hampton, so manchen Betrachtern des Filmes und des Theaterstücks nicht nachvollziehbar und kritikwürdig erscheinen, stellen sicherlich hinsichtlich der formalen Gestaltung des Streifens eine Überschreitung dar. In einem Film, der sich rigoros an den gesprochenen Text hält, der aus verschriftlichten Zitaten zusammengesetzt ist und Mittel wie Flashbacks, Träume etc. vermeidet, die sonst in Filmen, die sich psychoanalytischen Genres widmen, eingesetzt werden, wirken sie wie ein Fremdkörper. Lassen doch in ihnen die Autoren des Filmes, wie im Nachspann auch eingeräumt wird, der spekulativen Interpretation ihrer Charaktere freien Lauf und nutzen sie die Visualisierung von spekulativen Fantasien als filmische Methode. Aus der Perspektive der psychoanalytischen Dramaturgie entsprechen sie jedoch der inneren Logik des Filmes.

Zu dieser Auffassung muss man gelangen, wenn man Äußerungen von Cronenberg zur Darstellung der spezifischen Erotik zwischen Sabina Spielrein und C. G. Jung in die Analyse des Filmes einbezieht. Dann imponieren die beiden kurzen sadomasochistischen Szenen nicht mehr als Ausgeburt einer »überhitzten Fantasie eines Filmemachers« (Launer 2015, S. 6), sondern als überlegt konstruierte Ereignisse, um die gleichsinnige Befreiung des Geistes und des Körpers der Sabina Spielrein zu visualisieren. Es wird in ihnen dargestellt, dass der Körper ebenso von Zwängen befreit wird wie die psychische Sexualität. Aus einem Interview geht hervor, dass für Cronenbergs Verständnis die Akzeptanz der masochistischen Strebung und die Befreiung vom Schuldgefühl wesentliche Motoren der Heilung Sabinas gewesen sind. Die Reinterpretation der erotischen Beziehung und ihre Illustration durch filmische Mittel schien dem Regisseur ein adäquates Mittel, um die befreiende Qualität der Therapie fassbar und fühlbar zu machen (◯ Abb. 18.3):

> »Eine Journalistin sagte mir einmal: Mr. Cronenberg, in der Szene, in der Sabina auf der Couch sitzt (nach der Schlageszene), sieht man ihre Brustwarze aus dem Korsett herausragen, und ich konnte nicht davon wegsehen. Haben Sie das absichtlich so in Szene gesetzt? Und ich sagte ihr, Ja, aber lassen Sie mich auch erklären, warum. An diesem Moment des Films gewinnt Sabina Kraft in allen Dimensionen, einschließlich ihrer Beziehung zu Jung und sie sucht keine Entschuldigungen mehr für ihre masochistischen Strebungen. Sie fürchtet sich nicht davor, lediglich ein Korsett anzuhaben, das wir als eine Art Bondage-Gerät ansehen können, obwohl es ein normales Korsett ist. Man sagt ja gerne, dass die normalen Korsette in dieser Zeit diese Funktion hatten. Dementsprechend ergab es sich, dass wir uns dafür entschlossen, die Warze im Bild zu lassen. Es hätte viele Methoden gegeben, sie zum Verschwinden zu bringen, wenn wir das gewollt hätten.« (Pfefferman 2011).

In den flagellantischen Szenen lässt Cronenberg die vielschichtige, dem Koping oder der Befreiung dienende, Bedeutung des perversen Agierens sichtbar werden.

In der ersten flagellantischen Szene bleibt der Körper Jungs verhüllt, sein Kragen wird nicht gelöst, er behält die Kontrolle, scheint das Geschehen zu manipulieren, während Sabina sich der Lust überlässt. In der zweiten Szene hingegen imponiert auch Jung erregt, er schwingt mit Sabina mit, sein Hemdkragen ist geöffnet. Dieser Unterschied in der filmischen Inszenierung visualisiert, dass die beiden sexuellen Akte verschiedene Bedeutung haben, andere Subtexte repräsentieren und zum Ausdruck bringen.

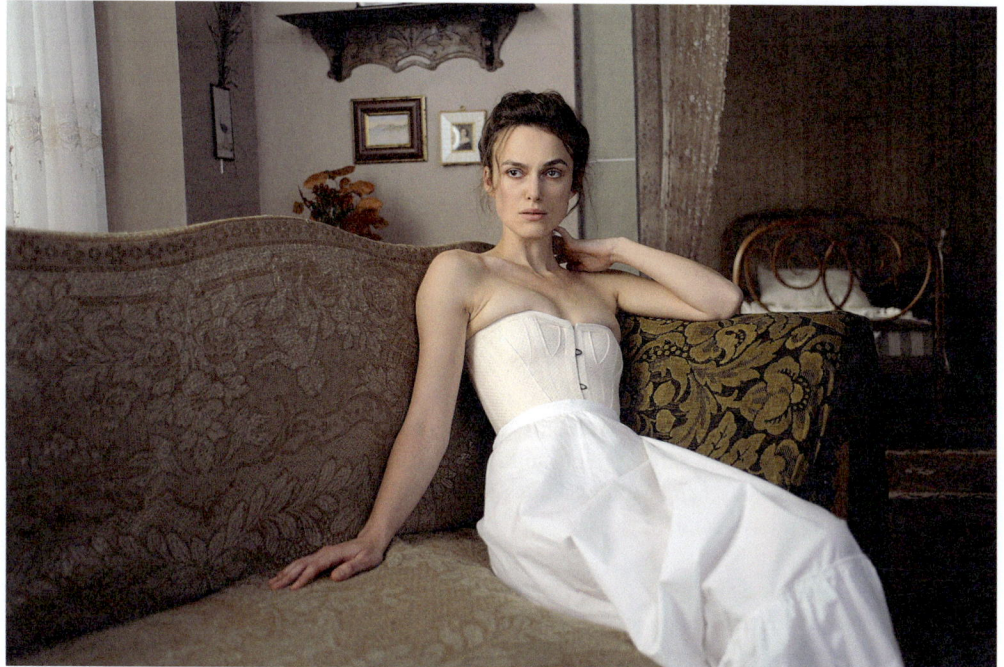

Abb. 18.3 »Es hätte viele Methoden gegeben, sie zum Verschwinden zu bringen, wenn wir das gewollt hätten.« (Pfefferman 2011). Quelle: dpa Picture-Alliance GmbH. © Universal Pictures / dpa / picture alliance.

Die erste Schlage-Situation ergibt sich nach Jungs Besuch bei Freud, nach der Ablehnung seiner parapsychologischen Experimente. In ihr dient die flagellantistische Inszenierung daher bei Carl Gustav und bei Sabina divergenten psychoökonomischen Zielen. Für Carl Gustav ist sie eine Abreaktion aggressiver Bedürfnisse, eine Kompensation der Erniedrigung, die ihm Freud zugefügt hat, für Sabina eine erste Befreiung aus ihren Schuldgefühlen durch Akzeptanz der Libidinisierung ihrer erotischen Vorstellungen. Die zweite sadomasochistische Szene ergibt sich aus der Erkenntnis, dass Sabina Spielrein eine Sexualtheorie entwickelt, die auf Jungs Gedanken aufbaut und Freuds Theorie widerspricht. Die sich daran anschließende erotische Szene symbolisiert die fruchtbare Sünde im Sinn Wagners, den transgressiven Geschwisterinzest und vollzieht damit eine Vorstellung, die Sabina und Carl Gustav seit längerer Zeit verbindet.

Die beiden kurzen Szenen sollten daher nicht als Darstellung einer körperlich-manifesten Situation zwischen Carl Gustav und Sabina, sondern als visualisierte Elemente der erotischen Übertragung und Gegenübertragung verstanden werden. Cronenberg selbst sagte, dass er glaube, dass die sexuelle Beziehung etwas mit der besonderen Beziehung zwischen Arzt und Patient zu tun hatte. Er hatte das Empfinden, dass Sabina Spielrein ihren sexuellen Masochimus nutzte, um Jung zu verführen, dass er sich anregen ließ und dass das wieder Spielrein die Möglichkeit gab, offen über sexuelle Erregung zu reden. Wenn nun dieser Inhalt ein Teil der Verführung war, muss er auch in die sexuelle Beziehung eingehen, unabhängig davon, ob diese sich auf die Fantasie beschränkt oder ausgelebt wird. Man muss davon ausgehen, dass die Inhalte, die Sabina Spielrein in die Therapie einbrachte, dass ihre Neigung alles und jedes zu erotisieren, in Jung entsprechende Fantasien und Tendenzen stimulierte. Dazu zählten auch die masochistischen und koprophilen Aspekte der Fantasietätigkeit der jungen Sabina. Diese Inhalte gingen in die Gegenübertragung ein. Ebenso das Erlebnis im Garten des Burghölzli beim Ausklopfen des Mantels Sabinas. Diese Übertragungsmechanismen waren die notwendige Grundlage dafür, dass Jung seine akzeptierende Haltung dem Verpönten gegenüber aufrichten und bewahren konnte, und dass er Spielrein »heilte«, indem er sie aus ihren Schuldgefühlen befreite und es ihr ermöglichte, ihre Sexualität anzunehmen und lustvoll zu besetzen. Vergleichbare Prozesse finden wohl in allen analytischen Therapien perverser Persönlichkeiten statt. Die befreiende Funktion der Therapie bedarf nicht des aktiven Ausagierens des Verpönten in einer erotisierten Beziehung. Dieses hat wohl in Wirklichkeit zwischen Carl Gustav und Sabina auch nicht stattgefunden. Vielmehr geht aus den Aufzeichnungen der Sabine Spielrein hervor, dass die »Poesie«, die sie mit Jung vollzog, stets liebevoll und zärtlich war (Launer 2015).

Dass Cronenberg mit den erotischen Szenen nicht so sehr das Abbild einer real ausgelebten Sexualbeziehung intendiert, sondern sie als Beitrag zur Analyse der handelnden Personen versteht, geht aus einem Interview hervor, das er der Zeitschrift Vanity Fair gab (Lopez 2012): »Diese Persönlichkeiten haben alles beobachtet, das sie taten. Deshalb habe ich Sabina in den Spiegel schauen lassen, während sie von Jung geschlagen wird. Sie beobachtet sich selbst. Alle betrachteten sich selbst als primäres Subjekt. Sie experimentierten mit sich, das schloss alle Elemente ein, unter andern eben auch sexuelle.« Der Spiegel, der in der zweiten Schlageszene zum Einsatz kommt, dient demnach der Visualisierung der selbst-reflexiven analytischen Position Sabina Spielreins und sollte nicht als Komponente der perversen Inszenierung missverstanden werden.

Die Schiffsreise Auf der Schiffsreise nach Amerika spielt sich aus der Perspektive der psychoanalytischen Dramaturgie ein vielschichtiges Geschehen zwischen Freud und Jung ab. Vordergründig imponiert Freuds Weigerung, Jung einen Traum zu berichten und sich der Analyse dieses Traums zu stellen, um nicht seine Autorität einzubüßen als überraschende Wendung in der Beziehung zwischen den beiden Protagonisten. Hintergründig folgt Freuds Weigerung einer inneren Logik, die sich aus der Erfahrung herleitet, die Freud beim Betreten des Schiffes machen musste. Jung trennte sich von Freud und Ferenczi, um die Kabine erster Klasse zu beziehen, die ihm seine Frau finanziert hatte. Damit bricht die Autorität zusammen, die sich aus der hierarchischen Ordnung ergibt: der Schüler zählt zur Elite, fährt Erster Klasse, der Meister muss in der Touristenklasse fahren. Die Situation hat einen weiteren, gefährlicheren Hintergrund: der Christ/Arier repräsentiert die Elite, Freud und Ferenczi, die jüdischen Reisenden, können die Privilegien nicht mit ihm teilen. Zu guter Letzt ist es wieder die Potenz Emma Jungs, der allmächtigen Mutter, der Jung den Aufenthalt in einem privilegierten Raum ermöglicht und ihn davor bewahrt, sich mit den »Anderen« auf gleichem Niveau zu befinden.

Freud schützt also viel mehr als die professionelle Autorität gegenüber Jung. Er erkennt die Illusionen und Gefährdungen, die seine Übertragungsreaktionen auf Jung beinhalten und bewahrt sich selbst davor, die Möglichkeiten, die ihm Jung hinsichtlich der gesellschaftlichen Akzeptanz der Psychoanalyse zu garantieren schien, auch weiterhin zu überschätzen.

Im Film wird ein weiteres wichtiges Geschehnis, das am Vorabend der Amerikareise eintrat und Freuds komplizierte ödipale Übertragung zu Jung illustriert, nicht zur Darstellung gebracht. Freud war im Restaurant Essighaus in Bremen in Ohnmacht gefallen, als Jung von Moorleichen erzählte und vom Thema nicht abzubringen war (Rosenberg 1978; Donn 1990). Später sagte er Jung, dass er von der Angst überfallen worden sei, Jung wolle andeuten ihm den Tod zu wünschen.

Die Krise des Ich-Ideals und der Abschied von einer Illusion Als Freud Sabine Spielrein davon überzeugen möchte, ihr Liebesverhältnis zu Jung zu beenden, wird deutlich, dass Freud selbst ein ähnliches Verhältnis zu Jung hatte, wie die junge Frau, die Freuds Hilfe in Anspruch nimmt. Freud und Spielrein unterlagen der Vorstellung, in der Gestalt von Jung eine Person gefunden zu haben, die ihnen helfen konnte, Ansprüche ihres Ich-Ideals umzusetzen, die für beide darin bestanden, durch fruchtbare Überwindung von Gegensätzen ein Neues, Großes zu schaffen: Sabine wollte ihren mythischen Siegfried und Freud wollte mit der Kreation eines mythischen Sohnes und Erben eine Optimierung seines intellektuellen und gesellschaftlichen Produktes auf transgressiver Basis in die Welt setzen. Freud erkennt den illusionären Charakter dieser geteilten Vorstellung und unterwirft sie seinem therapeutischen Prinzip, wonach die Illusion erkannt, an der Realität gemessen und destruiert werden muss. Freud und Spielrein müssen akzeptieren, dass ihr Projekt gescheitert ist und die Realität anerkennen, auch wenn dies bedeutet, dass man sich an das »gemeine Unglück« anpassen muss (Freud 1895). Die mit der desillusionierenden Haltung verbundene »Egotisierung« der psychischen Struktur, schließt die Kritik an jeder Art von Psychotherapie ein, die den Patienten den Anforderungen des Ich-Ideals des Therapeuten aussetzt. Der Therapeut soll nicht »Gott spielen«, hält er Sabina Spielrein entgegen, als diese die Intentionen des Zuganges nach Jung zu verteidigen scheint. Freud verdeutlicht im Gespräch mit Sabina Spielrein auch, dass er prinzipiell das Experiment, mit Nichtjuden zu kooperieren, als gescheitert betrachtet. Erkennend, dass sie Jung immer noch liebt, warnt er Spielrein vor den Konsequenzen: »Wir sind und bleiben Juden. Die anderen werden uns immer nur ausnutzen und uns nie verstehen oder würdigen«. Diese Mahnung ist einem Brief entnommen, den Freud am 28. August 1913 an Spielrein richtete (Hensch 2003, S. 118). Er verhehlt nicht, dass er intellektuell und kulturell enttäuscht und emotionell tief verletzt ist. Die konfliktuöse Beziehung zu Jung ist zurzeit dieser Erkenntnis weder für Spielrein noch für Freud gelöst, wie bald darauf eintretende Ereignisse erkennen lassen.

Freuds Ohnmacht: ödipale Angst und homosexuelle Bedrohung Am 24. November 1912 verliert Freud im Münchner Park-Hotel im Kontext eines »ödipalen Disputs« das Bewusstsein. Jung bemüht sich um den zu Boden gestürzten Freud, der mit den Worten »Es muss süß sein zu sterben« in den Armen seines Kontrahenten aus seiner Ohnmacht erwacht. Dieser fast wagnerhaft anmutende Ausspruch demaskiert die homoerotische Komponente des Ödipus-Dramas zwischen Freud und Jung. Freud selbst meinte in einem Brief an Ernest Jones, den er einen Monat später verfasste, dass die Situation auf einer Aktivierung der Trennung von Fliess, die ebenfalls in München stattgefunden hatte, zurückzuführen sei und dass sie z. T. auf unbeherrschten homosexuellen Gefühlen beruht habe. Noch einmal sei vermerkt, dass die Ohnmacht in München die Wiederholung eines Zwischenfalls während der Schiffsreise nach Amerika war. Beide Ohnmachtsanfälle verliehen der ödipalen Konfliktlage zwischen den beiden Männern Ausdruck, beide schlossen unverarbeitete, unbeherrschte homosexuelle Gefühle ein. Beide Ohnmachtsanfälle wurden in Freud von ödipalen Vernichtungsängsten ausgelöst, der zweite demaskierte zusätzlich die erotische, inzestuöse Komponente.

Der Abbruch der Beziehung zwischen Freud und Jung Im Film wird dargestellt, dass in Jung, als er den Brief liest, mit dem Freud die freundschaftliche Beziehung beendet, eine Vorstellung auftaucht, die Freud mit Ödipus identifiziert. Wird doch im »Privattheater« der Vorstellungswelt die Lektüre begleitet von der Gestalt Freuds in Verbindung mit der Büste der Sphinx im Wiener Belvedere-Garten. Früher, als ihre Überzeugungen noch nicht völlig divergent waren, hatten Freud und Jung diesen Ort gemeinsam aufgesucht.

Visualisiert wird von Cronenberg, dass sowohl für Jung als auch für Freud der Abbruch der Beziehung eine traumatische Erfahrung ist. Freuds emotionelle Erschütterung wird von Cronenberg filmisch zum Ausdruck gebracht: er nimmt eine Fotografie Jungs von der Kommode, drückt sie an sein Herz und verschließt sie anschließend in einer Holzschatulle.

Jung kann die Trennung nicht überwinden; sie führt ihn zu seinem Experiment, den Ausdruck und die Manifestationen seines Unbewussten mithilfe seiner Frau und seiner Geliebten zu erforschen und zu dokumentieren. Dieses Selbstexperiment bringt ihn zumindest an den Rand eines psychotischen Zusammenbruches. Sabina Spielrein gegenüber begründet Jung in der Schlussszene des Films im Jahre 1912 seine unerbittliche Haltung gegenüber Freud mit dem Vorfall auf der Reise nach Amerika. Freuds Vertrauensbruch aus Angst vor Autoritätsverlust habe erst recht dazu geführt, dass er ihn nicht mehr als Autorität akzeptieren könne. Diese Argumentation ist nicht glaubhaft. Hatte dieser Vorfall doch vor mehreren Jahren stattgefunden (1909) und nicht verhindert, dass Freud und Jung einander noch über längere Zeit beruflich und persönlich nahe standen, miteinander psychoanalytische Ideen austauschten und an einander freundlich getönte Briefe richteten. Hampton und Cronenberg haben für ihre Darstellung wohl als Quelle den Briefwechsel zwischen Freud und Jung benutzt, in dem in einer Fußnote angeführt wird, dass Jung 1925/1926 davon gesprochen habe, dass der Zwischenfall auf dem Schiff der bedeutendste Faktor in seiner Beziehung zu Freud geworden sei (McGuire und Sauerländer 1974 S. 584, Fußnote 3).

Es kann angenommen werden, dass die Ohnmachtsanfälle Freuds bei Jung andere, seiner Triebkonstellation weit bedrohlicher erscheinende Einbrüche der Verdrängung bewirkten und dass der bewusstseinsfähige Vorfall vorgeschoben wurde, um eine weitere psychische Destabilisierung abzuwehren. Jung hat mehrmals eingestanden, dass die Freundschaft mit Freud in ihm homosexuelle Ängste aktiviert habe (Donn 1990, S. 186 und S. 231). Gleichzeitig wird in dieser Phase Jungs antisemitische Abwehr aktiviert. In seinen letzten Briefen an Sabina Spielreich schließt er sich der geläufigen christdemokratischen und nationalsozialistischen antisemitischen Rhetorik an, die den Juden als materialistischen, ungeistigen und nihilistischen Repräsentanten der geistigen Zersetzung denunziert. Wenig später schrieb er dann seine berüchtigten Sätze über Unterscheidung zwischen »jüdischer« und »germanischer/arischer« Seele, deren Berücksichtigung für eine Psychotherapie von entscheidender Bedeutung sei.

In der Schlussszene wird angedeutet, dass Jung nicht darüber hinwegkommen kann, dass Sabina Spielrein sich der Freud-Bewegung angeschlossen hat. Sie hat ihrer beider Siegfried, die Schaffung eines Werkes, das für Jung den Triumph über Freud einschloss, legitimiert und es sich damit ermöglicht, sich endgültig von Jung zu distanzieren. Spielrein hat die Affäre besser überstanden als Jung. Dieser überantwortet sich erneut einer »gefährlichen Methode« und flieht aus der Klarheit und den Beschränkungen des irdischen Paradieses, das ihm Emma bereitet, in die archaische dunkle Weite seines Unbewussten.

Schlussfolgerungen und zusammenfassende Bewertung des Filmes

Eine dunkle Begierde ist ein Film, der den Zuschauer in eine vergangene Welt führt, indem er ein Ereignis innerhalb der archaisch-anarchischen Phase der Entwicklung der Psychoanalyse nachgestaltet. Diese historische Verortung ergibt sich daraus, dass Sabina Spielrein am 17. August 1904 im Burghölzli aufgenommen und am 1. Juni 1905 als geheilt entlassen wurde. Freuds erste Publikation über seine Methode erschien ebenfalls 1904, die erste Auflage der *Drei Abhandlungen zur Sexualtheorie* ein Jahr später. Die erste Veranstaltung der von Freud initiierten Mittwoch-Gesellschaft fand in Wien 14 Tage vor dem Eintreffen des Briefes statt, in dem Jung Freud erstmals von der Patientin Spielrein berichtete. Zu diesem Zeitpunkt war die psychoanalytische Theorie noch in Entwicklung; von einer standardisierten Technik war man noch weit entfernt, die Verpflichtung zur Lehranalyse als Grundlage psychoanalytisch-therapeutischer Praxis wurde erst etwa 20 Jahre später erlassen.

Nicht nur Freud war ein »Konquistador« der den Kontinent des Unbewussten erobern wollte. Alle seine frühen Mitstreiter waren von der »dunklen Begierde« getrieben, in diesen Raum einzudringen und ihn zu erhellen, wobei sie sich auf die Expedition begaben, ohne über ein entsprechend steuerndes und schützendes Instrumentarium zu verfügen. Mit Freud mussten sie an sich und anderen erst erkennen, dass das System »Unbewusst« Denken, Fühlen und Handeln beeinflusst und dass »das Ich nicht Herr im eigenen Haus« ist. Diese Erkenntnis beruhte oftmals auf schmerzlichen und verwirrenden Erfahrungen. Insofern war die frühe Psychoanalyse wie jede Entdeckungsreise nicht frei von Gefahren – eben eine gefährliche Methode.

Diese Gefährdungen waren vielfältig. Zum einen waren die psychischen Prozesse und die psychische Stabilität betroffen. Die Konfrontation mit dem Material, das von den Analysanden mitgeteilt wurde, wirkte sich wohl damals anders aus, als es heute der Fall sein sollte. Wer heute als Psychotherapeut arbeitet, sollte aufgrund seiner Ausbildung wissen, was er zu erwarten hat, wie die verpönten Inhalte, denen er sich aussetzt, gestaltet sein werden und wie er sich auf die Herausforderung, vor die ihn der Patient stellt, einstellen kann. Dieses Wissen wäre aber nicht vorhanden, hätten sich nicht die Pioniere der Behandlung quasi ungeschützt den Konfrontationen durch ihre Patienten und den Erschütterungen, die ihre Beobachtungen bei ihnen auslösen konnten, gestellt.

Zum andern war die Beziehungsebene betroffen. Die heute geläufige Lehre von Übertragung und Gegenübertragung war zu dieser Zeit noch nicht entwickelt. Freud hatte seine ersten Überlegungen zum Phänomen der Übertragung zwar bereits in seinen Hysteriestudien mitgeteilt, die Komplexität der Übertragungsphänomene im Behandlungssetting war aber noch nicht fassbar geworden. Nicht nur, dass in der ersten Generation der Psychoanalytiker kein fundiertes Wissen über die Prozesse von Übertragung und Gegenübertragung bestand, diese Prozesse liefen wohl auch anders ab, in unvergleichbarer Komplexität, als man sie heute in therapeutischen Analysen beobachtet. Um zu jenen Richtlinien zu gelangen, denen Psychoanalytiker heute verpflichtet sind, bedurfte es der Erkenntnisse aus Fällen, die wie etwa der Fall Spielrein gelagert waren, aber auch der Bereitschaft der frühen Psychoanalytiker, ihre eigenen Reaktionen innerhalb ihres Beziehungsgeflechts analytisch zu durchleuchten.

Jung, Spielrein und Gross waren Experimentatoren in der ersten Generation der Schüler von Sigmund Freud. Gleichzeitig waren sie auch Teilnehmer an der Kulturrevolution, die die Psychoanalyse in dieser Zeit bedeutete, da sie existenziell und intellektuell Positionen in der kulturellen Landschaft repräsentierten, von denen aus auf differenzierte Weise die transformatorischen und emanzipatorischen Versprechungen des psychoanalytischen Zugangs verfolgt wurden. In Analysen, die derart schöpferische Persönlichkeiten einschlossen, kamen den Beteiligten multiple Funktionen und Rollen zu, verschwammen die Grenzen zwischen den Funktionsbereichen, waren sie in ein Experiment verwickelt, in dem sie gleichzeitig Beobachter und Teilnehmer waren, wie die wechselseitige Analyse zwischen Jung und Gross bezeugt.

Freud bewältigte die Aufgabe, aus dieser schwierigen Situation eine therapeutische Methode zu entwickeln. Von Gegenübertragung – davon, dass man erkennen musste, dass nicht nur der Arzt den Patienten beeinflusst, sondern auch der Patient den Arzt – sprach er erstmals 1910 während des Nürnberger Kongresses. Dieser Vortrag wurde im Zentralblatt für Psychoanalyse veröffentlicht. Sein wichtiger Aufsatz über die Dynamik der Übertragung erschien 1912, 1915 seine Darstellung der Dynamik der Übertragungsliebe.

Aus all diesen Gründen kann die Funktion der Psychoanalyse in der Entwicklung der Affäre Jung-Spielrein-Gross-Freud, gleich wie die »professionelle« Haltung der Beteiligten, nicht aus heutiger Sicht beurteilt werden und macht es keinen Sinn, anhand dieses Stoffes Reflexionen über sexuellen Missbrauch oder anderer Grenzüberschreitungen in der Psychotherapie aus heutiger ethischer Perspektive anzustellen. Meiner Meinung nach gelingt es dem Film, die notwendige moralische Neutralität seiner Thematik gegenüber zu bewahren. In der Filmgestaltung scheint Bedacht darauf gelegt, die kulturellen Verhältnisse der Periode unkommentiert darzustellen.

Zvi Lothanes Kritik, dass der Film die aktuellen Moralvorstellungen bzgl. vorehelichem Sex und Ehebruch auf das frühe 19. Jahrhundert projiziere, um dem Publikumsgeschmack zu entsprechen, sind nicht nachvollziehbar. Dass heute Kritiker und Kommentatoren der Verlockung nicht widerstehen können, die historischen Geschehnisse aus der aktuellen therapieethischen Perspektive zu bewerten, kann nicht den Herstellern des Filmes angelastet werden.

Die Lebensläufe der Protagonisten des Filmes werden soweit wie möglich exakt nachgezeichnet. Bestimmte Modifikationen der historischen Abläufe wurden wohlbewusst vorgenommen, um die Flut an Themenstellungen zu begrenzen. Gut erkennbar werden die enge Verflechtung privater und wissenschaftlicher Erfahrung und die Bedeutung der individuellen Erfahrung für die Etablierung einer generalisierbaren Wissenschaft. Cronenberg führt einem vor Augen, dass die Entwicklung der Psychoanalyse als Theorie und als therapeutische Praxis ganz wesentlich auf den analytischen und reflexiven

Bedürfnissen und Fähigkeiten der schöpferischen Gründerpersönlichkeiten beruhte. Es wird zum Weiteren deutlich, dass in den frühen Jahren der Anwendung der Psychoanalyse noch eine außerordentliche Regelunsicherheit bestand und jede Behandlung als Experiment angesehen werden musste, das gleichzeitig der Heilung des Patienten und dem Begehren nach Erkenntnisgewinn und Bekräftigung des theoretischen Konzeptes dienen sollte.

Es gelingt Cronenberg, die soziale und kulturelle Umgebung der Gründerjahre der Psychoanalyse plastisch ins Gesichtsfeld zu rücken. Die Stimmungen, Hemmungen und Begierden, die sozialen, weltanschaulichen und rassistischen Spannungen, die Geschlechterfrage, die Infragestellung der moralischen Regulierungen, die jene Epoche charakterisieren, sind ebenso gut eingefangen, wie die Manifestationen der »Krankheit des Jahrhunderts« und der Zustand der Psychiatrie als Wissenschaft und Praxis zwischen Erkenntnis, Befreiung und Kontrolle. Es wird deutlich, dass unter den Intellektuellen eine Aufbruchsstimmung herrschte und dass unter vielen Einflüssen: der Philosophie Nietzsches, der Biologie, der Dekadenzlehre, künstlerischen Entwürfen – wie dem Werk Richard Wagners – und radikalen politischen und weltanschaulichen Strömungen, sich das Forschungsinteresse dem »Weiten Land« der Seele und einer Neuorganisation der zwischenmenschlichen Beziehungen zuwandte. Gut nachgezeichnet ist, wie sich dieses Interesse in verschiedenen Facetten äußerte und wie es das Leben all jener, die sich den neuen Tendenzen verschrieben, bestimmte.

Der Film vermittelt in sachlicher, unaufgeregter Weise das Faktum, dass am Aufbau des Systems schwierige, komplizierte, sensible und begabte Persönlichkeiten beteiligt waren, zwischen denen in ihrer gemeinsamen Arbeit komplizierte Beziehungen entstanden, ja entstehen mussten.

C. G. Jung rückte wohl deshalb während der Dreharbeiten ins Zentrum des Filmes, weil sich an ihm die Vielfalt der Forschungszugänge nachzeichnen lässt, die in jener Periode parallel zueinander verfolgt wurden. Jung war promovierter Arzt, der sich in Psychiatrie spezialisierte. Darüber hinaus interessierte er sich auch für klinisch-psychologische Fragen, experimentierte mit Assoziationen, entdeckte den psychogalvanischen Reflex und die Möglichkeiten des Lügendetektors und beteiligte sich für einige Zeit maßgeblich an der Freud'schen psychoanalytischen Bewegung um schließlich nach einer »schöpferischen Krankheit« sein eigenes analytisches Modell zu entwickeln, das Psychoanalyse mit Kreativität und Spiritualität kombinieren sollte. In Cronenbergs Film tritt diese Vielschichtigkeit der Begabung und der Interessen von C. G. Jung deutlich zutage.

Obwohl C. G. Jung im Zentrum des Filmes steht, wird in der Rezeption auf die Gestalt der Sabina Spielrein fokussiert. Einer der Gründe dafür ist wohl die starke Präsenz ihres Körpers, seiner rebellischen Funktion und seiner symbolischen Besetzungen. In der Eingangsszene des Filmes tritt er in verschnürter Form im Kampf gegen die Zwangsmaßnahme in Erscheinung, in den Szenen, in denen erotische Situationen abgebildet werden, werden, wie oben beschrieben, körperliche Zeichen benutzt, um die gleichsinnige Befreiung von Körper und Geist durch Psychoanalyse zu illustrieren. In der Schlussszene ist erneut der Zustand des Körpers und seiner vielschichtigen Bedeutung ins Zentrum gerückt: Sabina ist schwanger. Die Schwangerschaft ist Ausdruck dafür, dass ihre Lösung von Jung eine konkrete Form angenommen hat.

Eindrucksvoll ist die Sachlichkeit und Objektivität, mit der die Sensitivität und Verletzlichkeit der Protagonisten dargestellt wird. Keiner von Ihnen ist »psychisch gesund« oder auch nur stabil im landläufigen Sinn. Sie repräsentieren Menschen ihrer Epoche, die unter den psychischen Deformationen leiden, die entsprechend Freuds Kulturanalyse von den kulturellen Regulierungen, vor allem der Sexualmoral bedingt werden. Aber das macht sie nicht zu schwachen Charakteren, alle sind hochbegabt, schöpferisch, gestalterisch. Cronenberg gelingt es mit seiner neutralen, nicht wertenden Darstellung zu zeigen, dass gerade aus ihrer Schwäche ihre Größe erwächst. Es wird deutlich, dass die psychoanalytischen Theorien stets in reaktivem Bezug zur Entdeckung der persönlichen Komplexe und Konflikte entwickelten wurden. Neben der außerordentlichen Leistung der Darsteller trägt nicht zuletzt die psychoanalytische Dramaturgie, die den triebhaft-konfliktuösen Hintergrund der Protagonisten

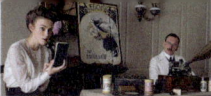

des Filmes ausleuchtet, dazu bei, dass man bei der Betrachtung eines intellektuell äußerst anspruchsvollen, streng auf den Text ausgerichteten Filmes, in dem es um die Entwicklung einer Idee, kulturellen Wandel und um Erkenntnis- und Emanzipationsprozesse geht, dennoch die Geschehnisse nicht nur intellektuell nachvollziehen, sondern sie auch in ihrer Gefühlstönung mitspüren und nacherleben kann.

Literatur

Bowen P (2011) What lies beneath: David Cronenberg's a dangerous method. http://filmmakermagazine. com/34949-what-lies-beneath-david-cronenbergs-a-dangerous-method/#. Vo5VtvnhCaE. Zugegriffen: 10. Oktober 2015
Carotenuto A (1982) A secret symmetry/Sabina Spielrein between Jung and Freud. Pantheon, New York
Cifali M (1983) Sabina Spielrein. Extraits inédits d'un journal. Bloc-Notes Psychoanal 3:147–170
Cocks G (2011) Film review – A dangerous method. Directed by David Cronenberg, Sony Pictures 2011. Http://historypsychiatry. com/category/review/films/. Zugegriffen: 10. Oktober 2015
Cremerius J (1986) Vorwort. In: Carotenuto A, Tagebuch einer heimlichen Symmetrie. Kore, Freiburg/Breisgau, S 9–28.
Crow J (2011) David Cronenberg talks about Freud, Keira Knightley and 'A dangerous method' November 22, 2011. Movie talk. http://www. yahoo. com/movies/bp/david-cronenberg-talks-freud-keira-knightley-dangerous-method-223111630. html?nf=1. Zugegriffen: 10. Oktober 2015
Diamond SA (2011) Is «A dangerous method« a dangerous movie? What makes Cronenberg's movie edifying, sexy and worth seeing. https://www. psychologytoday. com/blog/evil-deeds/201112/is-dangerous-method-dangerous-movie Posted Dec 12, 2011. Zugegriffen: 10. November 2015
Donn L. (1990) Freud und Jung. Biographie einer Auseinandersetzung. Kabel, Hamburg
Fish A (2012) David Cronenberg in Freud, Jung, and a dangerous method. http://www. iconicinterview. com. Zugegriffen: 10. November 2015
Freud S (1895) Zur Psychotherapie der Hysterie - Kapitel 1. Studien über Hysterie. GW I, 75–312
Freud S (1904) Die Freudsche psychoanalytische Methode. GW V, 3–10
Freud S (1912a) Zur Dynamik der Übertragung. GW VIII, 364–374
Freud S (1912b) Ratschläge für den Arzt bei der psychoanalytischen Behandlung. GW VIII, 376–387
Freud S (1915) Bemerkungen über die Übertragungsliebe. (Weitere Ratschläge zur Technik der Psychoanalyse III). GW X, 306–321
Godsell L (2011) David Cronenberg discusses his dangerous method http://editorial. rottentomatoes. com/article/david-cronenberg-discusses-his-dangerous-method/. Zugegriffen: 18. Oktober 2015
Grohol JM (2011) Review of Jung vs. Freud in A Dangerous Method. World of Psychology http://psychcentral. com/blog/archives/2011/12/18/review-of-jung-vs-freud-in-a-dangerous-method/. Zugegriffen: 18. November 2015
Hensch T (Hrsg) (2003) Sabina Spielrein. Tagebuch und Briefe. Die Frau zwischen Jung und Freud. Veränderte, um das Nachwort von Zvi Lothane und den Epilog von Christa von Petersdorf ergänzte Neuauflage. Psychosozial-Verlag, Gießen
Heuer GM (2012) »Die Geburt der Beziehungsanalyse« und sexueller Missbrauch in der Psychoanalyse. Über David Cronenbergs Film »Eine dunkle Begierde/A dangerous method«, Literaturkritik. de Nr. 1, Januar 2012, http://www. literaturkritik. de/public/rezension. php?rez_id=16261. Zugegriffen: 28. Oktober 2012
Höbel W (2011) Künstler sind wie Seelenärzte. Spiegel Gespräch 07. 11. 2011. http://www. spiegel. de/spiegel/print/d-81562376. html. Zugegriffen: 28. Oktober 2012
Johnson MW (2011) 'A dangerous method': Should we care if she was his mistress? By Celebrity News Wire On November 24, 2011. http://www. huffingtonpost. com/margaret-wheeler-johnson/a-dangerous-method-does-t_b_1112178. html Zugegriffen: 28. Oktober 2015
Kamalzadeh D (2011) «A Dangerous Method«: «Der Körper ist unsere Realität« Interview vom 4. November 2011, 17:02 DER STANDARD/ALBUM - Printausgabe, 5. /6. November 2011 - derstandard. at/1319182005241/Der-Koerper-ist-unsere-Realitaet. Abgerufen am 8. 12. 2015
Launer J (2015) Sex Versus Survival: The Life and Ideas of Sabina Spielrein. Overlook Books
Lopez J (2012) Q&A: David Cronenberg on A dangerous method: Why not have sex with your patient? http://www. vanityfair. com/culture/2012/01/qa-david-cronenberg-dangerous-method-keira-knightley. Zugegriffen: 10. November 2015
Lothane, Z. (1996) In defense of Sabina Spielrein. Int. Forum Psychoanal. 5:203–217. Also in P. Mahony et al. (eds) (1997) Behind the scenes: Freud in correspondence. Scandinavian Univ. Press, Oslo
Lothane Z (2003) Nachwort. In: T Hensch (Hrsg) Spielrein, S Tagebuch und Briefe. Die Frau zwischen Jung und Freud. , veränderte, um das Nachwort von Zvi Lothane und den Epilog von Christa von Petersdorf ergänzte Neuauflage. Psychosozial-Verlag, Gießen

Lothane Z (2012) Psychotherapy and Psychoanalysis: The real Spielrein between Jung and Freud. Psychiatric Times May 17, 2012. http://www.psychiatrictimes.com/articles/psychotherapy-and-psychoanalysis-real-spielrein-between-jung-and-freud#sthash.pBzdAUKE.dpuf. Zugegriffen: 10. Dezember 2015

McGuire W, Sauerländer W (Hrsg) (1974) Briefwechsel Sigmund Freud und C. G. Jung, Fischer, Frankfurt a.M..,

Minder B (1994) Sabina Spielrein. Jung's Patientin am Burghölzli.. Luzifer-Amor 14:55–127

O'Hehir A (2011) David Cronenberg: It's as if my old movies don't exist. http://www.salon.com/2011/12/03/david_cronenberg_its_as_if_my_old_movies_dont_exist/Saturday, DEC 3, 2011. Zugegriffen: 10. Oktober 2015

Pfefferman N (2011) David Cronenberg on 'A dangerous method,' S & M and the birth of psychoanalysis [Video] http://www.jewishjournal.com. Zugegriffen: 18. November 2015

Richebächer S (2005) Sabina Spielrein Eine fast grausame Liebe zur Wissenschaft. Dörlemann, Zürich

Rose S (2012) David Cronenberg: analyse this. http://www.theguardian.com/film/2012/feb/05/david-cronenberg-dangerous-method-interview. Zugegriffen: 10. Oktober 2015

Rosenberg S (1978) Why Freud fainted. Bobbs-Merril, Indianapolis New York

Scott AO. (2011) Taming unruly desires and invisible monsters. Movie review N. Y. Times, Nov. 22, 2011. http://www.nytimes.com/2011/11/23/movies/a-dangerous-method-by-david-cronenberg-review.html. Zugegriffen: 11. Oktober 2015

Scott AO, Dargis M (2011) Famous minds, Keeping secrets. New York Times Nov. 25, 2011. http://www.nytimes.com/2011/11/27/movies/a-dangerous-method-and-j-edgar-studies-in-repression.html?_r=3. Zugegriffen: 12. Oktober 2015

Spielrein S (1912). Die Destruktion als Ursache des Werdens. Jahrb Psychoanal Psychopath Forsch 4:465–503

Swanson N (2011) Freud vs. Jung a beautiful period piece. http://www.easyreadernews.com/40582/a-dangerous-method/. Zugegriffen: 11. Oktober 2015

Taubin A (2011) Minds on fire. http://www.filmcomment.com/article/david-cronenbergs-a-dangerous-method/. Zugegriffen: 10. Oktober 2015

Wackenhut I, Willke A (1994) Sabina Spielrein, Missbrauchüberlebende und Psychoanalytikerin: Eine Studie ihres Lebens und Werkes unter besonderer Berücksichtigung ihrer Tagebücher und ihres Briefwechsels. Inaugural-Dissertation, Medizinische Hochschule Hannover, Germany

Walsh D (2012) Eine dunkle Begierde: Die Freud-Jung Kontroverse und Anderes. Worls Socialist Website 17. März 2012. https://www.wsws.org/de/articles/2012/03/freu-m17.html. Zugegriffen: 11. November 2015

Originaltitel	A dangerous method
Erscheinungsjahr	2011
Land	Kanada/Deutschland/UK
Drehbuch	Christopher Hampton
Regie	David Cronenberg
Hauptdarsteller	Viggo Mortensen, Michael Fassbender, Keira Knightley, Vincent Cassel
Verfügbar	Als DVD in deutscher und englischer Sprache erhältlich

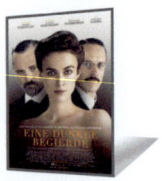

Thomas Stompe

Eine Freud-Erregung

Zur Entstehungsgeschichte 285
Handlung 286
Darstellung der psychoanalytischen Behandlung 288
Der Psychoanalytiker 290
Literatur 292

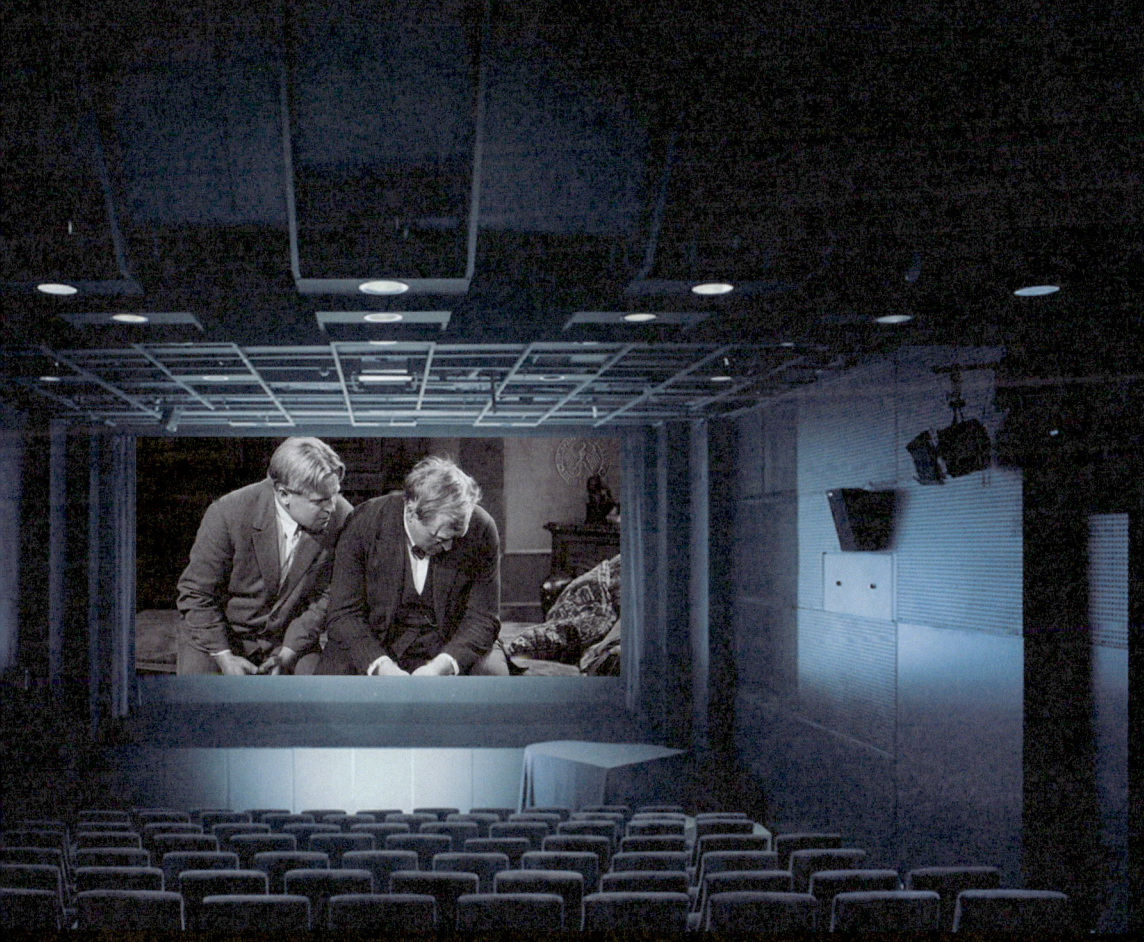

M. Poltrum, B. Rieken (Hrsg.), *Seelenkenner Psychoschurken*,
DOI 10.1007/978-3-662-50486-4_19, © Springer-Verlag Berlin Heidelberg 2017

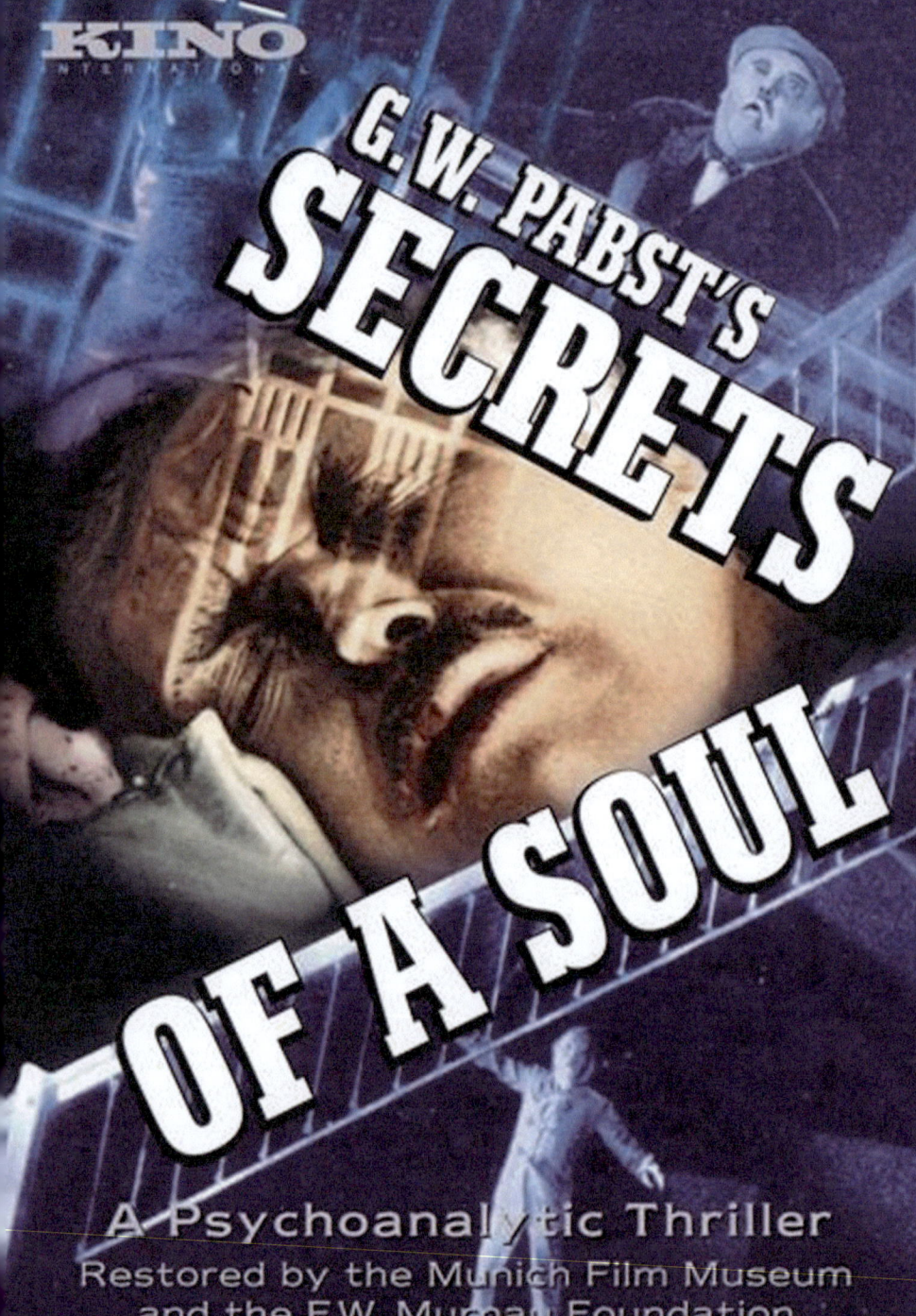

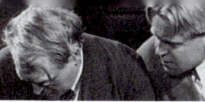

Geheimnisse einer Seele

Zur Entstehungsgeschichte

Georg Wilhelm Pabsts Film *Geheimnisse einer Seele* (◘ Abb. 19.1), erschienen 1926, gilt als einer der ersten Filme, in dem die Psychoanalyse als Methode und der Psychoanalytiker als Vertreter einer medizinischen Profession dargestellt wurde. Pabst (1885–1967) hatte ein Jahr zuvor mit *Die freudlose Gasse* ein Meisterwerk des deutschen Stummfilms gedreht. Er galt seither als zentraler Vertreter der Neuen Sachlichkeit und schuf nach *Geheimnisse einer Seele* noch bedeutende Werke wie *Die Büchse der Pandora* (1929) oder *Das Tagebuch einer Verlorenen* (1929). Nach dem Zweiten Weltkrieg konnte Pabst mit Tonfilmen nicht mehr an die früheren Erfolge seiner Stummfilme der Weimarer Republik anknüpfen. Gedacht war *Geheimnisse einer Seele* als Lehrfilm, den Hans Neumann, der Leiter UFA-Kulturabteilung in Auftrag gegeben hatte. Ursprünglich wurde Sigmund Freud gefragt, ob er dieses Projekt beratend unterstützen wolle. Freud traute dem Kino allerdings nicht zu, eine auch nur halbwegs realitätsgerechte Darstellung der Psychoanalyse leisten zu können. Neumann trat in Folge an die Berliner Psychoanalytiker Karl Abraham und Hanns Sachs heran, die schließlich einwilligten, das Filmteam der UFA zu beraten. Karl Abraham war in dieser Zeit bereits einer der ganz wesentlichen Vertreter der Psychoanalyse, die sich über Wien hinaus gerade in ganz Europa ausbreitete. Er war der Leiter des Psychoanalytischen Instituts in Berlin mit Mitarbeitern und Schülern wie Max Eitington, Ernst Simmel, Helene Deutsch, Melanie Klein, Franz Alexander oder Theodor Reik. Hanns Sachs war zu dieser Zeit hier als Lehranalytiker tätig – das Berliner Institut war in diesen Jahren das weltweit größte Ausbildungszentrum für Psychoanalyse. Hier wurden erstmals standardisierte Ausbildungslehrgänge angeboten, die von zahlreichen Studenten und Ärzten in Anspruch genommen wurden. Berlin übertraf damit in den 1920er-Jahren andere bedeutenden Zentren der Psychoanalyse wie Wien, Budapest und London bei weitem (Makari 2011).

Am 7.6.1925 teilte Karl Abraham, der zu dieser Zeit Präsident der Internationalen psychoanalytischen Vereinigung war, Sigmund Freud in einem Brief erstmals mit, dass die UFA mit dem Plan für einen populärwissenschaftlichen psychoanalytischen Film an ihn herangetreten wäre. Karl Abraham versicherte Freud, dass es wohl kaum einer Erwähnung bedürfe, dass ihm das nicht liege. Er verwies allerdings darauf, dass es in Berlin so viele wilde Analytiker gebe, die sich, sollte er es ablehnen, gierig auf dieses Angebot stürzen würden. Freud, der ein paar Monate zuvor ein Angebot Samuel Goldwyns von 100.000 $ für die Mitarbeit an einem Film über die Liebe ausgeschlagen hatte, drückte in einem Brief vom 9. April 1925 seine beharrliche Abneigung gegen das Kino aus:

> »Das famose Projekt ist mir nicht behaglich. Ihr Argument, dass, wenn wir es nicht machen, es von anderer Seite geschehen wird, erschien mir zuerst unüberwindlich. Dann aber meldete sich der Einwand, dass das, was die Leute bezahlen, offenbar die Autorisation ist. Dies können sie doch nur von uns haben. Wollen sie etwas Wildes machen, wenn wir uns weigern, so können wir sie nicht hindern und sind nicht beteiligt dabei. Wir können ja auch niemanden hindern, einen solchen Film zu machen, oder sich mit uns ins Einvernehmen zu setzen.« Wenig später: »Mein Haupteinwand bleibt, dass ich es nicht für möglich halte, unsere Abstraktionen in irgendwie respektabler Weise plastisch darzustellen.« (Falzeder und Hermanns 2009).

Die Angelegenheit zog jedoch weitere Kreise, auch andere bekannte Analytiker wie Ferenczi wurden von Freud in die Sache involviert:

»In Filmesachen gehen dumme Dinge vor. Die Gesellschaft, die Sachs und Abraham betörte, hat es natürlich doch nicht unterlassen können, meine ›Zustimmung‹ vor der Welt zu proklamieren. Ich habe bei Sachs kräftig remonstriert, die Neue Freie Presse brachte heute schon ein Dementi. Unterdes kam heraus, dass Bernfeld mit Storfer in eine ähnliche Unternehmung verwickelt ist. Ich werde sie nicht zurückhalten, denn die Verfilmung lässt sich sowenig vermeiden wie der Bubikopf, aber ich lasse mir selbst keinen schneiden und will auch mit keinem Film in persönliche Verbindung gebracht werden.« (Freud an Ferenczi, 14.8.1925; Falzeder et al. 2004).

Abraham und sein Mitarbeiter Sachs ließen sich auf eine Art und Weise auf das Filmprojekt der UFA ein, die Freud als Verrat ansehen musste, begangen von Geheimnisträgern aus dem engsten Kreis der Eingeweihten. Karl Abraham verstand sich durchaus als Vertreter seriöser Wissenschaftlichkeit, sein Interesse war es, den abstrakten Kern psychoanalytischer Ideen einem breiteren Publikum näherzubringen. Für Abraham, der Ende 1925 starb und die Vollendung des Filmes nicht mehr erlebte, bedeutete *Geheimnisse einer Seele* eine Ausweitung seines wissenschaftlichen Konzeptes: das Publikum sollte, eingesponnen in die Welt der Bilder der Traummaschine Kino, sich selbst und seinen unbewussten Triebkräften begegnen (Kreimeier 1997). Der Film führte zu einer erheblichen Verstimmung zwischen Freud und seinen Berliner Schülern. Freud verfolgte das Projekt von Wien aus mit äußerstem Misstrauen, unternahm jedoch letztlich nichts, um es zu verhindern. Er begnügte sich damit, jedes Bemühen, seine Deutung des Seelenlebens in Bilder und Metaphern zu übersetzen, als Akt unzulässiger Prostitution vor dem Geschmack des breiten Publikums zu missbilligen.

Bald wurde schließlich allen an der Filmproduktion Beteiligten klar, dass der Versuch, die Grundgedanken der psychoanalytischen Lehre didaktisch korrekt in eine unterhaltsame, spannende Spielfilmhandlung einzubauen, einer Quadratur des Kreises gleichkam. Gerade wegen der Beteiligung von Abraham und Sachs betrachteten zahlreiche Psychoanalytiker in den kommenden Jahrzehnten den Film als »Mühlstein am Hals der Psychoanalyse«, der ein unzulässig vereinfachtes Klischeebild von Theorie und Praxis vermittelt hätte. Mittlerweile hat sich eine ausgewogenere Position durchgesetzt. *Geheimnisse einer Seele* wird heute vor allem als bedeutendes Werk der filmischen Avantgarde angesehen. Die Traumszene mit ihren 57 fantastischen Einstellungen gilt als Meilenstein der Filmgeschichte und als Vorläufer für den drei Jahre später entstandenen surrealistischen Film *Un Chien Andalou* von Dali und Bunuel.

Handlung

In der ersten Szene wetzt der Hauptprotagonist, der Chemiker Martin Hellmann, am Morgen sein Rasiermesser. Es erfolgt ein Schnitt zu (s)einer Frau, die, vor dem Schminktisch sitzend, ihre Haare zurechtmacht (◘ Abb. 19.2). Sie bittet ihren Mann eine störende Haarsträhne am Nacken mit dem Rasiermesser auszurasieren. In selben Moment dringt durch das offene Fenster ein Schrei aus dem Nachbarhaus, der Mann erschrickt und fügt seiner Frau einen oberflächlichen Schnitt zu. Beide lachen. Im Labor schnappt Hellmann Gesprächsfetzen über einen Mord in der Nachbarschaft auf. Wenig später wird er von der Kriminalpolizei befragt, was er von den Ereignissen wahrgenommen hätte. Noch in der Arbeit erhält er einen Brief, der Rückkehr und Besuch seines weitgereisten Cousins Erich angekündigt. Zusammen mit dem Brief schickt dieser einen indischen Dolch und die Statue einer Fruchtbarkeitsgöttin als Gastgeschenk. Die Fruchtbarkeitsgöttin setzt er im Brief scherzhaft mit der Kinderlosigkeit des Ehepaars in Beziehung. In der folgenden Nacht wird Hellmann von einem bizarren Alptraum geplagt. In diesem Traum bedroht er seine Frau, wird seinerseits von einem Mann mit Tropenhelm bedroht, durchlebt Teile seiner Hochzeitsreise, sieht in einen Glockenturm lachende Frauenköpfe als Glocken-

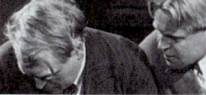

Geheimnisse einer Seele

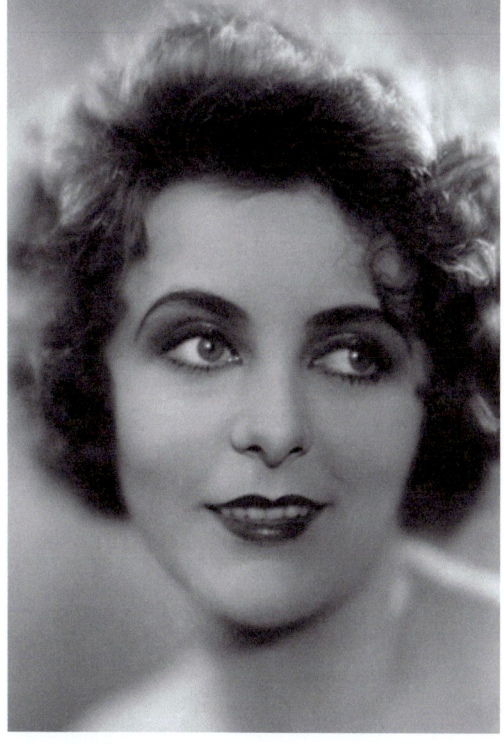

◼ **Abb. 19.2** Filmszene aus Geheimnisse einer Seele. Quelle: Filmbild Fundus Herbert Klemens. Mit freundlicher Genehmigung.

klöppel, wird in die Luft gerissen. Der Vetter sitzt mit Tropenhelm im Baum, Hellmann selbst fliegt durch die Lüfte, besteigt einen phallischen Turm, findet sich wieder als Voyeur in einer Bordellszene im türkischen Bad.

Er sticht mit einem Messer auf seine Ehefrau ein, während seine Laborassistentin dazu lacht. Zuletzt sieht er seine Frau und den Cousin in einem Boot auf einem dunklen Wasser treibend. Sie fischen ein Kind in das Boot, der Träumer reagiert mit Wut und Eifersucht. Am nächsten Tag kann sich Hellmann nur mühsam dem unerklärlichen Zwang widersetzen, mit dem Dolch, den er von Erich geschenkt bekommen hat, auf seine Frau einzustechen. Beim Abendessen kann er das Fleisch nicht schneiden, er verlässt fluchtartig die Wohnung und begibt sich in ein nahegelegenes Caféhaus. Ein unbekannter Mann beobachtet, dass Hellmann den Wohnungsschlüssel auf dem Tisch liegen lässt. Er folgt Hellmann bis nach Hause, stellt sich als Dr. Orth vor und händigt ihm den Schlüssel und eine Visitenkarte aus. Er deklariert sich als Psychiater und gibt ihm zu verstehen, dass Hellmann ganz offensichtlich Gründe habe, nicht nach Hause gehen zu wollen. Nach einem Selbstmordversuch zieht Hellmann zu seiner Mutter, da er von Ängsten geplagt ist, seiner Frau etwas anzutun. Dort erinnert er sich an die nächtliche Begegnung vom Vortag und sucht Dr. Orth in seiner Praxis auf. Er erzählt dem Psychiater seinen Alptraum und seine Ängste, verrückt zu werden. Dr. Orth beruhigt ihn, erklärt ihm, dass die Psychoanalyse solche Erkrankungen heilen könne und vereinbart mit ihm eine mehrmonatige Behandlung. Er ruft die Gattin seines neuen Patienten an, um ihr mitzuteilen, dass ihr Mann für mehrere Monate bei der Mutter wohnen werde. Nach mehreren Sitzungen klärt sich in einer Schlüsselszene, dass die Wurzeln der Eifersucht auf den Cousin auf ein Weihnachtsfest in der Kindheit zurückreichen. Die Konkurrenz der beiden Buben um die Gunst des Mädchens (der späteren Frau Hellmanns) ging damals zu Ungunsten des Patienten aus. Das Mädchen hatte den Cousin zum Vater ihrer Puppe gewählt – eine Kränkung, die im Zusammenhang mit der späteren Kinderlosigkeit des Paares ihre neurotischen Folgen entfaltete. Unmittelbarer Anlass für die Zwangsgedanken war der Mord in der Nachbarschaft, der zufällig zu dem Zeitpunkt stattfand, als Hellmann den Nacken seiner Frau rasierte und sie dabei schnitt. Mit diesen neuen Erkenntnissen verschwinden die Zwangsimpulse und die daraus resultierende Messerphobie, Hellmann ist geheilt und zieht wieder zu seiner Frau. Im letzten Bild sieht man das Ehepaar, das inzwischen ein Kind bekommen hat, bei einem idyllischen Urlaub auf dem Land.

Die Resonanz auf den Film war gemischt: Der Filmkritiker Georg Victor Mendel betonte etwas ironisch, dass die Zeitgenossen angesichts der Komplexität der Freud-Theorien »förmlich auf den Film gewartet [hätten], der ihnen das Notwendigste zur modernen Bildung schmerzlos und ohne Berufsstörung beibrächte« (Kreimeier 1997; Ergänzung des Autors). Er schließt seine Kritik ernsthaft mit den Worten: »Dieser Film trifft die große Frage unserer Zeit. Der starke Beifall bewies es«. Es gab allerdings unter den Filmkritikern auch negative Resonanzen. Ernst Blass schrieb in einer Besprechung im *Berliner Tageblatt*: »Aus Rücksicht auf die Filmzensur und Filmverständlichkeit hat man die Hauptstücke der Psychoanalyse, Beziehung zu den Eltern und die sexuellen Elemente, fast verschwiegen. Daraus folgt, dass die Analyse vielleicht den Patienten heilt, aber den Zuschauer nicht überzeugt« (Blass zit. in Kreimeier 1997).

Darstellung der psychoanalytischen Behandlung

Der Film entstand in einer Entwicklungsphase der psychoanalytischen Bewegung, als gerade die ersten Versuche zur Normierung der Behandlungstechnik einsetzten (Makari 2011). Vorausgegangen waren durch »wilde« Psychoanalytiker verursachte Skandale, die die noch relativ neue und vielfach umstrittene Methode durch sexuelle Übergriffe auf Patientinnen in Misskredit zu bringen drohten. Bis dahin war die Behandlungstechnik dem Einzelnen mehr oder weniger überlassen geblieben. Nach der Abspaltung von Alfred Adler und Carl Gustav Jung war das sexuelle Unbewusste und dessen Einfluss auf die Entstehung von Neurosen für über ein Jahrzehnt der gemeinsame Bezugspunkt der psychoanalytischen Bewegung gewesen, bis Freud selbst mit *Jenseits des Lustprinzips* (1920) und *Das Ich und das Es* (1923) die bisher gültigen theoretischen Fundamente schwer erschütterte. Alle Psychoanalytiker beriefen sich auf Freud, aber auf welchen Freud? Intensive Debatten setzten ein, schließlich schlug Freud selbst vor, einen Preis für die beste Arbeit über psychoanalytische Technik auszusetzen. Sandor Ferenczi und Otto Rank verfassten mit *Entwicklungsziele der Psychoanalyse: Zur Wechselbeziehung zwischen Theorie und Praxis* 1924 das Werk, das alle wesentlichen aktuellen Erkenntnisse zu diesem Thema zusammenfasste. Besonderes Gewicht legten die Autoren auf die verschiedenen Formen der Übertragungsanalyse (Freud 1999, [1]1912), was ihnen wiederum die Kritik von Wilhelm Reich eintrug, der die von ihm eingebrachte Widerstandsanalyse (Reich 1927) schmerzlich vermisste, aber auch von Karl Abraham, der die Rolle der Psychosexualität nicht ausreichend hervorgehoben fand. Schließlich wurde von der Preisverleihung Abstand genommen, die Debatte um die richtige psychoanalytische Technik blieb vorerst offen. Erst mehr als zehn Jahre später wurde das Thema abermals ähnlich umfassend abgehandelt (Fenichel 2001, [1]1936).

Da es sich um den ersten Film handelte, der Ausschnitte des Verlaufs einer psychoanalytischen Behandlung zeigte, konnte man gespannt sein, welche Techniken zur Darstellung kamen. Drei Faktoren sollten dabei eine Rolle spielen: die Position der Berliner Schule zu psychoanalytischen Techniken, die Vorgaben durch das Drehbuch und die vorhandenen filmtechnischen Möglichkeiten. Ganz klar ersichtlich wurde der psychoanalytische Prozess auf die Deutung von Symbolen beschränkt. Übertragung und Widerstandsanalyse, zwei Bereiche der psychoanalytischen Technik, die in dieser Zeit heftig umstritten waren, blieben ausgespart. Die erste Deutung erfolgt bereits bei der nächtlichen Begegnung zwischen dem Psychoanalytiker Dr. Orth und seinem späteren Patienten Hellmann. Zur Erinnerung: geängstigt durch seine drängenden Zwangsgedanken, unterbricht der Chemiker die erste gemeinsame

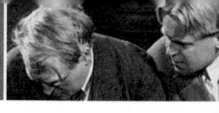

Mahlzeit mit Frau und Cousin. Er verlässt überstürzt das Haus und begibt sich in ein Vorstadtcafé, wo er stundenlang vor sich hin grübelt. Das Lokal wird geschlossen, er geht widerwillig nach Hause. Beim Zahlen zieht er die Hausschlüssel aus der Tasche und vergisst anschließend, sie wieder einzustecken. Der zufällig am Nebentisch sitzende Analytiker Dr. Orth bemerkt und versteht den Vorgang. Er eilt dem Eigentümer des Schlüssels nach und spricht den ratlos vor der Haustür nach dem Schlüssel Suchenden an. Er verdeutlicht dabei seine Ansicht, dass der Schlüssel nicht zufällig vergessen wurde, sondern dass dies ein Hinweis dafür sein könnte, dass Hellmann wohl einen Grund hätte, sein Haus ungern zu betreten. Nach Ansicht des Psychoanalytikers liegt hier offensichtlich eine Fehlhandlung vor, deren Motive dem Betroffenen selbst nicht klar, aber doch dem eigenen Bewusstsein so nahe waren, dass schon eine treffende Frage genügen müsste, um einen Erkenntnisprozess auszulösen (Sachs 1997). Vergleichbare Fehlleistungen wurden von Sigmund Freud erstmals in der *Psychopathologie des Alltagslebens* 1901 zusammenfassend dargestellt (Freud 1999, ¹1901). Fehlleistungen finden sich in *Geheimnisse einer Seele* noch zwei weitere Male: einmal wird der Chemiker in seinem Labor gezeigt. Er hält gerade ein Reagenzglas in der Hand und bemüht sich, dessen Inhalt zu analysieren, als das Telefon klingelt. Die Assistentin hebt ab und meldet: »Ihre Gattin lässt bestellen, dass ihr Vetter angekommen ist.« Zuerst zeigt sich ein freudiges Lächeln in Hellmans Zügen, dann entfällt ihm unvermutet das Reagenzglas und zerbricht. Dargestellt wurde hier also, dass der Protagonist sich auf der bewussten Ebene gefreut hat, den Vetter seiner Frau wiederzusehen, der gleichzeitig sein bester und vertrautester Freund von Kindestagen an war. Der unbewusste Konflikt, der zu diesem Zeitpunkt noch unklar war, ließ seine Finger plötzlich versagen. Von einem Groll über die Ankunft seines besten Freundes weiß er nichts und will auch nichts wissen. Erst später, im Verlauf der psychoanalytischen Behandlung, erfahren die Zuschauer die ganze Vorgeschichte, die sich hinter dieser kleinen Fehlleistung verbirgt. Die zweite Fehlleistung schließlich rettet das Leben des Chemikers: getrieben vom fast unwiderstehlichen Zwang, seine geliebte Frau zu ermorden, versucht er in seiner Verzweiflung, seinem Leben ein Ende zu setzen. Er eilt in sein Labor, wo ein Fläschchen mit Gift auf dem Schreibtisch steht. Er schreibt die erste Zeile des Abschiedsbriefes an seine Frau, da fällt sein Blick auf eine Fotografie seiner Mutter, die neben dem Bild seiner Gattin steht. Er führt das Bild seiner Mutter zu einem Abschiedskuss an den Lippen und wirft dabei das Giftfläschchen um. Am Höhepunkt des seelischen Konfliktes hält ihn also die Frau am Leben fest, die es ihm einst geschenkt hatte.

Einen zentralen Platz in der Behandlung nimmt die Deutung des bereits oben beschriebenen Traums ein. Darin finden sich verschiedenste phallische Symbole, aber auch Elemente, die auf narzisstische Verletzungen, neurotische Konflikte, Rivalitäten und Kinderwünsche hinweisen. Der Psychoanalytiker deutet hier vor allem den letzten Abschnitt des Traums, in dem der Träumer seine Frau und den Vetter beobachtet, die in einem Boot auf einem dunklen Gewässer treiben. Sie fischen ein Kind aus dem Wasser, nehmen es offensichtlich als das ihre an. Der Protagonist des Traums reagiert darauf mit ohnmächtiger Wut und Eifersucht. Über eine Kette freier Assoziationen gelingt es, die Erinnerung an eine Zurücksetzung in der Kindheit zutage zu fördern. Die daran anschließende Deutung führt schließlich zur Auflösung der Zwangsvorstellungen und der Messerphobie. Nebenbei wird der Chemiker auch von seiner offensichtlich psychogenen Impotenz geheilt. Die Traumdeutung als privilegierter Zugangsweg zum Unbewussten hatte zu diesem Zeitpunkt – wir schreiben das Jahr 1926 – in der psychoanalytischen Bewegung bei weitem nicht mehr den Stellenwert, wie zu Beginn des 20. Jahrhunderts. Selbst Freud, der sein richtungweisendes Werk 1900 veröffentlichte, schätzte Mitte der 1920er-Jahre das therapeutische Potenzial der Traumdeutung als nicht besonders hoch ein.

Mit der Deutung von Träumen und Fehlleistungen zeigt der Film ein Arsenal psychoanalytischer Behandlungstechniken, das 1926 zwar noch verwendet wurde, aber schon als etwas antiquiert galt. Warum also haben sie in *Geheimnisse einer Seele* einen so zentralen Stellenwert? Hier gilt zu bedenken, dass die moderneren Techniken wie Übertragungsanalyse und Widerstandsdeutung gerade in den Jahren, in denen der Film gedreht wurde, heftig umstritten waren (Makari 2011). Ein zweiter, vermut-

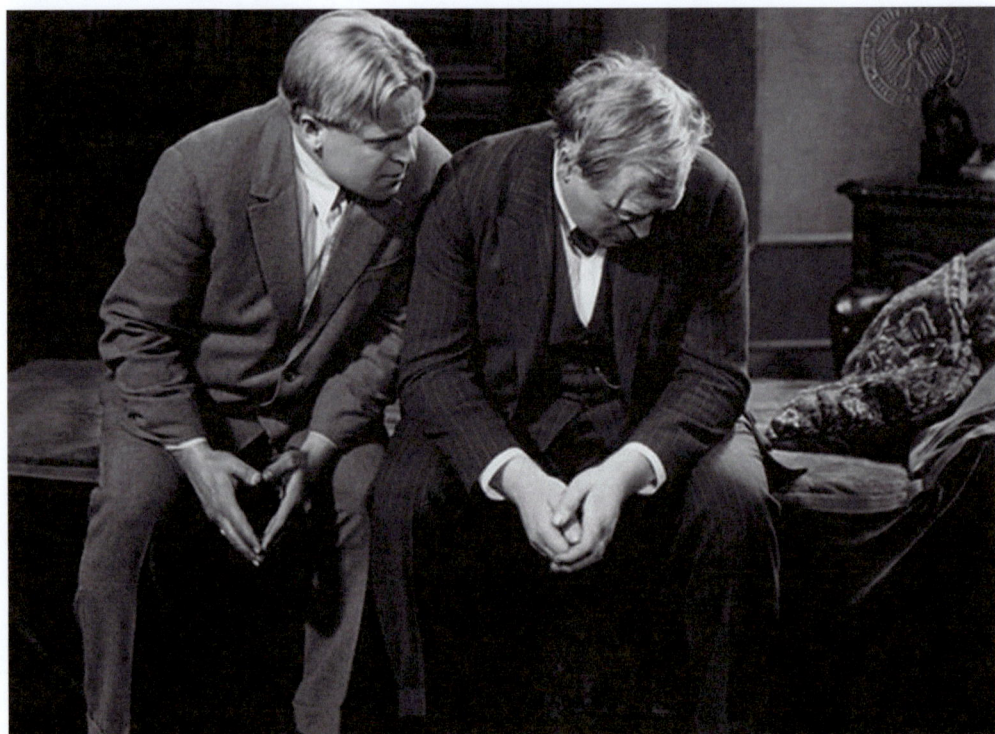

Abb. 19.3 Die Behandlung. Quelle: Filmbild Fundus Herbert Klemens. Mit freundlicher Genehmigung.

lich wichtigerer Punkt ist das Faktum, dass Träume und Fehlleistungen perfekt geeignet sind, um mit (stumm)filmischen Mitteln visualisiert zu werden.

Der Psychoanalytiker

Der Analytiker Dr. Orth wird als Kaffeehausgast eingeführt, wo ihm sein späterer Patient durch eine offensichtliche Fehlleistung auffällt. Er ist ein Mann mittleren Alters, mit Mittelscheitel, gediegen gekleidet, ohne einen steifen Eindruck zu machen.

Ähnliches gilt für seine Praxis, die geräumig und gut möbliert ist. Auffällig ist bereits bei der ersten Begegnung, dass der Analytiker sowohl in seinen Handlungen als auch im Gefühlsausdruck alles andere als abstinent ist (Abb. 19.3).

Er folgt dem Chemiker bis vor dessen Haustür, deutet die Fehlhandlung und übergibt ihm eine Visitenkarte. Auch während der Analyse geht er emotional mit, lehnt sich wiederholt über das Kopfende der Couch und wirkt von den eigenen Deutungen geradezu euphorisiert.

Hier spielen zwei wichtige zeitgebundene Aspekte eine Rolle: in der Anfangszeit der Psychoanalyse hatte die Abstinenz des Therapeuten bei weitem noch nicht denselben Stellenwert wie nach dem Zweiten Weltkrieg. Sexuelle Übergriffe etwa wurden bestenfalls als Ärgernis angesehen, das der psychoanalytischen Gesellschaft Schaden zufügte, das Problem der Übertragungsliebe und der Gegenübertragung wurde Mitte der 1920er-Jahre erst in den innersten Zirkeln der Schüler Freuds diskutiert. Manche Psychoanalytiker wie etwa Sandor Ferenczi vertraten zu dieser Zeit eine für heutige Verhältnisse ungewöhnlich »offensive«, keineswegs jedenfalls neutrale oder gar abstinente Umgangsform mit ihren Patienten.

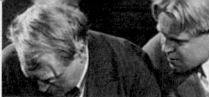

Mit dem Psychoanalytiker in *Geheimnisse einer Seele* betritt erstmals »Dr. Wonderful« die Filmbühne. Irving Schneider (1985) und die Brüder Glen und Krin Gabbard (1987) unterscheiden drei Typen von Filmpsychoanalytikern – »Dr. Evil«, »Dr. Wonderful« und »Dr. Dippy«. Komplettiert wird diese Typologie mit »Dr. Horny« (Greenberg 2000). In »Dr. Evil« verkörpert sich der böse Wissenschaftler, der sein Wissen ausnützt, um seine Patienten noch tiefer in den Wahnsinn zu treiben und der sie damit zu seinen willenlosen Werkzeugen macht oder ihnen ohne Rücksicht auf ihre eigentlichen Bedürfnisse Behandlungsmethoden aufzwingt, die mit Vorliebe schmerzhaft-intrusiver Natur sind (Herb 2012). Die Figur des »Dr. Evil« übte im deutschen Stummfilm eine starke Faszination auf die Filmeschaffenden aus (Kracauer). Die bedeutendsten Werke dazu sind *Das Cabinet des Dr. Caligar«* von Robert Wiene (1920) und *Dr. Mabuse, der Spieler* von Fritz Lang (1922). Während es zwischen 1930 und 1960 still um »Dr. Evil« wurde, schwang er sich nach 1970 mit den psychiatriekritischen Strömungen zu neuer Höchstform auf. Beispiele für den Missbrauch psychiatrischen/psychotherapeutischen Fachwissens (im Kino wird selten zwischen Psychiatrie, Psychologie und Psychotherapie exakt differenziert) sind Filme wie *Clockwork Orange* von Stanley Kubrick (1972), *The Manchurian Candidate* von Jonathan Demme (2004) und die *Bourne Trilogie* von Doug Liman (2002, 2004, 2007). Prominentester Vertreter des postmodernen »Dr. Evil« ist aber der hyperintelligente, psychopathische, menschenfressende Psychiater Hannibal Lecter in Filmen wie *Der rote Drache* (Regie: Michael Mann, USA 1986), *Das Schweigen der Lämmer* (Regie: Jonathan Demme, USA 1990) und *Hannibal* (Regie: Ridley Scott, USA 2000). Noch vor »Dr. Wonderful«, etwa zeitgleich mit »Dr. Evil«, taucht der närrisch-unfähige »Dr. Dippy« im Film auf – erstmals vermutlich in *Dr. Dippy's Sanatorium* (USA 1906) –, um in periodischen Abständen in Filmen *wie The Dream Team* (Howard Zieff, USA 1989) oder *Analyze this* (Harold Ramis, USA 1999) für Heiterkeit zu sorgen. Er ist häufig bemüht, ziemlich abgedreht und völlig verrückt, verursacht Chaos und schadet letztlich oft seinen Patienten, manchmal auch sich selbst. Relativ spät wurde mit »Dr. Horny« die Gefahr thematisiert, die von der psychischen und körperlichen Nähe zwischen Analytiker und Analysand und dem Sexualdiskurs der Psychoanalyse ausgeht, der für eine erotisch aufgeladene Atmosphäre sorgt. »Dr. Horny« verführt und lässt sich verführen, manchmal ist er/sie aktiv, manchmal lässt er/sie es mit sich geschehen. Als Beispiel seien hier *Spellbound* von Alfred Hitchcock (USA, 1945) und *Final Analysis* von Phil Joanou (USA, 1992) angeführt.

Doch zurück zu »Dr. Wonderful«, der zwischen 1930 und 1960 das filmische Bild des Psychoanalytikers dominierte. Dieser Typ wird von Schneider folgendermaßen charakterisiert:

> »Dr. Wonderful emerges as humane, concerned, earnest, selfless, modest, intense, but human, and almost always in touch with the patient's problem. He is wonderful at improvisation, in coming up with a clever manoeuvre or interpretation at just the right moment. He is especially adept at uncovering traumatic events, and thereby achieves instant cures ... He is always ready to ride to the rescue, and ... he does not seem to have a life outside the office. But if he had one, we know it would be ideal (Schneider 1985, S. 57).

Ein herausragendes spates Beispiel ist der Psychoanalytiker des traumatisierten jungen Mannes in *Ordinary People* von Robert Redford (USA 1980).

Es ist sicher kein Zufall, dass »Dr. Wonderful« gerade in *Geheimnisse einer Seele* seine Prämiere feierte. Erklärte Absicht der UFA war es, die Arbeitsweise der Psychoanalyse einem Laienpublikum näherzubringen. Dazu engagierte man mit Karl Abraham und Hanns Sachs zwei der bekanntesten Analytiker ihrer Zeit als Berater. Resultat war ein Filmpsychoanalytiker, der ein überzeugendes Gegengewicht zum dämonischen »Dr. Evil« und zum dümmlichen »Dr Dippy« darstellte und als Vorbild für viele spätere Filmschaffende diente.

Eine der letzten Sequenzen des Filmes zeigt übrigens Dr. Orth nach der erfolgreich beendeten Behandlung in stiller Zwiesprache mit einem Bildnis Sigmund Freuds, eine Einstellung, die angesichts der Turbulenzen um die Entstehungsgeschichte von *Geheimnisse einer Seele* an symbolischer Eindeutigkeit kaum überbietbar ist.

Literatur

Falzeder E, Hermanns Ludger M (Hrsg) (2009) Sigmund Freud/Karl Abraham: Briefwechsel 1907–1927, Band II: 1915-1925. Turia & Kant, Wien

Falzeder E, Peterson M, Brabant E (Hrsg.) (2004) Sigmund Freud – Ferenczi, Sándor (1984) Briefwechsel, 6 Bände, Bd. 3/2, 1925–1933. Böhlau, Wien

Ferenczi S, Rank O (1924) Entwicklungsziele der Psychoanalyse: Zur Wechselbeziehung zwischen Theorie und Praxis. Internationaler Psychoanalytischer Verlag, Leipzig

Fenichel O (2001, [1]1936) Probleme der psychoanalytischen Technik. Psychosozial-Verlag, Gießen

Freud (1999, [1]1900) Traumdeutung . Gesammelte Werke II/III. Fischer, Frankfurt a.M.

Freud S (1999, [1]1901) Psychopathologie des Alltagslebens . Gesammelte Werke IV. Fischer, Frankfurt a.M.

Freud S (1999, [1]1912) Zur Dynamik der Übertragung. Gesammelte Werke VIII. Fischer, Frankfurt a.M.

Freud S (1999, [1]1920) Jenseits des Lustprinzips(. Gesammelte Werke XIII. Fischer, Frankfurt a.M.

Freud S (1999, [1]1923) Das Ich und das Es . Gesammelte Werke XIII. Fischer, Frankfurt a.M.

Gabbard K, Gabbard G (1987) Psychiatry and the cinema. University Press, Chicago

Greenberg, HR (2000) A field guide to cinetherapy. Am J Psychoanal 60:429–439

Herb S (2012) Psychoanalytiker im Spielfilm. Mediale Darstellungen einer Profession. Psychosozial-Verlag, Gießen

Kracauer S (1987) Von Caligari bis Hitler. Suhrkamp, Frankfurt a.M.

Kreimeier K (1997) Trennungen. G.W. Pabst und seine Filme. In: Jacobsen W (Hrsg) G. W. Pabst. Argon, Berlin, 11–134.

Makari GJ (2011) Revolution der Seele. Die Geburt der Psychoanalyse. Psychosozial-Verlag, Gießen

Reich W (1927) Zur Technik der Deutung und der Widerstandsanalyse. Intern Z Psychoanal 13:36–46

Sachs H (1997) Psychoanalyse. Rätsel des Unbewussten. In: Jacobsen W (Hrsg) G. W. Pabst. Argon, Berlin, 175–184

Schneider I (1985) The psychiatrist in the movies. The first 50 years. In: Reppen J, Charney M (Hrsg) The psychoanalytic study of literature. Hillsdale, Analytic Press, 53–67

Originaltitel	Geheimnisse einer Seele: Ein psychoanalytischer Film
Erscheinungsjahr	1926
Land	Deutschland
Drehbuch	Colin Ross, Hans Neumann
Regie	Georg Wilhelm Pabst
Hauptdarsteller	Werner Krauß, Ruth Weyher, Jack Travor, Pawel Pawlow
Verfügbarkeit	Als DVD erhältlich

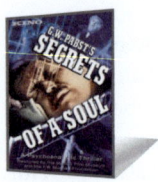

Kathleen Haack, Ekkehardt Kumbier

Der perfekte Therapeut

Handlung 296
Diskussion 301
Zusammenfassung 303
Literatur 305

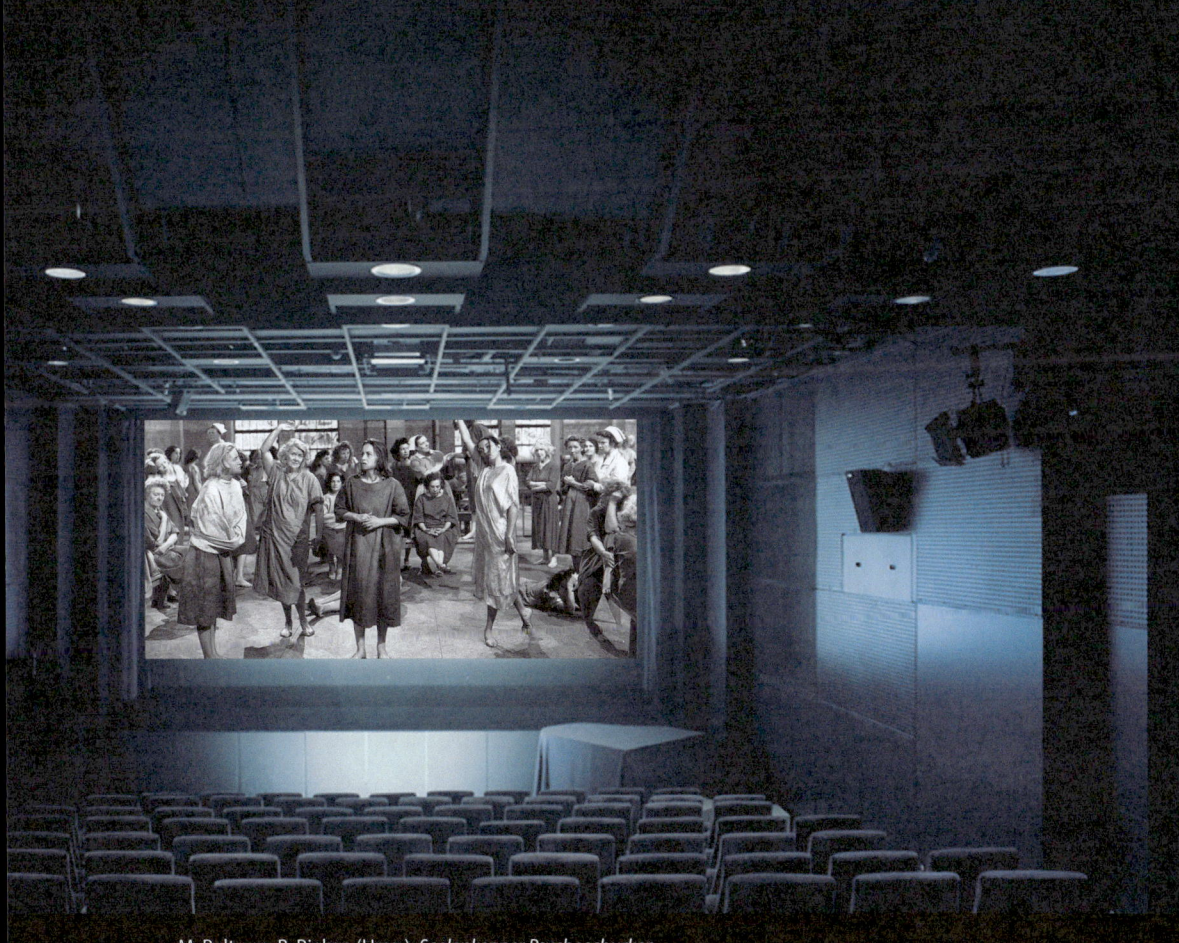

THE SNAKE PIT (US1948)

Picture from The Ronald Grant Archive

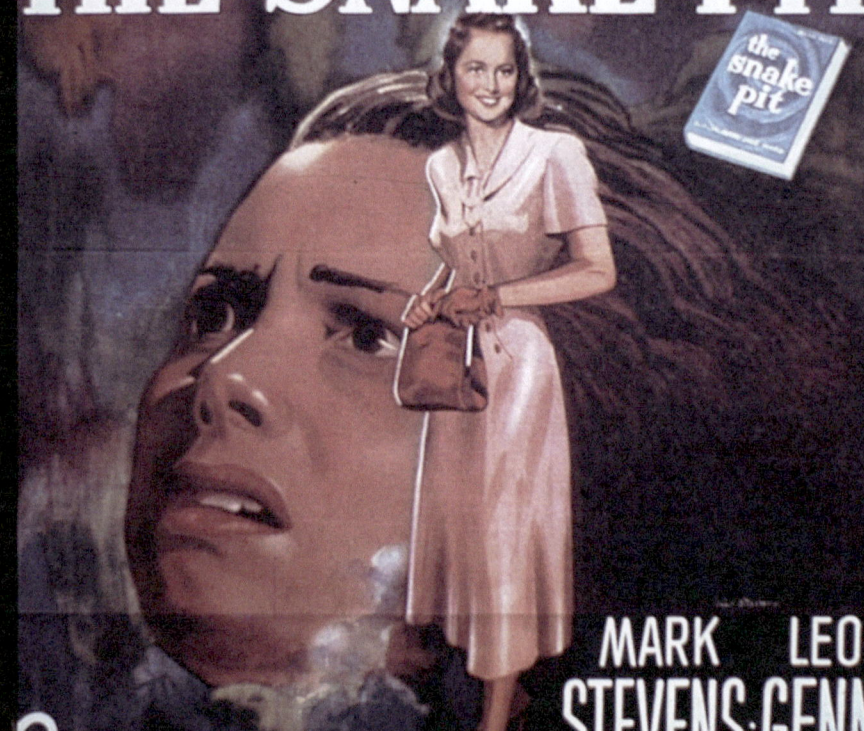

Filmplakat *The Snake Pit*.
Quelle: dpa Picture-Alliance GmbH, © Mary Evans Picture Library / picture-alliance.

The Snake Pit

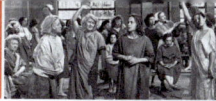

Den perfekten Therapeuten gibt es nicht? Von wegen: Es gibt ihn. Sein Name ist Doktor Mark Kik. Er ist Psychoanalytiker, auch offen für andere Therapien sowie Tag und Nacht für seine Patienten da. Er hört zu, klärt auf, ist immer freundlich. Sein Verhalten ist makellos, auch wenn er – um seiner Patienten willen – die Konfrontation mit Kollegen nicht scheut. Nun, zugegeben: Doktor Kik ist ein Filmpsychiater. Seine Figur beruht auf dem autobiografischen Roman *The Snake Pit* von Mary Jane Ward aus dem Jahr 1946 sowie der darauf basierenden gleichnamigen Verfilmung von 1948. Aber reine Fiktion ist er dennoch nicht. Der amerikanische Psychoanalytiker Gerard Stanislaus Chrzanowski, 1940 aus Europa emigriert und in den darauffolgenden Jahren im Rockland State Hospital in Orangeburg, N.Y. tätig, diente als dessen Vorbild (McCoubry 2000). Eine seiner Patientinnen war Ward.

Und obwohl der Film *The Snake Pit* nicht auf den Therapeuten und dessen Arbeit fokussiert, ist er es, der die Hoffnung hochhält, Hoffnung auf Besserung für psychisch kranke Patientinnen und Patienten, deren Anstaltsalltag nicht selten ein inhumaner, verstörender und streng strukturierter ist: ein Leben im Sog der Schlangengrube. Dabei besetzt die Metapher der Schlangengrube zwei Ebenen. Eine räumliche, nämlich den Ort (die Anstalt), in dem teilweise Schreckliches erfahren wird und der als Symbol – gleich der antiken und biblischen Überlieferung – all der erlebten Qualen und Peinigungen der Patienten steht:

> »In alten Zeiten warf man Wahnsinnige in Schlangengruben; man glaubte, daß das Grauen, das einem gesunden Menschen den Verstand rauben könnte, einen Wahnsinnigen vielleicht wieder zur Vernunft bringe.« (Ward 1974, S. 5).

Gleichzeitig fungiert die Schlangengrube als Gleichnis für eine seelische Notlage, als Durcheinander des Gefühlslebens, der Willens- und Verstandestätigkeit.

In solch einer prekären, unsicheren und sich auch bedingenden Situation begegnen wir der Protagonistin des Spielfilms, Virginia Stuart Cunningham – gespielt von Olivia de Havilland, deren schauspielerische Leistung in *The Snake Pit* als zeitlos bezeichnet werden kann. Sie spielt eine junge Frau, die an einer, vermutlich schizophrenen, Psychose[1] leidet und auf einer geschlossenen psychiatrischen Station untergebracht ist. Paradigmatisch folgt der Film ihrer Kranken- und Leidensgeschichte und deckt dabei die unerträglichen Zustände einer Massenverwahrung innerhalb des öffentlichen und permanent staatlich unterfinanzierten Systems Psychiatrie auf. Das war neu in Hollywood (◘ Abb. 20.1)

Bis dato stellte die psychiatrische Anstalt, insbesondere in den 1930er und 1940er Jahren durchaus ein wichtiges Handlungsmotiv dar, doch fernab jedweden Realismus'. Als Ort, in dem psychisch gesunde Menschen abgeschoben und damit zu Opfern werden, war sie insbesondere für den Thriller und Kriminalfilm von Bedeutung (z. B. »Possessed«, USA 1946; »The Return of the Whistler«, USA 1948). Dabei fungiert die Klinik nicht als öffentlicher Ort, sondern als Gefängnis oder Falle. Ein Entrinnen von innen ist nicht möglich, Hilfe kann nur von außen kommen. Mit *The Snake Pit* gelang eine neue, wirklichkeitsnahe, wenn auch verstörende Einsicht in das psychiatrische Anstaltsleben. Zugleich verweist der Film auf die angewendeten Behandlungsmethoden. Die realistische Darstellung rückte die

---

1 Der Begriff Schizophrenie wird sowohl in der Buchvorlage als auch im Film selbst nicht explizit erwähnt, ergibt sich aber aus der gezeigten Symptomatik.

verbesserungswürdigen Zustände ins Bewusstsein der Öffentlichkeit. Die Protagonistin findet in der Anstalt trotz aller Schrecken Unterstützung und Hilfe, insbesondere in Person von Dr. Kik – gespielt von dem damals eher unbekannten Leo Genn. Sie wird schließlich geheilt entlassen.

Handlung

💬 »Wissen Sie wo Sie sind Mrs. Cunningham?«

fragt eine männliche, beruhigend klingende Stimme. Das optische Pendant hingegen fehlt. Der Zuschauer sieht nur eine junge Frau, die auf einer Parkbank sitzt. Sie wirkt verloren. Ihr Äußeres mutet ein wenig vernachlässigt an. Schon bald wird deutlich, dass irgendetwas mit ihr nicht stimmt. Sie scheint verwirrt. Sie schaut sich mehrfach um, sie sucht nach dem Absender der männlichen Stimme und reagiert gereizt:

💬 »Es ist schwer, bei so vielen dummen Fragen höflich zu bleiben. Aber wer war das eben, und wo ist er hingekommen?«

Die Frau scheint sich in ihrem Umfeld nur schwer zurechtzufinden. Aus dem Hintergrund kommandiert eine Frauenstimme:

💬 »Schneller, schneller, einreihen bitte.«

Die junge Frau, die mit Virginia angesprochen wird, wird in die Reihe eilig herbeilaufender, verschüchternd wirkender Frauen hineingezogen. Das Sprechen wird ihnen verboten. In Zweierreihen marschieren sie auf ein Gebäude zu, hinter dessen großen Gittern ein paar Frauengestalten zu sehen sind, die ihre Köpfe teilweise durchstecken. Virginia, die die Situation nicht versteht, spekuliert gegenüber ihrer Nachbarin. Fast erleichtert stellt sie fest, dass es sich hierbei wohl um einen Zoobesuch handeln muss, um im nächsten Moment traurig hinzuzufügen, dass sie Zoos nicht besonders mag, da ihr die in Käfigen eingesperrten Tiere leid täten. Als die Frauen im Gebäude sind, werden die vergitterten Türen von Krankenschwestern verschlossen. Ihre lauten, kommandohaften Anweisungen erinnern eher an Gefängniswärterinnen, nur ihre Kleidung verrät ihre eigentliche Aufgabe. Aus dem Hintergrund[2] ruft eine Frauenstimme laut:

💬 »Die behandeln uns hier wie Verbrecher.«

Virginia bleibt bestürzt stehen. Jetzt, so scheint es, ergibt die ganze Situation Sinn. Sie ist in einem Gefängnis. Die erneut eingeblendeten Gitterstäbe sowie das Ab- und Aufschließen vergitterter Türen unterstützen diese Annahme. Aber warum nur?, fragt sich Virginia, wie kommt sie in ein Zuchthaus? In Panik will sie hinausrennen. Die herbeigeeilte Krankenschwester, Ms. Hart, versucht Ordnung in die Situation zu bringen. Zwei Männer im Anzug treten hinzu. Einen der beiden spricht die Schwester mit Herr Doktor an. Äußerlich deutet nichts darauf hin, kein Kittel, Stethoskop oder andere evidente Attribute. Virginia jedoch besteht darauf, dass er der Wärter des Zuchthauses ist. Ihre Anwesenheit erklärt sie auf Nachfrage damit, dass sie als Schriftstellerin eine Novelle über Verbrecher schreibe und

---

2 Der »*off-screen voice*«, bei der die Stimme in raumzeitlicher Relation zum Gezeigten steht und durch einen Kameraschwenk sichtbar wäre, aber nicht gezeigt wird, ist ein häufig verwendetes Stilmittel im Film, das das Durcheinander in der überbelegten Anstalt unterstreicht.

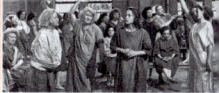

die Inhaftierten zunächst studieren müsse. Der zweite Mann tritt hinzu. Es ist Virginias Ehemann Robert. Auch ihn erkennt sie nicht. Von der Schwester, Ms. Hart, wird sie schließlich auf die Station geführt.

Der Zuschauer ist nun in die Geschichte und deren Hauptfiguren eingeführt und versteht den raumzeitlichen Horizont der Handlung. Es besteht kaum mehr ein Zweifel: Wir befinden uns in einer großen psychiatrischen Anstalt, dem Juniper Hill State Mental Hospital, eine Institution, in der man selbst besser nicht untergebracht sein möchte.

In der nun folgenden Sequenz erzählt der Ehemann, Robert Cunningham, dem Arzt in Rückblenden über die Beziehung zu seiner Frau, ihr Kennenlernen in Chicago, die gemeinsame Begeisterung für klassische Musik und Konzertbesuche. Sie sind ein ganz normales glückliches junges Paar der amerikanischen Mittelschicht, reden über ihre gemeinsamen privaten und beruflichen Interessen; sie ist Schriftstellerin, er bei einem Verlag tätig. Über sich selbst und ihre Familie, so Robert, habe sie hingegen nie gesprochen:

 »Und immer hatte ich das Gefühl, dass sie mich braucht. Sie war wie ein Kind, das Schutz sucht.«

An einem Tag im Mai schließlich endet die Beziehung abrupt. Virginia, die den ganzen Tag schon unruhig war, rennt mitten im Gespräch mit Robert davon. Er kann sie nicht aufhalten. Auch seine Suche nach ihr bleibt erfolglos. Erst in New York – Robert ist aufgrund besserer Berufsperspektiven dorthin verzogen – treffen die Beiden erneut aufeinander. Es ist ein freundliches Wiedersehen, ohne jedwede Vorwürfe. Auch hier verbringen sie viel Zeit miteinander und beschließen zu heiraten. Wenig später, wieder ist es Mai, wird Virginia erneut unruhig, sie hat Schlafstörungen. Am 12. des Monats eskaliert die Situation. Sie verschließt sich vor der Realität, besteht darauf, einen schönen milden Novembertag zu haben und von ihrem Mann, der erklärt, es sei aber Mai, belogen zu werden. Auf seinen Vorhalt, dass er sie nicht belüge, da er sie schließlich liebe, reagiert Virginia völlig panisch und schreit:

»Liebe? Du kannst mich nicht zwingen dich zu lieben. Du kannst mich nicht zwingen, dir zu gehören … Ich kann niemanden lieben. Ich kann nicht. Nein.«

Der Film blendet zurück in die Gegenwart.

Dr. Kik bittet Robert Cunningham um das Einverständnis, bei seiner Frau eine Schockbehandlung durchführen zu können, um so den Ausgangspunkt der Krankheit zu ermitteln. Auf dessen Bedenken hin erwidert der Arzt, dass eine solche Behandlung der schnellste Weg sei, »in Kontakt mit dem bestehenden Unterbewusstsein« zu gelangen. Auch wenn es andere Möglichkeiten gebe, sei an einer staatlichen Einrichtung weder das Geld noch die Zeit dafür vorhanden. Die Elektrokonvulsionsbehandlung ist somit das Mittel der Wahl.

Und: »Wer ist die Nächste?«, fragt eine der weiblichen Kommandostimmen. Virginia ist es. Mehrere Frauen sitzen nach vorn gebeugt und sichtlich verängstigt auf einer Bank nebeneinander, im Hintergrund ein Stöhnen. Auch Virginias Körperhaltung zeigt eine deutliche Beklommenheit. Sie möchte weg:

 »Ich hab Angst, sie tun mir weh.«

Im Hintergrund vernimmt man die lauten Anweisungen der Schwestern: »Ich hab gesagt, sie sollen sich da drauf legen!« Der Elektrokonvulsions-(EKT-)Apparat rückt ins Blickfeld. Er verängstigt Virginia zusätzlich. Selbst die freundliche Stimme von Dr. Kik kann sie nicht beruhigen. Sie ist überzeugt davon getötet zu werden. War ihr Verbrechen denn so groß, und werden sie es wagen, sie ohne Gerichtsverhandlung umzubringen, überlegt sie. Im gleichen Moment wird der EKT-Apparat eingeschaltet, musikalisch unterstützt durch dissonante Akkorde von Trommeln und Streichern, die akustisch anheben und bedrohlich wirken. Und obwohl der Zuschauer den Behandlungsvorgang selbst gar nicht sieht, weiß er um den schweren Eingriff. Die bewusstlose Virginia wird hinausgeschoben.

Die hart aufschlagenden Buchstabenbügel einer Schreibmaschine geben nun genauere Auskunft. Der Zuschauer erhält Einblicke in Virginias Krankenakte: Nach der ersten Schockbehandlung am 9. Oktober 1947 ist die 24-jährige Patientin nach wie vor verwirrt und desorientiert. Es mangelt an Einsicht und Urteilsvermögen. Leichte Verbesserungen werden nach der vierten Behandlung vermerkt: Die Patientin sei zwar aufgeweckter, jedoch noch immer verwirrt. Dennoch: Erste Erfolge sind zu verzeichnen.

Ein riesiger Schlafsaal wird eingeblendet, dicht aneinander steht Bett an Bett. Leises Wimmern von Weinenden ist zu hören. Eine weibliche, ein wenig gebrochene Stimme sagt, dass sie nun kein Fieber mehr habe und nach Hause möchte. Virginia beobachtet das ganze Geschehen. Dr. Kik geht gemeinsam mit der Krankenschwester Ms. Hart durch die langen Reihen. Die weibliche Stimme erhält ein Gesicht, auch bei ihr fließen Tränen. Kik beruhigt die Frau, die dankbar die menschliche Zuneigung des Arztes annimmt:

> »Danke Doktor. Wenn sie mir etwas erklären, dann ist es halb so schlimm. Es tut gut, sich bei Ihnen auszusprechen.«

Virginia spricht den Psychiater an und erfährt, dass sie bereits seit fünf Monaten in der Anstalt untergebracht ist. Sie kann sich jedoch kaum erinnern. Dr. Kik versichert, dass es ihr schon deutlich besser gehe, und tatsächlich wirkt sie offener und sich ihrer Situation besser bewusst. Sie weiß nun, dass sie eine von den vielen Patientinnen hier im Raum ist, mit denen »irgendetwas nicht stimmt«.

Nun lässt Kik aufgrund des besseren psychischen Zustandes von Virginia die Schockbehandlungen beenden und führt fortan Einzelgespräche mit ihr. Er konfrontiert sie mit ihrer nebulösen Vergangenheit:

> »Wir beide wissen, dass es einen Grund geben muss, aus dem sie eine bestimmte Zeit zu vergessen suchen und behaupten, es sei November statt Mai.«

Verzweifelt rennt Virginia im Zimmer auf und ab, sie ist emotional sichtlich aufgewühlt. Mit dem, was sie vergessen will unbewusst konfrontiert, geht nun auch Virginia in die Offensive. Sie fragt, warum Kik so nett zu ihr sei, das erscheint ihr völlig unverständlich. Er antwortet, dass er ihr helfen und in ihr das Gefühl wecken möchte, dass sie hier niemand bestraft. Gleich der Situation mit ihrem Mann Robert am 12. Mai, die dazu führte, dass sie in die Anstalt kam, reagiert sie gereizt und schreit den Arzt an:

> »Sie wollen mich ja nur zwingen, Sie zu lieben. Ich kann niemanden lieben, ich kann nicht lieben.«

Kik jedoch hakt nach. Erschöpft und dennoch erleichtert verlässt sie sein Büro.

Die Fortschritte Virginias führen im Ärztekollegium zu der Überzeugung, sie baldmöglichst zu entlassen – nicht zuletzt aus finanziellen Erwägungen. Kik jedoch widerspricht. Die Ursachen der Erkrankung seien noch nicht geklärt. So werde seine Patientin wohl nie geheilt werden. Von seinen Kollegen wird er daraufhin nur belächelt:

> »Merkwürdig! Für Sie ist jeder Fall der eine, für uns ein Fall von tausend.«

Die Zahlen diktieren die Erfordernisse, sie sprechen eine ganz eigene Sprache: Es wird dringend Platz benötigt. In dem für 255 Menschen konzipierten Haupthaus sind mehr als 700 Menschen untergebracht. Die Nachfrage nach weiteren Aufnahmen ist groß.

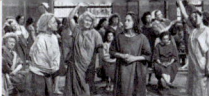

🗨 »Bei uns fehlt alles ... Wir haben nichts, bloß Patienten«,

resümiert der Klinikdirektor und fordert seine Kollegin auf, die Entlassung voranzutreiben. Eine Möglichkeit bleibt Dr. Kik. Mittels einer Narkosynthese[3] (wohl eine Sodium-Amytal-Injektion; Braunmühl 1950) versucht er medikamentös, einen veränderten Bewusstseinszustand bei Virginia zu erreichen, um so noch tiefer in ihr Unterbewusstsein vorzudringen. Der Schleier beginnt sich zu lüften.

Mithilfe von filmischen Mitteln wie Flashbacks und Voice-over-Narration werden Gegenwart und Vergangenheit verknüpft. Rückblende: Ein regnerischer Abend. Virginia bereitet sich zum Ausgehen vor. Es klingelt. An der Tür wartet ein Mann namens Gordon, der Freund Virginias. Die beiden fahren mit dem Auto durch die regnerische dunkle Nacht. Eher nebenbei erwähnt Gordon, dass die beiden ja nun, da seine Schwester heiratet und sie und die Mutter das Haus verlassen werden, ebenfalls heiraten könnten. Er erweckt den Eindruck eines pragmatisch denkenden Mannes, dessen Leben von Regeln bestimmt wird. Für ihn scheint an der künftigen Verbindung kein Zweifel zu bestehen. Ihr Gesicht hingegen spricht eine ganz andere Sprache. Mit weit aufgerissenen Augen und ängstlich zitternd, bittet sie ihren Partner umzukehren, sie sei krank. Auf dem Rückweg verunglücken die beiden, Gordon überlebt den Unfall nicht. Sie fühlt sich für seinen Tod verantwortlich. Hätte sie ihn nur lieben können, hätten sie nicht umkehren müssen. Hätte sie nur ...

In der Anstalt steht die Prüfung über die Entlassung Virginias bevor. Sie wird zum Desaster. Alptraumhaft sieht man Virginia bei dem Versuch, sich vor dem Abrutschen in die tosenden, sich hoch auftürmenden Wellen eines vom Sturm gepeitschten tobenden Meeres zu retten. Ein Absturz in die Tiefe wäre der sichere Tod. Sie schreit, schreit verzweifelt nach Hilfe. Doch Virginia hängt an keiner Klippe, es ist ein Badewannenrand. Immer wieder wird sie von einer Schwester hineingedrückt. Das »Dauerbad« erlebt sie als unmittelbare Todesgefahr. Und der Zuschauer? Er weiß nun, dass es Virginia nicht geschafft hat, sie wurde nicht entlassen. Im Gegenteil: Der tiefe Abgrund unter ihr steht als Metapher für ihr schweres Rezidiv. Ins Bodenlose ist sie gefallen. Virginia ist wieder auf Station 12, der geschlossenen, wo nur die allerschwersten Fälle untergebracht sind. Ihr Weg zurück auf die »Entlassungsstation« 1 wird ein langwieriger, entbehrungsreicher und auch schmerzvoller werden.

Unterstützung erhält sie von ihrem Mann und natürlich von Dr. Kik. Noch tiefer erforscht er Virginias Unterbewusstsein und erfährt schließlich, dass sie sich auch am Tod des Vaters, dem sie als Kind – so glaubt sie – ihre Liebe entzogen hatte, mitschuldig fühlt. Gordon, ihr erster Partner, fungierte als Vaterersatz. Er war ihm sowohl äußerlich als auch in seinen Charaktereigenschaften sehr ähnlich. Als Ehemann kam er somit nicht infrage. Doch trotz dieser neuen Erkenntnisse folgt Virginias Kranken- und Genesungsverlauf keinem geraden Weg. Obwohl sie es auf Station 1 schafft, geordnet und motiviert ihrer Entlassung entgegensieht, kommt ihre Erkrankung immer wieder zum Ausbruch. Sie wird in ihrer Genesung zurückgeworfen und wird wieder auf eine andere Abteilung verlegt.

In einer der wirkmächtigsten und beeindruckendsten Szenen des Films sitzt Virginia, der zuvor die Zwangsjacke abgenommen wurde, auf einer Bank in einem großen Raum mit vergitterten Fenstern. Sie ist ganz ruhig, um sie herum sind zahlreiche Frauen, tanzend, schreiend, zeternd, kniend, betend, weinend, vor sich hin murmelnd, starrend, lachend, Reden skandierend, streitend. Die meisten laufen mit nackten Füßen auf und ab, sie tragen eine sackähnliche Anstaltskleidung. Sie sind der Welt entrückt, sie sind »ver-rückt« und leben in einem eigenen, verschlungenen Kosmos. Zum ersten und einzigen Mal erfährt der Zuschauer nicht die sonst so wichtige, über den Stand und den potenziellen Ausgang der Erkrankung entscheidende Stationsnummer. Hier ist der Ort für all die gestrandeten schwer kranken Seelen, ein Ort, der überall auf der Welt sein könnte (🎞 Abb. 20.2).

---

3 Die Narkosynthese wurde vor allem bei traumatisierten Soldaten während und nach dem Zweiten Weltkrieg angewendet, um medikamentös einen sedierenden Effekt und ein Sprechbedürfnis hervorzurufen und somit psychotherapeutisch intervenieren zu können. Im nachfolgend genannten Dokumentarfilm »Let There be Light« (1946) wird ein solches Verfahren gezeigt.

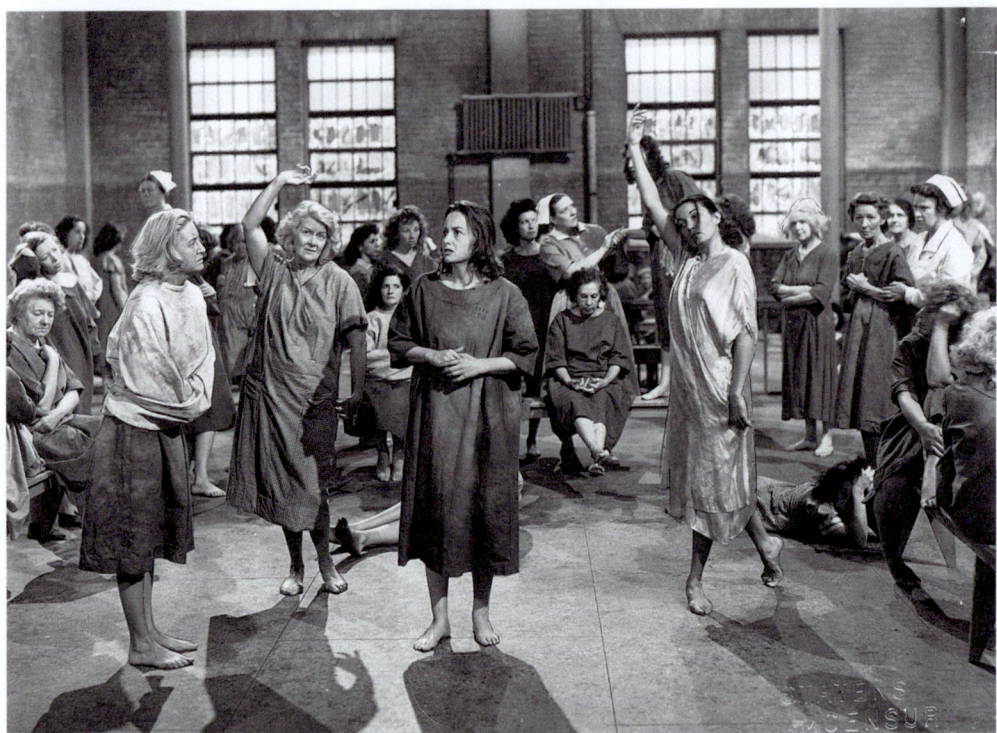

◾ **Abb. 20.2** Virginia inmitten der »Schlangengrube«. Quelle: dpa Picture-Alliance GmbH. © Mary Evans Picture Library / picture-alliance.

Die Kamera entfernt sich nach oben, hinaus aus dem wimmelnden Durcheinander. Aus der Vogelperspektive sieht der Zuschauer in eine Grube hinab. Einzelne Menschen sind nicht mehr zu erkennen, lediglich ein Wirrwarr sich bewegender Körper. Und Virginia, die doch eigentlich mittendrin ist? Sie hat das Gefühl, gleichzeitig von einem hohen Berg auf sie hinab zu schauen.

> »Der Platz erschien mir wie ein großes, tiefes Loch. Und die Menschen darin wie sonderbare Tiere, … ja wie Schlangen. Und mich warf man dazwischen … Es war wie in einer Schlangengrube.«

Diese Erkenntnis, die sie im Gespräch Dr. Kik mitteilt, ist der Schlüssel zu ihrer Genesung. Sie erinnert sich an die Legende, nach der man psychisch Kranke in eine Schlangengrube warf, damit der Schrecken und die Angst sie zurück zur Vernunft bringen sollten. Sie kann nun auch akzeptieren, was der Arzt ihr über die lang zurückliegenden Ursachen ihrer Krankheit erzählt: das kleine Mädchen, das nicht genügend Zuneigung von ihrer Mutter erhielt und ihre ganze Liebe auf den Vater fokussierte, dessen früher Tod sie zutiefst erschütterte. Hinzu kam der Tod Gordons, für den sie sich, ähnlich wie bei ihrem Vater, mitverantwortlich fühlte. Die über Jahre unterdrückten Schuldgefühle brechen sich in Form einer psychischen Erkrankung Bahn. Virginia beginnt zu verstehen. Der Weg zurück ins Leben ist nun geebnet, schon bald kann sie die Anstalt verlassen. Bei ihrem Abschied rät sie einer Mitpatientin (◾ Abb. 20.3):

> »Hab Vertrauen zu Deinem Arzt. Sprich mit ihm, dann wird er Dir auch helfen können.«

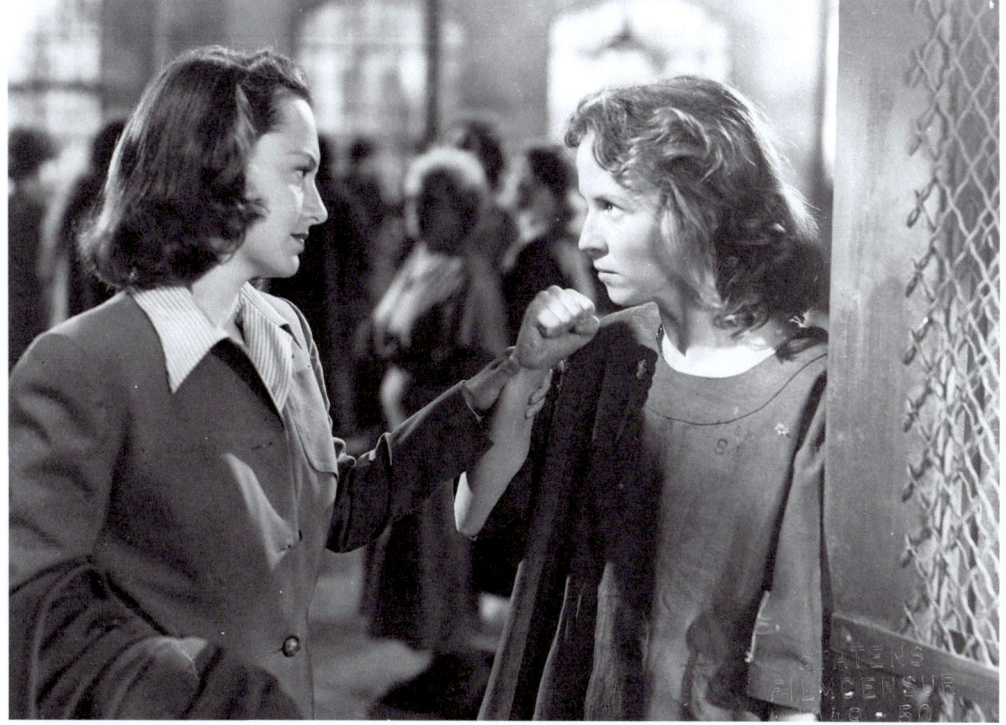

Abb. 20.3 Virginia empfiehlt vor ihrer Entlassung einer Mitpatientin, dem Arzt gegenüber offen zu sein und mit ihm über ihre Probleme zu sprechen. Quelle: dpa Picture-Alliance GmbH. © Mary Evans Picture Library / picture-alliance.

Diskussion

Hollywood meets reality – Gesellschaftspolitischer Hintergrund und Wirkung

Bereits während des Zweiten Weltkriegs zeichnete sich im amerikanischen Kino die Tendenz ab, realistische Stoffe auf die Leinwand zu bringen. Am bekanntesten ist wohl der 1940 erschiene Spielfilm »Früchte des Zorns« nach der Romanvorlage von John Steinbeck und unter der Regie von John Ford, der gesellschaftlich bedingte Ungerechtigkeiten zwischen den einzelnen Schichten der amerikanischen Bevölkerung anprangert (Decker 2003). Ab Mitte der 1940er-Jahre verstummten jedoch zunehmend sozialkritische Stimmen, vor allem infolge der »Hexenjagd« des Komitees für unamerikanische Umtriebe (HUAC), von der auch viele Filmschaffende betroffen waren. Ihnen wurde kommunistische Propaganda vorgeworfen. Doch das Interesse an gesellschaftlich realistischen Themen blieb, sodass sich eine Wahrnehmungsverschiebung des Sozialen im amerikanischen Film beobachten lässt. Der Fokus verlagerte sich auf die Ausdifferenzierung des Subjekts innerhalb seiner erfahrbaren geschichtlichen Individualität und führte zu einem verstärkten Interesse an psychophysischen Vorgängen. Die Figuren erlaubten nun »größere Spielräume für Differenz und Abweichung« (Decker 2003, S. 438). Diskriminierungen als Motiv des Filmes gewannen an Bedeutung. Das Sozialdrama avancierte zum Psychodrama. Insofern erscheint *The Snake Pit* einerseits als konsequente Umsetzung einer seit Mitte der 1940er-Jahre im amerikanischen Film einsetzenden Entwicklung, bei der die Überwindung von seelischen Verletzungen eines Individuums eine Möglichkeit zur Erlangung der Unabhängigkeit sowie der gesellschaftlichen Teilhabe und Entfaltung darstellt. Andererseits war die Beschreibung einer staatlichen psychiatrischen Anstalt und die damit verbundene heftige Kritik an der Massenverwahrung psychisch kranker Patienten unter haltlosen Zuständen im Film keineswegs ein selbstverständlicher und naheliegender Plot. Zwei Jahre zuvor war der unter der Regie von John Houston entstandene Dokumentarfilm »Let There be Light« (USA 1946) von den amerikanischen Zensurbehörden für die Öffentlichkeit verboten worden. Die US-Regierung tabuisierte die verstörend realistische Schilderung der psychischen Probleme von Kriegsveteranen, obwohl der Film ein Plädoyer für einen offenen Umgang mit der Psychiatrie darstellte – nicht zuletzt vor dem Hintergrund der zahlreichen im Zweiten Weltkrieg traumatisierten Soldaten, deren psychische Erkrankungen eigentlich entstigmatisiert werden sollten. Und auch die Verbote und Zensurauflagen, denen sich *The Snake Pit* in Großbritannien[4] und anderen westeuropäischen Ländern unterordnen musste, zeigen die geringe Bereitschaft, sich staatlicherseits mit der Institution Psychiatrie öffentlich auseinander setzen zu wollen. Insofern ist der Film, trotz zweifelsohne vorhandener Schwächen, ein mutiges und wichtiges künstlerisches Zeitdokument, das Reformen in psychiatrischen Einrichtungen in den USA anschob:

> »This movie … broke the log jam. There was an immediate outcry … It was astonishing how quickly changes came all over the country, and they were radical … Meaningful changes were made in at least twenty states in the years 1949–1951, changes that had been shuffled to the back burner for years, even decades before the movie came out.« (Clooney 2003, S. 143 f.).

Und auch in der Bundesrepublik Deutschland entbrannte bald eine Debatte um Wirkung und Realitätsnähe. Auch hier gab der Film, ähnlich wie zuvor in Großbritannien, den Anstoß zu Reportagen über den Anstaltsalltag von Patienten in psychiatrischen Einrichtungen (Noack 2006, S. 315). Die Standesvertretung der Nervenärzte soll laut der *Zeit* Protest gegen die Vorführung erhoben haben (o. A. 1950). Von Braunmühl etwa skandierte unter der Überschrift »Gefährliche ›Schlangengrube‹«, dass es entschieden zu verneinen sei, dass der Film

> »einen richtigen Einblick in eine Heilanstalt und die in ihr zu lösenden ärztlichen und pflegerischen Aufgaben vermittelt« (Braunmühl 1950, S. 580).

Die meisten seiner Kollegen schlossen sich dieser Meinung an (Noack 2006; Faulstich 2003). Die Aussage von Julius Jungbluth, Leiter der privat geführten Grunewaldklinik in Westberlin, dass die Darstellung zu realistisch sei, dürfte eine Ausnahme gewesen sein (Noack 2006, S. 314).[5] Fest steht, *The Snake Pit* traf den Nerv der Zeit. Er markiert einen entscheidenden Wendepunkt in der Darstellung der Anstaltspsychiatrie, ohne jedoch hoffnungslos zu wirken. Daraus erwächst die Dynamik des Filmes. Sie ergibt sich aus der Polarität der Darstellung der unhaltbaren, teilweise menschenunwürdigen Verhältnisse im psychiatrischen Großkrankenhaus gegenüber der an eben diesem identischen Ort möglichen menschenwürdigen, intensiven und guten therapeutischen Betreuung; gepaart mit der Erkenntnis, dass es jeden treffen kann.

---

4   In Großbritannien sollte der Film zunächst gar nicht gezeigt werden, was Regisseur Anatole Litvak jedoch abwenden konnte. So kam eine deutlich geschnittene Version in die Kinos, und selbst bei dieser war die Diskussion, ob der Film überhaupt aufgeführt werden sollte, eine kontrovers geführte. So titelte etwa die Sunday Times »Ein gefährlicher Film«, die Daily Mail schrieb: »Führt Snake pit auf – ja, ja, ja!« (zit. nach o. A. 1949).
5   Zu den durchaus dramatischen Zuständen im ersten Jahrzehnt nach dem Zweiten Weltkrieg in Deutschland vgl. Faulstich 2003.

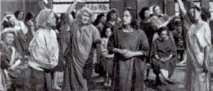

Zusammenfassung

Der Psychotherapeut als Freudianer und »Freund der Menschheit«

Dr. Kik stellt zweifelsohne ein ärztliches Ideal dar, quasi den Gegenpol zur Schlangengrube:

> »Hier wird der Arzt als das gezeigt, was er wirklich ist: als der Freund der Menschheit« (zit. nach Noack 2006, S. 313],

heißt es in der Vorankündigung des Filmes. Er ist empathisch, voller Geduld, verständig und vernünftig. Dr. Kik verkörpert eine frische junge Generation von Medizinern, die gegenüber neuen Therapieverfahren – in diesem Fall der Psychoanalyse – aufgeschlossen ist. Sein beinahe schon übermenschliches Engagement für seine Patientinnen wirkt niemals heldenhaft überhöht. Dies ist vor allem Leo Genns ruhigem Spiel, der in Vorbereitung auf seine Rolle Dr. Chrzanowski konsultierte, zu verdanken (McCoubry 2000). Auch der Zuschauer »braucht«, gleich der Patientinnen im Film, den mitfühlenden Therapeuten als Ruhepol und Hoffnungsträger in einer ansonsten trostlosen Anstaltswelt, in der die Mehrzahl des Pflegepersonals und der Ärzte lediglich den Wahnsinn verwaltet und sich auf möglichst reibungslose Abläufe konzentriert. Dr. Kik ist anders; er ist kommunikativ und lösungsorientiert im Sinne der Patientinnen, auch wenn er sich den Zwängen einer beständig unterfinanzierten und häufig nur verwaltenden Psychiatrie kaum entziehen kann. Umso wichtiger ist sein persönlicher Einsatz. Das macht ihn authentisch und sympathisch. Und es weckt vor allem die Zuversicht auf eine mögliche Heilung, was auch das primäre Anliegen des Regisseurs Litvak war:

> »to reassure people that mental disorder is an illness which can be cured« (zit. nach Fishbein 1998, S. 137).

Dies ist ein Grund, warum der Film bis heute »funktioniert«. Selbst bei den martialisch anmutenden Behandlungsmethoden wie der Elektrokonvulsionstherapie und dem Dauerbad unterstützt der Therapeut mit seiner Anwesenheit nicht nur den Genesungsprozess, er autorisiert damit auch deren Einsatz. Die Behandlungen erscheinen weniger repressiv und inhuman. Sie sind notwendige Schritte, den Weg ins Innere der Patientin zu ebnen, um der Ursache der Krankheit psychoanalytisch – dem hier propagierten therapeutischen aber auch langwierigen Königsweg – auf die Spur zu kommen (Brandell 2004, S. 7).[6] Dabei handelt es sich um eine filmisch popularisierte Variante der Psychoanalyse[7], die für den amerikanischen Film spätestens seit Beginn der 1940er-Jahre an Bedeutung gewann:

> »writers in the early forties, many of them in psychoanalysis, developed their characters and plots along Freudian lines« (Leff und Simmons 2001, S. 131].

---

6 Die Anwendung verschiedener somatischer und psychotherapeutischer (hier psychoanalytischer) Therapieverfahren bei (wahrscheinlich vorliegender) »Psychose« ist bemerkenswert und wurde im klinischen Alltag sicherlich nicht in diesem Umfang angewendet. Der Film aber kann damit einen Einblick in die Palette der therapeutischen Möglichkeiten der Zeit gewähren. Zudem soll – was selbst in den USA, wo der Einfluss der Psychoanalyse immer stärker wurde, noch ungewöhnlich in den 1940er-Jahren war – der für Dr. Kik vorbildgebende Arzt Dr. Chrzanowski tatsächlich psychoanalytische Verfahren bei schizophrenen Patienten angewendet haben (McCoubry 2000).

7 Der Begriff der »popularised version of psychoanalysis« wurde ursprünglich von Frank Krutnik bzgl. des »film noir« geprägt, lässt sich aber auch auf Filme, die sich im unmittelbaren psychiatrischen Umfeld bewegen, anwenden, wie etwa Hitchcocks »Spellbound« (USA 1945) oder eben The Snake Pit (Krutnik 1991, S. 45).

Litvak selbst war ein Verfechter der klassischen Psychoanalyse. Nachdem er die Filmrechte für *The Snake Pit* erworben hatte, musste er einen Produzenten für den doch eher »sperrigen Stoff« finden. Mit Darryl F. Zanuck, Mitbegründer eines der wichtigsten amerikanischen Filmstudios, die 20th Century Fox, glaubte er, dies getan zu haben. Aber selbst der für soziale Sujets offene Zanuck reagierte zurückhaltend und willigte nur unter dem Vorbehalt ein, die Geschichte »verfilmbar« umzuschreiben (Clooney 2003). Dies bedeutete zum einen den Wechsel der Erzählperspektive. Die betont subjektive Ich-Erzählung des Buches geht zwar nicht verloren, tritt jedoch zugunsten des psychiatrischen Expertenblicks in den Hintergrund. Dies sollte eine größere Objektivität, Professionalität und Wissenschaftlichkeit bei der Darstellung psychiatrischer Erkrankungen gewährleisten (Fishbein 1998). Zum anderen – und dies lässt sich beinahe schon als dem Zeitgeist geschuldete Notwendigkeit interpretieren – erfolgte eine Konversion des Stoffes in eine psychoanalytisch interpretierbare Fallgeschichte. Sie lässt den Therapeuten zum »freudianischen Detektiv« werden, der den Fall schließlich ergründen und aufklären kann. So entspringen die Erkenntnisse um die Genese der Erkrankung weniger der Patientin selbst, als einem formelhaften, filmisch angepassten und auf der klassischen psychoanalytischen Theorie basierenden Bericht, den Virginia von ihrem Arzt gelehrt bekommt. Das Bild Sigmund Freuds an der Wand und die obligate Couch tun ein Übriges. Trotz der beratenden Unterstützung namhafter Psychiater wie Carl Binger, Moses Ralph Kaufman, Sidney Loseef Tamarin sowie Alma Margaret Comer erscheint die Darstellung der Kindheitserlebnisse der Protagonistin allzu schemenhaft und ist zu Recht kritisiert worden (Fishbein 1998, S. 143). Tatsächlich erscheint Virginias Geschichte nicht aus dem Leben gegriffen, sondern den Studien zur Hysterie von Freud und Breuer (1895) entnommen: Die Benennung und Auflösung verdrängter Traumata als Ursache der elterlich-sexuellen Gewalt gegen das Kind, die triebhafte Phantasie des Kindes gegen die Eltern, gepaart mit dem ödipalen Komplex, dass die Tochter den Vater heiraten möchte und sich ihre Partner nach dessen Abbild und Eigenschaften aussucht. Das Konzept erscheint allzu simpel, und es ist Decker beizupflichten, dass es sich hierbei um eine einfache Erzähl- und Rätselstruktur handelt, die sich uneingeschränkt auflösen lässt:

> »Magische Handlungen und Wendungen, für die es in der Erzähllogik des Films zunächst keine Erklärung gibt, werden mit einem [psychoanalytischen] Glossar versehen, das die Widersprüche im Sinn ödipaler Kausalitäten zu rationalisieren sucht« (Decker 2003, S. 452; Ergänzung der Autoren).

Mit Sicherheit ist das eine Schwäche des Films. Den Sympathien gegenüber den Protagonisten tut dies jedoch kaum Abbruch. Dr. Kik bleibt der einfühlsame und vertrauenswürdige Arzt, der Virginia eine stations- und therapieübergreifende Kontinuität gewährt und somit ihre Genesung bewerkstelligt.

Noch heute kann man sich der Kritik in der New York Times anschließen, *The Snake Pit* »is a mature emotional drama on a rare and pregnant theme« (Crowther 1948). Das Engagement aller Beteiligten, die im Vorfeld über Monate verschiedene psychiatrische Einrichtungen konsultierten, mit Patienten und Ärzten sprachen, zeigt deren enorme Bereitschaft, sich der schwierigen aber wichtigen Thematik anzunehmen und auf der Leinwand adäquat umsetzen zu wollen. Der Film mit seiner realistisch kritischen Sichtweise und zugleich zuversichtlichen Grundhaltung kann als eine Ausnahme in jener Zeit und darüber hinaus gelten.

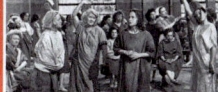

Literatur

Brandell JR (Hrsg) (2004) Celluloid Couches, Cinematic Clients: Psychoanalysis and Psychotherapy in the Movies. State University of New York Press, New York

Braunmühl A von (1950) Gefährliche »Schlangengrube«. Frankfurter Hefte 5:580–582

Clooney N (2003) The movies that changed us. Reflection on the Screen. Atria, New York

Crowther B (1948) The snake pit. Snake pit, study of mental ills based on Mary Jane Ward's novel, opens at Rivoli. NY Times, 5 November 1948

Decker C (2003) Hollywoods kritischer Blick. Das soziale Melodrama in der amerikanischen Kultur. Campus, Frankfurt a.M. New York

Faulstich H (2003) Die Anstaltspsychiatrie unter den Bedingungen der »Zusammenbruchgesellschaft«. In: Kersting, F-W (Hrsg) Psychiatriereform als Gesellschaftsreform. Die Hypothek des Nationalsozialismus und der Aufbruch der sechziger Jahre. Schöningh, Paderborn

Fishbein L (1998) The snake pit. The sexist nature of sanity. In: Rollins PC (ed) Hollywood as historian: American film in a cultural context. University Press of Kentucky, Lexington, S 134–158

Freud S, Breuer J (1895) Studien über Hysterie. Deuticke, Leipzig Wien

Krutnik F (1991) In a lonely street. Film noir, genre, masculinity. Routledge, London

Leff L, Simmons JL (2001) The dame in the Kimono: Hollywood, censorship, and the production code. 2. Aufl, University Press of Kentucky, Lexington

McCoubry M (2000) Dr. Gerard Chrzanowski, innovative psychoanalyst, dies at 87. NY Times, 12 November 2000

Noack T (2006) Über Kaninchen und Giftschlangen – Psychiatrie und Öffentlichkeit in der frühen Bundesrepublik. In: Fangerau H, Nolte K (Hrsg) »Moderne« Anstaltspsychiatrie im 19. und 20. Jahrhundert – Legitimation und Kritik. Steiner, Stuttgart, S 311–340

o. A. (1949) Schlangen vor der Schlangengrube, Spiegel 25

o. A. (1950) Die Irren von Eichberg, Die Zeit 28

Schneider W (1951) Die »Schlangengrube« und die deutsche Psychiatrie. Der Nervenarzt 22:109

Ward MJ (1974) Die Schlangengrube. Bastei Lübbe, Bergisch Gladbach

Originaltitel	The Snake Pit
Erscheinungsjahr	1948
Land	Vereinigten Staaten von Amerika
Buch	Frank Partos, Millen Brand
Regie	Anatole Litvak
Hauptdarsteller	Olivia de Havilland, Leo Genn, Mark Stevens
Verfügbarkeit	auf DVD erhältlich

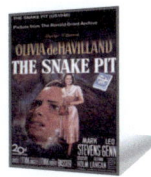

Uwe Gonther

Die Entdeckung des Unbewussten durch Sigmund Freud

Ein nahezu unmöglicher Film 309
Die Handlung, die keine ist: Freud in »splendid isolation«
1885–1896 310
Rezeption: Mit hohen Erwartungen gestartet
und in der Vergessenheit gelandet 313
Montgomery Clift als das eigentliche Ereignis des Films:
Ex-In-Acting 314
Literatur 316

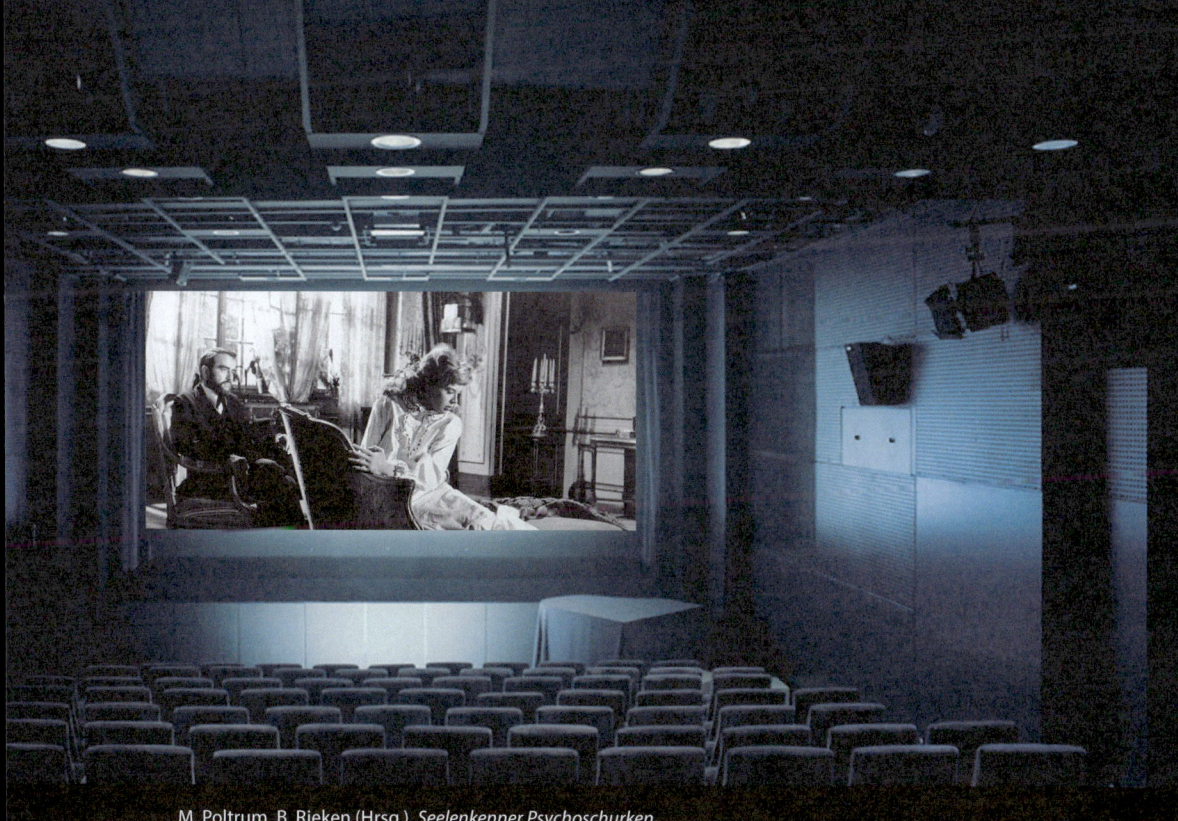

M. Poltrum, B. Rieken (Hrsg.), *Seelenkenner Psychoschurken*,
DOI 10.1007/978-3-662-50486-4_21, © Springer-Verlag Berlin Heidelberg 2017

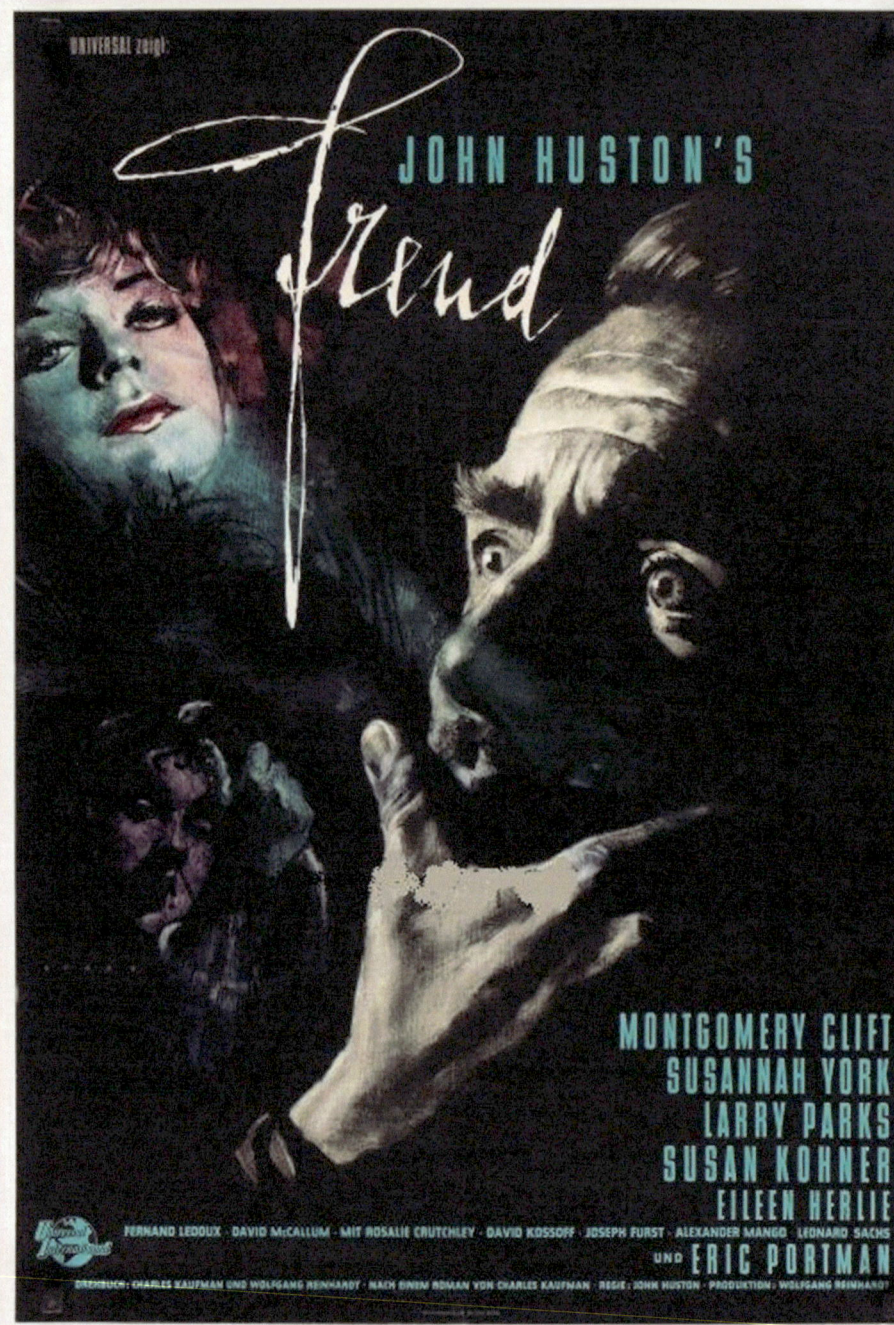

Filmplakat *Freud*.
Quelle: Filmbild Fundus Herbert Klemens. Mit freundlicher Genehmigung.

Freud

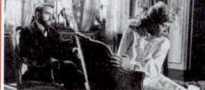

Ein nahezu unmöglicher Film

Bekanntermaßen äußerte sich Sigmund Freud in einem Brief an Wilhelm Fließ zum Umgang mit seiner eigenen Geschichte: »Die Biographen aber sollen sich plagen, wir wollen's ihnen nicht zu leicht machen.« (Freud et al. 1989). Gleichzeitig ist gut belegt, dass Freud in der Auseinandersetzung mit Karl Abraham sich gegen die filmische Darstellung der Sache der Psychoanalyse gewandt hat. »Mein Haupteinwand bleibt, dass ich es nicht für möglich halte, unsere Abstraktionen in irgendwie respektabler Weise plastisch darzustellen …« (Freud et al. 1989) Und es ist von diesem speziellen Filmprojekt John Hustons überliefert, dass Anna Freud schon den Plan ablehnte und unter anderem verhindert haben soll, dass Marilyn Monroe die weibliche Hauptrolle, nämlich die der hysterischen Patientin, spielen durfte. Später wandte sich Anna Freud gegen das gesamte Filmprojekt und lehnte es ab, auch nur das Drehbuch anzuschauen. Freuds Sohn Ernst, der damals als Architekt in England lebte, nannte das Filmvorhaben eine Frechheit. Dennoch wurde der Film gedreht (Huston 1980; LaGuardia 1977). Er stellt bis heute einen der wenigen Versuche dar, sich Sigmund Freud, dem Begründer der Psychoanalyse, filmisch zu nähern. Möglicherweise wirkt in dieser Tatsche das ablehnende Machtwort des Patriarchen fort. Gleichwohl hat sich eine internationale Tradition entwickelt, Filme psychoanalytisch zu betrachten und auch Themen der Psychoanalyse und psychoanalytische Behandlungen filmisch darzustellen (Herb 2012). Auch in dieser Dissertationsschrift taucht der Freud-Film von John Huston nur in einer Fußnote auf, die sich auf einen kurzen Beitrag Sabbadinis für die *Psyche*' bezieht und worin er den Film nur streift (Sabbadini 2001). Fast ist man geneigt, an ein grundsätzliches Bilderverbot bezogen auf den Gründer der Psychoanalyse zu denken. Der gelungene Auftritt von Viggo Mortensen in *A dangerous method* (2011), wo Freud als Nebenfigur zur Problematik zwischen C. G. Jung und Sabina Spielrein auftaucht, stellt scheinbar eine Ausnahme dar, bestätigt aber damit auch die Regel. Zudem begegnet Freud dem Zuschauer dort als schon alternder Psychoanalytiker, als etwas verknöcherte Autorität und nicht in seinen inneren oder äußeren Entwicklungen (s. dazu auch den Beitrag von Alfred Springer in diesem Band). Dieses Darstellungsverbot bezieht sich tatsächlich in der Hauptsache auf das Kino, denn in Romanen taucht der Begründer der Psychoanalyse durchaus als zentrale Gestalt auf, z. B. in *The passions of the mind* von Irving Stone (1971) oder in Irvin Yaloms *When Nietzsche wept* (1992).

Die Idee zu dem Filmprojekt *Freud* hatte der von 1950 bis in die 1980er-Jahre extrem produktive, gefragte und populäre Hollywoodregisseur John Huston schon früh gefasst (Pratley 1977; Madsen 1978; Hammen 1985). Aus seiner Autobiografie geht hervor, dass er sich seit dem Zweiten Weltkrieg im US-Lazarett Mason, wo er auch 1943–1945 den Film *Let there be light* drehte, mit der Hypnose als Heilmethode von Kriegstraumatisierten beschäftigt hat. Allerdings betrachtete das Militär den Film als so beunruhigend für die Soldaten und die Öffentlichkeit, dass er erst 1979 einem ausgewählten Publikum gezeigt und dann auch wieder unter Verschluss genommen wurde. In diesem Zusammenhang stieß der Regisseur und interessierte Laien-Hypnotiseur auch auf Freuds Psychoanalyse, die zu jener Zeit in den USA zunehmend populär wurde, von der Huston aber sonst nicht viel bekannt war. Man bedenke, dass zwischen Sigmund Freud und John Huston noch Zeitgenossenschaft bestanden hatte. Freud war 1939 verstorben, nachdem ihm im Jahr zuvor die Flucht vor den Nazis aus Wien nach London mit großen Teilen seiner Familie gelungen war (Gay 1988). Freuds direkte Schüler und seine Kinder lebten und nahmen am wissenschaftlich kulturellen Geschehen besonders der angloamerikanischen Welt regen Anteil und hatten durchaus darauf Einfluss. Huston suchte seit 1955 über Jahre ein

Studio, das die inhaltlichen und finanziellen Risiken dieses Projektes tragen konnte und fand dies schließlich in den Universal Studios. Er hatte Jean-Paul Sartre, einen der damals in Europa führenden Intellektuellen, auch als Autor vieler Theaterstücke bekannt, 1958 damit beauftragt, ein Drehbuch über Freud zu schreiben. Später sagte er, dass er die Grundidee gehabt habe, Freud als einsamen heroischen Abenteurer in der Art einer Kriminalgeschichte darzustellen. Fälschlicherweise hielt Huston Sartre für einen profunden Kenner der Psychoanalyse, was dieser nachweislich zu Beginn seiner Arbeit an dem Drehbuch nicht war (Brooks 1988; Pontalis 1995). Im Gegenteil hatte sich der französische Philosoph ausdrücklich negativ zur Existenz des »Unbewussten« geäußert. Sartre brauchte Geld, die ihm angebotene Summe war beträchtlich, und so stürzte er sich in die Arbeit. Die Quellenlage zu Freuds Biografie war zu dieser Zeit, insbesondere auf Französisch, nicht sonderlich gut. Es lag die damals ganz neue, von Ernest Jones geschriebene Lebensgeschichte noch nicht übersetzt vor. Sartre kannte einige Werke Freuds, die Briefe an Fließ und ließ sich von Mitarbeitern Jones' Werk referieren. An manchen Stellen ersetzten Phantasie und Intuition das fehlende Faktenwissen. Dabei entstanden Szenen voller intensiver und zugleich respektvoll-distanzierter Interaktionen zwischen den Protagonisten. Sartre lieferte schon nach wenigen Monaten eine erste Fassung ab, die Huston zwar grundsätzlich gefallen haben soll, die ihm allerdings zu lang erschien. Hinzu kam, dass der Hollywoodregisseur bestürzt reagiert haben soll, als ihm bei der Lektüre klar wurde, dass sich die Psychoanalyse mit der Bedeutung der Sexualität und deren Verdrängung und Sublimierung beschäftigte. Er forderte Sartre auf Kürzungen vorzunehmen, mit dem Ergebnis, dass die nächste Fassung noch mal deutlich länger wurde. Eine Verfilmung hätte laut Huston mehr als sieben Stunden Spielzeit ergeben. Die beiden Männer trafen sich mit ihren Assistenten auf Hustons Landsitz in Irland und diskutierten Kürzungen. Sie konnten sich jedoch nicht einigen. Mehr noch, sie gerieten in Streit miteinander. Beide legten hinterher in Schilderungen merkwürdige Zeugnisse über diese Episode, über einander und damit je über sich selbst ab. So warfen sie sich gegenseitig vor, nur um sich selbst zu kreisen und zur Kooperation nicht fähig zu sein.

Sartre zog sich von dem Projekt zurück, wollte keinesfalls im Abspann genannt werden und stellte die Zusammenarbeit mit John Huston rückblickend in Interviews als unerfreulich und unmöglich dar (Sartre 1995). John Huston seinerseits macht sich in seiner Autobiografie *An open book* von 1972 über Sartre lustig. Dennoch wurde der Film mithilfe von Charles Kaufmann und Wolfgang Reinhardt (Sohn des berühmten Theaterregisseurs Max Reinhardt) als Drehbuchautoren realisiert und sorgte bereits vor seiner Veröffentlichung sowohl in Amerika als auch in Europa für viel Aufmerksamkeit: Die beteiligten Personen wie John Huston und der abgesprungene Jean-Paul Sartre, die nicht zum Zuge gekommene Marilyn Monroe, aber auch die Drehbuchautoren klangen vielversprechend (o. A. 1961, »Wiener Geschichten«). Besonders hervorzuheben ist Montgomery Clift als Darsteller des Sigmund Freud. Montgomery Clift war zu jener Zeit einer der bekanntesten Hollywood-Schauspieler. Im Jahr zuvor hatte er mit Marilyn Monroe, James Dean und Clark Gable unter der Regie von John Huston *The Misfits* gedreht. So entstand der Film unter hohen Erwartungen. Einerseits wurde er seitens der katholischen Kirche als gefährliche Darstellung sexueller Triebe und Fantasien abgelehnt und andererseits störten sich die Psychoanalytiker an dem Versuch, ihren großen Meister ins Kinoformat zu bringen.

Dabei sind die Ähnlichkeiten der hypnoiden Situationen in Kino und in der Analyse sowie beider starker Bezug zum Traumgeschehen so ausgeprägt und wirksam, dass kein Weg an einer Verbindung der beiden Themenbereiche vorbeigeht. Freud selber hatte ja unter anderem in der »Traumdeutung« eigene Träume geradezu drehbuchartig dokumentiert.

Die Handlung, die keine ist: Freud in »splendid isolation« 1885–1896

Wie Mechthild Zeul in einem der wenigen deutschsprachigen Aufsätze zu dem Film 1989 in der *Psyche* richtig ausführt, hat der Freud-Film von John Huston äußerlich kaum eine Handlung (Zeul 1989). Während sie es so deutet, dass dies dem Regisseur ohne eigentlichen Plan unterlaufen sei, da er, von ödipalen Phantasien beherrscht, seine Geschichte gar nicht folgerichtig erzählen konnte, scheint es eher Absicht des Regisseurs. Gezielt will er die Entdeckung des Unbewussten, den Ödipus-Komplex, die Bedeutung der Träume zeigen im Sinne einer inneren Reise bei relativ wenig äußerer Bewegung. Huston konzentriert sich auf die Darstellung ab dem Jahre 1885, das im Film in Ziffern genannt ist, bis ca. zehn oder zwölf Jahre später. Das Ende der Filmhandlung ist nicht ebenso eindeutig bezeichnet. Die von Sartre ausführlich in Szenen vorgestellte Freundschaft zu Wilhelm Fließ fehlt in der Umsetzung. Es kommen der Tod des Vaters Jacob und der Bruch mit Josef Breuer vor. Freud selbst nannte diese Zeit seines Lebens später einmal »splendid isolation«. Er hatte die Universität verlassen, versuchte sich als niedergelassener Arzt, gründete mit Martha Bernays eine eigene Familie, hatte jedoch noch keine Vertrauten oder eigene Schüler. Zu Beginn des Filmes begegnet der Zuschauer dem jungen, noch nicht einmal dreißigjährigen Freud in Wien als Assistenzarzt bei dem Psychiatrieprofessor Meynert. Die Schwarz-Weiß-Bilder lassen dabei das 19. Jahrhundert mit Zylindern und steifen Krägen bei den Ärzten und Rüschennachthemden bei den Patientinnen detailgetreu aufleben. Schnell wird deutlich, dass der junge Sigmund Freud mit einer Autorität wie Theodor Meynert in Konflikt gerät, da er Fragen stellt und offensichtlich eigene Ideen zur Behandlung der Hysterie entwickelt. Die Zuschauer lernen im Film Freuds Eltern, seine damalige Braut, spätere Frau Martha, und den väterlichen Freund und Förderer Josef Breuer kennen. Freud begibt sich auf die Reise zu Pierre-Martin Charcot nach Paris, gefördert von Breuer und durch ein Stipendium. Seine materielle Armut bei gleichzeitig großem wissenschaftlichem Eifer wird deutlich. Die Szene in der Salpêtrière bei der Demonstration einer Behandlung unter Hypnose gleicht, abgesehen von wenigen Details, dem berühmten Bild »Un leçon clinique à la Salpêtrière« von André Brouillet 1887. Allerdings gibt es einen erstaunlichen Unterschied: Im Original findet sich hinten links eine Art Bild im Bild eines großen hysterischen Anfalls expressionistisch dargestellt, während im Film nur anatomische Tafeln eines menschlichen Torsos ohne Kopf an der gleichen Stelle zu sehen sind. Möglicherweise wäre eine originalgetreue Umsetzung doch anstößig erschienen oder es zeigt sich in diesem Detail Hustons Angst vor einem offenen Umgang mit Fragen der Sexualität. Überhaupt ist die gesamte Bildsprache des Werkes viktorianisch zugeknöpft, wie dies sowohl für die dargestellte Zeit als auch für die Entstehungszeit des Filmes typisch war. Von den seitens der Kirche befürchteten ausschweifenden sexuellen Szenen kann keine Rede sein. Die Handlung des Filmes folgt dann Freuds nächsten Entwicklungsschritten. Er lässt sich nieder, immer von Armut bedroht, gründet mit Martha nach der, als jüdisch klar zu erkennenden, Hochzeit eine Familie und arbeitet immer enger mit Josef Breuer zusammen. Detailliert werden seine Vorträge vor der Gesellschaft der Wiener Ärzte gezeigt, die beide für Empörung sorgten.

Äußerlich handelt der Film dann im Weiteren vom Zerwürfnis mit Meynert und Breuer. In zwei Fallgeschichten werden Freuds wesentliche Gedanken jener Jahre illustriert. Die weibliche Hauptrolle der Cecily Koertner, gespielt von Susannah York, fasst die Fallberichte über Anna O. und Dora zusammen. Sie leidet unter diversen hysterischen Symptomen und stößt in Erinnerungen unter Hypnose auf extra verschwommen gezeigte Erinnerungen und Phantasien, die sich mehrfach ändern, wodurch sich auch die Theoriebildung der Behandler weiter entwickelt. Dabei geht es um die Abkehr von der Hypnose und dem sog. Chimney-Sweeping hin zur Methode der freien Assoziation in der Psychoanalyse. Es wird das Thema sexueller Übergriffigkeit (»Verführungstheorie«) gegen Kinder durch nahe Verwandte als Ursache von Neurosenbildung angesprochen und die Entdeckung der kindlichen erotischen Phantasien. Anstatt ihr Befehle zu erteilen, hört Freud nun im zweiten Teil der Handlung seiner Patientin zu und sucht mit ihr gemeinsam im Gespräch nach einem Verständnis der Geschichte ihrer Probleme (◘ Abb. 21.2).

In der Filmfigur des Patienten Karl von Schlosser, einem jungen Mann, der sich nach fehlgeschlagener Behandlung mit stark aufdeckendem Charakter suizidiert, wobei Letzteres nicht Teil der Filmhandlung ist, sondern nur angedeutet wird, begegnet Sigmund Freud seinen eigenen ödipalen Fantasien. Die Szene im Film hält sich dabei relativ nah an die von Sartre erdachte und von Freud so

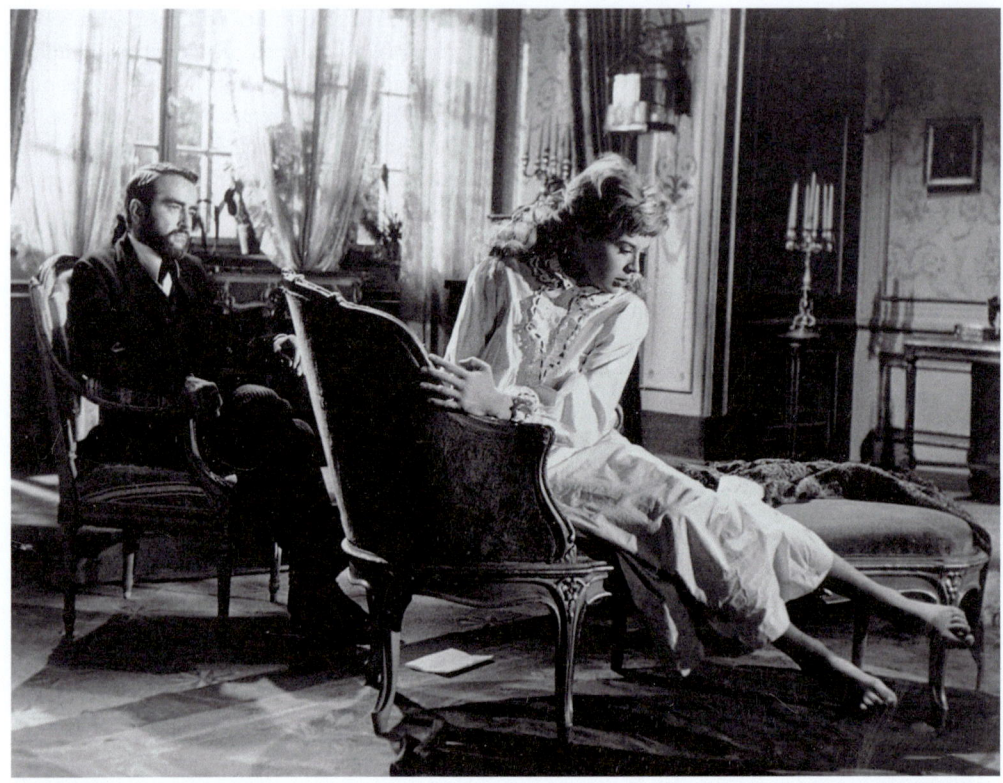

◘ Abb. 21.2 Freud im gemeinsamen Gespräch mit seiner Patientin. Quelle: dpa Picture-Alliance GmbH. © Mary Evans Picture Library / picture-alliance.

nicht überlieferte Behandlung eines jungen Mannes mit Mordimpulsen gegen seinen militaristischen Vater und mit libidinösen Regungen in Bezug auf seine Mutter. Während Sartre bezogen auf die Begegnung zwischen Freud und Karl im Drehbuch eindeutig von homosexuell aufgeladener Atmosphäre schreibt, wird dies im Film als Thematik eher umgangen. Dennoch wirken die angespannte Atmosphäre in der Behandlungssituation sowie der nachfolgende Traum des Film-Freuds brisant in dieser Hinsicht. In einer hyperrealistisch anmutenden Kontrastierung erscheinen die Bilder des Traums gestochen scharf, nicht verschwommen wie die sich wandelnden Erinnerungen bei Cecily. Um den krassen Schwarz-weiß-Kontrast zu betonen verwendete der Regisseur hier das leicht entflammbare Material, das zuvor in Stummfilmen benutzt worden war, zurzeit der Entstehung dieses Filmes jedoch als zu gefährlich galt. Im Drehbuch von Sartre weist Freud beim Verlassen von Karls Zimmer den Diener des Hauses »von Schlosser« an, die Tür doppelt zu verriegeln. In der filmischen Umsetzung schließt Freud selbst die Tür zwischen sich und dem jungen Mann und wirkt sichtlich erschöpft. Im Traum zerschneidet er das Seil zwischen Karl und sich. Als Psychiater verstehe ich diese Szene auch als Zurückweichen Freuds vor den Möglichkeiten und Gefahren der Psychosen-Psychotherapie.

Ein weiterer Erzählstrang des Filmes beschäftigt sich mit dem Verhältnis Sigmund Freuds zu seinem Vater Jacob, dessen Tod und Beerdigung, bei der Freud eine Schwindelattacke erlebt und kollabiert, was sich als Hinweis auf Freuds eigene Hysterie verstehen lässt (Bronfen 1998). Dies geschieht unter dem deutlich sichtbaren Davidstern am Friedhofstor, womit auf die objektive Bedrohung durch Antisemitismus und herannahenden Nationalsozialismus hingewiesen wird. Bei Sartres Entwurf spielen diese Fragen eine zentrale Rolle, im Film tauchen en passant Hinweise auf das zwar assimilierte

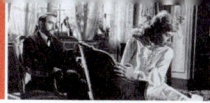

dennoch zugleich von jüdischen Ritualen geprägte Familienleben. Wie viel mehr sich in der Realität die Erfindung der Psychoanalyse im jüdischen Bürgertum Wiens kurz vor der Jahrhundertwende abspielte, zeigt sich auch daran, dass Bertha Pappenheim, das historische Vorbild der Anna O., eine Jugendfreundin von Martha Bernays war und wie auch Familie Breuer zur jüdischen Gemeinde gehörte. Der historische Freud hat die Freundin seiner Ehefrau nicht selber behandelt (Freeman 1972). Der Film-Freud hingegen drängt sich vom Forschergeist getrieben geradezu in die Therapie seines Freundes Breuer hinein.

Zwischenzeitlich sucht der langsam erwachsen werdende Forscher unter seinen Lehrmeistern nach einem »guten Vater«, wird aber jeweils enttäuscht. Meynert ist selbst zu hysterisch und narzisstisch gestört und bekämpft ihn aggressiv, will sich aber auf dem Totenbett mit Freud versöhnen, ermuntert ihn weiterzumachen. Breuer bekommt es mit der Angst vor den Abgründen der menschlichen Seele und den Gefahren von Übertragung und Gegenübertragung zu tun. Der Film zeigt z. B. die Scheinschwangerschaft der Cecily in einer dramatischen Szene. Gegen Ende der Handlung sehen die Zuschauer Freud noch einmal vor den versammelten Wiener Ärzten. Er versucht ihnen den Ödipus-Komplex als ursächlich für neurotische Störungen zu erläutern und stößt auf massive Ablehnung. Doch anders als bei seinem Vortrag nach der Parisreise ist er nun nicht mehr erschüttert, sondern wirkt eher selbstbewusst und stark und blickt kämpferisch in die Zukunft. Und so geht am Schluss Freud, gereift, mit inzwischen ergrautem Vollbart zum Grab seines Vaters, fest stehend, nicht schwindelnd blickt er und die Zuschauer mit ihm auf die Realität.

Die Stimme aus dem Off erinnert die Zuschauer an die Inschrift des Tempels zu Delphi: »Erkenne Dich selbst!« Dann sagt der Sprecher, dass wir Menschen nun, da wir uns selbst kennen, hoffentlich Nutzen daraus ziehen werden. Dabei ist eine abstrakte geschwungene Formation im Bild, ähnlich derjenigen vor Beginn der Handlung, als eben diese Stimme darauf hinwies, dass es drei maßgebliche Wendungen in der Erkenntnis der Menschheit gegeben habe: 1. durch Kopernikus, dass unsere Erde nicht der Mittelpunkt des Weltalls ist, 2. durch Darwin, dass die Menschen sich im Zuge der Evolution entwickelt haben und 3. durch Freud, dass vieles unseres Seelenlebens von unbewussten Impulsen bestimmt ist. Dazu erklingt eine seltsame futuristische Musik, die an Science-Fiction denken lässt.

Rezeption: Mit hohen Erwartungen gestartet und in der Vergessenheit gelandet

Wie bereits in der Einleitung erwähnt, versprachen sich John Huston und die Produktionsfirma von dem Projekt natürlich auch einen wirtschaftlichen Erfolg. Trotz oder gerade wegen der Ablehnung durch die analytische Zunft war die Öffentlichkeit interessiert, noch war Wissen über Sigmund Freud nicht allgemeines Schulbuch-Wissen, wie dies heute der Fall ist. An den Kinokassen floppte jedoch ihr Vorhaben. Der Film galt als langweilig und zu lang. Schon nach wenigen Wochen wurde der ursprünglich zweieinhalbstündige Streifen um 30 Minuten gekürzt und mit dem verheißungsvollen Untertitel *The secret passion*, auf Deutsch: die geheime Leidenschaft, versehen. Auch dies brachte keine besseren Ergebnisse. Leider ist das herausgeschnittene Material verloren gegangen. Sartre hatte sich bereits distanziert. Die Psychoanalytiker blieben ablehnend. Zwischen John Huston und Montgomery Clift war es während der Dreharbeiten zu einem massiven Zerwürfnis gekommen, ausgetragen unter den Augen der Öffentlichkeit, die dann von dem, verglichen damit, so unspektakulären Film vielleicht einfach enttäuscht war, so den inhaltlichen und ästhetischen Wert nicht fassen konnte. Der ohnehin ruhige Schwarz-Weiß-Film verschwand in Vergessenheit und obwohl heutzutage in der Internet-Besprechung durch *Cinema* darauf hingewiesen wird, dass er weiterhin beliebt sei als Anschauungsmaterial für Psychologiestudierende, ist er allen mir bekannten Psychoanalytikerinnen und Psychoanalytikern und auch sonstigen Psycho-Profis unbekannt – so das Ergebnis einer nicht repräsentativen privaten Umfrage in Bremen im Jahr 2015. Auch finden sich, wie bereits erwähnt, im deutschen Sprachraum nur wenige wissenschaftliche oder cineas-

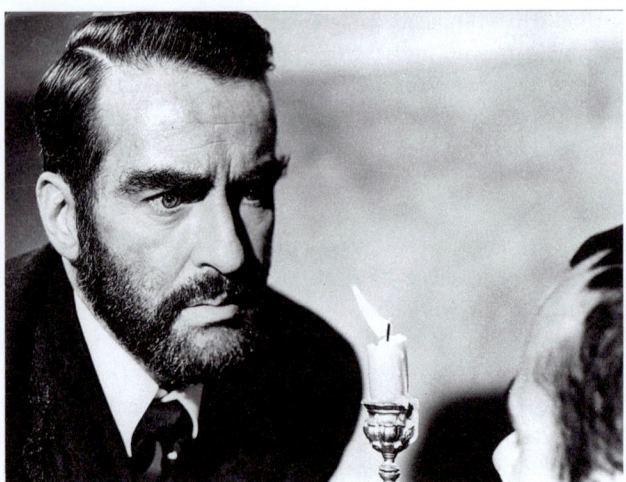

◘ **Abb. 21.3** Montgomery Clift als Sigmund Freud bringt Licht ins Dunkle. Quelle: dpa Picture-Alliance GmbH. © Mary Evans Picture Library / picture-alliance.

tische Auseinandersetzungen mit dem Werk. Meines Erachtens ist der Film völlig zu Unrecht so in der Versenkung verschwunden, denn er ist sowohl als filmisches Kunstwerk, was Ausstattung, Kamera und Schauspiel anbelangt, sehr sehenswert als auch hinsichtlich der inhaltlichen Auseinandersetzung mit dieser wichtigen Inspirationsquelle der Psychotherapie. Der Autor wünscht dem Film ganz ausdrücklich eine Renaissance und versteht seinen Beitrag für dieses Buch als Werbung (◘ Abb. 21.3).

Montgomery Clift als das eigentliche Ereignis des Films: Ex-In-Acting

Diese Werbung für den Film soll in in erster Linie festgemacht werden an dem Schauspieler Montgomery Clift, geboren 1920, gestorben 1966, der hier in seiner letzten großen Rolle bewundert werden kann. Denn unabhängig davon, ob die heutigen Zuschauer die Abstraktionen der Psychoanalyse für angemessen visualisiert halten oder nicht, der Hauptdarsteller bleibt einem in Erinnerung. Besonders sein rätselhafter Blick (zu jener Zeit litt er unter einer Augenkrankheit und konnte wahrscheinlich kaum etwas sehen) verbindet sich mit dem Bild des echten Freud, der auf Fotografien oft etwas unsicher dreinschaut, in der Weise, dass Freud als Visionär klarer zu erkennen ist. Monty, wie er von seinen Verehrerinnen und Verehrern damals genannt wurde, war bereits als Junge im Alter von dreizehn am Broadway als Schauspieler gefeiert worden. Er durchlief eine steile Karriere mit großen Theater- und Kinoerfolgen. 1956 erlitt er bei einem Autounfall, von dem laut seinem Biografen Robert LaGuardia unklar ist, ob er in suizidaler Absicht zustande gekommen war, schwere Verletzungen, unter anderem im Gesichtsbereich. Er fühlte sich danach entstellt, begab sich längerfristig in Rehabilitation, war zuvor schon seit Jahren in analytischer Psychotherapie bei William (Billy) Silverberg gewesen (Bosworth 1978). Es wurde bekannt, dass Montgomery Clift von Alkohol und anderen Rauschmitteln und Schlaftabletten abhängig gewesen sein soll. Er sah sich wegen seiner Homosexualität, die er zeitweise in New York relativ offen auslebte, von – wie er es nannte – »Faschisten« wie John Wayne und Frank Sinatra verfolgt und bedroht. Freunde hatte er in Elizabeth Taylor und Rock Hudson. Die Liberalen in Hollywood hatten ihn vor der erneuten Zusammenarbeit mit John Huston gewarnt. Es ging das Gerücht um, dass jeder Huston-Film ein prominentes Opfer fordere.

Kurz vor den Dreharbeiten zu *Freud* spielte Monty in dem amerikanischen Film über den Nürnberger Kriegsverbrecherprozess *Judgment at Nuremberg* (1962) Rudolph Petersen ein Opfer der

Zwangssterilisation wegen psychischer Krankheit. Clift hatte sich diese Rolle ausgesucht und spielte aus Solidarität mit dem ihm wichtigen Projekt ohne Gage. Insofern lässt sich ohne allzu viel Spekulation sagen, dass Montgomery Clift aus eigener Therapieerfahrung, aus seiner Erfahrung als von übler Nachrede bedrohter homosexueller Künstler und aus seiner Identifikation mit den Opfern der Nazidiktatur, insbesondere der Psychiatrie der Nazidiktatur, eine Interpretation Freuds vornimmt, bei der die Selbst-Erkundung im Hinblick auf die Patientinnen und Patienten im Mittelpunkt steht. Der Autor betrachtet ihn deshalb als Ex-In-Actor (Ex-In = Experienced-Involvement), also als einen Schauspieler, der aus seiner eigenen Erfahrung mit psychischen Krisen und Krankheiten heraus involviert wird in die Darstellung von Psychotherapie im psychoanalytischen Sinne. Vermittels der Erkundungen der Abgründe der eigenen Psyche schafft der Seelenforscher im Film die Voraussetzungen für die Heilung der psychischen Krankheiten anderer. Der seelische Kampf des im Film dargestellten Sigmund Freud wird von Montgomery Clift intensiv gespielt, motiviert möglicherweise durch seinen eigenen Kampf gegen John Huston im Zuge der Dreharbeiten. Während der Regisseur Freud als Detektiv oder gar Feldherrn (s. die Arbeit von Mechthild Zeul 1989) in Szene setzen wollte, wirkt Clifts Version seines Suchens nach einem Schlüssel zum Verständnis der Psyche eher still, nachdenklich und voll von Selbstzweifeln, dennoch visionär und in der Sache erfolgreich. Die Gestalt, die Clift seinem Freud verleiht, erscheint im Vergleich zu den Fotografien des realen Sigmund Freud, der in seinen jungen Jahren eine durchaus kräftige Physis aufwies, wesentlich brüchiger, schmaler, irgendwie schlaksig und dennoch entschlossen in der Hingabe für die Erkundung der menschlichen Psyche. Einige Szenen in denen Freud und Breuer sich in eine Art Wettbewerb, wer besser hypnotisieren kann, begeben, wirken dagegen in der heute kaum vorstellbaren autoritären Ansprache an die Patientin irritierend und wenig überzeugend. Vermutlich entsprechen diese Bilder eher den Vorstellungen des von der Hypnose faszinierten Regisseurs, der sich auch noch zwanzig Jahre später in seiner Autobiografie über Montys eigene Interpretationen der Rolle beklagte. Gleichwohl lobt auch er mit dem Abstand der Jahre die schauspielerische Leistung. Überhaupt sind sich in dem Punkt fast alle Rezensenten einig, dass Montgomery Clift diese schwierige Rolle extrem gut bewältigt hat. Auch Mechthild Zeul und Andrea Sabbadini betonen dies in ihren aus psychoanalytischer Perspektive eher ablehnenden Besprechungen (Zeul 1989; Sabbadini 2001).

Die vielfältigen Konflikte im Umfeld des Filmes und während der Dreharbeiten können zur Erklärung der ungewöhnlich intensiven Szenen und Bilder mit herangezogen werden. Gleichwohl bleibt festzuhalten, dass es sich bei diesem Film um ein Kunstwerk eigener Qualität handelt, das sich auch dem uninformierten Betrachter als solches zeigt. In geheimer Komplizenschaft zwischen Jean-Paul Sartre und Montgomery Clift ist so ein sehr viel moderneres und heute besser anschlussfähiges Freud-Bild entstanden, als es vermutlich von John Huston für seine Zeit geplant war. Montys Freud – Montys Leid, beides bleibt im Gedächtnis des Publikums. Gleichzeitig erfahren die Zuschauer manches über die Biografie des großen jüdischen Wiener Psychotherapeuten, der den Weg zu seinen Patientinnen und Patienten findet durch einen schonungslosen Umgang mit seinen eigenen Träumen, Ängsten und psychischen Abgründen. Dem Darsteller war psychische Genesung nicht vergönnt. Er starb 1966 an den Folgen des, wie es sein Biograf LaGuardia nannte, längsten Suizides der Filmgeschichte. Dabei betont besonders LaGuardia, wie sehr die Vorwürfe Hustons Montgomery Clift verletzt haben und zu seiner psychischen und physischen Zerstörung beitrugen. Offensichtlich war John Huston ebenso homophob wie zahlreiche Vertreter des konservativen Establishments jener Jahre. Als Vermittler zwischen dem Regisseur und dem Star wurde der englische Psychiater Sir Stafford Clark an den Set geholt (Bosworth 1978). Er interpretierte die Auseinandersetzung als zum Thema passenden Vater-Sohn-Konflikt und bot seine Hilfe bei der Bewältigung an. Die beiden Kontrahenten wiesen dies empört zurück und verharrten in den starren Fronten. Regelrechte Lagerbildung behinderte den Fortgang der Arbeiten. Um Monty scharrten sich die weiblichen Teammitglieder und Darstellerinnen sowie die britischen Beteiligten, während John Huston die großteils aus Deutschen bestehende Crew, gedreht wurde überwiegend in München, und amerikanische Männer hinter sich versammelte. In Deutschland wurde Montgomery Clift von den Massenmedien als homosexueller, geistesgestörter Faulenzer verunglimpft. Antisemitische Vorurteile schienen durch; viele hielten ihn für einen Juden, da er mehrfach, und besonders in dem Film über den Nürnberger Prozess, Juden gespielt hatte.

Ausgehend von Hustons Schuldzuweisungen verklagte die Produktionsfirma Clift und verweigerte die Zahlung seiner ausstehenden Gage. Während der folgenden drei Jahre Prozessdauer fand er keine Versicherung mehr, erhielt deshalb auch keine Rollenangebote. Schließlich gewann er den Prozess, drehte auch wieder, *The Defector*, einen in Deutschland spielenden Agentenfilm. Kurz danach starb er im Alter von nur 46 Jahren. Der Freud-Film hatte seine Karriere und sein Leben zerstört. John Huston drehte noch zahlreiche Filme, spielte selbst auch vor der Kamera und lebte bis 1987.

Viele Jahre später verblasste der Stern von Montgomery Clift. Andere Schauspieler seiner Zeit, wie Marlon Brando und James Dean, wurden eher zu Gesichtern der Vor-68-Rebellion in den USA und somit Ikonen der Pop-Kultur der westlichen Welt. Seit Beginn des neuen Jahrhunderts scheint sich dies in der angloamerikanischen Welt zu ändern. 2003 erschien der Roman *Letters to Montgomery Clift* von Noel Alumit, worin eine private Monty-Religion von einem wegen seiner Homosexualität gemobbten jungen Philippino entwickelt wird. Auf der Höhe seines Ruhmes gab es bereits tatsächlich Fangruppen, die sich »Cliftonettes« nannten und Monty für seine sensible Emotionalität verehrten. 2010 publizierte Amy Lawrence *The passion of Montgomery Clift* und beschreibt seine spezifische Wirkung damit, dass sein Gesicht das eines Heiligen gewesen sei. Sie sieht ihn in der Tradition des Heiligen Stephanus. Ähnlich argumentiert Elisabetta Girelli 2013 in *Montgomery Clift, Queer Star*. Sie betont, wie sehr eine sexuell ambivalente, an Frauen wie Männer gerichtete Attraktivität vom Darsteller bis heute ausgeht. Damit war und ist er besonders in seinen frühen Werken, aber auch in der sublimierten Version seiner Freud-Rolle ein großer Künstler, der etwas zu sagen hat über die Schönheit und die Abgründe der menschlichen Seele.

Literatur

Alumit (2003) Letters to Montgomery Clift. MacMurray & Beck, New York
Bronfen E (1998) Sigmund Freuds Hysterie. Karl Jaspers' Nostalgie. Ausdrucksformen des Versehrt-Seins. In: Rohde-Dachser C (Hrsg) Verknüpfungen. Psychoanalyse im interdisziplinären Gespräch. Vandenhoeck & Ruprecht, Göttingen
Bosworth P (1978) Montgomery Clift. A biography. Harcourt Brace Jovanovich, New York
Brooks P (1988) Neurosis and nausea. The Freud-scenario by Jean-Paul Sartre edited by J.B. Pontalis. The New Republican 2(1):40–42
Freeman L (1972) The story of Anna O. Walker, New York
Freud E, Freud L, Grubrich-Simitis I (Hrsg) (1989) Sigmund Freud. Sein Leben in Bildern und Texten, mit einer biographischen Skizze von K. R. Eissler. Suhrkamp, Frankfurt a.M.
Gay P (1988) Freud. A life for our time. Norton, London
Girelli E (2013) Montgomery Clift, Queer Star. Wayne State University Press, Detroit
Hammen C (1985) John Huston. Twayne, Boston
Herb S (2012) Psychoanalytiker im Spielfilm. Mediale Darstellung einer Profession. Psychosozial-Verlag, Gießen
Huston J (1980) An open book. Knopf, New York
LaGuardia R (1977) Monty. A biography of Montgomery Clift. Arbor House, London
Lawrence A (2010) The passion of Montgomery Clift. University of California Press, Berkeley
Madsen A (1978) John Huston. Doubleday, New York
o. A. (1961) Wiener Geschichten. Der Spiegel Nr. 44, 1961
Pontalis JB (1995) Drehbuch Freud, Drehbuch Sartre. In: Sartre J-P.: Freud. Das Drehbuch. Rowohlt, Reinbek bei Hamburg
Pratley G (1977) The cinema of John Huston. Barnes, Cranberry
Sabbadini A (2001) Psychoanalyse und ihre (Fehl-)Darstellung im Film. Psyche 55:422–428
Sartre J-P (1995) Freud. Das Drehbuch. Rowohlt, Reinbek bei Hamburg
Stone I (1971) The passions of the mind. Doubleday, New York
Yalom I D. (1992) When Nietzsche wept. Basic Books, New York
Zeul M (1989) John Hustons ›Freud‹-Film. Psyche 10: 952–966

Freud

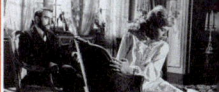

Originaltitel	Freud – The secret passion
Erscheinungsjahr	1962
Land	USA
Drehbuch	Charles Kaufman Wolfgang Reinhardt
Regie	John Huston
Hauptdarsteller	Montgomery Clift, Susannah York, Larry Parks, Susan Kohner
Verfügbarkeit	Als DVD in englischer Sprache erhältlich

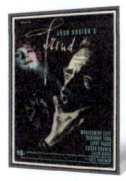

Brigitte Sindelar

Der rettende Ehemann

Handlung 321
Die Diagnose der psychischen Störung Marnies 323
Die Behandlung durch den Jäger des Traumas 325
Die Prognose 330
Literatur 331

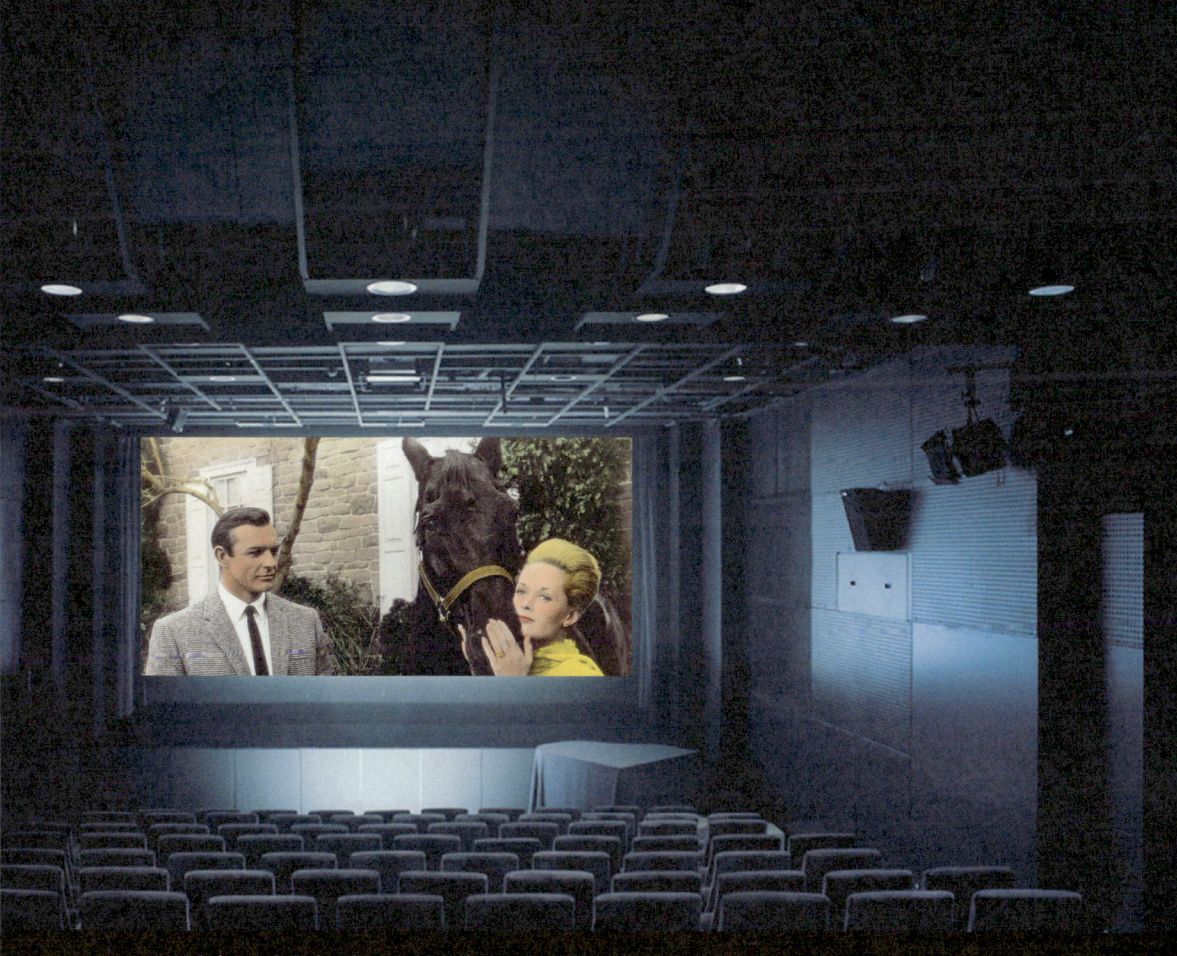

M. Poltrum, B. Rieken (Hrsg.), *Seelenkenner Psychoschurken*,
DOI 10.1007/978-3-662-50486-4_22, © Springer-Verlag Berlin Heidelberg 2017

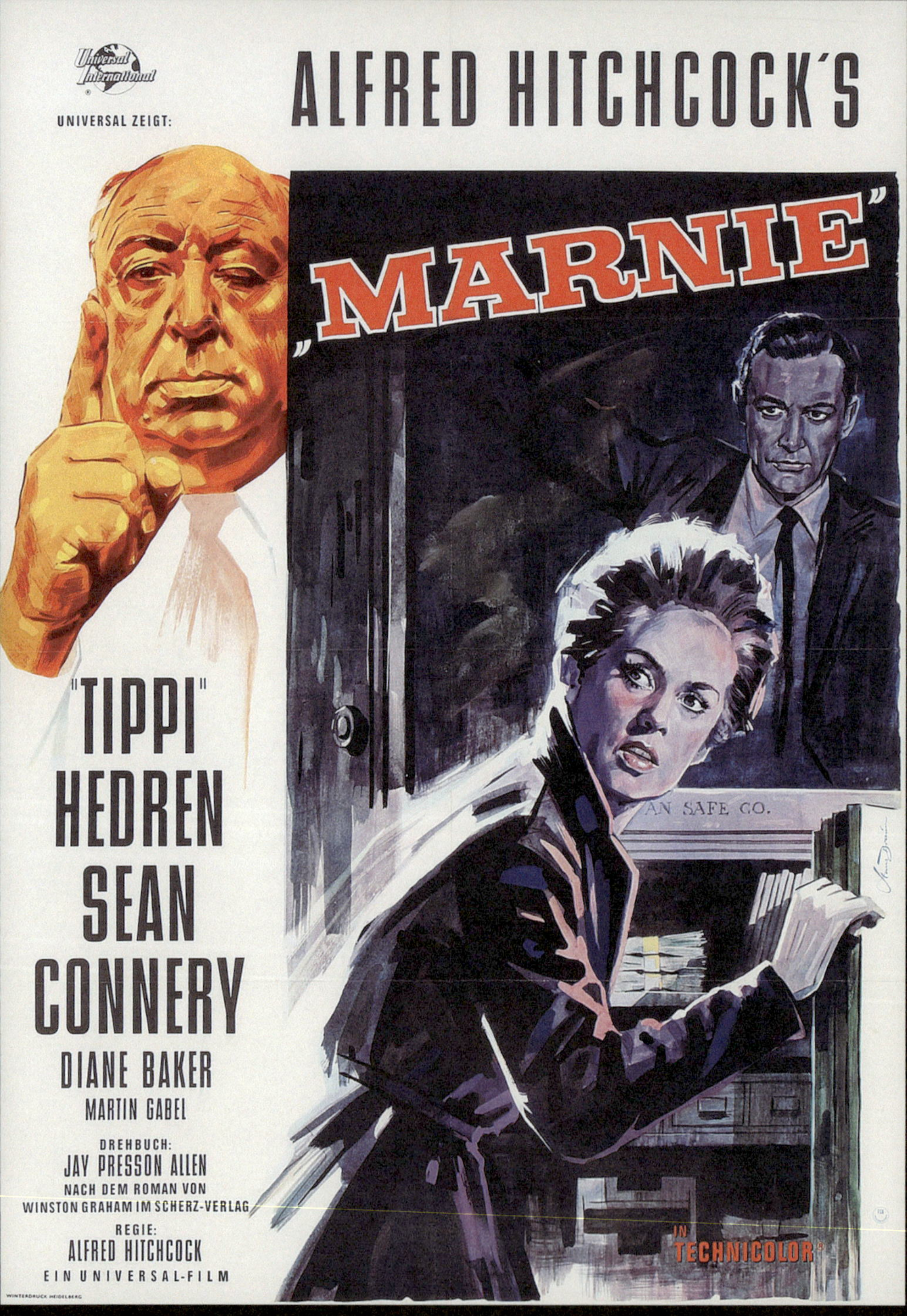

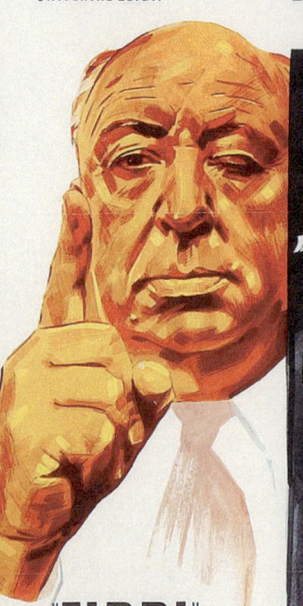

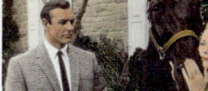

Marnie

Marnie, ein Film aus dem Genre der Psychothriller von Alfred Hitchcock (1899–1980; ◘ Abb. 22.1), handelt von der Heilung einer Patientin, die unter einer Reihe von psychopathologischen Symptomen leidet: Sie stiehlt größere Summen Geldes und geht dabei strategisch ausgeklügelt vor. Die Farbe Rot löst einen Angstanfall bei ihr aus, der sie zu impulsiven Fluchthandlungen anstiftet. Ihre panische Angst vor Sexualität treibt sie zum Selbstmordversuch. Sie wird von wiederkehrenden Alpträumen geplagt. *Marnie* ist kein Film über eine psychotherapeutische Behandlung, durchgeführt von einem Psychotherapeuten, sondern über eine Beziehung zwischen einer manifest psychisch Kranken und einem Mann, der sie den Fängen der Neurose zu entreißen versucht. Die Handlung lebt von psychoanalytischen Ideen, verdichtet diese plakativ zu einem Kampf eines interessierten Laien der Psychotherapie gegen die Neurose einer begehrenswerten Frau. Der Film *Marnie* kommt ohne die Konkretisierung eines Psychotherapeuten oder Psychiaters aus und ist doch getragen von Elementen der psychotherapeutischen Behandlung.

Handlung

Marnie Edgar arrangiert ihr Leben um das Stehlen von größeren Geldbeträgen: Sie bewirbt sich um Anstellungen in kommerziell erfolgreichen Unternehmen, um diese nach kurzer Zeit um beträchtliche Summen zu bestehlen. Marnie hat durch ihre Attraktivität und ihre Dienstbarkeit als Sekretärin Macht über wirtschaftlich mächtige Männer, die ob Marnies Attributen des perfekten Klischees der Weiblichkeit auf ihre sexuelle Triebhaftigkeit zurückgeworfen, ihren Verstand zum Schweigen bringen, im Gegenentwurf des männlichen Klischees.

Als sie sich nach einem weiteren gelungenen Diebstahl bei einem Steuerberater im Verlagshaus Rutland bewirbt, erkennt sie der Chef des Unternehmens, Marc Rutland, der sie an ihrem letzten Tatort bei seinem Steuerberater gesehen hat, wieder und lässt sie gerade wegen ihrer ihm bekannten Vorgeschichte einstellen, ohne sie wissen zu lassen, dass er sie erkannt hat. Bald hat er auch die Gelegenheit, Marnies panische Angst vor der Farbe ROT kennenzulernen: Er bittet sie um Überstunden, die sie in seinem Haus leisten soll. Noch bevor sie zu arbeiten beginnen, tauchen die Blitze eines heftigen Gewitters den Raum in Rottöne, was bei Marnie einen Angstanfall auslöst. Die widersprüchliche Kombination aus gerissener Kriminalität und hilfloser Angst in Marnies Persönlichkeit zieht Marc Rutland nun noch mehr an. Er nimmt die Spur des Rätselhaften an ihr und den Kampf um die Aufdeckung ihrer Geheimnisse auf. Eines ihrer Geheimnisse, das er als erstes entschlüsseln kann, ist ihre Liebe zum Reiten und besonders zum Pferd Forio. Die Liebe zu Pferden verwendet Marc Rutland, um Marnie in seine Familie einzuführen und mit seinem Vater, der ebenfalls ein Pferdeliebhaber ist, bekannt zu machen. Anlässlich ihres Diebstahlversuchs in seiner Firma, bei dem er sie ertappt, konfrontiert Marc Rutland Marnie mit seinem Wissen um ihr Vorleben und stellt sie vor die Alternative, sie der Polizei auszuliefern oder einer Heirat mit ihm zuzustimmen. Auf der Hochzeitreise – einer Schifffahrt, bei der es für Marnie kein Entkommen aus der Nähe zu ihrem frisch angetrauten Ehemann gibt – wird Marnies unsägliche Angst vor der körperlichen Nähe zu einem Mann deutlich, die sie in der Situation, diese in der Schiffskabine nicht gänzlich vermeiden zu können, zu einem Selbstmordversuch bringt: Sie versucht, sich im Pool des Schiffes zu ertränken. Zurück von der Hochzeitsreise überrascht Marc Rutland seine Ehefrau mit einem besonderen Geschenk: Er hat für sie das Pferd Forio gekauft (◘ Abb. 22.2).

Marnie präsentiert sich ihm als Frau ohne jede Familie, was die im Haus der Rutlands lebende Schwester von Marcs verstorbener ersten Ehefrau durch das Belauschen eines Telefongesprächs Marnies

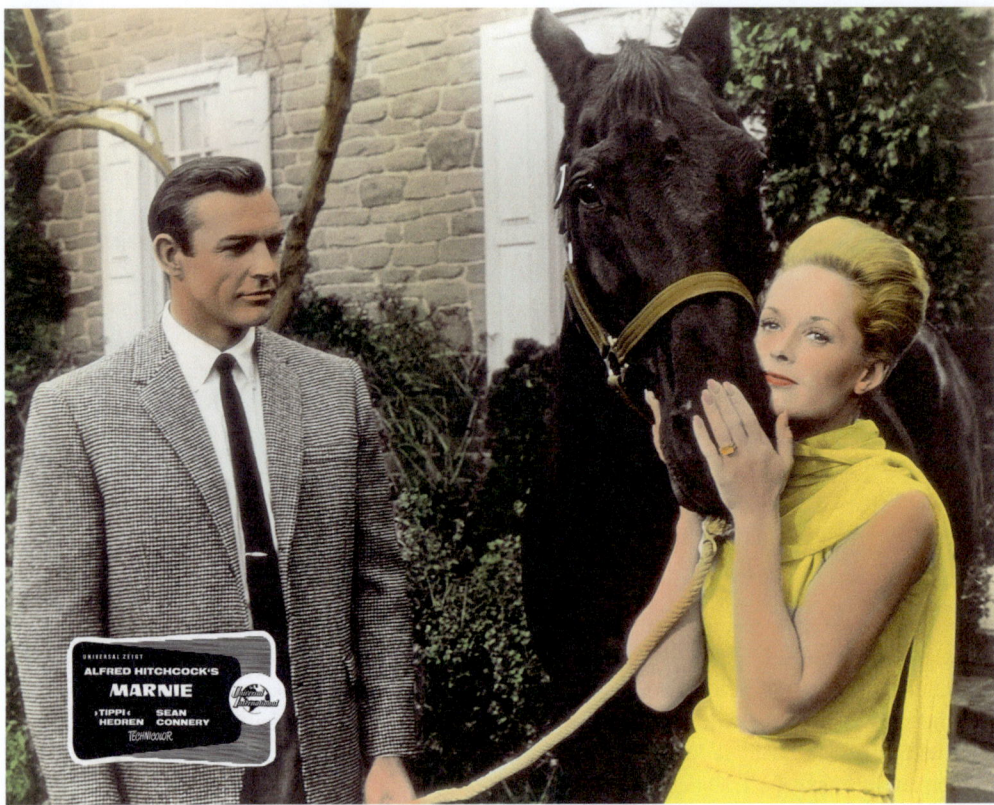

◘ **Abb. 22.2** Die Beziehung zum Pferd Forio stillt Marnies Sehnsucht nach Zärtlichkeit und Wertschätzung. Quelle: dpa Picture-Alliance GmbH. © 90061 / kpa / picture alliance.

mit ihrer Mutter dem von ihr umworbenen Marc Rutland als Lüge aufdecken kann. Durch den Einsatz eines Detektivs erfährt er ihren familiären Hintergrund, der dem Zuschauer bereits bekannt ist: Marnies Mutter lebt allein, nach einem Unfall gehbehindert. Der Zuschauer hat bereits mitangesehen, dass Marnies Mutter ihre ganze Liebe der kleinen Tochter einer Nachbarin schenkt, während sie Marnie, die sich so sehr um ihre Zuneigung bemüht, schroff zurückweist. Marnie setzt das gestohlene Geld ein, um die Liebe ihrer Mutter durch wertvolle Geschenke zu gewinnen. Sie bleibt dabei allerdings erfolglos. Schließlich gelingt es Marc Rutland, in der Konfrontation mit Marnies Mutter, das Geheimnis von Marnies Trauma zu entschlüsseln: Marnies Mutter verdiente in Marnies Kindheit ihr Geld als Prostituierte. Sie ging der Prostitution in der eigenen Wohnung nach und die kleine Marnie musste jeweils für die Freier, die meist Seeleute waren, das Bett, das sie mit der Mutter teilte, verlassen. Eines Nachts, als Marnie wieder auf der Couch im Nebenzimmer liegt, kommt ein heftiges Gewitter auf, vor dem das kleine Mädchen schreckliche Angst hat. Als der Freier aus dem Schlafzimmer zu dem vor Angst schreienden Mädchen kommt, vermutet die Mutter in dem tröstenden Verhalten des Freiers eine sexuelle Übergriffigkeit ihrer Tochter gegenüber, wobei der Film offen lässt, ob die Vermutung der Mutter richtig ist. Die Mutter greift den Freier mit einem Schürhaken an, um ihre Tochter zu beschützen. Im Handgemenge fällt er auf sie, sie erleidet dadurch eine schwere Bein- und Hüftverletzung. Das kleine Mädchen Marnie kommt ihrer Mutter zu Hilfe und erschlägt den Freier mit dem Schürhaken. Die Mutter nimmt die Schuld auf sich und verbringt etliche Jahre im Gefängnis. Nach ihrer Entlassung kann sie ihrer Tochter nie wieder liebevoll begegnen, so sehr diese auch darum wirbt. Der Film endet

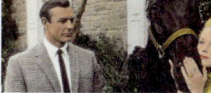

mit einer liebevollen Umarmung von Marnie und Marc und einem als endgültig imponierenden Abschied Marnies von ihrer Mutter. Marc fährt mit Marnie vom Haus der Mutter in Richtung des Hafens, der als Hintergrundkulisse zu sehen ist, weg.

Die Diagnose der psychischen Störung Marnies

Marnie stiehlt, aber die Diagnose Kleptomanie ist nach der aktuellen Klassifikation der WHO, der Internationalen statistischen Klassifikation der Krankheiten und verwandter Gesundheitsprobleme – Version 10 (ICD 1; WHO 2016) nicht zutreffend. Das pathologische Stehlen – die Kleptomanie – ist in der ICD-10 der Störungsgruppe F63 – Abnorme Gewohnheiten und Störungen der Impulskontrolle zugeordnet und mit F63.2 verkodiert: Darin sind Symptome angeführt, die bei Marnies Stehlen nicht gegeben sind: In der ICD-10 wird das pathologische Stehlen als ein Impuls charakterisiert, dem wiederholt nicht widerstanden werden kann, wobei der Impuls zu stehlen nicht auf Dinge zum persönlichen Gebrauch oder zur Bereicherung gerichtet ist, sondern die gestohlenen Dinge weggeworfen, weggegeben oder gehortet werden. Aber Marnie stiehlt nicht Dinge, sondern Geld, das sie auch nicht weggibt, sondern für den Kauf wertvoller Geschenke für ihre Mutter verwendet. Marnie begeht ihre Diebstähle nicht impulsiv, sondern in akribischer Planung, die sie immer mit einem Identitätswechsel perfektioniert. Dass hier ein kleines Mädchen verzweifelt um die Liebe ihrer sie zutiefst ablehnenden Mutter ringt, wird recht bald zu Beginn des Filmes klar: Marnie schenkt ihrer Mutter eine edle Nerzstola, die sie ihr offensichtlich von dem gestohlenen Geld gekauft hat. Dass Marnie nicht von Beginn ihres Lebens an ein ungeliebtes Kind war, legt der psychoanalytische Hintergrund des Stehlens nahe, der das Stehlen eines Kindes als »Versuch des Kindes, die prä-traumatische Situation aufs neue zu erschaffen« mit dem Ziel, »die ihnen entzogene Liebe wiederzufinden« (Fonagy und Target 2007, S. 206) versteht. Marnie wurde von ihrer Mutter vor dem traumatischen Ereignis geliebt und beschützt, und eben dieser Wunsch, die Tochter vor einem sexuellen Übergriff zu schützen, brachte das Drama ins Rollen.

Marnies Alpträume lassen sich eindeutig in der ICD-10 wiederfinden: Mit der Kodierung F51.5 wird der Alptraum erfasst, der voll Angst und Furcht erlebt wird und dessen Inhalt detailliert erinnert wird (WHO 2016). Alpträume werden in der ICD-10 außerdem als Symptom einer posttraumatischen Belastungsstörung in der Kodierung F43.1 beschrieben, die im chronischen Verlauf in eine »andauernde Persönlichkeitsänderung nach Extrembelastung« (F62.0; ebd.) übergehen kann, zu deren Kennzeichen eine feindliche oder misstrauische Grundhaltung und der soziale Rückzug gehören. Schon allein Marnies ständiger Ortswechsel und Wechsel ihrer Identitäten legt nahe, dass sie in keinerlei soziales Netzwerk eingebettet sein kann, also das Symptom des sozialen Rückzugs zutrifft. Ihr einziger stabiler sozialer Kontakt, abgesehen von der Beziehung zu ihrer Mutter, ist der zum Pferd Forio.

Marnies Panikzustände angesichts einer flächigen Verteilung der Farbe Rot, wie dem Tropfen roter Tinte auf ihrer Bluse, dem roten Rock eines Jägers bei der Fuchsjagd oder dem Gewitter bei ihren ersten Überstunden im Haus von Marc Rutland ist in der ICD-10 klar der klassifikatorischen Diagnose »F40.2 – spezifische (isolierte) Phobien« (ebd.) zuzuordnen. Dabei ist es nur flächiges Rot, das diese Angstanfälle triggert, denn sie ist offenbar sehr wohl imstande, mit roter Tinte zu schreiben, wie eine Szene an ihrem neuen Arbeitsplatz im Unternehmen Rutland beobachten lässt: Zum roten Fleck auf ihrer Bluse kommt es, nachdem sie sich von einer Kollegin rote Tinte borgt, da ihre ausgegangen ist. Die rote Farbe unter der Kontrolle ihrer Hand ist offensichtlich nicht bedrohlich, anders dagegen die rote Farbe, die sich ungezügelt ausbreitet, wie eben ein verschütteter Tropfen roter Tinte oder die rote Farbe des Blitzlichtes oder der rot gekleidete Jäger, der sich ohne ihre Kontrolle bewegt.

Die Störung von Marnies Sexualität ist aufgrund der Angstsymptome, die sie zeigt, wohl nicht als Frigidität (F52.0 – Mangel oder Verlust von sexuellem Verlangen), also einer passiven Form der Sexualstörung, zu diagnostizieren, sondern in der Klassifikation »F52.1 – Sexuelle Aversion und mangelnde sexuelle Befriedigung« in der histeriformen Variante, dass eine sexuelle Partnerbeziehung vermieden wird, weil sie mit überflutender Furcht oder Angst verbunden ist (ebd.)

All diese Diagnosen nach der Klassifikation der ICD-10, die grundsätzlich beabsichtigt symptomdeskriptiv ausgerichtet sind, auch wenn dieses Konzept in der Untergruppe F43. – Reaktionen auf schwere Belastungen und Anpassungsstörungen verlassen wird, indem die Ätiologie der Störung benannt wird, hätten allerdings Marc Rutland nicht sonderlich interessiert, auch nicht in der damaligen Version 7 der ICD, die von 1955–1965 in Anwendung war. Er sucht mit einer psychoanalytischen Brille nach dem Anfang der Symptome Marnies. Ihr nach gesellschaftlichen Normen als kriminell einzustufendes Verhalten des Diebstahls fordert ihn auch nicht zum moralischen Urteil heraus, auch wenn er dieses auf einer Autofahrt deutlich für sie formuliert. Diese Einordnung ihres Diebstahls – der einzige, von dem er zu dem Zeitpunkt Kenntnis hat – trifft er offensichtlich nur zum Zweck, Marnie als Ausweg vor einer gerichtlichen Verurteilung und einem Gefängnisaufenthalt die Zwangsheirat anzubieten. Moralisch bewegt wirkt er dabei nicht. Da Marnie nicht erinnern kann, dass ihre Mutter die Tötung des Freiers zum Schutz ihrer kleinen Tochter als ihre eigene Tat darstellte und dafür eine Gefängnisstrafe verbüßte, kann sie nicht wissen, dass die puritanische Moral ihrer Mutter einer bewusst eingenommenen Haltung entspringt, in anderen vehement zu verurteilen, was auch nur in die Nähe der eigenen »unmoralischen« Handlungen kommt. Marnies Diebstähle sind im Vergleich zur tätlichen Aggression der Mutter gegen den Freier, die Marnies Totschlagshandlung einleitete, das unvergleichlich geringere Verbrechen; eine Liebesbeziehung zwischen Frau und Mann, die moralische Variante gelebter Sexualität, verglichen mit der Prostitution ihrer Mutter. Die Idee, dass Marnies Mutter zu dieser Haltung kommt, könnte einer Reaktionsbildung im Sinne des Abwehrmechanismus entsprechen, wie ihn die Psychoanalyse definiert, muss verworfen werden, da Abwehrmechanismen auf eine unbewusste Dynamik bezogen sind, nicht auf die bewusste Verheimlichung, wie es Marnies Mutter aber tut. Da Marnie sowohl die Tötung des Seemanns als auch die Prostitution ihrer Mutter ins Unbewusste verdrängt hat, kann sie nicht anders, als die Haltung ihrer Mutter als Verhaltensnorm zu verstehen. Daher erscheint ihr die Aussicht auf eine Verurteilung mit Haftstrafe als die sichere Prognose, von ihrer Mutter auf Lebenszeit moralisch verurteilt zu werden und niemals im Leben die Zuneigung ihrer Mutter zurückgewinnen zu können. Auch wenn ihre Mutter, die an Marnie die sexuelle Enthaltsamkeit besonders schätzt, sicherlich auch nicht über die Präsentation eines Schwiegersohnes erfreut sein wird, da sie wahrscheinlich die Eheschließung mit der Aufgabe der von ihr an Marnie besonders geschätzten sexuellen Enthaltsamkeit verbinden wird, zieht Marnie in diesem Dilemma doch die Ehe mit Marc Rutland vor. Denn diese lässt nicht nur eine unvergleichbar höhere Lebensqualität gegenüber einem Gefängnisaufenthalt erwarten, sondern verurteilt auch Marnies Hoffnung auf Zuneigung der Mutter nicht zum Tode.

Marc Rutlands diagnostischer Zugang ist an Freud orientiert, Marnies hysterisch anmutendes Verhalten lässt ihn offenbar spätestens ab dem Alptraum, den sie nach der Rückkehr von der Hochzeitsreise hat, eine »traumatische Neurose« vermuten:

> »Das Zustandsbild der traumatischen Neurose nähert sich der Hysterie durch seinen Reichtum an ähnlichen motorischen Symptomen, übertrifft diese aber in der Regel durch die stark ausgebildeten Anzeichen subjektiven Leidens, etwa wie bei einer Hypochondrie oder Melancholie, und durch die Beweise einer weit umfassenderen allgemeinen Schwächung und Zerrüttung der seelischen Leistungen« (Freud 1920, S. 11).

Marc Rutland beschäftigt sich offensichtlich mit psychoanalytischer Literatur und hält viel von psychoanalytischer Behandlung, sodass er beides auch seiner Frau empfiehlt. Und daher versteht er Marnies Alpträume im psychoanalytischen Sinn als Symptom einer traumatischen Neurose, die Trauminhalte als Wiederholung der traumatisierenden Erlebnisse. Marnie spricht während ihrer Alpträume mit

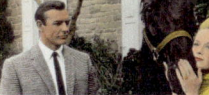

kindlicher, angsterfüllter Stimme – ein weiterer Hinweis für Marc Rutland, dass der Anfang von Marnies Krankheit in ihren Kindertagen liegt. Marnies Alptraum bestätigt ihn in seiner Vermutung, dass ein traumatisches Erlebnis ihre Symptome verursacht, die Verdrängung, die »ein Mittelding zwischen Flucht und Verurteilung« (Freud 1915, S. 29) darstellt, einen heftigen Über-Ich-Konflikt in Schach zu halten versucht, um das seelische Überleben zu sichern, aber um den Preis eines Lebens mit seelischen Störungen. Vielleicht hat er in *Jenseits des Lustprinzips* (Freud 1920) gelesen, dass »das Traumleben der traumatischen Neurose den Charakter [zeigt], daß es den Kranken immer wieder in die Situation seines Unfalles zurückführt, aus der er mit neuem Schrecken erwacht« (ebd., S. 12). Marc Rutland scheint sich seiner Diagnose sicher zu sein. Es fehlt ihm zur Bestätigung nur die Kenntnis der realen Ereignisse, und um diese zu gewinnen, setzt er einen Detektiv ein, der etwas über Marnies Herkunft herausfinden soll. Marc scheint sich sicher zu sein, dort den Schlüssel zu finden, der das Tor zu Marnies ins Unbewusste verdrängten Erinnerungen öffnen kann.

Die Behandlung durch den Jäger des Traumas

Marnie wird durch den Geschäftsmann Marc Rutland ohne professionelle Hilfe geheilt – zumindest lässt das Ende des Filmes vermuten, dass Marnie frei von ihren Symptomen weiterleben kann. Was die Heilung der Sexualangst betrifft, lässt der zärtliche Schluss zumindest darauf hoffen. Die Symptomheilung wird hier von einem Mann bewirkt, dem es gelingt, Marnies traumatische Neurose zu unterwerfen. Marc Rutland ist ein erfolgreicher Geschäftsmann, der schon einmal bewiesen hat, dass er vom Verderben Bedrohtes retten kann, indem er die Firma seines Vaters vom Untergang zu einem florierenden Unternehmen geführt hat, und zwar so erfolgreich, dass er offensichtlich über seine Zeit frei verfügen und sich seinem jeweils aktuellen Hobby widmen kann. Also stellt er sich der Aufgabe, die durch ihre traumatische Neurose vom Verderben bedrohte Marnie zu retten. Er ist ein begehrter Witwer, wie durch das Werben der Schwester seiner verstorbenen Frau angedeutet wird. Er ist Mitglied der gehobenen Gesellschaft, wie sein Wohnsitz und der Lebensstil seiner Familienmitglieder belegt.

Marc Rutland – schon die Namensgebung lässt nachdenken: Die Übersetzung von »Rutland« ist Zaunwinde, eine Pflanze, die sich kletternd gegen den Uhrzeigersinn um alles hochrankt, was ihr Halt gibt, sich aber auch den Boden entlangschlängeln kann. Die ausdauernde Zaunwinde kann andere Pflanzen überwuchern und sogar erwürgen. Sie ist aus einem Garten schwer zu entfernen, weil ihre Wurzeln tief in den Boden reichen und sogar aus kleinen Wurzelstücken neue Triebe wachsen. Und genau so umschlingt auch Marc Rutland Marnie, nimmt sie gefangen, indem er ihr als Alternative zum Gefängnis eine sie umklammernde Ehe anbietet. Und diese beginnt er auch gleich mit einer Hochzeitsreise auf einer Kreuzfahrt, von der es für Marnie kein Entkommen gibt. Bemerkenswert ist, dass das Motiv des Schiffes im Film zweifach auftaucht: Das Wohnhaus von Marnies Mutter liegt in einer Straße, an deren Ende als Kulisse ein überproportional großes Schiff im Hafen zu sehen ist. Marnies Ankunft im »Hafen der Ehe« beginnt auf einem Schiff. Und am Ende des Filmes verlässt Marnie ihre Mutter, indem Marc sie mit dem Auto in Richtung des Schiffes im Hafen fährt und vor dem großen Schiff nach rechts abbiegt. So steht der Hafen, der das Unglück in Person der Seeleute, die die Freier der Mutter Marnies waren, in Marnies Leben brachte, dem Hafen der Ehe, in dem Marnie landet und in dem sie am Ende Rettung und Sicherheit erfährt, gegenüber. Die Hochzeitsreise von Marc und Marnie ist eine Schiffsreise, auf der Marnie nicht nur Passagiere antrifft, sondern auch Schiffspersonal, also Seeleute, die Unglücksbringer in ihrem Leben. Und so prallen die existenzielle Bedrohung (die Seeleute) und die Sicherheit (der sie rettende Ehemann) laut Drehbuch aufeinander, wobei Marc zu diesem Zeitpunkt noch keine Kenntnis von der besonderen Bedeutung der Schiffe in Marnies Vergangenheit hat.

Auch die Namensgebung für Marnie ist bemerkenswert: Ihr richtiger Name ist Margaret Edgar – sie trägt also einen männlichen Vornamen als Familiennamen. Das Männliche, das sie so sehr zu fürchten gelernt hat, ist Teil ihrer Identität. Während ihrer Diebeszüge wechselt sie jeweils den Namen, aber, soweit der Film einen Blick auf diese anderen Namen zulässt, nie zu einem männlichen Vornamen als Familienname. Wird sie in den anderen Rollen auch diesen Konflikt des »Männernamens« los?

Wie geht Marc Rutland vor? Der Film beginnt damit, dass er von seinem Steuerberater anlässlich eines geschäftlichen Treffens erfährt, dass dieser dem Charme und der Schönheit Marnies, gepaart mit ihrer dienstbaren Ergebenheit, erlegen ist und ihr so die Gelegenheit gab, ihn zu bestehlen. Marc Rutland erinnert sich an Marnie, auf die ihn der von ihr begeisterte Steuerberater bei einem seiner vorigen Treffen aufmerksam gemacht hatte. Und er erkennt sie trotz ihrer äußerlichen Veränderung wieder, als sie sich in seiner Firma bewirbt und dabei ist, ihren neuen Vorgesetzten, einen leitenden Angestellten von Rutland, zu betören. Sie nutzt bei dieser Bewerbung zusätzlich zu ihrer Attraktivität, die sie durch besonders züchtige Kleidung nicht versteckt. Vielmehr betont sie durch ein fast zwanghaft anmutendes Zupfen an ihrem Rocksaum, mit dem sie ihre Knie bedecken will, aber eigentlich auf ihre attraktiven Beine hinweist, den Bonus der schutzbedürftigen Witwe, die nun alleine ihren Mann zu stellen hat. Und hier meldet sich Marc Rutlands Jagdinstinkt, das Geheimnis der Schönen aufzudecken, die ihre personelle Identität wechselt, um immer dieselbe bleiben zu können. Mit einem Siegerlächeln im Gesicht gibt er seinem Angestellten den Hinweis, sie einzustellen – ihr erster Schritt in seine Falle, deren Köder der Tresor seines Unternehmens ist. Kaum ist sie eingestellt, gibt er ihr schon eine bevorzugte Position unter den vielen Angestellten, indem er eine Brücke vom Geschäftlichen zum Privaten schlägt: Er bittet sie um Überstunden an einem Samstagnachmittag in seinen persönlichen Räumlichkeiten, was auch einen ersten Anflug einer erotischen Spannung inszeniert. Sie nimmt diesen Auftrag an, da die jederzeitige dienstbare Verfügbarkeit ein wesentlicher Teil ihrer Rolle ist, und außerdem die Gelegenheit, in die privaten Räume des Firmenchefs zu gelangen, auch durchaus weitere Beute in Aussicht stellen könnte. Nachdem noch vor Beginn der Arbeit in diesen Räumlichkeiten ein Gewitter ein weiteres Blitzlicht – im wörtlichen Sinn – auf Marnies Geheimnisse freigibt und er erlebt, dass die Farbe ROT Marnie völlig aus der Fassung bringt, ist er dem Verlangen endgültig verfallen, ihr Geheimnis zu lüften. Für ihn scheint die Kombination der weiblichen Schönheit gepaart mit der Hilflosigkeit in der traumatischen Neurose das Lockmittel, dem er sich nicht entziehen kann, noch dazu, wo sie die Angstüberflutung angesichts der roten Farbe schutzsuchend in seine Arme treibt. In diesem Augenblick fühlt er sich als der starke Mann bestätigt, der die schwache Frau vor dem beschützt, was eigentlich nicht wirklich gefährlich ist. Gleichzeitig keimt in ihm die Idee auf, dass der sichere Hafen der Ehe ihr den größten Schutz und ihm die größte Selbstwertbestätigung bieten wird können.

Marc Rutland konnte das heruntergekommene Unternehmen seines Vaters in ein blühendes umwandeln. Er ist also offenbar ein Mann, der seinen Aggressionstrieb konstruktiv einsetzen kann, der um etwas kämpfen kann. Dass Aggression für ihn attraktiv ist, spiegelt sich in seinem Hobby wider, Instinkte zu erforschen und Raubtiere zu zähmen. Dabei hat er sich auch bereits bewährt, hat er doch, wie er durch ein Foto belegt, einen schwarzen Jaguar zum Haustier gemacht. Die Kontrolle über die aggressiven Impulse anderer, vorerst einmal einer Raubkatze, hat für ihn also Reiz. Einen schwarzen Jaguar, also ein besonderes Tier unter den Raubkatzen, zahm zu machen, ist ihm bereits gelungen. Wo findet ein Mann wie Marc Rutland eine neue Herausforderung? In seiner Erzählung über sein Hobby spielt er mit Metaphern, die Marnies »Raubzüge« und das Raubtier des schwarzen Jaguars in eine unüberhörbare Nähe bringen, die Marnie sichtlich irritiert: Wissend, dass er es mit Raubkatzen aufnehmen konnte, scheint sie zu ahnen, dass er jetzt vorhat, es auch mit ihr aufzunehmen. Die Beruhigung, dass sein Ziel nicht das Erlegen des Raubtieres ist, sondern die Zähmung zu einer zärtlichen Beziehung zwischen dem Raubtier und ihm, kommt bei Marnie in diesem Moment sicher nicht an, da sie die Nähe zu einem Mann mehr fürchtet als den Tod, wie sie später auch beweist. Marnies neurotisches Verhalten zu entschlüsseln und Marnie zu zähmen wählt Marc sich zur nächsten Aufgabe. Als er sie mit seinem Heiratswunsch konfrontiert, deutet ihm Marnie seinen Heiratsantrag als eine Facette seines Jagdfiebers, sich selbst als das Raubtier, das er nun gefangen hat. Es scheint also, dass sie ihn verstanden hat. Was

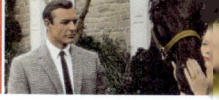

bewegt Marc Rutland zu zähmen? Der Fuchs, dem der kleine Prinz begegnet, weiß um die Bedeutung des Zähmens für zwischenmenschliche Beziehungen, wenn er meint, dass man nur die Dinge kennt, die man zähmt. Darum fordert er den kleinen Prinzen auf, ihn zu zähmen, wenn er einen Freund haben will, weil das der Weg ist, ihn zum Freund zu haben, und der Beziehung Einzigartigkeit gibt:

> »Aber wenn du mich zähmst, dann werden wir einander brauchen. Du wirst für mich einzigartig sein. Und ich werde für dich einzigartig sein in der ganzen Welt« (de Saint Exupéry 2012, ¹1943).

Marc Rutland sehnt sich also offensichtlich wie der Fuchs und der kleine Prinz nach Nähe und Geborgenheit als Gegenpol zur Bedrohung durch aggressive Instinkte, wobei dem schwarzen Jaguar nicht die aktive Aggression, sondern die reaktive Aggression aus dem Motiv der Verteidigung bei Bedrohung zu eigen ist. Und wie der kleine Prinz beginnt nun Marc Rutland seine Beute zu zähmen: »Jeden Tag ein Stückchen näher« versucht er, auf der Schiffsreise eine Selbstverständlichkeit des Gemeinsamen zu etablieren, was schließlich durch seine doch nicht vollständig zu verdrängenden sexuellen Wünsche an Marnie misslingt. Nun findet sich im psychopathologischen Portfolio Marnies auch noch ein Selbstmordversuch: Marnie versucht, sich im Swimmingpool des Schiffes zu ertränken, was grundsätzlich als eher weniger taugliches Mittel zur Selbsttötung einzustufen ist, und wird von Marc gerettet. Marc beantwortet nach der Rückkehr von der Schiffsreise die Verzweiflung Marnies mit einer korrigierenden Erfahrung, die an die Befriedigung des Zärtlichkeitsbedürfnisses nach Adler (Adler 2007, ¹1908d) erinnert: Er kauft ihr Forio, das Pferd, das Marnies unerfüllte kindliche Wünsche ersatzweise durch bedingungslose Zuneigung befriedigt, wie sie eben zahme Haustiere zu bieten haben.

Marc Rutland bekennt sich mit seiner Empfehlung einer psychoanalytische Behandlung und seiner Literaturempfehlung an seine ihm durch Zwangsheirat verbundene Ehefrau Marnie zur Psychoanalyse. Und er versucht sich in der Technik der freien Wortassoziation, nachdem er Marnie aus einem Alptraum erlöst hat. Seine Form der Interventionen, in denen er im Fach der Psychotherapie als belesener Laie unterwegs ist, hat aber auch immer wieder eine gewalttätige Facette: Er durchbricht ihre Aggression, mit der sie die überflutende Angst abwehrt, mithilfe der psychoanalytischen Technik der freien Assoziation, bei der er ihr nach einer Reihe von provokant anmutenden, aber für Marnie belanglosen Wörtern plötzlich das Wort ROT entgegenschleudert und damit prompt einen Panikanfall bei ihr auslöst.

Bei einem gesellschaftlichen Ereignis der Familie Rutland, das den Tod – der Füchse – zum Inhalt hat, der Fuchsjagd, an der die Pferdeliebhaberin und begnadete Reiterin Marnie in ihrer Rolle der Ehefrau dieses optimalen Schwiegersohns teilnehmen darf, zeigt sich der Feind Neurose in seiner vollen Macht. Dieser wird angestachelt durch ein Accessoire der noblen Jagdgesellschaft, den roten Rock eines der Jäger. Ihr durch das Rot ausgelöster Angstanfall treibt Marnie dazu, auf dem Rücken ihres geliebten Pferdes Forio die Flucht zu ergreifen. Forio ist es, bei dem sie Ersatz für die Versagung der Liebe der Mutter gefunden hatte – eine selbstgewählte Form der Hippotherapie, die zwar nicht Heilung, aber ein gewisses Maß an Ersatzbefriedigung bietet. So bleibt Marnie im Rahmen ihrer traumatischen Neurose funktionsfähig. Die Flucht vor der Erinnerung an das verdrängte Trauma ihrer Tötung des Freiers der Mutter endet mit einem Sturz, bei dem sich ihr Pferd schwer verletzt. Und so muss sie wieder töten: sie erschießt ihr Pferd, das sich unter ihrem Zügel so schwer verletzt hat, dass ein erfülltes Pferdeleben ausgeschlossen ist. Wieder tötet Marnie aus Liebe, diesmal absichtlich das Objekt ihrer Liebe, motiviert aus dem Wunsch, Forio von Qualen zu erlösen (◘ Abb. 22.3).

Die Assoziationskette zwischen dem geliebten Pferd, das ihre Liebe erwidert und von ihr wegen der durch sie verursachten Verletzung seiner Beine getötet werden musste, und der Mutter, die Marnie ihre Liebe versagt, verfestigt sich später im Film, als offenbar wird, dass Marnies Mutter ihre Gehbehinderung vom Sturz des Freiers auf sie davongetragen hat.

Und nun kommt es zu einem Höhepunkt des Duells zwischen Marc Rutland und Marnies Neurose: Ist er der Neurose Marnies, die sich mit aller Kraft aufbäumt, gewachsen? Marc Rutland wählt nun

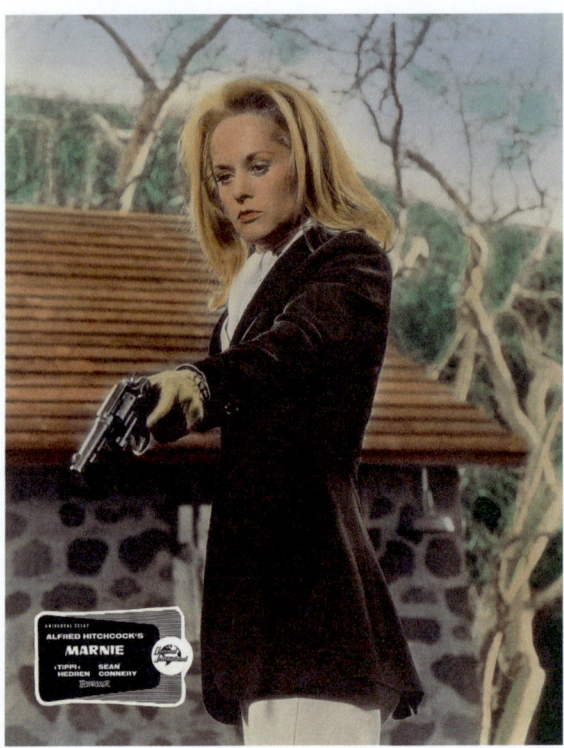

◼ **Abb. 22.3** Wieder tötet Marnie aus Liebe. Quelle: dpa Picture-Alliance GmbH. © 90061 / kpa / picture alliance.

Interventionstechniken aus Psychoanalyse und Verhaltenstherapie – wobei zu beachten ist, dass er, wenn er Psychotherapeut gewesen wäre, zum Zeitpunkt des Entstehens des Filmes, zu dem die Verhaltenstherapie und die Psychoanalyse mehr in Widerspruch denn im Dialog standen, wohl kaum zur verhaltenstherapeutischen Technik des Flooding, der Konfrontationstherapie durch Reizüberflutung, gegriffen hätte. Er führt ihre Hand bei ihrem Diebstahlsversuch aus seinem Firmensafe, mit dem sie auf den Verlust ihres geliebten Pferdes Forio reagiert, das durch ihren Angstanfall angesichts der Farbe ROT zu Sturz kam und von ihr erschossen wurde. Spätestens in dieser Szene wird die unbewusste Welt Marnies für den Zuschauer klar: Marnies Angst führte zur Verletzung der Beine des Pferdes. Sie musste ihr Pferd töten, das ihr die zärtliche Zuwendung der Mutter ersetzte, und reagierte mit einer diesmal tatsächlich kleptomanischen, weil impulsiven Handlung gegen den Mann. Marnie hatte die Zuwendung ihrer Mutter verloren, weil sie in Not und Angst getötet hatte, nachdem ihre Mutter beim Versuch, sie zu beschützen, am Bein verletzt wurde. Marnie wurde weiterhin zur Diebin, die sich an finanziell potenten Männern als symbolischer Akt der Vernichtung der sexuell potenten Männer rächte. Das dahinter ihre Sehnsucht nach einer erfüllenden Liebesbeziehung steckt, hat bereits Freud erkannt: »Der Liebesimpuls muss sich dann als sadistischer Impuls maskieren« (Freud 1916/17, S. 308). Marc Rutland verfügt offensichtlich über eine besondere Begabung zum psychoanalytischen Verständnis, da er sofort, nachdem er erfährt, wie Forio zu Tode kam, zum Firmentresor eilt, um Marnie bei ihrer kleptomanischen Handlung zu ertappen. »Im Laufe der Entwicklung geht die ursprüngliche symbolische Bedeutung antisozialer Verhaltensweisen verloren« (Fonagy und Target 2007, S. 207), wird aber mit dieser Szene wieder auf diese zurückgeführt. Marcs gewaltsam anmutende Interventionstechnik beraubt die Kleptomanie des Verbotenen: er lässt sich nicht kastrieren, sondern drängt Marnie handgreiflich dazu, das Geld aus dem Tresor zu nehmen. So nimmt er dem neurotischen Stehlen seinen psychoanalytischen Bedeutungsgehalt und vernichtet damit das Symptom. In dieser Szene maskiert sich sein Liebesimpuls in einem sadistisch anmutenden Verhalten, mit dem er Marnies Widerstand bricht.

Marc gerät in seinem Kampf um die Aufdeckung von Marnies Geheimnis aber auch in familiäre Bedrängnis: Lil, die Schwester seiner verstorbenen Frau, die hofft, deren Platz einnehmen zu können, deckt schrittweise die Geheimnisse Marnies auf, indem sie Gespräche zwischen Marnie und Marc und Marnies Telefonate mit ihrer Mutter belauscht. Ihr Anliegen ist aber dem Marcs diametral entgegengesetzt: Sie will die Rivalin vertreiben, nicht sie heilen, was ihr nicht gelingt, da Marc gegen ihr Werben vollkommen immun ist und seiner Ehefrau Marnie, obwohl sie sich ihm verweigert, treu bleibt. Marc ist also nicht nur Sieger über Marnies Symptome, sondern auch der »bessere« Mann im Vergleich zu seinen von Marnie bestohlenen Vorgängern, da er nicht von seinen primären Triebwünschen beherrscht wird.

Was treibt einen Mann wie Marc, der sich selbst als vom Schicksal verwöhnt bezeichnet, dem die Herausforderung fehlt und der sich dadurch motiviert fühlt, die Instinkte von Raubtieren zu erforschen, eine Frau wie Marnie zu heiraten? Die romantische Idee, dass Liebe alles heilen kann, ist in seinem Verhalten nicht zu finden. Vielmehr bietet sich ihm in Marnie ein vielfältiges Feld der Projektion: Marnie ist in nahezu allen Facetten der Persönlichkeit sein Gegenentwurf: Sie entstammt ärmlichen Verhältnissen, einer unvollständigen Familie, der, wie ihre Mutter es ausspricht, » der Vati fehlt«. Marc hingegen wurde in eine Unternehmerfamilie hineingeboren, die ihm in der Kindheit alle materiellen Wünsche erfüllen kann. Er führt als Erwachsener das Unternehmen seines Vaters aus dem bevorstehenden Bankrott in die Prosperität, was belegt, dass er aus der Abhängigkeit des Kindes zur Autonomie des Erwachsenenlebens gelangen konnte. Sie erliegt ihren neurotischen Impulsen im Symptom des Stehlens, die ihr Rache gegen überlegene Männer einerseits und das Buhlen um die Gunst ihrer Mutter andererseits möglich macht. Er ist Herr seiner erotischen Wünsche an Marnie, über die er nur kurz und ansatzweise die Kontrolle verliert. Und er verfügt über die finanziellen Möglichkeiten, das, was Marnies psychische Störung an Zerstörung durch ihre Diebstähle angestellt hat, wieder gut zu machen und ihr damit in Aussicht stellen zu können, dass ihr ein Gefängnisaufenthalt erspart bleiben kann. Marc Rutlands Streben ist dadurch allerdings noch nicht am Ziel angelangt: ihm geht es um mehr als die Rettung Marnies vor den Folgen ihrer kriminellen Handlungen, er will den endgültigen Sieg über Marnies Symptome. Da er psychoanalytisch denkt, ist sein Ziel, Marnies Verdrängung des Traumas aufzulösen, indem er einen Weg findet, dass die traumatisierenden Erlebnisse in Marnies Bewusstsein dringen können. Davon erwartet er sich offensichtlich ihre Befreiung von den neurotischen Symptomen.

Marc Rutland vereinigt in seinem Handeln Elemente der »paternistischen Vernunfttherapie« und der »mütterlichen Liebestherapie« (Cremerius 1990): Er strebt danach, durch das Aufdecken der Realerlebnisse der Vergangenheit Marnies »unvernünftiges, triebhaft anmutendes« Handeln durch die Erklärbarkeit aus dem Erlebten der Vernunft zugänglich zu machen. Vorher aber umsorgt er sie und kümmert sich um sie, schenkt ihr ihr Liebesersatzobjekt Forio und nimmt Rücksicht auf ihre Angst vor Sexualität. Damit entspricht sein Handeln durchaus dem, was Annette Streeck-Fischer im Zusammenhang mit traumatisierten Jugendlichen als Vorbedingung der psychotherapeutischen Arbeit nennt: »Bindung und Beziehung first« (Streeck-Fischer 2006, S. 206) und Schmidbauer als den wesentlichen Wirkfaktor erfolgreicher Psychotherapie markiert: »Nach wie vor ist die persönliche, emotionale Beziehung zwischen dem Kranken und dem Helfer der wirkmächtigste Faktor in der Psychotherapie« (Schmidbauer 2012, S. 433). Allerdings, da er nicht als Psychotherapeut handelt, sondern als Mann, der eine Frau begehrt, versucht er dies in Form einer Verehelichung umzusetzen, womit er Marnie in ihrer Beziehungsfähigkeit überfordert. In Parallele gesetzt zu einer psychotherapeutischen Behandlung sieht er also einen stationären Aufenthalt, metaphorisch gegeben in der Ehe, als indiziert.

Marnie hat durch ihre Attraktivität und ihre Dienstbarkeit als Sekretärin Macht über wirtschaftlich mächtige Männer, die ob Marnies Eigenschaften des perfekten Klischees der Weiblichkeit auf ihre sexuelle Triebhaftigkeit zurückgeworfen ihren Verstand zum Schweigen bringen. Und Marc Rutland erfüllt ebenso die Eckdaten des männlichen Klischees: gutaussehend und wirtschaftlich erfolgreich, angesehen in der oberen Gesellschaft und imstande, seine sexuellen Wünsche zu zügeln zugunsten seines Interesses an der neurotischen Persönlichkeit Marnies.

Marnies Symptome folgen dem klassischen psychoanalytischen Konzept, dass nicht bewusstseinsfähige Gefühlskonflikte, resultierend aus traumatisierenden Erfahrungen, ins Unbewusste verbannt werden und von diesem »Ort« aus in der Verkleidung von bedeutungsgeladenen Krankheitssymptomen sichtbar werden. Psychoanalyse als Detektivspiel gibt dem Kriminalfilm eine Note des Tiefganges. Marc Rutland ist weder Psychiater noch Psychotherapeut, aber er heilt seine Ehefrau von einer Reihe von psychischen Störungen. Denn er nimmt zwar moralische Werte der Gesellschaft wahr, begegnet ihren Symptomen im Verstehen dieser »als Coping-Bemühungen, also im Grunde sinnvolle und aus der Situation heraus verständliche Maßnahmen des traumatisierten Kindes zur Überwindung der traumatischen Erfahrungen und zur Verhinderung von deren Wiederholung« (Riedesser 2012, S. 169).

Marc Rutland ist offensichtlich ein Mann, der aus der sicheren Position einer Herkunft aus einer höheren Gesellschaftsschicht und mit dem Rückenwind des erfolgreichen Geschäftsmannes eine neue Herausforderung sucht: Die Lebensaufgabe des Berufs und der wertgeschätzten Zugehörigkeit zu einer Gemeinschaft, hier dargestellt an seinem gesellschaftlichen Status, hat er mehr als zufriedenstellend gelöst. Die Lösung der Lebensaufgabe der Liebe, so deutet der Film an, ist ihm weniger gut gelungen. Die Erinnerung an seine verstorbene Ehefrau ist für ihn von nachrangiger Bedeutung, wie seine Gleichgültigkeit gegenüber der Zerstörung der wenigen Erinnerungsstücke an sie, die er aufbewahrt hat, durch das Gewitter belegt. Seine Bindung an seine verstorbene Ehefrau scheint wenig nachhaltig zu sein, obwohl – oder vielleicht gerade weil sie seine Interessen teilte. Marnies Symptomatik bietet ihm die Herausforderung, die er sucht.

Die Prognose

Ob Marc Rutlands Behandlung von Marnies Traumafolgestörung nachhaltig erfolgreich ist, kann natürlich mit dem Ende des Filmes nur unbeantwortet bleiben, da er wie im Märchen endet, in dem tapfere und schlaue Prinzen oder auch Bauernburschen die meist narzisstisch gestörten Prinzessinnen heiraten und das Märchen immer verspricht, dass sie glücklich bis an ihr Lebensende lebten.

Wolterstorff und Grassmann arbeiten heraus, dass ein »in-group trauma«, also ein traumatisches Ereignis, das innerhalb der Familie stattgefunden hat und daher immer ein komplexes Beziehungstrauma darstellt, Erinnerungen hinterlässt, in dem die beteiligten Personen die Rolle des Opfers, des Zuschauers, des Täters und des Retters einnehmen. Dabei können einer Person auch mehr als eine dieser Rollen zukommen. Um die Erinnerungen zu verstehen und in der Folge verarbeiten zu können, ist es für den Patienten oder die Patientin essenziell, die Identifikation mit diesen vielleicht auch mehrfachen eigenen Rollen zu erkennen. Die Implikationen ihrer Überlegungen für die psychotherapeutische Behandlung von Patientinnen und Patienten, die an einer Traumafolgestörung leiden, erklären sie an dem fiktiven Fallbeispiel Marnie, denn sie eignet sich besonders dafür: Sie ist Opfer, Zuschauerin, Täterin und Retterin zugleich (Wolterstorff & Grassmann, 2014). Auch das wird in Marnies auftauchender Erinnerung an das traumatische Geschehen deutlich: In der Rolle des Opfers ist sie in ihrer Angst vor dem Gewitter, die wahrscheinlich schon die Angst vor den Freiern und den Geräuschen aus dem Schlafzimmer maskiert, alleine gelassen. Sie schaut zu, wie ihre Mutter den Seemann mit dem Schürhaken angreift, ihn verletzt und selbst verletzt wird. Sie tötet den Seemann mit einem Schlag mit dem Schürhaken und ist dabei Täterin einerseits, Retterin ihrer Mutter und ihrer selbst andrerseits. Marc Rutland lernt sie als Täterin kennen, die sich stellvertretend an finanziell potenten Männern rächt, indem sie sie durch die Gelddiebstähle kastriert, und verhilft ihr dazu, sich an ihre Opferrolle zu erinnern, aber auch an das, was sie gesehen hat, also ihre Rolle als Zuschauerin. Er macht ihrem Verstehen zugänglich, dass sie mit ihrer Tat auch die Retterin war.

Offen bleibt die Frage, ob der Kämpfer gegen die psychische Störung auch noch an Marnie interessiert ist, wenn sie ihm diese Herausforderung, Geheimnisse des Unbewussten aufzudecken und gegen die unsichtbaren Gespenster ihrer Vergangenheit zu kämpfen, nicht mehr zu bieten hat. Marc Rutland erlebt in seinem erfolgreichen Kampf gegen Marnies neurotische Symptome eine Fortsetzung der Bestätigung seiner Grandiosität, die er schon mit der Rettung der Firma und dem Zähmen des schwarzen Jaguars erreichen konnte. Im Prozess der Heilung Marnies greift er immer wieder zu Machtmitteln, die ihm aufgrund seiner wirtschaftlichen und auch seiner intellektuellen Potenz zur Verfügung stehen: Sein Geld kann der Wiedergutmachung von Marnies Diebstählen dienen, seine psychoanalytischen Kenntnisse lassen ihn vorhersehen, dass Marnie auf die Tötung Forios mit einem neuerlichen Diebstahlversuch in seiner Firma reagieren wird. Er versteht, dass Marnies Symptomen traumatisierende Erlebnisse zugrunde liegen müssen. Indem er Marnie zwingt, ihn zu heiraten, übt er Macht über sie aus, die ihm auch narzisstische Befriedigung bietet, denn »die Ausübung von Macht ist auch ein wirkungsvolles Stimulans für das narzisstische Selbsterleben. Wer erfolgreich seinen Willen durchzusetzen vermag, fühlt sich narzisstisch gestärkt« (Wirth 2009, S. 164). Auch wenn sich Marnie von ihm so lange wie möglich emotional distanziert, zeigt sein Einfühlungsvermögen in ihre Pathologie seine Nähe zu dieser Facette ihrer Persönlichkeit auf, selbst wenn diese von narzisstischen Bedürfnissen seinerseits motiviert ist.

Nach dem Abschied Marnies von ihrer Mutter, von der Macht des Traumas ihrer Vergangenheit über ihre Gegenwart kommt auf den mächtigen Mann Marc Rutland eine neue Herausforderung zu:

> »Mit der Entstehung emotionaler Nähe kommen allerdings spezifischere Dynamiken mit ins Spiel. Der unbewusste Wunsch, dominante pathogene Beziehungen aus der Vergangenheit zu reparieren, und die Versuchung, sie im Sinne unerfüllter aggressiver und rachsüchtiger Bedürfnisse zu wiederholen, bestimmen ihre Reinszenierung mit dem geliebten Partner« (Kernberg 2014, S. 235).

Diesen Reinszenierungen seiner verwöhnenden Kindheit und dem daraus gewachsenen narzisstischen Bedürfnis, seine Macht zu erfahren, das zerstörerische Potenzial für seine Ehe zu nehmen, ist eine völlig neuartige Herausforderung für Marc Rutland, deren narzisstischer Gewinn gering ist, aber die Option einer reifen Liebesbeziehung eröffnet. Mit dem Abbiegen aus der Straße, in dem die Mutter Marnies wohnt, wird ein zentraler Aspekt der Liebesfähigkeit von Marnie und Marc, »der manchmal erst mit der Zeit offensichtlich wird, nämlich eine anhaltende Neugier und ein anhaltendes Interesse am Leben des Geliebten« (ebd., S. 249) bedeutsam – ein Aspekt, mit dem sich Marc Rutland in seiner Beziehung zu Marnie nicht auseinandersetzen müsste, wäre er ihr Therapeut und nicht ihr Ehemann.

Literatur

Adler A (1908d) Das Zärtlichkeitsbedürfnis des Kindes. In: Bruder-Bezzel A (Hrsg) Persönlichkeit und neurotische Entwicklung. Frühe Schriften (1904–1912) Alfred Adler Studienausgabe (Bd 1, S 77–81). Vandenhoeck & Ruprecht, Göttingen
Cremerius J (1990) Vom Handwerk des Psychoanalytikers. Das Werkzeug der psychoanalytischen Technik. (Bd 1) frommann-holzboog, Stuttgart
Fonagy P, Target M (2007) Psychoanalyse und die Psychopathologie der Entwicklung. 2. Aufl, übersetzt von E Vorspohl, Klett-Cotta, Stuttgart
Freud S ([1]1915, 1990) Die Verdrängung. In: Simon D (Hrsg) Sigmund Freud Essays II. Auswahl 1915–1919. (3. Aufl, S 29-42). Volk und Welt, Berlin
Freud S ([1]1916/17, 1990) Vorlesungen zur Einführung in die Psychoanalyse. 22. Vorlesung. Gesichtspunkte der Entwicklung und Regression. Ätiologie. In: Simon D (Hrsg) Sigmund Freud Essays II. Auswahl 1956–1919 (3. Aufl, S 303–324). Volk und Welt, Berlin

Freud S (¹1920, 1990) Jenseits des Lustprinzips. In: Simon D (Hrsg) Sigmund Freud Essays III (3. Aufl, S 5–7312). Volk und Welt, Berlin
Kernberg O F (2014) Liebe und Aggression. Eine unzertrennliche Beziehung. Übersetzt von Holler P, Schattauer, Stuttgart
Riedesser P (2012, ¹2003) Entwicklungspsychopathologie von Kindern mit traumatischen Erfahrungen. In: Brisch KH, Hellbrügge T (Hrsg) Bindung und Trauma (4. Aufl, S 160–171). Klett-Cotta, Stuttgart
Saint Exupéry A de (2012, ¹1943) Der kleine Prinz. (68. Ausg, Übersetzt von G Leitgeb & J Leitgeb), Rauch, Düsseldorf
Schmidbauer W (2012) Die Geschichte der Psychotherapie. Von der Magie zur Wissenschaft. Herbig, München
Streeck-Fischer A (2006) Trauma und Entwicklung – Frühe Traumatisierungen und ihre Folgen. Schattauer, Stuttgart
WHO. (2016) F00–F99. Kapitel V. Psychische und Verhaltensstörungen. (DIMDI), Dt. Inst. f Med. Dokumentation u. In:form., Herausgeber). ICD-10-GM. Version 2016. Systematisches Verzeichnis In:ternationale statistische Klassifikation der Krankheiten und verwandter Gesundheitsprobleme, 10. Revision: http://www.icd-code.de/icd/code/F00-F99.html. Zugegriffen am 18. Januar 2016
Wirth HJ (2009) Pathologischer Narzissmus und Machtmissbrauch in der Politik. In: Kernberg OF, Hartmann HP (Hrsg) Narzissmus. Grundlagen – Störungsbilder – Therapie (S 158–170). Schattauer, Stuttgart
Wolterstorff E, Grassmann H (2014) The scene of the crime: Traumatic transference and repetition as seen through Alfred Hitchcock's Marnie. Inter Body Psychother J 13(2):29–43

Originaltitel	Marnie
Erscheinungsjahr	1964
Land	USA
Drehbuch	Jay Presson Allen basierend auf einem Roman von Winston Graham
Regie	Alfred Hitchcock
Hauptdarsteller	Tippi Hedren, Sean Connery
Verfügbarkeit	Als DVD in englischer, französischer, deutscher und italienischer Sprache erhältlich

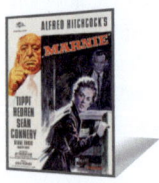

Bernd Rieken

»Es ist da, es ist in den Bäumen!« – Dekonstruktion der Psychologie und Aufklärung

Dana Andrews in der *Rocky Horror Show* 335
Inhaltsangabe und Interpretation 336
Abschließende Bemerkungen 349
Literatur 350

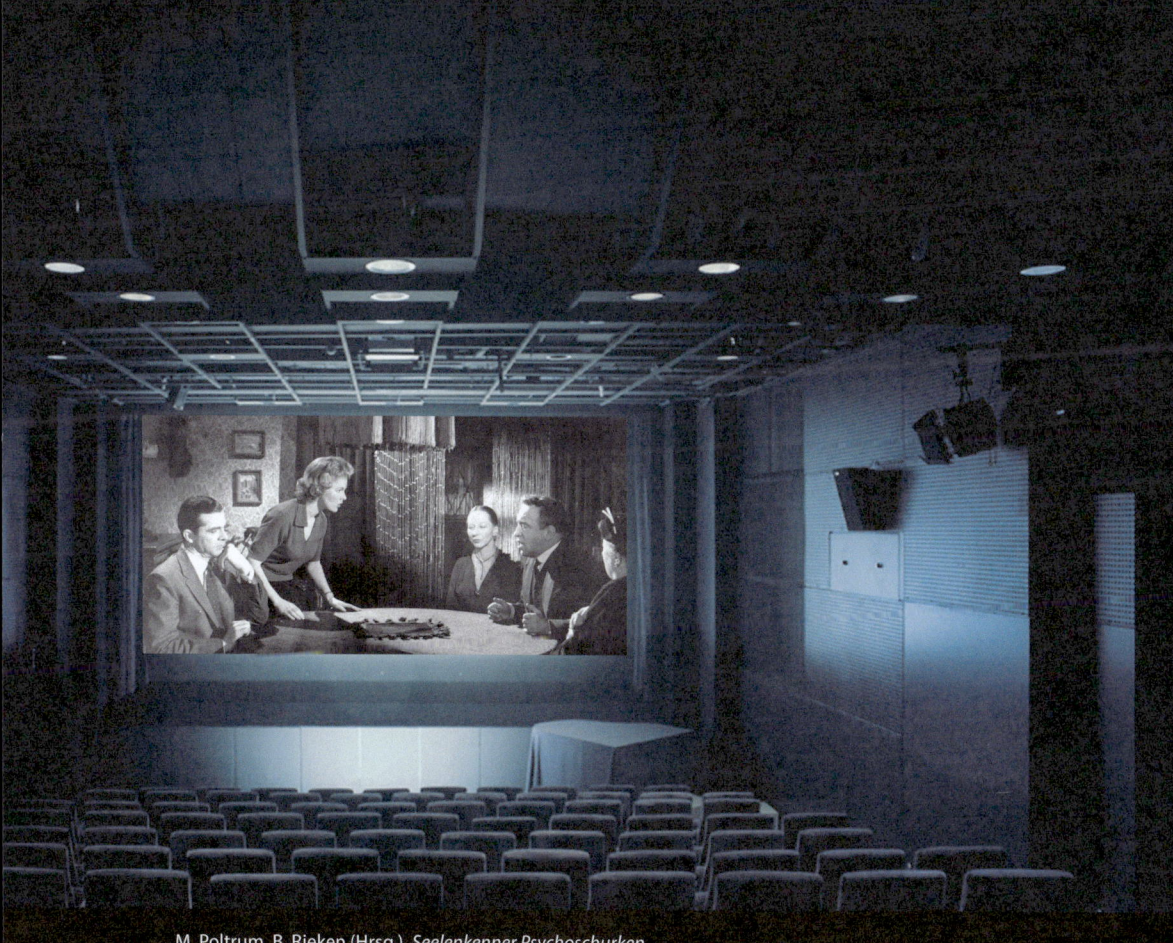

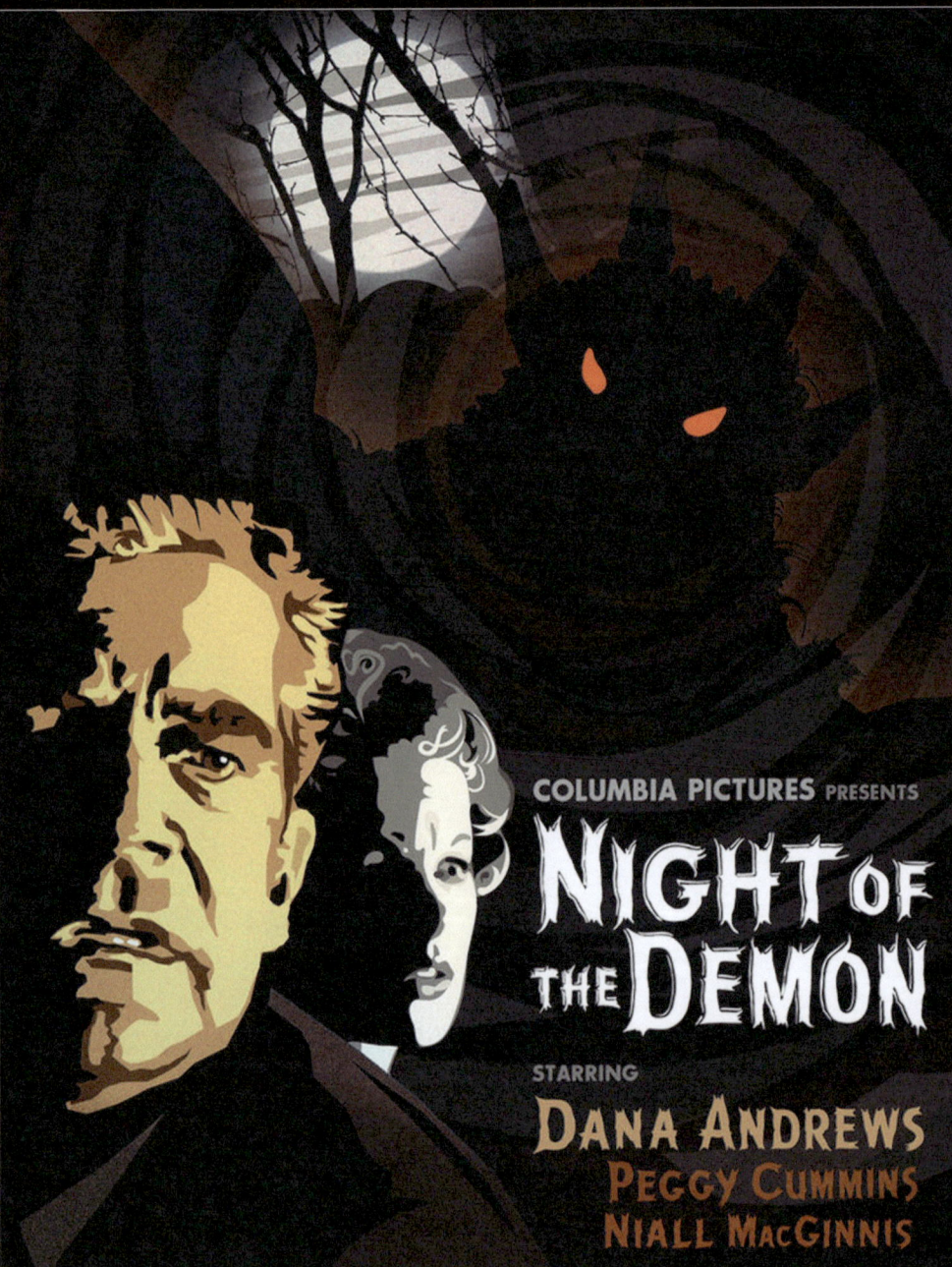

Filmplakat *Der Fluch des Dämonen*.
Quelle: Filmbild Fundus Herbert Klemens. Mit freundlicher Genehmigung.

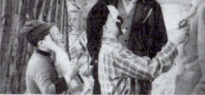

Der Fluch des Dämonen

Dana Andrews in der *Rocky Horror Show*

»Dana Andrews said ›Prunes‹ gave him the runes // And passing them used lots of skills« – diese Verse findet man im Eröffnungssong »Science Fiction – Double Feature« des Musicals *The Rocky Horror Show* (O'Brien 1974, S. 1f.). Sie beziehen sich auf den hier empfohlenen britischen Spielfilm *Der Fluch des Dämonen* (◘ Abb. 23.1), dessen englischer Originaltitel *Night of the Demon* lautet und der in den USA um 15 Minuten gekürzt unter dem Titel *Curse of the Demon* vertrieben wurde (Backer 2015, S. 228–233; Bellour 1989; Earnshaw 2005; Fraser 2015, S. 78–94; Fujiwara 1998, S. 242–255; Lee 2003).

Streng betrachtet passt der Film nicht zu einem Song, in dem es um Science-Fiction geht, denn er handelt nicht von unheimlichen, destruktiven Mächten, die wissenschaftlich oder pseudowissenschaftlich erklärt werden, wie es im Science-Fiction-Film der Fall ist (Hardy 1993; Koebner 2007; Power et al. 2016; Seeßlen und Jung 2003), sondern von solchen, deren Existenz a priori vorausgesetzt wird – und das ist der genuine Bereich des Horrorfilms (Hardy 1995; Seeßlen und Jung 2006; Vossen 2004). Aber wir wollen nicht kleinlich sein, denn dieser Film wurde gemeinsam mit *The Revenge of Frankenstein* aus den englischen Hammer-Studios als Double Feature in den amerikanischen Kinos gezeigt,[1] was damals, in den 1950er-Jahren, während der Hochblüte des Science-Fiction-Filmes (vgl. das Standardwerk Warren 1982 und 1986; ferner Lucanio 1987), gang und gebe war.

Bei den anderen Filmen, die der Eröffnungssong aus der *Rocky Horror Show* erwähnt, handelt es sich hingegen allzumal um solche aus dem Gebiet der Science-Fiction, die in den 1930er- bis 1950er-Jahren berühmt waren und teilweise heute noch einem breiteren Publikum bekannt sind, etwa *Flash Gordon*, *King Kong*, *Forbidden Planet* oder *Tarantula* (O'Brien 1974, S. 1ff.). Und auch *Der Fluch des Dämonen* war – und ist bis heute bei Filmhistorikern genauso wie bei Connaisseurs – wohlgelitten.

Das hat seine Gründe, aber bevor darauf genauer eingegangen wird, soll zunächst ein Blick auf das eingangs erwähnte Zitat aus der *Rocky Horror Show* geworfen werden (»Dana Andrews said ›Prunes‹ gave him the runes // And passing them used lots of skills«): Ein gewisser Dana Andrews gibt, unter Aufbietung seiner Fähigkeiten, Runenzeichen an jemand anderen weiter, dabei das Wort »Prunes« in den Mund nehmend. Letzteres ist einigermaßen verwirrend, denn »Prunes« sind »Back-« oder Dörrpflaumen«, umgangssprachlich abwertend kann es sich dabei auch um einen »Trottel« handeln (Dudenredaktion und Oxford University Press 1996, S. 568). Man sollte vielleicht nicht allzu viel hineininterpretieren, denn das Musical und sein Eröffnungssong sind recht ironisch gehalten; möglicherweise wurde das Substantiv »Prune« um des lieben Reimes willen verwendet, denn im ersten Vers lautet deren Binnenreim »Prunes« mit »Runes«, wobei zusätzlich »Andrews« im selben Vers fast noch als unreiner Reim durchgehen könnte. Vielleicht ist ferner jene Person, der die Runeninschrift gegeben wird, ein »Trottel«, denn die Übergabe derselben führt durch die destruktive Kraft des titelgebenden Dämons zum sicheren Tod des Empfängers. Bei diesem handelt es sich um Dr. Julian Karswell, den Anführer einer Teufelssekte. Deswegen ist Dana Andrews heilsfroh, dass er das Pergament loswerden kann, anderenfalls wäre er selbst getötet worden. Außerdem hat sich die Übergabe sehr schwierig gestaltet, insofern bedarf es schon gewisser »Fertigkeiten«, um die tödliche Inschrift an Karswell zu überreichen.

---

[1] https://en.wikipedia.org/wiki/Science_Fiction/Double_Feature#Night_of_the_Demon (15.05.2016).

Wer aber ist »Dana Andrews«? Er war ein amerikanischer Schauspieler (1909–1992), der in den 1940er-Jahren seinen Zenit erreicht hatte, doch bis in die 1980er-Jahre hinein beruflich aktiv war. In den 1950er-Jahren hatte er mit Alkoholproblemen zu kämpfen, was man auch in einer Szene des Filmes sieht, als er vor einem Hotel aus seinem Auto aussteigt und reichlich unmotiviert torkelt (Fujiwara 1998, S. 242f.). Er war mit Jacques Tourneur, dem Regisseur dieses Filmes, befreundet und bekam von ihm die Hauptrolle (ebd.), nämlich jene des US-amerikanischen Psychologen Dr. John Holden. Das ist keine schlechte Wahl, denn Holden ist ein durchaus zwiespältiger Charakter, weil nicht frei von ausgeprägten narzisstischen Zügen – trotz oder wegen seines Enthusiasmus und seiner Ideale.

Doch mit ihm beginnt der Film nicht, denn zuvor sieht der Zuschauer einen britischen Kollegen, mit dem er befreundet ist, Professor Henry Harrington. In Todesangst besucht er Julian Karswell, jenen Herrn, dem Holden am Ende die Runenschrift in die Hand drückt. Aber auch das ist noch nicht der eigentliche Anfang, denn davor steht der Vorspann, und dem soll zunächst Beachtung geschenkt werden.

Inhaltsangabe und Interpretation

Stonehenge und die »Mächte der Finsternis«

Der Blick fällt auf Stonehenge, schwach beleuchtet, im Dämmerlicht – und zwar als Totale. Diese ist dadurch definiert, dass sie einen »Handlungsraum bestimmt, in der der Mensch untergeordnet ist« (Hickethier 1993, S. 58). Sie diene dazu, »vor Beginn einer Aktion die Szenerie als deren Rahmen zu präsentieren« (ebd., S. 58f.). Eine Stimme aus dem Off, unterstützt durch eine melodramatische musikalische Begleitung, spricht die folgenden Worte:

 »Seit Urzeiten steht es geschrieben – auch auf diesen alten Steinen –, dass es böse übernatürliche Wesen gibt in einer Welt der Finsternis. Und es steht auch geschrieben: Der Mensch, der es versteht, die magische Kraft der alten Runenzeichen zu beschwören, der ist imstande, diese Mächte der Finsternis wieder auferstehen zu lassen: die Dämonen der Hölle«.

Durch die Totale und die Stimme aus dem Off wird demnach ein »Handlungsraum« entworfen, in dem der Mensch den »Dämonen der Hölle« untergeordnet ist. Die Totale sieht man am Anfang und am Ende des Zitats, während dazwischen Detailaufnahmen einzelner Steine oder Steingruppen zu sehen sind, die von unten, aus der Froschperspektive, aufgenommen sind, aber in einem schrägen Winkel. Letzteres ist typisch für den expressionistischen Film der 1920er-Jahre, dem sich Tourneur nicht nur hier, sondern auch in anderen Horrorfilmen verpflichtet fühlte, etwa in *Ich folgte einem Zombie* (*I Walked with a Zombie*, 1943) oder *Katzenmenschen* (»*Cat People*«, 1942), der 1982 mit Nastassja Kinski in der Hauptrolle ein Remake erfuhr. Durch die schrägen Linien wird eine Welt umrissen, die aus den Fugen geraten ist, sich nicht geradlinig vermessen lässt und in der die Macht dieser Steine und das, was sie symbolisieren, durch die Froschperspektive übermächtig und bedrohlich wirken und auch sind.

Stonehenge, das in früheren Zeiten kultischen Zwecken gedient haben dürfte, bietet sich dafür nämlich in besonderer Weise an, ranken sich doch mannigfache Mythen und Volkssagen um den Ort, etwa dass der große Zauberer Merlin das Monument an einem Tag erbaut habe, indem er die Steine auf magische Weise von Irland nach England verfrachtet habe, oder dass der Teufel binnen einer Nacht das Monument errichtet habe (Monaghan 2004, S. 427f.; Grinsell 1975). Doch selbst der nüchterne und allem »Abergläubischem« abholde Johann Georg Kohl, Reiseschriftsteller im Geiste der Aufklärung, kann sich der Atmosphäre des Ortes nicht entziehen, wenn er schreibt:

> »Es ist merkwürdig, daß Stonehenge so vollkommen kahl daliegt. Nicht nur kein Baum, sondern auch nicht der geringste Busch wächst in der Nähe und eben so wenig in der Ferne weit und breit. Dieß und der graue traurige Himmel, der gewöhnlich über ihm schwebt und der auch an dem Tage, an dem wir das Monument besahen, über ihm schwebte, machen Stonehenge äußerst melancholisch« (Kohl 1844, S. 124).

An anderer Stelle heißt es, dass der Autor auf seinem Weg dorthin keinem Menschen begegnet sei, »nicht einmal Schäfern, welche die Umgegend von Stonehenge sonst gewöhnlich durchstreifen« (ebd., S. 108). Sie ist für den Autor demnach eine verlassene Gegend, selbst Bäume und Büsche fehlen, sodass alles irdische Leben wie erstorben erscheint – ein Motiv, das zwar nicht beim aufgeklärten Kohl, aber in der Volksüberlieferung für Orte oder Gegenden typisch sein kann, bei denen nicht alles mit rechten Dingen zuzugehen scheint: Wenn alles Leben fehlt, muss es von etwas anderem verdrängt worden sein, das dort nun sein Unwesen treibt.

Durch die Verlassenheit wird im Verein mit dem zumeist grauen Himmel eine melancholische, nahezu trostlose Stimmung hervorgerufen. Sie evoziert etwas Düsteres und zudem Konfliktträchtiges, denn das Melancholische ist auch das Grüblerische, das entsteht, wenn man gewisser Probleme nicht Herr wird. Das Konflikthafte, das vor allem in der Psychoanalyse einen zentralen Stellenwert einnimmt (Adler 1914d; Benvenuto 2011; Freud 1917e; Mentzos 2010, S. 29–44) wird den gesamten Film durchziehen, nämlich primär als Gegensatz zwischen dem Rationalismus der Wissenschaft und der Realität des Dämonischen. Das beginnt bereits mit der ersten, eigentlichen Szene, die nun genauer betrachtet wird.

Der »unerklärliche« Tod eines Psychologie-Professors

Es ist dunkel, aber vom Rande eines Waldes – der als Ort des Unheimlichen (Binotto 2013) im weiteren Verlauf des Filmes eine Rolle spielen wird – sieht man, in grelles Licht getaucht, die Scheinwerfer einer Limousine in rascher Fahrt näherkommen und vorüberfahren. Am Steuer sitzt ein älterer Herr, Professor Henry Harrington, ein Freund und Kollege Dr. Holdens. Er wirkt aufs Äußerste angespannt, sein Antlitz ist schwach beleuchtet, hebt sich aber von der dunklen Umgebung ab. Er ist auf den Weg nach »Lufford Hall« in Warwickshire,[2] den Herrschaftssitz von Dr. Julian Karswell, der dort gemeinsam mit seiner Mutter residiert. Harrington klopft an die Tür, der Butler öffnet, behauptet aber, Karswell wäre nicht daheim. Der Zuschauer blickt aus der Vogelperspektive aufs Entrée und kann erkennen, dass die quadratischen Bodenfliesen schwarz weiß gemustert sind. Der Hell-Dunkel-Kontrast als typisches Merkmal des expressionistischen Filmes findet sich hier demnach ebenfalls wieder. Er zeigt sich in der Musterung der Fliesen, und er ist auch für die Eingangssequenz mit der Autofahrt konstitutiv – und darüber hinaus für den gesamten Film. Der Gegensatz zwischen Hell und Dunkel, da bedarf wohl kaum einer Erwähnung, steht hier für den Kontrast zwischen Gut und Böse. Das Zwielicht aus dem Vorspann, in dem Stonehenge erscheint und das bemerkenswerterweise auch Kohl in seiner Reisebeschreibung erwähnt, drückt hingegen eher die Potenzialität des »Zwielichtigen« aus: Es ist undurchschaubar, unheimlich, bedrohlich, aber derweil passiert noch nichts.

Obwohl der Butler behauptet, Karlswell wäre nicht daheim, kommt dieser aus dem Wohnsalon zum Entrée und empfängt, begleitet von seiner Mutter, Harrington. Sie möchte einen Tee für den Gast zubereiten, aber ihr Sohn meint, der Professor bleibe nur kurz. Mit aufgeregter Stimme drängt er Karlswell, »es« zurückzurufen, »es« rückgängig zu machen. Er habe eingesehen, dass er Recht habe, und er sei bereit, das öffentlich zu bekunden. Karlswell fragt ihn daraufhin, ob er noch das Pergament

---

2 Warwickshire ist zwar eine real existierende Grafschaft in Mittelengland, gefilmt wurde aber im Anwesen Brocket Hall bei Welwyn Garden City, Hertfordshire (The Worldwide Guide To Movie Locations 2015).

mit den Runenzeichen habe. Leider nein, erwidert der Professor, das sei davongeflogen und im Ofen verbrannt. Daraufhin wird Karswell sichtlich nervös und komplimentiert Harrington zur Tür hinaus, dabei versichernd, dass alles gut würde. Harrington fährt heim. Doch nachdem er sein Auto in der Garage abgestellt hat, hört er ein klirrendes Geräusch in der Ferne und sieht einen Nebel- oder Wolkenwulst vom Himmel durch die Baumkronen sich hinabbewegen, aus dem ein übergroßer Höllenhund entsteigt. Harrington eilt zum Auto, fährt rückwärts aus der Garage heraus, rammt indes einen Telegrafenmast. Dieser fällt aufs Auto, Harrington kriecht heraus, erleidet jedoch Stromschläge und wird dann vom Dämonen endgültig getötet. Dieser wirkt auf heutige Zuschauer wenig überzeugend, die Grenze zum Lächerlichen ist da leicht überstiegen. Jacques Tourneur wollte das Ungeheuer überhaupt nicht zeigen, wie er es in *Katzenmenschen* bereits vermieden hatte:

> »Ich bin immer der Überzeugung gewesen, daß die Dinge sich aus sich selbst heraus entwickeln müssen und daß man sie nicht zeigen soll. Was real ist, ist nur im Kopf des Betrachters. In ›Cat People‹ habe ich alles das, was wirklich schrecklich ist, niemals gezeigt. Jedes Mal, wenn es an der Zeit gewesen wäre, den Panther zu zeigen, bin ich hingegangen und habe mit meinen Händen Schatten an die Wand geworfen; das war alles« (Grob 1988).

Indes fügten die Produzenten gegen Tourneurs Willen am Anfang und am Ende von *Der Fluch des Dämonen* Szenen ein, in denen man das Monstrum deutlich sieht (Seeßlen und Jung 2006, S. 243f.). Wenn Francisco de Goya meint, »die Phantasie, verlassen von der Vernunft, erzeugt unmögliche Ungeheuer« (Kommentar zu Blatt 43 aus der Serie »Caprichos«, zit. nach Gantet 2010, S. 421), dann gilt das auch für die Abwesenheit von Bildern, indem die eigene Phantasie, ohne ein »Vor-Bild« zu haben, Ungeheuerliches hervorzubringen vermag. Das ist jedoch eine eher subtile Sichtweise, die nicht unbedingt populären Bedürfnissen entspricht, denen sich Filmproduzenten verpflichtet sehen. Das Populäre, genauer der »vulgus in populo« (Hoffmann-Krayer 1902, S. 2) mit seinen triebhaften Anteilen, drängt danach, »alles« sehen zu wollen, ähnlich wie es im pornografischen Film gegenüber dem erotischen Film der Fall ist.

Doktor John Holden – Rationalist und Gegner des »Dämonen-Wahns«

Doch weiter mit der Inhaltsangabe des Filmes: Im Inneren einer Propellermaschine, die von den USA nach Großbritannien unterwegs ist, sieht man den schlafenden Doktor Holden, sein Gesicht bedeckt mit einer Zeitung, auf der man sein Foto erblickt und die Schlagzeile, dass er in London auf einem wissenschaftlichen Kongress über Parapsychologie zu sprechen gedenke. Er arbeitete bisher mit Professor Harrington zusammen, um Karswells Teufelskult zu entlarven. Am Flughafen angekommen, erfährt er, dass Harrington gestorben sei, laut Polizeibericht infolge eines Stromschlags. Er trifft sich mit Professor Mark O'Brien, Harringtons Mitarbeiter, und erfährt von ihm, dass von den Anhängern Karswells die Polizei einzig eines Farmers namens Rand Hobart habhaft werden konnte, der wegen einer Mordanklage im Gefängnis sitze, aber nicht ansprechbar sei, weil er unter einem »katatonischen Schock« stehe. Indes habe er eine Zeichnung angefertigt, die Darstellungen mittelalterlicher Feuerdämonen ähnlich sei, die, durch Zauberkraft beschworen, Feinde töten würden. Daraufhin entspinnt sich folgender Dialog zwischen Holden und O'Brien:

> Holden: »Sie glauben, dass dieses Ding da den Mord begangen hat? Ich dachte, wir wären hier, um zu beweisen, dass das alles nichts anderes als Aberglaube sei ….«
> O'Brien: »Ich bin auch Wissenschaftler, Dr. Holden, und ich weiß das helle Licht der Vernunft zu schätzen, aber ich kenne auch die dunklen, schweren Schatten, die durch das Licht entstehen – Schatten, die Menschen blind machen für die Wahrheit.«

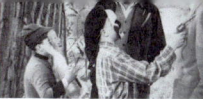

> Holden: »Welche Wahrheit? Mythen, Dämonenglaube und Zauberei sind seit dem Mittelalter längst widerlegt worden, O'Brien. Ich habe ein Buch darüber geschrieben, das wissen Sie.«
>
> O'Brien: »Dann erklären Sie mir vielleicht, wie ein ungebildeter kleiner Farmer wie Rand Hobart etwas von dieser Kreatur wissen kann, deren Legende weiterlebt von Zivilisation zu Zivilisation: bei den Babyloniern als Baal, den Ägyptern als Seth, den Persern als Asmodi und bei den Hebräern als Moloch.«

Dann klopft jemand an die Tür, und hereinkommt Professor K. T. Kumar aus Bombay. Holden sagt zu ihm: »Wir sprachen gerade über Teufel und Dämonen. Wie denken Sie darüber, wenn ich fragen darf?« Kumar antwortet: »Oh, ich glaube daran, ganz fest«. Holden ist konsterniert, dann endet die Szene abrupt. Später findet man ihn in der Bibliothek des Britischen Museums, weil er in Harringtons Aufzeichnungen Hinweise auf ein bestimmtes Buch mit dem Titel »Die absolute Wahrheit über Hexen und Dämonen« gefunden hat, das er sich anschauen möchte. Doch das Werk ist nicht auffindbar. Unterdessen ist Karswell ebenfalls in der Bibliothek eingetroffen. Er bietet Holden an, ihm das Buch zu zeigen, denn es befinde sich ein Exemplar dieses raren Werkes in seinem Besitz. Er legt, wie sich später herausstellt, Holden unbemerkt ein Pergament mit Runenzeichen in seine Unterlagen – damit wird der Dämon angelockt. Rückgängig ist das nur zu machen, wenn das Pergament unversehrt an jemand anderen übergeben wird. Das ist schwierig, denn der Inschrift wohnt die Tendenz inne, zu entfleuchen bzw. in einen Kamin zu fliegen, wo sie dann verbrennt – wie es bei Harrington geschehen ist. Karswell übergibt Holden auch eine Visitenkarte. Auf der stehen zusätzlich zum Namen und zur Adresse, wie er nach Karswells Abgang bemerkt, in blasser Handschrift folgende Worte geschrieben: »In Memoriam Henry Harrington. In zwei Wochen läuft die Frist ab«. Als Holden dem Bibliothekar die Visitenkarte zeigt, sieht dieser indes nur die üblichen Angaben gedruckt, aber er findet keine Spur des handschriftlichen Vermerkes – der nun, wie Holden überrascht feststellen muss, nicht mehr zu sehen ist. Auch habe der Bibliothekar Karswell gar nicht bemerkt.

Als Holden ins Hotel zurückkehrt, hört er ähnliche klirrende Geräusche näherkommen, wie der Zuschauer sie bereits in jener Szene wahrgenommen hat, als sich der Feuerdämon Harrington näherte. Auch wirkt der Flur auf ihn mit einem Mal unheimlich, unterstrichen durch dramatische musikalische Einlagen. Doch bevor etwas passiert, geht eine Tür auf, und O'Brien sowie Kumar bitten ihn herein (ausführliche Analyse dieser Szene in Fujiwara 1998, S. 251ff.). Er wirkt verstört, und Kumar fragt ihn, ob er krank sei, aber augenblicklich fängt er sich wieder und beginnt zu dozieren: Er habe Karswell getroffen, er sei ein »harmloser Spinner«, und weiter:

> »Die ganze Geschichte mit diesem dämonischen Ungeheuer, das Hobard um den Verstand gebracht haben soll, ist ein typisches Beispiel von Autosuggestion und Massenhysterie, genau wie diese fliegenden Untertassen. Irgendjemand bildet sich ein, am Himmel sich bewegende Lichter gesichtet zu haben, und sofort melden sich Tausende von hysterischen Zeugen auf der ganzen Welt und behaupten, die Marsmenschen greifen an – genauso wie dieser Unsinn. Er beeindruckt sogar ernsthafte Leute wie Sie beide [Pause] – und manchmal sogar mich. Aber nur Logik, nur was ich sehe, eigenhändig anfassen kann, das überzeugt mich wirklich, ganz sicher nicht Gerüchte oder Intuition oder komische Gefühle.«

Im Anschluss daran fragt Holden seine Kollegen, ob sie eine bestimmte Melodie kennen würden, die ihm seit kurzem nicht mehr aus dem Kopf gehe. Er pfeift sie, und die beiden äußern sich folgendermaßen:

> O'Brien: »Hört sich an wie die verzerrte Fassung eines irischen Volksliedes über den Teufel, glaube ich«.
> Kumar: »Ein äußerst merkwürdiger Zufall. In Nordindien existiert eine ähnliche Melodie, die auch Teil einer Zauberformel ist, soweit ich mich erinnere«.
> Holden: »Hm, ich weiß auch nicht, wie ich darauf komme, ich muss sie irgendwo gehört haben«.

Karswells Übergabe des Pergaments mit der Runenschrift zeigt erste Wirkungen, Holden beginnt von Zweifeln an seinem Rationalismus infiziert zu werden. Dazu zählen der handschriftliche Vermerk auf Karswells Visitenkarte über Harrington und den Ablauf einer Frist binnen zwei Wochen, das plötzliche Unsichtbar-Werden der Schrift, dann der Umstand, dass der Bibliothekar Karswell nicht gesehen haben will sowie die unheimliche Situation im Flur des Hotels. Holden fängt sich zwar wieder, indem er Karswell als »Spinner« abtut und eine Philippika gegen »Autosuggestion und Massenhysterie« hält, aber doch zugibt, dass durch die vermeintlichen oder tatsächlichen Geschehnisse sogar jemand wie er sich beeindrucken lasse – um dann indes sogleich wieder zu seinem wissenschaftlichen Rationalismus zurückzukehren (»Aber nur Logik, nur was ich sehe, eigenhändig anfassen kann, das überzeugt mich wirklich«). Dennoch fragt er im Anschluss daran seine Kollegen nach der Melodie, die, wie sich herausstellt, Bezüge zum Dämonischen aufweist.

Insgesamt betrachtet schleicht sich der Zweifel am Rationalismus auf leisen Sohlen an und beginnt innere Konflikte in Holden zu entwickeln. Dass er etwas später die Visitenkarte Karswells von einem Labor untersuchen lässt, dieses aber keinerlei Rückstände findet, ist ebenfalls nicht dazu angetan, seinen Rationalismus zu unterstützen.

Etwas später finden die Zuschauer Holden in einer Aufbahrungshalle, wo er von Professor Harrington Abschied nimmt. Dort trifft er auf dessen Nichte, Joanna Harrington, die im Flugzeug direkt hinter ihm gesessen ist, und sie verabreden sich zu einem Gespräch. Sie erzählt ihm, dass sie das Tagebuch ihres Onkels gelesen habe und er darin schreibe, dass er glaube, in Gefahr zu sein. Karswell habe ihm unbemerkt ein Pergament mit Runenzeichen übergeben, das sich, bei ihm daheim, selbstständig in Richtung Kamin bewegt habe und dort verbrannt sei. Ihm sei dadurch klar geworden, dass er unter einem Zauberbann stehe. Holden nimmt das nicht ernst, macht sich lustig, wirkt arrogant. Obwohl Joanna Harrington ob seines Verhaltens konsterniert ist, willigt sie ein, mit ihm anderentags zu Karswells Landsitz zu fahren, um dort einen Blick in das Buch über Zauberei zu werfen.

Doktor Holden begegnet Doktor Julian Karswell auf einem Kinderfest

Als Joanna und Holden dort ankommen, findet gerade das alljährliche Maskenfest statt, das Karswell, als Clown verkleidet, für die Kinder aus dem Dorf gibt. Er begrüßt sie, und während sich Karswells Mutter Joannas annimmt, führt der Hausherr – weiterhin unter der Maske des Clowns – Holden durch den Park und beginnt mit ihm zu plaudern. Sie nähern sich zwei Kindern, die an einem Tisch sitzen und in ein Brettspiel vertieft sind, »Schlangen und Leitern« (»Snakes and Ladders«; Pritchard 1994, S. 162), dessen Regeln er Holden erklärt:

> »›Schlangen und Leitern‹, ein englisches Spiel. Sie werden es nicht kennen. Wenn man an den Fuß der Leiter kommt, klettert man bis oben rauf, landet man aber auf dem Kopf der Schlange, rutscht man wieder zurück. Merkwürdig: Ich bin immer lieber die Schlangen runtergerutscht als die Leitern raufgeklettert. Als Psychologe müssten Sie doch dafür eine Erklärung haben.«
> Holden: »Vielleicht sind Sie ein guter Verlierer.«
> Karswell: »Das bin ich aber nicht, absolut nicht.«

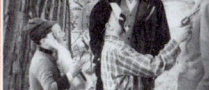

Beide entfernen sich nun von den Kindern und gehen weiter durch den Park. Karswell fragt:

- »Was wissen Sie eigentlich über dieses Buch, das Sie so gern haben möchten?«
Holden: »Nicht sehr viel, nur dass Professor Harrington es in seinen Aufzeichnungen erwähnt hat.«
Karswell: »Ein außergewöhnliches Werk, nur wenige haben es wirklich verstanden, aber ihnen öffneten sich furchtbare Geheimnisse.«
Holden: »Nur wenige (lacht kurz)? Ist es denn so schwer zu verstehen?«
Karswell: »Ich habe mein Leben damit verbracht, es zu entziffern. Die alten Hexer wussten, dass ihre Erkenntnisse viel zu wertvoll waren, um sie in einer bekannten Sprache niederzuschreiben.«
Holden: »(Mit ironischem Unterton) Ich habe gar nicht gewusst, dass die Lektüre so beschwerlich ist.«
Karswell: »Sie glauben nicht an Zauberei?«
Holden: (Lacht) Tun Sie's?«
Karswell: »Ob ich an Zauberei glaube? An was für eine Zauberei denn? An die Hexe aus dem Märchen, die auf dem unsichtbaren Besen reitet? Der Zauberer, der die Gedanken seines Opfers quält, und die Nadel in der Puppe, die Verstand und Körper entschwinden lässt?
Holden: »Alles nur Einbildung.«
Karswell: »Aber wo hört die Einbildung auf, wo fängt die Wirklichkeit an? Was ist dieses Dämmerlicht? Dieses Zwischenreich des Geistes, über das Sie ja angeblich so viel wissen. Wie können wir unterscheiden zwischen der Macht der Finsternis und der Macht des Geistes?«

In dem Moment bricht mit lautem Geschrei hinter einem Baum plötzlich eine Dämonenfratze mit schwarz-weißen Karos hervor – passend zum Dialog über den Gegensatz zwischen der Finsternis und dem Licht des Geistes bzw. der Aufklärung. Es ist jedoch, begleitet von einem zweiten, nur ein Bub, der die Männer erschrecken will. Er richtet seine Spielzeugpistole direkt auf Holden, worin auf spielerische Art und Weise die Bedrohung des ganz und gar rationalen Protagonisten durch die Mächte der Finsternis zum Ausdruck kommt: Für Holden ist es Schein, ein Spiel, genauso wie für ihn Karswell ein »Spinner« ist, der die Maske des Clowns trägt – aber schon bald wird daraus Ernst werden (◘ Abb. 23.2). Karswell »zaubert« unterdessen zwei Tafeln Schokolade hervor und überreicht sie den Kindern. Daraufhin meint der Professor mit ironischem Unterton:

- »Sie verstehen sich auf weiße Magie genauso wie auf schwarze.«
Karswell: Oh ja, ich glaube kaum, dass die Kinder sich freuen würden, wenn ich ihnen einen Dämon aus der Hölle herbeizaubern würde. Ich selbst wäre auch nicht begeistert. Wenn wir nicht durch den Zauberkreis geschützt sind, würden wir beide in Stücke gerissen.«
Holden: »Und das verdirbt Ihre Party.«
Karswell: »Sie haben ja so recht. (Für sich gesprochen) Aber wie soll ich es ihm beweisen? Ah ja.«

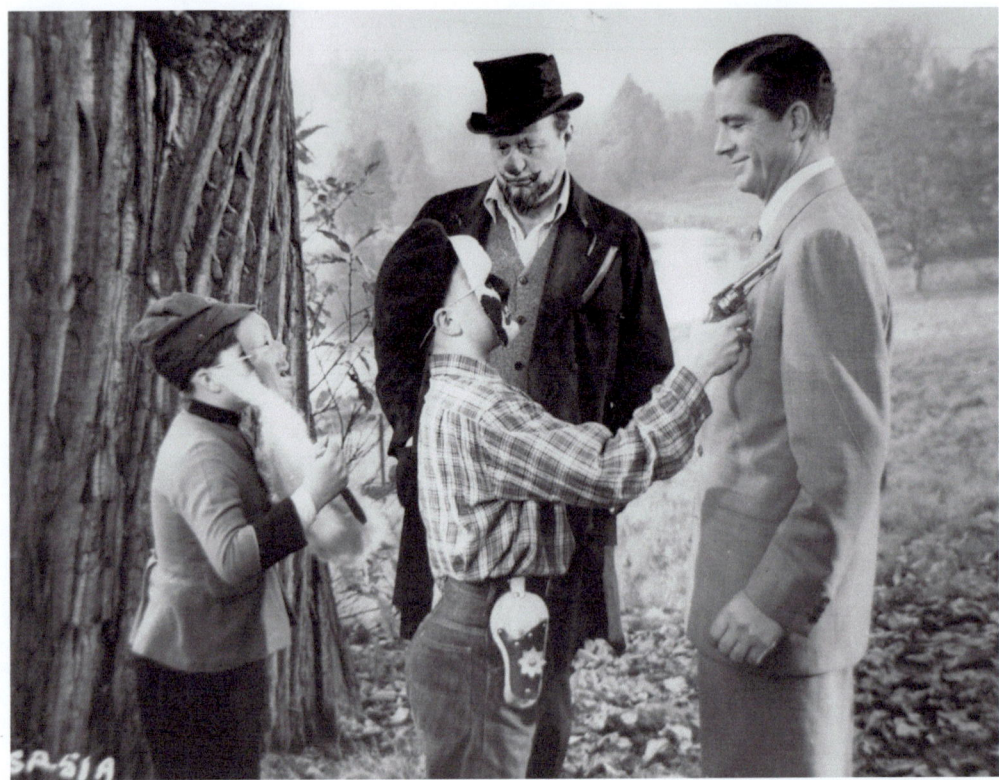

Abb. 23.2 Der Bub mit der schwarz-weißen Maske »bedroht« Holden. Links neben ihm Karswell in der Maske eines Clowns. Quelle: dpa Picture-Alliance GmbH. © IFTN / United Archives / picture alliance.

Daraufhin beschwört er wie aus dem Nichts einen schweren Sturm herauf; das Fest muss schlagartig abgebrochen werden, Kinder und Erwachsene eilen ins Haus. Holden ist verunsichert, fängt sich aber bald und sagt zu Karswell:

> »Ich wusste gar nicht, dass es hier Wirbelstürme gibt.«
> Karswell: Die gibt es hier auch nicht. Tut mir leid, ich habe mich verkalkuliert. Der Wind ist stärker, als ich erwartet hatte, sogar viel zu stark.«
> Holden: »Sie sprechen in Rätseln.«
> Karswell: »Ich wollte es Ihnen beweisen, eine alte Hexenspezialität: ein Wirbelsturm.«
> Holden: »Folgen Sie dem Rat eines Fachmanns, und bleiben Sie doch lieber bei Tauben und Kaninchen.«
> Karswell: »Aber es dürfte Ihnen schwerfallen, das zu bestreiten, was ich Ihnen jetzt voraussage, dass Sie nämlich am Achtundzwanzigsten dieses Monats sterben werden.«
> Holden: »Das meinen Sie tatsächlich ernst, nicht?«
> Karswell: Sie werden sterben, wie ich Ihnen gesagt habe, um zehn Uhr am Abend des Achtundzwanzigsten. Ab heute haben Sie noch eine Frist von genau drei Tagen.«

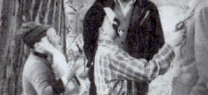

Holden: »Das Wort ›Frist‹ erinnert mich da an etwas. Ihr Trick mit der Karte, der war auch nicht schlecht.«

Karswell: »Ihre Skepsis wird Ihnen sehr schnell vergehen. Je näher der Zeitpunkt heranrückt, desto mehr wird sich Ihr Verstand verwirren. Zuerst Schwäche und Unsicherheit, dann nackte Angst vor dem, was von hinten Ihr Herz umklammert hält, weil es da ist, Dr. Holden. Es ist da, seit wir uns im Britischen Museum getroffen haben.«

Holden: »Sie glauben also tatsächlich an diesen Unsinn.«

Karswell: »Ich habe Sie gebeten, diese alberne Untersuchung einzustellen. Hoffentlich tun Sie es, bevor es zu spät ist.«

Holden: »Tja, es ist beruhigend zu wissen, dass es für mich doch noch eine Rettung gibt, Mister Karswell.«

Karswell: »Das liegt ganz bei Ihnen.«

Zwischen den beiden Protagonisten spielt sich ein Machtkampf ab. Holden hält mit dem Habitus intellektueller Überlegenheit eisern an seiner rationalen Weltsicht fest, Karswell prallt daran ab, obwohl er den schweren Sturm herbeigezaubert hat. Das macht ihn aggressiv, denn er sei kein »guter Verlierer«, »absolut nicht«. Da er sieht, dass er auf diese Weise gegen Holden nicht ankommt, spricht er unverhohlen und unvermittelt eine Drohung aus, nämlich dass Holden nur noch drei Tage zu leben habe, aber auch diese schmettert der Professor mit süffisanter Überlegenheit ab. Das Schwarz-Weiße, das als optisches Element in dem Film eine so große Rolle spielt – zuletzt in der Maskierung des Buben –, zeigt sich auch in der diametralen Gegensätzlichkeit zweier Weltanschauungen, die wie Feuer und Wasser aufeinanderprallen: auf der einen Seite der Glaube an die Realität des Dämonischen, auf der anderen Seite der Glaube an die aufklärerische Kraft der empirischen Psychologie, die von der Naturwissenschaft geprägt ist, auf »harten« Fakten beharrt und dergestalt eine »männliche« Wissenschaft ist, weil sie »hart« sein soll wie ein erigierter Penis. »Wissen ist Macht«, sagt sinngemäß Francis Bacon (Bacon 1990, Aphorismus 3), dahinter steht der Wunsch, die Natur zu kontrollieren, was gleichzeitig der unbewussten Abwehr von Angst dienlich ist. Weil indes paranormale Phänomene Raum und Zeit transzendieren, entziehen sie sich der Kontrolle und rufen unbewusste Ängste in Wissenschaftlern hervor (Rieken 2012), so auch in Holden. Daher gibt es nur wenige Forscher, die Para-Phänomenen unbefangen begegnen (Duerr 1985; Mayer et al. 2015; Müller 2002; Oesterreich 1921).

»Schlangen und Leitern« und das Motiv der »verkehrten Welt«

Auffällig ist ein kleines Detail aus dem vorigen Dialog zwischen den beiden Protagonisten, nämlich Karswells Bemerkung im Zusammenhang mit dem Spiel »Schlangen und Leitern«: Er sei als Kind »immer lieber die Schlangen runtergerutscht als die Leitern raufgeklettert«, was bedeutet, dass er es bevorzugte, im Spiel zurückzufallen, statt voranzukommen, d. h. zu verlieren.[3] Das wirkt zunächst widersprüchlich und daher rätselhaft, da Karswell nach eigenem Bekunden kein guter Verlierer sei. Doch verständlicher wird es, wenn man um die Herkunft des Spiels weiß, das sehr alt ist und erst um 1890, aus Indien stammend, das viktorianische England erreichte. Im Buddhismus symbolisieren nämlich die himmelwärts strebenden Leitern Tugenden, während die Schlangenköpfe nach unten führen und Laster verkörpern (Jenson 2010; Schlieter 2012). Karswell fühlt sich demnach von klein auf vom Bösen angezogen, was ein wenig an den barocken Topos der »verkehrten Welt« erinnert, wie er etwa

---

3   Wer mit seiner Spielfigur auf das Feld am Fuß einer Leiter zum Stehen kommt, darf sie hinausklettern und ist dem Ziel näher. Wer indes auf das Feld mit dem Schlangenkopf gerät, muss an das Ende der Schlange zurück.

aus dem gleichnamigen Roman des Hans Jacob Christoffel von Grimmelshausen bekannt ist. Auf dem Titelkupfer des Buches erkennt man u. a. einen Hirsch, der einen Jäger erlegt, und einen Ochsen, der einen Metzger aufschneidet, und zwar als expliziten Ausdruck einer Welt, die aus den Fugen geraten ist, weil sie in Gottesferne verharrt (Grimmelshausen 1973) – was in Bezug auf Karswell durchaus stimmig ist, da er Dämonen anbetet. In Zusammenhang mit der »verkehrten Welt« steht ferner der Umstand, dass das ausgelassene Kinderfest ein jähes Ende findet durch das Unwetter, das Karswell heraufbeschwört: Dem Guten folgt stets etwas Böses – ebenfalls ein alter Topos der Literaturgeschichte, der bereits im »Nibelungenlied« zu finden ist, das die großen Katastrophen aus Festlichkeiten entstehen lässt. Darüber hinaus hat dieses Motiv als menschliche Grunderfahrung eine gewisse Bedeutung, und zwar für diejenigen, denen im Laufe ihrer kindlichen Entwicklung bewusst oder unbewusst vermittelt wurde, dass die Zufriedenheit ein luftiger Vogel sei, dessen man sich nie sicher sein dürfe, weil er leicht entschwinde. Um es mit dem Worten des Wiener Devianz-Forschers Rolf Schwendter zu formulieren:

> »Wenn es einem schon selber nicht gut geht, soll es wenigstens den anderen auch nicht besser gehen – und wenn es wem schon besser gehen soll als einem selber (wie sprichwörtlicherweise jenen Kindern, die es dereinst ›besser haben‹ sollen), dann wenigstens zu so unangenehmen Bedingungen, dass sie ihre Möglichkeiten erst recht nicht ausschöpfen können« (Schwendter, 1996, S. 129),

weswegen, um es mit Rousseau zu formulieren, »uns hienieden nur vergängliche Freuden beschieden« seien (Rousseau 2003, S. 90). Die literarische Vorlage für den Film, die Erzählung *Drei Monate Frist* des englischen Romanciers Montague Rhodes James (zum Vergleich Buch/Film ▶ Backer 2015, S. 228–233), arbeitet den Aspekt stärker heraus, indem auf dem Fest »dieser saubere Mr. Karswell ... es offenbar darauf abgesehen [hatte], die armen Dorfkinder bis zur Besinnungslosigkeit zu erschrecken und einzuschüchtern« (James 1970, S. 134).

Vor dem Hintergrund wirkt Holdens Antwort auf Karswells Frage, wie er es sich »als Psychologe« erkläre, dass er als Kind »immer lieber die Schlangen runtergerutscht als die Leitern raufgeklettert« sei, reichlich naiv: Möglicherweise sei er »ein guter Verlierer«. Das ist eine Antwort, die aus aufgeklärtem Rationalismus geboren ist und der es fernstünde, in Erwägung zu ziehen, dass Karswell von klein auf »böse« ist. Sein Wesen wird auch im weiteren Verlauf des Filmes nicht weiter psychologisch erhellt, er verkörpert, ähnlich wie Heinrich von Kleists *Findling*, das grundlos Böse, vor allem auch deswegen, weil seine Mutter als gutherzige ältere, vielleicht etwas naive Frau mütterlichen Typs dargestellt wird. Von ihr kann er also seinen Charakter nicht »geerbt« haben. Dies indes könnte bedeuten, dass sich bereits früh »böse« Kräfte seiner bemächtigt haben.

Ängste nisten sich in Holden ein

Nachdem Holden und Joanna Harrington Karswells Anwesen verlassen haben, fahren sie nach London zurück zum Haus ihres verstorbenen Onkels. Der Sturm tobt immer noch, auch dort, und Joanna erzählt, dass im Tagebuch des Onkels alle Seiten nach dem Zweiundzwanzigsten herausgerissen seien, wie bei Holden nach dem Achtundzwanzigsten. Er bleibt jedoch zunächst noch standhaft, sein Kollege sei an einem Stromschlag gestorben. Sie wendet ein, dass die Leiche ihres Onkels »bestialisch verstümmelt« worden sei, wie von einem großen Tier. Darauf Holden:

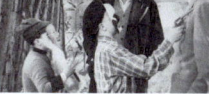

> »Was meinen Sie denn, was ich tun sollte? Niemand ist frei von Angst, und ich habe Phantasie wie jeder andere auch. Es ist leicht, in jeder dunklen Ecke einen Dämon zu sehen. Aber ich wehre mich dagegen, dass solche Vorstellungen von mir Besitz ergreifen. Wenn diese Welt wirklich von Dämonen und Geistern beherrscht wird, dann geben wir lieber gleich auf.«
>
> Joanna Harrington: »Niemand behauptet, dass wir von Ihnen beherrscht werden.«

An der Stelle gibt Holden zum zweiten Mal zu, dass er an seiner Weltanschauung zu zweifeln beginnt (▶ Abschn. »Professor John Holden – Rationalist und Gegner des »Dämonen-Wahns«), und erstmals gesteht er auch ein, allmählich Angst zu bekommen, so wie es ihm Karswell vorausgesagt hat. Ferner wird deutlich, dass sein Weltbild nicht allein empirischer Analyse entspringt, sondern auch der Abwehr von Angst und daher mit Verdrängung zu tun hat (»Ich wehre mich dagegen …«). Insofern ist Holden ein typischer Vertreter der Naturwissenschaft, weil sie ein höheres Maß an Sicherheit und eine Reduktion der Angst gegenüber den Gewalten der Außenwelt vermitteln möchte und dergestalt Aufgaben übernommen hat, die zuvor den Religionen anvertraut waren (Rieken 2009).

Angst tendiert jedoch dazu, in regressiven Phasen auf frühe Formen der Verstandestätigkeit und des Erlebens zurückzugreifen, und das ist nicht allein die magische Phase, wie sie Jean Piaget beschreibt (Piaget 1980). An dieser hat Holden unbewusst kräftig zu nagen, weil sie nicht nur heftige innere Konflikte hervorruft, sondern oftmals auch einen schroffen Dualismus, wie ihn der Psychologie-Professor ebenso vertritt: Wenn Dämonen tatsächlich existieren, können wir gleich aufgeben, weil wir dann von ihnen beherrscht werden, meint er. Joanna erwidert indes zu Recht, dass niemand behaupte, die Existenz derselben würde zwangsläufig bedeuten, von ihnen beherrscht zu werden. Das ist eine mittlere Position zwischen dem extremen Dualismus Holdens. Sie entspricht durchaus Gepflogenheiten des Volksglaubens, der davon ausgeht, dass gegenüber transzendenten Mächten mannigfache Abwehrmaßnahmen vorhanden sind (Kreissl 2013; Müller 1987).

In dem Zusammenhang fragt sich Holden berechtigterweise, wovor denn Karswell eigentlich Angst habe, wenn er wirklich so allmächtig sei. Diese Frage drängt sich auf, weil sie gleichzeitig Holdens Problem darstellt und beide Protagonisten, trotz oder wegen ihrer gegensätzlichen Weltanschauungen, anscheinend ähnlicher sind, als sie wahrhaben möchten. Diese Frage führt aber ins Leere, weder Holden noch Joanna vermögen darauf eine befriedigende Antwort zu geben. Die gekürzte amerikanische Filmfassung – ausschließlich jene, die im deutschsprachigen Fernsehen gesendet wurde – lässt die Frage offen, aber in der britischen Langfassung ist ein Dialog zwischen Karswell und seiner Mutter vorhanden, in dem sie ihn inständig bittet, den Teufelskult aufzugeben. Er erwidert indes, dass er das nicht könne, weil es mit Blick auf die Unberechenbarkeit der dämonischen Wesen riskant sei und weil sie darüber hinaus ihren großzügigen Lebensstil aufgeben müssten, da seine Anhänger ihn gut bezahlten[4].

Weil jedoch die Zeit drängt und Joanna einen engeren Bezug zum Wesentlichen hat als Holden, fragt sie ihn, ob Karswell ihm nicht doch ein Pergament zugesteckt haben könnte. Er erinnert sich an die erste Begegnung mit ihm im Britischen Museum, schaut in seine Unterlagen und entdeckt tatsächlich das Pergament mit den Runenzeichen, das sogleich in Richtung Kamin zu entfliehen trachtet, aber merkwürdigerweise davor liegen bleibt. Anderentags fährt er nach Stonehenge und findet dort die gleiche Inschrift eingemeißelt. Das gibt ihm zu denken, aber vielleicht ist es ferner die melancholische Atmosphäre des Ortes, die dazu beiträgt, dass seine bisherige Weltanschauung ins Wanken gerät. Ohne Holden zu einem Patienten machen zu wollen, lässt sich doch behaupten, dass ein gewisser Zusammen-

---

4   Beide Fassungen (in Deutsch und Englisch) sind in einer Sonderedition als DVD und Blu-ray bei i-catcher Media erhältlich unter dem Titel »Der Fluch des Dämonen – Die Rache der Galerie des Grauens 1«.

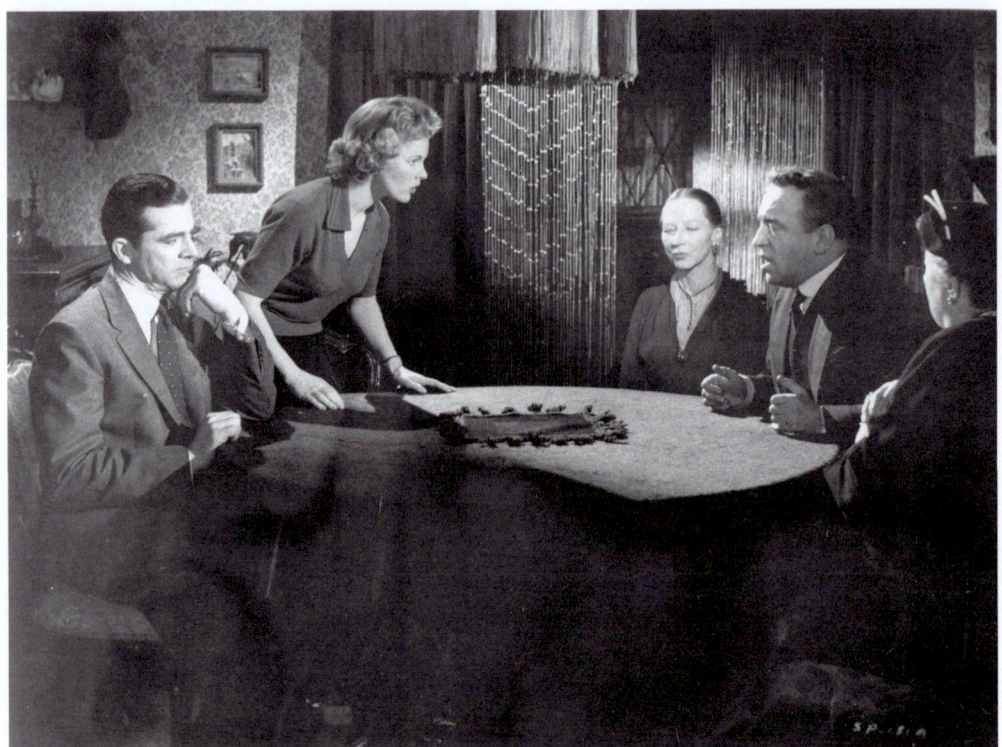

◘ **Abb. 23.3** Professor John Holden, Joanna Harrington, Frau Meek, Herr Meek und Frau Karswell (von links nach rechts) während der Séance. Joanna Harrington ist soeben aufgestanden und schaut Herrn Meek angespannt an, weil aus ihm die Stimme ihres verstorbenen Onkels spricht. Quelle: dpa Picture-Alliance GmbH. © Mary Evans Picture Library / picture-alliance.

hang zwischen Melancholie und Narzissmus vorhanden ist, der bei ihm recht eigentümlich ausgeprägt ist (Trimborn 2011).

Eine spiritistische Sitzung

Am Abend ist er mit Joanna verabredet, die von Karswells Mutter gebeten wurde, gemeinsam mit Holden an einer Séance teilzunehmen, denn diese wolle ihm helfen. Er ist dazu nur widerwillig bereit. Als Medium fungiert ein gewisser Herr Meek, der zunächst darum bittet, die Atmosphäre zu »reinigen«. Das geschieht, indem Frau Karswell sowie Herr Meek und seine ebenfalls anwesende Frau die in Großbritannien bekannte viktorianische Volksweise »Cherry Ripe« des Dichters Robert Herrick in der Vertonung von Charles Edward Horn anstimmen (»Kirschenzeit, Kirschenzeit, liebe Leute …«) – »one of the funniest seance scenes ever filmed« (Wolf 1989, S. 51). Dadurch ist Holden noch mehr verstimmt, und vollends ist er echauffiert, als Herr Meek mit der Stimme von Professor Harrington verkündet, er möge die Untersuchung abbrechen, da Karswells Macht zu groß sei und der Dämon unweigerlich kommen werde, und zwar aus den Bäumen (◘ Abb. 23.3). Denn aus Holdens Sicht handelt es sich dabei um ein abgekartetes Spiel zwischen Karswell, seiner Mutter und Herrn Meek. Daher »sprengt« er die Séance, indem er unvermittelt aufsteht und das Haus verlässt, sich dabei höchst gefühllos verhaltend, zumal für einen Psychologen, indem er auf schroffe Weise seiner Verachtung Ausdruck verleiht und dabei das Leben des Mediums aufs Spiel setze, da dieses keinesfalls aus der Séance gerissen werden dürfe, so Frau Meek.

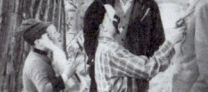

Holden bricht in Karswells Landsitz ein und begegnet zweimal dämonischen Mächten

Dennoch lässt Joanna nicht locker. Sie fährt, von Holden begleitet, zum Landsitz der Karswells, um das Buch ausfindig zu machen. Vorm Tor, das den weitläufigen Besitz vom Umland abgrenzt, halten sie, und Holden schleicht sich durch einen Wald an. Er dringt in das Haus ein und findet tatsächlich das Buch. Doch im selben Moment verwandelt sich eine dort vorhandene Katze in einen Panther – wie die Serbin Irena in *Katzenmenschen* (Fujiwara 1998, S. 72–84) – und greift ihn an. Doch plötzlich wird das Licht aufgedreht, Karswell erscheint, das Raubtier formt sich blitzartig zurück. Es habe sich nur um einen »Minidämonen« gehandelt, den er zur Bewachung des Buches platziert habe. Holden gibt Karswell gegenüber weiterhin den Rationalisten, aber dieser fragt ihn zu Recht, ob es nicht höchst ungewöhnlich sei, nächtens in fremde Häuser einzubrechen. Daraufhin geht Holden und nimmt denselben Weg durch den Wald zurück, obgleich ihn Karswell davor warnt. In der Hinsicht sei *er* nämlich abergläubisch: Er wähle stets denselben Weg zurück, auf dem er gekommen sei, was aufschlussreich ist, da er damit zugibt, selbst Anteil am magischen Denken zu haben. Im Wald wird Holden plötzlich von einer Rauchwolke verfolgt, die aus den Bäumen zu kommen scheint. Gleichzeitig sieht man wie von Geisterhand sich bildende riesige dampfende Fußabdrücke im Waldboden, die parallel mit der Wolke näherkommen. Holden flüchtet voller Panik, doch das ominöse Etwas zieht sich zurück, seine Zeit ist noch nicht gekommen.

Holden und Karswell: zwei einander ähnliche Protagonisten

Gemeinsam mit Joanna geht er danach zur Polizei, aber dort sind auf einmal die Rollen vertauscht: Holden berichtet von einem auf ihn lastenden Fluch, für den Karswell verantwortlich sei und der am Achtundzwanzigsten des Monats wirksam werde. Indes schenken ihm die Gesetzeshüter keinen rechten Glauben, abgesehen davon, dass es den Inspektor nachdenklich stimmt, dass Joannas Onkel Entsprechendes über seinen eigenen bevorstehenden Tod geäußert hat. Er beschließt deswegen, Karswell zu überwachen (was man als Zuschauer jedoch zu diesem Zeitpunkt noch nicht erfährt). Zu Joanna sagt Holden:

> »Hören Sie, Joanna, ich möchte Ihnen etwas erzählen über mich. Als ich noch klein war, spielte ich auf der Straße mit den anderen Jungs, und immer wenn wir eine Leiter sahen, gingen alle um sie herum. Ich ging drunter durch, um zu sehen, ob etwas passieren würde. Es geschah nie etwas. Wenn sie eine schwarze Katze sahen, dann kehrten sie gleich um, damit sie ihr nicht über den Weg liefen, aber ich nicht. Und bei all diesen Dingen habe ich mich immer gefragt: Weshalb nur? Weshalb geraten Leute so in Panik wegen irgendwelcher Nichtigkeiten? Das wurde mein Beruf, das zu studieren. Vielleicht wollte ich mir auch nur beweisen, dass ich nicht so ein abergläubischer Idiot bin, wie es 90 Prozent aller Menschen sind.«

Genauso wie Karswell seit seiner Kindheit vom Bösen angezogen ist und an das Irrationale glaubt, genauso ist Holden von klein auf vom Irrationalen angezogen, aber ex negativo, indem er es bekämpft. Beide verbünden sich mit »höheren Mächten«, der eine mit dämonischen Kräften, der andere mit der Naturwissenschaft, und erhöhen sich dergestalt auf durchaus narzisstische Weise, um auf andere herabblicken zu können (Fujiwara 1998, S. 245). Allerdings besteht ein Unterschied darin, dass Holdens Engagement durch ein soziales Anliegen mitgeprägt ist, nämlich die Menschen zu mehr »Vernunft« zu bewegen, ähnlich wie es früher bei den Aufklärungsphilosophen der Fall war.

Aber wovor, fragt Joanna, sei er dann im Wald geflüchtet? Das sei ein Trick von Karswell gewesen, allmählich ergreife ihn jedoch Hysterie, die an sich unbegründet sei. »Und Sie meinen«, fragt Joanna,

»dass ich daran Schuld bin?« Holden antwortet, dass sie es nicht absichtlich getan habe, woraufhin sie ihn entrüstet verlässt. Hier stößt er sie ein zweites Mal vor den Kopf, und gleichzeitig tritt das regressive Element erneut deutlich zutage, indem er ihr die vollständige Schuld an seinem Zustand zuweist und dergestalt eigene Verantwortung zur Quantité négligeable erklärt.

Holden befragt ein Mitglied von Karswells Teufelssekte

Am anderen Morgen, dem Achtundzwanzigsten des Monats, möchte er, bevor er nun rasch in die USA zurückzufliegen denkt, Rand Hobart untersuchen. Zunächst befragt ihn Professor O'Brien unter Hypnose und erfährt von dem Kranken, dass es als Mitglied der Teufelssekte Karswells seine Pflicht sei »zu glauben: Das Böse ist gut, und das Gute ist böse« – als Ausdruck des Motivs der »verkehrten Welt«. Als O'Brien ihn auffordert, gedanklich in der Zeit voranzugehen, zur »Nacht des Dämonen«, antwortet Hobart aufgeregt: »Ich sehe es, es ist da, es ist in den Bäumen, der Rauch, das Feuer. Meine Frist ist jetzt bald abgelaufen«. Das Stichwort »Frist« macht Holden hellhörig, er fragt Hobart, nachdem er diesen von O'Brien »übernommen« hat, was es damit auf sich habe. Er, Hobart, sei auserwählt, und zwar durch die Übergabe des Pergaments an ihn. Doch da er nicht sterben habe wollen, habe er das Pergament unbemerkt einem anderen übergeben. Auf diese Weise könne der Fluch von einem selbst abgelenkt werden. Als Holden ihm die Runeninschrift zeigt, um zu erfahren, ob sie das nämliche Corpus Delicti sei, glaubt Hobart, Holden wolle sie an ihn weiterreichen, weswegen er fluchtartig den Raum verlässt und sich aus einem Fenster in den Tod stürzt.

»Dana Andrews gave him the runes«

Kurz darauf informiert ihn Professor Kumar darüber, dass Mrs. Karlswell ihn dringend sprechen habe wollen; sie habe gesagt, das Böse müsse endlich aufhören. Holden erfährt von ihm weiterhin, dass Karswell den Zug um 21:47 Uhr nach Southampton nehmen wolle. Er eilt zum Bahnhof, kann gerade noch in die abfahrende Eisenbahn einsteigen und findet in einem Abteil Karswell tatsächlich vor, ihm gegenüber Joanna, die er entführt und hypnotisiert hat, damit sie ihm nicht in die Quere kommt. Als sie aus der Trance erwacht, erklärt sie Holden, dass Karswell große Angst vor ihm habe. Das gilt indes vice versa, denn Holden sagt: »Ich weiß jetzt, dass Sie Recht haben.« Er habe eine Erklärung für die Zeitungen vorbereitet, in der er zugibt, dass Dämonen existieren. Dafür sei es nun zu spät, es sei kurz vor 22 Uhr, erklärt sein Gegner. Als Karswell sichtlich nervös das Abteil verlassen will, hindert ihn Holden daran. Doch da treten jene Polizisten auf den Plan, die Holden über seinen Widersacher informiert hat. Auf des Doktors Wunsch hin hätten sie Karswell die ganze Zeit über observiert. Damit hätten sie doch recht getan, denn, zu Karswell gewandt, erklärt der Inspektor: »Offensichtlich leidet Holden unter Verfolgungswahn. Er behauptet, Sie hätten ihn mit einem Hexenbann belegt«, womit eine vollständige Rollenumkehr, wiederum als Ausdruck der »verkehrten Welt«, stattgefunden hat. Die Gesetzeshüter lassen Karswell daher gehen, doch Holden schafft es gerade noch, ihm das Pergament zuzustecken. Es ist nun kurz vor 22 Uhr, der Zug legt einen Zwischenhalt ein, die Runeninschrift fliegt Karswell davon, er eilt hinterher, verlässt den Zug, doch auf den Gleisen verbrennt das Pergament. Da nähert sich eine andere Eisenbahn und gleichzeitig der Dämon aus den Lüften, der Karswell ergreift und ihn tötet. Die Polizisten glauben oder wollen glauben, er wäre vom Zug überrollt worden, und Joanna meint: »Vielleicht ist es besser, es nicht zu wissen«, was Holden bestätigt. Damit endet der Film.

Möglicherweise bezieht sich der letzte Satz darauf, dass die Polizisten nicht wissen sollen, wie es wirklich war, ähnlich wie im Falle Harringtons, der laut offiziellem Bericht durch einen Stromschlag ums Leben kam. Für Holden gilt das kaum, denn er ist ein »Gläubiger« geworden, das wollte er öffentlich kundtun. Auch der Anfang des Filmes mit dem Blick auf Stonehenge spricht dafür, da die Stimme aus dem Off verkündet, »dass es böse übernatürliche Wesen gibt in einer Welt der Finsternis«. Dem schließt sich der Regisseur an, denn in einem Interview meinte Jacques Tourneur einmal: »I make films on the supernatural, and I make them because I beliefe in it« (Fujiwara 1998, S. 242). Vielleicht lässt sich daher der Satz, es sei besser, »es nicht zu wissen«, auch als Appell verstehen, derartigen Phänomenen nicht zu nahe zu kommen und die Finger davon zu lassen. Das wäre gleichzeitig eine Position, wie man sie aus der (Schauer-)Romantik kennt, in deren Tradition literarische Vorlage und Film stehen. Was Jacob Grimm mit Blick auf die »Naturpoesie« formuliert hat, dass nämlich über ihrer Tradierung »der Schleier eines Geheimnisses« liege, an den »man Glauben haben soll« (Grimm 1977, S. 3), lässt sich genauso auf den letzten Satz des Films anwenden. Auch andere Fragen werden im Laufe der Handlung nicht geklärt: Wieso verbrennt das Pergament mit den Runenzeichen, das Karswell Holden unbemerkt gegeben hat, nicht im Kamin, obwohl es Holden zunächst davonfliegt? Woher kommt das Böse in Karswell, obgleich seine Mutter eine herzensgute Frau ist? Das ist eine bewusst offen gehaltene Frage in einem ansonsten »Psychologie-lastigen« Film. Während das »Licht« der Aufklärung alles Dunkle zu eliminieren trachtet, sind für die Romantiker Licht und Schatten zwei Seiten derselben Medaille, können sich erst vereint »zu echter Klarheit … gatten«, wie es bei Novalis heißt (Novalis o.J., S. 166). In genau dieser Tradition steht etwa Professor Mark O'Brien, wenn er an Holden gerichtet sagt: »Ich bin auch Wissenschaftler, Dr. Holden, und ich weiß das helle Licht der Vernunft zu schätzen, aber ich kenne auch die dunklen, schweren Schatten, die durch das Licht entstehen«.

Abschließende Bemerkungen

Dekonstruktion des Rationalismus

Der Film thematisiert die Auseinandersetzung zwischen Rationalität und Irrationalität in einer durchaus postmodernen Weise, und zwar bereits zu einer Zeit, als es die Postmoderne noch gar nicht gab. Die »großen Erzählungen« des sog. Abendlandes, zu denen auch der Glaube an die Vernunft und die Absage ans Dämonische gehört, werden hier »dekonstruiert«, indem der gläubige Rationalist durch die Begegnung mit einem Wesen aus der Hölle eines Besseren belehrt und zu einem Dämonen-Gläubigen wird. Ähnliche Dekonstruktionen findet man ansonsten eher in jüngeren Filmen, etwa in *Candyman* (USA 1992), in dem es darum geht, dass eine Ethnologin der modernen Sage um den gleichnamigen Titelhelden nachgeht, ihm tatsächlich begegnet und in der Psychiatrie strandet. Als sie dem behandelnden Arzt erklärt, dass man den Candyman rufen könne, indem man fünfmal seinen Namen nenne, tut er es, um sie von ihrem »Wahn« zu befreien, doch die Gestalt taucht tatsächlich auf und tötet den Psychiater (Rieken 2008, S. 209f.; Rieken 2015, S. 66–70). Ähnlich verhält es sich mit John Carpenters *Die Mächte des Wahnsinns* (USA 1995). Darin wird ein Versicherungsdetektiv ebenfalls in die Psychiatrie eingeliefert, weil, wie er behauptet, die Inhalte des neuen Horrorromans aus der Feder des Bestsellerautors Sutter Cane Wirklichkeit zu werden drohen, was dann am Ende auch geschieht (Rieken 2015, S. 60–63).

Die Dekonstruktion neuzeitlicher Phänomene zeigt sich auch auf der subtilen Ebene der Geschlechterdifferenz. Holden und Karswell sind Vertreter des Patriarchats, sie pochen auf ihre Macht und sind anfällig für narzisstische Überhöhung ihrer Persönlichkeit. Während aber dieser durch das beherzte Eingreifen seiner Mutter scheitert und am Ende stirbt, wird jenem nur dadurch das Leben gerettet, das Joanna Harrington ihm den rechten Weg weist. Daran zeigt sich deutlich die geheime Macht der Frau im Patriarchat, die zwar auf leiseren Sohlen daherkommt als jene offensichtliche und lautstarke der Männer, mitunter aber nachhaltiger und wirkmächtiger ist (Rieken 2003). Am Ende kann man sich, damit zusammenhängend, fragen, wie es wohl mit Holden weitergeht: Der Glaube an seine Wissenschaft ist dahin, was ist sie nun noch wert, und was soll er seinen Studierenden jetzt noch mitteilen?

»Ein Unfrieden, eine Disharmonie, eine Angst«

Bemerkenswert ist an dem Film unter anderem, wie sich in Holden allmählich und schleichend Zweifel und Angst einnisten. Anfangs und über weite Strecken des Filmes ist er überheblich und gleichzeitig aggressiv. Er stößt Joanna Harrington mehrmals vor den Kopf, er macht sich in den Gesprächen mit Karswell über ihn lustig, er sprengt die Séance, die veranstaltet wird, um ihm zu helfen, und er ist der Anlass dafür, dass sich Rand Hobart in den Tod stürzt. Das Aggressive ist dabei nicht nur Ausdruck seiner gekränkten Eigenliebe, sondern auch seiner Angst, die mehr und mehr von ihm Besitz ergreift und an seiner rationalen Weltanschauung rüttelt. Insofern lässt sich auf Holden münzen, was Søren Kierkegaard in seinem Werk *Die Krankheit zum Tode* geschrieben hat:

> »Wie der Arzt wohl sagen kann, daß vielleicht nicht ein einziger Mensch lebt, der ganz gesund ist, so könnte man, wenn man den Menschen recht kennte, sagen, nicht ein einziger Mensch lebe, ohne daß er doch etwas verzweifelt sei, ohne daß doch im Innersten eine Unruhe wohne, ein Unfrieden, eine Disharmonie, eine Angst vor etwas Unbekanntem oder vor etwas, womit er nicht einmal Bekanntschaft zu machen wagt, eine Angst vor einer Möglichkeit des Daseins oder einer Angst vor sich selbst« (Kierkegaard 1962, S. 21).

Literatur

Adler A (1914d) Melancholie und Paranoia. Individualpsychologische Ergebnisse aus den Untersuchungen der Psychosen. In: Persönlichkeitstheorie, Psychopathologie, Psychotherapie (1913–1937). Alfred Adler Studienausgabe, Bd 3. Hrsgg von Eife G. Vandenhoeck & Ruprecht, Göttingen 2010, S 126–142
Backer R (2015) Classic horror films and the literature that inspired them. McFarland & Company, Jefferson NC
Bacon F (1990) Novum Organum Lateinisch–deutsch. Hrsgg von Krohn W. Meiner, Hamburg
Bellour R (1989) Believing in the Cinema. In: Kaplan EA (Hrsg) Psychoanalysis & Cinema. Routledge, New York, London, S 98–110
Benvenuto S (2011) Freuds Annäherung an Trauer und Melancholie – und danach. Psychother Wiss 1(2):125–134, http://www.psychotherapie-wissenschaft.info/index.php/psy-wis/article/view/35/151. (Zugegriffen 16. Mai 2016)
Binotto J (2013) TAT/ORT. Das Unheimliche und sein Raum in der Kultur. diaphanes, Zürich, Berlin
Dudenredaktion, Oxford University Press (Hrsg) (1996) Wörterbuch Englisch, Brockhaus Enzyklopädie, Bd 29. 19. Aufl. Brockhaus, Leipzig, Mannheim
Duerr HP (1985) Der Wissenschaftler und das Irrationale: Beiträge aus Ethnologie und Anthropologie, Philosophie und Psychologie in 4 Bänden. Syndikat, Frankfurt a.M.
Earnshaw T (2005) Beating the devil. The making of »The Night of the Demon«. National Museum of Photography, Film & Television, Pictureville, Bradford, West Yorkshire // Tomahawk, Sheffield
Fraser P (2015) A Christian response to cinema. Ten films in theological perspective. McFarland, Jefferson NC
Fujiwara C (1998) Jacques Tourneur. The cinema of nightfall. McFarland, Jefferson NC, London
Freud S (1917e) Trauer und Melancholie. In: Gesammelte Werke, Bd X. 8. Aufl. S. Fischer 1991, Frankfurt a.M., S 427–446
Gantet C (2010) Der Traum in der Frühen Neuzeit. Ansätze zu einer kulturellen Wissenschaftsgeschichte. De Gruyter, Berlin, New York
Grimm J (1977) Über den altdeutschen Meistersang. In: Schröder WJ (Hrsg) Spielmannsepik. Wissenschaftliche Buchgesellschaft, Darmstadt, S 1–7
Grimmelshausen HJC von (1973): Des Abentheuerlichen Simplicii Verkehrte Welt. Niemeyer, Tübingen
Grinsell LV (1975) Legendary history and folklore of Stonehenge. Toucan, St. Peter Port
Grob N (1988) Jacques Tourneur beim Filmfestival von San Sebastian: Nicht erklären: erzählen. Die Zeit 40: http://www.zeit.de/1988/40/nicht-erklaeren-erzaehlen. (Zugegriffen 16. Mai 2016)
Hardy P (1993) (Hrsg) Horror. The Aurum film encyclopedia, vol 3. 2nd ed. Aurum, London
Hardy P (1995) (Hrsg) Science Fiction. The Aurum film encyclopedia, vol 2. 3rd ed. Aurum, London
Hickethier K (1993) Film- und Fernsehanalyse. Metzler, Stuttgart, Weimar
Hoffmann-Krayer, E (1902) Die Volkskunde als Wissenschaft. In: Kleinere Schriften zur Volkskunde. Hrsgg von Geiger P. Krebs, Basel, S 1–23
James MR (1970) Drei Monate Frist (Casting the Runes). In: Der Schatz des Abtes Thomas. Insel, Frankfurt a.M., S 131–158
Jenson P (2010) Snakes and ladders. Levels of biblical law. In: Dell KJ (Hrsg) Ethical and Unethical in the Old Testament. God and Humans in Dialogue. T & T Clark International, New York, London, S 187–210
Kierkegaard S (1962) Die Krankheit zum Tode. Werke, Bd 4. Hrsgg von Richter L. Rowohlt-, Reinbek bei Hamburg
Koebner T (2007) Filmgenres: Science Fiction. Reclam, Stuttgart

Kohl JG (1844) Reisen in England und Wales, Dritter Theil. Arnoldische Buchhandlung, Dresden, Leipzig
Kreissl E (Hrsg) (2013) Kulturtechnik Aberglaube. Zwischen Aufklärung und Spiritualität. Strategien zur Rationalisierung des Zufalls. transcript, Bielefeld
Lee M (2003) Ideology and style in the double feature *I Married a Monster from Outer Space* and *Curse of the Demon*. In: Rhodes GD (Hrsg) Horror at the drive-in. Essays in Popular Americana. McFarland, Jefferson NC, London, S 67–77
Lucanio P (1987) Them or us. Archetypical interpretations of fifties alien invasion film. Indiana University Press, Bloomington, Indianapolis
Mayer G, Schetsche M, Schmied-Knittel I, Vaitl D (Hrsg) (2015) An den Grenzen der Erkenntnis. Handbuch der wissenschaftlichen Anomalistik. Schattauer, Stuttgart
Mentzos S (2010) Lehrbuch der Psychodynamik. Die Funktion der Dysfunktionalität psychischer Störungen. 4. Aufl. Vandenhoeck & Ruprecht, Göttingen
Monaghan P (2004) The encyclopedia of Celtic mythology and folklore. Facts on file, New York
Müller KE (1987) Das magische Universum der Identität. Elementarformen sozialen Verhaltens. Ein ethnologischer Grundriss. Campus, Frankfurt a.M., New York
Müller KE (2002) Die gespenstische Ordnung. Psi im Getriebe der Wissenschaft. Lembeck, Frankfurt a.M.
Novalis (o.J. [circa 1974]) Tiecks Bericht über die Fortsetzung des »Ofterdingen«. In: Hymnen an die Nacht; Heinrich von Ofterdingen. Goldmann, München, S 165–174
O'Brien R (1974) The Rocky Horror Show. International Music Publications, Essex
Oesterreich TK (1921) Grundbegriffe der Parapsychologie. Eine philosophische Studie. Baum, Pfullingen
Piaget, J (1980) Das Weltbild des Kindes. Ullstein, Frankfurt a.M., Berlin, Wien
Power A, González de Reufels D, Greiner R et al. (Hrsg) (2016) Die Zukunft ist jetzt. Science-Fiction-Kino als audio-visueller Entwurf von Geschichte(n), Räumen und Klängen. Bertz & Fischer, Berlin
Rieken B (2003) Arachne und ihre Schwestern. Eine Motivgeschichte der Spinne von den »Naturvölkermärchen« bis zu den »Urban Legends«. Waxmann, Münster, New York
Rieken B (2008) Teufel, Dämonen, Ungeheuer. Die Umsetzung von Sagenmotiven im Horror- und Sciencefictionfilm. In: Schmitt C (Hrsg) Erzählkulturen im Medienwandel. Waxmann, Münster, New York, S 203–212
Rieken B (2009) Klimawandel, Kulturerbe und Angst. Volkskundlich-psychologische Zugänge zu einem brisanten Thema. In: Berger KC, Schindler M, Schneider I (Hrsg) Erb.gut? Kulturelles Erbe in Wissenschaft und Gesellschaft. Referate der 25. Österreichischen Volkskundetagung 2007 in Innsbruck. Verein für Volkskunde, Wien, S 359–366
Rieken B (2012) Die Angst des Wissenschaftlers vor dem Paranormalen. Psychoanal Körper 11:85–92
Rieken B (2015) Das Spiel mit der Fiktion im Horrorfilm. Z Freie Psychoanal Forsch Individualpsychol 2(1):57–73. DOI: 10.15136/15.2.1.57-73.
Pritchard DB (1994) The family book of games. Brockhampton, London
Rousseau JJ (2003) Träumereien eines einsamen Spaziergängers. Reclam, Stuttgart
Schlieter J (2012) Simulating Liberation: The Tibetan Buddhist game »Ascending the [Spiritual] Levels«. In: Bornet P, Burger M (Hrsg) Religions in play. Games, rituals and virtual worlds. Pano, Zürich, S 93–116
Schwendter R (1996) Tag für Tag. Eine Kultur- und Sittengeschichte des Alltags. Europäische Verlagsanstalt, Hamburg
Seeßlen G, Jung F (2003) Science Fiction. Geschichte und Mythologie des Science-Fiction Films, 2 Bde. Schüren, Marburg a.d.L.
Seeßlen G, Jung F (2006) Horror. Geschichte und Mythologie des Horrorfilms. Schüren, Marburg a.d.L.
The Worldwide Guide to Movie Locations (2015) Night of the demon (Curse of the demon) film locations. http://www.movie-locations.com/movies/n/nightofdemon.html#.VzoadeSk9yQ. (Zugegriffen 16. Mai 2016)
Trimborn W (2011) Narzissmus und Melancholie. Zur Problematik blockierter Individuation. Psychosozial-Verlag, Gießen
Vossen U (2004) Filmgenres: Horrorfilm. Reclam, Stuttgart
Warren B (1982) Keep watching the skies! American science fiction movies of the fifties, Vol. I: 1950–1957. McFarland, Jefferson NC, London
Warren B (1986) Keep watching the skies! American science fiction movies of the fifties, Vol. II: 1958–1962. McFarland, Jefferson NC, London
Wolf L (1989) Horror. A connoisseur's guide to literature and film. Facts on file, New York, Oxford

Originaltitel	Night of the Demon (GB), Curse of the Demon (USA)
Erscheinungsjahr	1957
Land	Großbritannien
Drehbuch	Charles Bennett, Hal E. Chester
Regie	Jacques Tourneur
Hauptdarsteller	Dana Andrews, Peggy Cummins, Niall MacGinnis
Verfügbarkeit	Als DVD in deutscher Sprache erhältlich

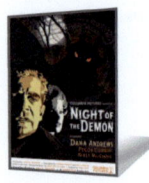

Ingrid Tomkowiak

Ein Zeitgeist wird besichtigt

Handlung	356
Diskussion	357
Literatur	368

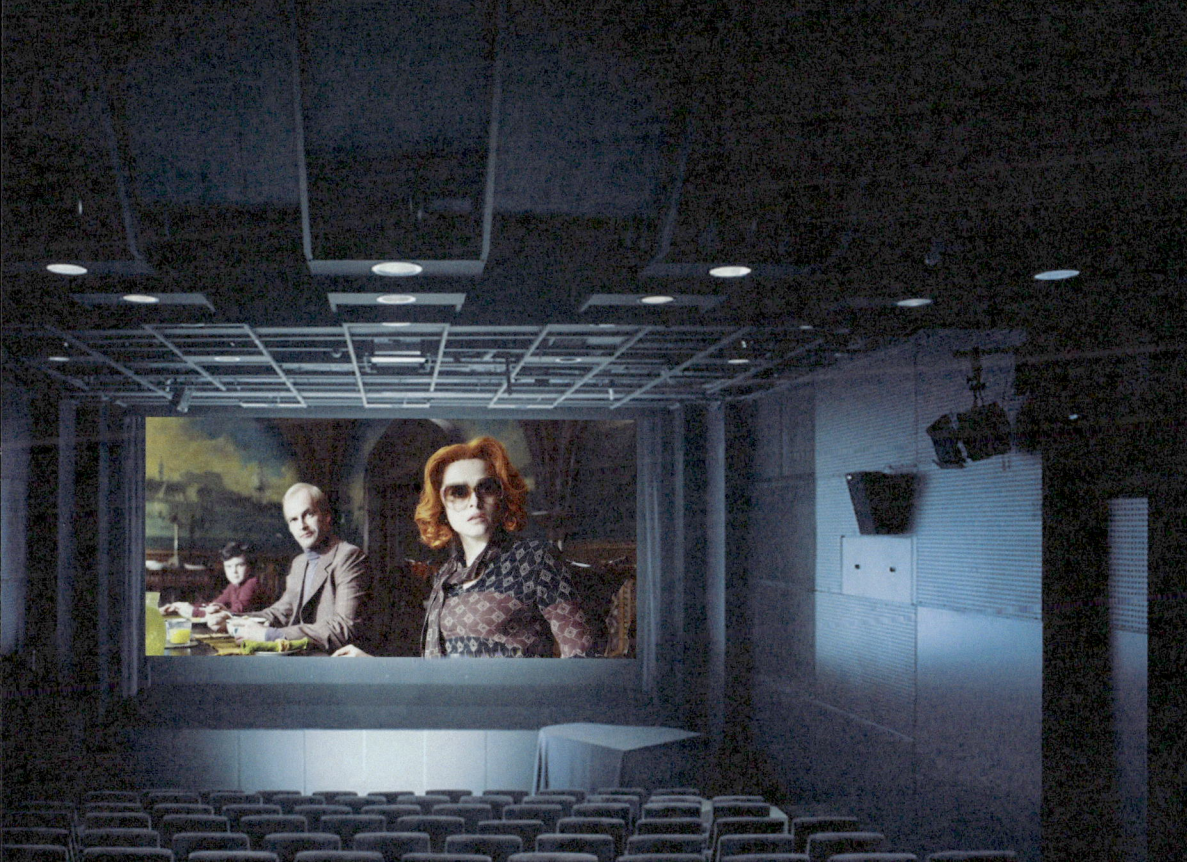

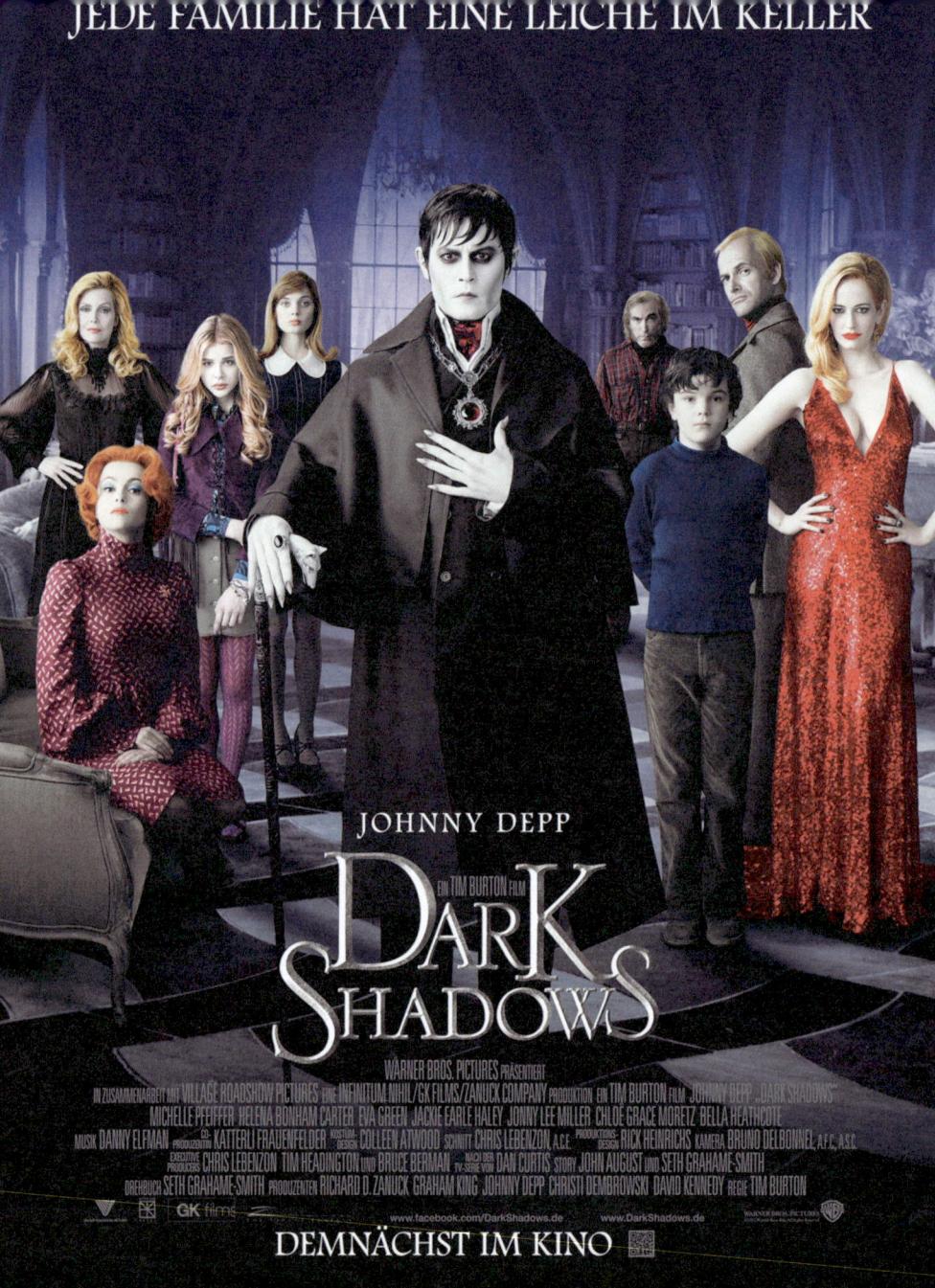

Dark Shadows

In den 1960er-Jahren avancierte die täglich im Nachmittagsprogramm des US-amerikanischen Fernsehsenders ABC laufende Gothic Soap Opera *Dark Shadows* (1966–1971) von Dan Curtis (Idee, Regie, Produktion) zum Kult (Thompson 2009, S. 55–75; Benshoff 2011). Darin ging es um Spannendes und Mysteriöses rund um die im Maine der 1960er-Jahre lebende Familie Collins, um Ereignisse in ihrer Vergangenheit und vor allem um ihren Angehörigen Barnabas Collins, einen 200 Jahre alten Vampir. Nicht nur die als Publikum vorgesehenen Hausfrauen schauten diese mit Elementen der Schauerliteratur und des Horrorfilmes wie des Melodramas getränkte Serie mit wachsender Begeisterung. Insbesondere Jugendliche liebten sie, und glaubt man ihren späteren Aussagen in diversen Interviews, gehörten Johnny Depp und Tim Burton zu ihren größten Fans. Wie dem auch sei – 2007 sicherten sich Warner Bros. die Filmrechte am Nachlass von Dan Curtis; 2008 wurde bekannt, dass Depp die Rechte für die Produktion eines Spielfilmes auf der Grundlage der Serie erworben hatte (Benshoff 2011, S. 115), Tim Burton wurde für die Regie gewonnen, und 2012 kam der von Depps Produktionsfirma Infinitum Nihil mitproduzierte abendfüllende Spielfilm *Dark Shadows* (◉ Abb. 24.1) im Warner Bros.-Vertrieb in die Kinos. Zu sehen sind Johnny Depp in der Hauptrolle des Barnabas Collins und (neben einer Reihe anderer Stars) Helena Bonham Carter in der Rolle der Psychiaterin Dr. Julia Hoffman.

Die Haupthandlung spielt 1972, im Jahr nach der Ausstrahlung der 1225. und letzten Folge der TV-Serie. Ganz offensichtlich war es nicht Burtons Ziel, ein (wenn auch notwendigerweise zeitlich äußerst gestrafftes) möglichst originalgetreues Remake der Serie vorzulegen. Dies tat er weder in ästhetischer Hinsicht noch bezogen auf den Plot oder die Figuren. In nostalgisch-ironisch distanzierter Haltung zur Vorlage inszenierte er stattdessen eine Schauerkomödie der ureigenen Burton-Art (vgl. hierzu ausführlicher Weinstock 2013, S. 26f.), indem er die Vorlage reimaginierte (Taylor 2013, S. 110) und damit ein skurriles Porträt der beginnenden 1970er-Jahre lieferte. Aaron Taylor spricht in diesem Zusammenhang von einer tonalen Kluft zwischen der schwerfälligen Schauerlichkeit der Vorlage und der gekünstelten, ins Komische übergleitenden Übertreibung desselben Stoffes bei Burton. Genau diese Kluft aber sei es, die Burtons reimaginierten filmischen Text erst als solchen auszeichne (ebd., S. 102). David LaRocca merkt an, Burton bearbeite vorhandene Stoffe so, dass ein neues Original entstehe, über das die Vorlagen ihre künstlich herbeigeführte Wiederauferstehung erführen (LaRocca 2014, Position 4942).

Die Figur der Psychiaterin Dr. Julia Hoffman erfährt bei dieser Reimaginierung eine markante Umwertung gegenüber der Vorlage. Dies soll im Folgenden eng am Film und an der Serie aufgezeigt und diskutiert werden. Dabei wird auch versucht, Burtons Darstellung der Psychiaterin in der Tradition der filmischen Darstellung von Psycho-Berufen zu verorten (wobei zu beachten ist, dass zwischen PsychologInnen, PsychotherapeutInnen, PsychoanalytikerInnen und PsychiaterInnen sowohl in den Filmen selbst als auch in der sich auf sie beziehenden Sekundärliteratur nicht immer differenziert wird; Sydow 2007, S. 324). Zudem greift Burtons Film einen zeitgenössischen Diskurs auf, indem er verschiedene, seit den 1960er-Jahren zunehmend in die Kritik geratene psychiatrische Praktiken thematisiert. Auch davon wird zu sprechen sein.

In seiner Titelformulierung lehnt sich dieser Beitrag an den Titel der Memoiren Heinrich Manns an: *Ein Zeitalter wird besichtigt* (Stockholm, 1946). Hatte dieser aus novellistischen Skizzen, Retrospektiven, Kommentaren, Porträts und autobiografischen Mitteilungen ein subjektiv gefärbtes und teilweise sarkastisches Porträt einer ganzen Epoche geschaffen, von der Französischen Revolution bis zum bevorstehenden Ende des nationalsozialistischen Deutschland, stellt Burton mit ähnlichen formalstilistischen Mitteln vor allem den Zeitgeist der 1970er-Jahre dar. Der zeitgenössischen Populärkultur entnommene Requisiten, Figurentypen, Kostüme und Musikstücke werden dafür zu opulenten Bildern und Tönen im Retro-Design verarbeitet, angereichert mit einer Portion Kapitalismussatire sowie Anklängen an Feminismus- und Erziehungsdebatten. Dazu kommen Retrospektiven unerhörter Ereignisse des 18. Jahrhunderts, die bis in die dargestellte Gegenwart fortwirken. Anhand autobiografischer Erinnerungen an traumatische Psychiatrieerfahrungen in den 1950er- und 1960er-Jahren wird schließlich ein in den 1970er-Jahren breit diskutiertes Thema von hoher gesellschaftlicher Brisanz eingeführt.

Mit Burtons kultureller Neukontextualisierung des Stoffs der alten TV-Serie der 1960er-Jahre taucht man nicht ein in diese Zeit, sondern bekommt die von Burton deutlich betonte Gelegenheit, sich wieder an sie zu erinnern und sie dabei aus der sicheren Distanz heraus zu besichtigen. Zum einen sehen die Zuschauer sie aus der Perspektive des unsterblichen Vampirs Barnabas, der sich nach fast 200-jährigem Zwangsaufenthalt in einem Sarg plötzlich im kapitalistisch geprägten, konsumorientierten späten 20. Jahrhundert in desolaten Familienverhältnissen wiederfindet. Mit den Augen des Monsters (dem das M von McDonalds als Zeichen des Mephistopheles erscheint und der dann selbst zum Kapitalisten wird) sehen die Zuschauer, wie seltsam diese Realität ist – jedenfalls diese bewusst übertrieben und stilisiert dargestellte Welt der 1970er-Jahre, wie sie Tim Burton hier präsentiert, mit Makramee-Utensilien in der Kellergruft, Lavalampen, kiffenden Hippies, Erich Segals *Love Story* (1970) und dem leibhaftigen Alice Cooper (Weinstock 2013, S. 23). Zum anderen sehen die Zuschauer sie mit der Brille der Filmzuschauer im 21. Jahrhundert. Dazu schreibt Jeffrey Weinstock:

»[T]he viewer, floating in a sea of references to other texts and persistently reminded of the film's status as a film, experiences the pleasure of recognition and is invited to share Burton's celebration of Hollywood's traditional margins – the campy, the cult, the creepy, and the sublimely ridiculous.« (Weinstock 2013, S. 27; Anpassung der Autorin)[1],

Entsprechend Hans-Otto Hügels Ansatz zur ästhetischen Zweideutigkeit der Unterhaltung (Hügel 1993) wissen die Zuschauer genau, dass sie eine in gestalterischer und interpretatorischer Absicht geschaffene Realität der Vergangenheit wahrnehmen, und lassen sich darauf dennoch – oder gerade deshalb – mit Vergnügen ein. Inwieweit die Figur der Psychiaterin Dr. Julia Hoffman zu diesem Vergnügen beiträgt, wird zu zeigen sein.

Handlung

Im Jahr 1760 reist der kleine Junge Barnabas Collins mit seinen Eltern von Liverpool in die USA. Die Familie gründet im Bundesstaat Maine ein Fischereiunternehmen und die Stadt Collinsport; bald wird auch das Familienanwesen Collinwood errichtet.

Als junger Mann hat Barnabas eine Affäre mit der Bediensteten Angelique Bouchard (Eva Green). Weil er deren Liebe jedoch nicht erwidert, sorgt diese mit Hexenkräften für den Tod seiner Eltern und den Suizid seiner wahren Liebe Josette. Barnabas selbst verwandelt sie durch einen Fluch in einen unsterblichen Vampir und hetzt die Bürger von Collinsport gegen ihn auf, sodass diese ihn bei lebendigem Leib begraben.

Fast 200 Jahre später, 1972, begibt sich die junge Frau Maggie Evans (Bella Heathcote) nach Collinwood, wo die Stelle einer Gouvernante zu besetzen ist. Weil sie (wie man erst später erfährt) zuvor aus

---

1 Sinngemäße Übersetzung der Autorin: »Der Zuschauer/die Zuschauerin, der/die sich in einem Meer von Bezügen zu anderen Texten frei schwebend wiederfindet und ständig an den Status des Filmes als Film erinnert wird, erfährt das Vergnügen des Wiedererkennens und wird dazu eingeladen, Burtons Feier dessen, was in Hollywood traditionell am Rand angesiedelt war, mit zu zelebrieren – das Überpointierte, Kultige, Gruselige und das erhaben Lächerliche.«

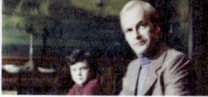

einer Psychiatrie geflohen war, in die sie als Kind von ihren Eltern abgeschoben worden war, stellt sie sich nicht unter ihrem eigenen Namen vor, sondern nennt sich Victoria Winters.

Als Bauarbeiter auf Barnabas' Sarg stoßen und ihn aufbrechen, kommt der Vampir nach langer unterirdischer Gefangenschaft wieder frei, tötet die Arbeiter und kehrt nach Collinwood zurück. Seiner Nachfahrin Elizabeth Collins (Michelle Pfeiffer) gegenüber gibt sich Barnabas als Vampir zu erkennen, verspricht jedoch, keinem Bewohner des Hauses zu schaden und dem inzwischen ziemlich heruntergekommenen Collinwood wie auch dem Fischereibetrieb mit einem bisher geheimen Familienschatz wieder zu altem Glanz zu verhelfen.

Als Cousin aus England lebt er nun in der Familie, die außer Elizabeth noch aus ihrer pubertierenden Tochter Carolyn, ihrem unzuverlässigen Bruder Roger und dessen Sohn David besteht. Weil dieser mit dem Geist seiner verstorbenen Mutter zu sprechen glaubt, wird er von der Psychiaterin Dr. Julia Hoffman behandelt, was allerdings im ganzen Film in nicht einer Situation gezeigt wird. Seine sonstige Betreuung hat inzwischen die neue Gouvernante Victoria Winters übernommen. In diese verliebt sich Barnabas, denn sie sieht seiner einstigen Liebe Josette ähnlich.

Barnabas lässt das Anwesen restaurieren und saniert die Fischkonservenfabrik. Doch seine Gegenspielerin Angelique, die ebenfalls noch am Leben ist, leitet nun das größte Konkurrenzunternehmen und ist die mächtigste Persönlichkeit der Stadt. Es gelingt ihr zwar erneut, Barnabas zu verführen, doch seine Liebe gilt nun Victoria.

Dr. Hoffman begegnet Barnabas mit Misstrauen und Neugier. Nachdem sie ihn durch Hypnose zum Sprechen gebracht hat, weiß sie um seine unsterbliche Existenz. Sie schlägt ihm vor, ihn durch Austausch seines Blutes mit menschlichem Blut wieder zu einem sterblichen Menschen zu machen. Als Barnabas jedoch herausfindet, dass es ihr nur darum geht, sich selbst die Blutkonserven von Barnabas zu verabreichen, um Unsterblichkeit zu erlangen, saugt er ihr das Blut aus und versenkt ihren Körper im Meer.

Angelique versucht, die Existenzgrundlage der Familie Collins zu zerstören und Barnabas als Mörder der Polizei auszuliefern. Schließlich wendet sich das Blatt gegen sie, und so gesteht sie ihre Schuld am Tod von Barnabas' Eltern und von Davids Mutter ein. Auch dafür, dass Carolyn bereits als Baby in einen Werwolf verwandelt wurde, erklärt sie sich verantwortlich. Nach einem Kampf mit dem Geist von Davids Mutter und einer Auseinandersetzung mit Barnabas reißt sie sich ihr Herz aus der Brust und stirbt. Collinwood geht in Flammen auf, Victoria will sich von der Klippe in den Tod stürzen, doch Barnabas ergreift sie im Fall, beißt ihr in den Hals und macht sie zum unsterblichen Vampir Josette. Nun auf ewig mit seiner Liebe vereint, sieht er den über ihm liegenden Fluch als gebrochen an.

Die letzte Szene zeigt, wie Dr. Hoffman auf dem Grund des Meeres die Augen öffnet: In einen Vampir verwandelt hat auch sie nun die gewünschte Unsterblichkeit.

Diskussion

Dr. Julia Hoffman 2012

Die Psychiaterin Dr. Julia Hoffman hat im Film von Tim Burton nicht viele und eher kurze Auftritte. Dennoch ist sie für den Fortgang der Handlung nicht ganz unwichtig, tritt doch in den Begegnungen mit ihr Barnabas' schillernder Charakter einerseits als Liebender und Leidender, andererseits als rigoros und brutal seine Eigeninteressen verfolgender Vampir offen zutage.

Noch bevor die Psychiaterin die Szenerie im Anwesen der Familie Collins betritt, bekommt das Filmpublikum bereits einen ersten und nachhaltigen Eindruck von ihr vermittelt. Familienoberhaupt Elizabeth Collins erläutert der gerade in Collinwood eingetroffenen Victoria Winters, wer alles im Hause wohnt, darunter Dr. Julia Hoffman, die wahrscheinlich einen ihrer legendären Räusche ausschlafe. Weil der fünfjährige David Collins den Verlust seiner Mutter, die auf See verschollen sei, nicht habe akzeptieren wollen, habe man Dr. Hoffman für einen Monat ins Haus geholt, um mit ihm zu arbeiten – dies sei nun drei Jahre her.

Dr. Hoffman hat also offenbar ein Alkoholproblem und nutzt die Familie Collins aus, indem sie sich für Jahre in Collinwood einnistet. Ob sich bei der Arbeit an Davids gestörter Realitätswahrnehmung Erfolge zeigen, mag man hier bereits infrage stellen. Schon mit dieser Einführung der Psychiaterin in seinem Film *Dark Shadows* verweist Tim Burton auf einen bestimmten Traditionsstrang der filmischen Darstellung von Psychoberufen, in dem deren VertreterInnen stereotyp als nutzlos bis schädlich und/oder eigennützig dargestellt werden und selbst Probleme haben, die sie nicht in den Griff bekommen. Sie sind getrieben von der Sucht nach Geld, Prestige, Macht, auf der Suche nach sexueller Befriedigung, Liebe und Heilung für sich selbst (Trepte et al. 2008, S. 561–565; Sydow 2007, S. 326; Dine Young 2012, S. 49–54). Insbesondere den Frauen in diesen Berufen, also Psychotherapeutinnen und Psychiaterinnen, wird in Hollywood gern Unprofessionalität und Inkompetenz attestiert (Gabbard und Gabbard 1999, S. 147–169).

 »Sie sind eine Lügnerin. Das erkenne ich sofort. Am Gesicht der Leute.«[2]

Mit diesen Worten, die sie der irritierten Gouvernante Victoria Winters beim Dinner entgegenschleudert, führt Dr. Julia Hoffman sich selbst ein und bedient damit ein weiteres Klischee: Psychiaterinnen und Psychiater könnten ihr Gegenüber durchschauen und wüssten fast mehr über es als dieses selbst (Sydow 2007, S. 330). Zu den Klängen von Donovans frühem psychedelischen Song *Season of the Witch*, mit einem Whiskyglas in der Hand, hochgezogenen Augenbrauen und einem zynischen Unterton in der Stimme erklärt Julia der jungen Victoria, deren Gesicht möge zwar süß und unschuldig aussehen, doch berge es Geheimnisse, bei denen sich einem die Nackenhaare sträubten. Donovans Lyrics passen hier sehr gut, wenn er singt: »When I look out my window / Many sights to see / And when I look in my window / So many different people to be / That it's strange, so strange / You've got to pick up every stitch / … / Must be the season of the witch.« (Donovan 1966)[3].

Als Zuschauer weiß man schon, dass Victoria Winters eigentlich Maggie Evans heißt, doch weiß man nicht, warum. Ist sie etwa eine Hexe, wie der unterlegte Songtext suggerieren mag? Und was weiß Dr. Julia Hoffman? Oder ist sie die Hexe? Victoria schließt treffsicher: »Sie sind die Ärztin«, und fährt sich gleich die nächste Belehrung ein: »Ja. Und Sie sind die Nanny. Und sie [Elizabeth] ist das Biest. – Schätzchen, wie sollen wir Frauen je auf einen grünen Zweig kommen, wenn wir uns dauernd in Schubladen stecken?« (Ergänzung der Autorin).

Den frühen 1970ern entsprechend ist diese Psychiaterin mit feministischer Argumentation vertraut. Sie, die als filmische Figur einem verbreiteten Klischee nicht nur von Typenkomödien entspricht, einer solchen Schublade also durchaus entstiegen sein könnte, wehrt sich dagegen, »auf ein Label reduziert zu werden«, wie es im englischsprachigen Original des Filmes sinngemäß heißt. Hier zeigt sich Burtons stilistische Spezialität – das subversive Unterlaufen stereotyper Typen, Bilder, Dialoge oder Handlungsverläufe. Und hier zeigt sich auch, dass diese zunächst etwas simpel daherkommende Geschichte auf den zweiten Blick wohl doch etwas komplexer gestrickt ist, als es zunächst scheint.

Wie sieht sie nun aus, diese süffisant lächelnde Psychiaterin mit dem gewollt selbstbewussten Auftreten? Ihr Stil ist durchaus feminin. Ihre kinnlangen, leuchtend roten Haare sind toupiert und nach hinten gekämmt, ihr Gesicht ist geschminkt, mit betonten Augenbrauen und stark getuschten Wimpern, hellblauem Lidschatten, etwas Rouge auf den Wangen und pinkfarbenem Lippenstift (◘ Abb. 24.2).

---

2 Die Übersetzung entspricht hier und im Folgenden der synchronisierten Fassung des Spielfilms *Dark Shadows*.
3 Sinngemäße Übersetzung der Autorin: »Wenn ich aus meinem Fenster schaue, ist so Vieles dort zu sehen. Und wenn ich in mein Fenster hineinschaue, könnte ich so viele verschiedene Personen sein, dass es seltsam ist, so seltsam. Da muss man jeden Faden aufnehmen … Es muss die Zeit der Hexe sein.«

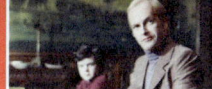

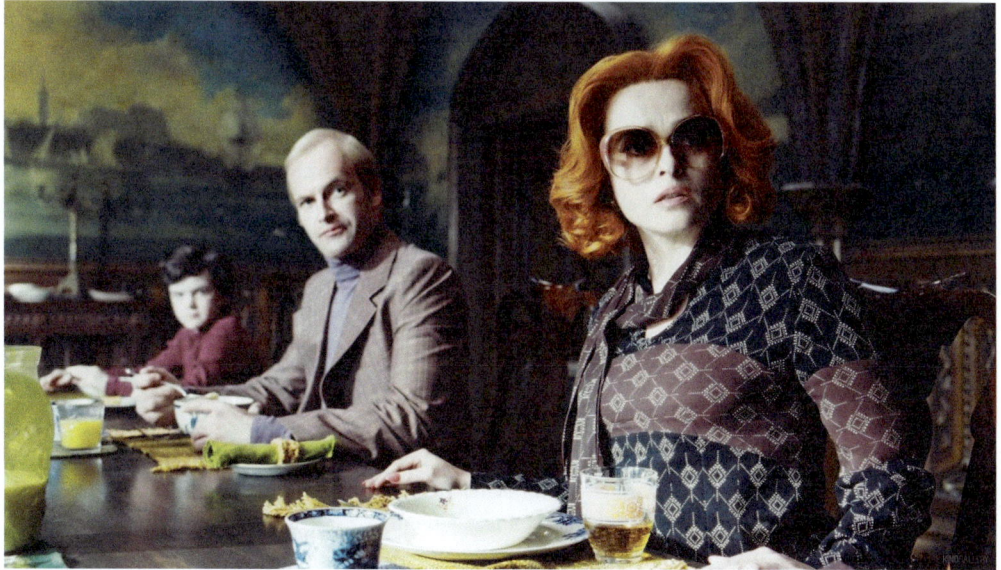

Abb. 24.2 Dr. Julia Hoffman in Tim Burtons Film. Quelle: dpa Picture-Alliance GmbH. © Mary Evans Picture Library / picture-alliance.

In dieser Szene trägt sie ein hochgeschlossenes, kleingemustertes, brombeerfarbenes Kleid mit langen Puffärmeln und leicht gekraustem Glockenrock. Andere Szenen zeigen Dr. Julia Hoffman in bunter Bluse und dunklem Trägerrock – ein für die dargestellte Zeit übliches, an jugendlichen Mädchen orientiertes Outfit erwachsener Frauen. Manchmal trägt sie im Haus eine riesige Sonnenbrille gegen ihren Kater; in ihrem Praxiszimmer schmückt sie sich dagegen mit professionell aussehender Hornbrille in Schmetterlingsform, offen getragenem weißen Kurzkittel über dem Kleid und einer langen Halskette.

Gern steckt Julia sich bei Tisch, während des Essens, eine Zigarette an. Stets hört sie mit offensiv gelangweilter Miene dem Gespräch zu und kommentiert es von Zeit zu Zeit. Ihrem Patienten David scheint sie zwar keine besondere Aufmerksamkeit zu widmen, doch fehlt es ihr nicht an Verständnis. Seinen Glauben daran, dass seine Mutter noch lebe, er sie die ganze Zeit spüre und sie mit ihm spreche, erläutert Julia Victoria gegenüber damit, dass David an eine Art zyklische Unsterblichkeit seiner Mutter glaube, und setzt hinzu: »Äußerst faszinierend.« Womit sie ihren langen Aufenthalt im Hause Collinwood zumindest teilweise mit wissenschaftlichem Interesse zu erklären versucht. Als Victoria ihrerseits nun damit argumentiert, dass sie glaube – und dafür gebe es auch wissenschaftliche Beweise –, Geister seien einfach nur Menschen, die sich in eine andere Dimension begeben hätten, und manche Menschen verfügten eben über Antennen, die stark genug seien, ihre Botschaften zu empfangen, vertritt sie eine Position, die man im Hause Collinwood, insbesondere in Davids Gegenwart, offenbar nicht hören will: Julia reagiert auf Victorias Erläuterungen mit demonstrativem Desinteresse, indem sie mit unbeteiligtem Gesicht den Zigarettenrauch um ihre offenen Lippen spielen lässt, und Elizabeth schneidet ihr, ganz Herrin des Hauses, mitten im Satz das Wort ab.

»Grundgütiger …! Ein weiblicher Doktor. Was für Zeiten das doch sind«, sagt der stets verschroben wirkende und ganz seiner früheren Lebensweise verhaftete Barnabas Collins, als ihm Julia Hoffman vorgestellt wird. Die fragt ungläubig: »Meint er das ernst?«, und beäugt ihn von nun an mit Argwohn. Als sie Barnabas dabei erwischt, wie er die Lavalampe in Carolyns Zimmer anstarrt, weil er sie für eine Urne mit pulsierendem Blut hält, gibt sie ihm gegenüber ganz die Medizinerin und zitiert ihn zu sich in ihr Behandlungszimmer. »Wissen Sie, was ein Psychiater ist?«, fragt sie den auf der (als Requisit einer psychiatrischen Praxis im Film unvermeidlichen) Couch liegenden Barnabas, während sie selbst eine Tablette schluckt. »Handelt es sich unter Umständen um eine amerikanische Delikatesse?«, fragt dieser zurück und bekommt die Erklärung, der Begriff bezeichne einen Arzt, der auf geistige Krankheiten spezialisiert sei. Sie, Julia, sei Psychiaterin.

Auf ihre Frage, wo er geboren sei, erzählt Barnabas von Liverpool. Dort sei es widerlich und rußig, die Straßen stänken nach frisch ausgekipptem Nachtgeschirr, und der Gestank von Urin verpeste die Luft. Nach dieser Schilderung Liverpools, die nicht auf die zeitgenössische Gegenwart bezogen sein kann, will Julia mehr über Barnabas in Erfahrung bringen.

> »Wissen Sie, manchmal, da erfinden wir eine Fantasiewelt, um schlimme Erinnerungen aus unserer Vergangenheit zu löschen. Hypnose durchdringt das alles.«

Mit dieser sehr einfachen Erklärung für psychische Störungen und die Möglichkeit der Aufdeckung ihrer Ursache durch Hypnose entspricht die Psychiaterin in *Dark Shadows* wiederum einem verbreiteten Muster medialer Darstellung von psychiatrischer Behandlung, in der vielfach verdrängte Kindheitstraumata im Mittelpunkt stehen, fokussiert auf einen einzigen kathartischen Moment, der dann zur sofortigen Heilung führe (Sydow 2007, S. 329). Wie die Zuschauer bereits wissen und Julia noch nicht wirklich ahnt, liegt bei Barnabas der Fall freilich anders. Julia fragt ihn, ob sie ihn hypnotisieren dürfe, worauf die mittels einer pendelnden Uhrkette überaus schnell herbeigeführte Hypnose gelingt. Während Barnabas über Stunden erzählt, wird die Psychiaterin der entsetzlichen Wahrheit seiner Vampir-Existenz gewahr. Empört stürmt sie zu Elizabeth, um sie mit ihrem neuen Wissen zu konfrontieren und ihr vorzuwerfen, dass sie wissentlich einen Vampir und Mörder unter ihrem Dach beherberge. Elizabeth entgegnet ihr ganz ruhig, er sei ein Familienangehöriger mit Anstand, und sie habe eigentlich gedacht, eine Ärztin wie Julia wäre von ihm fasziniert. »Natürlich«, beeilt sich Julia zu antworten, doch es scheint, als überlege sie sich erst jetzt, warum: »Medizinisch, psychologisch und physisch ist er faszinierend.« Wobei die psychologische Faszination bei dem, was sie nun in Angriff nimmt, ziemlich auf der Strecke bleiben wird.

Die nächste Szene zwischen Julia und Barnabas zeigt ihn sitzend auf ihrem Untersuchungstisch. Julia erklärt Barnabas ihre, wie sie selbst sagt, theoretisch brillante Idee: Mit einer Reihe von Bluttransfusionen werde sie versuchen, sein Blut zu reinigen – und mit diesem auch seine Seele, hofft der Vampir. Allerdings könne es auch passieren, dass der Versuch misslinge, erklärt Julia ihm weiter, denn diese spezielle Anwendung gehöre nicht gerade zu den Dingen, die man im Medizinstudium lernt. Barnabas entgegnet ihr, sie müsse Zuversicht haben: Wenn aus einem Mensch ein Monster werden könne, könne auch aus einem Monster ein Mensch werden. Während Julia seine Vene vorbereitet, äußert sie schließlich doch noch ein psychologisches Interesse: »Warum wollen Sie ein Mensch werden, Barnabas? Warum geben Sie das Geschenk ewiger Jugend auf?« Und als sie fortfährt, gibt sie die Hintergründe ihrer eigenen Situation preis: »Sehen Sie mich an: jedes Jahr nur noch halb so hübsch und doppelt so betrunken.« Julia hat Angst davor, alt und nicht mehr begehrenswert zu sein. Als Barnabas daraufhin auf seine altmodische Art ein Kompliment über ihre – inzwischen vergangene – Schönheit macht, verlässt sie den Pfad beruflicher Ethik endgültig und nutzt die Situation für sich aus.

> »Barnabas, sind Sie zufällig mit dem Prinzip der ärztlichen Schweigepflicht vertraut?«[4],

---

4   Original: »Barnabas, are you aware of the concept of doctor-patient confidentiality?«

fragt die Psychiaterin geschmeichelt und nimmt ihre Brille ab. Er verneint und bittet um Aufklärung; da geht sie vor ihm in die Knie... Die nun folgende orale Befriedigung des Vampirs wird nur angedeutet.

Auch mit dieser Szene folgt die Darstellung der Psychiaterin der filmischen Tradition, in der Psychotherapeutinnen und Psychiaterinnen nicht selten als alleinstehende, einsame und sexuell unbefriedigte Frauen mittleren Alters auftreten (Gabbard und Gabbard 1999, S. 147–169). Während diese sich jedoch in der Regel in ihren Klienten bzw. Patienten verlieben, ist Julia Hoffman davon weit entfernt. Barnabas' Schmeichelei bringt sie eher auf die Idee, ihn ihr noch gefügiger zu machen. Ihr geht es nicht wirklich darum, ihm zu versichern, dass sie ihre Schweigepflicht einhalten werde, sondern sie erwartet zu ihrem eigenen Schutz dasselbe umgekehrt von ihm.

Grenzverletzungen und Machtmissbrauch der Behandelnden gegenüber den Behandelten kommen in amerikanischen Filmen überaus häufig vor, wobei nicht nur sexuelle Handlungen zwischen beiden thematisiert werden, sondern auch Grenzverletzungen anderer Art, wie etwa das Ausnutzen der Behandelten für wissenschaftliche Experimente (Gharaibeh 2005; Sydow 2007, S. 329f.).

Doch Julia Hoffman geht es nicht um wissenschaftlichen Ruhm; ihr wissenschaftliches Interesse dient, wie sich bald zeigt, dem Zweck der Selbstoptimierung, ein nicht ganz ungewöhnliches Motiv im Zusammenhang mit der Figur des Mad Scientist im Film (Frizzoni 2004; Flicker 2004).

Barnabas' Behandlung erweist sich als langwierig; nachdem eine gewisse Zeit vergangen ist, fühlt er sich noch immer nicht menschlicher. Stattdessen fällt auf, dass Julia sehr lichtempfindlich geworden ist, was an ihrem anhaltenden Alkoholmissbrauch liegen könnte oder aber … Schließlich erwischt Barnabas sie, wie sie sich selbst eine Bluttransfusion verabreicht, und er erkennt: »Sie benutzen nicht Ihr Blut, um mich zu einem Menschen zu machen. Sie benutzen mein Blut, um sich selbst unsterblich zu machen.« Von ihm derart zur Rede gestellt, appelliert Julia zunächst an seinen Gerechtigkeitssinn und sagt ihm, er dürfe seine Gabe der Unsterblichkeit nicht einfach für sich allein behalten. Als er ihr daraufhin vorwirft, das Vertrauen der Familie Collins schamlos ausgenutzt zu haben, beginnt sie vor Angst zu winseln: »Das tut mir leid. Ich will doch nur nicht alt werden. Ich möchte wieder schön sein. Ich möchte ewig leben wie Sie. … Bitte töten Sie mich nicht. Sie sind ein guter Mensch. Ein Ehrenmann. Bitte vergeben Sie mir.« Doch ihr Flehen ist vergeblich. Als der Vampir ihr in den Hals beißt, öffnet sie vor Schmerzen den Mund, und man sieht, dass sie bereits Vampirzähne bekommen hat. Barnabas sieht das freilich nicht, saugt ihr das Blut aus und entsorgt ihren Körper anschließend heimlich im Meer.

Dr. Julia Hoffman 1967–1971

Die Figur der Psychiaterin Dr. Julia Hoffman (Grayson Hall) in der TV-Serie *Dark Shadows* war, was ihre Persönlichkeit angeht, gänzlich anders konzipiert. Schon die Ausgangslage ist eine andere. Die Zuschauer lernten sie in der 265. Folge der Serie als Leiterin des Windcliff Sanatoriums kennen. Ihre Spezialgebiete sind Psychologie und seltene Blutkrankheiten, und was sie vorrangig ausstrahlt, ist fachliche Autorität. Auch bei ihr handelt es sich um eine Frau mittleren Alters mit kinnlangem, zurückgekämmtem, toupiertem Haar und geschminktem Gesicht. Doch trägt sie, die man damals wohl als herbe Schönheit bezeichnet hätte, in der in den 1960er-Jahren spielenden Zeitebene der Serie (es gibt noch andere Zeitebenen, die hier jedoch nicht besprochen werden können) keine femininen Kleider oder mädchenhaften Trägerröcke, sondern stets ein strenges, gerade geschnittenes Kostüm oder einen langen Arztkittel. Ihr Auftreten ist überaus kontrolliert, schon gar nicht sieht man sie mit einem alkoholischen Getränk oder betrunken.

Die junge Frau Maggie Evans, die (wie sich später herausstellt) von Barnabas gekidnappt und festgehalten wurde, um sie in seine einstige Liebe Josette zu transformieren, ist dem Vampir entflohen, hat jedoch, um sich selbst vor den traumatischen Erinnerungen zu bewahren, ihr Gedächtnis verloren und ist zum Kind regrediert. Sie wird zu Dr. Hoffman ins Sanatorium gebracht, um sie vor dem Kidnapper zu schützen, aber auch, damit die Psychiaterin sie behandeln kann. Diese tritt ihr nicht unfreundlich, aber kühl entgegen. Mit immer wieder wiederholten energisch vorgebrachten Fragen nach dem, woran

Maggie sich erinnert, startet sie ihre Behandlung. Dabei leuchtet sie ihr abwechselnd mit einer Taschenlampe direkt in die Augen, verwendet das Pendeln ihrer Halskette, um sie zu hypnotisieren, und konfrontiert sie immer wieder mit für sie schwer zu ertragenden Geräuschen, Düften oder Örtlichkeiten. Zu ihren Utensilien gehören neben der genannten Halskette die übliche Couch und ein Klemmbrett mit Papier und Bleistift für ihre Notizen.

Langsam kehrt Maggies Erinnerung soweit wieder zurück, dass Dr. Hoffman annimmt, dass sie im Hause Collinwood der Wahrheit auf die Spur kommen wird. Diese Wahrheit, davon ist sie überzeugt, wird die Grenzen dessen, was ein rationaler Mensch akzeptieren kann, infrage stellen. Unter Berufung auf die ärztliche Schweigepflicht lässt sie von ihren Vermutungen nichts nach außen dringen und schirmt Maggie von allen anderen Eindrücken ab. Sie scheut deswegen auch nicht die Auseinandersetzung mit Maggies Hausarzt Dr. Dave Woodard, einem guten Freund von ihr, und begibt sich schließlich unter dem Vorwand, sie sei Historikerin und wolle die Geschichte der Familie Collins erforschen, nach Collinwood, wo sie unterstützt von Davids Gouvernante Victoria Winters auch recht bald auf interessante Familiengeheimnisse stößt, Barnabas kennenlernt und dessen Existenz als Vampir durchschaut.

Je mehr Julia Hoffman im Hause Collinwood ermittelt, desto schärfer spitzt sich der Konflikt mit Dr. Woodard zu. Er wirft ihr (zu Recht) vor, sie würde ihm ihre Erkenntnisse verschweigen und obendrein unethisch handeln, indem sie ihre Patientin vernachlässige, um ihren eigenen Interessen nachzugehen. Diese werden bald offenbar.

Als Julia Barnabas ihr Wissen um seine Vampir-Existenz eröffnet und ihm in Aussicht stellt, ihn davon auf medizinischem Weg erlösen zu können, erzählt sie:

> »Ich habe mein ganzes Leben damit verbracht, einen solchen Zustand wie den Ihren zu untersuchen. … Sie sind der Einzige, den ich damit bisher getroffen habe, deshalb sind Sie so wichtig für mich, deshalb brauche ich Sie. Seitdem ich begann, Medizin zu studieren, bin ich fasziniert von dem Verhältnis zwischen Leben und Tod. Ich glaube, dass sie einander ablösen und dass sie sich eines Tages miteinander vermischen und dass das Leben unendlich sein wird. Dieser Tag ist nun greifbar nah … Sie sind die einzige mir bekannte Verbindung, die die beiden Welten, der Toten und der Lebenden, umspannen kann.«[5]

Sie erklärt ihm, sie sei der Ansicht, dass er eine strukturelle Blutkrankheit habe – autoaggressive Blutzellen. Durch Plasmatransfusionen wolle sie die Blutstruktur nachhaltig verändern und ihn so heilen. Noch mehr Einblick in ihre Absichten gibt sie kurz darauf Dr. Woodard, nachdem dieser ihr erneut den Vorwurf medizinisch unorthodoxen Verhaltens macht:

> »Ich glaube, Maggie Evans ist dem Übernatürlichen von Angesicht zu Angesicht begegnet, auf eine Weise, die sie mit einer solchen Angst erfüllt hat, die weder Sie noch ich verstehen. Ich kann diese Angst nicht auf die übliche Art bannen, ich kann sie nicht davon überzeugen, dass das, was sie so in Schrecken versetzt hat, nicht existiert. Weil ich weiß, dass es existiert.« – »Sie sind Wissenschaftlerin? Erklären mir, dass das Übernatürliche existiert?« – »Ich habe Beweise dafür heraus-

---

5   Übersetzung der Autorin. Original: »I spent my lifetime studying conditions such as yours. … You're the only one I've encountered. That's why you are so important to me, that's why I need you. From the time I entered medical school I've been fascinated by the relationship of life to death. I believe that one is the continuance of the other and that some day they will merge and that life will not terminate. That day is close at hand now … You are the only link I know that can span the two worlds from dead to living.«

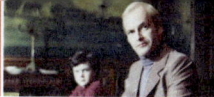

> gearbeitet. Wenn ich richtig liege, dann steht die Medizin an der Schwelle dazu, die ultimative Schranke zwischen Leben und Tod zu durchbrechen. Sie verstehen, die Ärzte, die zum Niederreißen dieser Schranke beitragen, gehen in die Geschichte ein.« – »Zwischen Leben und Tod?« – »Als Sie im Medizinstudium waren, haben Sie da nicht davon geträumt, einen bedeutenden Beitrag zu leisten?« – »Ja, schon.« – »Und das könnte nun geschehen, beiden von uns.«[6]

Auch in der Serie geht es Julia Hoffman also darum, die Unsterblichkeit des Vampirs für die Forschung zu nutzen. Doch nicht, damit sie selbst biologisch unsterblich werde, sondern um mit ihrer Forschungsleistung in die Geschichte einzugehen und so unsterblichen Ruhm zu erlangen. Auch sie entspricht damit dem Typ des Mad Scientist, der zum eigenen Nutzen bzw. für eine absolut gesetzte Forschung seine Patienten vernachlässigt oder schädigt.

Unter dem Vorwand, ihre Patientin Maggie, deren Angehörige und auch Dr. Woodard zu schützen, verschweigt Julia weiterhin, was sie weiß. Als sich Maggie schließlich wieder an alles erinnert und davon berichten will, sorgt Julia durch Hypnose dafür, dass sie es wieder vergisst, schützt auf diese Weise Barnabas vor der Aufdeckung seiner Verbrechen, macht ihn so aber auch von ihr abhängig. Bald allerdings ist sie (erfolglos) in ihren neuen Patienten verliebt – ganz wie ihre Kolleginnen in zahlreichen Filmen vor und nach ihr auch (Gabbard und Gabbard 1999, S. 147–169) – und handelt von nun an keineswegs mehr im Einklang mit den ethischen Prinzipien ihres Berufes. Zusammen mit Barnabas bringt sie Dr. Woodard um, weil er zu viel weiß, und agiert rücksichtslos gegen Frauen, die sie als Konkurrenz empfindet. Im Komplott mit dem Vampir kämpft Julia, letztlich zum Schutz der Familie Collins und ihres Anwesens Collinwood, gegen verschiedenste Feinde.

Für den Handlungsverlauf und den Spannungsaufbau der Serie ist Dr. Julia Hoffman eine der wichtigsten Figuren, als Investigatorin, als Helferin des Monsters und nicht zuletzt, insbesondere im Dialog mit anderen Figuren, als retardierendes Moment, etwa wenn sie in gedehnter Sprechweise Gesagtes wiederholt, immer wieder nachfragt und anderen Figuren damit die Gelegenheit gibt, sich zu exponieren. Indem sie im Verlauf der Serie andere Menschen immer wieder mal durch Sedativa oder Hypnose in ihrem eigenen Interesse ruhigstellt, indem sie sogar bereit ist zu morden, verwischt sie die Grenze zwischen Mensch und Monster innerhalb ihrer Person (Benshoff 2011, S. 62) – was sie umso interessanter erscheinen lässt.

Der Konvention einer auf Unendlichkeit angelegten Soap Opera entsprechend endet das Auftreten dieser Protagonistin der Serie nicht mit einem dramatischen Höhepunkt (vgl. zur narrativen Struktur der Serie Benshoff 2011, S. 28–31). Anders ist dies bei dem ebenfalls von Dan Curtis produzierten und unter seiner Regie gedrehten Spielfilm *House of Dark Shadows* (1970): Als Julia Hoffman realisiert, dass Barnabas in Maggie verliebt ist, gibt sie ihm aus Eifersucht eine Injektion, die ihn sofort rapide altern lässt, worauf er sie in einem Wutanfall erwürgt.

Trash als Kult

Die TV-Serie *Dark Shadows* wird in der Literatur unterschiedlich wahrgenommen. Die einen betonen, dass die billig produzierte Serie der zeitgenössischen Realität mit ihren großen Problemen (Vietnam-

---

6 Übersetzung der Autorin. Original: »I believe that Maggie Evans came face to face with the supernatural and in a way that frightened her beyond anything you or I can understand. I can't exorcise that fear in a usual manner, I can't convince her that what terrified her doesn't exist. 'cause I know that it does exist.« – »Are you a scientist? Telling me that the supernatural exists?« – »I have evidence that I've been working on. If I'm right medicine is about to break through the ultimate barrier between life and death. You realize that the doctors who will help make that breakthrough will go down in history.« – »Between life and death?« – »When you were in medical school didn't you dream of making some major contribution?« – »Yeah.« – »Well, that could happen now, for both of us.«

krieg, Protestbewegung, soziale Unruhen, Drogenmissbrauch) gleichsam entrückt war und in diesen unruhigen Zeiten purem Eskapismus huldigte (Thompson 2009, S. 55). Doch ganz so aus der Zeit gefallen war diese Serie nicht.

Zum einen verwies sie mit der später in der Serie erfolgenden Thematisierung von Sekten und Okkultismus, auch mit psychedelisch gestalteten Träumen, auf ganz reale eskapistische Tendenzen in der Gesellschaft: Esoterik und New Age-Spiritualität, Selbsterfahrungskurse und Psychotherapien, das Interesse für Hypnose, die Begeisterung für den Okkultisten Aleister Crowley, die Manson Family und Experimente mit bewusstseinsverändernden Drogen wie LSD (Worland 2012, S. 170–175; Benshoff 2011, S. 69f., 90). Zum anderen wurde mit diesem Vampir, der weder ganz schlecht noch ganz gut ist, sondern eine tragische, schuldbewusste Existenz, z. B. die zeitgenössisch vieldiskutierte Frage aufgeworfen, ob Übeltäter als böse angesehen und bestraft gehörten oder eher als Opfer anzusehen seien und rehabilitiert werden sollten. Wenn Dr. Hoffman nun der Ansicht ist, dass es sich bei Barnabas' Vampirismus um eine behebbare Störung der Zellstruktur des Blutes handelt, bezieht sie zu der sehr realen, andauernden, auch politisch geführten Debatte darüber, ob Gewaltkriminalität ein zu bestrafendes Verhalten oder ein zu behandelndes Syndrom sei, eine klare Position (Thompson 2009, S. 80f.).

Mit dieser starken weiblichen Figur (und weiteren, übernatürlichen Figuren) stelle die Serie, so argumentiert Harry M. Benshoff, christlich-patriarchale Strukturen und das Verständnis von Normalität infrage (Benshoff 2011, S. 32). Gleichzeitig, so stellt Rick Worland heraus, präsentiere die Serie trotz ihrer impliziten Feier radikaler Nonkonformität auch eine konservative Lesart: Selbst wenn die Welt (innerhalb und außerhalb der Serie) aus den Fugen gerät, müssen die Familie und ihr Herrenhaus an der Küste Neu-Englands – Wiege der politischen Identität der USA – verteidigt werden (Worland 2012, S. 170).

Bald gab es Kritik aus christlich-fundamentalistischen Kreisen, die behaupteten, die Serie würde Jugendliche zum Okkultismus verführen. War *Dark Shadows* kurz zuvor noch als dümmliche Trash-Unterhaltung für Hausfrauen und Kinder, bestenfalls in Hitchcock-Tradition, belächelt worden, brachte man die Serie in der Presse nun mit Heroin, Satanismus und Anarchie in Verbindung; ihre Ästhetik diskutierte man im Zusammenhang mit psychedelischen Praktiken oder dem Kult des Schlechten. Als Antithese zur dominierenden Mittelschichtmoral habe die Serie keinerlei positiven sozialen Wert (Benshoff 2011, S. 91). Mit dieser Verurteilung erlangte die Serie im Kontext der Gegenkultur erst recht ein positives Image.

Auch diese Serie ist ästhetisch zweideutige Unterhaltung, und hier wird die Tatsache interessant, dass sie zwei eigentlich gegensätzliche Zuschauerkreise fasziniert hat. Während die adressierten Hausfrauen für den tragischen Vampir Barnabas schwärmten und ansonsten wohl eher der konservativen Lesart folgten, waren die ohnehin der sog. Monster-Kultur (Benshoff 2011, S. 70ff.) huldigenden Jugendlichen der Serie wegen ihres gegenkulturellen Impetus, aber auch wegen ihrer Anmutung des Billigen, Überbetonten und schlechten Geschmacks treu. Passenderweise hat gerade die Figur der Julia Hoffman eine ausgeprägte Fankultur generiert, insbesondere auch in homosexuellen und Transgender-Kontexten, was Harry M. Benshoff unter anderem auf das »übermelodramatisierte«, theatralische Schauspiel der Darstellerin Grayson Hall, gepaart mit ihrem männlich konnotierten Auftreten, zurückführt (Benshoff 2011, S. 105–114, Zitat S. 111).

Und so ist es nicht möglich, die TV-Serie *Dark Shadows* historisch zu kontextualisieren, ohne auf das zeitgenössisch relevante und populär gewordene kulturelle Phänomen Camp zu sprechen zu kommen, das Susan Sontag 1964 theoretisch gefasst hat – eine Darstellungs- wie Lektürepraxis, die ebenfalls von einer Zweideutigkeit künstlerischer Artefakte ausgeht und bestimmte Aspekte des Mainstream-Geschmacks, insbesondere auch solche, die mit Gender und Sexualität zu tun haben, ironisch hinterfragt. Im Camp werde die Welt als ästhetisches Phänomen betrachtet, wobei der Grad der Künstlichkeit und Stilisierung im Mittelpunkt stehe. Camp sei die Liebe zum Übertriebenen, Camp sehe alles gleichsam in Anführungszeichen (Sontag 1964, S. 3f.).

Benshoff meint, dass die Serie fast danach verlange, als Camp wahrgenommen zu werden, denn was dort als furchterregend gemeint sei, erweise sich nur zu oft als aberwitzig amüsant. Eine Posse wider Willen, sozusagen. Während man als Zuschauer die innerdiegetische Spannung der Schauergeschichte durchaus empfinde und genieße, könne man die Serie gleichzeitig von außen scharfer Kritik unterziehen oder für absolut lächerlich befinden (Benshoff 2011, S. 74ff.). Angesichts der zeitgenössischen Popularität von Camp und der zeitgleich geführten theoretischen Debatte darüber, ist es nicht so leicht zu entscheiden, ob es sich bei der TV-Serie *Dark Shadows* um unbeabsichtigt produzierten, naiven Camp oder absichtlich geschaffenen, reflektierten Camp handelt. 1969 schrieb Cleveland Amory im *TV Guide*: »[A] true understanding of *Dark Shadows*' success – the worse it is, the more you'll love it«[7] (zit. nach Benshoff 2011, S. 83; Anpassung der Autorin). Oder – in Susan Sontags Worten: »The ultimate Camp statement: it's good because it's awful«[8] (1964, S. 13).

Dark Shadows frisch verföhnt?

Bei einem so bewusst gestaltenden Künstler wie Tim Burton muss man wohl nicht danach fragen, ob die Camp-Ästhetik seines Filmes *Dark Shadows* beabsichtigt und reflektiert sei, sondern kann genau davon ausgehen. Kein Requisit ist hier zufällig am Ort, keine visuelle oder akustische Reminiszenz nicht willentlich präsentiert. Zeichnet sich Camp selbst bereits durch eine ironische Haltung aus, bietet Burton die Ironisierung des Camps. Dabei weiß er genau, was er tut, und das bezieht sich auch auf den gegenüber der Serie veränderten Plot und die Figurenzeichnung. Wobei ihm das abgründige Schauspiel von Johnny Depp und Helena Bonham Carter bei ihrer Verkörperung der Figuren des Vampirs Barnabas Collins und der Psychiaterin Dr. Julia Hoffman durchaus behilflich ist, Fragen danach aufzuwerfen, was die Zuschauer für natürlich halten und was sie als normierte individuelle oder soziale Praxis begreifen (Knight und McKnight 2014, Position 3675).

Gegenüber ihrer ebenso schillernden wie prominenten Rolle in der TV-Serie hat die Figur der Dr. Julia Hoffman in Tim Burtons Film an Bedeutung deutlich eingebüßt. Während die Julia der Serie von Beginn ihres Auftretens an fachliche Kompetenz und Selbstbewusstsein vermittelt, zunächst mit ihrem investigativen Vorgehen und sodann auch mit ihren Schwächen als tragende Figur der Handlung überzeugen kann, spielt Burtons Julia im Gefüge der Handlung eine eher untergeordnete Rolle. Von Beginn an wird sie mit ihrer Alkoholsucht und Passivität zu einer nicht ernst zu nehmenden Person vom Typ frustrierte Frau stilisiert, die allenfalls noch mit einem Hauch feministisch inspirierter Intellektualität beeindrucken kann. Doch auch diesen Eindruck verspielt sie noch mit ihrer sich als fatal erweisenden Gier nach Jugend und Schönheit. Burton geht mit dieser Darstellung der Psychiaterin weit hinter die Darstellung in der Vorlage zurück, reduziert Komplexität. Doch ganz so trivial ist es nicht.

Der Spielfilm verwebt bekannte Merkmale der Schauerliteratur, des Horrorfilms und des Familienmelodrams miteinander, und dies innerhalb der narrativen Struktur einer Komödie. Anders als in der dem ernsthaft daherkommenden Gothic Genre sehr viel stärker verhafteten Serie ist hier die ironische Distanz über die komisierende Zuspitzung von vornherein klar: Wir haben es mit stilisierten Figuren in einem stilisierten Setting zu tun, mit einer stilisierten Farbenpalette, stilisierter Kleidung, stilisiertem Dekor und stilisiertem Mobiliar (Knight und McKnight 2014, Position 3891). Dem Publikum des 21. Jahrhunderts sollen die Farben, Formen und Klänge der 1970er-Jahre plakativ vorgeführt werden.

Doch nicht nur ein sinnlicher Eindruck wird vermittelt, auch um gesellschaftlich brisante Themen der Zeit geht es bei Burtons Neukontextualisierung, und hier wird auf Komik verzichtet. So kommen weder Nostalgiegefühle noch befreiendes Lachen auf, wenn die als naive Romantiker dargestellten

---

7   Übersetzung der Autorin: »Das wahre Erfolgsgeheimnis von *Dark Shadows* – je schlechter die Serie ist, desto mehr wirst du sie lieben.«
8   Übersetzung der Autorin: »Das ultimative Camp Statement: Es ist gut, weil es scheußlich ist.«

Hippies gerade noch von Liebe und Frieden träumten und nun von Barnabas ermordet werden. Das ist allenfalls Satire.

Burton wendet die Strategie des emotionalen Mixes an. Insbesondere wenn es um Kindheitstraumata geht, ist es in seinen Filmen gar nicht mehr komisch, sondern es geht um Erzeugung von Empathie.[9] Traurig und erschütternd gerät daher der Einblick in die Vergangenheit von Maggie Evans alias Victoria Winters. Burton greift hier den in den 1960er- und 1970er-Jahren unter Intellektuellen wie in der Populärkultur geführten Antipsychiatriediskurs auf.[10] Damit ergänzt er seine Karikatur einer mit Einzelgesprächen und Hypnose arbeitenden Therapeutin um das Bild der totalen Institution Psychiatrische Klinik. Nicht der Tod oder der Tote erscheint hier als das zutiefst Verstörende (vgl. McMahon 2014), sondern der Verstoß durch geliebte Menschen, das Wegsperren und die Zwangsmaßnahmen. Dies sei abschließend, wiederum eng am Film, veranschaulicht.

Während Maggie Evans und Victoria Winters in der Fernsehserie zwei verschiedene Personen sind, vereint der Spielfilm diese beiden Figuren im Sinne der narrativen Ökonomie und Plausibilität zu einer Person: Maggie Evans lebt unter dem falschen Namen Victoria Winters als Gouvernante in Collinwood. Von ihrer traumatischen Kindheit erzählt der Film als Rückblende in zwei Szenen. In der ersten wird der Blick der Zuschauer auf ihr Bett gelenkt. Victoria atmet schwer im Schlaf, sie wird von einem Alptraum geplagt. In diesem sitzt die kleine Maggie im Kinderzimmer ihres elterlichen Hauses auf ihrem Bett und erklärt dem ebenfalls auf ihrem Bett sitzenden Geist von Josette, dass sie ihre Lieblingspuppe besonders wegen deren roter Haare so liebe. Die Eltern, die den Geist von Josette nicht sehen, beobachten die Situation mit einer Mischung aus Sorge und Abscheu. Die nächste Einstellung zeigt sie mit harter Miene vor ihrem Einfamilienhaus stehen, während Maggie in den Ambulanzwagen des Windcliff Sanatoriums verfrachtet wird. Ihr Weinen, lautes Flehen und Bitten sowie ihre Versicherung, dass alles wirklich wahr sei, nützen ihr nichts. Das Auto wird zugesperrt, gegen ihren Willen wird sie abtransportiert. Schnitt. Victoria schreckt aus ihrem Traum hoch und sieht den Geist von Josette, der sie um Hilfe bittet.

Die nächste Rückblende erfolgt während eines Balls, den Barnabas in Collinwood gibt, um der Familie in der Stadt Collinsport wieder zu gesellschaftlichem Ansehen zu verhelfen. Der als Star des Abends angeheuerte Alice Cooper hat seinen ersten Auftritt mit *No more Mr. Nice Guy* (1973), er singt: »I used to be such a sweet, sweet thing / Till they got hold of me / … / They say: He's sick / He's obscene.«[11] In einem ausgeklügelten Wechselspiel von Bildern, Worten und Klängen erhellen sich Victorias Erzählung, die Rückblende zu ihrer Kindheit und Jugend als Maggie sowie die Musik und Texte von Alice Cooper nun gegenseitig. Es folgt sein Stück *Ballad of Dwight Fry* (1971) über einen Psychiatrie-Insassen; während er singt: »I was gone for fourteen days / I could've been gone for more«[12], trägt Cooper eine Zwangsjacke (wie er sie bei seinen Konzerten zu diesem Song schon immer getragen hat).

---

9 Vgl. etwa die Kindsaussetzung zu Beginn von *Batmans Rückkehr* (1992), den Hintergrund für Ed Woods Transvestitentum in *Ed Wood* (1994) oder die Zahn- und Kieferbehandlung des jungen Willy Wonka in *Charlie und die Schokoladenfabrik* (2005).

10 Neben prominenten Psychiatern wie Jacques Lacan, Thomas Szasz und David Cooper hatten unter anderem Arbeiten von Michel Foucault (*Wahnsinn und Gesellschaft. Eine Geschichte des Wahns im Zeitalter der Vernunft*, Original 1961), Erving Goffman (*Asyle. Über die soziale Situation psychiatrischer Patienten und anderer Insassen*, Original 1961) sowie Gilles Deleuze und Felix Guattari (*Anti Ödipus. Kapitalismus und Schizophrenie*, Original 1972) Einfluss auf die heterogene Antipsychiatriebewegung der 1950er bis 1970er-Jahre. Im Fokus der Kritik standen generell die institutionelle Machtausübung psychiatrischer Einrichtungen – Zwangsmaßnahmen und Isolation, verbunden mit dem Einsatz von Zwangsjacken und Weichzellen –, aber auch konkrete Behandlungsmethoden wie Elektrokrampftherapie, Insulinschocktherapie und Lobotomie sowie die Anwendung von Neuroleptika. Dazu kamen das wissensgeschichtlich begründete Verständnis von mentaler Krankheit versus Normalität als kulturelles Konstrukt sowie die Überzeugung, psychiatrische Diagnosen und Behandlungen dienten sozialer Kontrolle. Angesichts des Beispiels ihrer Instrumentalisierung durch die Nationalsozialisten sei die Gefahr des politischen Missbrauchs auch in der Gegenwart gegeben. Auch sah sich die Psychiatrie mit dem Vorwurf der Unwissenschaftlichkeit konfrontiert. Für die breite Popularisierung psychiatriekritischer Positionen sorgten unter anderem Ken Keseys Roman *Einer flog übers Kuckucksnest* (Original 1962) und besonders dessen Adaption als Film unter der Regie von Miloš Forman (1975).

11 Übersetzung der Autorin: »Ich war so ein süßes, süßes Ding, bis sie mich in die Hände bekamen. … Sie sagen: Er ist krank. Er ist obszön.«

12 Übersetzung der Autorin: »Ich war für vierzehn Tage weg. Ich hätte auch für länger weg sein können.«

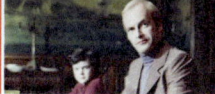

Währenddessen ergibt sich draußen ein intimes Gespräch zwischen Barnabas und Victoria, bei dem sie einander sehr nahe kommen, doch wendet sie sich ab, als er sie küssen will. Sie erklärt ihm, warum: »Die Menschen, die ich liebte, haben diese Liebe nicht immer erwidert.« Dazu singt Cooper im Hintergrund: »See my lonely life unfold / I see it every day.«[13] Während die Musik die ganze Zeit weiterläuft, erfolgt im Bild ein Schnitt, und die Zuschauer sehen die Fortsetzung der vorherigen Rückblende: Der Ambulanzwagen fährt mit Maggie davon. Victoria erzählt Barnabas: »Meine eigene Familie schickte mich fort, verleugnete mich, weil das einfacher war, als eine Tochter zu haben, die anders war.« Das Bild wechselt, Maggie sitzt auf einer Matratze in einer Zelle, wird dort eingesperrt. Victoria erzählt weiter: »Auf der ein Fluch lag. Der Fluch, Dinge zu sehen, die andere Mädchen nicht sahen.« Das Bild wechselt erneut: Sichtbar wird, dass Maggie in einer ganz mit Matratzen ausgekleideten Zelle sitzt – einer sog. Weichzelle (oder umgangssprachlich Gummizelle), wie sie in psychiatrischen Einrichtungen als Orte der Absonderung und zum Selbstschutz der Patienten über lange Zeit verwendet wurden. Bei ihr sitzt … Josettes Geist.

💬 »Das waren die einsamsten, schmerzhaftesten Jahre, die ein Kind durchleben kann«,

erklärt Victoria. (Schnitt.) Die Inszenierung folgt nun ganz den Konventionen filmischer Psychiatriedarstellung (Shortland 1987, S. 421–429). Wir sehen Elektroden in den Händen eines Arztes – »Halt still, Maggie, es wird nur für einen Moment wehtun.« (Schnitt.) Aufsicht: Maggie liegt mit einem Beißschutz im Mund auf einer Liege, die Elektroden hält der Arzt rechts und links an ihre Stirn. Der Stromschlag wird ausgelöst, Maggie schreit auf, weint hemmungslos. (Schnitt.)

Inzwischen zur Jugendlichen herangewachsen, sitzt Maggie mit hängendem Kopf in einer Zwangsjacke in der Weichzelle. Ihre Haare sind lang, wirr und fettig. Doch dann blickt sie mit festem Blick direkt in die Kamera. Es kommt die positive Wendung, Victoria fährt fort: »Aber so schwer sie [die Jahre] waren, meinen Willen habe ich nie verloren. Ich wollte die Sonne wieder auf meinem Gesicht spüren.« (Ergänzung der Autorin). Während die Zuschauer sehen, wie Maggie an zusammengeknoteten Bettlaken an der Wand des Psychiatriegebäudes hinunterklettert und flieht und wie Victoria Barnabas den weiteren Fortgang erzählt, singt Alice Cooper immer wieder: »I want to get out of here / I got to get out of here / I got to get out of here / I got to get out of here / I got to get out of here. / See my lonely life unfold / Since I've gone away. Sleeping don't come very easy / In a straight, white vest / Should like to see that little children / She's only four years old. / See my lonely life unfold / I see it every day.«[14]

Mit Barnabas' Kommentar, dass Victorias bzw. Maggies Eltern für ihr Handeln die Strafe ewiger Höllenqualen verdient hätten, erfahren die Zuschauer wohl auch, was Tim Burton davon hält, wenn jemand ausgesondert und weggesperrt wird, nur weil er oder sie anders erscheint, als es der Norm entspricht – ein Thema, das der Regisseur in der einen oder anderen Weise in seinen Filmen immer wieder behandelt hat. Dabei wirbt er stets für Empathie mit der Außenseiterfigur und verurteilt Zwangsmaßnahmen gegen sie.

Mit der Integration von Aspekten des Antipsychiatriediskurses in seinen Film *Dark Shadows* erhöht Tim Burton dessen Komplexität, auch gegenüber der Vorlage, und erweitert das nur auf den ersten Blick rein nostalgisch-detailverliebt erscheinende Genrebild der frühen 1970er-Jahre mit einer nicht ernst zu nehmenden Psychiaterin um einen zeitgenössisch vieldiskutierten und gesellschaftlich relevanten Aspekt.

---

13 Übersetzung der Autorin: »Sieh, wie sich mein einsames Leben entfaltet. Ich sehe es jeden Tag.«
14 »Ich will hier raus. Ich muss hier raus. Ich muss hier raus. Ich muss hier raus. Ich muss hier raus. Sieh, wie sich mein einsames Leben entfaltet, seit ich fort bin. Der Schlaf kommt nicht leicht, in einer weißen Zwangsjacke. Ich würde gern jene kleinen Kinder sehen. Sie ist erst vier Jahre alt. Sieh, wie sich mein einsames Leben entfaltet. Ich sehe es jeden Tag.« Der Schauspieler Dwight Fry, dessen Arbeit dieses Stück gewidmet ist, hat in vielen Horrorfilmen mitgespielt. Unter anderem hat er die Figur des Renfield in Tod Brownings Film *Dracula* (1931) verkörpert – einen Geisteskranken, der ins »Irrenhaus« gesteckt wird.

Literatur

Benshoff HM (2011) Dark Shadows. Wayne State University Press, Detroit
Dine Young S (2012) Psychology at the movies. Wiley-Blackwell, Chichester
Donovan (1966) Season of the witch. Lyrics: http://www.metrolyrics.com/season-of-the-witch-lyrics-donovan.html. Zugegriffen 10. April 2016
Flicker E (2004) Wissenschaftlerinnen im Spielfilm. Zur Marginalisierung und Sexualisierung wissenschaftlicher Kompetenz. In: Junge T, Ohlhoff D (Hrsg) Wahnsinnig genial. Der Mad Scientist Reader. Alibri, Aschaffenburg, S 63–76
Frizzoni B (2004) »Mad scientists« im amerikanischen Science-Fiction-Film. In: Junge T, Ohlhoff D (Hrsg) Wahnsinnig genial. Der Mad Scientist Reader. Alibri, Aschaffenburg, S 22–37
Gabbard GO, Gabbard K (1999) Psychiatry and the cinema. American Psychiatric Press, Inc., Washington, DC, London
Gharaibeh NM (2005) The psychiatrist's image in commercially-available American movies. Acta Psychiatr Scand 111:316–319
Hügel HO (1993) Ästhetische Zweideutigkeit der Unterhaltung. Eine Skizze ihrer Theorie. montage/av 2:119–141
Knight D, McKnight G (2014) Tim Burton, Johnny Depp, and the fantastic. In: McMahon JL (Hrsg) The philosophy of Tim Burton. University Press of Kentucky, Lexington, S 193–214. Kindle-Edition
LaRocca D (2014) Affect without illusion. The films of Edward D. Wood Jr. after *Ed Wood*. In: McMahon JL (Hrsg) The philosophy of Tim Burton. University Press of Kentucky, Lexington, S 267–286. Kindle-Edition
McMahon JL (2014) It's uncanny. Death in Tim Burton's corpus. In: McMahon JL (Hrsg) The philosophy of Tim Burton. University Press of Kentucky, Lexington, S 215–242. Kindle-Edition
Shortland M (1987) Screen memories: Towards a history of psychiatry and psychoanalysis in the movies. Br J History Sci 20(4):421–452
Sontag S (1964) Notes on Camp (1964). https://monoskop.org/images/5/59/Sontag_Susan_1964_Notes_on_Camp.pdf. Zugegriffen 20. April 2016
Sydow K von (2007) Das Image von Psychologen, Psychotherapeuten und Psychiatern in der Öffentlichkeit. Ein systematischer Forschungsüberblick. Psychotherapeut 52: 322–333. http://link.springer.com/article/10.1007/s00278-007-0560-z. Zugegriffen 10. April 2016
Taylor A (2013) How to see things differently: Tim Burton's reimaginings. In: Weinstock JA (Hrsg) The works of Tim Burton. Margins to mainstream. Palgrave Macmillan, New York, S 99–116
Thompson J (2009) The television horrors of Dan Curtis. Dark Shadows, The Night Stalker and other productions, 1966–2006. McFarland, Jefferson
Trepte S, Reinecke L, Bruns C (2008) Psychologie in den Medien. In: Batinic B, Appel M (Hrsg) Medienpsychologie. Springer, Berlin und Heidelberg, S 555–581
Weinstock JA (2013) Mainstream outsider: Burton adapts Burton. In: Weinstock JA (Hrsg) The works of Tim Burton. Margins to Mainstream. Palgrave Macmillan, New York, S 1–29.
Worland R (2012) *Dark Shadows* 1970: Industry, anxiety, and adaptation. J Pop Fiction Television 40(4):169–180

Originaltitel	Dark Shadows
Erscheinungsjahr	2012
Land	USA
Buch	Seth Grahame-Smith
Regie	Tim Burton
Hauptdarstellerinnen	Johnny Depp, Bella Heathcote, Michelle Pfeiffer, Eva Green, Helena Bonham Carter
Verfügbarkeit	Film als DVD in deutscher Synchronisation erhältlich

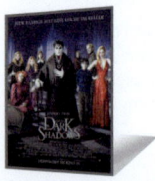

Dirk Schwerthöffer, Martin Scherr

Dr. Marvin Monroe und Dr. Zweig: die Psychotherapeuten der Simpsons

Psychiater und Psychologen im fiktiven Film 371
Die Simpsons 371
Die psychischen Probleme der Simpsons 371
Die Darstellung von Ärzten und Psychologen
bei den Simpsons 373
Dr. Marvin Monroe 373
Dr. Zweig 373
Auftritte von Dr. Monroe und Dr. Zweig bei den Simpsons 374
Zusammenfassung 375
Literatur 376

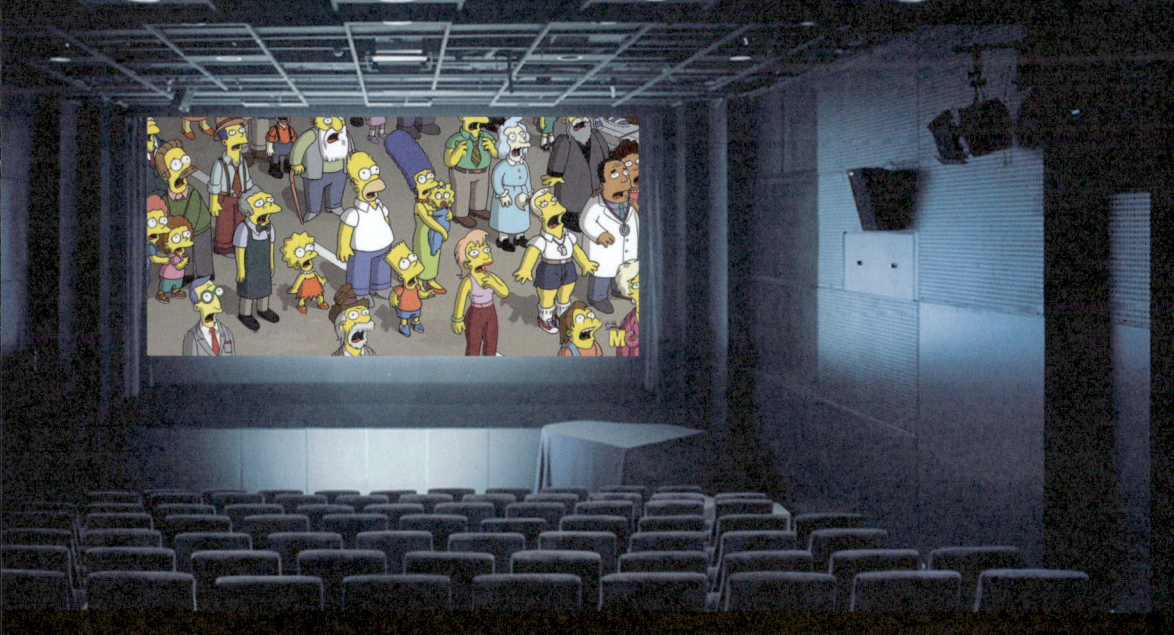

M. Poltrum, B. Rieken (Hrsg.), *Seelenkenner Psychoschurken*,
DOI 10.1007/978-3-662-50486-4_25, © Springer-Verlag Berlin Heidelberg 2017

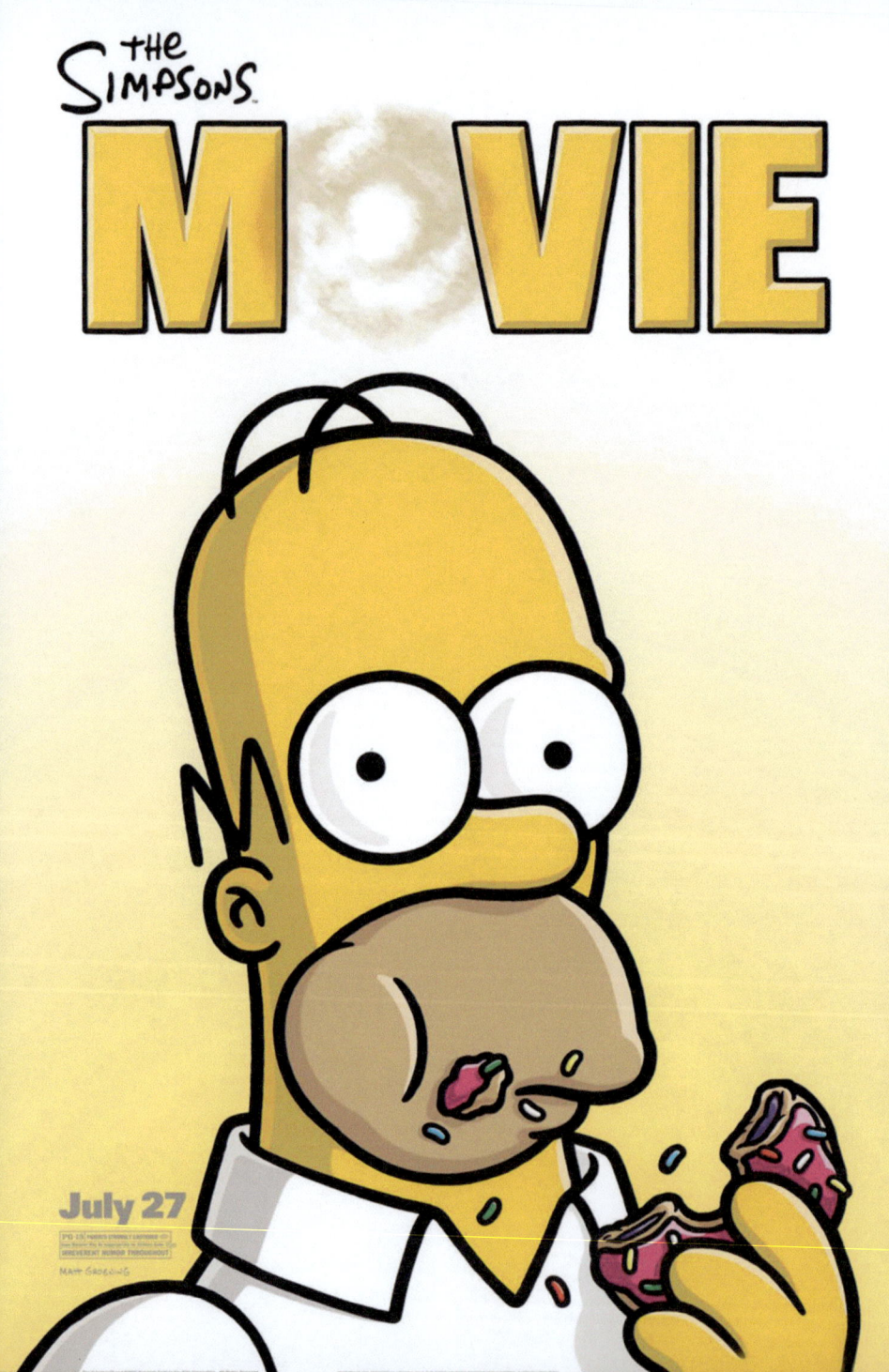

Filmplakat *Die Simpsons*.
Quelle: Filmbild Fundus Herbert Klemens. Mit freundlicher Genehmigung.

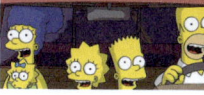

Die Simpsons

»Die Simpsons können Ihre seelische Gesundheit steigern!« (H. Mendelson)

In den letzten Jahren kam es zunehmend zur Darstellung von psychischen Erkrankungen, Psychotherapeuten und therapeutischen Prozessen in Fernsehserien (USA: *The Sopranos, Monk, United States of Tara, In Treatment*, Deutschland: *Dr. Psycho, Die Anstalt*). Dieser Trend ist genreübergreifend und findet sich auch in Zeichentrick-Serien. Vermutlich wird in Zukunft die öffentliche Meinung zu Psychiatrie und Psychotherapie davon wesentlich beeinflusst werden. Im folgenden Beitrag werden die in der weltweit erfolgreichsten Zeichentrick-Serie *Die Simpsons* (Abb. 25.1) dargestellten psychischen Erkrankungen und deren Therapie durch zwei grundverschiedene Psychotherapeuten beschrieben.

Psychiater und Psychologen im fiktiven Film

Das Bild von Psychiatern und Psychotherapeuten hat sich seit den Anfängen der filmischen Verarbeitung immer wieder historisch geändert (Trepte et al. 2008; Gabbard und Gabbard 1999). Nach Schneider ergeben sich für die Darstellung im fiktionalen Film drei wichtige Persönlichkeiten von Psychotherapeuten (Schneider 1987): Dr. Dippy, die Parodie eines Therapeuten, der noch behandlungsbedürftiger als seine Patienten erscheint (z. B. Dr. Leo Marvin in *What about Bob?*), Dr. Wonderful, der ausnahmslos warmherzige, mitfühlende und anspruchslose Therapeut (z. B. Sean Maguire in *Good Will Hunting*) und Dr. Evil, der manipulative und böse Therapeut, der seine Fähigkeiten dazu nutzt, Verbrechen zu begehen oder sich zu bereichern (z. B. Hannibal Lecter in *The Silence of the Lambs*).

Die Simpsons

Die Simpsons ist die erfolgreichste Zeichentrick-Serie aller Zeiten. Seit 1989 laufen die inzwischen über 580 Folgen der US-amerikanischen Sendung weltweit. Da die Handlung der Serie häufig aktuelle politische, kulturelle und wissenschaftliche Themen aufgreift, ist sie auch zum Gegenstand zahlreicher wissenschaftlicher Fachartikel und Bücher, z. B. aus den Bereichen Philosophie und Psychologie, geworden (Blakeborough 2008; David et al. 2006; Eslick 2009; Moran et al. 2004; Nelson et al. 2006; Shaw 2007).

Geschildert wird das Leben der typisch amerikanischen Mittelschichtfamilie Familie Simpson (Abb. 25.2) und ihrer Mitbürger in der fiktiven amerikanischen Kleinstadt Springfield (Abb. 25.3). Das Familienoberhaupt Homer arbeitet als Sicherheitsbeauftragter im örtlichen Atomkraftwerk während seine Frau Marge sich um den Haushalt und die Schulkinder Bart und Lisa und das Baby Maggie kümmert. Die Figuren altern im Verlauf der Serie nicht und jede Folge beginnt wieder von neuem, wobei selten Bezug auf die Ereignisse der Vorfolgen genommen wird.

Die psychischen Probleme der Simpsons

Alle Simpsons haben, trotz offensichtlicher Lebensfreude, immer wieder mit seelischen Problemen zu kämpfen. Beispielsweise betreibt Homer einen ausgeprägten Alkoholmissbrauch und leidet an einer Impulskontrollstörung mit häufigen Essattacken. Marge erliegt manchmal ihrer Spiel- und Trunksucht, hat eine ausgeprägte Flugangst und durchlebt mehrere Belastungsreaktionen und Lebenskrisen, meistens durch Homers unsensibles und zügelloses Verhalten ausgelöst. Bart leidet an einem Aufmerksam-

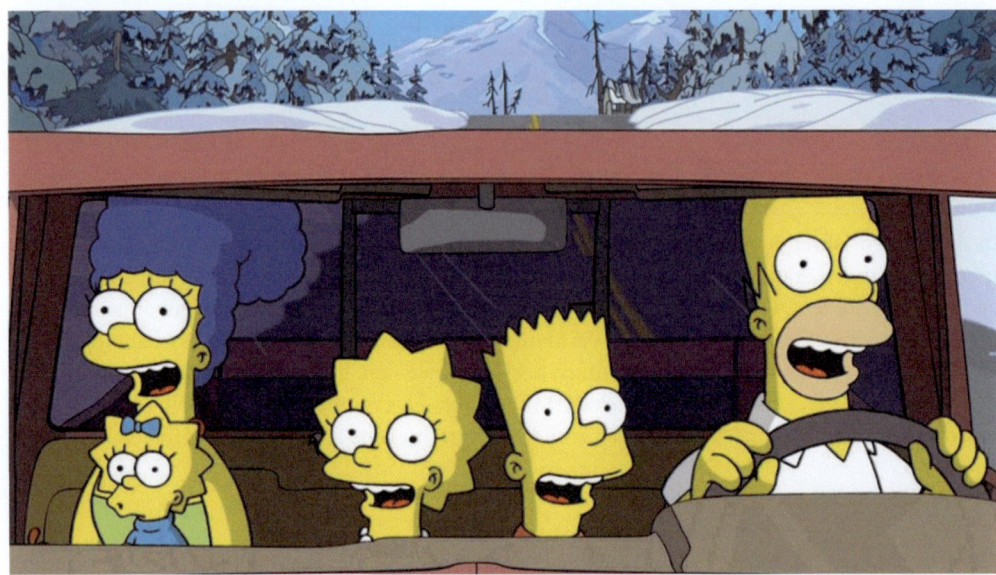

◘ **Abb. 25.2** Die Simpsons beim Familienausflug. Quelle: Filmbild Fundus Herbert Klemens. Mit freundlicher Genehmigung.

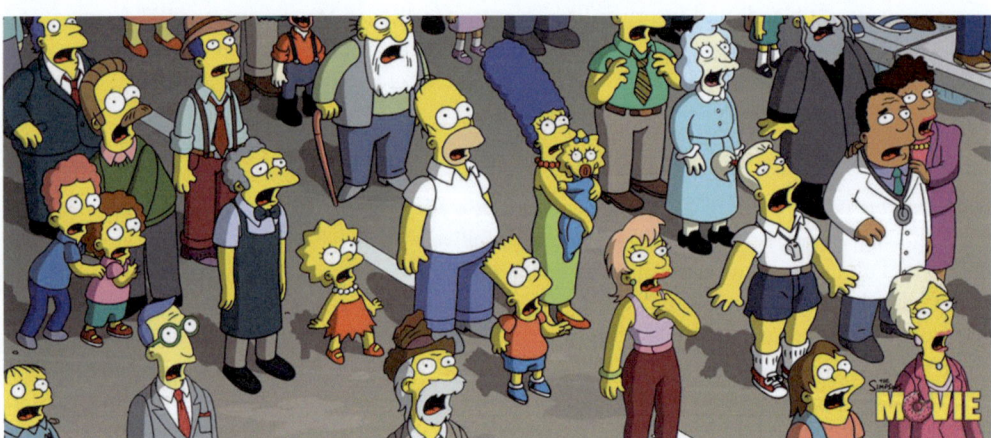

◘ **Abb. 25.3** Die Simpsons und einige ihrer Mitbürger aus Springfield. Quelle: Filmbild Fundus Herbert Klemens. Mit freundlicher Genehmigung.

keitsdefizitsyndrom, dass zwischenzeitlich mit dem (erfundenen) Medikament »Focusyn« behandelt wird. Dadurch entwickelt er schließlich einen passageren Verfolgungswahn. Bei Lisa scheint sich eine beginnende Adoleszentenkrise anzubahnen. Sie fühlt sich anders als Gleichaltrige, vertieft sich in Betrachtungen ihres Lebens und der Welt und neigt zu langen Grübelein und damit einhergehenden ängstlich-depressiv gefärbten Verstimmungen. Kompensatorisch stürzt sie sich obsessiv in ihre Schulaufgaben und diverse Hobbys.

In ◘ Tab. 25.1 sind die psychischen Probleme der Simpsons mit den dazugehörigen ICD-10-Diagnosen aufgeführt.

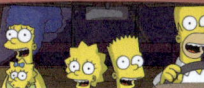

Tab. 25.1	Die psychischen Probleme der Familie Simpson mit ICD 10- Diagnosen
Homer	Alkoholmissbrauch (F10.1), Essstörung mit Hyperphagie und Essattacken (F50.4), Impulskontrollstörung (F63.8), Halluzinationen unter Alkohol- und Drogeneinfluss (F10.5, F16.5)
Marge	Spielsucht (F63.0), Aviophobie (Flugangst) (F40.2), Agoraphobie (F40.0), periodisches Trinken (F10.1), Nervenzusammenbrüche (einmalig dabei paranoid-halluzinatorische Symptome; F23.0)
Bart	ADHS (F90.0), Psychose unter Behandlung mit »Focusyn« (F15.5), Störung des Sozialverhaltens mit oppositionellem, aufsässigem Verhalten (F91.3)
Lisa	Ängstlich-depressive Verstimmungen (F41.2), intermittierende Zwangssymptome (F42.8), Essstörung (F50.8)

Die Darstellung von Ärzten und Psychologen bei den Simpsons

Ärzte und Psychologen (und auch die meisten anderen Berufsgruppen) werden bei den Simpsons ironisch und überkritisch dargestellt. Der Arzt Dr. Hibbert ist geldgierig und überwiegend inkompetent. Sein Erkennungsmerkmal ist ein Lachen nach jedem Satz, meist in unpassenden Situationen (z. B. wenn er Patienten eine infauste Diagnose mitteilt, eine horrende Rechnung stellt oder eine neue unsinnige, experimentelle Methode anwendet).

Der Psychotherapeut und Wissenschaftler Dr. Monroe scheint jedoch alle in fiktiven Filmen dargestellten negativen Therapeuten-Stereotype in sich zu vereinen. Im Gegensatz dazu tritt aber auch die mitfühlende, hilfsbereite, kompetente Psychotherapeutin Dr. Zweig in Erscheinung, die in der Episode »Marge's fear of flying« Marge erfolgreich von ihrer Flugangst befreit.

Dr. Marvin Monroe

Mit Bart, Brille und Krawatte könnte der gebürtige Wiener Dr. Monroe auf den ersten Blick dem Prototyp eines seriösen Intellektuellen entsprechen. Dieser Eindruck verflüchtigt sich jedoch bei näherer Betrachtung. Er erweist sich als schmieriger, nachlässig gepflegter (Kleidung, Bart, Frisur), inkompetenter, skrupelloser Wissenschaftler. Aufgrund seiner Zügellosigkeit verschlingt er in mehreren Episoden massenhaft Essen, z. B. als Besucher eines »Do-What-You-Like-Festivals«. Laut einer Charakterisierung durch die Autoren der Serie ist er Kettenraucher und leidet an einer Impulskontrollstörung. Aus Frust über seinen Geburtsnamen Marilyn Monroe sei er zur Psychotherapie gekommen. Hier hat er inzwischen zweifelhaften Ruhm erlangt und ist Herausgeber mehrerer Ratgeberbücher, Leiter eines Instituts für Familientherapie, Telefonberater in einer Radio Show und persönlicher Privatpsychologe des reichsten Mannes von Springfield. In einer späteren Staffel der Serie wird sogar ein Krankenhaus nach ihm benannt.

Dr. Zweig

Die Psychotherapeutin Dr. Zweig ist in jeder Hinsicht Dr. Monroes komplettes Gegenteil. Sie wirkt elegant und unaufdringlich (Kostüm), kompetent (mittleres Alter, Diplome) und spricht immer ruhig aber bestimmt mit ihren Patienten. In den Therapiesitzungen verhält sie sich empathisch (»… ach ja, Kinder können grausam sein«), aufmerksam (notiert mit) und nimmt sich die nötige Zeit für ihre Patienten. Sie hakt an den vermeintlichen »wunden Punkten« ihrer Klienten nach und verfolgt dann unbeirrbar ihre therapeutischen Ziele. Während ihrer Arbeit mit Marge wendet sie verschiedene Techniken wie z. B. positive Verstärkung und Imagination an und beweist damit

Tab. 25.2 Auftritte der Psychotherapeuten Dr. Monroe und Dr. Zweig bei den Simpsons

Folge	Aktion
S01/e04: »There's No Disgrace like Home«	Dr. Monroe führt bei der Familie Simpson eine Elektrobehandlung durch
S01/e07: »The Call of Simpsons«	Dr. Monroe hält einen Vortrag über Bigfoot
S01/e13: »Some Enchanted Evening«	Telefonberatung von Marge durch Dr. Monroe
S02/e17: »Old Money«	Telefonberatung von Homer durch Dr. Monroe
S03/e01: »Stark Raving Dad«	Dr. Monroe als Privatpsychologe von Mr. Burns
S06/04: »Marge's Fear of Flying«	Mehrstündige Psychotherapie bei Marge durch Dr. Zweig

ihre Professionalität. Ihre Psychotherapie zeigt bei Marge schließlich einen offensichtlichen Therapieerfolg.

Die Auftritte von Dr. Monroe und Dr. Zweig in der Serie sind in (◘ Tab. 25.2) zusammengefasst.

Auftritte von Dr. Monroe und Dr. Zweig bei den Simpsons

Erstmals begegnet Dr. Monroe den Zuschauern in der vierten Episode der ersten Staffel (»There's No Disgrace Like Home«, S1e04), als sich die Simpsons zur Durchführung einer Familientherapie in seinem Institut anmelden. Er behandelt die ganze Familie mit einer Vorrichtung, bei der sich die Familienmitglieder gegenseitig Stromstöße zuführen können, wenn sie sich übereinander ärgern. Das mutet einerseits wie ein Konditionierungsexperiment mit aversiven Reizen an, erinnert aber auch an sadistisch-strafende Elektroschocks.

Natürlich sind die Simpsons nicht therapierbar und strapazieren durch ihren Dauereinsatz von gegenseitigen »Straf-Stromstößen« das elektrische Netz von Springfield derart, dass das Experiment abgebrochen werden muss. Da Dr. Monroes Institut seinen Klienten bei ausbleibendem Erfolg die doppelte Therapiegebühr zurückerstattet, können sich die Simpsons am Ende der Folge einen neuen Fernseher kaufen, wodurch ihre interfamiliären Probleme fürs erste gelindert werden.

In der Folge »The Call of the Simpsons« (S01e07) hält Dr. Monroe einen Vortrag über Bigfoot. Er tritt hier als Wissenschaftler auf, der im Brustton der Überzeugung, ohne eindeutigen Beweis für seine Theorie, behauptet, ein unscharfes Bild von Homer aus einem Wald zeige ein Wesen namens Bigfoot. Hier begibt er sich eindeutig in die Nähe unseriöser Forscher, die ohne stichhaltige Beweise über die Existenz von Seeungeheuern, Fabelwesen oder Ufos referieren.

In der Folge »Some Enchanted Evening« (S01e13) sieht man Dr. Monroe, wie er während einer telefonischen Live-Beratung im Radio Marge rät, ihren Mann Homer zu verlassen. Dabei lässt er sie kaum ausreden, verschlingt mehrere Doughnuts und übermittelt seinen kaum durchdachten Ratschlag in Form lautstarker Befehle, die keinen Widerspruch dulden. Tatsächlich ist Marge nach der Beratung wild entschlossen, Homer zu verlassen, der sie nur durch Blumen und ein romantisches Candle-Light-Dinner wieder zurückerobern kann.

In der Folge »Old Money« (S02e17) sucht Homer Rat bei Dr. Monroe's Notfall-Telefonseelsorge, bleibt jedoch in der komplizierten Warteschleife mit diversen Wahlmöglichkeiten hängen. In der gleichen Folge bewirbt sich Dr. Monroe um eine hohe Erbschaft, mit der er ein Kasper-Hauser-Experiment finanzieren will, um nachzuweisen, dass sich ein in einem Käfig aufwachsendes Kind sozial unangepasst verhalten und ihn nicht mögen wird.

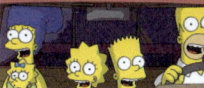

Tab. 25.3 Gegenüberstellung der Therapeuten Dr. Monroe und Dr. Zweig

	Dr. Monroe	Dr. Zweig
Kompetenz	Wirkt inkompetent	Ist kompetent
Empathie/Einsatz	Wenig Empatie/Einsatz	Empathisch, nimmt sich Zeit, verständnisvoll
Methoden	Pauschal, experimentell, »One-approach-fits-all«	Individuell, professionell, kreative individuelle Lösungen
Finanzielle Interessen	Geldgierig, vermutlich korrupt	Finanzielles Interesse, stellt dieses jedoch meist in den Hintergrund
Sympathie	Unsympathisch	Sympathisch
Neurotizismus/eigene Psychopathologie	Viele Neurotizismen (Impulskontrolle, Essen, Rauchen)	Kein Hinweis für Neurotizismus

In der Folge »Stark Raving Dad« (S03e01) arbeitet Dr. Monroe als Mr. Burns Privatpsychologe und untersucht Homer, nachdem dieser in der Arbeit durch das Tragen eines rosafarbenen Hemdes negativ aufgefallen war. Aufgrund seiner Antworten in einem 10-Punkte-Fragebogen (der in Wahrheit von Homers Sohn Bart ausgefüllt wird), wird Homer schließlich in eine geschlossene psychiatrische Klinik eingewiesen, wo er wegen oppositionellem Verhalten behandelt wird. In dieser Serie erscheint Dr. Monroe als skrupelloser Wissenschaftler, der sich durch Geld oder ein politisches System korrumpieren lässt.

Den vier längeren Auftritten in den ersten drei Staffeln folgen im weiteren Verlauf der Serie noch einige kurze Hinweise auf Dr. Monroe. In der Folge »Bart´s Inner Child« (S05e07) tritt Dr. Monroe auf dem »Do-What-You-Like-Festival« auf und vertilgt große Mengen an Nahrung. In der Folge »Who Shot Mr. Burns (Part Two)« (S07e01) sieht man ein ihm gewidmetes Krankenhaus. In der Folge »Alone Again Natura Diddely (S11e14) sieht man Dr. Monroe´s Grabstein. In Folge »Diatribe of a Mad Hosewife« (S15e10) taucht er überraschend wieder auf.

In der Folge »Fear of Flying« (S06e11) führt Dr. Zweig bei Marge mehrere psychotherapeutische Sitzungen durch, in denen sie Marge wegen ihrer Flugangst behandelt. Mit Akzeptanz, Einfühlungsvermögen, Beharrlichkeit und dem Einsatz von Imaginationsverfahren und positiver Verstärkung hilft sie Marge, die Gründe für ihre Flugangst herauszufinden. Marge erinnert sich, ihren Vater bei seiner Tätigkeit als Flugbegleiter ertappt zu haben, obwohl er sich zu Hause immer als Pilot ausgegeben hatte. Dieses traumatische Erlebnis löste bei ihr eine lebenslange Flugangst aus.

Die gegensätzliche Darstellung von Dr. Monroe und Dr. Zweig in der Serie ist in Tab. 25.3 zusammengefasst.

Zusammenfassung

Die Darstellung der Therapeuten und ihrer Methoden ist im Comedy-Zeichentrickformat *Die Simpsons* von Übertreibung, Satire und Fiktion geprägt. In der Serie finden sich eindeutig mehr negative als positive Darstellungen von Psychotherapeuten und psychotherapeutischen Interventionen.

Dr. Monroe wirkt aufgrund fehlender Empathie, eigener Psychopathologie und seiner Bereitschaft, sich zu korrumpieren, als abschreckendes Beispiel für einen inkompetenten, verantwortungslosen und somit gefährlichen Psychotherapeuten. Außerdem werden seine »pauschalpsychologischen« Methoden kritisiert (»One-approach-fits-all«). Demgegenüber steht die Figur der kompetenten, sympathischen und hilfreichen Therapeutin Dr. Zweig.

Die öffentliche Wahrnehmung von psychischen Erkrankungen und Therapeuten könnte zunehmend durch ihre vermehrte Darstellung in fiktionalen Filmen beeinflusst werden. Möglicherweise stellen die Autoren der Serie auf eine überzeichnete Weise Vorurteile dar, die in der Öffentlichkeit bereits gegenüber Psychotherapeuten, Ärzten und Psychiatern bestehen.

Literatur

Blakeborough D (2008) Old people are useless: representations of aging on the Simpsons. Can J Aging 27(1):57–67
David AK et al. (2006) The personalities of The Simpsons. In: Brown AS (Hrsg) The psychology of the Simpsons. Benbella, Dallas/TX
Eslick GD (2009) Smoking and the Simpsons. Med J Aust 190(11):637–639
Gabbard GO, Gabbard K (1999) Psychiatry and the cinema. American Psychiatric Press, Washington DC
Moran JM et al. (2004) Neural correlates of humor detection and appreciation. Neuroimage 21(3):1055–1060
Nelson C et al. (2006) Stupid brain! Homer's working memory odyssey. The personalities of The Simpsons. In: Brown AS (Hrsg) The psychology of the Simpsons. Benbella, Dallas/TX
Schneider I (1987) The theory and practice of movie psychiatry. Am J Psychiatry 7(144):996–1002
Shaw JE (2007) Summing up the Simpsons. Nature 448(7152):404–405
Trepte S, Reinicke L, Bruns C (2008) Psychologie in den Medien. In: Batinic B, Appel M (Hrsg). Medienpsychologie. Springer, Berlin, S 555–581

Originaltitel	The Simpsons
Erscheinungsjahr	seit 1989 (596 Episoden in 27+ Staffeln)
Land	Vereinigte Staaten, Südkorea (Animation)
Idee	Matt Groening
Genre	Comedy, Satire
Hauptdarsteller	Homer, Marge, Bart, Lisa und Maggie Simpson
Verfügbarkeit	Als DVD in deutscher Sprache erhältlich

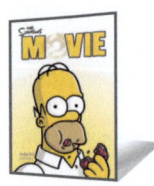

Christine Lötscher

The Beast in Me: Dr. Melfi und das Unbehagen in der Kultur

Der therapeutische Raum und das Erzählen 379
Therapie und Serialität 382
Das Tier in mir 384
Schuldgefühle und Rachefantasien 388
Wiederholung bis zum Filmriss 390
Literatur 392

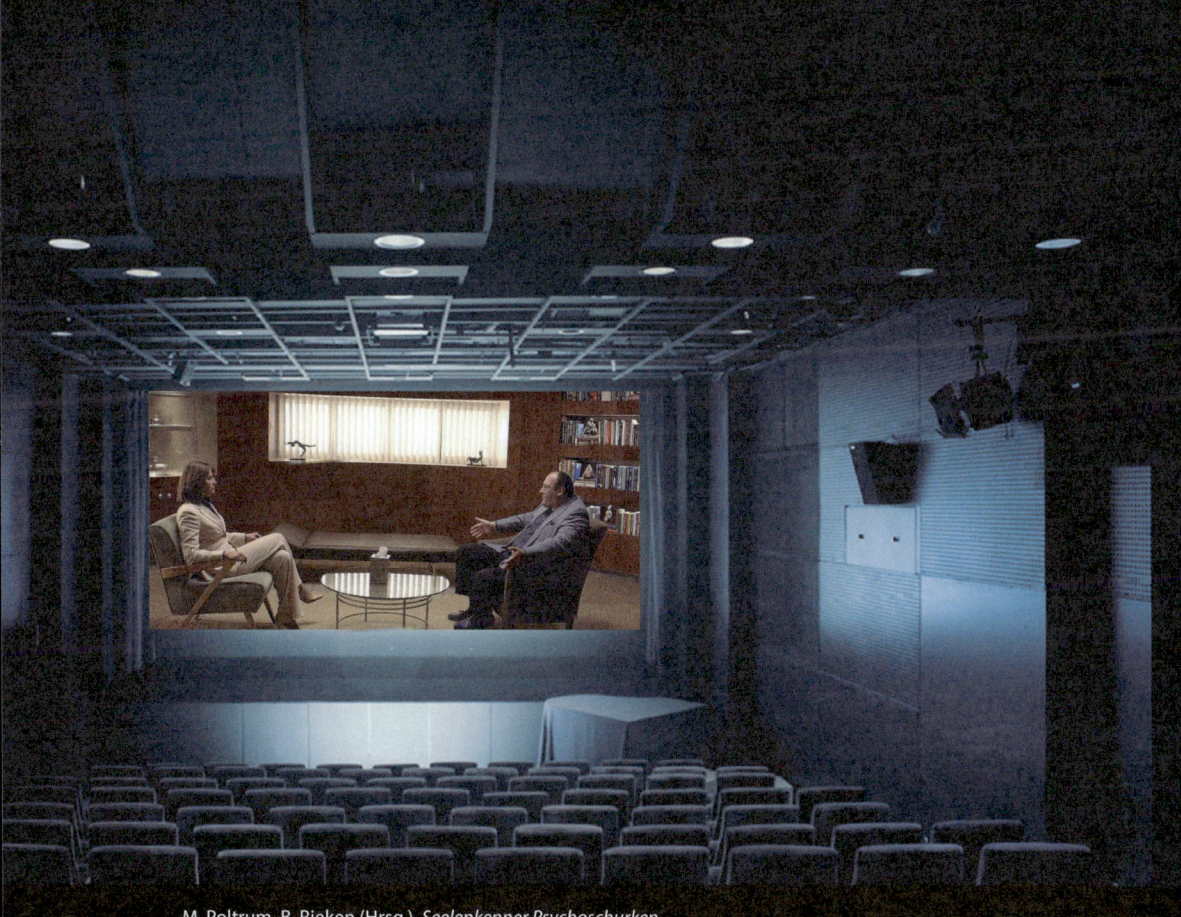

M. Poltrum, B. Rieken (Hrsg.), *Seelenkenner Psychoschurken*,
DOI 10.1007/978-3-662-50486-4_26, © Springer-Verlag Berlin Heidelberg 2017

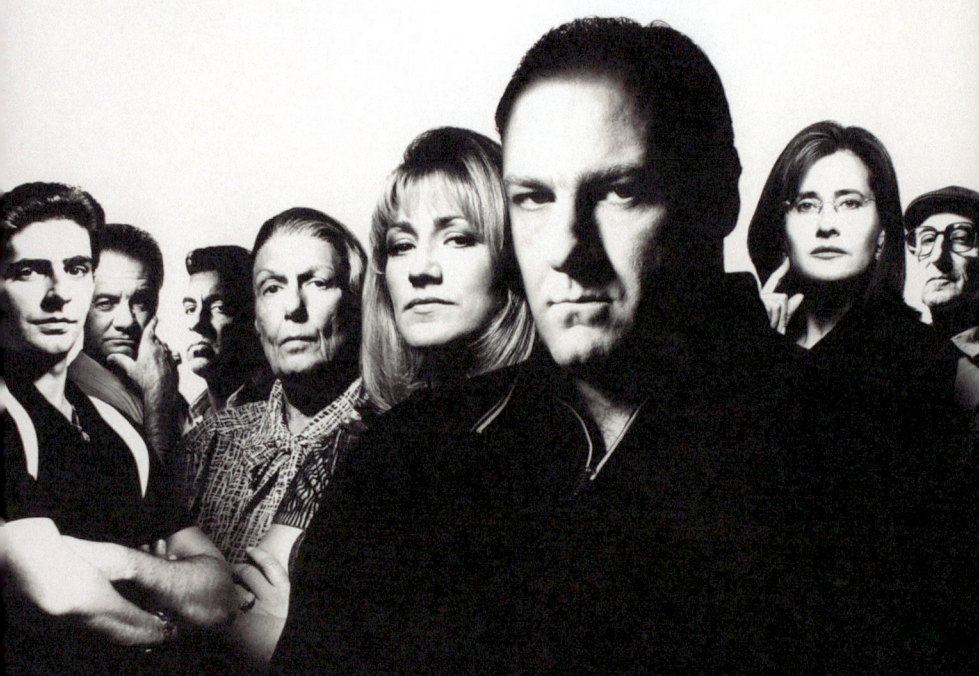

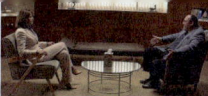

The Sopranos

Tony Soprano ist ein schwieriger Patient. Ein hoffnungsloser Fall, wenn man ehrlich sein will. Sein erklärtes Ziel ist nicht etwa Selbsterkenntnis, sondern absolute Kontrolle. Das sagt er seiner Ärztin und Psychotherapeutin etwa in der Mitte von David Chases Mafia-Serie *The Sopranos* (Abb. 26.1) in bestem Mobster-Slang ins Gesicht, als sie ihn fragt, was er denn eigentlich erreichen wolle mit der Therapie:

> »I want to direct my power and my fucking anger against the people in my life that deserve it. … I wanna be in total control.« (Staffel 3/Folge 5, 45:50).

Klar, er will sie damit provozieren. Will testen, ob die gute Mutter, die er in ihr sieht, ihn auch liebt, wenn er kein braver Junge ist. Das ändert aber nichts daran, dass die Aussage über seine Allmachtsfantasien blutiger Ernst ist, buchstäblich. Denn die Zuschauer – und Dr. Melfi – haben es mit zwei Tony Sopranos zu tun: dem eiskalten, brutalen Gangster und dem ödipalen, leidenden Mann, der recht gut auf die analytische Therapie einsteigt. Das weiß Dr. Melfi natürlich. Bis fast ganz zum Schluss gibt sie die Hoffnung nicht auf, mit dem Mafia-Boss von New Jersey an der Verbindung zwischen seinen Taten und seinen Gefühlen zu arbeiten.

Warum, weiß sie selbst nicht genau. Diese Frage ist den Zuschauern überlassen. Dabei handelt es sich um eine poetologische Strategie der Serie, denn die Frage nach Melfis nicht nur professioneller Faszination für Tony Soprano führt mitten hinein in das komplexe Verhältnis von Zuschauer und Medium. Dr. Melfis Praxis ist der Ort, an dem die Serie ihre eigene Medialität reflektiert. Denn wie eine Psychotherapie hat auch die Rezeption einer TV-Serie ein klares Setting. Hier der Zuschauer, dort der Bildschirm; einmal die Woche wird eine Folge von in diesem Fall ca. 55 Minuten Dauer gezeigt – wenn man die Serie nicht auf DVD schaut, sondern bei der Erstausstrahlung sehen will.

Was die Zuschauer in den Therapiesitzungen, aus denen in fast jeder der 86 Folgen von *The Sopranos* eine oder mehrere Szenen einmontiert sind, über das Verhältnis von Psychotherapie und Medienrezeption erfahren, wird im Folgenden herauspräpariert. Die Herkunft der methodischen Metapher aus dem anatomischen Labor ist nicht zufällig gewählt, denn die Therapiesequenzen sind so kleinteilig über die ganze Serie mit ihren zahlreichen Erzählsträngen verteilt, dass die Arbeit zunächst einmal darin bestand, die entsprechenden Szenen zu lokalisieren und den narrativen Bogen der Geschichte von Dr. Melfi und Tony Soprano zu rekonstruieren.

Der therapeutische Raum und das Erzählen

Tony Soprano ist zwar einigermaßen therapieresistent, dafür aufregend, herausfordernd, gefährlich. Wie ein Komet landet er, gespielt von James Gandolfini, in der Praxis von Dr. Jennifer Melfi, Fachärztin für Psychiatrie und Psychotherapie, und bietet ihr zweimal die Woche filmreifes Theater. Seine Inszenierung der Sorgen und Nöte eines vielgeplagten Mafioso, der sich ums Geschäft, um Frau und Kinder und um immer wieder neue, immer verrücktere Geliebte kümmern muss, während ihn Wut- und Schuldgefühle gegenüber seiner alten Mutter, einer Intrigantin der Extraklasse, innerlich in die Knie zwingen, ist für Dr. Melfi durchaus auch Unterhaltung. Allerdings weniger Realityshow als – Fernsehserie.

The Sopranos bemüht sich in den ersten Folgen sehr, Melfis Professionalität zu unterstreichen. Die Welt, in der sich die kultivierte, gebildete Ärztin bewegt, ist für Tony Soprano fremdes Territorium. Er fühlt sich überlegen – gesetzestreue Bürgerinnen und Bürger hält er für langweilig und verlogen – und gleichzeitig unterlegen. Denn für seine Kinder wünscht er sich so ein geordnetes, wohlsituiertes Leben, wie es Dr. Melfi seiner Meinung nach führt. Lorraine Bracco verleiht der Rolle der Fachärztin für Psychiatrie und Psychotherapie einen seriösen Habitus, als einzige unter den jüngeren und mittelalten Frauen im Sopranos-Universum, die nicht mit absurd langen Fingernägeln in allen Farben des Regenbogens herumfuchtelt. Die ganze Inszenierung, vom Styling – Melfi trägt einen beigen Hosenanzug und ein hochgeschlossenes Top im gleichen Ton – und der Körperhaltung bis zur Einrichtung der Praxis, lässt keinen Zweifel daran, dass der Zuschauer es mit einer selbstbewussten Berufsfrau zu tun hat.

Das hilft aber alles nichts. Denn Melfi kann ihre Faszination nur schwer verbergen, als Tony zum ersten Mal ihre Praxis betritt, irgendwie sexy und irgendwie »daneben« mit seinem Bauchansatz und den altmodischen Kleidern; eine Mischung aus knallhartem Macho des Typs »Ich nehme mir alles, was ich will«, und charmant-verspieltem kleinem Jungen, immer auf der Jagd nach Mamas Aufmerksamkeit und Liebe. Er wird ihr Leben durcheinanderbringen, märchenhafte sieben Jahre lang, während sich die Serie ins Leben ihrer Zuschauer drängt, die das Mafiagrauen zwar irgendwann kaum mehr ertragen, aber doch nicht genug davon bekommen können.

In vielen Punkten ist *The Sopranos* innovativ. Auch wenn die Behauptung, der Höhenflug der anspruchsvollen und komplexen TV-Formate habe mit David Chases Mafia-Familien-Sage für den Sender HBO begonnen, unterdessen als widerlegt gilt, betont Diedrich Diederichsen doch, dass sie ein filmisches Erzählen ins Fernsehen einführen, »das auf ausgearbeiteten Bildern basiert, sich nicht auf Schuss/Gegenschuss beschränkt, sondern in großzügiger Weise (städtische) Landschaften exploriert und äußere Bewegungen jenseits der üblichen Verfolgungsjagden als innere Bewegungen ausbreitet, dabei virtuos mit Zeitmanipulationen arbeitend, Stillständen, Zeitlupen und brachialen Montagen, die wie surreal daherkommen« (Diederichsen 2012, S. 51). Außerdem greife die Serie in die reiche Kiste der Erzählmöglichkeiten, die das Musikfernsehen bietet; das Zusammenspiel von Bildern und Musik sorgt für Momente des Innehaltens oder der dramatischen Zuspitzung (Diederichsen 2012, S. 50). Tonys und Dr. Melfis Träume sind u. a. Anlass zu experimentellen Sequenzen. Dem traditionellen Sitcom-Format entsprechen dagegen die Szenen, die immer wieder an denselben Orten spielen: in der offenen Küche der Sopranos, im Nachtclub BadaBing, in dem die Mobster ihre Geschäfte abschließen und Morde planen, während sich Stripperinnen an der Stange räkeln – und in der Praxis von Dr. Melfi. Hier ist die Kameraführung relativ starr und streng auf den Dialog – oder das Schweigen – zwischen Therapeutin und Patient ausgerichtet. Manchmal sehen die Zuschauer die beiden von der Seite dasitzen wie auf einer Theaterbühne, manchmal fällt der Kamerablick von oben auf den Therapieraum. Beide Perspektiven lassen den mächtigen Tony Soprano in seinem Sessel etwas deplatziert wirken (Abb. 26.2). Es ist die einzige Szenerie, in der er nicht in seinem Element ist, die er nicht beherrscht.

Doch die Praxis von Dr. Melfi ist mehr als ein Schauplatz unter anderen. Sie ist der Ort, an dem das Erzählen überhaupt in Gang kommt. Sie ist ein Reflexionsraum außerhalb von Tonys Gangster- und Familienalltag; eine audiovisuelle Ruhe-Oase auch für die Zuschauer. Kamera und Schnitt sind außerhalb der Praxis auffallend dynamisch, und überhaupt schlägt *The Sopranos* ein hohes Tempo an; einen Erzählrhythmus, der durch die Tonspur mit ihren Popsongs noch befördert wird. Tony, dessen Heldenpantheon von Gary Cooper und Al Pacino angeführt wird, von Letzterem vor allem in seiner Rolle als Michael Corleone in Francis Ford Coppolas *Godfather*-Trilogie, erscheint in *The Sopranos* als ein Mafiaboss, der so tut, als wäre er ein Film-Gangster. Der Schwung, der damit einhergeht, kommt nur in Melfis Therapiestunden zum Erliegen. Die Musik wird ausgemacht, es herrscht Stille. Patient und Therapeutin sitzen einander gegenüber, häufig schweigend oder im zähflüssigen Dialog. Nur, wenn Tony ausrastet, kehrt Dynamik ein – und wenn er sich an die Erinnerungsarbeit macht. Sobald er erzählt, geht der Film weiter. Die Serie nimmt den Erzählfluss auf, indem sie die Szenen, an die sich Tony erinnert, einblendet. Für die Zuschauer fühlt sich das an wie das wirkliche Leben – obwohl es in der Logik der Serie genau umgekehrt ist: Realität und Gegenwart finden in der Therapie statt, während alles, was außerhalb stattfindet – das Familienleben, Tonys romantische Affären, die explosive Gemein-

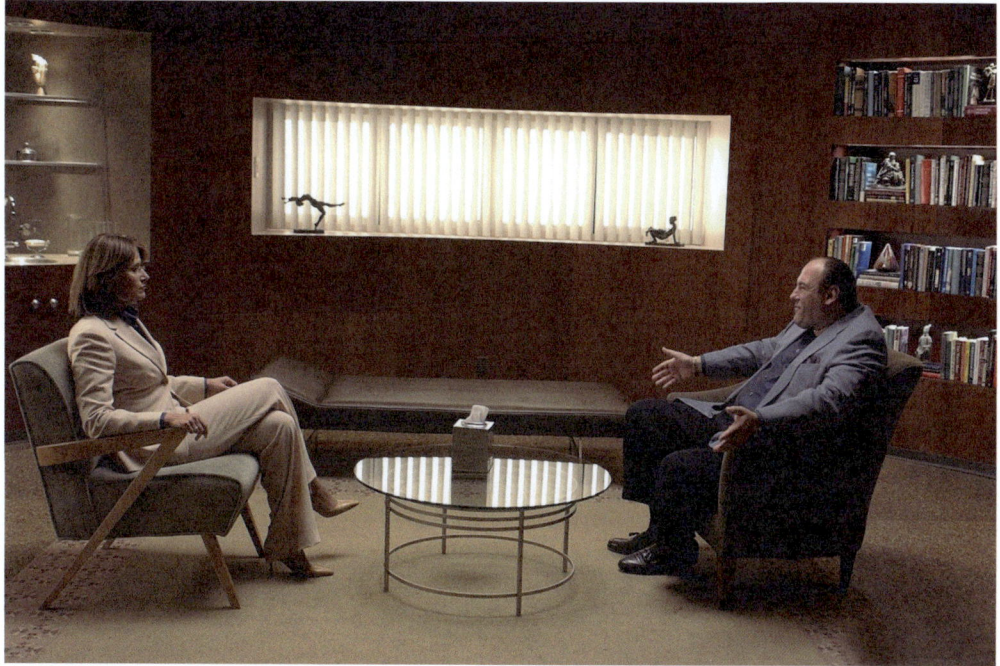

Abb. 26.2 Dialog zwischen Therapeutin und Patient. Quelle: Filmbild Fundus Herbert Klemens. Mit freundlicher Genehmigung.

schaft von Gangstern, das Drohen und Morden und selbst noch die gefilmten Erinnerungen –, Narration ist, halb dem Gangsterfilm, halb der Familiensaga verpflichtet, und gespickt mit populärkultureller Referenzen (Klein 2012, S. 287).

Melfis Praxis ist ein Raum, in dem sich die formalen, strukturellen Berührungspunkte zwischen seriellem Erzählen im TV-Format und dem psychotherapeutischen Prozess verdichten. Von der ersten Folge an gelingt es *The Sopranos*, die Zuschauerposition des Publikums vor dem Fernseher mit der von Tonys Therapeutin verschmelzen zu lassen. Diederich Diederichsen umreißt die Beziehung zwischen der Position der Therapeutin und der des Zuschauers wie folgt:

> »Melfi ist zwar durch ihren Job, ihre strategische Position als mit Schweigegebot ausgestattete, professionell neugierige, nicht involvierte Zuschauerin ideal für einen quasi-neutralen Zugang, für die Rationalisierungen unseres Zuschauens, unserer Neugier, unseres Interesses, unserer Sucht, mehr sehen zu wollen – aber sie ist auch das lebendige Dementi der Möglichkeit einer solchen Neutralität. Ihr Wissen, ihre Urteile, ihr Begehren sind komplexer, begründeter, anschlussfähiger als die von Christopher [Tonys Neffe und Schützling] oder Carmela [seiner Ehefrau], aber sie müssen von Beginn an mit ihrer Widersprüchlichkeit kämpfen, mit der Unmöglichkeit von Neutralität – und zwar weit über die üblichen Übertragungsprobleme hinaus.« (Diederichsen 2012, S. 38; Ergänzungen der Autorin).

Es ist, als würden sich der Protagonist und die Fernsehserie als mediales Format gemeinsam einer analytischen Therapie unterziehen.

Dabei geht einiges schief. Tony setzt sich ungeniert über die Regeln des therapeutischen Settings hinweg; gleich in der ersten Sitzung erklärt er, dass er nichts von einer Gesellschaft hält, in der die

Menschen über ihre Probleme reden, anstatt zu handeln, wie die richtigen Amerikaner in den alten Hollywood-Filmen:

> »Let me tell you something. Nowadays, everybody's gotta go to shrinks and counselors, and go on ›Sally Jessy Raphael‹ [eine Talkshow] and talk about their problems. Whatever happened to Gary Cooper? The strong, silent type? That was an American. He wasn't in touch with his feelings. He'd just do what he had to do. They didn't realize once they got Gary Cooper in touch with his feelings, that they wouldn't be able to shut him up! So it's dysfunction this and dysfunction that and dysfunction va fangool! ... I had a semester and a half of college. So I understand Freud. I understand therapy as a concept. But in my world it does not go down.« (1/1 27:00-27:30; Ergänzung der Autorin)

In Melfis Welt bedeutet Tonys Toben etwas anderes als im »BadaBing«. Hier ist er der kleine Junge, der daran leidet, dass er den großen Mann nur spielen kann; die machohafte Aufführung erlaubt es ihm, zum kleinen Jungen zu regredieren, der zu sein in der Mafia-Welt bei Androhung der Todesstrafe verboten ist. Tatsächlich hetzt Tonys Onkel ihm einen Killer auf den Hals, als sich herumspricht, dass er bei Melfi in Behandlung ist. Das ändert aber nichts daran, dass das therapeutische Setting auf wackligen Füßen steht. Der Mythos der Mafia und das reale Blut ihrer Opfer, das an Tonys Händen klebt, scheint mächtig genug zu sein, um die Psychoanalyse und die Idee des Zusammenlebens, die sie vertritt, aus dem Gleichgewicht zu bringen. Die Mafia nimmt Psychotherapie absolut ernst – aber nicht als das, was sie sein will. Dagegen kommt Melfi nicht an: Als Tonys Leben in Gefahr ist, muss auch sie für einige Zeit untertauchen.

Therapie und Serialität

Obwohl die Parallelisierung zwischen Publikum und Therapeutin sofort etabliert und zu einem strukturellen und narrativen Prinzip von *The Sopranos* gemacht wird, bleiben doch auch unvereinbare Elemente zwischen den Rollen der Therapeutin und des Zuschauers bestehen, aus denen die Serie einen Teil ihrer Komplexität bezieht. Während sich das Publikum mit dem dringenden Wunsch auf die Reise begibt, die Geschichte möge es fesseln und faszinieren, gelten für Dr. Melfi die behandlungstechnischen Regeln der Psychoanalyse: Neutralität, Abstinenz, gleichschwebende Aufmerksamkeit.

Die Parallelen zwischen TV-Serie und Therapie macht *The Sopranos* strukturell an der Serialität fest. Allerdings hat dieser Aspekt in der analytischen Therapie, wie sie Dr. Melfi praktiziert, eine doch recht andere Funktion als bei der medialen Rezeptionspraxis: Es geht ums Wiederholen und Durcharbeiten, so lange, bis der Patient seinen neurotischen Wiederholungszwang aufgeben kann. Der TV-Zuschauer dagegen darf und soll sich gerade der Wiederholung hingeben; wenn er es nicht tut, verschwindet die Serie bald aus dem Programm. Für den Medienwissenschaftler und digitalen Anthropologen Frank Rose gehört die TV-Serie aus diesem Grund zu den »deep media« – medialen Formaten, die ihren Rezipienten fast unbegrenzte Möglichkeiten bieten, in ihr Universum einzutauchen (Rose 2011, S. 5). Binottos und Pfisters Diagnose des Serien-Zuschauers geht in eine ähnliche Richtung: das Begehren nach der Serie sei ein Begehren nach der endlosen Wiederholung des bereits Vertrauten (Binotto und Pfister 2015, S. 55).

Die Wiederholung als der gemeinsame Nenner zwischen analytischer Psychotherapie und der Rezeption von Fernsehserien wird so nicht nur auf die Metaebene, sondern an die Oberfläche der Serie selbst gehoben. Was bei weniger selbstreflexiven Serien in der Dramaturgie und in der Inszenierung eingeschlossen ist, findet in *The Sopranos* eine spezifische raumzeitliche Gestaltung in den Therapie-

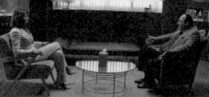

sitzungen. Wie die Zuschauer bereits gesehen haben, kommt die Dynamik des mafiösen Lebens – das Morden und Prügeln, die kulinarischen und sexuellen Exzesse, das Herumfahren mit dem Auto – in der Therapie zum Stillstand.

Tonys Therapiesitzungen bei Dr. Melfi sind der poetologische und selbstreflexive Kern von *The Sopranos*. Sie lösen den Prozess des Erzählens überhaupt erst aus – nicht nur beim Protagonisten, der sein Leben rekapituliert, sondern bezogen auf die Serie als Ganze. Ganz leicht geht das zu Beginn aber nicht. Bevor es mit der Behandlung richtig losgeht, erleben die Zuschauer eine Horrorszene im Miniaturformat. In der ersten Einstellung der Pilotfolge sieht man Tony im Wartezimmer von Dr. Melfi sitzen – die Kamera nimmt ihn durch die Beine einer Bronzestatue in den Fokus. Selbst bei einer kunstsinnigen Bildungsbürgerin wie Jennifer Melfi mutet es merkwürdig an, dass sie mitten im Wartezimmer die Staue einer nackten Frau aufstellt, die man eher in einem Museum oder einer Galerie erwarten würde. Ein erstes Irritationsmoment – das sich noch verstärkt, als Melfi kurz darauf in ihrem Hosenanzug erscheint. Er ist zugleich seriös und frivol; er bedeckt die Haut und versteckt die weiblichen Formen, doch die Farbtöne gehören alle der Kategorie »nude« an – nackt. Die Statue, die verhüllte und doch nackte Psychiaterin – so manipuliert Melfi ihre Patienten, oder sind die Zuschauer schon in Tonys Kopf und können nicht anders, als in jeder beruflich ambitionierten Frau die unterdrückte Sehnsucht nach sexueller Unterwerfung zu sehen?

Doch zurück in den Warteraum: Tonys Blick, zunächst auf den Boden gerichtet, gleitet am Körper der Statue empor und bleibt am Torso hängen. Tony sieht sich einer dünnen, finster blickenden Frau mit spitzen Brüsten und dunklen Augenhöhlen gegenüber. Im Schnitt- und Gegenschnittverfahren zoomt sich die Kamera näher an Tony heran, der sich bedroht zu fühlen scheint, dann wieder an die Statue – und die Zuschauer sorgen sich für einen Moment um den Geisteszustand des Protagonisten. Als die Tür aufgeht und Dr. Melfi den ihr noch unbekannten Mr. Soprano mit einem Lächeln ins Behandlungszimmer ruft, hofft man auf Erlösung – doch die Atmosphäre könnte beklommener nicht sein. Melfi schaut ihren neuen Klienten erwartungsvoll an, Tony schweigt ein wenig trotzig, wie ein kleiner Junge. Bis zum Ende der Therapie wiederholen sich diese Momente immer wieder. Denn Soprano begibt sich nicht freiwillig in Therapie. Er muss etwas gegen seine Zusammenbrüche und Ohnmachten tun, die, wie ihm die Ärzte versichert haben, psychosomatischer Natur seien. Panikattacken. Melfi gegenüber erklärt er, es gehe ihm gut; die Ärzte hätten behauptet, er leide unter Panikanfällen und brauche psychiatrische Behandlung. Ärzte stehen ganz oben im Ansehen der hierarchiegläubigen Mobster, also kann Tony gehorchen, ohne sein Gesicht zu verlieren. Auf Äußerungen wie »Look, it's impossible for me to talk to a psychiatrist« (1/1, 03:33) reagiert Melfi souverän und fragt weiter. Sie hat längst verstanden, dass Tony sich nur auf die Therapie einlassen kann, wenn er ständig sagt, dass es nicht zu tun gedenke.

Irgendwann kratzt er sich lautstark am Kopf und sagt: »I don't know« (03:56) – und da setzt, zum ersten Mal, Musik ein. Die Parallelmontage etabliert sich als Strukturprinzip der Serie, die Erzählung beginnt zu fließen (Klein 2012, S. 290). Die Zuschauer wechseln hin und her zwischen der Szene in der Praxis und dem Tag des Panikanfalls, den Tony rekapituliert. Seine Erzählstimme, der Rhythmus der Musik, die Kameraperspektive, die einmal sein Auge ganz nah in den Blick nimmt, dann von oben das Bett zeigt, aus dem er es nicht hinausschafft. Er spricht von einem Gefühl der Verlorenheit, das sich in der wildgewordenen Dynamik der Kamera spiegelt, der fehlenden Zugehörigkeit in einer Welt, in der die alten Regeln nicht mehr gelten, an denen sich sein Vater noch orientieren konnte. Tony erzählt, wie der Tag des Zusammenbruchs verlaufen ist – die Zuschauer lernen seine Frau, seine Kinder, sein Leben als Mafioso kennen. Und erfahren von seiner Leidenschaft für Tiere, für die Enten, die sich seinen Pool ausgesucht haben, um dort ihre Küken aufzuziehen, bis sie flügge sind. An jenem Tag ist es schließlich soweit, sie fliegen davon. Und Tony erleidet so etwas wie ein Empty-Nest-Syndrom – eine Verschiebung, die Melfi sofort aufhorchen lässt und auf die sie in der Therapie bis zum Ende immer wieder zurückkommen wird.

Die erste Therapiesitzung dient für die Zuschauer der Exposition – sie lernen die Figuren und ihre Welt kennen – und für Melfi dient sie der Anamnese. Durch die formale Verbindung von beidem betont die Serie die Verschmelzung der Zuschauerposition mit der Rolle der Psychiaterin. Die therapeutische Situation strukturiert und gestaltet denn auch im Weiteren die Art und Weise, wie audiovisuelles Erzählen in *The Sopranos* realisiert ist: durch assoziative Montage, durch Rückblenden und Traumsequenzen.

Durch die Überlagerung des voyeuristischen Zuschauerblicks und des analytischen Blicks der Therapeutin, vor allem aber durch die Auflösung der Grenzen zwischen beiden, eröffnen sich formale und narrative Möglichkeiten, die *The Sopranos* aufs Kunstvollste zum Einsatz bringt. Sie machen sich, wie anhand von Traumsequenzen noch zu zeigen sein wird, sogar zunehmend selbstständig; ganz im Sinne eines freien Assoziierens auf der ästhetischen Ebene. Es beginnt damit, dass Tonys doppelte Buchführung zu einem Erzählprinzip wird, sobald er sich auf Dr. Melfis Fragen einlässt. Was die Zuschauer sehen, ist mehr als das, was er Melfi gegenüber erwähnt. Als er anhebt, von einem Mann zu sprechen, der seine Schulden nicht zurückbezahlt hat, unterbricht ihn Melfi und weist ihn auf die Grenzen des Arztgeheimnisses hin. Von Dr. Cusamano, Tonys Hausarzt und Nachbarn, hat sie gehört, dass Soprano ein Mafioso ist, was sie diesem gegenüber elegant andeutet. Und sie warnt ihn, dass sie, falls er ihr von einem Gewaltverbrechen erzählen würde, Anzeige erstatten müsste. Tony kapiert sofort und sagt verschmitzt, er habe nur Kaffee getrunken mit dem Typen. Gleich darauf werden die Zuschauer Zeugen einer äußerst gewalttätigen Maßregelung des säumigen Schuldners; einer von vielen Glücksspielern, die im Laufe der Serie in die Fänge der Mafia geraten. Tony hat sichtlich größten Spaß daran, den fliehenden Mann mit dem Auto zu jagen. Sein strahlendes Gesicht – die Zuschauer sehen den kleinen Wonneproppen, der er einmal gewesen sein muss – und die vergnügte Musik sorgen dafür, dass schon jetzt klar ist, dass die Zuschauer gerade einen der seltenen glücklichen Momente in Tonys Leben mitbekommen haben. Aha, sie haben Kaffee getrunken, sagt Melfi zwischen zwei Einstellungen, in denen Tony auf den Typen einprügelt.

Am Ende der ersten Folge ist klar, dass es nicht leicht sein wird, die Abstinenz durchzuhalten mit Tony Soprano – was für die Zuschauer einiges an Drama verspricht. Kleine Zeichen deuten darauf hin, dass Melfi im Begriff ist, den Mafiaboss ins Herz zu schließen. Sie möchte ihm gefallen, möchte verhindern, dass er, wie am Ende der ersten Sitzung, türknallend davonläuft. In der nächsten Sitzung, ebenfalls in der Pilotfolge, ist Melfi wie zum Ausgehen angezogen: schwarze Bluse, schwarzer, kurzer Rock, sexy Beine in einer Strumpfhose (◘ Abb. 26.3). Die nächste Begegnung mit Tony Soprano findet außerhalb der Praxis statt, in einem Restaurant. Melfi, die seit ihrer Scheidung allein lebt, wird von einem Verehrer in ein schickes Restaurant in Manhattan ausgeführt, doch seine Reservierung scheint untergegangen zu sein; den beiden bleibt nichts anderes übrig, als an der Bar zu warten, bis ein Tisch frei wird. Melfis Begleiter regt sich fürchterlich auf und ist alles andere als ein charmanter Gesprächspartner für sie. Da betritt Tony Soprano mit seiner aktuellen Geliebten das Etablissement und begrüßt die Therapeutin voller Spielfreude als seine Innenarchitektin. Und sofort bekommen Melfi und ihre Begleitung einen Tisch. Tonys archaisch-animalische Männlichkeit, das zeigen ähnliche Szenen immer wieder, beeindruckt sie gegen ihren Willen, gegen besseres Wissen.

Damit beginnt ein Konflikt, der, im Gegensatz zu tausend anderen, in der Serie nicht ausagiert wird und sich so auf den Zuschauer verlagert. In Tony Soprano verdichtet sich für den Zuschauer das Unbehagen in der Kultur – die ästhetischen Erfahrungsmodalitäten der Serie falten für sie »den Kampf zwischen Eros und Tod, Lebenstrieb und Destruktionstrieb« auf, als den Freud die Kulturentwicklung bezeichnet (Freud 1991, 249).

Das Tier in mir

Um diesen Konflikt am Leben zu erhalten, muss die Therapie zugleich gelingen und scheitern. Tony geht es tatsächlich besser, bevor das Prozac, das Melfi ihm verschreibt, überhaupt seine Wirksamkeit

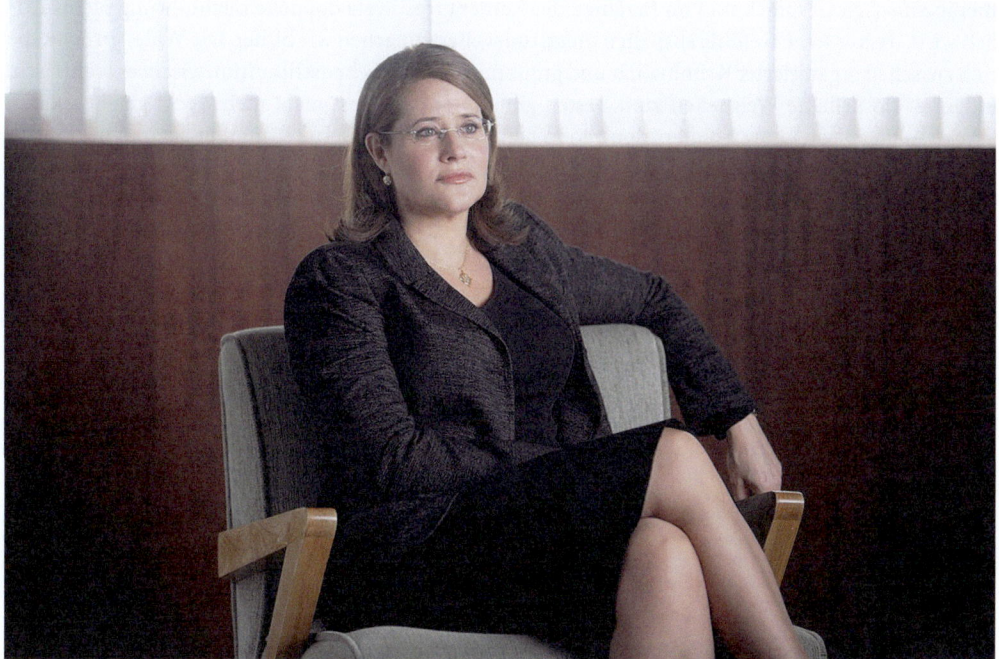

 Abb. 26.3 Dr. Melfi. Quelle: Filmbild Fundus Herbert Klemens. Mit freundlicher Genehmigung.

entfalten kann. Es gelingt ihr auch, ihn dazu zu bringen, über die Enten zu reden und seine unangenehmsten Gefühle auszuhalten. Er bricht in Tränen aus und deutet seine Verlustgefühle selbst als Angst, seine Familie zu verlieren. Die Folge endet mit dem Johnny-Cash-Song »The Beast in Me«, interpretiert von Nick Lowe, der während des Abspanns läuft – wiederum ein Reflexionsraum für die Zuschauer, die herausgefordert sind, sich einen Reim auf die Fragmente aus der Therapie, aus Tonys Leben und den Songtext zu machen.

Der Songtext weckt Empathie mit dem inneren Tier, und vor allem verbindet er die eigene Zuschauererfahrung mit Tony Soprano:

> »The beast in me / is caged by frail and fragile bars. / Restless by day and by night / ransom rages at the stars / God help the beast in me. // The beast in me / has had to learn to live with pain. / And how to shelter from the rain / and in the twinkling of an eye might have to be restrained / God help the beast in me. // Sometimes it tries to kid me that it's just a teddy bear / or even somehow manage to vanish in the air. / And that is when I must beware / of the beast in me." (Jonny Cash)

Wer kann schon von sich behaupten, kein rasendes Biest in sich zu haben, das seine Wut und seinen Schmerz am liebsten ausagieren würde? Die »frail and fragile bars« sind der dünne Firnis der Zivilisation, sie stehen für das Triebopfer des Einzelnen, das am Anfang jeder Gemeinschaft stehen muss, wie Freud in *Das Unbehagen in der Kultur* schreibt (Freud 1930a, S. 455). Dieses Triebopfer ist eins der großen Themen von *The Sopranos*. Doch es ist nicht Tony, der Triebverzicht leisten muss. Es ist Jennifer Melfi – und, verbunden mit ihr, die Zuschauer.

Tony selbst kämpft um die bröckelnde Überzeugung, in einer gerechten Gemeinschaft zu leben. Er beruft sich gern auf sein Selbstbild als altmodischer Mafioso mit Ehrgefühl, auch wenn durch die im therapeutischen Gespräch und im Erzählen der Kamera realisierte doppelte Buchführung offensichtlich wird, dass er seine Gefühle abspalten muss, um weiterzumachen wie bisher. Die Widersprüche, die sich zwischen organisierter Kriminalität und großbürgerlichem Lebensstil auftun, wischt er vom Tisch, indem er floskelhafte Weisheiten zum Besten gibt, an die er selbst nicht mehr recht glauben kann: »We're soldiers, you know. Soldiers don't go to hell.« (2/9; 16:29) Gerne stimmt er auch in die kulturpessimistische Klage über Verluderung der Moral in den USA ein. Wenn alle sich ans Wertesystem der italienischen Immigranten – »honor, familiy, loyalty« (2/9, 3) – hielten, wenn sich alle Mafiosi an die Omertà hielten, anstatt auszusagen und mithilfe von Zeugenschutzprogrammen ein neues Leben anzufangen, sähe die Welt besser aus. Behauptet Tony. Solche Ansichten zu verurteilen, fällt Melfi leicht. Sein schwachsinniges Gerede, seine Halbbildung, seine infantile Art, mit seinen Gefühlen umzugehen, wecken bei der Therapeutin die Illusion, einen kleinen Jungen vor sich zu haben, dem geholfen werden kann – wenn er nur bereit ist, sich auf die psychische Arbeit einzulassen.

In der zweiten Folge, »46 Long«, steht die Arbeit an Tonys Schuldgefühlen gegenüber seiner Mutter im Zentrum. Melfi erklärt ihm, dass er sich seine Aggressionen, seinen Hass und seine Wut der Mutter gegenüber eingestehen müsse, um weiterzukommen; sie versucht ihn an einen Punkt zu bringen, an dem er der Tatsache ins Auge sehen kann, dass er sich niemals von seiner Mutter geliebt und angenommen fühlte. Anders als Tony, der unruhig auf seinem Sessel herumrutscht, bleibt die Psychiaterin äußerlich gelassen. Doch das emotionale Engagement ist ihr durchaus anzumerken, wenn sie sagt: »Of course you love her. But what I'm trying to say is, *own* the anger instead of displacing it. Otherwise it defines your life.« (1/2 47:00). Das ist einer der Momente, in denen Tony wutentbrannt und türknallend die Praxis verlässt. Beim nächsten Mal steigert er sich wieder in einen Wutanfall hinein und brüllt »fuck you«, bevor er aus der Praxis stürmt (1/3 22.30). Die Übertragung scheint bestens zu funktionieren, und Melfi ist in der überlegenen Position der Wissenden; sie deutet Tony; nicht nur für ihn, sondern auch für den Zuschauer. In den ersten Folgen der Serie kann dieser darauf vertrauen, dass in Melfis Praxis geklärt und kommentiert wird, was er zwischendurch an irritierenden Szenen, an Gewalt, Unglück, Missbrauch und Intrigen zu sehen bekommt. Melfis Illusion, dem Mann helfen zu können, korrespondiert mit der Überzeugung, dass der Zuschauer sich dem Genuss der Grausamkeiten aus einer überlegenen Warte hingeben kann.

Doch das Biest, das so schön im unreifen Gangster lokalisiert ist, ist in jeder Zuschauerin, jedem Zuschauer zuhause. Die Serie lässt es langsam, Folge für Folge, etwas mehr zum Leben erwachen. Es äußert sich in den Wünschen nach Grenzüberschreitung, nach Drama, nach Eskalation – vielleicht auch nach der Katharsis, die nur nach dem ganz großen Knall zu haben ist. Gerade als Melfi auf dem Höhepunkt ihrer Weisheit angekommen zu sein scheint, zeigen sich Tonys Vereinnahmungsversuche in neuer Gestalt: Zu Beginn von »Meadowlands« (1/4), nimmt die Kamera zum ersten Mal einen unmissverständlich begehrenden Blick – Tonys Blick – auf Melfis Körper an. Sie bleibt an ihren übergeschlagenen Knien hängen, die in einer zarten, hautfarbenen Strumpfhose stecken, und fährt dann langsam an ihrem Kopf hoch, bis die Zuschauer sie in der gewohnten Perspektive sehen: als Frau, die spricht oder zuhört. Die Szene entpuppt sich als Traum, was für die Zuschauer zunächst nicht klar ist – erst als die Kamera Melfis Kopf erreicht und sie ein kleines, lustvolles Stöhnen ausstößt, wundert man sich. Am Ende des Traums erlebt Tony eine Reminiszenz an die berühmte Szene aus Hitchcocks *Psycho*. Er sieht Dr. Melfis Hinterkopf, sie dreht sich um und hat das Gesicht von Tonys Mutter. Tony ist im Begriff, sich in die Mutter, die er auf Melfi projiziert, zu verlieben – ein vielversprechender Verlauf für die Therapie, wenn die Zuschauer nicht wären, deren Position die Serie zusehends in eine voyeuristische verwandelt.

Dr. Melfi gerät nämlich selbst in eine Krise. Sie verliert immer mehr von ihrer Souveränität, bis sie kurz davor ist, schluchzend in Tonys Arme zu fallen und das eigene wilde Tier von der Leine zu lassen. Doch eins nach dem anderen. Es beginnt damit, dass sie wegdriftet, während Tony spricht. Sie sei in Gedanken gewesen, entschuldigt sie sich, denn der narzisstische Mann will ihre volle Aufmerksamkeit.

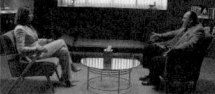

Sie lebe ein behütetes Leben, sinniert sie, verbringe zehn Stunden am Tag in ihrem Behandlungsraum und habe offensichtlich den Kontakt zum Leben da draußen verloren – das Klima der Wut in der amerikanischen Gesellschaft sei ihr entgangen, diese beiläufige Gewalt. Sie erzählt Tony empört, wie ihr Freund von einem Polizisten verprügelt worden sei – ein Polizist übrigens, den Tony auf sie angesetzt hatte, um sie auszuspionieren und mehr über ihr Privatleben zu erfahren. So macht man das als verliebter Mafioso. Nach dem kleinen Aussetzer entschuldigt sich Melfi für ihr unprofessionelles Benehmen, wie sie sich in Zukunft permanent bei ihm entschuldigen wird. Als sie Tony fragt, ob er immer noch Zweifel an der Therapie habe, schaut sie ihn an wie ein kleines Mädchen, das von Papa gelobt werden möchte, und Tony steigt sofort ein: Nein, nein, alles bestens. »I get a lot of good ideas here« (1/4 49:45).

Ob sich Melfi wirklich von Tony erotisch angezogen fühlt, erfahren die Zuschauer nie – ihrem Supervisor Elliot Kupferberg (Peter Bogdanovich) gegenüber bestreitet sie es –, doch umso mehr nehmen die Zuschauer es an, im Sinne einer Übertragung der eigenen Faszination durch die Serie und ihren Protagonisten. In der Therapie entwickelt sich an diesem Punkt eine neue Art der Gesprächskultur. Die beiden flirten, und als Melfi Tony fragt, warum er eine italienischstämmige Frau als Therapeutin ausgesucht habe, fragt er zurück: Warum sie ihn denn als Patienten akzeptiere, wo doch alle regelkonform lebenden Menschen einen riesigen Bogen um ihn machen würden? Darauf antwortet sie nicht, doch in den nächsten Sitzungen lacht sie ungestüm über Tonys Witze, besonders die unanständigen, um sich sofort zu entschuldigen. Je mädchenhafter sie sich benimmt, desto freundlicher ist Tony zu ihr; sie scheint alles zu tun, um so oft wie möglich in den Genuss seines jungenhaften Lächelns zu kommen. In »Pax Soprana« ist es soweit, dass Tony Melfi zu küssen versucht (1/6 27:12). Er lobt ihre dezente Art sich zu kleiden – »you play it down« – und ihre Sanftheit; dann geht er durch den Raum auf sie zu. Sie schickt ihn nach Hause und vertagt das Gespräch über die Szene auf die nächste Sitzung.

In der folgenden Einstellung landet zwar nicht Tony, aber der Zuschauer bei Melfi zuhause; sie liegt nicht gerade im Bett (das kommt später), sondern sitzt im Negligé auf einem Lehnstuhl, einen Roman von T.C. Boyle lesend. Von draußen hört sie Geschrei – und sieht, wie ein Auto davonfährt: Tonys Art, seine Liebe zu bekunden. Als Melfi in der nächsten Sitzung Tonys Liebesübergriff diskutieren will, fragt er, wie es denn ihrem Auto gehe. Es stellt sich heraus, dass er es hat stehlen und reparieren lassen. Sie schimpft mit ihm, will wissen, welche Übergriffe er sonst noch auf ihre Privatsphäre unternommen habe, und Tony bekennt, dass er in sie verliebt sei (1/6 38:34). Melfi erklärt ihm in einer einfachen Sprache, wie Übertragung funktioniert: »You've made me all of the things you feel are missing in your wife. And in your mother.« (1/6 39.29). Da platziert er eine seiner schönen Weisheiten: »I'm a man. You're a woman. End of story. ... And this crap about Freud and every boy wanting to have sex with his mother, that's not gonna fly here«. Melfi versucht es noch einmal: »This is all a byproduct of progress.« (1/6 39:49).

Je mehr Tony sich für Dr. Melfi interessiert, desto intensiver wird die Osmose zwischen den Erzählräumen. Wenn man davon ausgeht, dass Tonys Erzählen überhaupt erst durch die Therapie in Gang kommen konnte, scheint sich die Erzählperspektive vom therapeutischen Gespräch abgelöst und selbstständig gemacht zu haben. Sie entwickelt sich zu einer eigenen, von Tonys Geschichte unabhängigen Instanz, die einem das Gefühl vermittelt, alles zu sehen und zu wissen. Die Neugier auf Melfis Privatleben wird partiell befriedigt; es ist nicht mehr hinter ihrer Rolle als Psychiaterin verborgen.

In »The Legend of Tennessee Moltisanti« (1/8) erleben die Zuschauer Melfi zum ersten Mal mit ihrer Familie. Dazu gehören ihr erwachsener Sohn Jason, ihr Ex-Mann Richard sowie ihre Eltern Aida und Joseph. Als es um politisch unkorrekte Wörter geht, erwähnt Melfi einen Patienten – und sofort folgern alle daraus, dass sie einen Mafioso behandelt. Ihr Ex-Gatte, selbst ein eher dominanter, aufbrausender Mann, echauffiert sich über das schlechte Image der Italo-Amerikaner, an dem die Mafia schuld sei. Er macht Melfi indirekt für das schlechte Image verantwortlich, weil sie die Mafia unterstütze. Hollywood, mit Filmen wie *Der Pate* und *Goodfellas*, perpetuiere zusammen mit der Berichterstattung über echte Gangster das Image des mafiösen Italieners. Später sehen die Zuschauer Melfi und Richard auf einem Stück Land, das sie während ihrer Ehe gemeinsam erworben hatten; jetzt soll es verkauft werden. Dabei kommt das Gespräch wieder auf Tony. Richard insistiert, dass der kriminelle Patient böse sei: »The man's a criminal, Jennifer. And finally, you're gonna get beyond psychotherapy with its cheesy moral relativism. Finally, you're gonna get to good and evil. And he's evil.« (1/8 36:30). Am Ende der Folge sitzen Jennifer, Richard und Jason in der Familientherapie – mit dem Ziel, Jennifer dazu zu bringen, ihren Patienten aufzugeben. Was sie schließlich auch tut. Und sie zieht wieder mit Richard zusammen. Es sieht aus, als hätte Tonys Therapie ihren emanzipatorischen Bestrebungen ein Ende gesetzt. Es sieht aus, als komme Dynamik ins Spiel. Doch für die Zuschauerposition bedeutet die Auflösung der therapeutischen Position Melfis, dass sie ebenfalls destabilisiert wird. Die Serie entzieht einem den Boden unter den Füßen.

Schuldgefühle und Rachefantasien

Melfis Rückzug aus der Therapie macht sie paradoxerweise nur noch abhängiger von Tony. In der Folge »Toodle-Fucking-Oo« (2/3) laufen sich die beiden in einem Restaurant über den Weg. Melfi hat mit ihren Freundinnen eins über den Durst getrunken (was sie immer häufiger tut) und spricht den Mafiaboss im Kreis seiner Kumpane an wie eine ehemalige Geliebte. Tony zeigt Melfi die kalte Schulter, was sie aber nicht daran hindert, sich mit einem koketten »toodle-oo« von ihm zu verabschieden. Sie erzählt Elliot, wie sehr sie sich schämt. »That's not the way I talk with patients. It wasn't me, it was someone else« (2/3 16:24) »I think toodle-oo was the action of a ditsy young girl. And I regressed into a girl thing to escape responsibility for abandoning a patient.« (2/3 17:20).

Gegen Ende derselben Folge verdichtet sich Melfis Schuldgefühl zu einem Alptraum – im Gegensatz zu Tony kommen die Zuschauer der Therapeutin immer näher; jetzt sehen sie sogar in sie hinein. Sie träumt von Tony. Er erleidet am Steuer eine Panikattacke und donnert in einen Lkw. Blutüberströmt und mit seiner Prozac-Dose in der leblosen Hand liegt er da, als Melfi in ihrem Auto an der Unfallszene vorbeikommt. Auf der Tonspur läuft eine Melodie aus Victor Flemings Film *The Wizard of Oz* von 1939. Wie meistens in *The Sopranos* erkennt man den Traum an der experimentellen Bildästhetik; explizit wird er erst, als Melfi schweißgebadet aufwacht – jetzt sind die Zuschauer bei ihr im Bett – und sie schreibt in ihr Traumtagebuch: »Dreamed about patient's horrible car crash. Wizard of Oz playing. Prozac.« (2/3 42:40).

Melfis Supervision bei Elliot wird zu einem wiederkehrenden Schauplatz der Serie. In der Folge »Big Girls Don't Cry« spricht Melfi über den Traum und über »The Wizard of Oz«. Sie erinnert sich daran, wie sie sich als Kind mit ihrer Schwester unter der Decke versteckt hatte, weil der Film bei all seiner vergnügten Buntheit so gruselige Szenen hat. Elliot zieht wissend die Augenbrauen hoch und stellt die rhetorische Frage, warum die Zuschauer Achterbahnen und Gruselfilme lieben. Und Melfi antwortet pflichtbewusst: »To experience the thrill of being terrified without the consequences.« (3/5 11:16). Als Elliot insinuiert, dass sich Melfi mit Tony einen aufregenden Film reinzieht, der ihr einen Ersatzreiz bietet, wird sie ausfällig. Und zwar auf eine Weise, die eher zu ihrem Patienten passen würde als zur kultivierten Ärztin, als die die Zuschauer sie kennen. Von Ersatz, empört sie sich, könne keine Rede sein, immerhin habe sie untertauchen müssen. Ob das denn nicht aufregend gewesen sei, möchte Elliot wissen. »Fuck you. You think this is funny. You smug cocksucker. Fuck you«. (3/5 11:44). Bei der nächsten Supervisionssitzung stellt sie genau das fest, was die Zuschauer auch schon gesehen haben: Sie benimmt sich bei Elliot so wie Tony bei ihr. Sie wisse nicht, was los sei mit ihr. Sie will Tonys Therapie wieder aufnehmen, in der Hoffnung, ihre eigenen Schuldgefühle dabei therapieren zu können. Da betont Elliot, dass hier, in seiner – übrigens dunklen, höhlenartigen – Praxis der Ort für ihre Therapie sei.

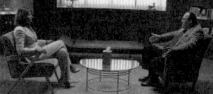

Dennoch nimmt Melfi Tonys Therapie wieder auf. In der nächsten Sitzung, ebenfalls in der vierten Folge, »Employee of the Week«, sehen die Zuschauer sie enttäuscht zusammensinken, weil Tony entgegen ihren Hoffnungen nicht bereit ist, seinen Gefühlen auf den Grund zu gehen. In der Supervision bezichtigt sie sich selbst, Tony auf den Leim gegangen zu sein – genau wie Richard es ihr immer gesagt habe, dessen Lieblingsthema wie erwähnt die Diskriminierung der Italo-Amerikaner ist; und die üble Rolle, die Hollywood mit seiner Stereotypisierung spielt: »Undershirts. Yelling. Hollywood tries to give these sociophaths the tragic grandeur of Al Pacino.« (3/4 03:17). Der innere Kompass kommt Melfi abhanden. Die Behandlung von Tony ist wie eine ungesunde Sucht – die Sucht des Fernsehpublikums, das immer mehr und mehr von Tonys sich endlos drehender Abwärtsspirale sehen will, auch wenn es ihm nicht guttut (Diederichsen 2012; Binotto und Pfister 2015).

Ebenfalls noch in »Employee of the Month« erreicht Jennifer Melfis Dilemma seinen dramaturgischen Höhepunkt. Eines Abends wird sie beim Verlassen ihrer Praxis im Parkhaus vergewaltigt. Auf der Treppe hatte sie noch mit Richard telefoniert, sich verteidigt wie ein kleines Mädchen gegenüber dem übermächtigen Vater – weil sie es nicht geschafft hat, zu tun, was das Beste ist für sie, aus Papas Sicht, nämlich Tony Soprano an einen Verhaltenstherapeuten zu überweisen. Der Angriff ist brutal; ein Unbekannter verprügelt Melfi, schleift sie durch das Parkhaus und vergewaltigt sie auf der Treppe. Ein paar Sekunden lang sehen die Zuschauer Melfi vor Schmerzen wimmernd und stöhnend auf der Parkhaustreppe liegen. Beim nächsten Schnitt sind die Zuschauer im Krankenhaus; Melfi wird verarztet, von der Polizei befragt, und auch Richard kommt dazu: Die Kultur mit ihren Institutionen übernimmt, der Patriarch beschützt sie. Das Rad der Katastrophe dreht sich aber noch weiter. Wegen eines Verfahrensfehlers muss die Polizei den Täter laufen lassen. Richard und Jennifer sind frustriert, weil sie nichts tun können – Richard ballt seine Fäuste, mit denen er den Täter am liebsten töten würde. Die Kamera zoomt an die gewaltbereiten Männerhände heran, um sie in der nächsten Einstellung mit einer Axt, von Tony Soprano zielgenau auf ein Holzscheit geschwungen, zu konterkarieren. Das Kalkül der Serie, wie diese Montage zeigt, zielt auf den Ruf nach dem starken Mann ab, packt uns einmal mehr beim Unbehagen in der Kultur.

Anders als das Exploitation-Kino, das in seiner Affektpoetik darauf abzielt, die Zuschauer unvereinbaren Emotionen auszusetzen und sie damit allein zu lassen (Illger 2014, S. 2), nimmt *The Sopranos* Elemente davon auf, gibt dem Zuschauer aber, durchaus medienpädagogisch, die Instrumente an die Hand, um die eigene Irritation zu analysieren. In Dr. Melfis zentralem Alptraum betreibt die Serie Zuschaueranalyse (3/4 39:05). Melfi arbeitet in einem dunklen Raum. Sie verlässt ihren Arbeitsplatz, um eine Tür mit dem Warnschild »Danger! High voltage. Call JGE before digging« zu öffnen. Im Raum hinter der Tür steht ein Getränkeautomat, den sie mit Maccaroni füttert. Doch sie bleibt mit dem Arm in der Ausgabeöffnung stecken. Da kläfft sie ein Rottweiler an, und der Vergewaltiger nähert sich ihr, packt sie am Bein – doch der Rottweiler zerfleischt ihn gerade rechtzeitig.

In der Supervision erzählt Melfi von der großen Erleichterung, die sie nach dem Traum verspürt habe; zum ersten Mal seit dem Angriff habe sie sich sicher gefühlt. Den Getränkeautomaten deutet sie als Symbol für ihre Schuldgefühle, weil sie nicht aufgepasst habe, obwohl sie gewusst habe, dass es gefährlich sei, allein in Parkgaragen zu gehen. Der Hund, meint Elliot, stehe für den verbotenen Teil ihrer Psyche, für die mörderische Wut – *the beast in me*. Plötzlich fällt Melfi ein, dass die Urahnen des Rottweilers römische Wachthunde waren. Und sie begreift ihren unbewussten Wunsch, Tony Soprano auf den Vergewaltiger zu hetzen. Das löst einen Wutstrom in ihr aus, und sie tut das, zu dem sie Tony gerne ermutigen möchte: Sie redet sich in Rage gegen das »fucked up« Justizsystem, den »cocksucker« von Vergewaltiger, der nicht nur seiner gerechten Strafe entgeht, sondern in seiner Fastfood-Filiale auch noch als »employee of the month« gefeiert wird. Elliot beginnt sanft und besorgt: »Jennifer, civilisation ...« (3/4 42:41). Keine Sorge, sie werde sich an die Regeln halten. Aber eine Genugtuung liege schon darin zu wissen, dass sie den Mann wie einen Wurm zerquetschen lassen könnte.

In der nächsten Sitzung mit Tony kündigt er an, sich auf ihren Vorschlag einlassen zu wollen und es mit einer Verhaltenstherapie zu versuchen. Da bricht Melfi, die geschundene, missbrauchte Frau, in Tränen aus. Die starre, kammerspielartige Inszenierung der Szene gibt der Zuschauersehnsucht nach dem großen Knall Nahrung, doch Melfi beherrscht sich. Nein, es gibt nichts zu sagen. Schnitt, schwarz, Abspann.

Auch hier reproduziert sich Melfis Konflikt im Zuschauer: Wäre es nicht schön gewesen zu sehen, wie Tony den Verbrecher seiner gerechte Strafe zuführt? Außerdem zeigt die Serie hartnäckig auf, dass die Welt der gesetzeskonformen Bürger nicht weniger grausam ist als die der Mafia. Beamte sind grundsätzlich korrupt und gerade diejenigen, die Jagd auf die Mafia machen, erkennen in ihrer Selbstgerechtigkeit nicht, wie verkommen und von Grund auf ungerecht das System ist, dem sie dienen. Der ideale Nährboden für Parallelsysteme, wie die Mafia eins ist, denkt man vor dem Fernseher. Das ist der äußerste Punkt, an den das teuflische Spiel führt, das die Serie mit dem Publikum treibt. Das war durchaus die Absicht des Entwicklers David Chase, wie er in einem Kommentar erklärt:

»If you're raised on a steady diet of Hollywood movies and network television, you start to think, ›Obviously there's going to be some moral accounting here‹. That's not the way the world works. It all comes down to why you're watching. If all you want is to see big Tony Soprano take that guy's head and bang it against the wall like a cantaloupe… The point is – Melfi, despite pain and suffering, made her moral, ethical choice and we should applaud her for it. That's the story.« (Staff 2007).

Wiederholung bis zum Filmriss

Die Distanz zwischen Dr. Melfi und Tony Soprano ist zwar wiederhergestellt, doch beide befinden sich auf ihrer eigenen Abwärtsspirale. Tony gibt sich auf der Suche nach der bedingungslosen (Mutter) Liebe dem neurotischen Wiederholungszwang hin und stürzt sich von einer katastrophalen Affäre in die nächste. Melfi verliert die Kontrolle über ihre Schuldgefühle und greift zur Flasche. Je länger die Serie voranschreitet, je mehr Menschen aus Tonys Umfeld umgebracht werden (viele von ihnen von seiner Hand oder auf seine Anordnung), umso klarer wird: Die Therapie tritt auf der Stelle. Tony kann und will nicht verstehen, dass ihn Wut und Schuld blockieren. Im Finale der fünften Staffel, »All due respect«, kurz bevor Tony seinem geliebten Cousin Tony Blundetto eine Kugel durch den Kopf jagt, bringt Melfi es auf den Punkt:

> »We spent hours getting to the realisation that your feelings for your cousin stem from guilt and shame. Do you remember that? Do you care? … here we are, as always, back at square one with you going into high-sentimentality mode. … Whatever you do, own your feelings.« (5/13 28:00).

Tony macht immer weiter, obwohl der Krieg zwischen den Mafiafamilien immer blutiger und gnadenloser wird, obwohl sein Sohn einen Selbstmordversuch begeht, obwohl er selbst immer weniger Freude hat am Leben. Aber es bleiben ihm, dank der Therapie, ab und zu luzide Momente, in denen er seine neurotischen Verstrickungen reflektieren kann.

Mit den Jahren kommt Melfi nicht mehr um die Erkenntnis herum, dass die Therapie dem Gangsterpatienten hilft, sich besser zu fühlen, ohne auf Gewalt zu verzichten. Melfis Supervisor drängt sie wieder und wieder dazu, die Therapie aus ethischen Gründen abzubrechen, bis er eines Tages Munition in die Hand bekommt: Eine klinische Studie belegt, dass Psychotherapie dazu beiträgt, Soziopathen zu stabilisieren. Das geschieht in der zweitletzten Folge der sechsten und letzten Staffel, »The Blue Comet«. Plötzlich geht es schnell: Melfi schmeißt Tony raus.

Der Auslöser, so suggeriert die Serie, ist ein Abendessen unter befreundeten Psychiatern: Jennifer Melfi, Elliot Kupferberg und andere sind dabei. Auffällig ist die multiethnische Zusammensetzung –

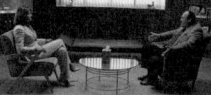

und die Sticheleien gegen italienischstämmige Amerikaner. Vorurteile gegen die mafiösen Verstrickungen gelten offensichtlich als weniger politisch unkorrekt als Bemerkungen gegen andere Gruppen. Das Gespräch kommt auf eine Bekannte, die eine leidenschaftliche Brieffreundschaft mit einem Häftling pflegt – er sitzt eine Strafe wegen bewaffneten Raubes ab. »What is this fascination with criminals?«, fragt jemand am Tisch, und Elliot antwortet: »Rescue fantasies. They think they can fix them.« (6.8, 00:13). Die Kamera verheimlicht dem Zuschauer Melfis Reaktion auf die indirekte Ansprache; sie nimmt die Frau ins Bild, die das Thema auf den Tisch gebracht hat. Diese erzählt der Runde, wie sie bei ihren Recherchen über Soziopathen auf eine Studie mit erschreckenden Resultaten gestoßen sei: Gesprächstherapie helfe soziopathischen Persönlichkeiten, bessere Kriminelle zu werden. Andere Untersuchungen belegten, dass sie in der Lage seien, eloquent über Schlüsselthemen wie ihre Mutterbeziehung, ihre Familie zu reden und dabei Empathie vorzutäuschen.

Melfi fragt, was denn einen wahren Soziopathen ausmache – und greift Elliot an. Er habe die anderen dazu angestiftet, das Thema auf den Tisch zu bringen. Doch der ist nicht mehr zu bremsen: Um Melfi vor »moralischen und juristischen Konsequenzen« zu bewahren, verrät er den anderen, dass Tony Soprano Melfis Patient ist, und begeht damit einen Verstoß gegen Arztgeheimnis und Berufsethos. Der Abend löst bei Jennifer Melfi eine Dynamik aus, die weniger mit der Studie von Yochelson und Samonow (2004) zu tun hat als mit der Demütigung, die sie bei der Party über sich ergehen lassen musste. Während des Gesprächs erscheint sie unsicher und fahrig, leicht angetrunken, unterschwellig aggressiv; sie lässt sich vom kultivierten Psychiater-Mob auch durch Bemerkungen in Sachen Wein in die Defensive drängen.

Nach einem kurzen Intermezzo, in der Tonys Capos den Mord am Boss einer New Yorker Mafiafamilie planen, werden die Zuschauer Zeugen einer eigenartigen Lesezene. Melfi liegt im Bett. Sie liest Samuel Yochelsons und Stanton E. Samonows Studie *The criminal personality* von 2004. Die Kamera wechselt von Melfis müdem, besorgtem Gesicht auf den Text, zoomt einzelne Wörter heran und formt aus ihnen einen Satz, der Melfi aus ihrem eigenen sentimentalen Traum zu reißen scheint: »the criminal's« – »sentimentality« – »reveals« – »itself in« – »compassion« – »for babies« – »and pets« (16:32). Und weiter: »the criminal« – »uses insight« – »to justify« – »heinous acts« (16:40). »Therapy has« – »potential for« – »noncriminals« – »for criminals« – »it becomes« – »one more« – »criminal« – »operation«. Die Wörter erscheinen zusammengestückelt wie in einem Erpresserbrief. Oder wie die zehn Gebote, die Gott Moses diktiert, auf das er sie in Stein haue. Die Kamera wechselt die Perspektive und zeigt Melfi jetzt vom Flur aus, durch die halb geöffnete Schlafzimmertür; konsterniert. Die ganze Szene spielt sich ohne Musik ab, die Zuschauer hören nur das Rascheln der Seiten.

Tonys letzte Therapiestunde beginnt mit einer Einstellung, die die Zuschauer aus der ersten Folge der Serie kennen: Er sitzt im Wartezimmer. Auch er blättert in einer Zeitschrift, aber nicht gefesselt, sondern zunächst zerstreut. Dann bleibt er, als alter Grill-Chef, bei einem Rezept für Fleischmarinade mit Piment d'Espelette hängen. Die Kamera scheint Geschmack am Fokussieren von Text bekommen zu haben; die Zuschauer lesen: »This fiery Basque Pepper puts any grilled steak into orbit«. Was bedeutet das nun, fragt man sich, wer ist das Steak und wer der Pfeffer? Da reißt Tony die Seite aus der Zeitschrift heraus (6/20 18:00).

Beim letzten Therapiegespräch sieht nicht nur Jennifer Melfi ihren Patienten mit anderen Augen, auch die Zuschauer sehen nur noch einen verlogenen Widerling. Es ist, als ob jemand einen Schalter umgelegt hätte. Fett geworden ist der Mafiaboss in den sieben Jahren, und sein kleinjungenhafter Charme ist weg. Es ist, als ob die Zuschauer zusammen mit Dr. Melfi aus einem bösen Traum erwachen würden; oder genauer: als ob die Zuschauer von einem quälenden Liebeswahn befreit wären. Wenn sie die Faszination durch den starken Mann jenseits von Gut und Böse fahren lassen, das Mitleid mit dem Gefangenen eines unentrinnbaren Systems aufgeben und Tony Soprano als hoffnungslosen Fall, als pathologischen Verbrecher abstempeln, ist es zwar mit der lustvollen Anteilnahme an einer finster funkelnden Parallelwelt vorbei. Doch der Abschied von Tony Soprano bedeutet auch die Erlösung von einer zunehmend bedrückenden Welt. Eine Sucht – bei Melfi die Sucht nach den wilden, wüsten Geschichten ihres Patienten, bei den Zuschauern nach der Serie – wird mit eiskaltem Entzug behandelt (Diederichsen 2012, S. 39).

In der Leseszene in Melfis Bett kommt eine neue Autorität ins Spiel, die eigentlich eine alte ist: die Autorität der Schrift. Schwarz auf weiß steht es da: Therapie funktioniert bei Kriminellen nicht. Die Fragen, die Melfi beim Essen noch aufgeworfen hatte – was ist überhaupt ein Soziopath, wie lange ist überhaupt die Halbwertszeit von klinischen Studien? – zählen plötzlich nicht mehr. Die Schrift trägt den Sieg über das audiovisuelle Medium der TV-Serie davon; die Fixierung der Kamera auf die gedruckten Wörter lassen sich im Sinne des Triebverzichtes verstehen, der die Kultur wieder in ihr Recht setzt. Schluss mit Gangster-Therapie, Schluss mit der Mafia-Serie.

Das skandalumwitterte Ende von *The Sopranos* ist vor diesem Hintergrund nur konsequent: Ein alltäglicher Restaurantbesuch der Familie Soprano wird durch einen Filmriss unterbrochen. Der Bildschirm wird schwarz und bleibt es – bis der Abspann bestätigt, dass die Zuschauer es nicht mit einem technischen Fehler zu tun haben. Die Fernsehserie, sagt dieser Schluss, ist nur eine Fernsehserie; und doch hat sie sich in die Gefühlswelt der Zuschauer eingeschlichen und Gedanken denken lassen, vor denen sie sich in den eigenen vier Wänden, im eigenen Kopf, sicher gewähnt hatten.

Literatur

Binotto J, Pfister M (2015) Totalität und Unendlichkeit. Ein Dialog über die Fernsehserie. In: Knellessen O, Schiesser G, Strassberg D (Hrsg): Serialität. Wissenschaften, Künste, Medien. Turia & Kant, Wien, S 53–67
Diederichsen D (2012) The Sopranos. Diaphanes, Zürich
Freud S (1930a) Das Unbehagen in der Kultur. In: Gesammelte Werke, Bd. XIV. 7. Aufl, Fischer, Frankfurt a.M. 1991, S 419–506
Illger, D (2014) Grotesque desire. The early cinema of David Cronenberg and the limits of morality. In: Lötscher C, Schrackmann, P, Tomkowiak I, Holzen A von (Hrsg) Transitions and dissolving boundaries in the fantastic. Lit, Wien, S 89–98
Klein, T (2012) Die Sopranos. In: Klein T (Hrsg) Klassiker der Fernsehserie. Reclam, Stuttgart, S 285–294
Rose F (2011) The art of immersion. How the digital generation is remaking Hollywood, Madison Avenue and the way we tell stories. Norton, New York
Yochelsons S, Samonows SE (2004) The criminal personality.
Staff E (2007) Sopranos pine barrens oral history. http://www.ew.com/article/2007/05/13/sopranos-pine-barrens-oral-history. Zugegriffen: 06. Juli 2016

Originaltitel	The Sopranos
Erscheinungsjahr	1999–2007
Land	USA
Creator	David Chase
Regie	Timothy Van Patten, John Patterson, Allen Coulter, David Chase u.a.
Hauptdarsteller	James Gandolfini, Lorraine Bracco
Verfügbarkeit	Als DVD in deutscher Sprache erhältlich

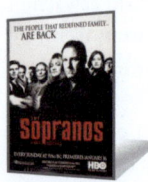

Ulf Heuner

Der traurige Psychotherapeut. Zur Figur des Dr. Charles Kroger in der Fernsehserie *Monk*

Das Seriensetting	395
Die Protagonisten der Serie	396
Die Melancholie des Psychotherapeuten Charles Kroger	397
Filmfiguren kennen kein Unbewusstes	401
Ein Dr. Evil macht Dr. Kroger Konkurrenz	402
Dr. Kroger als humorloses Zentrum des Humororkans	403
Literatur	405

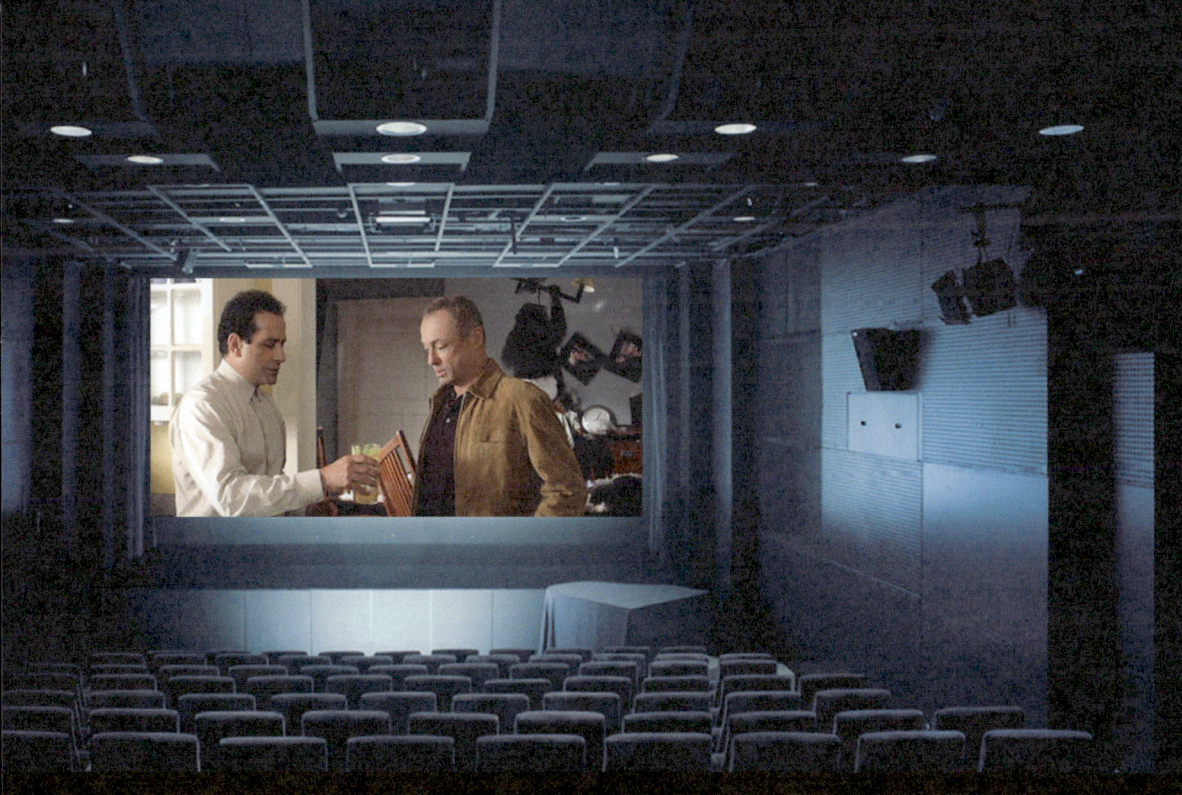

M. Poltrum, B. Rieken (Hrsg.), *Seelenkenner Psychoschurken*,
DOI 10.1007/978-3-662-50486-4_27, © Springer-Verlag Berlin Heidelberg 2017

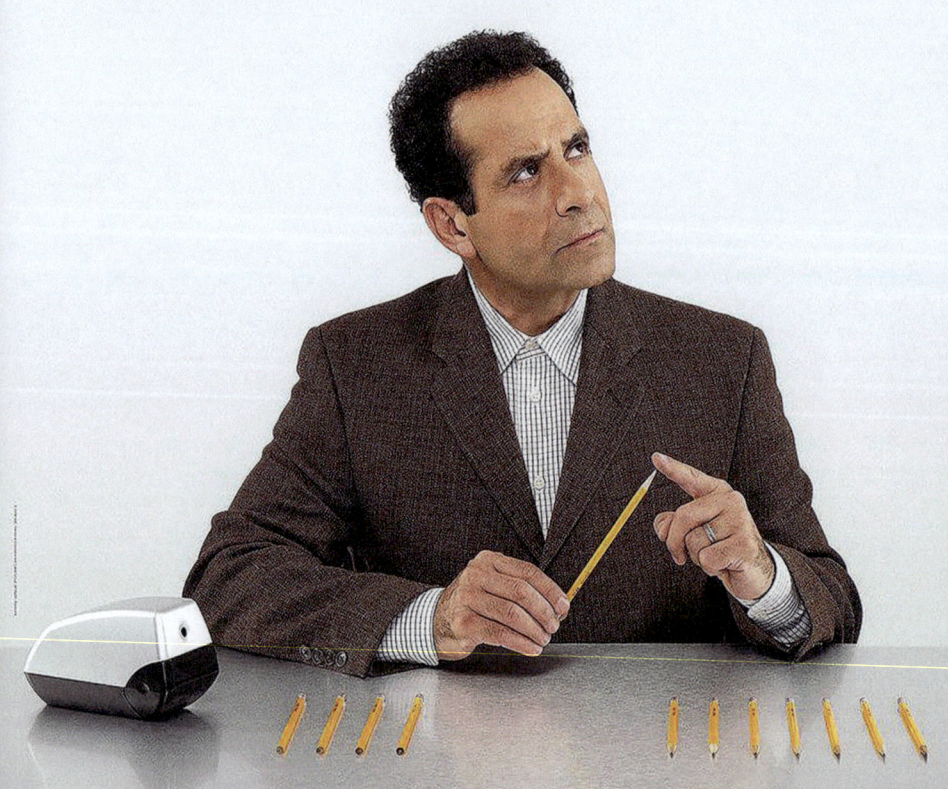

Werbeplakat zu *Monk*.
Quelle: Filmbild Fundus Herbert Klemens. Mit freundlicher Genehmigung.

Monk

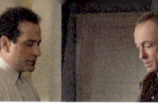

»It's a gift ... and a curse! / Es ist eine Gabe ... und ein Fluch!« Mit diesen Worten beschreibt der Privatdetektiv Monk in der gleichnamigen US-amerikanischen Fernsehserie (❏ Abb. 27.1) das Dilemma seines Lebens, hervorgerufen durch seine zahlreichen Phobien, Neurosen und Zwänge. Einerseits leidet Adrian Monk (Tony Shalhoub) sehr unter ihnen, andererseits sind sie eine Grundlage seiner außergewöhnlichen detektivischen Fähigkeiten und somit auch Grund erfüllter, glücklicher Momente, wenn er dank ihnen mal wieder einen Mörder überführt hat.

»It's a gift ... and a curse!«, könnte auch Monks Psychotherapeut Charles Kroger über seine beruflichen Fähigkeiten sagen, die ihn in die Lage versetzen, über viele Jahre so schwierige Patienten wie Monk zu behandeln. Dass therapeutische Arbeit nicht nur eine Lust, sondern mitunter auch eine Last ist und Patienten zu einer regelrechten Plage werden können, demonstriert der Schauspieler Stanley Kamel in seiner Rolle als Dr. Kroger auf eindrückliche Weise. Man könnte bei diesem geradezu eine Monk-Phobie diagnostizieren. Wenn Kroger Monk anblickt, scheint sein Gesicht oft nur noch zu sagen: »It's a curse, it's a curse!«

Das Seriensetting

Die Serie *Monk* wurde von 2002–2009 mit 125 Folgen in acht Staffeln produziert. In ihr dreht sich alles um die titelgebende Figur des Adrian Monk. Dieser hatte früher als Detective im Morddezernat der Polizei von San Francisco gearbeitet, bis seine Frau Trudy bei einem Autobombenattentat ums Leben kam und dieses Ereignis Monk aus der Bahn warf. Aufgrund des erlittenen Traumas und der damit einhergehenden Verstärkung all seiner psychischen Erkrankungen wurde er untauglich für den Polizeidienst. So arbeitet Monk zum Zeitpunkt, als die Serienhandlung einsetzt, als Privatdetektiv, wobei sein Wunsch und Bestreben, wieder in den Polizeidienst zurückzukehren, einen roten Faden der Serienhandlung bildet. Als ein zweiter roter Faden zieht sich durch die Serie die Klärung der Frage, wer verantwortlich ist für das Attentat auf Trudy, das wohl Monk galt, wobei die Serie grundsätzlich als Episodenserie konzipiert und pro Serie ein, manchmal auch zwei Kriminalfälle abgehandelt werden. Dass es aber über die Folgen und Staffeln hinweg auch Entwicklungen in der Zeichnung der einzelnen Figuren und in ihrem Verhältnis zueinander gibt und die eigentliche Episodenkrimihandlung oft nur nebenher läuft, ist typisch für amerikanische Serien in den Nullerjahren. Das unterscheidet sie von den klassischen Krimiserien wie *Columbo* oder *Kojak*. Robin Nelson hat für diesen Erzählbogen den Begriff *flexi-narrative* geprägt (Nelson 2013).

Die Serie *Monk* fällt in eine Zeit, in der sich einige amerikanische Fernsehserien daran machten, dem Hollywoodkino in Sachen Popularität und Qualität den Rang abzulaufen. Serien wie *The Sopranos*, *The Wire*, *Six Feet Under*, *24*, *CSI* oder *Navy CIS* setzten auf je unterschiedliche Weise erzählerisch und ästhetisch neue Maßstäbe (Eichner et al. 2013; Wenty 2014; Ernst und Paul 2015). Die Serie *Monk* kann man durchaus in diese Reihe einordnen, wobei sie filmästhetisch eher konventionell daherkommt mit vielen Schuss-Gegenschuss-Dialogen und Wechseln von Totalen, Halbtotalen und Nahaufnahmen. Gemeinsam mit anderen zur gleichen Zeit produzierten Serien setzt sie sich m. E. von dem Hollywoodkino ab, indem man dem Bigger than Life des Starkinos gezielt ein Smaller than Life entgegensetzt. Die Protagonisten werden als Menschen mit all ihren Schwächen, Fehlern und Ticks präsentiert; genauer gesagt rücken diese Schwächen der Figuren in den Fokus, sie machen den eigentlichen Kern der Serie aus. Gesellschaftliche Außenseiter wie ein Adrian Monk mit seinen ungezählten Phobien, Zwängen und Neurosen sind die neuen (Anti-)Helden, für die oft schon die Bewältigung des normalen Alltags eine große Herausforderung darstellt. In der Nachfolge von Monk haben eine Vielzahl von Serienprotagonisten mit Verhaltensauffälligkeiten und »abnormen« Charaktereigenschaften die Bildschirme bevölkert (z. B. der sadistische Serienmörder Dexter als Star der gleichnamigen Serie oder der Physiker Sheldon Cooper in Big Bang Theory, der ähnlich wie Monk zwanghaften Ordnungssystemen unterliegt), dass man sich im Rückblick vergegenwärtigen muss, wie ungewöhnlich und innovativ es seinerzeit war, eine so skurrile Figur wie Monk zum tragenden Protagonisten einer Fernsehserie, zumal einer Krimiserie, zu machen.

Die Protagonisten der Serie

Die wichtigste Serienfigur neben Monk ist dessen resolute Assistentin Sharona Fleming (Bitty Schram), eine ehemalige Krankenschwester, die Monk nicht nur bei seinen Ermittlungen hilft, sondern ihm auch sonst in allen Lebenslagen buchstäblich zur Seite steht. So reicht sie ihm z. B. jedes Mal, wenn Monk nicht darum herumkommt, einer Person die Hand zu geben, sofort ein Feuchtpapier, mit dem er sich dann hektisch die Hände abwischt. Während der dritten Staffel wird Sharona Fleming durch Natalie Teeger (Traylor Howard) ersetzt. Die weiteren Hauptfiguren der Serie sind Captain Leland Stottlemeyer (Ted Levine), Leiter der Mordkommission im San Francisco Police Department und ehemaliger Kollege Monks, und Stottlemeyers naiver Assistent Lieutenant Randy Disher (Jason Gray-Stanford). Stottlemeyer engagiert Monk regelmäßig als Berater in Mordfällen, wobei er Monk am Anfang der Serie sehr skeptisch gegenübersteht und öfter gegen seinen Willen mit Monk zusammenarbeiten muss, weil dieser direkt vom Bürgermeister San Franciscos engagiert worden ist, der große Stücke auf Monk hält. Im Verlauf der Serie werden Stottlemeyer und Monk jedoch zu freundschaftlichen Partnern, die sich gegenseitig respektieren, nicht zuletzt, weil Monk so erfolgreich ist und Stottlemeyer oft aus der Bredouille hilft, wenn eine Ermittlung mal wieder ins Stocken geraten ist.

Die Serie lebt jedoch weniger von den Kriminalhandlungen, etwa von dem Spannungsbogen eines Whodunit oder davon, wie ein dem Zuschauer bereits bekannter Mörder überführt wird, als von den Interaktionen der ermittelnden Protagonisten untereinander, die nicht unbedingt etwas mit den Kriminalfällen zu tun haben müssen. Die Preise, die die Serie gewann (u. a. einen Golden Globe und einen Emmy für den Darsteller Tony Shalhoub), wurden deshalb auch nicht in der Kategorie Krimi, sondern in der Kategorie Komödie erlangt.

Für die Figuren in Monk gilt: Jeder blamiert sich, so gut er kann. Hier agiert niemand mit Netz und doppeltem Boden, d. h., böse Witze, Bloßstellungen oder selbst verschuldete Peinlichkeiten werden nicht wie z. B. in der Sitcom How I Met Your Mother letztlich in einer Harmoniesauce oder versöhnenden Political Correctness aufgefangen, sondern die Figuren in Monk rennen immer frontal gegen die Wand. Die Dialoge zeichnen sich oft durch Ironie und Sarkasmus aus, die niemals humorig zugekleistert werden. Guter Witz lebt von Leerstellen, die dem Rezipienten gewisse Denkleistungen abverlangen, während es nicht witzig, sondern eben nur humorig wird, wenn die Erklärung für den Witz gleich mitgeliefert wird und die Figuren womöglich auch noch ständig über ihre eigenen oder die schlechten Witze anderer lachen wie z. B. in der Serie Roseanne.

Viel Witzkapital in Monk wird aus den Phobien und Zwängen Monks in Konfrontation mit den anderen Figuren gewonnen. Da er Unordnung und alle Asymmetrien nicht ertragen kann, räumt er z. B. gerne an Tatorten oder in Wohnungen von Zeugen auf und bringt seine Assistentin Sharona und Captain Stottlemeyer regelmäßig zur Verzweiflung, wenn er mal wieder versucht, den Flüssigkeitsstand zweier irgendwo aufgefundener Gefäße genau gleich auszutarieren. Wenn Arthur Schopenhauer Komik »aus der plötzlich wahrgenommenen Inkongruenz zwischen einem Begriff und den realen Objekten, die durch ihn in irgend einer Beziehung gedacht worden waren« (Schopenhauer 1989, S. 105) hervorgehen sieht, besteht die spezielle Komik Monks nicht einfach in der Inkongruenz von Begriff und Objekt, sondern vor allem in dessen Versuch, diese Inkongruenz kongruent zu machen, d. h., die

Objekte und Personen so zu verändern, dass sie seinen persönlichen Begriffen und (Zwangs-)Vorstellungen entsprechen. In der Folge »Mr. Monk hilft der Mafia« (Staffel 3, Folge 5) befragt er z. B. einen Zeugen aus dem Gangstermilieu, Jimmy Lu, während dieser kopfüber an einer Reckstange hängend »Situps« ausführt. Als Lu bei 99 aufhört, bittet Monk ihn, die 100 doch vollzumachen. Nach einigen Diskussionen über Sinn und Zweck dieser Bitte willigt Jimmy Lu schließlich ein, macht dann aber zwei zusätzliche Situps. Daraufhin Monk: »Nein, nein, jetzt haben Sie zwei gemacht. Warum? Jetzt müssen Sie nochmal 99 machen, jetzt müssen Sie nochmal 99 machen. Das macht mich völlig fertig.«

Monk wird keineswegs als grundsätzlich bedauernswerter psychisch Kranker gezeichnet, sondern als eine Person mit wenig Empathie, die selten Rücksicht auf die Befindlichkeiten anderer Personen nimmt und mit ihren psychischen Krankheiten ihr Umfeld zu terrorisieren weiß. Dass z. B. seine Assistentin Sharona außerhalb ihrer Arbeit ein Privatleben hat, akzeptiert Monk schlicht nicht, sondern er besteht sogar darauf, sie in den Urlaub zu begleiten. Monks Versuche, sein Umfeld seinen Zwängen anzupassen, erscheinen nur deshalb komisch, weil seine Übergriffe relativ harmlos sind wie z. B. das Insistieren auf den 100 Situps. Dabei wandelt er jedoch oft auf einem schmalen Grat zwischen skurrilem Meisterdetektiv und Stalker bzw. bedrohlichem Psychopathen. Ansätze zu Letzterem zeigt er in manchen Folgen, wenn er z. B. plötzlich bei einem Rendezvous Sharonas auftaucht. Diese Ambivalenz in der Figurenzeichnung, die den Protagonisten einer Serie mit etlichen unsympathischen und auch bedrohlichen Charakterzügen ausstattet, ist ebenfalls typisch für die Antihelden der amerikanischen Serien in den Nullerjahren.

Die Melancholie des Psychotherapeuten Charles Kroger

Der Psychiater und Psychotherapeut Charles Kroger ist die wichtigste Nebenfigur der Serie. Er taucht nicht in jeder Folge auf und hat oft nur kurze Auftritte, die ihn meistens in seiner Praxis in den Therapiesitzungen mit Monk zeigen. In manchen Folgen wird Kroger stärker in die Kriminalhandlungen eingebunden und tritt auch an Schauplätzen außerhalb seiner Praxis auf. Kroger ist in seinem ganzen Auftreten sehr uneitel und unprätentiös, was sich in seiner Kleidung und Praxiseinrichtung widerspiegelt. Er trägt zur Arbeit gerne Freizeithemd unter einem Pullover, dazu eine beige Stoffhose und braune Slipper. Während seiner Therapiesitzungen legt er oft das linke Bein am Fußgelenk auf das Knie des rechten Beins, sodass das linke Bein fast waagerecht zur Seite kippt, dabei rutscht das linke Hosenbein nach oben und es kommen dicke, oft farbige Wollsocken zum Vorschein. Die Einrichtung der Praxis ist nichtssagend bis kitschig. Sie wird dominiert von zwei ausladenden hellbraunen Ledersesseln (die öfter im Laufe der Serie wechseln, aber gleichbleibend hässlich sind), in denen Kroger und seine Patienten für die Therapiesitzungen Platz nehmen. Die Sessel sind in einem leichten Winkel zueinander positioniert, sodass sich Kroger und Monk nicht frontal, sondern leicht schräg gegenübersitzen. Gegenüber den Sesseln, nur selten im Bild, stehen ein flacher Wohnzimmerholztisch und dahinter eine farblich zu den Sesseln passende Couch. Kroger und Monk werden öfter gemeinsam aus Sicht des Sofas ins Bild gesetzt, sodass hinter ihnen eine riesige Glasscheibenfront sichtbar wird, die eine Seite des Praxisraums abgrenzt und den Blick auf einen Innenhof mit hohen Waschbetonwänden freigibt. Der Innenhof ist dekoriert mit einigen Grünpflanzen und einem von einem Scheinwerfer angestrahlten Wasserspiel, bei dem an einer senkrechten Stahlplatte permanent Wasser herunterfließt.

Welche Therapieform Kroger vertritt, wird in der Serie nicht ganz klar. Es handelt sich weder um eine psychoanalytische Form noch um eine Verhaltenstherapie, sondern um eine nicht spezifizierte Art Gesprächstherapie, in der Kroger und Monk in erster Linie alltägliche Dinge und Probleme durchsprechen. Dabei spricht Kroger Monk oft einfach Mut zu, mal etwas anders oder anderes zu machen, aus seinem von zwanghaften Handlungen bestimmten Alltag auszubrechen. Oder er ermuntert ihn, die Dinge einfach aus einer anderen, positiven Sicht zu betrachten. Regelmäßig kommen Kroger und Monk in ihren Gesprächen auf den Tod Trudys zurück. Zentrales Anliegen von Krogers Therapie scheint zu

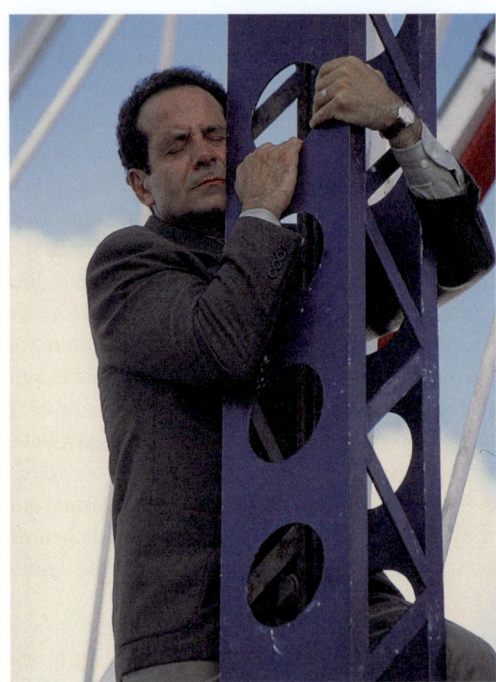

◘ **Abb. 27.2** Bei der Verfolgung eines Verbrechers wird Monk von seiner Höhenangst eingeholt. Quelle: Filmbild Fundus Herbert Klemens. Mit freundlicher Genehmigung.

sein, das mit dem Tod Trudys verbundene Trauma Monks zu überwinden. Es geht weniger darum, an den einzelnen Zwängen und Phobien zu arbeiten. Der seltene Versuch Krogers in Folge 14 der vierten Staffel, eine spezielle Phobie, die Höhenphobie, anzugehen, endet damit, dass Monk Kroger überredet, zunächst damit zu beginnen, Namen von sehr hohen Sachen zu sagen. Als Monk Kroger einmal von seinen Plänen berichtet, für ein Wochenende zu verreisen (Staffel 5, Folge 1), freut sich Kroger über den Fortschritt, dass Monk sich selbst das erste Mal seit Trudys Tod auf etwas freue, und bezeichnet diesen Fortschritt mit dem Fachbegriff »affirmative reflex«. Dieser Begriff konnte nirgends als spezifisch psychotherapeutischer Begriff ausgemacht werden, sodass es sich hierbei wohl um eine Drehbucherfindung handeln dürfte. Wie in vielen Filmen und Serien ist damit auch in der Serie *Monk* das Bild des Psychotherapeuten nicht fest umrissen. Klar ist, dass Kroger ein Psychiater ist, der als Mediziner Medikamente verschreibt, Krankenhauseinweisungen vornimmt etc., aber vornehmlich als Psychotherapeut arbeitet. Obwohl er selbst kaum psychoanalytische bzw. freudianische Deutungsmuster pflegt, sind sie im Setting der Serie öfter präsent. So wird deutlich, dass Monk, dessen Vater seine Familie früh verließ und sich nie wieder blicken ließ (bis er in einer Folge dann plötzlich wieder auftaucht), in Kroger einen Ersatzvater sieht und in ihrem Verhältnis viel Übertragung im Spiel ist. Für Verhaltenstherapie in einem vulgär verstandenen Sinne sind in der Serie eher Monks Assistentinnen zuständig, die diesen immer mal wieder dazu bewegen, Dinge zu tun, auf die er selbst nie gekommen wäre. Eine sehr effektive Verhaltenstherapie ist Monks Arbeit selbst. Denn dem Ziel, einen Mörder zu überführen oder zu fangen, kann er (für einen Moment) all seine Zwänge und Phobien wie etwa die Angst vor Viren und Bakterien unterordnen und z. B. für die Sicherstellung eines Beweisstückes in einen Müllwagen klettern oder bei der Verfolgung eines Mörders durch Abwasserkanäle waten (◘ Abb. 27.2). Das heißt, in der Serie werden Versatzstücke verschiedener Psychotherapiemethoden und -theorien auf ganz unterschiedliche Art und Weise dramaturgisch ins Spiel gebracht.

Dr. Kroger ist als Psychotherapeut und Psychiater eine Filmfigur, die sich jeder Typisierung widersetzt. Es wäre sinnlos, Kroger in die von Schneider ausgemachten drei Stereotypen der Psychiater in amerikanischen Filmen einordnen zu wollen (Schneider 1987). Krogers Minenspiel spiegelt die ganze Erfahrung und Routine eines seit vielen Jahren tätigen Therapeuten wider, der es nicht mehr weit zur Rente hat. Sein Gesichtsausdruck verrät auch, dass die Erlebnisse, Erfahrungen und Empfindungen, die ihm seine Patienten mitteilen, nicht so einmalig sind, wie diese denken mögen, sondern sich oftmals sehr ähneln. So wirkt Kroger von Monks Schilderungen häufiger recht gelangweilt, was man auch an seinen wiederholten Blicken zur Armbanduhr ablesen kann. Er erscheint immer erleichtert und macht dabei auch einen etwas verlogenen Eindruck, wenn er Monk in bedauerndem Tonfall mitteilen kann, dass die Stunde leider schon um sei. Bei allem Engagement, Verständnis und Wohlwollen zeigt Kroger eben deutlich, dass er als Psychotherapeut letztlich auch nur einen Beruf ausübt und sich auf seinen Feierabend zu Hause freut. Dies führt zwangsläufig zu Konflikten mit dem Patienten Monk, für den Kroger als Vaterfigur die wichtigste Bezugsperson neben seiner Assistentin ist. Ähnlich wie bei Sharona kann er nicht akzeptieren, dass Kroger ein Privatleben mit Familie hat. Und es gelingt Monk oft, sich Kroger erfolgreich zu widersetzen bzw. diesen zu manipulieren. Ein gutes Beispiel dafür gibt eine Therapieszene, die nicht in einer Serienfolge enthalten ist, sondern als exklusive, sog. Webisode *Mr. Monk and Dr. Kroger* auf der Website des Kabelsenders USA Network präsentiert wurde (sie ist auch in der DVD-Kollektion als Bonusmaterial enthalten). Kroger bittet Monk, einen Freitagstermin auf Donnerstag zu verschieben. Monk kann der Bitte jedoch nicht nachkommen, weil sein Donnerstag selbstverständlich bereits komplett durchgeplant ist, wie auch der Mittwoch, den Kroger noch als Alternative vorschlägt. Es ergibt sich folgender Dialog (Übersetzung des Autors):

> Kroger: Aber Adrian, Sie hatten doch gesagt, dass Sie versuchen wollen, flexibler zu sein.
> Monk: Lassen Sie uns über meine Flexibilitätsprobleme am Freitag sprechen.
> Kroger: Adrian, Freitag ist mein Hochzeitstag.
> Monk: Oh!
> Kroger: Tja.
> Monk: Oh, das wusste ich nicht.
> Kroger: Ja.
> Monk: Ha, ha, ha.
> Kroger: Mm, mm.
> Monk: Welcher ist es denn?
> Kroger: Der vierte.
> Monk: Oh, das ist keine große Sache, oder? Das ist kein Meilenstein.
> Kroger: Ok, fein, gut Adrian. Ich sehe Sie am Freitag.

Kroger und Monk agieren hier wie ein autoritätsschwacher Vater und ein verwöhntes, egozentrisches Einzelkind, das sich am Ende durchsetzt. Die Szene demonstriert letztlich ein therapeutisches Versagen auf ganzer Linie. Kroger kann weder das angestrebte Ziel einer Flexibilität bei Monk noch den Übergriff des Patienten auf sein Privatleben verhindern. Stattdessen lässt Kroger es zu, dass Monk ihn als Psychotherapeuten und die Therapie komplett in sein zwanghaftes Ordnungssystem einfriedet, das Psychiater und Therapie doch eigentlich durchbrechen sollen. Dass Kroger im Laufe der Behandlung geradezu eine Monk-Phobie entwickelt, zeigt sich z. B. in Folge 7 der zweiten Staffel, in der Kroger sich nach einem Urlaub in einem Taxi nach Hause fahren lässt, dort vor seiner Tür aber Monk erspäht, worauf er den Taxifahrer bittet weiterzufahren und sich wegduckt, um nicht von Monk erblickt zu

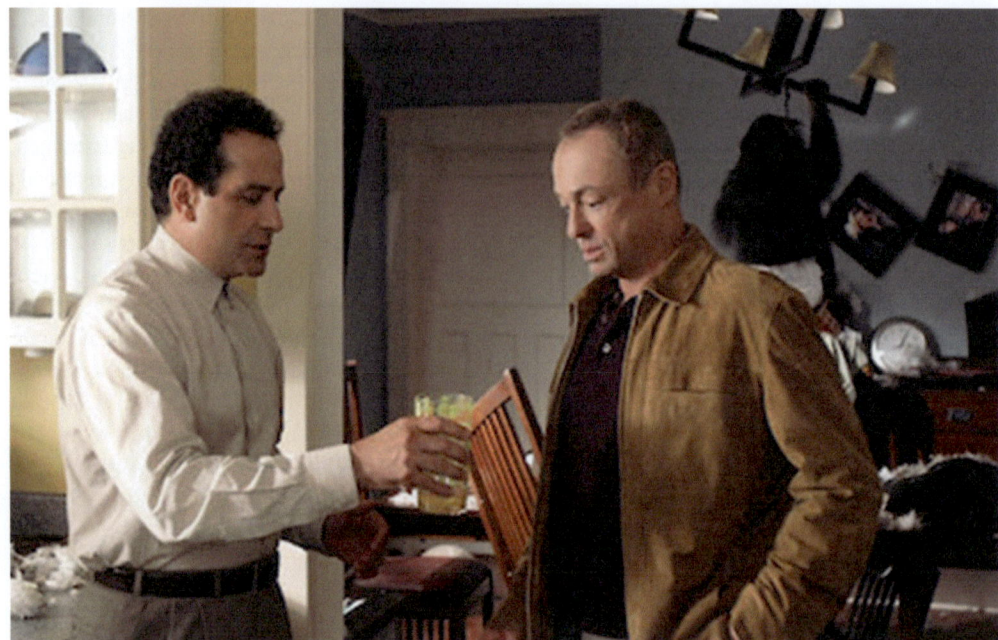

◘ **Abb. 27.3** Dr. Kroger in einer Krisenintervention bei Monk zu Hause. Quelle: Filmbild Fundus Herbert Klemens. Mit freundlicher Genehmigung.

werden. Die Monk-Phobie ist angesichts des Stalking-Verhaltens von Monk keinesfalls unberechtigt. Dies zeigt sich z. B. auch in Folge 2 der fünften Staffel (»Mr. Monk im Müll«), in der die Müllabfuhr der Stadt San Francisco streikt, was den Sauberkeitsfanatiker Monk zur Verzweiflung treibt. Letztlich weiß er sich nicht anders zu helfen, als seine Müllsäcke anonym per Post an die Adresse Krogers zu schicken. Dieser kommt Monk jedoch sogleich auf die Schliche, weil er keinen anderen Menschen kennt, der so akkurat seinen Müll trennt.

In dem vorhin zitierten Dialog zwischen Kroger und Monk kommt auch zum Ausdruck, dass wie in vielen Berufen ebenso im Bereich der Psychiatrie und Psychotherapie einige schlicht die falsche Berufswahl getroffen haben oder irgendwann an einen Punkt kommen, an dem sie merken, dass ihnen der erwählte Beruf eigentlich inzwischen mehr Verdruss als Lust bereitet. Da sich entgegen der Meinung vieler psychisch Kranker die Krankheitsmuster eben doch oft ähneln, sind auch Psychotherapeuten nicht davor gefeit, in der von Routine und der ewigen Wiederkehr des Gleichen bestimmten Arbeit eine Melancholie oder gar Depression zu entwickeln. Wie ihn völlig vereinnahmende Patienten wie Monk mittlerweile belasten, bringt Kroger unmissverständlich in folgendem Dialog zum Ausdruck (Staffel 4, Folge 13).

> Kroger: Was würden Sie machen, wenn Sie eine Million Dollar hätten?
> Monk: Oh, tja, äh, ich glaube, ich würde Sie fest engagieren. Und dann müssten Sie immer für mich da sein, und zwar rund um die Uhr. Vielleicht würde ich Ihnen ein Haus direkt neben meinem kaufen, damit ich Sie besuchen kann, wann ich will. … Das macht Spaß. Was würden Sie mit 'ner Million Dollar machen?
> Kroger: Mir eine Insel kaufen. Eine abgelegene Insel, die … die am Ende der Welt liegt.

Monk: Dann würden wir unsere Sitzungen am Telefon abhalten?
Kroger: Auf dieser Insel gibt es, so wie ich mir das vorstelle, überhaupt kein Telefon.
Monk: Dann müsste ich mir ein Schiff kaufen.
Kroger: He, he, das ist witzig, denn wissen Sie, die Insel hat nach meiner Vorstellung … keinen Hafen.
Monk: Mm, möge der Bessere gewinnen.

Der böse, fast schon hasserfüllte Blick, den Monk während seines zuletzt zitierten Satzes Kroger zuwirft, signalisiert, dass die Botschaft angekommen ist: Ihm gegenüber sitzt keineswegs ein selbstloser Dr. Wonderful. Krogers Freundlichkeit ist wohl in erster Linie professioneller Natur und er wäre liebend gern alle Patienten sofort los.

Tony Shalhoub trifft nicht nur in dieser Szene mit Stanley Kamel auf einen kongenialen Schauspielpartner. Beide spielen äußerst präzise, da sitzt jeder Ton, jede Geste, jedes Timing wie z. B. die Verzögerung Krogers, bevor er seinen Satz mit »keinen Hafen« (»no dock«) zu Ende bringt, die eine bislang verborgene sadistische Seite Krogers offenbart.

Filmfiguren kennen kein Unbewusstes

Allerdings erscheint jeder Versuch sinnlos, als Rezipient anhand einer solchen Szene bei einer Filmfigur wie Kroger psychische Erkrankungen wie z. B. einen Burnout zu diagnostizieren, weil es sich nun mal nicht um Menschen, sondern um fiktive Figuren handelt.

Spekulationen über mögliche Gedanken oder innere psychische Vorgänge von Filmfiguren sind im Grunde immer müßig, da sich diese als reine Oberfläche präsentieren und man weder in sie hineinschauen noch hineinhorchen kann. Streng genommen haben Filmfiguren kein Inneres und schon gar kein Unbewusstes. Gleichwohl lassen sich natürlich Minenspiel, Intonierung, Gestik, Körperhaltung etc. der Schauspieler als (inszenierte) Repräsentationen psychischer Vorgänge deuten. Im Reden und Schreiben über Filmfiguren lässt sich die Differenz zwischen einem realen Menschen aus Fleisch und Blut und einer Filmfigur, die einen Menschen repräsentiert, nicht immer gut aufrechterhalten, um Psychologisierungen kommt man kaum herum, aber man sollte sich der Differenz von Mensch und Filmfigur grundsätzlich bewusst sein und beide nicht miteinander verwechseln.

Leider hat man gerade in psychoanalytischen Filminterpretationen die Differenz von Mensch und Figur oft ignoriert bzw. nicht zur Kenntnis genommen. Man mag hier einwenden, dass das Unbewusste doch in vielen Filmen ein von Figuren selbst verhandeltes Thema sei, man denke an Hitchcocks *Spellbound*. Es ist aber ein Unterschied, ob fiktive Filmfiguren einander unbewusste Prozesse unterstellen und diese analysieren oder ob dies ein psychoanalytisch versierter Rezipient des Filmes macht. Filmfiguren sind nun mal künstliche Konstruktionen mit unzähligen Lücken und Leerstellen, die nicht für das Unbewusste stehen, sich aber (leider) anbieten, mit Spekulationen über das Unbewusste der Figuren angefüllt zu werden, denn das Unbewusste ist immer zunächst eine Leerstelle. Eignet der Psychoanalyse bereits in der außerfilmischen Realität oft ein spekulatives Moment, verbieten sich m. E. solche Spekulationen z. B. über Kindheitstraumen, die eine Filmfigur erlitten haben könnte, ganz, denn solche Spekulationen verlieren sich von vornherein in uferlose hermeneutische Zirkel. Die dramaturgisch bedingten Leerstellen in fiktiven Figuren als Platzhalter für unbewusste Prozesse der Figuren zu betrachten, halte ich für einen Fehler.

Jan von Loh spricht in Bezug auf Psychotherapieserien davon, dass »das Unbewußte zwischen Fiktion und Wirklichkeit keinen Unterschied macht« und deshalb gerade Psychotherapeuten beim Betrachten von Psychotherapieserien Gefahr laufen, »die Fiktionalität der dargestellten Situation zu verdrängen« (Loh 2013, S. 41). Umso wichtiger ist es, sich diesen Unterschied als Rezipient bewusst zu machen, denn in der psychoanalytischen Analyse der dramaturgischen Leerstellen fiktiver Charaktere macht sich dann allenfalls das Unbewusste des Rezipienten bemerkbar.

Was in der Filmfigur Dr. Charles Kroger vorgeht, weiß man also nicht (weil streng genommen gar nichts *in* ihr vorgeht), aber Krogers Minenspiel kann man deuten und dieses weist melancholische Züge auf. Hat Charles Kroger womöglich den falschen Beruf gewählt, ist er für Monk genau der richtige Psychiater. Denn die zitierten Dialoge zwischen Monk und Kroger zeigen deutlich, dass psychisch Kranke nicht nur an ihren psychischen Erkrankungen leiden, sondern aus diesen auch Lust gewinnen können. Hier wird die psychische Krankheit zum *gift*, zur Gabe, um Macht über Menschen, in diesem Fall den Therapeuten, zu erlangen.

Das Verhältnis von Kroger und Monk, Therapeut und Patient, ist in seiner ganzen Struktur ambivalent. Einerseits möchte Monk mithilfe Krogers dem Fluch von Zwängen und Phobien entkommen, auch um wieder polizeidienstfähig zu werden. Andererseits schätzt Monk die besonderen Gaben und Lustgewinne, die mit seinen Phobien und Zwängen verbunden sind.

Das bei der Detektivarbeit wirkungsvollste Werkzeug Monks ist der Zwang und die Gabe, sich immer alle Einzelheiten einer Begebenheit wie einer alltäglichen Begegnung zu vergegenwärtigen und einzuprägen. Er selbst spricht von seinem eidetischen Gedächtnis. In »Mr. Monk kann auch anders« (Staffel 3, Folge 9) findet eine seltene direkte psychiatrische Intervention Krogers statt, die zur Auflösung von Zwang und Gabe gleichermaßen führt. Monk bekundet in einer Sitzung Kroger gegenüber, dass er völlig verzweifelt sei und jeden anderen Menschen beneide. Auf Krogers Einwand: »Vielleicht beneiden die Sie auch. Sie sind außergewöhnlich«, antwortet Monk: »Ja, aber ich will nicht außergewöhnlich sein!« Kroger schlägt ihm deshalb vor, ein neues Medikament auszuprobieren, was Monk zunächst ablehnt, bis er sich doch überreden lässt. Das Medikament ist äußerst erfolgreich: Innerhalb kurzer Zeit entwickelt sich Monk von einem völlig verzweifelten Menschen zu einem selbstbewussten, arroganten Großkotz, der jedem bereitwillig die Hände schüttelt, ohne sich diese gleich abzuwischen. Er isst schon angebissene Brotschnitten, läuft unrasiert mit Sonnenbrille und einem Hawaiihemd herum und legt sich ein flottes rotes Sportcabrio zu. Allerdings verliert er mit seinen Phobien und Zwängen auch seine besondere Begabung als Detektiv, sodass er in dem aktuellen Fall nicht weiterkommt. Mit seiner neuen Großkotzigkeit geht er Sharona, Stottlemeyer und Disher schnell auf die Nerven und behindert damit sogar zusehends den Gang der Ermittlung. Erst nach einem peinlichen Erlebnis in einem Motelswimmingpool, in dem er mit jungen Leuten seine Späße treiben möchte, letztlich aber von diesen veräppelt wird, wird Monk klar, dass er dieser Typ, zu dem ihn die Medikamente machen, nicht sein möchte. So gibt er die Medikation wieder auf, um wieder der alte zwanghafte und phobische Typ zu werden, der aber sogleich in der Lage ist, den Fall zu lösen. Für Kroger bedeutet dies einen weiteren Misserfolg in seiner Behandlung von Monk, was aber in der Folge nicht explizit thematisiert wird. Die Folge »Mr. Monk kann auch anders« macht klar, dass eine Genesung Monks gleichbedeutend wäre mit dem Ende der Serie. So kann man fast sicher sein, dass, sobald ein Streif am Horizont erkennbar ist, der nächste Rückschritt in der Behandlung Monks zwangsläufig kommen wird.

Ein Dr. Evil macht Dr. Kroger Konkurrenz

Die Drehbuchautoren der Serie geben der Figur Kroger allen Grund, melancholisch zu werden. So ist in der ersten Folge der Serie, in der ein Psychiater zum tragenden Protagonisten wird (»Mr. Monk in der Anstalt«, Staffel 1, Folge 6), nicht Dr. Kroger dieser Psychiater. Ihm bleibt es nur überlassen, am Anfang der Folge Monk zusammen mit Sharona persönlich bei der polizeilichen Einweisung in eine psychiatrische Klinik zu begleiten. Die Einweisung war notwendig geworden, nachdem Monk nach einem Einkauf versehentlich in ein fremdes Haus eingedrungen war, das er für sein Zuhause hielt. Es war das Haus, das er früher zusammen mit seiner Frau Trudy bewohnt hatte.

Der renommierte Leiter der psychiatrischen Klinik, Dr. Lancaster, erweist sich als ein waschechter Dr. Evil, der vor Jahren seinen Konkurrenten Dr. Gould umgebracht hat und seitdem seine Patienten missbraucht, um sein Verbrechen zu vertuschen, indem er z. B. einen Patienten in seinem Wahn bestärkt, an den Weihnachtsmann zu glauben. In dem ersten Gespräch zwischen Monk und Lancaster stellt Lancaster Ähnlichkeiten zwischen ihm und Monk fest: »Wir beide haben ähnliche Jobs. Wir müssen analysieren und Probleme lösen. Nur Sie sehen nach außen und ich nach innen.« Ganz ähnlich hat Freud die »Detektivgeschichte« der sophokleischen Tragödie *König Ödipus* (Wer brachte König Laios um?) mit der Arbeit der Psychoanalyse verglichen (Freud 1972, S. 266), wobei er geflissentlich den Unterschied von außen und innen, von nicht gewusst und unbewusst übersah (zur Kritik an Freuds Vergleich ▶ Heuner 2001, S. 68f, zum filmischen Stereotyp des Psychotherapeuten als Detektiv ▶ Wulff 1985; Wenty 2014, S. 15).

Als Lancaster Monk bittet, während seines Aufenthaltes im Krankenhaus den Beruf außen vor zu lassen und nicht Detektiv zu spielen, hält sich Monk natürlich nicht daran, sodass er Lancaster schnell als Mörder auf die Schliche kommt. Dieser beginnt deshalb, Monk wie seine anderen Patienten zu manipulieren, indem er ihm z. B. Diebesgut unterschiebt, um einen Grund zu haben, ihn weiter als Patienten im Krankenhaus behalten, somit kontrollieren und Monks Mordtheorien als Ausweis seiner Geisteskrankheit abtun zu können. Lancaster verkörpert den machtbewussten, manipulierenden Typus des Filmpsychiaters, der in kritischen amerikanischen Psychiatriefilmen der 1960er- und 1970er-Jahre dominierte (Wulff 1985; Schneider 1987). Er ist sozusagen eine filmhistorische Reminiszenz, während Kroger einen modernen Typus des Filmpsychiaters verkörpert, der eher Angst vor seinen Patienten hat als umgekehrt. Nachdem es Monk schließlich doch gelungen ist, Lancaster als Mörder zu überführen, sagt er etwas zu Lancaster, was Kroger noch weiter in die Depression treiben dürfte, wenn er es zu hören bekäme:

> »Abgesehen von den Morden und Ihrem Versuch, mich zu töten, waren Sie wirklich der beste Arzt, den ich je hatte.«

Dr. Kroger als humorloses Zentrum des Humororkans

Dr. Kroger ist die Figur in der Serie *Monk*, die weder lustig ist noch selbst irgendwelche Späße macht. Fast jede Comedyserie hat solche Figuren, die in ihrer Ernsthaftigkeit und Seriosität die Clownereien der anderen Figuren kontrastieren und in ihrer Humorlosigkeit dem Humor der anderen Figuren Profil und Schärfe verleihen. In *Two and a half Man* z. B. kommt diese Rolle Judith, der Ex-Frau Alan Harpers, zu, in der Krankenhausserie *Scrubs* übernimmt diesen Part Carla Espinosa, die Freundin und spätere Frau des Chirurgen Turk, in *Big Bang Theory* kommt dafür am ehesten Leonard Hoftstadter infrage, der Mitbewohner und Freund von Sheldon Cooper. Allerdings mit Abstrichen, da er manchmal Anflüge von Sarkasmus und Ironie zeigt, die solchen Figuren in der Regel nicht eigen sind. Diese humorlosen Figuren in einer Comedyserie stehen für den gesunden Menschenverstand bzw. das Realitätsprinzip und folgen entweder der Tradition des steifen und eitlen Weißclowns, um den herum der dumme August seine Faxen macht, oder des traurigen Clowns Pierrot, der in Dr. Kroger einen würdigen Statthalter gefunden hat. Die Figur Kroger fungiert damit nicht nur innerhalb der fiktiven Erzählung in der Regel als therapeutischer Stabilisator der Psyche Monks, sondern auch als dramaturgischer Stabilisator der Komödie, indem sie den humorlosen Ruhepol bildet, um den das komödiantische Possenspiel kreist.

Seinen großen Auftritt bekommt Kroger in Folge 7 der fünften Staffel (»Mr. Monk und der neue Psychiater«), wobei dieser Auftritt sich letztlich als ein misslungener Abtritt als Psychotherapeut erweist. Zu Beginn der Folge parkt Kroger morgens sein Auto vor seiner Praxis und hört nach dem Aussteigen schon, wie sich in der Praxis seine Patienten Monk und Harold Krenshaw (Tim Bagley) streiten. Die beiden wetteifern seit langem als unerbittliche Widersacher um die Gunst ihres Therapeuten, wobei der eine für den anderen jeweils die unerträgliche narzisstische Kränkung verkörpert, dass sein Psychotherapeut noch andere Patienten neben ihm hat. Sie zanken wie zwei feindliche Brüder, die um die Aufmerksamkeit und Liebe ihres Vaters buhlen. In den Streitereien geht es z. B. darum, wer von beiden mehr Zugang zu Krogers Privatleben habe, wer in der Therapie die meisten Fortschritte mache oder wer mehr Krankheiten vorweisen könne. Es gibt kaum etwas, das nicht Anlass zum Wettstreit zwischen den beiden wird. Dabei spiegeln sie sich geradezu, denn sie leiden unter ganz ähnlichen Phobien und Zwängen, die sich nur unterschiedlich äußern, sodass sie sich bei ihrer ersten Begegnung in Folge 6 der dritten Staffel z. B. über die korrekte Anordnung der Zeitschriften in dem Wartezimmer von Krogers Praxis in die Haare kriegen.

Bei dem morgendlichen Streit in Krogers Praxis beanspruchen Monk und Krenshaw denselben Termin für sich, wobei sich schnell herausstellt, dass es sich um eine gezielte Provokation Krenshaws handelt, der nicht nach Monk behandelt werden möchte, weil Kroger dann immer so fertig sei. Kroger wird für seine Verhältnisse recht rigoros, indem er Krenshaw zweimal mit dessen Namen anbrüllt, worauf dieser tatsächlich (kurz) verstummt. Letztlich beendet wird der Streit durch die Entdeckung einer toten Frau, die das Büro Krogers reinigte und offenbar ermordet worden ist.

Als bei der Vernehmung Krogers durch Stottlemeyer und Disher der Verdacht aufkommt, der Mörder könne ein Patient Krogers sein, fasst dieser unmittelbar den Entschluss, seine Arbeit als Psychotherapeut aufzugeben, so als hätte er nur auf eine passende Gelegenheit gewartet, den Fluch seiner Arbeit endlich loszuwerden. Als Kroger Monk noch in der Polizeistation seinen Entschluss mitteilt, reagiert dieser wie auf die Nachricht einer unheilbaren Krankheit und durchläuft in einer skurrilen Szene kurz hintereinander die Stationen von Leugnung, Wut, Verhandeln, Depression und Akzeptanz, um danach in einer Schleife gleich wieder von vorne zu beginnen.

In dieser Folge erfährt man einiges über Krogers Privatleben, z. B., dass er mit seiner Frau und seinem Sohn in einem großen alten Haus lebt und mit seinem pubertierenden Sohn große Probleme hat, der ihn nicht als seinen Vater akzeptieren kann und von ihm deshalb schon dreimal einen Vaterschaftstest verlangt hat, das jeweils positive Ergebnis aber ignoriert. Während Kroger also in seiner Arbeit von Patienten wie Monk oder Krenshaw als Vaterfigur umgarnt und verehrt wird, was ihm jedoch nicht sonderlich behagt, wird er zu Hause von seinem richtigen Sohn verachtet. Privat wie beruflich läuft es also alles andere als rund in Krogers Leben, wobei er zumindest die beruflichen Probleme offenbar gerade losgeworden scheint. Doch schon macht Monk einen unerbetenen Hausbesuch und lässt sich nur schwer wieder von der Türschwelle weisen. Im Folgenden erweist er sich als echter Stalker, indem er weiter um das Haus Krogers herumschleicht. Während dieser es sich in einem Sessel mit einer Zeitung gemütlich macht, stiert Monk plötzlich von außen durch ein Fenster und muss in einem Fenster auf der Hausseite gegenüber Harold Krenshaw entdecken, der dort dasselbe tut. In dieser Szene sitzt Kroger buchstäblich als humorloses Zentrum im Auge eines Humororkans, den die beiden Faxenmacher Krenshaw und Monk um ihn herum veranstalten, wobei es diesen Humororkan ohne das humorlose Zentrum Kroger gar nicht gäbe. Er hält den Orkan aufrecht und stabil, indem er ganz ruhig der alltäglichen Tätigkeit des Zeitungslesens nachgeht.

Doch auch in dieser Folge zeigen psychisch auffällige bzw. kranke Verhaltensweisen nicht nur ihre negative, sondern auch ihre positive Seite. Denn das Stalking Krenshaws wird Monks und Krogers Leben retten, als beide von dem wahren Mörder, einem Drogen schmuggelnden Nachbarn in dem Haus von Krogers Praxis, entführt werden. Dies bleibt dem stalkenden Krenshaw nicht verborgen, sodass er mit seinem Auto die Verfolgung aufnimmt. Letztlich fängt Kernshaw für seinen geliebten Therapeuten sogar eine vom Mörder abgefeuerte Kugel ab. Verwundet in den Armen Krogers liegend, flüstert Krenshaw Monk triumphierend zu: »Beat that!« (»Das toppen Sie nie!«)

Doch auch Monk erfährt in der Folge noch seinen persönlichen Triumph. Nach dem Shootout sitzen in der nächsten Szene Monk und Kroger wieder vertraut in dessen Praxis, wobei Kroger einen nicht ganz so glücklichen Eindruck macht wie Monk. Was ihn zur Rückkehr an seine Arbeitsstätte bewegt hat, erfährt der Zuschauer nicht. Dies bleibt eine der Leerstellen, die man wie gesagt nicht mit

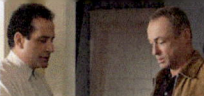

Spekulationen auffüllen sollte. Als Monk hoffnungsfroh erzählt, dass er wohl eine neue Furcht vor Bettdecken entwickele, und er Kroger fragt, ob es für die Phobie schon einen Namen gebe, was Kroger verneint, korrespondiert dem maliziösen Lächeln Monks ein resignierendes Lächeln Krogers. Es hat den Anschein, als sei er in dem Hadern mit seinem Berufsschicksal nach den Stufen von Leugnung, Wut, Verhandeln und Depression nun selbst bei der Akzeptanz gelandet.

Literatur

Eichner E, Mikos L, Winter R (Hrsg) (2013) Transnationale Serienkultur. Theorie, Ästhetik, Narration und Rezeption neuer Fernsehserien. Springer VS, Wiesbaden
Ernst E, Paul H (Hrsg) (2015) Amerikanische Fernsehserien der Gegenwart. Perspektiven der American Studies und der Media Studies. Transcript Verlag, Bielefeld
Freud S (1972) Traumdeutung. Studienausgabe, Bd. 2 (Hrsg: Mitscherlich A et al.). Fischer, Frankfurt a.M.
Loh J van (2013) TV-Serien und analytische Psychotherapie. Z Psychoanal Theorie Prax 28(1):26–44
Heuner U (2001) Tragisches Handeln in Raum und Zeit. Raum-zeitliche Tragik und Ästhetik in der sophokleischen Tragödie und im griechischen Theater. Metzler, Stuttgart
Nelson R (2013) Entwicklung der Geschichte: vom Fernsehspiel zur Hypermedia TV Narrative. Übersetzt von Jamila M. Baluch. In: Eichner E, Mikos L, Winter R (Hrsg) Transnationale Serienkultur. Theorie, Ästhetik, Narration und Rezeption neuer Fernsehserien. Springer VS, Wiesbaden, S 21–43
Schneider I (1987) The theory and practice of movie therapy. Am J Psychiatry 144(8):996–1002
Schopenhauer A (1989) Die Welt als Wille und Vorstellung. Sämtliche Werke, Bd 1. Wissenschaftliche Buchgesellschaft, Darmstadt
Wenty B (2014) Die Medialisierung der Psychotherapie in ‚Quality TV'-Serien. http://www.academia.edu/12168615/Die_Medialisierung_der_Psychotherapie_in_Quality_TV_-Serien (letzter Zugriff: 12.04.2016)
Wulff H J (1985) Psychiatrie im Film. 6. Die Psychiater. http://derwulff.de/1-4-6. Letzter Zugriff: 12.04.2016; Erstveröff. als Einleitung des Buches: Wulff H J (1985) Konzeptionen der psychischen Krankheit im Film. Ein Beitrag zur »strukturalen Lerngeschichte«. MAkS Publikationen, Münster

Filmografie

Monk (2013) Die komplette Serie. DVD-Kollektion. Universal Pictures Germany GmbH, Hamburg.

Originaltitel	Monk
Erscheinungsjahr	2002–2009
Land	USA
Idee	Andy Breckman
Drehbuch	Andy Breckman, Hy Conrad, Tony Scharpling et. al.
Regie	Randy Zisk, Jerry Levine, Andre Belgrader et al.
Hauptdarsteller	Tony Shalhoub, Bitty Schram, Traylor Howard, Ted Levine, Jason Gray-Stanford, Stanley Kamel
Verfügbarkeit	Die komplette Serie und einzelne Staffeln sind als DVD-Kollektionen mit Originalfassung und verschiedenen Synchronfassungen erhältlich, Vertrieb in Deutschland über Universal Pictures Germany GmbH

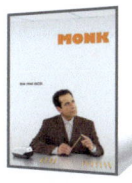

Brigitte Frizzoni

Der Therapeut als Patient

Paul Weston – empathischer Therapeut und leidender
Patient 409
»It's time for my story« – Therapie- und Sendezeiten
von Laura, Alex, Sophie, Jake & Amy 411
Dezentrale Identifikation – die Psychoanalytikerinnen
Gina und Adele 413
Therapie als Fortsetzungsserie – die endliche
und die unendliche Analyse 414
Shrink Rap – Redekur im Schuss-Gegenschuss-Verfahren . 416
Therapiediskurs in und über *In Treatment* 417
Literatur 419

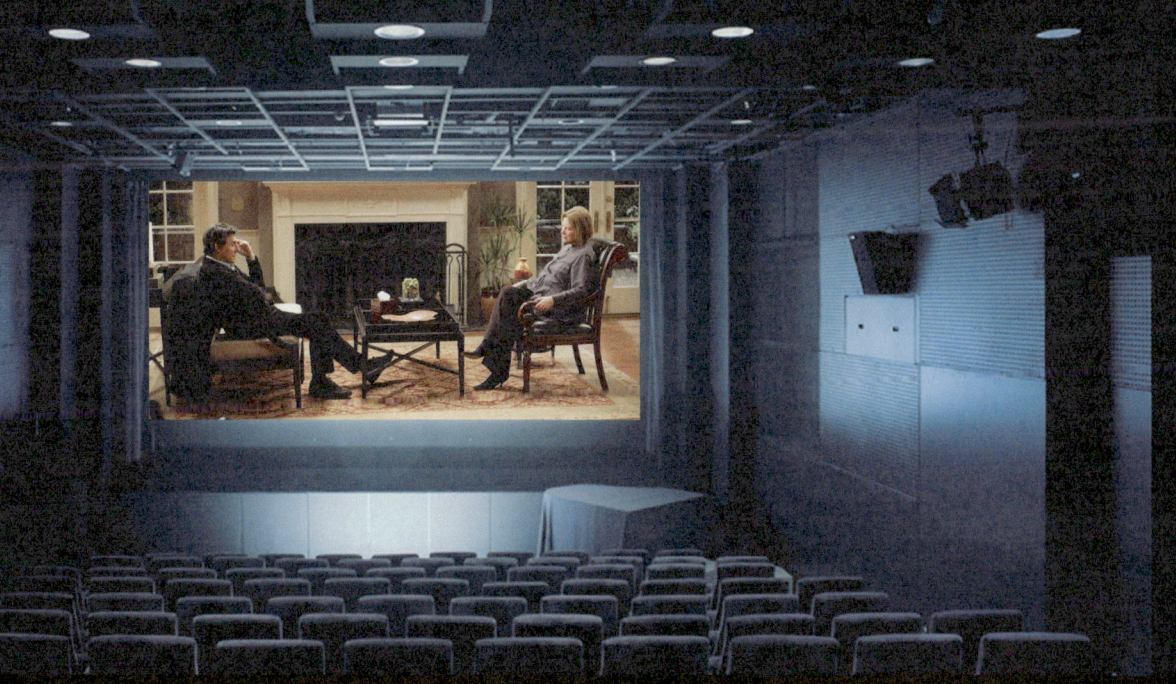

M. Poltrum, B. Rieken (Hrsg.), *Seelenkenner Psychoschurken*,
DOI 10.1007/978-3-662-50486-4_28, © Springer-Verlag Berlin Heidelberg 2017

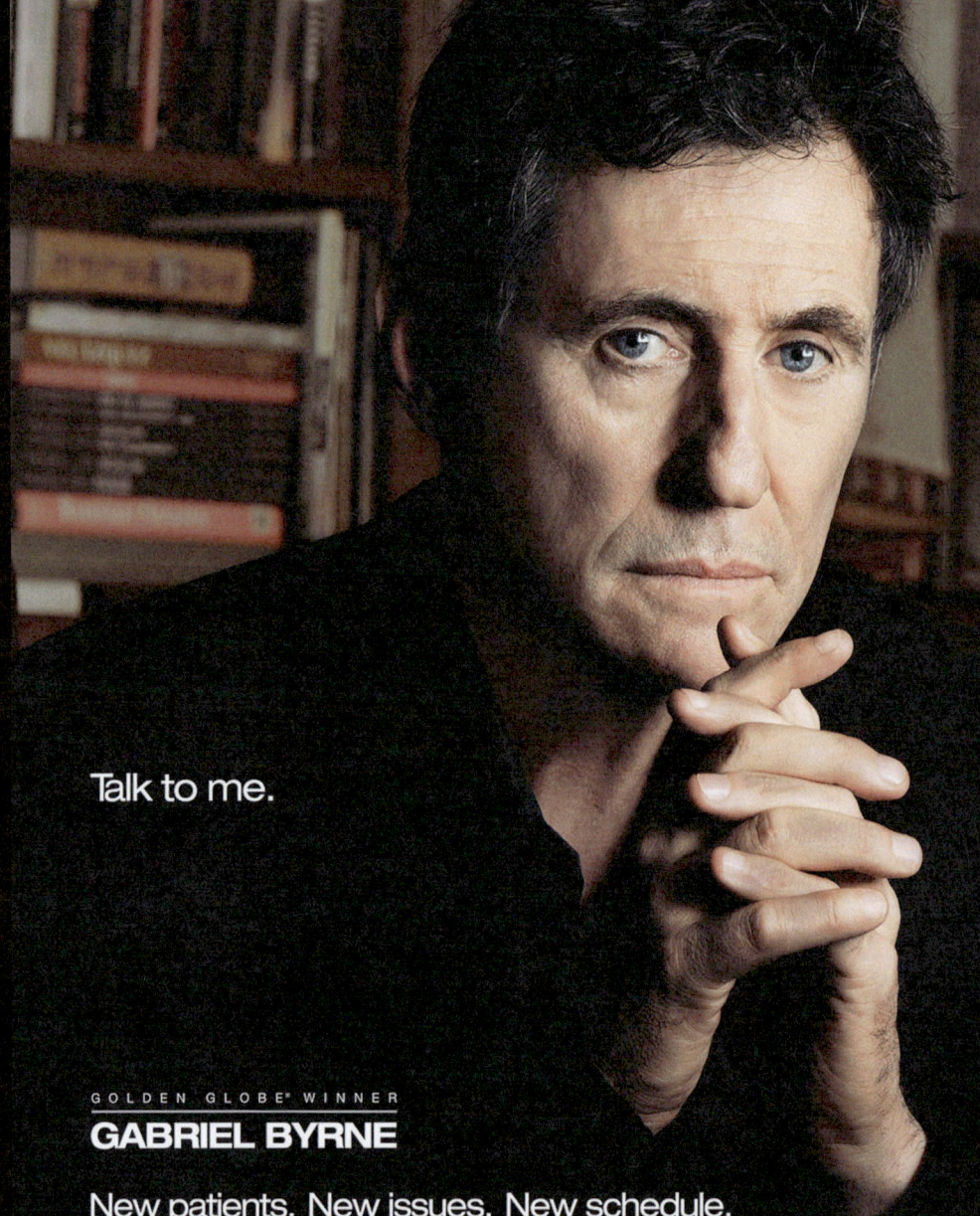

Filmplakat von *In Treatment*.
Quelle: Filmbild Fundus Herbert Klemens. Mit freundlicher Genehmigung.

In Treatment

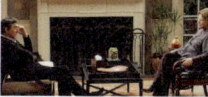

Therapie ist kein Showbusiness, und genau das ist die zentrale Herausforderung für eine realitätsnahe Fernsehdarstellung von Therapie und Therapeut; eine Therapiesitzung voller Schweigen, Ausweichmanöver, rätselhafter Bezugnahmen auf Personen und Orte würde jeden Zuschauer in kürzester Zeit langweilen, so der Psychoanalytiker Glen Gabbard (2008). Cartoons zum »therapeutischen Schlaf«, zum Ankämpfen des Therapeuten gegen das Einnicken während der Therapiesitzung, legen nahe, dass nicht nur Zuschauer, sondern auch direkt Involvierte mitunter gegen Langeweile und Widerstände in der Therapie zu kämpfen haben (Freund 2006, S. 30).

Einer neueren TV-Serie gelingt es jedoch vorbildlich, den therapeutischen Prozess als Weg voller Überraschungen zu dramatisieren, die Zuschauer zu fesseln und gleichzeitig die Illusion von Realität zu vermitteln. Es ist die mehrfach prämierte und unter Fachleuten viel diskutierte amerikanische Fernsehserie *In Treatment* (◘ Abb. 28.1) des Pay-TV-Senders HBO (Home Box Office), die von 2008–2010 ausgestrahlt wurde. *In Treatment* ist ein Remake des israelischen Serien-Hits *Be'Tipul* (2005–2008) von Hagai Levi, der auch Produktionsleiter der amerikanischen Fernsehserie ist. Die Serie folgt ihrer Vorlage in Figurenkonstellation, Setting und serieller Struktur sehr genau, besetzt die Rollen ebenfalls mit exzellenten Schauspielern, bekannten wie Newcomern, und nimmt behutsam kulturelle Anpassungen vor. Während *Be'Tipul* aber nur zwei Staffeln hat, erweitert das amerikanische Remake die Serie um eine dritte Staffel mit 28 weiteren Episoden.

Die TV-Serie *In Treatment* wird insbesondere für ihre realistisch anmutenden Einblicke in die Privatsphäre einer Therapiesituation gelobt, was nicht erstaunt. Denn HBO hat sich seit den späten 1990er-Jahren als Garant für sorgfältig recherchierte, innovative Serien etabliert, fürs sog. »Quality-TV«: »It's not TV, it's HBO«, lautet der selbstbewusste Werbeslogan des Fernsehanbieters. Für die Produktion von *In Treatment* wurde daher der Rat von Fachleuten eingeholt, intensiv Fachliteratur gelesen und auch auf eigene Therapieerfahrungen zurückgegriffen (Orange 2009). Auch in einer früheren HBO-Serie, in *The Sopranos* (1999–2007), ist die Therapiesitzung mehr als nur Nebenstrang. Wie der Titel der Serie *In Treatment* deutlich macht, wird hier nun aber die Therapiesitzung im Unterschied zu *The Sopranos* zum ausschließlichen Fokus.

Paul Weston – empathischer Therapeut und leidender Patient

Hauptfigur von *In Treatment* ist der analytische Psychotherapeut Paul Weston (gespielt von Gabriel Byrne). Paul ist ein Mann in den Fünfzigern, den man in drei Staffeln und 106 Episoden zu rund 25 Minuten in seiner Arbeit mit wechselnden Patienten von Montag bis Donnerstag als einfühlsamen Analytiker kennenlernen.

Freitagsabends ändert sich die Perspektive, dann hat Paul »seine Stunde«. In den ersten beiden Staffeln bei Gina Toll (Dianne Wiest), in der dritten Staffel bei Adele Brouse (Amy Ryan). Die Zuschauer verfolgen gespannt, wie der in seiner Praxis meist hellsichtige und hellhörige Therapeut zum leicht provozierbaren und widerständigen Patienten wird, der, wie Gina einmal meint, erstaunlich wenig Einsicht in sein eigenes Verhalten hat (in der 30. Episode der zweiten Staffel, im Folgenden abgekürzt als S02E30).

Damit sind die Eckpunkte der TV-Serie *In Treatment* genannt, die in drei Staffeln faszinierende serielle Therapie-Narrationen präsentiert.

Auslöser fürs Aufsuchen seiner ehemaligen Mentorin Gina nach vielen Jahren sind Herausforderungen, mit denen Paul in seinem Privatleben und seiner Praxis zu kämpfen hat. Pauls Ehe kriselt, sein

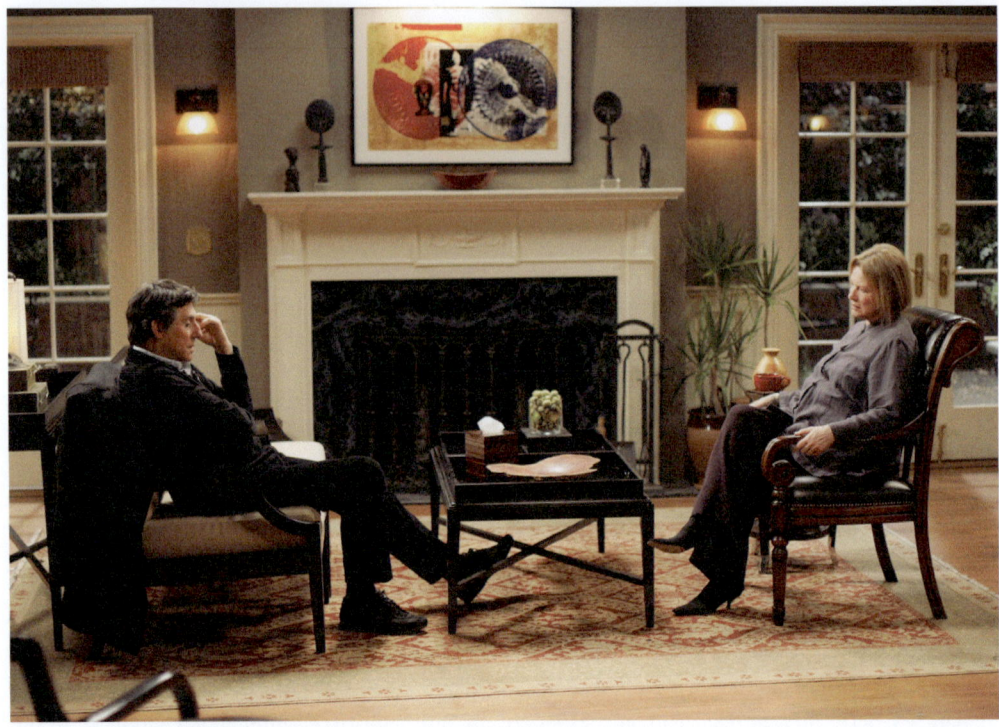

Abb. 28.2 Paul im Gespräch mit der Psychoanalytikerin Gina. © HBO

Vater, der seit vielen Jahren an Parkinson erkrankt ist, liegt im Sterben. Er hat dem Vater nie verziehen, dass er ihn als Kind mit seiner bipolaren Mutter allein ließ. Paul verliert zunehmend »the patience with his patients« (S01E05) und zweifelt, ob er überhaupt noch ein guter Therapeut sei oder nicht besser seinen Beruf an den Nagel hängen sollte (Abb. 28.2). Auch die Verliebtheit seiner Montagspatientin Laura (Melissa George) und seine erotische Gegenübertragung beunruhigen ihn.

Im fulminanten Einstieg in die Serie (S01E01) haben die Zuschauer Laura, eine 29-jährige Assistenzärztin mit Bindungsängsten, bereits kennengelernt. Die erste Einstellung zeigt sie in Großaufnahme verzweifelt schluchzend in der Praxis von Paul. Die Kamera zoomt weg, und man sieht sie auf einem Sofa sitzen, vis-à-vis von Paul. Sie berichtet zögernd vom gestrigen Streit mit ihrem Verlobten, der an ihrer Liebe zweifle und ihr ein Ultimatum gestellt habe, entweder sie heirate ihn, oder es sei aus zwischen ihnen, was Laura kommentiert mit: »I mean, shit, don't you know that men are the new women? Obsessed with weddings and children.« Daraufhin habe sie die gemeinsame Wohnung verlassen und sich in einer Bar auf ein sexuelles Abenteuer mit einem Unbekannten eingelassen. Von sich selbst angewidert habe sie die Nacht frierend im Park in der Nähe von Pauls Praxis verbracht. Sie ist seit einem Jahr bei Paul in Therapie und gesteht ihm in dieser Eröffnungsepisode ihre Liebe.

Als Gina Pauls auseinanderbrechende Ehe und seine erotische Gegenübertragung zueinander in Bezug setzt und auf seinen Vater zu sprechen kommt, einen ehemaligen Chirurgen, der seine Familie wegen einer Patientin verlassen hat, reagiert Paul äußerst ungehalten. Er attackiert Gina und betont, dass sich alle paar Sekunden Patienten in ihren Therapeuten verlieben würden und dies rein gar nichts mit seiner Ehe und seinem Vater zu tun habe. Sein Widerstand ist offensichtlich. Später gesteht er Gina, dass er Laura liebe, auch wenn er wisse, dass dies ein Witz sei, ein Klischee, sich als fünfzigjähriger verheirateter Mann in eine dreißigjährige Frau zu verlieben. Aber er wolle mit ihr zusammen sein, egal, was es koste. (S01E20)

»In Treatment is great T.V. but terrible psychotherapy«, kommentiert der Psychoanalytiker Michael Bader (2011) in *Psychology Today* Pauls Schwierigkeiten, die Grenzen zwischen therapeutischer und privater Sphäre zu wahren. Er warnt vor der berufsschädigenden Wirkung solcher Darstellungen von Therapeuten, die mit ihrem Leben selbst nicht zurechtkämen, übergriffig reagierten und damit gängige Vorurteile verstärkten. Paul scheint tatsächlich das seit den 1980er-Jahren verbreitete Stereotyp des leidenden Therapeuten mit großen eigenen Konflikten zu bedienen (Wohlrab 2005, S. 65).

Im Folgenden soll aber aufgezeigt werden, dass diese auf den ersten Blick so offensichtliche Stereotypisierung auch wieder verunsichert wird und *In Treatment* insgesamt ein differenziertes Bild des Therapeuten und des therapeutischen Prozesses entwirft. Es ist die Strukturanalogie von TV-Serien-dramaturgie und analytischer Therapie, die raffinierte Verschränkung von serieller Struktur und therapeutischem Prozess, die diese Differenzierungen ermöglicht. Ja, die serielle Form scheint geradezu ideal, um den oft langwierigen therapeutischen Prozess realitätsnah und gleichzeitig unterhaltsam darzustellen. Es sind Analogien von Therapie und Serie in Bezug auf Zeitpunkt, Dauer und Setting, die nun genauer betrachtet werden.

»It's time for my story« – Therapie- und Sendezeiten von Laura, Alex, Sophie, Jake & Amy

In Treatment als TV-Serie mit Fokus auf Therapiesitzungen ist gleichermaßen naheliegend wie raffiniert modular und zyklisch strukturiert: nach den jeweiligen Patienten und deren spezifischen Tagen und Stunden. Bereits diese Anlage wirkt einer Stereotypisierung des Therapeuten entgegen, kann man ihn doch im Umgang mit sehr unterschiedlichen Patienten und deren Konflikten über längere Zeit hinweg beobachten.

Jede Folge beginnt mit einem kurzen szenischen Einstieg, einer Rekapitulation des bisher Geschehenen, bevor die kurze Titelsequenz einsetzt: stilisierte Wellenbewegungen in Weiß und Blau vor schwarzem Hintergrund mit dem blauen Serientitel »in TREATMENT«, begleitet von einem minimalistischen, prägnanten musikalischen Motiv. Der Name der Patientin, ihr Tag und ihre jeweilige Zeit werden eingeblendet: »LAURA – Monday 9:00 am«.

Um neun Uhr montagsmorgens ist also Lauras Zeit. »It's time for my story« – der Titel einer Studie zur Rezeption von Soap Operas (Williams 1992) macht die Analogie von TV-Serie und Therapie deutlich: So wie jede TV-Serie ihren spezifischen Sendeplatz und Ausstrahlungstermin hat, an dem sich die Rezipierenden orientieren und sich Zeit für »ihre Geschichte« nehmen, hat auch jede Therapiesitzung, jede Patientin ihren Tag und ihre Stunde (Feuer 2014, S. 265). In der intensiven Form der Psychoanalyse können das bis zu drei, vier oder gar fünf Sitzungen pro Woche sein, ein Rhythmus vergleichbar mit jenem von Soap Operas, die montags bis freitags ausgestrahlt werden.[1]

Das Cover der ersten Staffel visualisiert diese modulare Struktur. Vor dem Hintergrund des aufmerksam zuhörenden Paul sieht man die fünf Porträts der Patienten: Laura (Montag 9 h), Alex (Dienstag 10 h), Sophie (Mittwoch 16 h), Jake & Amy (Donnerstag 17 h), Gina (Freitag 19 h). »He's listening«, steht da.

Das Cover erinnert an vier Nummern der amerikanischen Comic-Serie *Tiny Tot* aus dem Jahr 1955, die sich unter dem Titel *People searching for peace of mind through psychoanalysis* der Psychoanalyse widmen. In jedem Heft steht auch hier jeweils ein anderer Patient (Freddy, Marc), eine andere Patientin

---

[1] Innovative Quality-TV-Serien wie In Treatment lassen sich erzählstrukturell durchaus mit Soap Operas vergleichen. Der Terminus »Quality-TV-Serie« markiert nur eine scheinbar deutliche Differenz zu im Wertediskurs als minderwertig taxierten Formen wie Soap Operas oder Reality-TV (Feuer 2007; Frizzoni 2012).

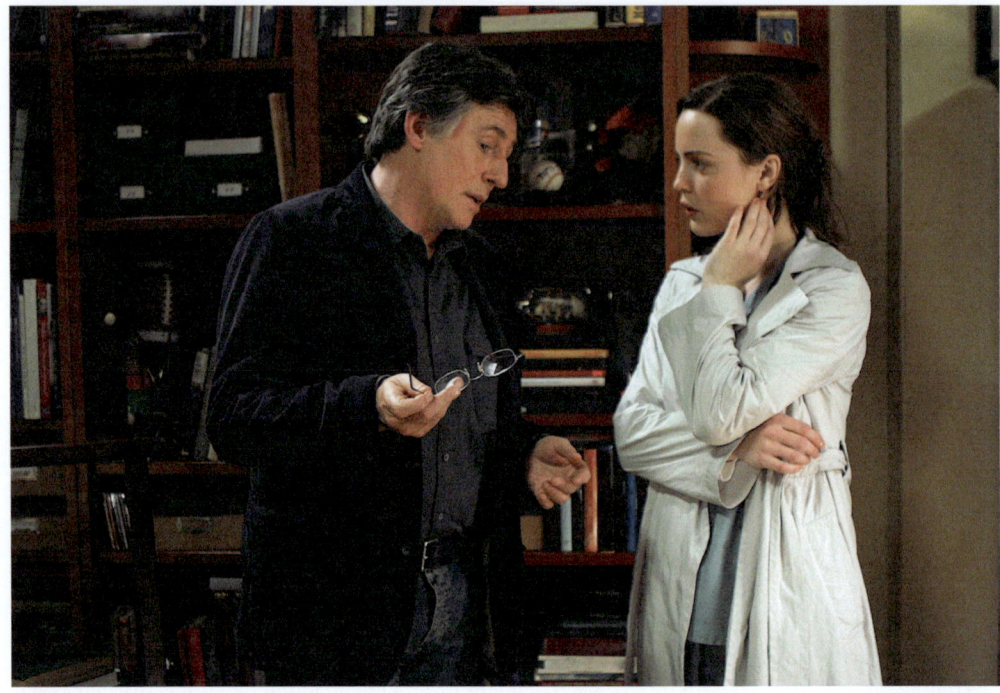

◘ **Abb. 28.3** Paul und Laura. © HBO

(Ellen) im Zentrum, auf dem Cover sind nebst aktueller »Hauptfigur« am linken Rand die restlichen Figuren abgebildet, inklusive Psychiater – gewissermaßen eine frühe serielle Vorlage für *Be'Tipul* bzw. *In Treatment*.[2]

Die erste Staffel von *In Treatment* umfasst neun Therapiewochen; die Zuschauer nehmen jeweils an acht bis neun Sitzungen der verschiedenen Patienten teil. Erzählte Zeit und Erzählzeit scheinen übereinzustimmen. Es entsteht die Illusion, einem realzeitlichen Therapieverlauf zu folgen, was mit einer Durchschnittslänge pro Fall von sieben bis neun Sitzungen und einer Sitzungslänge von 25 Minuten natürlich nicht mit der Realität einer psychoanalytischen Therapie übereinstimmt.

Es werden je nach Patient und Verlauf jeweils andere Dynamiken im therapeutischen Prozess verhandelt. In den Sitzungen mit Laura dominieren erotische Übertragung und Gegenübertragung (◘ Abb. 28.3). Dienstags, mit Alex (Blair Underwood), einem vorübergehend freigestellten jungen US-Navy-Piloten, wird die Frage von Verantwortung und Schuld – auch im therapeutischen Prozess – diskutiert. Denn Alex hat in einem Kampfeinsatz versehentlich eine Madrasa, eine islamische Schule, bombardiert und dabei 16 Jungen getötet. Vom Vater dazu erzogen, keine Gefühle zuzulassen, mimt er den coolen Unberührten, kommt mit seiner Schuld aber nicht zurecht. Als er auf Empfehlung von Paul wieder zum Flugtraining zugelassen wird, stürzt er mit seiner Maschine ab und stirbt. Der Verdacht auf Selbstmord liegt nahe; Alex' Vater macht Paul verantwortlich für das Unglück und klagt ihn an. Mittwochs ist die 16-jährige Kunstturnerin Sophie (Mia Wasikowska) bei Paul. Ihre beiden Arme sind eingegipst, mit ihrem Fahrrad ist sie in ein Auto gefahren, kann sich aber an nichts erinnern. Im Verlauf der Therapie stellt sich heraus, dass der Unfall ein Selbstmordversuch war. Am Beispiel von Sophie wird

---

2 People searching for peace of mind through psychoanalysis (1955). Tiny Tot Comics, Nr. 1 April, Nr. 2 Juni , Nr. 3 August, Nr. 4 Oktober, vgl. http://brbl-dl.library.yale.edu/vufind/Record/3579329?image_id=1342719. Zugegriffen: 1. April 2016.

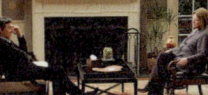

ein geglückter Therapieverlauf von der ersten bis zur letzten Sitzung gezeigt. Es ist befreiend, den Emanzipationsprozess einer Jugendlichen mitzuverfolgen, die im geschützten Raum mit einem erfahrenen Therapeuten die Konfrontation mit traumatischen Erlebnissen wagt, Zusammenbrüche erlebt, Idealisierungen aufgibt und schließlich erstarkt die Therapie verlässt. (Auch in der zweiten Staffel mit dem neunjährigen Oliver und der dritten Staffel mit dem Teenager Jesse erweist sich Paul als besonders für Kinder und Jugendliche begabter Therapeut, die mittwochs jeweils »ihre Stunde« haben.)

Donnerstags ändert sich die Konstellation von der Einzel- zur Paartherapie mit Amy (Embeth Davidtz) und Jake (Josh Charles). Jake und Amy sind Eltern eines kleinen Sohnes, sie streiten sich ständig, was für Paul wie für die Zuschauer nur schwer auszuhalten ist. Sie sind sich uneins, ob sie das lang ersehnte zweite Kind, das Amy erwartet, behalten oder abtreiben sollen.

In der zweiten und dritten Staffel werden sieben neue Patienten mit unterschiedlichen Konflikten eingeführt. Es sind immer weibliche und männliche Erwachsene, Jugendliche oder Kinder, Einzelpatienten und involvierte Familien, allesamt Mittelschichtsangehörige; es sind Figuren mit unterschiedlichem ethnischen Background und unterschiedlichen sexuellen Orientierungen. Der um seine verstorbene Frau trauernde Mathematiker Sunit (Irrfahn Khan) aus Kalkutta (S03E01) etwa wird in der öffentlichen Rezeption der Serie als einer der interessantesten Patienten gelobt (Shattuck 2010).

Dezentrale Identifikation – die Psychoanalytikerinnen Gina und Adele

In Treatment ermöglicht seinen Zuschauern mit diesem wechselnden Figurenarsenal somit eine »dezentrale Identifikation«. Dies ist ein Terminus für das grundlegende Serialitätsmerkmal von Soap Operas, die ihrem Publikum keine zentrale, sondern eine Fülle gleichgestellter Identifikationsfiguren anbieten, die phasenweise ins Zentrum gerückt, aber auch herausgeschrieben oder durch neue Figuren ersetzt werden können. Das Publikum hält deshalb auch unsympathische Figuren aus und springt nicht ab, wenn eine Lieblingsfigur verschwindet (Geraghty 1991, S. 18).

Es ist aber nicht nur diese dezentrale Identifikation, die Strukturierung nach unterschiedlichen Patienten, Konstellationen und Konflikten, die zu einer Differenzierung von Therapeut und therapeutischem Prozess führt, sondern auch die Tatsache, dass nebst Paul zwei weitere Therapeutinnen bei ihrer Arbeit (mit Paul) beobachtet werden können, Gina und Adele.

Paul, Gina und Adele sind allesamt Psychoanalytiker, was auch in der Serie explizit wird. In Adeles Wartezimmer wird der Blick auf das Dokument der Mitgliedschaft von M.D. Ph.D. Adele Brouse in *The New York Psychoanalytic Society* gelenkt (S03E04). Adele fragt Paul in der ersten Sitzung, ob er praktizierender Psychoanalytiker sei, was er bejaht (S03E04). Auf die Frage, bei wem er in Therapie war, antwortet er: »Gina Toll, vom psychoanalytischen Institut in Washington-Baltimore«. Er erläutert, dass Gina seine Lehrerin am Institut war, sie eine der besten Analytikerinnen sei, dass sie während vieler Jahre seine Supervisorin war und dann seine Analytikerin wurde. Und dass sie ihn auch zusammen mit seiner Ex-Frau einige Zeit beraten habe. Was Adele kommentiert mit: »Sounds pretty all-encompassing.« Ein Hinweis auf die nicht unproblematische Vermischung dieser ganz unterschiedlichen Rollen.

Regeln und Rollen im therapeutischen Prozess, Verwischung und Verletzung von Grenzen, erotische Übertragung und Gegenübertragung sind Hauptthema von *In Treatment*. Von der ersten Folge an werden diese Regeln verhandelt, sowohl mit Patienten als auch mit Gina und Adele. Pauls Patient Alex etwa möchte gleich zu Beginn geklärt haben, ob es irgendetwas gibt, was er wissen müsse, bevor sie beginnen: »So, are there any rules? Ground rules?« (S01E02). Als sich Sophie von Paul nach geglückter Therapie verabschiedet und ihn umarmt, fragt sie: »Are there hugging rules too, Paul?« und er lächelt und sagt: »Yep.« (S01E41). Paul wiederum antwortet auf Lauras Liebesgeständnis in der ersten Folge: »Laura, I'm your therapist. The parameters and the limitations are established and ethically defined. I'm not an option.« (S0E01). Zwar ist er versucht, sich selbst nicht an diese Regeln zu halten. Doch als er sich nach Abbruch der Therapie auf eine Liebesbeziehung mit Laura einlassen möchte, hat er eine Panikattacke und flüchtet. Und auch Laura durchschaut, dass sie sexuelle Beziehungen bisher vor allem einging, um sich aus emotionalen Verstrickungen zu befreien. Gina meint dazu schmunzelnd: »It's ironic. Her therapy with you has been a success.« (S01E43).

Die drei Analytiker Gina, Adele und Paul vertreten unterschiedliche Positionen und Schulen innerhalb der Psychoanalyse und diskutieren diese. Solche Bezüge machen die Serie für Fachleute zu einem besonderen Sehvergnügen. Gina z. B. grenzt sich dezidiert von Stephen A. Mitchells relationaler Psychoanalyse ab, der auch Paul verpflichtet ist, und betont: »Just to make things perfectly clear, this is transference, plain and simple. Of course you and Mitchell and your New York gang have idealized it.« Paul wiederum beschuldigt Gina des Fundamentalismus, als sie ihm klarmacht, dass Laura immer seine Patientin bleiben werde, auch Jahre nach Beendigung der Therapie, dass eine Beziehung zu ihr nicht möglich sei. Paul insistiert, dass das andere Analytiker nicht so sehen würden, worauf Gina antwortet: »Then go to them.« (S01E20). Die junge Analytikerin Adele wiederum setzt klare Grenzen und lässt sich nicht auf Pauls Werben ein.

Facettenreichtum eröffnet sich auch auf Rezeptionsebene. Die Strukturierung erlaubt es nicht zuletzt den Zuschauern, je nach Interesse entweder allen oder auch nur einzelnen Figuren und Therapieverläufen zu folgen oder sich auf die »Therapeut-als-Patient-Sitzungen« mit Paul, Gina und Adele zu konzentrieren. Das ist möglich, weil das serientypische »Multithreading«, die Verschränkung von Figuren und deren Erzählsträngen, kaum vorkommt. Zusammengeführt werden die verschiedenen Patienten meist nur verbal, über die Gespräche in den Sitzungen von Paul mit Gina und Adele. Zuschauer können so problemlos einzelne Therapieverläufe von Sitzung zu Sitzung beobachten und vergleichen: Welche laufen gut, welche nicht? Diese interessenspezifische Rezeption wird auch von HBO durch unterschiedliche Ausstrahlungstermine unterstützt. Die erste Staffel wird, wie das sonst nur für Soap Operas typisch ist, jeweils montags bis freitags täglich sowie sonntags gebündelt ausgestrahlt. Zudem gibt es Sendetermine mit sämtlichen bisherigen Folgen eines Charakters, sog. »character nights« (Stanley 2008). In der zweiten und dritten Staffel werden die Ausstrahlungstermine verdichtet und die Folgen gebündelt im Spätabendprogramm gezeigt, jeweils sonntags und montags (Staffel 2) bzw. montags und dienstags (Staffel 3) (Stanley 2009, 2010). Via DVD oder Streaming sind den Zuschauern weitere, ihren Vorlieben entsprechende, individualisierte Rezeptionsweisen möglich.

Therapie als Fortsetzungsserie – die endliche und die unendliche Analyse

TV-Serien und Therapien weisen nicht nur bzgl. fester Zeitfenster Ähnlichkeiten auf, sondern auch bzgl. Länge und Kontinuität.

Das Motiv der Titelsequenz von *In Treatment,* die stilisierten Wellenbewegungen, die fließendes Wasser symbolisieren, ist überaus passend für eine serielle Narration über analytische Psychotherapie, die ihrerseits zyklische Strukturen serieller Narration aufweist (Maeder 2013, S. 93f.): Alles ist im Fluss, es geht auf- und abwärts, es gibt Überraschungen, Irritationen, Stromschnellen, Wendepunkte, Ruhephasen, Wiederholungen, aber kein klares Ende. Freud (1937) selbst sprach von der endlichen und der unendlichen Analyse und meinte damit, dass der analytische Prozess auch nach dem Ende der Analyse weitergeht. Diese lange Dauer regt auch die öffentliche Fantasie an (Frizzoni 2014, S. 72), etwa die künstlerische des Cartoonisten David Sipress, der Freuds Ausführungen zur endlichen und unendlichen Analyse wörtlich nimmt und einen Analytiker mit eingesargtem Patienten samt verdutzten Trauergästen in der Kirche zeichnet. Die Bildunterschrift lautet: »He's still in therapy.« (Freund 2006, S. 113). Diese Endlosigkeit wird in der Serie verdeutlicht, wenn die Analytikerin Adele Paul nach der letzten Sitzung mit den Worten verabschiedet: »My door will always be open to you.« (S03E28).

Fortsetzungsserien mit offenen Folgen und offenen Enden entsprechen dieser Endlosigkeit des analytischen Prozesses am deutlichsten. Sie lassen sich als mäandernde Erzählungen, scheinbar ohne Anfang und Ende, mit einer sich unendlich ausdehnenden Mitte beschreiben. Das Interesse des Publikums rich-

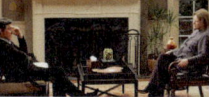

tet sich auf die Kontinuität, den Prozess, nicht auf die Auflösung (Geraghty 1991, S. 12). Vermeintlich sichere Lösungen werden zurückgewiesen, Lösungen erweisen sich als instabil, als bloß vorübergehend (Horace Newcomb, zit. in Geraghty 1991, S. 3). Aber auch Fortsetzungsserien und analytische Psychotherapien setzen immer wieder Endpunkte. Sie sind unterteilt in Folgen oder Einzelstunden je spezifischer Länge, die eingehalten werden, sowie in Staffeln oder Phasen. Was bei Serien mit offenen Folgen der Cliffhanger ist, die Unterbrechung der Handlung in einem Spannungsmoment, kennt auch die Therapie: »Our time is up«, sie würden das Gespräch nächstes Mal weiterführen, erinnert Paul seine Patienten, die gerne Bedeutsames am Ende der Sitzung erwähnen und nun – wie die Zuschauer auch – auf die nächste Stunde warten müssen, um das Abgebrochene weiterzuführen oder an anderer Stelle wieder aufzugreifen. In *In Treatment* wird die Frustration der Patienten angesichts dieser fixen zeitlichen Limitierung thematisiert. Auch Paul selbst bekundet große Mühe, sich ans vereinbarte Zeitfenster zu halten, und drängt seine Analytikerin Adele, eine Ausnahme zu machen; er wisse genau, dass er ihr letzter Patient am Freitagabend sei. Als sie nicht darauf eingeht, wirft er ihr wütend Sturheit vor. Sie antwortet:

> »You do anything you can to push our relationship past its prescribed time and purpose. You ask me to be your colleague, your supervisor, your life partner, anything except for what you came to me for, to be your therapist, to get me to challenge you, to look at yourself.« (S03E020).

Gleichzeitig werden durch die staffelweise Strukturierung mit Verabschiedung von vertrauten Patienten und der Einführung neuer Patienten auch Narrationen nach sieben bis neun Wochen abgeschlossen. Laura, Sophie, Jake & Amy beenden alle ihre Therapie oder brechen sie ab, Alex stirbt – das endgültige Ende des Endlosen. Auch Gina verabschiedet sich am Ende der zweiten Staffel definitiv, wenn sie zu Paul sagt:

> »Paul, this is the point where, you know, I'm supposed to say ›my door is always open‹, but, I'm not going to say that ... So our time is up. Good luck.« (S02E35)

Damit verweist *In Treatment* elegant auf die endliche wie die unendliche Analyse. Das zeigt sich auch sehr schön am Ende der Gesamtserie. Paul verabschiedet sich von Adele; er ist entschlossen, etwas Neues zu wagen und seine Praxis aufzugeben. Adele ist nicht sicher, ob dies eine gute Lösung ist, und verabschiedet sich von Paul mit den Worten:

> »My door will always be open to you.« Er antwortet lächelnd: »Well, it's ok. You can close it behind me.« (S03E28).

Im durchaus positiven Schlussbild verschwindet er nachdenklich in einer Menge von Menschen. Die Serie insgesamt endet explizit, bleibt aber implizit offen.

Der therapeutische Prozess lässt sich aus serieller Perspektive am treffendsten mit Dominik Maeder (2013, S. 100) als »Serial Drama«, als Hybridform zwischen Episoden- und Fortsetzungsserie, mit Hans-Otto Hügel (2010) als Serie mit Gedächtnis und mit Horace Newcomb (1985) als kumulative Narration bezeichnen. So wie in der Therapie immer auch vergangene Ereignisse erinnert und durchgearbeitet werden, operiert die kumulative Narration mit Rückbezügen auf länger zurückliegende Ereignisse (Ganz-Blättler 2011, S. 79f.). Eine ganz andere Möglichkeit, dieses zentrale Durcharbeiten in einer analytischen Psychotherapie zu fokussieren, nämlich als spektakuläres Ereignis, zeigt die TV-Serie *Being Erica* (CAN, CBC, 2009–2011): Während vier Staffeln wird die dreißigjährige Erica, die vieles in ihrem Leben bereut und gerne anders machen würde, in die entsprechenden Situationen zurückgeschickt. Via Zeitreisen in die Vergangenheit, aber auch in die Zukunft werden das »Erinnern, Wiederholen und Durcharbeiten« (Freud 1914) in einer Analyse und der Wunsch nach Veränderung veranschaulicht. Zum Schluss wird Erica selbst zur Therapeutin. Im Unterschied zu *In Treatment* ließe sich diese Serie also mit »Die Patientin als Therapeutin« betiteln.

Shrink Rap – Redekur im Schuss-Gegenschuss-Verfahren

»Talk to me« steht auf dem Cover der zweiten Staffel von *In Treatment*, ein Verweis auf das Synonym für Psychoanalyse: »talking cure«, die Redekur. Entsprechend wird *In Treatment* auch humoristisch als »Shrink Rap« (Gabbard 2008) oder Talkshow (Klein 2008) bezeichnet und, in Analogie dazu, Paul, Gina, Adele und die Patienten als »talking heads« (Klein 2008, S. 200). Die dialogorientierte Inszenierung von *In Treatment* scheint mit der Grundregel unterhaltsamer Narration zu konfligieren, so Oren (2008): »Show, don't tell«. Doch in dieser Serie wird auf eine ganz besondere, intime Art geredet, und das ist überaus spannend zu verfolgen. *In Treatment* ermöglicht den Zuschauern einen privilegierten Blick von außen in den geschützten Raum einer psychoanalytischen Praxis, der sonst nicht möglich ist. Die Zuschauer werden Augen- und Ohrenzeugen der Dynamik zwischen Therapeut und Patient. Sie erhalten Einblick in die ganze Szenerie, sehen Paul samt Gegenüber in der Praxis, können wahlweise den Therapeuten oder die Patienten beobachten, denn zwischen Paul und Patient wird hin- und hergeschnitten, im Schuss-Gegenschuss-Verfahren, einer Kameratechnik, die es erlaubt, die kleinsten Gesichtsregungen zu erfassen, jede Bewegung, jedes Augenzucken, jedes Schlucken, jedes Zögern. Dieses Verfahren bezeichnet Janet Feuer als Essenz der Fernsehgrammatik und, im übertragenen Sinn, auch als Grundeinheit der psychotherapeutischen Kommunikation (Feuer 2009; Feuer 2014, S. 269) Die Inszenierung etabliert gewissermaßen einen doppelten Blick: den Blick zwischen Therapeut und Patient und den Blick des Zuschauers, der sich wahlweise mit dem Blick des Therapeuten auf den Patienten oder mit dem Blick des Patienten auf den Therapeuten identifizieren kann. Das erklärt auch, wieso in *In Treatment* die intensive Psychoanalyse »im Liegen« (auf der Couch) fehlt. Um diesen doppelten Blick zu ermöglichen, ist die Therapie »im Sitzen« zwingend (Feuer 2014, S. 269).

Als Zuschauer ist man von Beginn an involviert, ja, man wird mit der ersten Einstellung, einer Großaufnahme der schluchzenden Laura, geradezu überrumpelt und hat das merkwürdige Gefühl, ungewollt einzudringen in den intimen, geschützten Raum einer Therapie, dieser Insel im Alltag, die es den Patienten erlaubt, sich zu öffnen, sich ihren Konflikten, verdrängten Wünschen und Ängsten zu stellen. Paul beschreibt diesen speziellen Raum im Gespräch mit Gina denn auch als »safe zone where we can open things up and talk about things in a controlled way« (S01E05). Dieser intime Raum ist gewissermaßen ein »dritter Ort«, der durch das psychoanalytische Setting erst erschaffen wird, der sich in einer Zeit außerhalb der Zeit befindet. Er ist ruhig, es gibt idealerweise keine Unterbrechungen. Die Aufmerksamkeit gehört ganz dem Patienten, es geht nur um das, was er erzählt oder nicht erzählt, erinnert oder vergisst. Der Patient ist aufgefordert, alles, was ihm in den Sinn kommt, zu sagen, es gibt keine Tabus.

Die Intimität des geschützten Raums einer Therapie bedeutet aber gleichzeitig Ausschluss anderer. Paul stört, dass seine Frau Kate regelmäßig versucht, diesen Raum ein Stück weit auch zu ihrem Raum zu machen, indem sie anregt, ein neues Sofa, neue Vorhänge oder einen neuen Teppich zu kaufen. Auf Ginas Frage, wieso er das nicht zulasse, meint er: »Because I agree with her. It's not her space.« (S01E10). Als Kate Gina erzählt, sie habe Laura gesehen, wie sie das Haus verlassen habe, korrigiert Paul: »My office.« Kate meint entnervt: »His office, the house, my home. Whatever. It's all a little blurred, isn't it?« (S01E30).

Wie es für Soap Operas typisch ist, spielen sich fast alle Folgen von *In Treatment* bis auf wenige Ausnahmen in diesem eingeschränkten Handlungsraum ab, bei Paul, Gina und Adele. Er wird nur selten verlassen, etwa an der Beerdigung von Alex oder nachdem Paul sich von seiner Frau getrennt hat, aus Baltimore weggezogen ist und nun zwischen Baltimore und seiner neuen Praxis in New York pendelt.

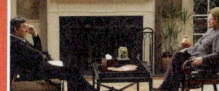

Die Grundausstattung des therapeutischen Raums ist einfach: ein Sofa, ein Sessel, dazwischen ein Tisch mit einer Wasserkaraffe, Gläsern und Taschentüchern. Bücherregale, Zeitschriften, ein Pult, Bilder, einige Gegenstände. Ein Wartezimmer für die Patienten. Vorzugsweise verschiedene Ein- und Ausgänge, damit sich die Patienten nicht begegnen.

Die Grundeinrichtung ist in allen drei Therapieräumen ähnlich, die Räume haben aber eine unterschiedliche Ikonographie, die die Positionierung der drei Therapeuten illustriert:

Ginas Praxis ist Teil ihres eleganten, geräumigen, edel möblierten Hauses in gedämpften, warmen Brauntönen, das Etabliertheit ausstrahlt. Sie ist eine arrivierte Analytikerin, die sich fürs Schreiben eines Romans von ihrer therapeutischen Tätigkeit zurückgezogen hat. Adeles Praxis ist im Unterschied dazu schlicht, modern, vorwiegend hell möbliert, lichtdurchflutet und transparent. Hier ist alles auf Beginn eingestellt, Adele ist jung, engagiert, talentiert. Pauls Praxis wiederum ist gemütlich, mit dunklen Möbeln, Regalen und diversen Gegenständen wie Kinderzeichnungen und Segelschiffen ausgestattet. Sie erinnert vage an die Ikonographie von Freuds Praxis mit den vielen »alten und dreckigen Göttern«, wie Freud seine wertvolle Sammlung antiker Götterstatuen nannte.[3]

Durch die Intimität des geschützten Raums und die Beziehung von außerordentlicher Qualität zwischen Analytiker und Analysand entsteht psychologische Spannung. Die vertraute, oft jahrelange Beziehung zwischen Analytiker und Patient und die erotische Übertragung und Gegenübertragung (Freud 1912, 1915) regen die Fantasie besonders an (Frizzoni 2014, S. 73). Zum Beispiel in einem Cartoon von Whitney Darrow, Jr., in dem der Analytiker die Patientin umarmt und sagt: »Ich hoffe, Sie merken, Miss Lupton, dass dies nicht die übliche analytische Empathie ist. Ich bin wirklich scharf auf Sie.« (Freund 2006, S. 70). Oder in einem fingierten Interview mit der deutsch-amerikanischen Sexualtherapeutin Ruth Westheimer, bekannt als Dr. Ruth, das auf YouTube zirkuliert. Bei ihr auf der Couch liegt Freud, mit dem sie sich über die Analyse seiner Tochter und erotische Gegenübertragung unterhält.[4]

Die Produzenten von Be'Tipul haben bei der Konzipierung des Therapeuten Jody Davies Messlers Artikel »Love in the afternoon« (1994) gelesen, der sich mit der erotischen Gegenübertragung des Analytikers aus der Perspektive der relationalen Psychoanalyse befasst (Feuer 2014, S. 275). Erotische (Gegen-)Übertragung spielt nicht nur zwischen Paul und Laura, sondern auch zwischen Paul und Adele eine große Rolle. Zudem erinnert Paul Gina an die leidenschaftliche Verliebtheit eines ihrer ehemaligen Patienten. Wie sehr diese ödipalen Phantasien auch die Zuschauer faszinieren, zeigt sich in der öffentlichen Rezeption der Serie. Mit detektivischem Spürsinn werden auf YouTube unter dem Titel »In Treatment – Paul/Laura ›Transference‹« erotische Momente in der Laura-Narration zusammengeschnitten, ihre verführerischen Blicke, ihr Lachen, Pauls Geständnis, dass er Laura liebe.

Therapiediskurs in und über *In Treatment*

Dass *In Treatment* seine Zuschauer derart in die Narration zu involvieren und die öffentliche Diskussion über Therapie anzustoßen vermag, ist typisch für Serien, wie Geraghty (1991, S. 4f.) und Hall am Beispiel von Soap Operas darlegen: »You couldn't help talking about the popularity of *Dallas*, because people were starting to refer to categories taken from the serial in interpreting their own experience.« (Hall zit. in Geraghty 1991, S. 5)

Die rege Anschlusskommunikation zu *In Treatment*, die zahlreichen Kommentare von medialen Berichterstattern und die Debatten unter Fachleuten zu Konflikten aus unterschiedlichen Folgen

---

3 Vgl. den Brief von Sigmund Freud an Wilhelm Fliess vom 1.8.1889. http://www.freud-museum.at/d/inhalt/museumausstellungenGoetter.htm. Zugegriffen: 1. April 2016.
4 Dr. Ruth and Sigmund Freud: What was Freud's relationship with his daughter? https://www.youtube.com/watch?v=CcxY2ONCtMs. Zugegriffen: 30. April 2016.

machen deutlich, dass sowohl in der Serie wie über die Serie ein Therapiediskurs geführt wird. Die Serie spiegelt und gestaltet diesen Therapiediskurs. Es ist dieser vielstimmige Diskurs, der jenseits der Stereotypisierung zu einem differenzierten Bild von Therapie und Therapeut beiträgt. Die Differenzierung erfolgt in mehrfacher Hinsicht:

In Treatment lenkt die Aufmerksamkeit auf Psychotherapie generell, gibt Einblick in eine psychotherapeutische Praxis und in mögliche Abläufe und Dynamiken in diesem Setting, vermittelt die Illusion von »realer« Therapiesituation und erlaubt dem Zuschauer durch Halbnah-, Nah- und Großaufnahmen einen privilegierten Blick auf den therapeutischen Prozess und die besondere Beziehung zwischen Therapeut und Patient. Durch die serielle Struktur wird eine facettenreiche Darstellung der dynamischen Beziehung zwischen Therapeut und Patient möglich. *In Treatment* macht zugleich deutlich, dass sich die Abläufe je nach Therapeut und Therapieform unterscheiden. Selbst innerhalb einer Richtung wie der Psychoanalyse gibt es unterschiedliche Schulen und Positionen (Clyman 2009). Die Zuschauer sind sich durchaus uneins, um welche Form von Therapie es sich handelt. Ist es eine »humanistische Therapie«, wie Klein (2008, S. 190) meint, oder eine (relationale) Psychoanalyse, wie dies in der Serie expliziert wird? Dazu werden auch Gespräche mit Fachleuten geführt, auf 3sat z. B. in der Sendung *Scobal extra* mit den Psychoanalytikerinnen Margarete Mitscherlich und Marianne Leuzinger-Bohleber, die die Sendung auch gleich für einen Werbespot nutzen und die Zuschauer ermuntern, bei psychischen Schwierigkeiten professionelle Hilfe zu holen.[5]

Nicht zuletzt gelingt es *In Treatment* also, für Psychotherapie zu werben, ohne auszublenden, dass Therapie und Therapeuten auch scheitern können.

Paul wird als Analytiker mit Konflikten dargestellt. Ein Gespräch mit Gina über den Verlust seines Vaters legt nahe, dass es gerade diese Konflikte sind, die seiner Berufswahl zugrunde liegen. Er fragt Gina, ob sie selbst den Vater gehabt habe, den sie sich gewünscht habe. Sie schüttelt den Kopf und meint lachend: »I'm a therapist! What do you think?« (S02E25). Paul scheint das Stereotyp des havarierten Therapeuten zu bedienen. »Auch ein Psychiater ist nur ein Patient«, fasst Gräfe (2010) dieses Stereotyp zusammen. Er agiert, projiziert, ist ambivalent gegenüber Gina, die ihm vor Jahren einmal die Empfehlung für die Leitung des psychoanalytischen Instituts verweigerte (S03E08), da er ihrer Meinung nach damals noch nicht so weit war. Das hat er ihr nie verziehen. Dennoch ersucht er sie um Rat und vermischt gerade dadurch mehrere Rollen: Mentorin, Kollegin, Supervisorin, Paartherapeutin und Analytikerin (S01E05). Er inszeniert somit das Problem, das er hat, und beschimpft sie als schlafende Spinne, die nur darauf gewartet habe, dass er ihr ins Netz gehe (S01E05). Dieses Stereotyp des Therapeuten als Patient wird im Therapiediskurs aber nicht nur bedient, sondern auch wieder korrigiert. Zum einen in der Serie selbst, wo man Paul auch als begnadeten, empathischen Therapeuten erlebt, der es schafft, einen Ort des Vertrauens zu schaffen, in dem sich seine Patienten öffnen, Widerstände abbauen und schmerzhafte Konfrontationen wagen können. Zum andern durch die zahlreichen Stimmen von Fachleuten, die sich positiv wie negativ über Pauls therapeutische Interventionen äußern, in Tageszeitungen (Barnett 2011) und Zeitschriften (Davis 2008, Raubolt 2008, Strauß 2011), in persönlichen Blogs (Fuller 2008) und auf Onlineportalen wie Slate (Gabbard 2008). Die Experten korrigieren das Bild vor allem dadurch, dass sie die analytische Methode auf die Serie selbst anwenden. Sie nehmen gewissermaßen ein »Treatment« von *In Treatment* vor, analysieren die verschiedenen Folgen, nutzen sie zu Schulungszwecken (Lewis 2008), diskutieren auf YouTube erfolgreiche Interventionen am Beispiel von Sophie[6] und erläutern, wie man Psychotherapie (nicht) machen sollte (Gabbard und Horowitz 2010).

---

5 Scobel extra: In Treatment: Zwischen Handlung und Behandlung. Gert Scobel im Gespräch mit Margarete Mitscherlich und Marianne Leuzinger-Bohleber. 21.3.2011. https://www.youtube.com/watch?v=aGqEC_Yacfo. Zugegriffen am 1. April 2016.
6 *In Treatment:* Sophie: Session 1. https://www.youtube.com/watch?v=M1iev0zph3o. Zugegriffen am 30. April 2016.

Diese »Behandlung« wird auch von HBO selbst angeregt: Auf der Website von *In Treatment* kommentiert jeweils der klinische Psychologe Joseph Shay kurze Clips aus jeder Episode und lädt zwei erfahrende Psychoanalytikerinnen ein, diese ihrerseits zu kommentieren. Auch die Zuschauer sind eingeladen, mitzudiskutieren.[7]

So ist es nicht zuletzt die Anwendung der vorgeführten Methode selbst, die zu einem facettenreichen Bild von Therapie und Therapeut führt. Die Zuschauer werden durch die modulare serielle Struktur animiert, ihren »Lieblingspatienten« über mehrere Sitzungen zu folgen und geglückte und weniger geglückte Therapieverläufe zu beobachten. Ihre Rezeptionsvorlieben können durchaus auch Indizien für eigene Konfliktlagen sein. *In Treatment* ermuntert somit nicht zuletzt die Zuschauer selbst, ihre eigenen Interessen mit analytisch geschärftem Blick zu hinterfragen.

Literatur

Bader M (2011) In Treatment is great T.V. but terrible psychotherapy. https://www.psychologytoday.com/blog/what-is-he-thinking/201101/in-treatment-is-great-tv-terrible-psychotherapy. Zugegriffen:1. April 2016

Barnett L (2011) How realistic is In Treament? http://www.theguardian.com/society/2011/apr/26/in-treatment-british-psychotherapists. Zugegriffen: 1. April 2016

Clyman D (2009) In Treatment: The debate behind the show. What is therapy at its best? https://www.psychologytoday.com/blog/reel-therapy/200904/in-treatment-the-debate-behind-the-show. Zugegriffen: 1. April 2016

Davies Messler J (1994) Love in the afternoon. A relational reconsideration of desire and dread in the countertransference. Psychoanalytic Dialogues 4(1):153–170

Davis WA (2008) In Treatment/The Treatment. Other/Wise. The Online Journal of the International Forum for Psychoanalytic Education (IFPE). https://ifpe.wordpress.com/2008/04/08/in-treatmentthe-treatment/. Zugegriffen: 1. April 2016

Feuer J (2007) HBO and the concept of quality TV. In: McCabe J, Akass K (Hrsg) Quality TV: contemporary American television & beyond. Tauris, London, New York, S 145–157

Feuer J (2009): Being in treatment on TV. Flow. A critical forum on television and media culture. http://www.flowjournal.org/2009/05/being-in-treatment-on-tvjane-feuer-university-of-pittsburgh/ Zugegriffen: 1. April 2016

Feuer J (2014) Psychoanalytischer Raum in HBO Dramen. The Sopranos und In Treatment. In: Dreher C (Hrsg) Autorenserien II. Quality TV in den USA und Europa. Fink, Paderborn, S 257–287

Freud S (1912) Zur Dynamik der Übertragung. In: ders.: Schriften zur Behandlungstechnik. Ergänzungsband. Studienausgabe. Ex Libris, Zürich 1977, S 157–168

Freud S (1914) Erinnern, Wiederholen und Durcharbeiten. In: ders.: Schriften zur Behandlungstechnik. Ergänzungsband. Studienausgabe. Ex Libris, Zürich 1977, S 205–215

Freud S (1915) Bemerkungen über die Übertragungsliebe. In: ders.: Schriften zur Behandlungstechnik. Ergänzungsband. Studienausgabe. Ex Libris, Zürich 1977, S 217–230

Freud S (1937) Die endliche und die unendliche Analyse. In: ders.: Schriften zur Behandlungstechnik. Ergänzungsband. Studienausgabe. Ex Libris, Zürich 1977, S 351–392

Freund M (2006) Auf der Couch. The New Yorker Cartoons über Psychoanalyse. Mit einem Essay von Michael Freund. Bibliophile Edition, Wien

Frizzoni B (2012) Zwischen Trash-TV und Quality-TV: Wertediskurse zu serieller Unterhaltung. In: Kelleter F (Hrsg) Populäre Serialität: Narration – Evolution – Distinktion. Transcript, Bielefeld, S 339–351

Frizzoni B (2014) Freud in der Populärkultur. Schweiz Arch Volksk 110(1):69–87

Fuller C (2008) Jung at heart: In Treatment – Afterthoughts on Laura & transference. http://www.jung-at-heart.com/jung_at_heart/in_treatment_-_afterthough_2.html. Zugegriffen: 1. April 2016

Gabbard G (2008). The Shrink Rap. At last, a realistic TV portrayal of psychotherapy: In Treatment. http://www.slate.com/articles/arts/culturebox/2008/01/the_shrink_rap.html. Zugegriffen: 1. April 2016

Gabbard G, Horowitz M (2010) Using media to teach how not to do psychotherapy. Acad Psychiatry 34(1):27–30

Ganz-Blättler U (2011) »Sometimes against all odds, against all logic, we touch.« Kumulatives Erzählen und Handlungsbögen als Mittel der Zuschauerbindung in Lost und Grey's Anatomy. In Blanchet R et al. (Hrsg) Serielle Formen: Von den frühen Film-Serials zu aktuellen Quality-TV- und Online-Serien. Schüren, Marburg, S 73–92

---

7   About talk therapy. http://www.hbo.com/in-treatment/inside/extras/article/about-talk-therapy.html. Zugegriffen am 30. April 2016.

Geraghty C (1991) Women and soap opera. A study of prime time soaps. Polity Press, Cambridge

Gräfe D (2010) Auch ein Psychiater ist nur ein Patient. Die US-Serie In Treatment mit Gabriel Byrne therapiert von heute Abend an die deutschen Fernsehzuschauer. Stuttgarter Nachrichten, 15.2.2010, Nr 10

Hügel HO (2010) Das Gedächtnis der Serien. Seriencharakter und Variationsreichtum von NCIS. In: Mertens M (Hrsg) Vergegenwärtigung. Francke, Tübingen, S 31–56

Klein T (2008) Talkshow. Methodische Schauspielkunst und die Psychotherapie als serielle Emotionsdramaturgie in der Serie In Treatment. In: Seiler S (Hrsg) Was bisher geschah. Serielles Erzählen im zeitgenössischen amerikanischen Fernsehen. Schnitt, Köln, S 186–201

Lewis J (2008) In Treatment: A critique of Paul's first session with Laura. Other/Wise. The Online Journal of the International Forum for Psychoanalytic Education (IFPE). https://ifpe.wordpress.com/2008/04/08/critique-of-in-treatment-on-hbo/. Zugegriffen: 1. April 2016

Maeder D (2013) Das serielle Subjekt. Eine Skizze zur Poetologie des Serial Dramas. In: Eichner S, Mikos L, Winter R (Hrsg) Transnationale Serienkultur. Theorie, Ästhetik, Narration und Rezeption neuer Fernsehserien. Springer, Wiesbaden, S 87–102

Newcomb H (1985) Magnum: The Champagne of TV? Channels of Communication Mai/Juni, S 23–26

Orange M (2009) Session and the Single Man. The New York Times, 5.4.2009, Nr 19

Oren T (2008) Therapy is complicated: HBO's foray into modular storytelling with In Treatment. Flow. A critical forum on television and media culture. http://www.flowjournal.org/2008/01/therapy-is-complicated-hbo%E2%80%99s-foray-in-to-modular-storytelling-with-in-treatment/. Zugegriffen: 1. April 2016

Raubolt, R (2008) Ending »the« treatment. In: Other/Wise. The Online Journal of the International Forum for Psychoanalytic Education, https://ifpe.wordpress.com/2008/04/08/review-of-in-treatment-on-hbo/. Zugegriffen: 1. April 2016

Shattuck K (2010) Therapy? Not his cup of tea. The New York Times, 14.11.2010, Nr 21

Stanley A (2008) Four days, a therapist; fifth day, a patient. The New York Times, 28.1.2008, Nr 1

Stanley A (2009) Patients in therapy, therapist in trouble. The New York Times, 3.4.2009, Nr 1

Stanley A (2010) HBO's talking cure: The moody doctor is in. The New York Times, 25.10.2010, Nr 1

Strauß, B (2011) In Treatment. Öffentliche Psychotherapie in Film und Fernsehen. Psychotherapeut 56:153–161

Williams C T (1992) »It's time for my story«: soap opera sources, structure, and response. Praeger, Westport Conn

Wohlrab L (2005) Zur Darstellung von Psychoanalytikern im Kino. Von Pabsts Geheimnissen einer Seele über Hitchcock, Allen, Redford und Moretti bis zu Siegels Empathy. Psychoanal Widerspr 34:65–76

Originaltitel	In Treatment
Erscheinungsjahr	2008–2010, deutschsprachige Erstausstrahlung am 15.9.2008 (Premiere)
Land	USA, Home Box Office (HBO)
Idee	Hagai Levi
Regisseur	Rodrigo Garcia et al.
Hauptdarsteller	Gabriel Byrne, Dianne Wiest, Amy Ryan
Verfügbarkeit	Als DVD in englischer Sprache erhältlich

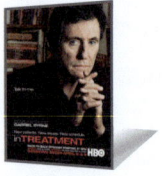

Birgit Wenty

Was Frauen wollen

Die Einführung der Psychotherapie	423
Figuren- und Handlungsentwicklung	426
Die Darstellung der Psychotherapie	431
Der psychotherapeutische Diskurs	433
Literatur	435

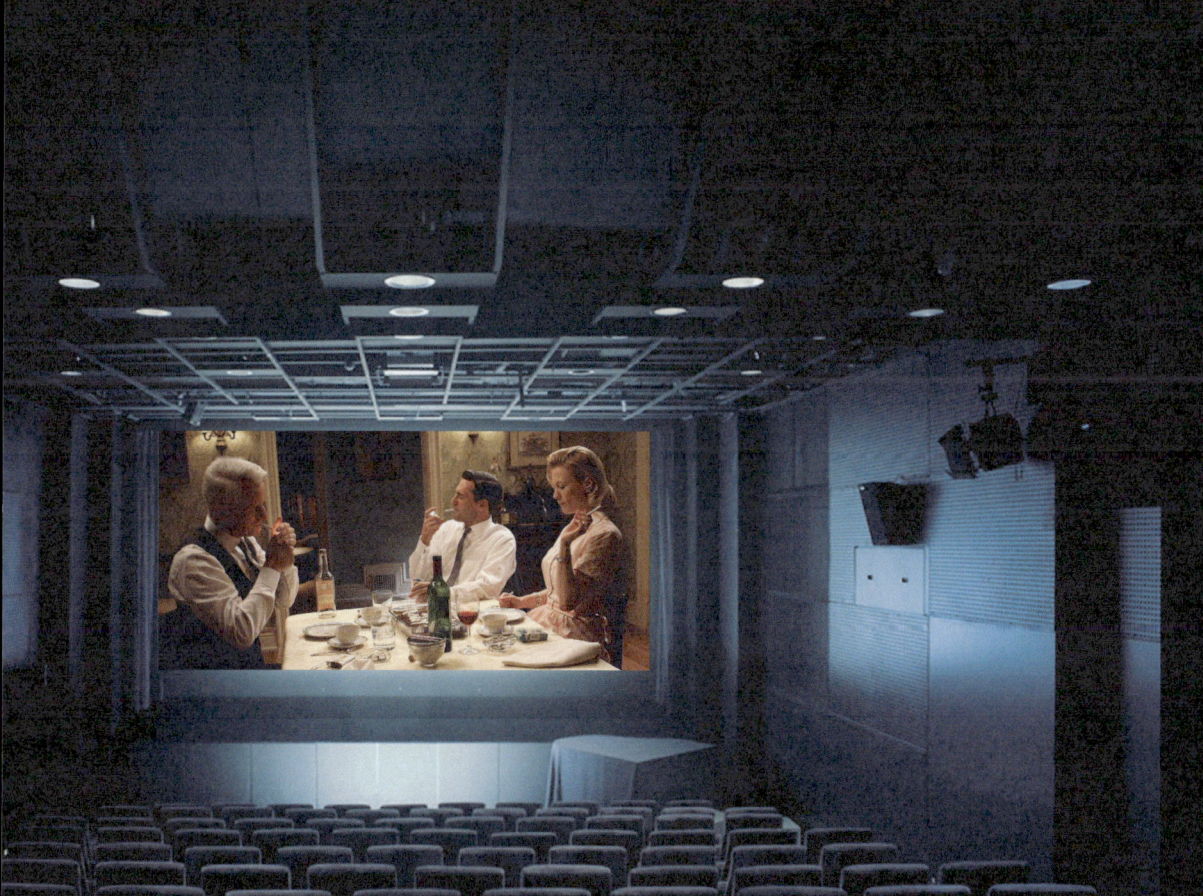

Filmplakat von *Mad Men*.
Quelle: Filmbild Fundus Herbert Klemens. Mit freundlicher Genehmigung

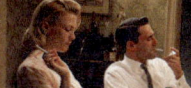

Mad Men

Mad Men (◨ Abb. 29.1) handelt von den titelgebenden »Men of Madison Avenue«, die im New York der 1960er-Jahre in der Werbebranche tätig sind. Die Serie setzt sich aus 92 Episoden in sieben Staffeln zusammen, die von Juli 2007 bis Mai 2015 im US-amerikanischen Kabelsender AMC ausgestrahlt wurden. Über kaum eine andere Serie des letzten Jahrzehntes wurde mehr geschrieben als über *Mad Men*, kaum eine andere Serie hat mehr Auszeichnungen gewonnen und kaum eine andere Serie hatte mehr Einfluss auf die zeitgenössische Popkultur. Die »Quality TV«-Serie[1] *Mad Men* zeichnet ein detailliertes und kritisches Porträt eines Jahrzehntes voller soziokultureller und gesellschaftspolitischer Umbrüche: Sich wandelnde Geschlechterrollen, Homophobie und Rassismus, exzessiver Alkohol- und Zigarettenkonsum, die Gegenkultur der 1960er-Jahre und nicht zuletzt Psychotherapie werden thematisiert und ästhetisch in Szene gesetzt.

Im Mittelpunkt der Serie steht die Werbeagentur *Sterling Cooper* und deren kreativer Mastermind Don Draper, der mit seiner hübschen Ehefrau Betty und seinen zwei Kindern in einem Vorort von New York ein perfektes Leben zu führen scheint. Don weiß aus der Werbeindustrie: Image ist alles! Doch bereits die Titelsequenz der Serie deutet an, dass sich der amerikanische Traum, den die Familie Draper zu leben scheint, im freien Fall befindet. Eingebettet in den Kontext der frühen 1960er-Jahre, als die Psychotherapie ihr »Goldenes Zeitalter« erlebte und die Vorort-Idylle der Vorzeige-Hausfrauen in der Werbung idealisiert wurde, begibt sich Dons Ehefrau Betty aufgrund ihres »Problems ohne Namen« (Friedan 1984) in Psychotherapie. Ihr Therapeut, Dr. Wayne, ist ein »klassischer« Psychoanalytiker zu Beginn der 1960er-Jahre, was durch die patriarchale Struktur in der Darstellung der Psychotherapie verdeutlicht wird (Feuer 2014). So findet Dr. Wayne nichts dabei, Bettys Ehemann in bestem männlichem Einverständnis heimlich vom Inhalt ihrer psychotherapeutischen Sitzungen zu erzählen.

Die Psychotherapie erhält durch die Kontextualisierung in der ersten Staffel von *Mad Men* eine filmstrategische Funktion, indem sie einen wesentlichen Teil zur Figuren- und Handlungsentwicklung beiträgt. Dadurch werden nicht nur die *Mad Men*, sondern auch die *Mad Women*, im doppelten Sinn des Wortes, zu Beginn der 1960er-Jahre in den Fokus der Serie gerückt. In *Mad Men* geht es um ein Jahrzehnt des gesellschaftlichen und individuellen Wandels, der auch zu einem veränderten psychotherapeutischen Diskurs in der Öffentlichkeit geführt hat. Im folgenden Beitrag wird die Darstellung der Psychotherapie in der Serie hinsichtlich ihrer filmstrategischen Funktionen für die Figuren- und Handlungsentwicklung analysiert und in den psychotherapeutischen Diskurs der 1960er-Jahre eingebettet.

Die Einführung der Psychotherapie

Die Einführung der Psychotherapie in *Mad Men* erfolgt in der zweiten Episode »Was wollen Frauen?«. Wie bereits der Titel erwarten lässt, dreht sich die gesamte Episode um die Bedürfnisse und Wünsche von Frauen. Zunächst treffen sich Don und Betty Draper zum Abendessen mit seinem Chef Roger Sterling und dessen selbstbewusster Ehefrau Mona. Als Betty und Mona auf der Toilette ihren Lippenstift auffrischen wollen, hat Betty plötzlich ein Taubheitsgefühl in ihren Händen. Verunsichert erzählt sie Mona, dass sie mit ihren Kindern und dem Haushalt überlastet sei und dass außerdem vor kurzem ihre Mutter gestorben sei. Betty scheint sich ihre körperlichen Symptome durch die psychische Belas-

---

1 Als »Quality TV«-Serien werden die innovativen Entwicklungen in der US-amerikanischen Serienlandschaft seit Beginn des 21. Jahrhunderts bezeichnet, die neuartige komplexe Erzählformate aufweisen und sich bewusst von etablierten Formen des Fernsehens als Massenmedium abgrenzen.

tung zu erklären. Am nächsten Tag lästert Betty mit einer Freundin über ihre neue Nachbarin Helen Bishop, deren Situation als geschiedene, alleinerziehende und berufstätige Mutter zweier Kinder von den beiden Frauen bedauert wird. Als Betty mit ihren Kindern nach Hause fährt und dabei zufällig Helen Bishop sieht, setzt wieder das Taubheitsgefühl in ihren Händen ein. Sie verliert die Kontrolle über das Auto und fährt gegen eine Mülltonne. Es scheint, als gäbe es einen Zusammenhang zwischen Bettys körperlichen Symptomen und dem Aufeinandertreffen mit emanzipierten Frauen wie Mona Sterling und Helen Bishop. Dieser potenzielle innere Konflikt von Betty wird mit der anschließenden Sequenz verdeutlicht, in der Don im Bett mit seiner heimlichen Geliebten zu sehen ist, die im Gegensatz zu Betty als Künstlerin unabhängig und frei nach ihren eigenen Regeln lebt. Nach Freud (1894) handelt es sich bei der Umwandlung von konflikthaften Affekten auf die somatische Ebene um eine Konversion; Bettys unbewusster Konflikt wird im Sinne eines Abwehrmechanismus von der Psyche in den Körper verschoben und als Taubheitsgefühl in den Händen kompensiert. Sie fühlt sich demnach sprichwörtlich »wie gelähmt« und ihr sind »die Hände gebunden«, was mit ihrer eingeschränkten Handlungsfreiheit als Hausfrau einhergeht.

Bettys Arzt empfiehlt ihr, einen Psychiater zu konsultieren, da das wiederkehrende Taubheitsgefühl in ihren Händen auf ein »nervöses Leiden« zurückzuführen sei und keine physische Ursache zu haben scheint. Für Betty ist der Vorschlag des Arztes sichtlich unangenehm; Don reagiert auf den Vorschlag energisch und abweisend: »Die Ärzte können jubeln! Endlich haben sie eine Ausrede für ›ich weiß nicht, was los ist‹!« Zu späterer Stunde sprechen Don und Betty noch einmal über die Möglichkeit einer Psychotherapie.

> Betty: »Heutzutage ist das nicht mehr so stigmatisiert.«
> Don: »Ich weiß bloß nicht, was dir so jemand sagen könnte.«
> Betty: »Brauche ich einen Psychiater, was denkst du?«
> Don: »Ich war der Auffassung, die Menschen gehen zu einem Psychiater, wenn sie furchtbar unglücklich sind. Aber schau dich an, und das hier, und die Kleinen … Kannst du denn da unglücklich sein?«

Don kann nicht verstehen, warum seine Ehefrau nicht vollkommen glücklich und zufrieden ist, da sie seiner Meinung nach alles hat, was sich eine Frau Anfang der 1960er-Jahre wünschen kann: Betty ist aufgrund ihrer Schönheit der »personifizierte amerikanische Traum« (Sannwald 2014, S. 89), sie hat ein tolles Haus in einem Vorort von New York, zwei wohlerzogene Kinder und einen fleißigen Ehemann, der für die finanzielle Absicherung der Familie sorgt und ihr alle materiellen Wünsche erfüllt. »Natürlich bin ich glücklich« antwortet Betty und fügt in Bezug auf die Psychotherapie hinzu: »Dann entscheidest am besten du.« Sie scheint über Dons Abneigung gegenüber der Psychotherapie nicht erfreut zu sein, doch wie in den 1960er-Jahren üblich, trifft der Mann des Hauses die Entscheidung für seine Frau. Am nächsten Tag in der Arbeit fragt Don seinen Chef Roger Sterling was Frauen wollen, weil er über eine neue Werbestrategie und Bettys Befinden nachdenke. Roger empfiehlt, Frauenprobleme in die Hände eines Psychotherapeuten zu legen, woraufhin ihm Don von seinen schlechten Erfahrungen mit einem Therapeuten bei der Army erzählt.

> Don: »Wir hatten in der Army einen Seelenklempner. Ein richtiger Stümper; er hat bei den Leuten in der Seele rumgepfuscht.«
> Roger: »Das ist heute noch so, kostet nur mehr.«
> Don: »Und man kann nicht auf sie schießen.«

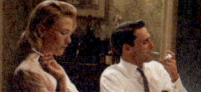

Die beiden Männer stehen der Psychotherapie skeptisch gegenüber und sind sich darüber einig, dass sie keinen Therapeuten brauchen. Im Gegensatz dazu begeben sich Roger zufolge viele Frauen in Psychotherapie, weil sie all das haben wollen, was auch andere Frauen haben: »Und was in diesem Jahr der Psychiater ist, das ist im nächsten Jahr der rosafarbene Herd.« Die androzentrische Sicht von Don und Roger lässt sich nach Bourdieu (2005) als »männliche Herrschaft« beschreiben, die »Frauen als symbolische Objekte« konstituiert, »deren Sein *(esse)* ein Wahrgenommenwerden *(percipi)* ist« (Bourdieu 2005, S. 117). Dadurch werden Frauen nach Bourdieu »in einen andauernden Zustand körperlicher Verunsicherung oder, besser, symbolischer Abhängigkeit versetzt«, wonach sie »zuallererst für und durch die Blicke der anderen« existieren, nämlich »als liebenswürdige, attraktive, verfügbare Objekte« (ebd., S. 117). Nach diesen Prinzipien funktioniert die Welt der »Men of Madison Avenue«, und nach diesen Prinzipien gestalten sie auch ihre Werbesujets. Kein Wunder, dass für Don und Roger die Erfüllung der oberflächlichen Bedürfnisse und Wünsche ihrer Frauen Priorität hat, während sie sich mit ihren psychischen Problemen nicht auseinandersetzen wollen. Dementsprechend entscheidet sich schließlich auch Don dafür, Betty in Psychotherapie zu schicken.

In der ersten Einstellung der Therapie sitzt der Psychotherapeut Dr. Arnold Wayne außerhalb des Blickfeldes von Betty seitlich hinter ihr auf einem Stuhl, während seine Patientin auf einer Couch liegt. Es handelt sich dabei um das Setting einer »klassischen« Psychoanalyse. Mit ihrer perfekt sitzenden Frisur, dem auf der Couch drapierten Kleid und dem starren Blick wirkt Betty wie eine Puppe, die – zunächst rein äußerlich – in Opposition zum deutlich älteren und seriös gekleideten Therapeuten steht. Verunsichert erzählt Betty dem Therapeuten von ihren Symptomen (Nervosität, Ängstlichkeit, Schlafstörungen). In Bezug auf das Taubheitsgefühl in ihren Händen erstellt Betty folgende Analogie zur Psychotherapie:

> Betty: »Das ist so, als ob man ein Problem mit dem Auto hat. Und dann holt man den Mechaniker und dann ist es auf einmal weg.«

Die mechanische Lösung ihrer Konflikte, ohne dabei in die Tiefe gehen zu müssen, wäre Betty mehr als recht – und deutet bereits an, dass es ihr schwer fallen wird, sich in der Psychotherapie zu öffnen. Betty erzählt Dr. Wayne, dass es ihre verstorbene Mutter als unhöflich empfunden habe, über sich selbst zu sprechen. Dabei nimmt Betty die von Don geschenkte Uhr von ihrem Handgelenk und legt sie neben sich auf den Tisch, womit sie Don symbolisch »ablegt«, um frei über sich reden zu können. Abschließend zündet sie sich eine Zigarette an und beendet die erste Sitzung mit den Worten »Wir haben so ein Glück, dass wir hier sein dürfen«. Der Psychotherapeut hat während dieser ersten kurzen Sitzung eine passive Rolle eingenommen: Er macht sich in einem kleinen Block Notizen über Bettys Erzählungen, reagiert jedoch nicht auf ihre Fragen.

Gegen Ende der Episode ist Don mit Betty beim Abendessen in einem Restaurant zu sehen. Ihre Stimmung scheint sich bereits deutlich gebessert zu haben – nicht zuletzt deshalb, weil sie nun endlich jemanden zum Reden gefunden hat und außerdem bekommen hat, was alle Frauen wollen: Psychotherapie. In der letzten Szene der zweiten Episode telefoniert Don heimlich mit Dr. Wayne, um zu erfahren, was Betty ihm erzählt hat.

> Dr. Wayne: »Ich hatte heute eine sehr interessante Sitzung mit Ihrer Frau. Sie scheint mir ziemlich verängstigt zu sein. Sie tun das Richtige.«

Dr. Wayne begeht damit eine Grenzüberschreitung, die heute aufgrund der ethischen Berufsrichtlinien von PsychotherapeutInnen undenkbar wäre: Er bricht die Verschwiegenheitspflicht und erzählt Don in bestem männlichen Einvernehmen von Bettys Befinden. Erklärt werden kann dieser Fehltritt mit der überschaubaren Welt der *Mad Men*, die von Sannwald (2014) wie folgt beschrieben wird: »Sie ist nach den Gesetzen der weißen, wohlhabenden, heterosexuellen Mittelschicht-Männer organisiert, und wer das begreift und sich daran hält, darf teilhaben, jedenfalls als Mann« (ebd., S. 10). Das geheime Auskundschaften der Therapie gibt Don gleichzeitig Kontrolle über Betty, indem er erfährt, was in ihrem Kopf vorgeht und was sie in seiner Abwesenheit treibt.

Die Episode endet mit einer Kamerabewegung, die den Herd in der Küche in Naheinstellung mittels Rückfahrt über den Hausflur zeigt. Die Einstellung kann als eine Anspielung auf Rogers Kommentar verstanden werden, wonach die Psychotherapie nächstes Jahr vom »rosafarbenen Herd« abgelöst werde, den alle Frauen haben wollen. Dramaturgisch untermalt wird die letzte Szene mit dem Song »The great divide« von The Cardigans, dessen Text wie folgt lautet: »There's a monster, growing in our heads. Raised up on the wicked things we've said. A great divide between us now, something we should know«. Der Song deutet bereits die zunehmende Kluft zwischen Betty und Don an.

Figuren- und Handlungsentwicklung

Die Psychotherapie in *Mad Men* dient insbesondere der Figurenentwicklung von Betty, indem sie Dinge von sich erzählt, über die sie mit niemandem sonst reden kann. Jede der vier Episoden der ersten Staffel, in der eine psychotherapeutische Sitzung gezeigt wird, fokussiert auf einen anderen Aspekt von Bettys Persönlichkeit. Dadurch wird es möglich, sie abseits ihrer Rolle als pflichtbewusste Ehefrau, gefühlskalte Mutter und tratschende Hausfrau kennenzulernen – sofern sie sich auf die Psychotherapie einlässt. Der zentrale Handlungs- und Funktionsträger der Narration und Dramaturgie von *Mad Men* ist jedoch der Protagonist Don Draper, weshalb auch die Psychotherapie seiner Ehefrau Betty stets auf Don rekurriert.

In der ersten Sitzung im Rahmen der zweiten Episode »Was wollen Frauen?« geht es um die Einführung der Psychotherapie als gesellschaftliche Praxis, die insbesondere die Wünsche und Bedürfnisse von Frauen ansprechen soll. In der vierten Episode »Rückgrat« thematisiert Betty über die gesamte psychotherapeutische Sitzung ihre Nachbarin Helen Bishop, die sie mittlerweile auch privat kennengelernt und auf deren 9-jährigen Sohn Glen sie aufgepasst hat. Betty weiß von Helen, dass sie sich von ihrem Ehemann aufgrund seiner zahlreichen Affären hat scheiden lassen, was zu Beginn der 1960er-Jahre aufgrund der rigiden Vorstellungen über die Familienstruktur verpönt war. In der Psychotherapie stellt Betty wilde Thesen über Helens Leben auf, wonach sie als alleinerziehende, berufstätige Mutter sehr erschöpft wirke und nur nach außen hin so tue, als ob alles in Ordnung sei. Betty kommt zu dem Schluss, dass Helen auf sie eifersüchtig ist. Ihre einfältige Sicht basiert auf einem Vergleich mit ihrem eigenen, an sozialen Normen der Mittelschicht orientierten Leben und der darin enthaltenen Vorstellung, dass eine Frau ausschließlich in ihrer Rolle als Ehefrau, Hausfrau und Mutter glücklich sein kann. Im Grunde verkörpert Helen all das, was Betty nicht ist bzw. nicht sein darf. Tudor (2012) beschreibt Betty als narzisstisch, unreif und unzufrieden, was sie darauf zurückführt, dass Betty ihre innere Leere nicht durch ihre Hausfrauenrolle ausfüllen kann. Dr. Wayne interpretiert die Sitzung im heimlichen Telefonat mit Don wie folgt:

> Dr. Wayne: »Sie geht noch nicht so recht aus sich heraus … Im Vordergrund stehen kleine Eifersüchteleien und ihre täglichen Aufgaben, die sie zu überfordern scheinen. Wir haben es hier fast noch mit den Emotionen eines Kindes zu tun.«
> Don: »Das war früher anders.«
> Dr. Wayne: »Nun, bei Hausfrauen ist diese Art von Angstgefühlen unserer Erfahrung nach nicht sehr ungewöhnlich.«

Friedan beschreibt in ihrem 1963 erschienen Buch *Der Weiblichkeitswahn* die Situation der US-amerikanischen Mittelschicht-Hausfrauen in den 1950er und 1960er-Jahren wie folgt: »Der Weiblichkeitswahn besagt, daß der höchste Wert und die einzige Verpflichtung für Frauen die Erfüllung ihrer Weiblichkeit sei …« (Friedan 1984, S. 37). Frauen sollten bzw. wollten demnach ausschließlich ihren Pflichten als Ehefrau, Hausfrau und Mutter nachkommen, während gesellschaftspolitische Teilhabe, Bildung und Arbeit keine Option für sie waren. Die eingeschränkte Freiheit und der eintönige Tagesablauf führten nach Friedan (1984) häufig zum »Problem ohne Namen« als Ausdruck ihrer Unzufriedenheit und inneren Leere, für die sie sich schämten und über die sie mit niemandem reden konnten. Einige Frauen wie Betty begaben sich zwar in Therapie, aber selbst Psychoanalytiker wie Dr. Wayne wussten nicht genau, was mit diesen Frauen los war. Von Ärzten wurden die Symptome des »Problems ohne Namen«, z. B. Depressionen, psychotische Zusammenbrüche oder Konversionsstörungen, als »Hausfrauensyndrom« bezeichnet, die in der Zeitspanne von 1950–1960 deutlich angestiegen waren. Die Ausführungen von Friedan führten wenige Jahre später zum Anstoß der zweiten Frauenbewegung in den USA, die zu einer Neubewertung der tradierten Geschlechterrollen führte.

Nach dem Telefonat von Don und Dr. Wayne hat die Interpretation des Therapeuten (»Wir haben es hier fast noch mit den Emotionen eines Kindes zu tun«) einen Einfluss auf mehrere Szenen der siebten Episode »Blass um deine Nase«: 1.) Beim gemeinsamen Abendessen mit Roger Sterling macht dieser Betty Avancen, als Don kurz den Raum verlässt (◘ Abb. 29.2). Don beschuldigt daraufhin Betty, dass sie Rogers Annäherungsversuche provoziert habe und meint, dass sie sich manchmal wie ein kleines Kind verhalte. 2.) Beim Einkauf trifft Betty auf Helen Bishop, die ihr vorwirft, dass Betty ihrem Sohn Glen beim Aufpassen eine Haarsträhne von ihr geschenkt habe. Als Helen meint, Betty habe sich dabei nicht wie eine Erwachsene verhalten, gibt ihr Betty, die sich sichtlich ertappt fühlt, eine Ohrfeige. 3.) Im Gespräch mit einer Freundin meint Betty, dass ihr der Psychiater während der Sitzung von hinten in den Ausschnitt schaue, wofür sie von ihrer Freundin beneidende Anerkennung erhält. Betty scheint sich tatsächlich manchmal wie ein Kind zu verhalten, was im Verlauf der Serie in mehreren Szenen gezeigt wird. In der Psychoanalyse wird diese Form der Angstbewältigung als Regression bezeichnet. Es handelt sich dabei um einen unbewussten psychischen Abwehrmechanismus, durch den es zu einem zeitweiligen Rückfall in eine frühere Entwicklungsstufe kommt (Freud 1964). Die Regression auf ein kindliches Anspruchsniveau hilft Betty, die Entstehung von Angst zu vermeiden.

Dass Betty vor ihrem tristen Hausfrauendasein eine glitzernde Karriere als Model hatte, erfahren die Zuschauer in der neunten Episode »Schaulaufen«: Als der Geschäftsführer einer konkurrierenden Werbeagentur versucht, Don von *Sterling Cooper* abzuwerben, engagiert dieser Betty für die neue *Coca-Cola*-Werbekampagne, um an Don heranzukommen. Im Rahmen der Psychotherapie schwelgt Betty sogleich in nostalgischen Erinnerungen an ihre ehemalige Modelkarriere. Sie erzählt, dass sie Don im Rahmen eines Foto-Shootings für eine seiner Werbekampagnen kennengelernt habe, woraufhin er mehrmals versucht habe, sie für sich zu gewinnen. Danach ändert sich Bettys Stimmung: Melancholisch erzählt sie ihrem Therapeuten von der raschen Schwangerschaft kurz nach der Verlobung mit Don, ihrem Umzug von Manhattan in den Vorort Ossining und dass sie sich plötzlich sehr alt gefühlt habe. Für ihre Mutter sei es immer wichtig gewesen, schlank zu sein und gut auszusehen. Obwohl Betty als Kind sehr viel und gerne gegessen hat, wurde sie schließlich Model. Ihre Mutter hat ihre Arbeit als Model in Manhattan jedoch gehasst und sie dabei nie unterstützt (»Sie hat mich eine Prostituierte genannt«). Als der Psychotherapeut erstmals ihre Erzählungen interpretiert (»Sie sind zornig auf Ihre Mutter«), fühlt sich Betty von Dr. Wayne provoziert und dreht sich verärgert zu ihm um.

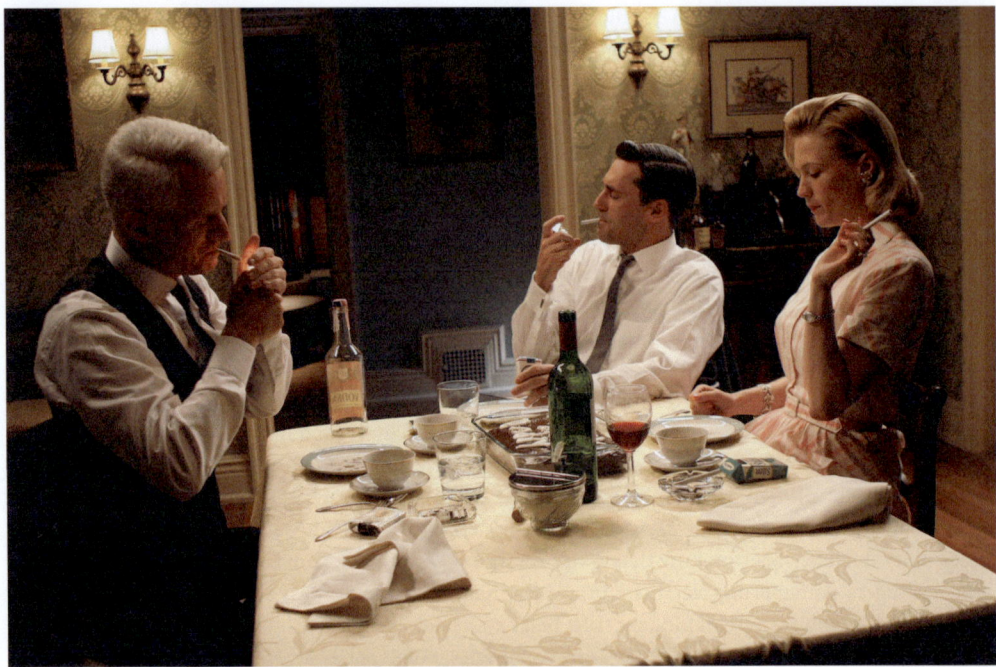

Abb. 29.2 Don und Betty Draper zum Abendessen mit seinem Chef Roger Sterling. Quelle: Filmbild Fundus Herbert Klemens. Mit freundlicher Genehmigung.

> Betty: «Was? Jetzt reden Sie auf einmal?»
> Dr. Wayne: »Sie sind zornig auf ihre Mutter.«
> Betty: »Nach allem was ich hier drin sage.«
> Dr. Wayne: »Sie lehnen sich auf.«
> Betty: »Nein, Sie hören mir nicht zu. Sie hören nicht zu, was ich sage und aus heiterem Himmel provozieren Sie mich.«
> Dr. Wayne: »Erzählen Sie mir mehr davon.«

Betty reagiert wütend, weil sie die verdrängte Wut gegenüber ihrer Mutter unbewusst auf Dr. Wayne überträgt. In keiner anderen Sequenz von *Mad Men* wird Bettys narzisstische Persönlichkeit so deutlich offenbart wie in dieser Therapiesitzung mit Dr. Wayne. Nach Kernberg (1983, S. 261f.) weisen narzisstische Persönlichkeiten folgende Merkmale auf, die sich auch bei Betty zeigen: ein »ungewöhnliches Maß an Selbstbezogenheit im Umgang mit anderen Menschen, durch ihr starkes Bedürfnis, von anderen geliebt zu werden«, »wenig Empathie für die Gefühle anderer«, »sehr wenig Freude am Leben«, »Langeweile, sobald die äußere Fassade ihren Glanz verliert«, »starker Neid auf andere«, »ausbeuterische« Beziehungen sowie eine »oft recht charmante und gewinnende Fassade«, hinter der man »etwas Kaltes, Unerbittliches« spürt. In Bezug auf den Familienhintergrund hat Kernberg (1983) bei Patienten mit narzisstischer Persönlichkeitsstörung beobachtet, dass sie häufig eine kalte, feindselige Mutter haben, die zwar nach außen hin für »geordnete Verhältnisse« sorgt, aber »ihr Kind zu eigenen narzißtischen Zwecken mißbrauchte« (ebd., S. 270), wie es auch bei Betty der Fall war. Für die Behandlung von narzisstischen Persönlichkeiten empfiehlt Kernberg (1983), dass der Analytiker »sein Augenmerk gleichermaßen auf die positive wie auf die negative Übertragung richten« (ebd., S. 328) muss. Da

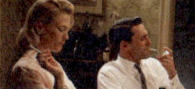

Dr. Wayne nur die negativen Übertragungsgefühle deutet, meint Betty fälschlicherweise, dass der Therapeut sie »für durch und durch schlecht hält« (ebd., S. 328), wodurch sich ihr narzisstischer Widerstand notgedrungen verstärkt. Nach ihrem Wutausbruch zündet sich Betty eine Zigarette an und beschwichtigt, dass sie ihre Mutter im Grunde vermisst. Am Ende der Sitzung meint Betty schließlich desillusioniert »Sie wollte immer, dass ich schön bin, damit ich einen Mann finde. Daran kann ich nichts falsch finden. Aber was dann? Nur noch rauchen und rumsitzen bis man irgendwann in die Kiste springt?«

Im Anschluss an die Psychotherapie ist Betty umso motivierter, noch einen Versuch als Model zu wagen. Don entscheidet sich jedoch für *Sterling Cooper*, womit auch Betty nicht länger für die *Coca-Cola*-Werbekampagne unter Vertrag steht. Für Betty bricht damit eine Welt zusammen, da sie ihre potenziell letzte Chance als Model nicht nutzen kann. Da sie nicht weiß, dass sie nur wegen Don Teil der Werbekampagne hätte sein sollen, belügt sie Don und erklärt ihm ihr Scheitern damit, dass sie im Grunde lieber Hausfrau und Mutter als Model ist. Für Don ist die Welt daraufhin wieder in Ordnung, während Betty weiterhin im »goldenen (Vorstadt-) Käfig« gefangen ist. Am nächsten Tag schnappt sich Betty (oder »Birdie«, wie sie von Don liebevoll genannt wird) eine Schrotflinte, um gegen Mittag im Nachthemd und mit Zigarette im Mundwinkel die am Himmel kreisenden Tauben ihres Nachbarn abzuschießen. Hier zeigt sich erstmals ihre angestaute Wut und der symbolische Ausbruch aus dem goldenen Käfig: Sie will nicht länger Dons eingesperrtes »Vögelchen« (engl. »Birdie«) sein, sondern selbst entscheiden was sie tut. Friedan (1984) schreibt über das unausgefüllte Leben von Frauen wie Betty:

»Das amerikanische Vorort-Haus ist nicht wirklich ein Gefängnis, und doch sind die Hausfrauen in ihm gefangen; sie können ihm nur entkommen, wenn sie von ihrer menschlichen Freiheit Gebrauch machen und ihr Selbstwertgefühl wiedererringen. Sie dürfen nicht mehr namenlos, entpersönlicht, manipuliert sein, sondern müssen ihr Leben auf ein selbstgewähltes Ziel ausrichten. Sie müssen beginnen, geistig erwachsen zu werden.« (Friedan 1984, S. 201).

Doch jedes kleine Stück Selbstbestimmung wird von Don im Keim erstickt: In der elften Episode »Hitzewelle« erkundigt sich Don telefonisch bei Dr. Wayne nach Bettys Befinden, nachdem er herausgefunden hat, dass Betty einen Vertreter in ihr Haus gelassen hat, der ihr eine Klimaanlage verkaufen wollte. Don reagiert feindlich auf den Therapeuten: Er habe bereits Hunderte Dollar für die Therapie ausgegeben, aber Bettys Zustand habe sich verschlechtert.

 Don: »Zu Ihnen kommt eine Frau mit einer schweren Nervenkrise und Sie machen sie schwächer, nicht stärker. Ich habe Angst, sie alleine zu lassen.«

Dr. Wayne kontert: »Ich kann nur sagen, es ist ein Prozess, der sehr zeitaufwendig ist. Wenn Sie die Dinge beschleunigen wollen, machen wir eine Psychoanalyse statt psychoanalytischer Psychotherapie, mit mindestens drei Sitzungen pro Woche, ideal wären fünf«. Anhand dieser Sequenz zeigt sich, dass Don Angst davor hat, die Kontrolle über Betty zu verlieren, da er nicht weiß, was sie in seiner Abwesenheit zu Hause treibt. Dass er selbst ständig Affären mit anderen Frauen hat und sie belügt, scheint dabei – zumindest unbewusst – eine Rolle zu spielen.

In der letzten Episode der ersten Staffel, »Das Karussell«, findet Betty schließlich heraus, dass Don mehrmals ohne ihr Wissen bei Dr. Wayne angerufen hat. Sie ist am Boden zerstört und weiß sich keinen anderen Rat, als mit dem Sohn ihrer Nachbarin Helen Bishop zu reden, obwohl ihm seine Mutter das Gespräch mit ihr verboten hat (Abb. 29.3). Verzweifelt und unter Tränen bittet sie den kleinen Glen ihr zu sagen, dass alles wieder gut wird. Der Junge versucht Betty zu trösten, ist aber mit der Situation sichtlich überfordert. Anhand dieser Sequenz wird Bettys Dilemma deutlich in Szene gesetzt: Der

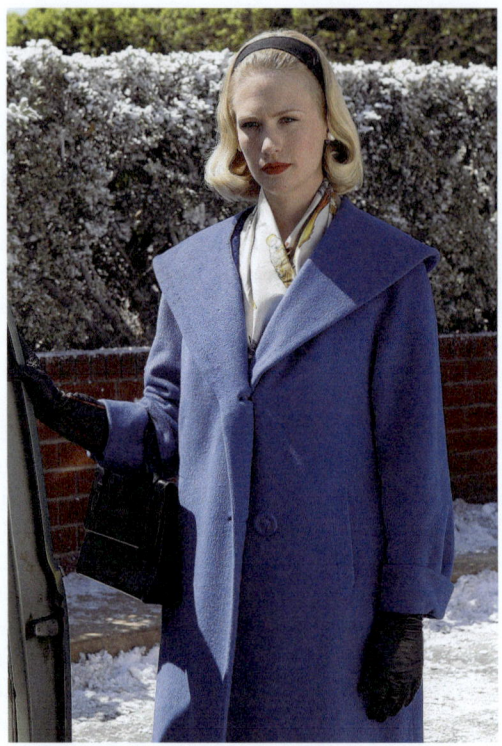

🎬 **Abb. 29.3** Betty ist verzweifelt als sie erfährt, dass Dr. Wayne ihre Sitzungen ausplaudert. Quelle: Filmbild Fundus Herbert Klemens. Mit freundlicher Genehmigung.

Psychotherapeut hat sie in die passive Rolle eines Kindes gedrängt, das wehrlos mitansehen muss, wie seine geheimen Gespräche ausgeplaudert werden.

Schließlich nutzt Betty die letzte Therapiesitzung in dem Wissen, dass Dr. Wayne ihrem Ehemann davon erzählen wird. Zunächst meint Betty, dass ihr das Reden in der Therapie sehr geholfen habe.

> 💬 Betty: »Einfach nur reden zu können. Nur wir beide hier, und der kleine Block. Ja, das hat geholfen.«

Anschließend erzählt sie Dr. Wayne von ihrer Vermutung, dass Don sich heimlich mit anderen Frauen trifft und meint diesbzgl. vermeintlich reflektiert: »Im Grunde sollte ich deshalb zornig sein … Und was tue ich? Tja, ich stecke den Kopf in den Sand. Schon interessant, oder?« Resigniert stellt sie die Frage direkt an den Therapeuten, indem sie sich aufsetzt, ihren wissenden Blick auf ihn richtet und nach einer Zigarette greift. Dr. Wayne schaut sie irritiert an und wendet sich hastig wieder seinem Notizblock zu. Die letzte Sitzung endet mit Bettys Worten »Ich vermute mal, dass ich ihm nicht mehr genüge. Aber vielleicht liegt es ja nur an ihm«. Während Betty mit Dons Untreue und ihrer Einsamkeit hadert, wird Don bewusst, wie sehr er seine Familie braucht. In seiner Fantasie stellt er sich vor, dass er von der Arbeit nach Hause kommt und von den Kindern und Betty stürmisch empfangen wird, um gemeinsam Thanksgiving bei Bettys Familie zu verbringen. Doch die letzte Sequenz der ersten Staffel lässt Don allein im leeren Haus zurück und es bleibt somit offen, ob Betty zu ihm zurückkehrt.

Die zweite Staffel von *Mad Men* führt Betty und Don wieder als glückliches Ehepaar in die Serie ein – wie es sich für die damalige Zeit Anfang der 1960er-Jahre gehörte. Erst am Ende der dritten Staffel, als Betty mit Dons wahrer Identität und weiteren Affären konfrontiert ist, lässt sie sich von ihm scheiden und heiratet Henry Francis. Dieser reagiert überrascht, als Betty ihm von der Psychotherapie bei Dr. Wayne erzählt. Sie meint rückblickend, dass sie damals unglücklich und gelangweilt war und fügt hinzu: »Aber ich denke nicht, dass es etwas gebracht hat.« In der vierten Staffel schickt Betty auf Anraten von Henry ihre 10-jährige Tochter zur Kindertherapeutin Dr. Edna Keener, nachdem sich Sally ohne ihr Wissen die Haare abschneidet und sie kurze Zeit später von der Mutter einer Freundin bei der Selbstbefriedigung ertappt wird. Betty sieht die Ursache von Sallys Verhalten vor allem im promiskuitiven Verhalten von Don und ihrer Scheidung. Im Vorgespräch mit Dr. Keener meint Betty außerdem: »Ich habe das Gefühl, Sally hat das getan, um mich für alles zu bestrafen«, worauf Dr. Keener antwortet: »Das muss ein schreckliches Gefühl sein.« Dr. Keener erkennt Bettys innere Konflikte und schlägt ihr vor, sich ebenfalls professionelle Unterstützung zu suchen, was Betty jedoch ablehnt. Sie vereinbaren allerdings, sich einmal pro Monat zu treffen, um Sallys Fortschritte zu besprechen. Dr. Keener weist darauf hin, dass sie Betty nichts von den Gesprächen mit ihrer Tochter erzählen wird – im Gegensatz zu Dr. Wayne, der sich nicht an die Verschwiegenheitspflicht gehalten hat. Die Psychotherapie von Sally ist in der zwölften Episode der vierten Staffel »Krank geschrieben« als Kindertherapie inszeniert: Dr. Keener spielt mit Sally Karten, spricht dabei mit ihr über das Verhalten von Betty (»Deine Mutter verhält sich so, weil sie Stress hat, nicht weil du böse bist oder etwas falsch gemacht hast«), stärkt ihr Selbstbewusstsein (»Ich bin stolz auf dich«) und verlängert das Intervall der Therapie aufgrund von Sallys Fortschritten nach kurzer Zeit von vier Sitzungen auf eine Sitzung pro Woche. Betty hält von diesem Vorschlag wenig und reagiert panisch, da sie wiederum Angst hat, dass sie Dr. Keener, wie schon zuvor Dr. Wayne, als Gesprächspartnerin verliert.

In der letzten Episode von Mad Men wird schließlich der Ansatz eines Rollenwechsels sichtbar, der dem Zeitgeist von 1970 entspricht: Betty erhält die Diagnose Lungenkrebs im Endstadium, die ihr nur noch wenige Monate Lebenszeit beschert. Trotz Protest ihrer Familie entscheidet sie sich dafür, keine lebensverlängernden Maßnahmen zu ergreifen. An den Psychologiekursen am College, die sie vor kurzem belegt hat, nimmt sie trotz ihrer körperlichen Beschwerden weiterhin teil. An ihre Tochter Sally, die sich nun um den Haushalt und ihre beiden Brüder kümmert, schreibt Betty in einem Brief: »Ich habe mir immer Sorgen um dich gemacht, weil du dir nichts vorschreiben lässt. Aber jetzt weiß ich: Das ist gut! Ich weiß, dein Leben wird ein Abenteuer sein.« Betty wünscht sich, dass ihre Tochter nach ihrem Tod nicht in ihre Fußstapfen tritt, sondern das unbefriedigende Hausfrauen-Dasein hinter sich lässt. Inspiriert von der zeitgleich stattfindenden Frauenbewegung hat Betty am Ende doch noch bekommen, was sie immer wollte: Ein erfülltes Leben als Ehefrau und Mutter, aber gleichzeitig auch einen Hauch von Selbstbestimmung und Selbstverwirklichung – wenn auch nur für eine kurze Zeit.

Die Darstellung der Psychotherapie

Die Darstellung der Psychotherapie in US-amerikanischen Spielfilmen ist geprägt von heterogenen Stereotypen, die nicht zuletzt auf die filminhärente zeitliche Begrenzung und unterhaltungsgenerierende Dramatisierungsregeln zurückzuführen sind. Im Gegensatz dazu eignen sich insbesondere »Quality TV«-Serien wie The Sopranos, In Treatment und Mad Men aufgrund ihrer formalen Struktur, neuartigen komplexen Erzählformate und vielfältigen soziokulturellen Bezüge für ein realitätsgetreues Abbild der Psychotherapie. Der Showrunner von Mad Men, Matthew Weiner, war auch bei The Sopranos als Drehbuchautor und Regisseur tätig, weshalb er bereits Erfahrungen in der Darstellung von Psychotherapie in einer Fernsehserie mitbrachte.[2] Für die Entwicklung von Mad Men hat Matthew Weiner die Psychotherapeutin Hilary Jacobs Hendel als Beraterin konsultiert, um ein realitätsgetreues

---

[2] In The Sopranos begibt sich der Mafiaboss Tony Soprano in Therapie, was in einem anderen Beitrag des vorliegenden Buches näher ausgeführt wird.

Abbild der Psychotherapie Anfang der 1960er-Jahre zu zeigen. Bei der Behandlungsmethode in *Mad Men* handelt es sich nach Aussage von Dr. Wayne gegenüber Don um eine psychoanalytische Psychotherapie. Er grenzt dabei die psychoanalytische Therapie von der »klassischen« Psychoanalyse ab, die – wie er für Betty vorschlägt – mindestens dreimal und idealerweise fünfmal wöchentlich stattfinden sollte, um den therapeutischen Prozess zu beschleunigen. Die psychoanalytische Psychotherapie basiert auf den Theorien der »klassischen« Psychoanalyse nach Freud und deren Weiterentwicklungen. Im Mittelpunkt der Behandlung stehen unbewusste psychische Konflikte, die ihren Ursprung meist in der Kindheit haben und im Rahmen der psychotherapeutischen Beziehung unter besonderer Berücksichtigung von Übertragung, Gegenübertragung und Widerstand bearbeitet werden.

Die ästhetische Gestaltung der Psychotherapie in *Mad Men* orientiert sich am Setting der klassischen Psychoanalyse: Betty liegt auf einer schwarzen Couch, während Dr. Wayne außerhalb ihres Blickfeldes seitlich hinter ihr sitzt. Am Kopfende von Betty sind drei Fruchtbarkeitsfiguren zu sehen, darunter auch ein Phallus, der als Verweis auf Freuds These des Penisneides gedeutet werden kann. Da diese These des »phallozentrischen Denkens« mit ein Grund für das Aufleben der traditionellen Frauenrolle seit den 1950er-Jahren war, steht der Phallus ebenso symbolisch für Bettys »Hausfrauensyndrom« und somit für den Grund ihrer Inanspruchnahme der Psychotherapie. Die Mise-en-Scène[3] ermöglicht die Fokussierung auf die psychotherapeutische Sitzung ohne spektakuläre filmische Gestaltungsmittel, wodurch eine intime Atmosphäre geschaffen wird, die stellenweise ein beklemmendes Gefühl hinterlässt. Anhand von Nah- und Großaufnahmen werden die Emotionen von Betty in den Vordergrund gerückt und verstärkt. Dramaturgisch motivierte Musik wird nur in der letzten Szene der Psychotherapie eingesetzt, als Betty von ihrer Vermutung erzählt, dass Don sie betrügt.

Während die Darstellung der Psychotherapie in The Sopranos und In Treatment vor allem über die subjektive Kamera im Schuss-Gegenschuss-Verfahren erfolgt, ist die Psychotherapie in *Mad Men* vollkommen anders inszeniert: Der klassischen Psychoanalyse folgend steht hier nicht das Gespräch, sondern die »Freie Assoziation«[4] der Patientin im Vordergrund. Dr. Wayne agiert dabei im Gegensatz zu Dr. Jennifer Melfi in The Sopranos und Dr. Paul Weston in In Treatment als neutraler Zuhörer, wodurch er zu einer »weißen Leinwand« wird, auf die Betty ihre innersten Gedanken und Gefühle projizieren kann. Betty soll demnach unzensiert alles sagen, was ihr gerade durch den Kopf geht. Der Therapeut spricht dabei kaum und interpretiert Inhalte nur dann, wenn die Aufmerksamkeit auf bestimmte Aspekte der Erzählung gelenkt werden soll. Da der (Kamera-)Blick zwischen Psychotherapeut und Patientin aufgrund des Settings der klassischen Psychoanalyse in *Mad Men* im Grunde nicht existiert, wird der Blick des Therapeuten durch den Blick der Zuschauer ersetzt. Durch die Kameraperspektive werden die Zuschauer veranlasst, Bettys Emotionen und unbewusste Prozesse selbstständig zu deuten.

Feuer (2014) zufolge zeigt sich durch den fehlenden Blick des Psychotherapeuten in *Mad Men* die patriarchale Struktur der orthodoxen Psychoanalyse in den 1960er-Jahren. Dies wird verstärkt durch den (Kamera-)Blick auf Dr. Wayne, der in seiner Position als »weiße Leinwand« auch für die Zuschauer eine leere Projektionsfläche bleibt, während er seine eigenen Interpretationen eifrig in einem Block notiert und Don zur Verfügung stellt. »Da ist kein gegenseitiger Blickkontakt zwischen ihnen, keine Intersubjektivität. Bettys ganze Subjektivität richtet sich auf den Zuschauer« meint Feuer (2014, S. 16). Betty versucht im Rahmen der Sitzungen mehrere Male mit dem Therapeuten Blickkontakt aufzunehmen, was letztlich meist daran scheitert, dass sich Dr. Wayne verstärkt seinem Notizblock zuwendet und dadurch ihrem Blick aus dem Weg geht.

---

3   Der Begriff *Mise-en-scène* umfasst in der Filmanalyse das gesamte Bildarrangement, dazu zählen auch Farbkomposition, Lichtgestaltung, Anordnung der Figuren und Dinge im Bild, Ausstattung, Kostüm etc. Im Vordergrund steht dabei die Schaffung einer Wirklichkeitsillusion.
4   Die Methode der »Freien Assoziation« stellt nach Freud (1987) die »technische Grundregel« in der Psychoanalyse dar. Dabei verpflichtet sich der Patient in der Behandlung alles zu sagen, was ihm gerade ins Bewusstsein kommt, egal wie unangenehm, unsinnig oder unwichtig der Einfall scheint. Ziel der Methode ist es, unbewusste Motive und Prozesse besser verstehbar zu machen.

Während der Blick zwischen Psychotherapeut und Patientin in *Mad Men* weitgehend fehlt, wird der (Kamera-)Blick auf die Gestaltung des Handlungsraumes durch den Master Shot gezielt eingesetzt. Dadurch wird ein Eindruck über die Beziehung zwischen Dr. Wayne und Betty vermittelt: Aufgrund der Distanz der Kamera zum Geschehen und der physischen Distanz zwischen Dr. Wayne und Betty zeigt sich, dass auch ihre psychotherapeutische Beziehung distanziert ist. In der letzten Einstellung der finalen Sitzung wird diese Distanz besonders deutlich, indem Betty eine Zigarette rauchend aus dem Fenster schaut, während sich Dr. Wayne in die Gegenrichtung schauend Notizen (für ihren Ehemann Don) macht. Diese letzte Einstellung symbolisiert gleichzeitig Bettys Einsamkeit, da sie sich aufgrund des Verrats an Don nicht mehr an Dr. Wayne wenden kann, um mit ihm über ihre inneren Konflikte zu reden.

Der psychotherapeutische Diskurs

Die Darstellung der Psychotherapie in Spielfilmen und Fernsehserien ist abhängig vom jeweiligen (Entstehungs-)Kontext sowie vom psychotherapeutischen Diskurs in der Gesellschaft. Nach Wulff (2010) ist die Figur des Psychotherapeuten »in seiner jeweiligen Ausprägung und Rolle ein Spiegel der gesellschaftlichen Erwartungen, mit denen die Psychiatrie bzw. die Psychoanalyse konfrontiert war« (ebd., S. 1). Die Kontextualisierung der Psychotherapie in der ersten Staffel von *Mad Men* dient als Spiegel der Gesellschaft zu Beginn der 1960er-Jahre, als die psychoanalytische Theorie nach Gross (2012) »von einem ›Avantgardethema‹ der kulturellen Eliten zu einer mehrheitsfähigen Methode des wissenschaftlichen Umgangs mit irrationalem und ›abweichendem‹ Verhalten des Individuums geworden« (Gross 2012, S. 54) war. Auch im Film erlebte die Psychotherapie bzw. die Psychoanalyse in den Jahren von 1957–1963 ihr »Goldenes Zeitalter«, da ausschließlich in dieser Zeitspanne die positive Darstellung von PsychotherapeutInnen in US-amerikanischen Spielfilmen dominierte (Gabbard und Gabbard 1999). Dass zu Beginn der 1960er-Jahre dennoch eine Skepsis gegenüber der Psychoanalyse vorherrschend war, die sich vor allem auf die mangelnde Wissenschaftlichkeit, die lange Dauer und die hohen Kosten bezog, wird auch in *Mad Men* thematisiert. In der Serie zeigt sich, dass vor allem die Männer der Mittelschicht Zweifel an der Psychotherapie hatten, während ihre Frauen der Behandlungsmethode gegenüber aufgeschlossen waren. Die Bedenken der Männer sind nicht zuletzt auf ihre traumatischen Erfahrungen im Koreakrieg und das damit einhergehende Männerbild der 1960er-Jahre zurückzuführen, wonach es sich für einen Mann nicht gehörte, Emotionen zu zeigen und mit jemandem über Probleme zu reden, geschweige denn überhaupt Probleme zu haben.

Die erzählte Zeit in *Mad Men* beginnt mit der ersten Episode im Jahr 1959 und endet mit der 92. Episode 1970. In diesem Jahrzehnt fand ein weitreichender gesellschaftlicher Wandel statt, der in der US-amerikanischen Bürgerrechtsbewegung der Afroamerikaner, der Massenbewegung gegen den Vietnamkrieg und der zweiten Frauenbewegung kumulierte. Der gesellschaftspolitische Umbruch und der damit einhergehende Wertewandel führten auch zu einer veränderten Wahrnehmung gegenüber Psychotherapie. Zaretsky (2005) bezeichnet die Situation der Psychoanalyse in den 1960er-Jahren als paradox: Einerseits fand sie massive Verbreitung, anderseits wurde sie strikt abgelehnt. Gegen Ende der 1960er-Jahre wurde die Kritik an der Psychoanalyse zunehmend lauter. Zu dieser Zeit handelte auch die Psychotherapie in Spielfilmen nach Wulff (2010) vermehrt davon, »daß die Psychoanalyse keine Probleme lösen könne, die weniger im Individuum als vielmehr in der Struktur der Gesellschaft begründet seien« (ebd., S. 11). Foucault (1969) und Mitglieder der Antipsychiatriebewegung stellten die psychiatrische Diagnostik und Behandlung insofern infrage, als dass die Klassifizierung von Individuen als psychisch krank lediglich zu deren Verdrängung aus dem gesellschaftlichen Diskurs diene. In Bezug auf den Film wurden Wulff (2010) zufolge »Psychiater als Handlanger einer repressiven Gesellschaft gezeichnet, die die Aufgabe haben, die nichtangepaßten Mitglieder der Gemeinschaft zu unterdrücken oder zu kastrieren« (ebd., S. 11). In *Mad Men* wird diese Thematik in der fünften Staffel aufgegriffen, als sich Beth Dawes, die heimliche Geliebte von Dons Arbeitskollegen Pete Campbell, einer Elektroschocktherapie gegen ihre Depressionen unterziehen will. Beth hat die Prozedur bereits mehrfach hinter sich und weiß, dass sie zwar ihr Gedächtnis über die letzten Monate verlieren wird und dass sich Aspekte ihrer Persönlichkeit verändern werden, aber dass sie dafür wieder ausgeglichener und ruhiger sein wird. Obwohl Pete versucht, sie von der Elektroschocktherapie abzuhalten, sind ihr Leidensdruck und die Erwartungshaltung ihres Ehemannes groß genug, um sich erneut darauf einzulassen. Als Pete sie nach der Behandlung in der psychiatrischen Klinik besuchen kommt, kann sich Beth nicht mehr an ihn erinnern. Sie wirkt sorgenfrei und glücklich – und wird so wieder zu einem angepassten Mitglied der Gesellschaft, zumindest bis zur nächsten Elektroschocktherapie.

Neben der Kritik an der institutionellen Psychiatrie wurden auch die Stimmen gegen die psychoanalytische Theorie von Freud immer lauter. Insbesondere die Vertreterinnen der zweiten Frauenbewegung prangerten seine »phallozentrische« These des weiblichen Penisneides und die patriarchalen Grundlagen seiner Theorie des Unbewussten an (Millett 1982). Nach Freud (1925) führt die Entdeckung der Penislosigkeit des kleinen Mädchens in der phallischen Phase zu Kastrationsängsten, wodurch das Mädchen aufgrund von Minderwertigkeitsgefühlen den unbewussten »Penisneid« entwickelt und sich von der Mutter abwendet. Von feministischer Seite wurde dabei kritisiert, dass Weiblichkeit als Mangel und Defizit gegenüber Männlichkeit als Normalfall pseudowissenschaftlich legitimiert wurde. In weiterer Folge haben sich die Feministinnen auf Lacan (1991) berufen, der die psychoanalytische Theorie von Freud weiterentwickelte und nicht länger von einer physiologischen Benachteiligung der Frau, sondern von einer Benachteiligung der Frau aufgrund des sprachlichen Diskurses im Patriarchat ausging.

Wie anhand des psychoanalytischen Diskurses in den 1960er-Jahren ausgeführt wurde, ist der Wandel in *Mad Men* ein zentrales Thema. Der Showrunner Matthew Weiner meint in einem Interview: »I'm interested in how people respond to change. Are they excited by the change, or are they terrified that they lose everything that they know?« (Kaplan 2009). Obwohl sich die Figuren in *Mad Men* nicht aktiv an den gesellschaftspolitischen Bewegungen beteiligen, wird ihr Einfluss auf alle Figuren deutlich sichtbar. In einigen Beiträgen über *Mad Men* wird insbesondere Betty vorgeworfen, dass sie sich im Gegensatz zu den anderen Figuren der Serie am wenigsten entwickle und eine oberflächliche, narzisstische Hausfrau und schlechte Mutter bleibe (Wilmot Voss 2014). Wie im Rahmen der Psychotherapie mit Dr. Wayne gezeigt wird, hat Betty tatsächlich wenig Zugang zu ihrem Inneren, weshalb sie von der Psychotherapie kaum profitieren kann (Slochower 2011). Kurz bevor Betty herausfindet, dass sich Don heimlich bei Dr. Wayne über die Therapie informiert, hat sie jedoch ihren Durchbruch, als sie ihre Wut gegenüber ihrer Mutter auf Dr. Wayne projiziert. Ob die Psychotherapie Betty geholfen hätte, ihre narzisstischen Persönlichkeitsanteile zu behandeln und das »Problem ohne Namen« zu überwinden, bleibt allerdings offen.

Nach Krützen (2012) ist für die Zuschauer insbesondere der Blick aus der Gegenwart in die Vergangenheit interessant: »In *Mad Men* werden viele Situationen gerade deshalb so deutlich ins Bild gesetzt, weil sie heutzutage ›undenkbar‹ sind« (ebd., S. 122f.). Dementsprechend ist auch das Brechen der Verschwiegenheitspflicht aufgrund der rechtlichen Rahmenbedingungen für Psychotherapeuten heutzutage undenkbar. Hickethier (2010) zufolge haben Fernsehserien durch ihre länger andauernde, sich wiederholende Präsenz die Möglichkeit, den Zuschauern einen »Orientierungsrahmen« zu liefern, wodurch Fernsehserien wie *Mad Men* »einen beträchtlichen Anteil an den Vorstellungen von Realität und damit an der Konstruktion von Wirklichkeit haben« (Hickethier 2010, S. 286). Da die Rezipienten von »Quality TV«-Serien nach Köhler (2011) »produktiv, ironisch oder gar subversiv mit den Serien und den darin angelegten Welt- und Wertvorstellungen« (ebd., S. 24) umgehen, kann angenommen werden, dass sie die Darstellung der Psychotherapie ihrem historischen und soziokulturellen Kontext entsprechend reflektieren und es nicht als gegeben ansehen, dass Psychotherapeuten heutzutage die Geheimnisse ihrer Patienten ausplaudern oder Patienten während der Sitzung rauchen dürfen. In diesem Sinne kann die Darstellung der Psychotherapie und ihre Kontextualisierung in *Mad Men* dazu dienen, das Verhalten und die Bedürfnisse von Frauen wie Betty Draper in der US-amerikanischen Mittelschicht Anfang der 1960er-Jahre besser nachvollziehen zu können.

Literatur

Bourdieu P (2005) Die männliche Herrschaft. Suhrkamp, Frankfurt am Main
Feuer J (2014) Psychoanalytischer Raum in HBO-Dramen. The Sopranos und In Treatment. In: Dreher C (Hrsg) Autorenserien II: Quality TV in den USA und Europa. Wilhelm Fink, Padaborn, S 257-287
Foucault M (1969) Wahnsinn und Gesellschaft. Eine Geschichte des Wahns im Zeitalter der Vernunft. Suhrkamp, Frankfurt am Main
Freud A (1964) Das Ich und seine Abwehrmechanismen. Kindler, München (Erstveröff. 1936)
Freud S (1894) Die Abwehr-Neuropsychosen: Versuch einer psychologischen Theorie. GW I
Freud S (1925) Einige psychische Folgen des anatomischen Geschlechtsunterschieds. GW XIV
Freud S (1987) Jenseits des Lustprinzips. Massenpsychologie und Ich-Analyse. Das Ich und das Es. Und andere Werke aus den Jahren 1920 bis 1940. GW XIII
Friedan B (1984) Der Weiblichkeitswahn oder die Selbstbefreiung der Frau. Rowohlt, Reinbek (Erstveröff. 1963)
Gabbard K, Gabbard GO (1999) Psychiatry and the cinema. American Psychiatric Press, Washington DC
Gross R (2012) Der Psychotherapeut im Film. W. Kohlhammer, Stuttgart
Hickethier K (2010) Einführung in die Medienwissenschaft. Metzler, Stuttgart
Kaplan F (2009) Drama confronts a dramatic decade [online] URL: http://www.nytimes.com/2009/08/09/arts/television/09kapl.html?pagewanted=all&_r=0 [20.02.2016]
Kernberg OF (1983) Borderline-Störungen und pathologischer Narzißmus. Suhrkamp, Frankfurt a.M.
Köhler K (2011) »You people are not watching enough television!« Nachdenken über Serien und serielle Formen. In: Blanchet R, Köhler K, Smid T & Zutavern J (Hrsg) Serielle Formen: Von den frühen Film-Serials zu aktuellen Quality-TV- und Online-Serien. Schüren, Marburg, S 11-36
Krützen M (2012) Sad Girl. Bad Girl! Mad Girl? In: R Möhrmann (Hrsg) rebellisch verzweifelt infam: Das Mädchen als ästhetische Figur. Aisthesis, Bielefeld, S 105-136
Lacan J (1991) Über die Bedeutung des Phallus. Quadriga, Berlin/Weinheim (Erstveröff. 1958)
Millett K (1982) Sexus und Herrschaft: Die Tyrannei des Mannes in unserer Gesellschaft. Kiepenhauer & Witsch, Köln (Erstveröff. 1969)
Sannwald D (2014) Lost in the Sixties: Über *Mad Men*. Bertz + Fischer, Berlin
Slochower J (2011) Gender, Splitting and Non-Recognition in *Mad Men*. American Psychoanalytical Journal 71:381-386
Tudor D (2012) Selling Nostalgia: *Mad Men*, Postmodernism and Neoliberalism. Society, 49: 333-338
Wilmot Voss K (2014) In Defense of Betty: The Role of Gender, Motherhood, and Social Class for Homemakers. In: Engstrom E, Lucht T, Marcellus J & Wilmot Voss K (Hrsg) *Mad Men* and working women: Feminist perspectives on historical power, resistance, and otherness, Peter Lang, New York u.a., S 105-122
Wulff HJ (2010) Psychiatrie im Film 6. Die Psychiater. In: H J Wulff, Konzeptionen der psychischen Krankheit im Film: Ein Beitrag zur «strukturalen Lerngeschichte«, MAkS Publikationen, Münster [online] URL: http://www.derwulff.de/1-4-6 [18.01.2016]
Zaretsky E (2005) Secrets of the Soul: A Social and Cultural History of Psychonalysis. Vintage Books, New York

Originaltitel	Mad Men
Erscheinungsjahr	2007-2015 (92 Episoden in 7 Staffeln)
Land	USA
Drehbuch	Matthew Weiner u. a.
Regie	Matthew Weiner u. a.
Hauptdarsteller	Jon Hamm, January Jones, Vincent Kartheiser, Elisabeth Moss, Christina Hendricks, John Slattery, Andy Umberger
Verfügbarkeit	Als DVD in deutscher Sprache erhältlich

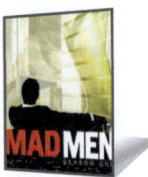

If you have any concerns about our products,
you can contact us on
ProductSafety@springernature.com

In case Publisher is established outside the EU,
the EU authorized representative is:
**Springer Nature Customer Service Center GmbH
Europaplatz 3, 69115 Heidelberg, Germany**

Printed by Libri Plureos GmbH
in Hamburg, Germany